Ortopedia y Traumatología

Ortopedia y Traumatología

4.ª EDICIÓN

FERNANDO S. SILBERMAN

Profesor Emérito de la Universidad de Buenos Aires
Ex Profesor Titular de Ortopedia y Traumatología, Facultad de Medicina, Universidad de Buenos Aires
Ex Jefe del Servicio de Ortopedia y Traumatología, Hospital de Clínicas José de San Martín, Facultad de Medicina, Universidad de Buenos Aires, Argentina
Ex Presidente de la Asociación Argentina de Ortopedia y Traumatología (AAOT)

—

OSCAR VARAONA

Profesor Titular Consulto de Ortopedia y Traumatología, Facultad de Medicina, Universidad de Buenos Aires
Ex Jefe del Servicio de Ortopedia y Traumatología, Hospital Interzonal de Agudos Eva Perón, San Martín, Provincia de Buenos Aires, Argentina
Ex Presidente de la Asociación Argentina de Ortopedia y Traumatología
Ex Presidente de la Sociedad Latinoamericana de Ortopedia y Traumatología
Vicepresidente de la *Deutsche-Südamerikanischen Gesellshaft für Orthopädie, Orthopädische Chirurgie und Unfallchirurgie*

—

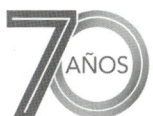 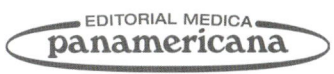

Desde 1953 formando Profesionales de la Salud

BUENOS AIRES - BOGOTÁ - MADRID - MÉXICO
e-mail: info@medicapanamericana.com
www.medicapanamericana.com

4.ª edición, enero de 2018
1.ª reimpresión, noviembre de 2022
2.ª reimpresión, mayo de 2023

Libro + versión electrónica: 978-950-06-9704-0
Versión electrónica: 978-950-06-0492-5

Silberman, Fernando S.
Ortopedia y traumatología / Fernando S. Silberman;
Oscar Varaona. - 4.ª ed. 2.ª reimp. - Ciudad Autónoma
de Buenos Aires.: Médica Panamericana, 2017.
624 p.; 27 x 20 cm.

ISBN 978-950-06-9554-1

1. Ortopedia. 2. Traumatología. I. Varaona, Oscar II.
Título
CDD 617.1

Esta edición se terminó de imprimir en los talleres
de Casano Gráfica S.A.
Ministro Brin 3932, Remedios de Escalada,
Lanús, provincia de Buenos Aires, Argentina
en el mes de mayo de 2023

IMPRESO EN LA ARGENTINA

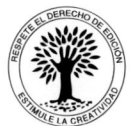

Las ciencias de la salud están en permanente cambio. A medida
que las nuevas investigaciones y la experiencia clínica amplían
nuestro conocimiento, se requieren modificaciones en las
modalidades terapéuticas y en los tratamientos farmacológicos.
Los autores de esta obra han verificado toda la información con
fuentes confiables para asegurarse de que ésta sea completa
y acorde con los estándares aceptados en el momento de
la publicación. Sin embargo, en vista de la posibilidad de un
error humano o de cambios en las ciencias de la salud, ni los
autores, ni la editorial o cualquier otra persona implicada en la
preparación o la publicación de este trabajo, garantizan que la
totalidad de la información aquí contenida sea exacta o completa y no se responsabilizan por errores u omisiones o por los
resultados obtenidos del uso de esta información. Se aconseja
a los lectores confirmarla con otras fuentes. Por ejemplo, y en
particular, se recomienda a los lectores revisar el prospecto
de cada fármaco que planean administrar para cerciorarse de
que la información contenida en este libro sea correcta y que
no se hayan producido cambios en las dosis sugeridas o en las
contraindicaciones para su administración. Esta recomendación
cobra especial importancia con relación a fármacos nuevos o
de uso infrecuente.

Imagen de tapa:
"Spondylosis"(Left image) , internal fixation. (Right image)
Autor: stockdevil

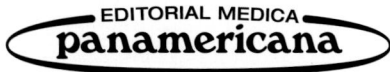

EDITORIAL MÉDICA
panamericana

Visite nuestra página web:
http://www.medicapanamericana.com

ARGENTINA
Marcelo T. de Alvear 2145
(C1122AAG) Buenos Aires, Argentina
Tel.: (54-11) 4821-5520 / 2066 /
Fax (54-11) 4821-1214
e-mail: info@medicapanamericana.com

COLOMBIA
Carrera 7a A N° 69-19 - Bogotá D.C., Colombia
Tel.: (57-1) 345-4508 / 314-5014 /
Fax: (57-1) 314-5015 / 345-0019
e-mail: infomp@medicapanamericana.com.co

ESPAÑA
Calle Sauceda 10, 5a planta (28050) - Madrid, España
Tel.: (34-91) 1317800 / Fax: (34-91) 4570919
e-mail: info@medicapanamericana.es

MÉXICO
Av. Miguel de Cervantes Saavedra N° 233 piso 8,
Oficina 801
Colonia Granada, Delegación Miguel Hidalgo -
C.P. 11520 - México, Distrito Federal
Tel.: (52-55) 5250-0664 / 5262-9470 /
Fax: (52-55) 2624-2827
e-mail: infomp@medicapanamericana.com.mx

Dedicatorias

Colaboradores

GABRIEL AGUILAR

Centro de Diagnóstico Dr. Enrique Rossi, Departamento de Imágenes Músculo-Esqueléticas, Ciudad Autónoma de Buenos Aires, Argentina

BARTOLOMÉ T. ALLENDE

Profesor Titular de Ortopedia y Traumatología, Facultad de Medicina, Universidad Nacional de Córdoba, Provincia de Córdoba, Argentina
Ex Presidente de la Asociación Argentina de Ortopedia y Traumatología

CHRISTIAN ALLENDE

Doctor en Medicina por la Universidad Católica de Córdoba
Director del Posgrado en Ortopedia y Traumatología, Universidad Católica de Córdoba
Miembro Titular de la Asociación Argentina de Ortopedia y Traumatología
Médico del Departamento de Miembro Superior y Cirugía Reconstructiva de los Miembros, Sanatorio Allende y Hospital de Niños de la Santísima Trinidad, Córdoba, Provincia de Córdoba, Argentina

RICARDO ALLAN

Médico del Servicio de Ortopedia y Traumatología, Hospital Alemán, Ciudad Autónoma de Buenos Aires, Argentina
Becario de Cirugía de la Mano y Reconstructiva del Miembro Superior, Hospital Alemán, Ciudad Autónoma de Buenos Aires, Argentina

LEONARDO AVILA

Médico de Planta, Servicio de Ortopedia y Traumatología, Sector Ortopedia y Traumatología Infantil, Hospital Alemán, Ciudad Autónoma de Buenos Aires, Argentina

GUILLERMO AZULAY

Médico del Servicio de Diagnóstico por Imágenes, Hospital Alemán, Ciudad Autónoma de Buenos Aires, Argentina
Médico del Servicio de Diagnóstico por Imágenes, Centro de Diagnóstico Dr. Enrique Rossi, Ciudad Autónoma de Buenos Aires, Argentina

MAURICIO BALUMELLI

Médico Especialista en Ortopedia y Traumatología
Médico Especialista en Cirugía de la Mano y Reconstructiva del Miembro Superior
Docente Adscripto de Ortopedia y Traumatología, Facultad de Medicina, Universidad de Buenos Aires
Médico del Servicio de Ortopedia y Traumatología, Hospital Alemán, Ciudad Autónoma de Buenos Aires, Argentina

PAULO R. BARBOSA LOURENZO

Jefe del Servicio de Ortopedia y Traumatología, Hospital M. Souza Aguiar, Río de Janeiro, Brasil

MARIELA BASSO

Licenciada en Ciencias Biológicas, Facultad de Ciencias Exactas y Naturales, Universidad de Buenos Aires
Subdirectora del Banco de Huesos, Hospital Alemán, Ciudad Autónoma de Buenos Aires, Argentina
Directora Técnica del Banco de Huesos, Hospital Alemán, Ciudad Autónoma de Buenos Aires, Argentina

BOJAN BATINIC[†]

Docente Asociado de Ortopedia y Traumatología, Facultad de Medicina, Universidad de Buenos Aires
Ex Jefe del Servicio de Ortopedia y Traumatología, Hospital Municipal Prof. Dr. Bernardo A. Houssay
Ex Director del Hospital Municipal Prof. Dr. Bernardo A. Houssay, Florida, Provincia de Buenos Aires, Argentina

FERNANDO BIDOLEGUI

Jefe del Servicio de Ortopedia y Traumatología, Hospital Sirio Libanés, Ciudad Autónoma de Buenos Aires, Argentina

PRIMITIVO BURGO

Docente Autorizado de Ortopedia y Traumatología, Facultad de Medicina, Universidad de Buenos Aires
Ex Jefe del Servicio de Ortopedia y Traumatología, Hospital de Infecciosas Dr. Francisco Javier Muñiz, Ciudad Autónoma de Buenos Aires, Argentina

RÓMULO CABRINI

Profesor Emérito de la Universidad de Buenos Aires
Académico de Número de la Academia Nacional de Medicina
Investigador Emérito de la Comisión Nacional de Energía Atómica, Argentina

RICARDO CALDARA

Médico de Planta, Servicio de Ortopedia y Traumatología, Hospital Alemán, Ciudad Autónoma de Buenos Aires, Argentina

FELIPE M. CAMARILLO JUÁREZ

Presidente de la Asociación Mexicana de Invasión Mínima y Endoscopia de Columna A.C. (Ameimyeco)
Profesor Titular del Curso de Posgrado de Cirugía de Columna, Hospital General de México S.S., México

ALBERTO O. CÁNEVA

Profesor Titular Consulto de Ortopedia y Traumatología, Facultad de Medicina, Universidad de Buenos Aires
Ex Presidente de la Asociación Argentina de Ortopedia y Traumatología
Ex Jefe del Servicio de Ortopedia y Traumatología, Hospital General de Agudos José María Ramos Mejía, Ciudad Autónoma de Buenos Aires, Argentina
Coordinador de la Carrera de Especialista Universitario de Ortopedia y Traumatología, Universidad de Buenos Aires

MIGUEL A. CAPOMASSI

Jefe del Departamento de Cirugía de la Mano y Miembro Superior, Instituto Dr. Jaime Slullitel, Rosario, Provincia de Santa Fe, Argentina
Miembro Titular de la Asociación Argentina de Ortopedia y Traumatología

JUAN C. CARUSO

Médico de Guardia del Servicio de Ortopedia y Traumatología, Hospital Alemán, Ciudad Autónoma de Buenos Aires, Argentina

ENRIQUE M. CEBALLOS

Ex Docente Autorizado de Ortopedia y Traumatología, Facultad de Medicina, Universidad de Buenos Aires
Ex Jefe del Servicio de Ortopedia y Traumatología, Hospital Militar Central, Ciudad Autónoma de Buenos Aires, Argentina

ROBERTO M. CERUTI

Ex Médico del Servicio de Ortopedia y Traumatología, Hospital de Niños Pedro de Elizalde, Ciudad Autónoma de Buenos Aires, Argentina
Ex Presidente de la Sociedad Latinoamericana de Ortopedia Infantil
Ex Presidente de la Sociedad Argentina de Ortopedia y Traumatología Infantil

ROSANA CORAZZA

Médica Infectóloga Pediatra
Miembro del Comité de Infecciones, Sociedad de Infectología
Docente de la Universidad Católica Argentina

JOSÉ CORDERO AMPUERO

Profesor Titular del Departamento de Cirugía, Unidad Clínica Docente, Hospital Universitario de La Princesa, Madrid
Docente del Hospital Infantil Universitario Niño Jesús, Madrid
Docente del Hospital Santa Cristina, Madrid, España

JUAN C. COUTO

Miembro Titular de la Sociedad Argentina de Ortopedia y Traumatología Infantil
Jefe del Equipo de Neuroortopedia y Centro de Especialidades Ortopédicas, FLENI, Ciudad Autónoma de Buenos Aires, Argentina
Ex Presidente de la Sociedad Argentina de Ortopedia Infantil (SAOTI)

JULIO DE PABLOS

Médico de la Unidad de Cirugía Reconstructiva Avanzada, Hospital San Juan de Dios, Pamplona
Profesor Clínico Asociado de COT, Universidad de Navarra, Pamplona, España

CARLOS A. DE ANQUIN

Profesor Adjunto de Ortopedia y Traumatología, Facultad de Medicina, Universidad Nacional de Córdoba
Médico del Servicio de Ortopedia y Traumatología, Hospital de Clínicas, Córdoba, Provincia de Córdoba, Argentina
Ex Presidente de la Asociación Argentina de Ortopedia y Traumatología
Ex Presidente de la Asociación Argentina de Hombro y Codo

HERNÁN DEL SEL

Docente Autorizado de Ortopedia y Traumatología, Facultad de Medicina, Universidad de Buenos Aires
Jefe del Servicio de Ortopedia y Traumatología, Hospital Británico
Director Médico del Hospital Británico, Ciudad Autónoma de Buenos Aires, Argentina

MARTÍN DELGADO

Coordinador de Urgencias de Cirugía Plástica, Sanatorio Otamendi Miroli, Ciudad Autónoma de Buenos Aires, Argentina

LUCIANO A. DELLA ROSA

Profesor Adjunto de Ortopedia y Traumatología, Facultad de Medicina, Universidad de Buenos Aires
Ex Subjefe del Servicio de Ortopedia y Traumatología, Hospital Interzonal de Agudos Eva Perón
Director Asistente del Hospital Interzonal de Agudos Eva Perón, San Martín, Provincia de Buenos Aires, Argentina
Ex Presidente de la Sociedad Argentina de Biomateriales e Injertos Óseos (SOBI)
Ex Presidente de la Sociedad Argentina del Trauma Ortopédico
Fundador de la Asociación Argentina para el Estudio de la Reconstrucción y Elongación Ósea (ASAMI)

CARLOS A. DI STEFANO

Médico Traumatólogo
Jefe de Ortopedia y Traumatología, Hospital General de Agudos Dr. Ignacio Pirovano, Ciudad Autónoma de Buenos Aires, Argentina

BLAS DIOS

Médico Especialista en Diagnóstico por Imágenes
Médico del Departamento de Radiología, Hospital Interzonal de Agudos Dr. Luis Güemes, Haedo, Provincia de Buenos Aires, Argentina

ANDRÉS DOGLIOTTI

Especialista en Ortopedia y Traumatología
Miembro Titular de la Asociación Argentina de Cirugía de la Mano y Reparadora del Miembro Superior
Médico Asistente del Servicio de Cirugía Plástica, Hospital Nacional de Pediatría Prof. Dr. Juan P. Garrahan, Ciudad Autónoma de Buenos Aires, Argentina

PEDRO DOGLIOTTI[†]

Ex Jefe del Servicio de Cirugía Plástica, Hospital de Pediatría Prof. Dr. Juan Garrahan, Ciudad Autónoma de Buenos Aires, Argentina

MARTA ESPÓSITO

Jefa del Servicio de Reumatología, Hospital Interzonal de Agudos Eva Perón, San Martín, Provincia de Buenos Aires, Argentina

HUGO ESTEVA

Ex Jefe de la Sección Cirugía del Tórax, Hospital de Clínicas José de San Martín, Universidad de Buenos Aires, Argentina

FEDERICO FERNÁNDEZ PALAZZI[†]

Profesor de Posgrado de Ortopedia y Traumatología, Hospital Jesús Yerena, Caracas, Venezuela
Profesor de Posgrado de Ortopedia para Hematología, Banco Municipal de Sangre, Universidad Central de Venezuela

JORGE E. FILISETTI

Docente Asociado de la Cátedra de Ortopedia y Traumatología, Facultad de Medicina, Universidad de Buenos Aires
Encargado Docente de la Asignatura Ortopedia y Traumatología, Facultad de Medicina, Universidad de Buenos Aires
Jefe del Servicio de Ortopedia y Traumatología, Sanatorio Güemes, Hospital Privado Universitario, Universidad de Buenos Aires, Argentina
Especialista Consultor en Ortopedia y Traumatología (AAOT)
Especialista Consultor en Trauma Ortopédico (AATO)
Ex Presidente de la Asociación Argentina de Trauma Ortopédico (AATO)
Vicepresidente de la Asociación Argentina para el Estudio de la Reconstrucción y Elongación Ósea (ASAMI)

CARLOS A. N. FIRPO

Profesor Titular Consulto de Ortopedia y Traumatología, Facultad de Medicina, Universidad de Buenos Aires
Académico Emérito de la Academia Argentina de Cirugía
Ex Jefe del Servicio de Ortopedia y Traumatología, Hospital General de Agudos Dr. Cosme Argerich, Ciudad Autónoma de Buenos Aires, Argentina

FEDERICO FLAHERTY

Ex Médico de Planta, Servicio de Cirugía Plástica y Reconstructiva, Hospital Policial Churruca-Visca, Ciudad Autónoma de Buenos Aires
Jefe del Servicio de Cirugía Plástica, Sanatorio Otamendi Miroli, Ciudad Autónoma de Buenos Aires, Argentina
Director del Capítulo de Miembro Inferior, Mano y Microcirugía, Sociedad Argentina de Cirugía Plástica

GUILLERMO FLAHERTY

Ex Jefe del Departamento de Cirugía Plástica, Estética y Reparadora, Hospital de Clínicas José de San Martín, Universidad de Buenos Aires
Ex Jefe del Servicio de Cirugía Plástica, Hospital Universitario Austral, Pilar, Provincia de Buenos Aires, Argentina
Ex Presidente de la Sociedad de Cirugía Plástica de Buenos Aires
Ex Presidente de la Sociedad Argentina de Cirugía Plástica

JORGE S. FRANCO

Profesor Adjunto de Ortopedia y Traumatología, Universidad Federal de Río de Janeiro, Brasil
Jefe del Departamento de Ortopedia y Traumatología, Universidad Federal de Río de Janeiro, Brasil
Ex Presidente de la Sociedad Brasileña de Ortopedia y Traumatología
Ex Presidente de la Sociedad de Trauma Ortopédico, Brasil

VÍCTOR FRANCONE

Profesor Adjunto Consulto de Ortopedia y Traumatología, Facultad de Medicina, Universidad de Buenos Aires
Ex Jefe del Servicio de Ortopedia y Traumatología, Hospital General de Agudos Dr. Teodoro Álvarez, Ciudad Autónoma de Buenos Aires, Argentina

RAÚL FRÍAS AUSTRIA

Médico Adscripto al Hospital Ángeles del Pedregal, México D.F., México

MARCOS A. FUENTES NUCAMENDI

Médico Adscripto al Servicio de Ortopedia, Hospital General de México O.D., México

HÉCTOR GALLARDO

Profesor Adjunto de Anatomía Patológica, Facultad de Medicina, Universidad de Buenos Aires
Jefe del Servicio de Patología, Hospital Español e Instituto Dupuytren, Ciudad Autónoma de Buenos Aires, Argentina

ALBERTO L. GARAY

Ex Jefe de la Sección Cirugía del Miembro Superior, Instituto Municipal de Rehabilitación Psicofísica, Ciudad Autónoma de Buenos Aires, Argentina

JOEL GARAY ESPINOSA

Ex Jefe del Servicio de Ortopedia y Traumatología, Centro Militar Naval de Lima, Perú
Ex Presidente de la Sociedad Peruana de Ortopedia y Traumatología
Profesor de Posgrado en las Universidades Mayor de San Marcos, Cayetano Heredia y San Martín de Porres
Ex Presidente de la Sección Peruana de la A. O.

RICARDO M. GARDENAL

Especialista en Ortopedia y Traumatología
Especialista Certificado de la Asociación Argentina de Cirugía de la Mano y Reconstructiva del Miembro Superior
Miembro del Departamento de Cirugía de la Mano y Miembro Superior, Instituto Dr. Jaime Slullitel, Rosario, Provincia de Santa Fe, Argentina

ARIEL GONZALES

Centro de Diagnóstico Dr. Enrique Rossi, Departamento de Imágenes Músculo-Esqueléticas, Ciudad Autónoma de Buenos Aires, Argentina

FRANCISCO J. GONZÁLEZ

Ex Profesor Titular de Ortopedia y Traumatología, Facultad de Medicina, Universidad de Corrientes
Ex Jefe del Servicio de Ortopedia y Traumatología, Hospital Provincial General San Martín, Corrientes, Provincia de Corrientes, Argentina

JORGE G. GONZÁLEZ

Ex Instructor de Residentes de Ortopedia y Traumatología, Hospital Interzonal de Agudos Eva Perón, San Martín, Provincia de Buenos Aires, Argentina

MARÍA L. GONZÁLEZ

Médica de Planta del Servicio de Anatomía Patológica, Hospital General de Agudos Dr. Juan A. Fernández, Ciudad Autónoma de Buenos Aires
Secretaria de la Academia Internacional de Patología, División Argentina
Médica Patóloga, Laboratorio de Patología Ortopédica Dr. Eduardo Santini Araujo, Ciudad Autónoma de Buenos Aires, Argentina

IVÁN GOROSITO

Ex Profesor Titular de Ortopedia y Traumatología, Facultad de Medicina, Universidad Nacional de Rosario (UNR)
Ex Jefe del Servicio de Ortopedia y Traumatología, Hospital Escuela Eva Perón, Granadero Baigorria, Rosario, Provincia de Santa Fe, Argentina

ANTONIO GOSAK

Ex Docente Autorizado de Ortopedia y Traumatología, Facultad de Medicina, Universidad de Buenos Aires
Médico del Sector Cirugía de Hombro, Hospital Alemán, Ciudad Autónoma de Buenos Aires, Argentina

JORGE A. GROISO

Ex Jefe del Servicio de Ortopedia y Traumatología, Hospital de Pediatría Dr. Juan Garrahan, Ciudad Autónoma de Buenos Aires
Docente Autorizado de Ortopedia y Traumatología, Facultad de Medicina, Universidad de Buenos Aires, Argentina

ALFREDO GUERRINI

Ex Profesor Adjunto de Ortopedia y Traumatología, Facultad de Ciencias Médicas, Universidad Nacional de La Plata, Provincia de Buenos Aires
Ex Jefe del Servicio de Ortopedia y Traumatología, Hospital de Niños Sor María Ludovica, La Plata, Provincia de Buenos Aires, Argentina

ERIC J. HARB PEÑA

Jefe de Ortopedia y Traumatología, Hospital Manuel Gea González S.S.
Profesor Titular de Ortopedia y Traumatología, Universidad Nacional Autónoma de México (UNAM)
Profesor de Pregrado, Cátedra de Músculo-esquelético, Universidad Panamericana

JULIO HOFMAN

Ex Presidente de la Sociedad Argentina de Reumatología
Ex Jefe del Servicio de Reumatología, Hospital Interzonal de Agudos Eva Perón, San Martín, Provincia de Buenos Aires, Argentina

ALDO A. ILLARRAMENDI

Ex Docente Autorizado de Ortopedia y Traumatología, Facultad de Medicina, Universidad de Buenos Aires
Ex Jefe de la Sección Cirugía de Miembro Superior, Hospital Italiano, Ciudad Autónoma de Buenos Aires, Argentina

FERNANDO JORGE

Médico de Planta, Servicio de Ortopedia y Traumatología, Hospital Alemán, Ciudad Autónoma de Buenos Aires, Argentina
Miembro Titular de la Asociación Argentina de Ortopedia y Traumatología (AAOT)
Vocal de la Comisión Directiva de la Asociación Argentina de Oncología Ortopédica (AAOO)

ENRIQUE J. C. LAFRENZ

Ex Profesor Adjunto de Ortopedia y Traumatología, Facultad de Medicina, Universidad de Buenos Aires
Ex Jefe del Servicio de Ortopedia y Traumatología, Complejo Médico Churruca-Visca, Ciudad Autónoma de Buenos Aires, Argentina

MARIO LAMPRÓPULOS

Jefe de la Sección de Neuroortopedia, Hospital Italiano, Ciudad Autónoma de Buenos Aires
Presidente de la Sociedad Latinoamericana de Ortopedia y Traumatología (SLAOT)
Ex Presidente de la Asociación Argentina de Ortopedia y Traumatología
Docente Adscripto de Ortopedia y Traumatología, Facultad de Medicina, Universidad de Buenos Aires, Argentina

OSWANDRE LECH

Jefe de Cirugía del Miembro Superior IOT, Passo Fundo, Brasil
Ex Presidente de la Sociedad Sudamericana de Hombro y Codo
Ex Presidente de la Sociedad Brasileña de Ortopedia y Traumatología

BEATRIZ MACCIONE

Docente Adscripta de Anatomía Patológica, Facultad de Medicina, Universidad de Buenos Aires
Médica del Servicio de Anatomía Patológica, Hospital Español e Instituto Dupuytren, Ciudad Autónoma de Buenos Aires, Argentina

ALBERTO MACKLIN VADELL

Presidente de la Asociación Argentina de Ortopedia y Traumatología
Ex Presidente de la Sociedad Argentina de Medicina y Cirugía de Pie y de Pierna
Ex Presidente de la Sociedad Latinoamericana de Pierna, Tobillo y Pie

MARIO MALFATTI

Ex Profesor Adjunto, Docente Asociado de Ortopedia y Traumatología, Facultad de Medicina, Universidad de Buenos Aires
Ex Jefe del Servicio de Ortopedia y Traumatología, Hospital Petrona V. de Cordero, San Fernando, Provincia de Buenos Aires, Argentina

HÉCTOR MALVAREZ

Ex Profesor Adjunto de Ortopedia y Traumatología, Facultad de Medicina, Universidad de Buenos Aires
Ex Jefe de la Sección de Traumatología y Ortopedia Infantil, Hospital Italiano, Ciudad Autónoma de Buenos Aires, Argentina
Ex Presidente de la Sociedad Argentina de Ortopedia y Traumatología Infantil

DAVID M. MAUAS

Docente del Curso Anual de la Asociación Argentina de Artroscopia (AAA)

FRANKLIN J. MERLO

Ex Profesor Adjunto de Ortopedia y Traumatología, Facultad de Medicina, Universidad de Buenos Aires
Ex Jefe del Servicio de Ortopedia y Traumatología, Hospital de Clínicas José de San Martín y Hospital Alemán, Ciudad Autónoma de Buenos Aires, Argentina

HÉCTOR J. MITRE

Ex Docente Autorizado de Ortopedia y Traumatología, Facultad de Medicina, Universidad de Buenos Aires
Ex Jefe del Servicio de Ortopedia y Traumatología, Hospital General de Agudos Dr. Ignacio Pirovano, Ciudad Autónoma de Buenos Aires, Argentina

CLAUDIA MONTANO

Terapista Física de Planta, Hospital Interzonal de Agudos Eva Perón, San Martín, Provincia de Buenos Aires, Argentina
Colaboradora Docente, Centro de Educación Médica e Investigaciones Clínicas Norberto Quirno (CEMIC)

TRISTÁN MORENO

Ex Profesor Titular de Ortopedia y Traumatología, Universidad Nacional de La Plata, Provincia de Buenos Aires
Ex Jefe del Servicio de Ortopedia y Traumatología, Hospital Interzonal de Agudos San Martín, La Plata, Provincia de Buenos Aires, Argentina

MARCOS MUSAFIR

Profesor de Ortopedia y Traumatología, Universidad Federal de Río de Janeiro, Brasil
Ex Presidente de la Sociedad Brasileña de Ortopedia y Traumatología

DOMINGO L. MUSCOLO

Ex Profesor Titular de Ortopedia y Traumatología, Facultad de Medicina, Universidad de Buenos Aires
Ex Jefe del Servicio de Ortopedia y Traumatología, Hospital Italiano, Ciudad Autónoma de Buenos Aires, Argentina

ALBERTO E. MUZZIO

Médico de Planta, Servicio de Ortopedia y Traumatología, Hospital Alemán, Ciudad Autónoma de Buenos Aires, Argentina

FRANCISCO M. NACINOVICH

Médico Infectólogo de Centros Médicos Dr. Stamboulian
Jefe de Infectología, Instituto Cardiovascular de Buenos Aires (ICBA)
Profesor Asistente, Instituto Universitario CEMIC, Ciudad Autónoma de Buenos Aires, Argentina

GERMÁN A. NORAMBUENA

Cirujano Ortopedista
Profesor Asistente en Ortopedia, Universidad de Chile, Chile
Postdoctoral Research Fellow, Mayo Clinic, Rochester, MN, Estados Unidos

MICHAEL OETTINGER

Profesor Adjunto de la Cátedra de Ortopedia y Traumatología, Facultad de Medicina, Universidad de Buenos Aires
Subjefe del Servicio de Ortopedia y Traumatología, Hospital Alemán
Jefe de la Sección de Cirugía de Hombro y Codo, Hospital Alemán, Ciudad Autónoma de Buenos Aires, Argentina

JORGE L. OLIVARES CAMACHO

Profesor Invitado del Curso de Posgrado de Neurocirugía, Hospital de Especialidades del Centro Médico Nacional Siglo XXI IMSS
Profesor Invitado del Curso de Subespecialidad de Cirugía de Columna Vertebral, Hospital General de México, México
Ex Director Nacional del Comité de Columna, Sociedad Mexicana de Ortopedia

LILIANA G. OLVI

Docente de la Cátedra Patología II, Facultad de Medicina, Universidad Nacional de La Plata, Provincia de Buenos Aires

Presidenta de la *International Academy of Pathology*, División Argentina
Médica Patóloga, Laboratorio de Patología Ortopédica Dr. Eduardo Santini Araujo, Ciudad Autónoma de Buenos Aires, Argentina

ELIGIO ORTOLAN

Ex Docente Autorizado de Ortopedia y Traumatología, Facultad de Medicina, Universidad de Buenos Aires
Ex Jefe de la Sección Patología de Columna, Hospital Italiano, Ciudad Autónoma de Buenos Aires, Argentina

JUAN A. PARODI

Subjefe del Servicio de Ortopedia y Traumatología, Hospital Interzonal de Agudos Eva Perón, San Martín, Provincia de Buenos Aires, Argentina

BIENVENIDO O. PEDROSO CAROL

Médico de la Sanidad, República de Chile

CLAUDIA A. PENSOTTI

Médica Infectóloga de Centros Médicos Dr. Stamboulian, Ciudad Autónoma de Buenos Aires
Jefa de Infectología, Clínica Monte Grande, Provincia de Buenos Aires, Argentina

ANDRÉS PINTOS

Ex Profesor Titular de Ortopedia y Traumatología, Facultad de Medicina, Universidad Nacional del Nordeste (UNNE)
Ex Presidente de la Sociedad de Ortopedia y Traumatología de Corrientes, Provincia de Corrientes, Argentina
Miembro Vitalicio de la Asociación Argentina de Ortopedia y Traumatología

MANUEL R. PIÑEYRO

Ex Docente Autorizado de Ortopedia y Traumatología, Facultad de Medicina, Universidad de Buenos Aires
Ex Jefe del Servicio de Ortopedia y Traumatología, Hospital Donación Francisco Santojanni, Ciudad Autónoma de Buenos Aires, Argentina

LUCIANO POITEVIN

Profesor Titular Consulto de Ortopedia y Traumatología, Facultad de Medicina, Universidad de Buenos Aires
Ex Jefe del Servicio de Ortopedia y Traumatología, Hospital de Clínicas José de San Martín, Facultad de Medicina, Universidad de Buenos Aires

MARCIA QUERCI

Médica Infectóloga
Centro de Educación Médica e Investigaciones Clínicas Norberto Quirno (CEMIC)
Centros Médicos Dr. Stamboulian, Ciudad Autónoma de Buenos Aires, Argentina

SILVIA RECINIELLO

Médica Asociada, Sector de Neuroortopedia, Servicio de Ortopedia y Traumatología, Hospital Italiano, Ciudad Autónoma de Buenos Aires, Argentina
Miembro Titular de la Asociación Argentina de Ortopedia y Traumatología
Miembro Titular de la Sociedad Argentina de Ortopedia y Traumatología Infantil
Secretaria de la Sociedad Argentina de Neuroortopedia

ENRIQUE G. REINA

Ex Docente Autorizado de Ortopedia y Traumatología, Facultad de Medicina, Universidad de Buenos Aires
Ex Jefe del Servicio de Cirugía, Instituto Municipal de Rehabilitación Psicofísica, Ciudad Autónoma de Buenos Aires, Argentina

PATRICIO RIATTI

Miembro de la Asociación Argentina de Artroscopia (AAA)

LUIS M. ROSALES OLIVARES

Jefe del Servicio de Cirugía de Columna INR
Profesor Adjunto de Posgrado en Cirugía de Columna, Universidad Nacional Autónoma de México (UNAM)
Profesor Adjunto, Curso de Especialización en Ortopedia y Traumatología, UNAM, México

IGNACIO ROSSI

Centro de Diagnóstico Dr. Enrique Rossi, Departamento de Imágenes Músculo-Esqueléticas, Ciudad Autónoma de Buenos Aires, Argentina

ALBERTO SALAMA

Ex Profesor Adjunto de Neurología, Universidad de Buenos Aires
Ex Jefe del Servicio de Neurología, Hospital Interzonal de Agudos Eva Perón, San Martín, Provincia de Buenos Aires, Argentina

EDUARDO SANTINI ARAUJO

Profesor Titular de Anatomía Patológica, Facultad de Medicina, Universidad de Buenos Aires
Encargado de Patología Osteoarticular, Hospital de Clínicas José de San Martín, Facultad de Medicina, Universidad de Buenos Aires
Ex Jefe del Servicio de Anatomía Patológica, Hospital Militar Central, Ciudad Autónoma de Buenos Aires, Argentina
Presidente de la *International Academy of Pathology*

MARIO SCHNITMAN

Médico Encargado del Sector de Cirugía del Miembro Superior, Servicio de Ortopedia y Traumatología, Hospital Interzonal de Agudos Eva Perón, San Martín, Provincia de Buenos Aires, Argentina

JORGE F. SEABRA

Ex Presidente de la Sociedad Portuguesa de Ortopedia y Traumatología
Ex Presidente de la Sociedad Internacional de Habla Portuguesa de Ortopedia y Traumatología

HUGO SENES

Docente Adscripto de Ortopedia y Traumatología, Facultad de Medicina, Universidad de Buenos Aires
Encargado de la Sección de Cirugía del Hombro y Médico Interno, Hospital Español, Ciudad Autónoma de Buenos Aires, Argentina

DALIA SEPÚLVEDA ARRIAGADA

Ex Presidenta de la Sociedad Latinoamericana de Ortopedia y Traumatología Infantil
Miembro del Grupo de Expertos de Fijación Externa, AO Internacional
Ex Jefa del Servicio de Ortopedia Pediátrica, Unidad de Ortopedia y Trauma Pediátrico, Departamento de Traumatología, Universidad de Chile
Miembro Fundador y Ex Jefa de la Unidad de Cirugía Reconstructiva Infantil, Hospital Roberto del Río, Santiago de Chile, Chile

ROBERTO E. SICA

Profesor Emérito de Neurología, Facultad de Medicina, Universidad de Buenos Aires
Ex Jefe del Servicio de Neurología, Hospital General de Agudos José María Ramos Mejía, Ciudad Autónoma de Buenos Aires, Argentina

PABLO SIERRA

Médico de Planta, Servicio de Ortopedia y Traumatología, Hospital Alemán
Jefe del Sector Cadera, Servicio de Ortopedia y Traumatología, Hospital Alemán, Ciudad Autónoma de Buenos Aires, Argentina

RAFAEL J. SIERRA

Cirujano Ortopedista
Profesor Asistente de Ortopedia, *Mayo Clinic*, Rochester, MN, Estados Unidos

RAÚL SIERRA CAMPUZANO

Director Nacional del Comité Científico de Ortopedia Pediátrica, Colegio Mexicano de Ortopedia y Traumatología A.C.
Coordinador de Ortopedia y Traumatología Pediátrica, Hospital General de México O.D.
Profesor Titular de Posgrado de Ortopedia y Traumatología, Universidad Nacional Autónoma de México (UNAM), México

ANDRÉS A. SILBERMAN

Profesor Titular de Ortopedia y Traumatología, Facultad de Medicina, Universidad de Buenos Aires
Jefe de la Sección Cirugía de Rodilla, Hospital de Clínicas José de San Martín, Facultad de Medicina, Universidad de Buenos Aires, Argentina

FERNANDO S. SILBERMAN

Profesor Emérito de la Universidad de Buenos Aires
Ex Profesor Titular de Ortopedia y Traumatología, Facultad de Medicina, Universidad de Buenos Aires
Ex Jefe del Servicio de Ortopedia y Traumatología, Hospital de Clínicas José de San Martín, Facultad de Medicina, Universidad de Buenos Aires
Ex Presidente de la Asociación Argentina de Ortopedia y Traumatología (AAOT)

JUAN P. SIMONE

Médico de Planta, Servicio de Ortopedia y Traumatología, Hospital Alemán
Cirujano del Sector de Hombro y Codo, Servicio de Ortopedia y Traumatología, Hospital Alemán, Ciudad Autónoma de Buenos Aires, Argentina

JOSÉ E. SINJOVICH

Profesor de la Cátedra de Posgrado en Ortopedia y Traumatología Infantil, Facultad de Medicina, Universidad de Buenos Aires
Miembro de Honor de la Sociedad Argentina de Ortopedia Infantil
Ex Jefe del Servicio de Ortopedia y Traumatología, Hospital General de Niños Dr. Pedro de Elizalde, Ciudad Autónoma de Buenos Aires, Argentina
Miembro Recertificado Consultor, Asociación Argentina de Ortopedia y Traumatología

ENZO SPERONE

Miembro Titular de la Sociedad Argentina de Medicina y Cirugía de Pie y de Pierna
Coordinador del Equipo de Ortopedia y Traumatología de Pierna y Pie, Sanatorio Finochietto, Ciudad Autónoma de Buenos Aires, Argentina

DANIEL STAMBOULIAN

Médico Infectólogo
Presidente de la Fundación Centro de Estudios Infectológicos (FUNCEI)
Presidente y Fundador de *Fighting Infectious Diseases in Emerging Countries* (FIDEC)

BEATRIZ TIGNANELLI

Ex Jefa del Servicio de Terapia Física, Hospital Interzonal de Agudos Eva Perón, San Martín, Provincia de Buenos Aires, Argentina
Colaboradora Docente, Centro de Educación Médica e Investigaciones Clínicas Norberto Quirno (CEMIC)

GONZALO SANTIAGO TIPAC

Teniente Coronel M.C., Escuela Militar de México
Ex Jefe de Cirugía de Columna, Hospital Central Militar
Miembro del Comité de Columna, Colegio Mexicano de Ortopedia, México

SEBASTIÁN A. TRONCONI

Jefe del Servicio de Ortopedia y Traumatología, Hospital Municipal Materno Infantil Dr. Carlos A. Gianantonio, San Isidro, Provincia de Buenos Aires, Argentina

DANIEL E. VAINERAS

Profesor Adjunto de Ortopedia y Traumatología, Facultad de Medicina, Universidad de Buenos Aires
Ex Instructor de Residentes y Médico Interno, Servicio de Ortopedia y Traumatología, Hospital Interzonal de Agudos Eva Perón, San Martín, Provincia de Buenos Aires, Argentina
Ex Presidente de la Sociedad Argentina de Hombro y Codo
Ex Presidente de la Sociedad de Osteosíntesis, Biomateriales e Injertos Óseos (SOBI)

JOSÉ M. VARAONA

Doctor en Medicina de la Universidad de Buenos Aires
Profesor Adjunto de Ortopedia y Traumatología, Facultad de Medicina, Universidad de Buenos Aires
Director del Banco de Huesos, Servicio de Ortopedia y Traumatología, Hospital Alemán
Jefe del Servicio de Ortopedia y Traumatología, Hospital Alemán, Ciudad Autónoma de Buenos Aires, Argentina
Director de la Carrera de Especialista Universitario en Ortopedia y Traumatología, Universidad de Buenos Aires
Director de Maestría, Facultad de Medicina, Universidad de Buenos Aires

OSCAR VARAONA

Profesor Titular Consulto de Ortopedia y Traumatología, Facultad de Medicina, Universidad de Buenos Aires
Ex Jefe del Servicio de Ortopedia y Traumatología, Hospital Interzonal de Agudos Eva Perón, San Martín, Provincia de Buenos Aires, Argentina
Ex Presidente de la Asociación Argentina de Ortopedia y Traumatología
Ex Presidente de la Sociedad Latinoamericana de Ortopedia y Traumatología
Vicepresidente de la *Deutsche-Südamerikanischen Gesellshaft für Orthopädie, Orthopädische Chirurgie und Unfallchirurgie*

GUILLERMO VÁZQUEZ FERRO[†]

Profesor Adjunto de Ortopedia y Traumatología, Facultad de Medicina, Universidad de Buenos Aires
Ex Jefe del Servicio de Ortopedia y Traumatología, Hospital Italiano, Ciudad Autónoma de Buenos Aires, Argentina

OSVALDO VELAN

Profesor Adjunto de Diagnóstico por Imágenes, Facultad de Medicina, Universidad de Buenos Aires, Argentina

MARCELO VIALE

Ex Docente Autorizado de Ortopedia y Traumatología, Facultad de Medicina, Universidad de Buenos Aires
Ex Jefe del Servicio de Ortopedia y Traumatología, Hospital de Tigre, Provincia de Buenos Aires, Argentina

GUILLERMO VICARIO[†]

Especialista en Medicina Legal
Docente Autorizado de Cirugía, Facultad de Medicina, Universidad de Buenos Aires, Argentina

ENRIQUE VILLALOBOS CÓRDOVA

Médico Adscripto al Servicio de Ortopedia del Deporte y Artroscopia, Instituto Nacional de Rehabilitación, México
Profesor Adjunto del Posgrado en Artroscopia y Lesiones Deportivas, Universidad Nacional Autónoma de México (UNAM), México

ENRIQUE VILLALOBOS GARDUÑO

Ex Presidente de la Sociedad Mexicana de Ortopedia
Ex Presidente de la SLAOT A. C.
Director Médico de Sports Clinic

GABRIEL VINDVER

Médico Consultor del Servicio de Ortopedia y Traumatología, Hospital Sirio Libanés, Ciudad Autónoma de Buenos Aires
Médico de Planta, Hospital General de Agudos Dr. Ignacio Pirovano, Ciudad Autónoma de Buenos Aires, Argentina
Vocal de la Comisión Directiva, Asociación para el Estudio de la Cadera y la Rodilla (ACARO)

Prólogo

MIGUEL E. CABANELA, MD. MS.

Profesor Emérito de Cirugía
Ortopédica
College of Medicine, Mayo Clinic,
Rochester, Minnesota, Estados
Unidos

—

La aparición de la cuarta edición de un libro científico nos permite hacer varias observaciones. En principio, indica que las ediciones previas han sido bien aceptadas y han tenido éxito comercial. Pero, además, la producción de sucesivas ediciones de un texto, con los cambios, arreglos, mejoras e introducción de los últimos avances en los temas tratados le confiere al producto final un grado de madurez superior al de las primeras ediciones.

La presente y cuarta edición del libro de Silberman y Varaona es un claro ejemplo de esa madurez. En tres secciones y setenta y tres capítulos cubre prácticamente todo el campo de la ortopedia y la traumatología que el cirujano ortopédico general necesita conocer. Como en ediciones anteriores, la importante labor de los editores ha ayudado a mantener la uniformidad en las presentaciones. La participación de numerosos autores referentes en temas específicos jerarquiza en esta obra cada uno de los aspectos tratados.

Esta edición continúa la trayectoria de las anteriores. Dirigido en particular a los alumnos universitarios que cursan la especialidad y a los cirujanos en período de entrenamiento general en ortopedia y traumatología, el texto cumple magníficamente su misión.

Este libro pertenece ya al grupo de "los clásicos". En nombre de todos los que se beneficiarán con su lectura y enseñanzas, agradezco a los autores y a sus numerosos colaboradores su valiosa contribución a la literatura de nuestra especialidad.

Prefacio

Hay ciertos indicios en los que reconocerás que has hecho un largo camino y que has subido más alto: el espacio es ahora más libre alrededor de ti y tu vista abarca un horizonte más vasto que el que veías antes: el aire es más puro, también más dulce.

Aforismos

"Decíamos ayer", en el Prólogo de la primera edición: ha sido difícil partir y fue largo el trecho recorrido; si el esfuerzo de esta jornada permitiera transmitir el conocimiento médico con verdad y sin compensaciones, habremos llegado a puerto.

Es bueno mirar atrás y poder decir que sí, hemos llegado; lo demuestra la convicción con que hemos emprendido este nuevo libro, y la calidad y profesionalidad de quienes han colaborado en él.

Esta cuarta edición es la continuación de un proyecto, sin duda, ambicioso: compendiar conocimientos debidamente actualizados y verterlos de manera clara y en una extensión tal que permita acceder a ellos en los tiempos que la moderna enseñanza hace aconsejables.

Dado que el texto está dirigido a cirujanos ortopedistas jóvenes y a alumnos universitarios que cursan la especialidad, se han renovado los capítulos y se han añadido otros, indispensables para la ortopedia y la traumatología vigentes. Es motivo de orgullo haber contado con la autoría de distinguidos profesionales de nivel internacional de España, Portugal, Estados Unidos y, como en ediciones anteriores, de América Latina, en especial, de México, Brasil y Chile.

Hemos recibido la colaboración inestimable de profesionales argentinos que, por su autoría y la renovación de temas, han sido la piedra fundamental para este logro.

También ha sido relevante el papel de la SLAOT, al posibilitar que los lazos entre los países que la integran sean más estrechos y que se comprendiera mejor la necesidad de cohesión del pensamiento.

Las ediciones anteriores se difundieron ampliamente en América Latina y en España. Sin duda, el apoyo incondicional de Editorial Médica Panamericana y del personal a cargo, que con diligencia y seriedad supo controlar y guiar tanto los aspectos esenciales como los detalles, ha tornado más fructífera nuestra labor.

Nos honra nuevamente con la redacción del prólogo el profesor Miguel Cabanela, jefe del Servicio de Ortopedia y Traumatología de la Clínica Mayo, de Rochester, Estados Unidos, cuyo relieve en el más alto nivel de la especialidad y su dedicación a la actividad docente a través de su posición como *Chairman* del Comité Internacional de la Academia Americana de Cirugía Ortopédica (AAOS) son bien conocidos.

Es oportuno demostrar nuestro agradecimiento a la Biblioteca de la Asociación Argentina de Ortopedia y Traumatología, en especial a Verónica Mauceri y Silvina Dicranian, quienes apoyaron nuestro quehacer sin dilaciones.

Consideramos válido detenernos para agradecer a Pilar Guillermina Sobral, cuya magnífica colaboración fue trascendente para la concreción de la obra.

Creemos que este logro, corolario de nuestra dedicación a la actividad docente y asistencial, aunado al deseo de seguir adelante, ha dado en buena medida sentido al decurso de nuestra vida.

Los autores

Índice

GENERALIDADES

—

SECCIÓN I: GENERALIDADES

—

1

DEFINICIONES, GENERALIDADES Y CONCEPTOS BÁSICOS EN ORTOPEDIA Y TRAUMATOLOGÍA

FERNANDO S. SILBERMAN

INTRODUCCIÓN A LA ORTOPEDIA Y LA TRAUMATOLOGÍA

 La ortopedia es la rama de la medicina que se ocupa de las enfermedades del aparato locomotor, mientras que la traumatología se ocupa de las lesiones provocadas por noxas físicas.
—

Si bien son dos especialidades diferentes que tienen al aparato locomotor como común denominador, hay afecciones que podrían pertenecer a ambas especialidades, como las fracturas "patológicas", es decir, aquellas lesiones del esqueleto que asientan sobre tejido óseo de estructura anormal (p. ej., hueso osteoporótico, hueso alterado por un tejido tumoral, etc.).

Ambas especialidades nacieron, si nos guiamos por la etimología respectiva, con objetivos o áreas distintas de las actuales.

La palabra ortopedia proviene de dos raíces griegas: *orthos* = recto y *paidos* = niño, y traumatología también de otras dos raíces griegas: *trauma* = herida y *logos* = tratado, o sea que la primera se ocupó al comienzo de la prevención y tratamiento de las afecciones que podrían perturbar el crecimiento correcto del niño y hoy se ha ampliado a todas las enfermedades del aparato locomotor (congénitas o adquiridas o ambas) que pueden ocurrir a cualquier edad, mientras que la segunda nació ocupándose de las heridas, pero hoy trata principalmente de las lesiones del esqueleto (fracturas, luxaciones, etc.), así como también de muchas otras lesiones del aparato locomotor, y aquí se puede superponer con otras especialidades médicas (neurología, cirugía vascular, etc.).

Si bien las afecciones del aparato locomotor son las mismas que pueden agredir a cualquier otro aparato u órgano del ser vivo, para su mejor comprensión es necesario familiarizarse con la terminología habitual.

FRACTURA ÓSEA

Es la solución de continuidad de un hueso. Fisura es un término que no debería utilizarse; se lo emplea para dar a entender al vulgo que es una fractura "sin trascendencia", pero un hueso está fracturado o no lo está, y puede estar más o menos complicado (con o sin desplazamiento, con o sin exposición, extraarticular o intrarticular, etc.).

Las fracturas pueden ser clasificadas desde varios puntos de vista: 1) fracturas cerradas frente a expuestas (cuando tienen comunicación con el exterior y por lo tanto están contaminadas); 2) fracturas con desplazamiento o sin él, que puede ser de diferente manera (angulación, cabalgamiento, rotacional, etc.); 3) fracturas según la localización: articulares o extraarticulares (epifisarias, metafisarias o diafisarias); 4) fracturas según la dirección del trazo (transversales, oblicuas, espiroideas); 5) fracturas según el número de fragmentos (dos, con un tercer fragmento "en mariposa", multifragmentarias, etc.).

El especialista y el estudiante deben estar familiarizados con la anatomía normal. Es necesario recordar no solo el nombre de los huesos sino también las articulaciones (características de las superficies articulares, disposición de la cápsula y de los ligamentos de refuerzo), el tipo de articulación (enartrosis, troclear, etc.), los movimientos que puede hacer y los músculos que la movilizan con sus inervaciones respectivas. Se deben tener presentes los plexos nerviosos, desde sus raíces respectivas hasta las ramas colaterales y terminales (sensitivas y motoras), y conocer los diferentes síndromes dependientes.

DEFINICIONES PRÁCTICAS

Anquilosis: pérdida de la movilidad articular. Puede ser: a) *fibrosa*, ocasionada por las partes blandas articulares o periarticulares; b) *ósea*, por fusión ósea o sinostosis con desaparición de la luz articular.

Artrodesis: es la intervención quirúrgica que tiene por objeto provocar la anquilosis ósea.

Artroplastia: es la intervención quirúrgica que tiene por objeto proporcionar movilidad a una articulación dañada ya sea por una enfermedad ortopédica o traumática.

Retardo de la consolidación: cuando se prolonga el plazo de consolidación de una fractura, estimado como tiempo promedio.

Seudoartrosis (falsa articulación): falta de consolidación ósea de una fractura o de una artrodesis.

La literatura sajona diferencia la seudoartrosis de la *non union*. En la primera, los extremos fracturarios adquieren los aspectos anatómicos, radiológicos, etc., de una neoarticulación, mientras que en la segunda situación solamente el tiempo transcurrido hace pensar que no habrá consolidación.

La seudoartrosis puede ser: a) ***atrófica***, en la que los extremos óseos no muestran ninguna reacción osteogénica; b) ***hipertrófica***, cuando los extremos óseos han producido una reacción osteogénica importante que no ha podido canalizarse hacia la consolidación (imagen en "pata de elefante").

Esguince: pérdida de las relaciones anatómicas de las superficies articulares enfrentadas, de forma transitoria (pese a la radiografía normal, supone la ruptura capsuloligamentaria en menor o mayor grado).

Luxación: pérdida de las relaciones anatómicas de las superficies articulares enfrentadas, de forma permanente (hasta que se realice su reducción). Las luxaciones (como las fracturas) reciben la denominación de sus desplazamientos (anterior, posterior) por la situación del segmento distal.

Valgo: desviación hacia afuera (del fragmento o segmento del miembro distal con respecto al proximal).

Varo: desviación hacia adentro.

Rodilla valga (*genu valgo*): rodillas juntas y tobillos separados. Se refiere a la desviación de los segmentos distales: las piernas hacia afuera.

Rodilla vara (*genu varo*): es lo opuesto a lo anterior.

***Coxa valga* (*coxa* = cadera):** disminución del ángulo de inclinación de la cadera (en el adulto, 138°).

Coxa vara: es lo opuesto a lo anterior.

***Coxa anteversa* (o anteversión de la cadera):** aumento del ángulo de declinación del cuello femoral.

BREVE RESEÑA HISTÓRICA

Sería muy extenso y tedioso para el estudiante consignar la nómina de los médicos que contribuyeron al progreso de la ortopedia y la traumatología y las llevaron a estar entre las especialidades más apasionantes de la medicina. Como referencia histórica, ya Hipócrates consigna en su *corpus hippocraticum* importantes alusiones a las fracturas y luxaciones.

Galeno introdujo términos como lordosis, cifosis y escoliosis, aunque, por aquella época, los mitos y las supersticiones fueron barreras para el progreso médico (es también de Galeno el concepto de *laudable pus*).

La inmovilización de las fracturas, como principio de su curación, se utiliza desde hace siglos, y se atribuye a Guido Lanfranco (1290) la utilización de clara de huevo para endurecer los vendajes. Se ensayaron muchas otras sustancias y no está esclarecido desde cuándo se utiliza el yeso (aproximadamente entre los siglos XVIII y XIX), pero fue Mathijsen (1852, cirujano militar holandés) quien introdujo la venda enyesada.

Nicolás Andry (1741), decano de la Facultad de Medicina de París, creó el término ortopedia e ilustró su libro *La ortopedia o el arte de prevenir y corregir en los niños las deformidades del cuerpo* con un grabado de un árbol y su rodrigón (tutor de un árbol), que ha pasado a ser el símbolo universal de la ortopedia.

El progreso continuó con los aportes científicos de la medicina general y de la cirugía en particular.

Coincidentemente con los progresos de la antisepsia, especialmente a fines del siglo XIX y comienzos del presente, por Lister, y la radiografía por Roentgen, son famosas las discusiones de un cirujano belga: Lambotte, en la Academia Francesa, para difundir la utilización de materiales metálicos (placas y tornillos y hasta tutores externos) para la osteosíntesis de fracturas.

En el siglo XX, los avances fueron numerosísimos y no fueron ajenas las necesidades surgidas de las contiendas bélicas, la era industrial, los medios rápidos de comunicación, el estrés de la vida contemporánea, que convirtieron las lesiones del aparato locomotor en uno de los grandes flagelos de la humanidad.

Es injusto no mencionar la larga serie de figuras célebres que contribuyeron al progreso de la ortopedia y la traumatología, pero no podemos dejar de destacar a John Charnley, sin duda, ni el padre de las artroplastias a la técnica AO de la escuela Suiza (Arbeitsgemeinschaft fur Osteosynthesefragen –Association for the Study of Internal Fixation–, AO/ASIF) para el desarrollo científico de las osteosíntesis de las fracturas. Por supuesto, no han sido los únicos, ni los primeros ni los últimos, pero fueron importantes sabios que "se subieron a los hombros de los que los precedieron y pudieron mirar más lejos".

CAPÍTULO

2

BIOLOGÍA DEL TEJIDO ÓSEO Y CRECIMIENTO ÓSEO

RÓMULO CABRINI

INTRODUCCIÓN

El tejido óseo es una variedad de tejido conectivo con características propias que el lector debe conocer.

Como tejido conectivo, se fundamenta en una estructura densa de fibras colágenas que le dan gran resistencia y cierta elasticidad. Sobre esta trama de fibras se depositan sales de calcio en forma de fosfatos y carbonatos, lo que da como producto final una estructura cristalina de hidroxiapatita. Hay también un contenido mucoproteico que actúa como nexo (**fig. 2-1**).

De lo descrito conviene destacar dos conceptos: primero, que la estructura colágena se orienta en capas superpuestas con formación de láminas que tienen diferente orientación entre sí y que se adaptan específicamente a la función mecánica por desarrollar. Esto requiere un mantenimiento biológico con el intercambio a nivel celular, ya que los osteocitos que están incluidos se hallan entre capas de colágeno.

A este tipo de hueso, que constituye el ciento por ciento presente en el adulto, se lo llama **laminar**. La estructura así descrita confiere, desde el punto de vista mecánico, las mejores características posibles (véase **fig. 2-1**).

El segundo concepto es que, cuando el hueso se forma por primera vez o durante un proceso de renovación activa, debido a que no hay previamente una base de hueso o hay urgencia por reparar (fracturas), no puede mantenerse la orientación de fibras colágenas en forma de capas; se denomina a este **hueso reticular** (**fig. 2-2**).

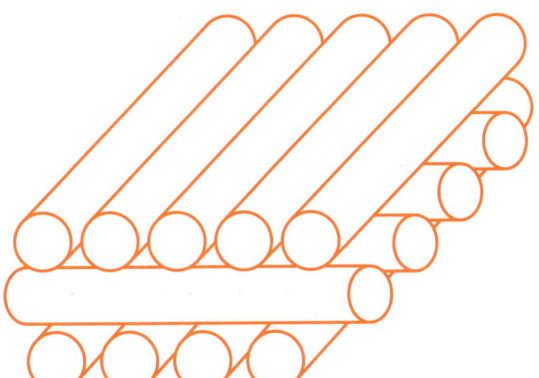

FIG. 2-1. Esquema de distribución de fibras colágenas del hueso laminar.

 La necesidad de mantener un intercambio metabólico con el medio intercelular condiciona un límite aproximado de 100 micrones al espesor de las trabéculas óseas; esto conduce a la aparición de trabéculas óseas que configuran un cuadro de enrejado (**hueso esponjoso**); o bien, cuando es necesario por razones mecánicas, las láminas se enrollan alrededor de un conducto central por donde pasarán elementos nutricios, pequeños vasos, con presencia de los conductos de Havers, lo que da como resultado el llamado **hueso compacto**.
—

Hemos mencionado el osteocito, célula pequeña con numerosas prolongaciones citoplasmáticas, que permanece incrustado entre las láminas ya descritas, en ajustados espacios revestidos por una delgada capa de glucoproteína. Estas cavidades tienen la particularidad de presentar numerosos canales conectados entre las células, por donde pasan los nutrientes que desde la superficie de cada trabécula o cada sistema haversiano llegan a los osteocitos desde la médula ósea o desde la superficie del hueso (periostio) (**fig. 2-3**).

Cuando por alguna razón se separa por un corto tiempo el tejido óseo del medio intercelular, los osteocitos —en una altísima proporción— mueren, lo cual da al sector de hueso involucrado las características de **hueso necrótico** que con el tiempo deberá ser reemplazado.

El hueso necrótico no implica fallos en la mecánica inicial y puede incorporarse habitualmente al hueso vivo (trasplante, hueso en partículas), para luego ser parte de la primera etapa de un largo proceso de remodelación.

La misma respuesta se obtiene si el hueso está descalcificado: junto con el calcificado puede utilizarse para relleno óseo en sectores, donde, por diversas razones, es necesaria una rápida remodelación y reparación.

FORMACIÓN DE HUESO, REMODELACIÓN Y MANTENIMIENTO (OSTEOGÉNESIS)

 La osteogénesis es el proceso por el cual, como reacción a estímulos locales, se produce la transformación de células troncales (células madre o *stem cells*) en células osteogénicas que se llaman osteoblastos.
—

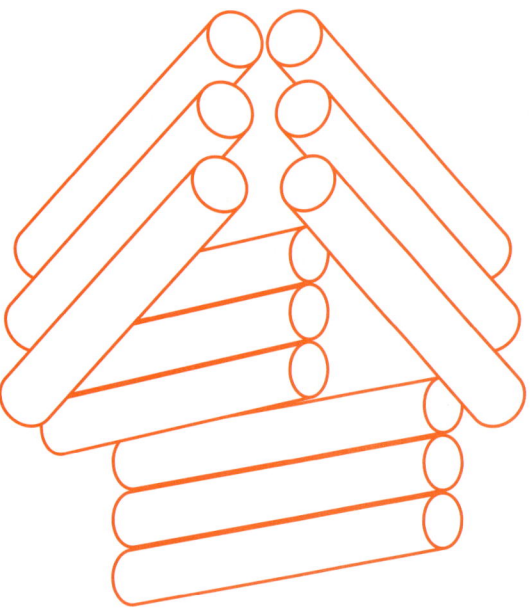

FIG. 2-2. Hueso reticular.

Se han descrito etapas o estadios intermedios de estas células (preosteoblastos) y, finalmente, osteoblastos. Los estadios intermedios tienen características tanto químicas como morfológicas particulares.

Estas etapas se caracterizan por la aparición de diferentes elementos químicos asociados a cambios celulares que se dan en un proceso complejo. Sin describir detalles, conviene recordar que el primer evento es la aparición de un alto contenido de glucógeno (muy especialmente en los preosteoblastos y en los osteoblastos); la fosfatasa alcalina pasa en parte al plasma y puede ser utilizada en la práctica como indicador primario de la osteogénesis corporal. Otros compuestos vinculados a estos cambios son la osteocalcina y la osteoponina, vinculables al colágeno y la calcificación (véase **fig. 2-3**).

Con respecto a la formación de hueso, en las primeras etapas embrionarias, las células osteoblásticas forman trabéculas, que por no tener soporte previo serán necesariamente de tipo

reticular, producidas en el seno de un tejido conectivo osteogénico joven, rico en células indiferenciadas para transformarse en osteogénicas.

 Una vez iniciado este proceso (de hueso reticular), que no posee la clásica estructura laminar adulta, se produce una segunda etapa sobre las primeras trabéculas que necesariamente serán hueso laminar; este, a su vez, recibirá futuras remodelaciones para adaptarse a los cambios mecánicos del esqueleto.

En el proceso de osteogénesis, la remodelación es constante, primero sobre el hueso primario reticular y, luego, sobre el laminar al remodelarse este.

—

Este mismo proceso de aposición de hueso nuevo se produce de manera similar, aunque a veces con cierta dificultad, sobre el hueso necrótico y también sobre el hueso calcificado o descalcificado y sobre materiales que se osteointegran; tal es el caso de metales especiales, como el titanio, y otras sustancias como la hidroxiapatita.

Es frecuente que, de la capa de osteoblastos activos, algunos queden dentro de la matriz ósea en la medida en que avanza la aposición de colágeno que, una vez depositado, se homogeneiza estructuralmente (osteoide); estas células se atrofian en su citoplasma y quedan incluidas en la matriz (osteocitos) (véanse **figs. 2-2** y **2-3**).

El tejido óseo, al estar vivo y adaptarse a los requerimientos mecánicos, se halla en constante remodelación (**fig. 2-4**). La **remodelación** ocurre:

- En una primera etapa (en el embrión y en procesos reparativos o reaccionales) sobre el hueso reticular y su reemplazo por el laminar.
- En la osificación endocondral (que se tratará posteriormente), en la que todo el hueso que se forma se remodela para ser finalmente hueso laminar adulto.
- En sectores parciales del esqueleto que están en constante remodelación por dos causas: a) hay áreas del tejido adulto donde muere una proporción muy alta de osteocitos y eso hace que el sector actúe como hueso muerto y deba ser reemplazado; b) cuando se somete un sector del esqueleto a nuevos requerimientos mecánicos (acción directa de fuerzas, nuevos deportes, variaciones de peso, etc.), el tejido óseo se adapta a estos.
- En lesiones esqueléticas de diferente tipo, por ejemplo: fracturas, distensiones ligamentarias, pérdida de piezas dentarias, etcétera.

El esqueleto de cada individuo tiene una vida media propia distinta de la del individuo, lo cual debe considerarse como "vida media" no solo aplicable a su totalidad, sino también a cada hueso en particular, lo que implica la destrucción, la formación y el reposo.

De todo lo mencionado antes resta explicar el proceso de reabsorción o destrucción del tejido óseo, que es propio de su evolución y, por supuesto, el concepto de remodelación.

 La reabsorción del tejido óseo se produce por un proceso de destrucción irregular de las superficies trabeculares, erosión que, a diferencia de la formación, adquiere una imagen tortuosa, en la que la matriz es destruida por los osteoclastos de manera poco ordenada.

—

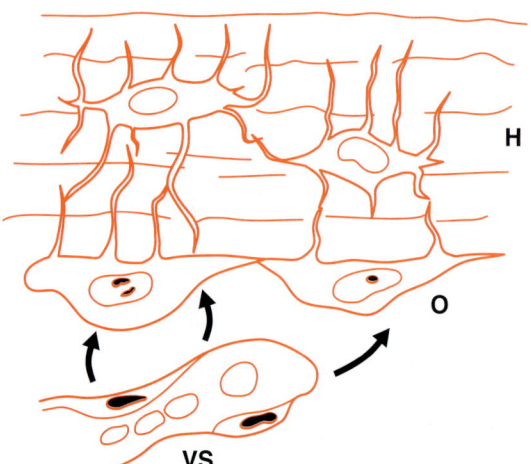

FIG. 2-3. Nutrición de una trabécula. H, hueso laminar; O, osteoblasto; VS, vaso sanguíneo.

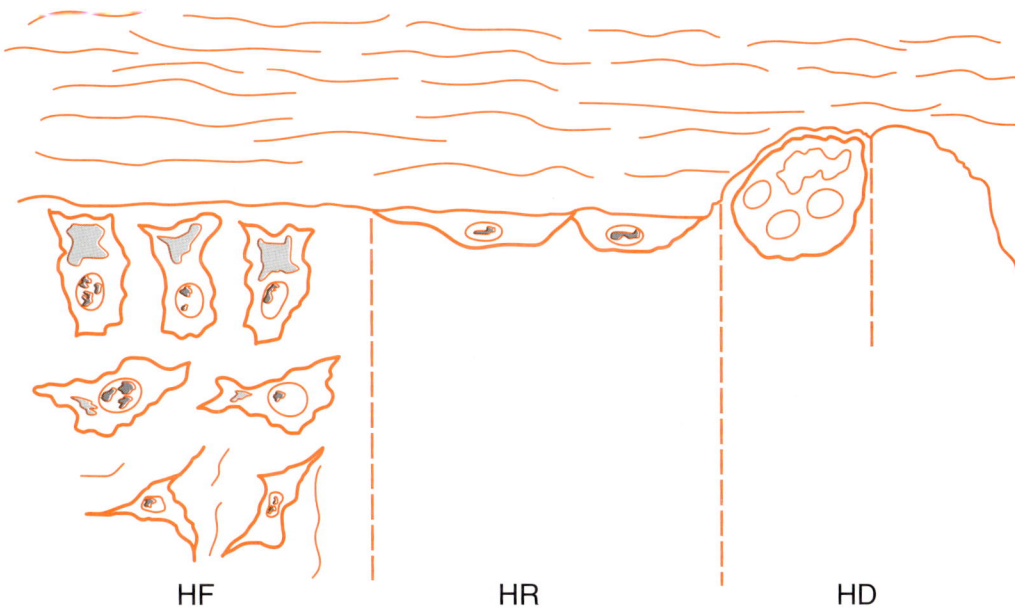

FIG. 2-4. HF, hueso en formación; HR, hueso en reposo; HD, hueso en destrucción.

La superficie de erosión es irregular, con formación de cráteres y con la presencia en ellos de células muy voluminosas, los osteoclastos, directamente vinculados a este proceso, particularmente en la etapa de destrucción (véase **fig. 2-4**).

Los osteoclastos son células gigantes multinucleadas, originadas en monocitos sanguíneos con un citoplasma abundante, rico en organelas y con una alta carga enzimática; la más representativa es la fosfatasa ácida tartárico-resistente. Con estudios de microscopia electrónica se ha podido ver claramente cómo estas células tienen un ribete en cepillo y una adherencia de su borde sobre el hueso, que determina un microclima que facilita la destrucción de la matriz ósea (véase **fig. 2-4**).

VIDA MEDIA DEL HUESO

El proceso ya explicado de remodelación ósea es clave. Este no es uniforme, sino se realiza en parches, y cada hueso y cada sector de él se remodelan en función del tiempo.

Por lo expresado, es fácil pensar en un balance mensurable para cada hueso y también para un esqueleto, que implican constantes formación, destrucción y reposo, lo cual es la base de los llamados estudios metabólicos. Estos, en gran medida, se pueden estimar con las llamadas **biopsias metabólicas**, las cuales pueden evaluar no solo esos procesos, sino también sus desviaciones.

Por supuesto que, dado que esos procesos son de balances positivo, neutro o negativo, en caso positivo implican crecimiento; cuando es neutro (cero), la conservación estructural (edad adulta), y cuando fisiológicamente es negativo, por ejemplo en la vejez, implica una disminución en su estructura y resistencia.

En muchos casos (p. ej., en la vejez ya mencionada, en procesos patológicos renales o nutricionales), el balance negativo implica una menor representación de hueso en todo el esqueleto o en una parte de él (concepto de **osteoporosis**).

TEJIDO CARTILAGINOSO

En la mayoría de los mamíferos, el tejido cartilaginoso o cartílago se halla asociado con el tejido óseo, aunque sus propiedades son muy distintas; no obstante, al igual que el hueso, es un elemento básico desde el punto de vista mecánico (**fig. 2-5**).

En las etapas iniciales de formación del esqueleto, el cartílago constituye un primer esbozo de los huesos embrionarios y, en el adulto, cumple la función mecánica de crear áreas elásticas de unión. Un buen ejemplo lo constituyen los cartílagos costales, o bien las superficies de rozamiento permanente de las articulaciones diartrodiales.

Desde el punto de vista histológico, el cartílago se forma a partir de las células madre que, por la acción de factores cercanos en alguna medida a los osteoblastos, se orientan a la formación de una matriz cartilaginosa. En otras palabras, hay un gran parentesco en el origen de estas dos células, el osteoblasto y el

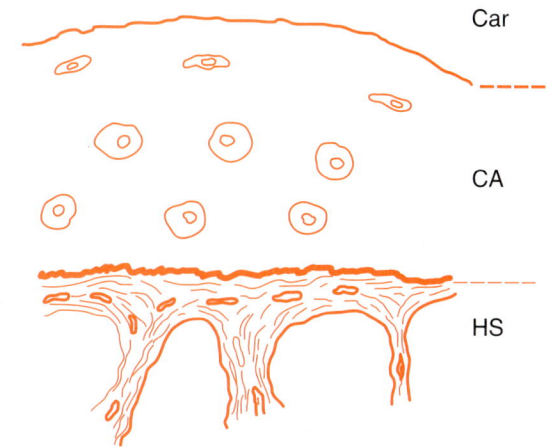

FIG. 2-5. CA, cartílago articular; HS, hueso subcondral; Car, cavidad articular.

condroblasto, hecho destacable en los procesos muy activos de reparación, por ejemplo, en la formación de un callo fracturario. En estos casos, el aumento de movimiento o cargas puede transformar fácilmente la formación de hueso en tejido cartilaginoso.

Cuando durante el desarrollo embriológico se forman los llamados huesos cartilaginosos (huesos largos), se define en el embrión su modelo esencialmente cartilaginoso, que remeda a grandes rasgos la imagen geométrica de un hueso adulto y que, en conjunto, constituye el esqueleto primario cartilaginoso. Tras múltiples etapas, este primer esbozo es reemplazado casi totalmente por tejido óseo, previa destrucción del cartílago. En este período de crecimiento solo queda una banda de tejido cartilaginoso (cartílago de crecimiento), elemento clave para el crecimiento longitudinal de los huesos. También en las superficies articulares persistirá el tejido cartilaginoso, que conserva durante toda su vida útil una función puramente mecánica.

Las células que dan origen al cartílago, los condroblastos, presentan rasgos propios desde el punto de vista químico; posiblemente lo más característico y persistente sea un alto contenido de glucógeno y también la afinidad de captación del medio de un compuesto con sulfato, elemento esencial para formar el condroitín sulfato, una de las bases del esqueleto cartilaginoso.

La matriz cartilaginosa es muy distinta de la ósea y está formada por fibras colágenas burdamente orientadas mecánicamente y una abundante matriz de mucopolisacáridos; dentro de esta matriz se hallan inmersas las células cartilaginosas (condrocitos) que permanecerán incluidas en el estroma toda la vida útil de este sector de cartílago.

La célula cartilaginosa se nutre con alguna dificultad a través de la matriz que, como mencionamos, es rica en agua y mucopolisacáridos. Los estudios que evalúan este proceso (mediante la inyección de sulfato marcado con 35S) muestran la concentración de este isótopo en los condrocitos y su incorporación posterior al estroma para mantener su correcto metabolismo en forma de condroitín sulfato.

Funciones del cartílago

En una primera etapa del desarrollo embrionario, la presencia del tejido cartilaginoso está vinculada esencialmente al desarrollo de los modelos cartilaginosos de los huesos, en particular los llamados huesos largos.

En la etapa de crecimiento, el cartílago persiste como una capa de espesor variable entre la diáfisis y los extremos epifisarios y tiene como papel fundamental constituir un paso previo en el crecimiento longitudinal de este tipo de huesos.

En el crecimiento endocondral pueden distinguirse los siguientes pasos:

- En la etapa embrionaria se define un modelo totalmente cartilaginoso que esboza la anatomía del que será el hueso adulto.
- Calcificación en la zona diafisaria de este modelo; de tal forma se crea un manguito que diferencia células osteogénicas y que da origen al primer esbozo de periostio, con lo cual resulta una formación de hueso que le da firmeza para que en un punto penetre un complejo vascular que comienza a reabsorber la parte central del cartílago que solamente deja los extremos epifisarios como tapones cartilaginosos. Las superficies de estos tapones serán las superficies articulares.

Completados estos procesos, se continúa de la siguiente manera:

- Crecimiento de la base de los dos tapones cartilaginosos que forman hueso endocondral que luego será destruido.

- El manguito perióstico, antes mencionado, acompañará en largo el crecimiento del hueso en todo el sector diafisario. Sufrirá constante reabsorción interna y aposición compensadora externa hasta quedar definido internamente el sector llamado endostio y una superficie externa, el primer esbozo del periostio.
- Cuando se haya llegado a la dimensión del hueso por sus limitaciones genéticas y epigenéticas, cesará el crecimiento del cartílago y el sector diafisario se tornará un hueso compacto.
- Durante este proceso, en los tapones cartilaginosos se sucederá una serie de etapas semejantes a la descrita, que destruirá el centro de estos con neoformación de trabéculas óseas y brindará resistencia mecánica al hueso.

En cualquier sector donde el cartílago desencadena la formación de hueso se asiste a las siguientes fases:

- Crecimiento orientado de las células cartilaginosas jóvenes que en etapa de formación del hueso mantienen su capacidad de proliferación, en la diáfisis en sentido longitudinal al eje del hueso y en forma excéntrica a los dos tapones cartilaginosos antes mencionados.
- El tejido cartilaginoso, una vez proliferado, sufre una hipertrofia de las células cartilaginosas que primero se llenan de fosfatasa alcalina; luego se calcifica su periferia (cartílago calcificado), que termina por estar rodeada de una matriz calcificada, lo cual produce la muerte celular (cartílago necrótico) y deja lugar a su destrucción y reemplazo por trabéculas óseas con un núcleo calcificado, llamadas trabéculas directrices.

Debe quedar claro que, una vez producida esta osificación (osificación endocondral), las trabéculas óseas allí formadas se destruyen nuevamente para dejar un lugar amplio que será ocupado por la médula ósea y algunas trabéculas de sostén.

Tejido cartilaginoso adulto

 A partir de lo arriba descrito podrá apreciarse que, durante esta etapa de crecimiento, el tejido cartilaginoso tiene una función esencial en el desarrollo armónico de los huesos largos pero, en la etapa adulta, solo persiste en zonas articulares de diferente tipo o sectores internos (p. ej., la tráquea) con el papel exclusivo de sostén relativamente elástico.
—

El primer dato que tenemos que mencionar es que, mientras el tejido óseo mantiene durante toda la vida útil una enorme capacidad de adaptación y renovación, estas dos condiciones son en el cartílago remanente muy bajas o no existen.

Una de las funciones esenciales del cartílago es la requerida prácticamente en todos los tipos de articulaciones en relación con sus características mecánicas de resistencia y movilidad. En algunos casos, el cartílago funciona como una unidad flexible entre dos huesos (p. ej., cartílagos costales) cuando las condiciones requieren flexibilidad.

En otros tipos de uniones (p. ej., las artrodiatales de rodilla), la función del tejido es resistir presiones tan grandes como el peso del individuo, con el mismo requerimiento de frotación entre superficies del mismo tipo, con lo cual se entra en un análisis tribológico.

Como hemos dicho, el tejido cartilaginoso no puede, por sus propios estructura y origen, iniciar en estos casos un proceso adecuado de reparación efectiva y localizada, con lo cual lo prime10 que se detecta es la pérdida y la destrucción de la matriz que deja el hueso para que reemplace de alguna manera esta función, que en realidad es, básicamente, la primera etapa de las artrosis.

CRECIMIENTO ÓSEO

Tejido óseo

Actualmente se acepta que la sustancia ósea, que compone el tejido de sostén del aparato esquelético, se produce por un especial fenómeno de precipitación de sales calcáreas en el seno de una matriz proteica que ha sido elaborada por elementos celulares llamados osteoblastos.

Diversos estudios microscópicos e histoquímicos demuestran que la sustancia preósea, aparentemente precursora del colágeno, sufre una transformación metabólica compleja antes de que se verifique la unión de los iones PO_4 y Ca que darán origen al fosfato tricálcico, que más tarde se deposita como cristales de hidroxiapatita.

Los investigadores que han analizado la intimidad de este singular fenómeno de transformación tisular señalan el aumento que experimentan el ácido ribonucleico, la betaglucuronidasa, la fosfatasa alcalina y, entre otros, el ácido condroitín sulfúrico, que sería el factor que vincula los componentes orgánicos e inorgánicos en el hueso. Los osteoblastos tienen origen mesenquimático y están estrechamente vinculados a los capilares que los irrigan. Segregan o producen la sustancia intercelular típica del hueso que, al rodear los elementos celulares que la originan, aísla progresivamente los osteoblastos y sus prolongaciones citoplasmáticas hasta lograr su paulatina transformación en osteocitos maduros y en los innumerables canalículos que atraviesan la sustancia intercelular orgánica.

Osteogénesis

Desde la etapa de la vida embrionaria, los osteoblastos pueden adquirir su diferenciación en el seno del tejido mesenquimático original, siguiendo dos modelos diferentes. En el primer caso, que es el de los huesos planos del cráneo, lo hacen sobre un terreno membranoso, en el que algunas células mesenquimatosas ya se han transformado en fibroblastos, los que producen una red de fibras colágenas que le dan ese peculiar aspecto en malla. Dentro de esta, y a partir de osteoblastos, se genera el proceso llamado de osteogénesis membranosa.

Pero la mayor parte del esqueleto se origina embriológicamente a partir de tejidos cartilaginosos, modelos que son sustituidos por hueso que se forma tanto en la superficie como en el interior del esbozo condral.

A medida que el modelo se osifica, el cartílago muerto es sustituido por hueso joven originado en los osteoblastos que rodean e invaden el terreno preexistente.

Crecimiento del modelo cartilaginoso

El modelo cartilaginoso puede crecer, tanto en longitud como a lo ancho, por crecimiento intersticial –es decir, por multiplicación e hipertrofia de los condrocitos– o por aposición de nuevas capas celulares que se diferencian del mesénquima circundante.

La invasión de capilares desde la capa externa del cartílago (pericondrio) lleva consigo los osteoblastos o células osteógenas, los que, agrupados en determinados puntos del modelo cartilaginoso, constituyen los núcleos de osificación (diafisa-rios o epifisarios) a cargo de los cuales corre la producción de hueso.

Estructura del hueso maduro

Los osteoblastos son los elementos de origen mesenquimático que, por un proceso de diferenciación funcional, asumen una clara actividad osteogénica o formadora de hueso. Por otro lado, existe una reabsorción fisiológica del tejido óseo, la que está vinculada a la existencia de osteoclastos, elementos celulares polinucleados también derivados del mesénquima indiferenciado y de vida efímera.

Los osteoclastos se alojan en las lagunas de Howship y son los responsables de la reabsorción lacunar del hueso, la que alcanza la matriz orgánica y las sales minerales. La actividad de los osteoblastos y de los osteoclastos es simultánea, lo que da lugar, en condiciones normales, a un permanente fenómeno de remodelación tisular adaptado a las necesidades funcionales del hueso vivo.

La estratificación más o menos concéntrica de laminillas óseas alrededor de un canal central (canal de Havers) que contiene vasos constituye la unidad funcional y mecánica del hueso compacto y se denomina osteón.

Cada canal haversiano se vincula con el de los osteones vecinos por medio de los canalículos perforantes de Volkmann, los que comunican todos los planos del tejido óseo maduro desde el periostio hasta el canal medular.

Los espacios interlaminares en el hueso esponjoso están ocupados por numerosos elementos de origen conectivo y por estructuras vasculares, cuya capacidad proliferativa reviste una gran importancia a los fines de la osteogénesis de reparación.

Cartílago de conjugación o de crecimiento

En un hueso largo, el tejido óseo que se origina a partir de los centros de osificación epifisarios y el del centro diafisario dejan entre sí una placa o disco cartilaginoso transversal –el disco epifisario– que persiste como tal hasta que se completa el crecimiento longitudinal de los huesos en la vida adulta; solo entonces el cartílago de conjugación es sustituido por hueso.

Esta placa cartilaginosa, responsable del crecimiento longitudinal de uno de los extremos del hueso, adopta una estructura estratificada, en columnas celulares.

En un corte longitudinal de un hueso largo en crecimiento, al examinar el aspecto histológico del cartílago epifisario, es posible distinguir cuatro zonas que representan las etapas de transformación tisular (**fig. 2-6**):

- La zona del cartílago en reposo o de las células germinales, la más vecina a la epífisis y constituida por grupos celulares que no adoptan una distribución regular.
- La zona de células cartilaginosas en proliferación, más ancha que la anterior y formada por elementos redondeados encolumnados, de núcleo grande y con numerosas mitosis. En esta zona es también importante la producción de matriz cartilaginosa, la que disminuye en la capa siguiente.
- La zona de hipertrofia celular, con elementos de mayor tamaño y más maduros a medida que se alejan de la epífisis, con un citoplasma en el que se acumulan sustancias grasas, glucógeno y líquido, lo que le confiere un aspecto vacuolar. Las células de esta zona ya producen fosfatasa; esto induce la calcificación de la matriz intercelular que rodea a las células hipertrofiadas.

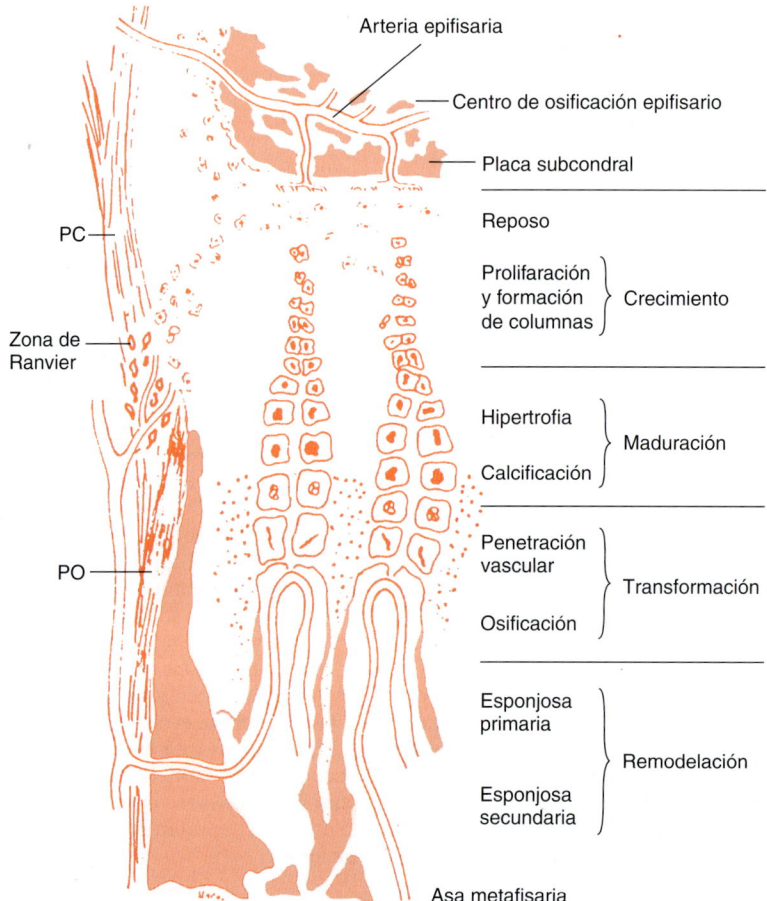

FIG. 2-6. Esquema de la fisis. PC, pericondrio; PO, periostio.

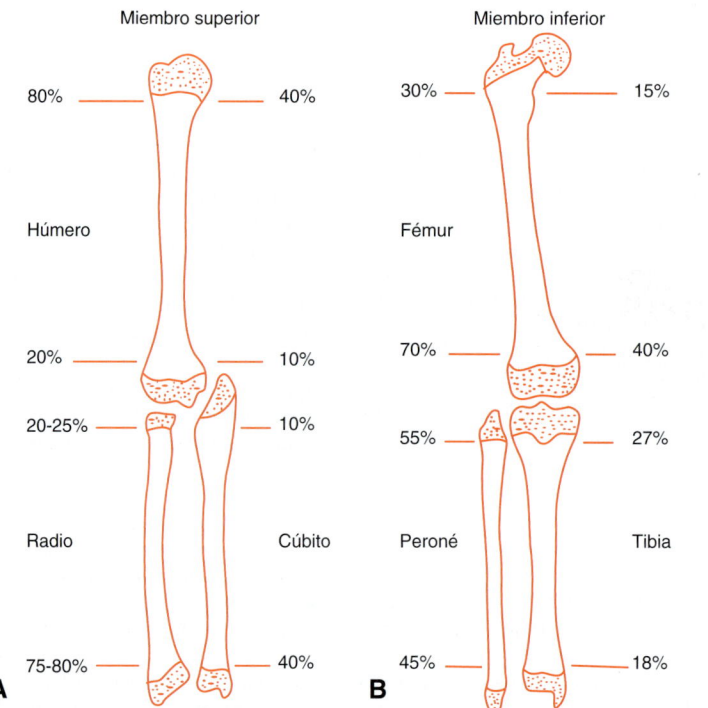

FIG. 2-7. Representación esquemática de la contribución relativa de las regiones individuales de crecimiento con respecto a la altura global de un hueso individual y de la extremidad en conjunto en el brazo (A) y en la pierna (B).

- La zona de cartílago calcificado, en la que las células cartilaginosas se degeneran y mueren, con evidente depósito de sales de calcio en la sustancia intersticial intercolumnar y aspecto de tejido esponjoso joven.

En un momento dado del desarrollo del ser humano –y también en los animales–, se agota la capacidad de reproducción de las células germinales, la metáfisis se une a la epífisis, progresa la invasión vascular y el cartílago de crecimiento se cierra.

Son muchos los factores estimulantes o inhibidores de la actividad de los cartílagos de crecimiento o fisis y su asincronismo es la razón de las diferentes proporciones que tiene el cuerpo humano en sus distintos segmentos.

En los miembros inferiores, por ejemplo, los cartílagos más fértiles son los próximos a la rodilla y, en los miembros superiores, los alejados del codo; en todos los casos, la participación de cada cartílago de conjugación en el crecimiento total del hueso guarda proporciones distintas.

Con pequeñas diferencias según los autores, se acepta que el 70% del crecimiento longitudinal del fémur está a cargo del cartílago distal, mientras que el cartílago superior de la tibia contribuye al 60% del desarrollo de ese hueso. En el miembro superior, corresponde al cartílago proximal del húmero el 80% del crecimiento del hueso y la misma proporción para la fisis del extremo distal del antebrazo (**fig. 2-7**).

Todos estos datos, que con pequeñas variaciones se mantienen constantes en los niños normales, pueden sufrir modificaciones y aun invertirse ante estímulos o agresiones que actúen dañando la integridad anatómica del cartílago de conjugación.

El conocimiento de los cambios clínicos y radiográficos propios de la evolución de los cartílagos epifisarios permite hacer predicciones sobre la talla final del individuo joven y señala la oportunidad para provocar el estímulo terapéutico o la detención quirúrgica de una fisis, en la corrección de discrepancias de longitud de los miembros.

SÍNTESIS CONCEPTUAL

- El tejido óseo es una variedad de tejido conectivo con características propias.
- La estructura colágena se organiza en capas superpuestas que tienen diferente orientación. A este tipo de hueso que constituye el 100% del hueso del adulto se lo llama hueso laminar.
- Si no puede mantenerse la orientación de las fibras colágenas como capas, a este hueso se lo denomina reticular.
- La aparición de trabéculas óseas dan un cuadro enrejado; esto se denomina hueso esponjoso. Según la orientación, puede constituir lo que se llama hueso compacto.
- El hueso se remodela constantemente. Esta remodelación es llevada a cabo por los osteoclastos, que son células gigantes multinucleadas.
- La remodelación puede tener un balance positivo, neutro o negativo. Este último caso conduce a la osteoporosis.
- El tejido cartilaginoso se forma a partir de las células madre que, por la acción de factores en alguna medida cercanos a los osteoblastos, se orientan a la formación de una matriz cartilaginosa. Las células que dan origen al cartílago se denominan condroblastos.
- En la etapa de crecimiento, el tejido cartilaginoso tiene una función esencial en el desarrollo armónico de los huesos.
- La función del cartílago del adulto es revestir las superficies articulares.

DIAGNÓSTICO POR IMÁGENES

GABRIEL AGUILAR, IGNACIO ROSSI Y ARIEL GONZALES

INTRODUCCIÓN

El diagnóstico por imágenes es una especialidad clínica en la cual se utilizan diferentes medios físicos para obtener diagnósticos médicos complementarios o mínimas intervenciones terapéuticas o diagnósticas o ambas.

Es una especialidad en continua evolución, de la mano de la tecnología, que utiliza diferentes tipos de energía para poder examinar el cuerpo humano, tanto ionizantes como no ionizantes.

Radiación ionizante: es un tipo de energía que se encuentra en el medioambiente; estamos constantemente expuestos a ella de forma natural, pero en dosis altas puede llegar a provocar efectos estocásticos en el ser humano, como el cáncer.

En imágenes se usa para la realización de radiografías, tomografías computarizadas (TC), estudios de medicina nuclear, tomografía por emisión de positrones (PET) y mamografías.

Radiación no ionizante: energía que no afecta el estado de los tejidos. Entre los métodos que la usan se pueden mencionar la ecografía y la resonancia magnética (RM).

Para el médico, en muchas ocasiones es difícil decidir qué método utilizar o el orden que se va a seguir para definir con más claridad un diagnóstico debido a los diferentes métodos expuestos y su evolución. No existe un método absoluto o ideal. Debemos tener en cuenta que todos son complementarios y ningún método "elimina a otro".

Es por ello que repasaremos los diferentes métodos de diagnóstico y su respectiva utilidad de acuerdo con la patología traumatológica, en un intento por lograr el algoritmo ideal.

RADIOLOGÍA

Es el estudio más simple usado en el campo de la traumatología, que ha avanzado tecnológicamente con la radiología digital, ampliamente difundida en la actualidad.

En este capítulo no ahondaremos sobre la manera de adquisición de las imágenes. Resumiremos que se obtienen mediante la formación de energía por el uso de un ánodo y un cátodo que producen los rayos X (radiación ionizante), que en dosis altas o repetitivas pueden producir efectos adversos a largo plazo en el cuerpo humano.

La propiedad de los rayos X de atravesar el cuerpo y producir imágenes en la película o la pantalla radiográfica determina diversas radiopacidades. Se identificarán 5 densidades radiológicas de acuerdo con la escala de grises.

Recordemos que el reconocimiento de las imágenes va a estar dado por el límite entre los diferentes tonos de grises que el ojo humano es capaz de identificar. Cuanto mayor sea el contraste entre los grises, se visualizarán límites más definidos entre las diferentes estructuras (**fig. 3-1**).

Indicaciones

 El uso principal de la radiología es la detección de alteraciones óseas y articulares (fracturas, luxaciones, tumores óseos, metástasis, malformaciones, infecciones óseas, afecciones metabólicas, artropatías, control posoperatorio, etc.).

—

- Detección de cuerpos extraños radiopacos.
- Artrografías de carpo u otras articulaciones asociadas a otra modalidad de estudio (resonancia o tomografía).
- Control intraoperatorio con el arco en C.

Es el método más simple para la valoración de la estructura ósea. Si bien tiene baja sensibilidad ante la desmineralización ósea, constituye una modalidad simple y eficaz para la valoración de las osteopatías metabólicas.

La radiología no es adecuada para la valoración directa en lesiones musculotendinosas, ligamentarias o en la determinación de lesiones de partes blandas.

Sin embargo, hay signos secundarios como avulsiones, fracturas o presencia de calcificaciones que pueden sugerir la existencia de lesiones asociadas.

TOMOGRAFÍA COMPUTARIZADA (TC)

Es un método de diagnóstico por imágenes que utiliza radiación X para obtener cortes o secciones de sectores del cuerpo humano, que se introdujo en la práctica médica en 1972 a partir de los estudios de Cormack y Hounsfield.

El principio básico es fundamentalmente la utilización de rayos X: un tubo de rayos X gira alrededor de un paciente 360° y, en el otro extremo, hay detectores que posteriormente reconstruyen las imágenes.

Con el advenimiento de la generación de tomógrafos multidetectores 4, 16, 64, 128, 256, 360, actualmente han mejorado los tiempos de adquisición y ha disminuido la exposición a la radiación. También se acrecentaron la definición y la calidad de las imágenes y su posterior procesamiento en formato mul-

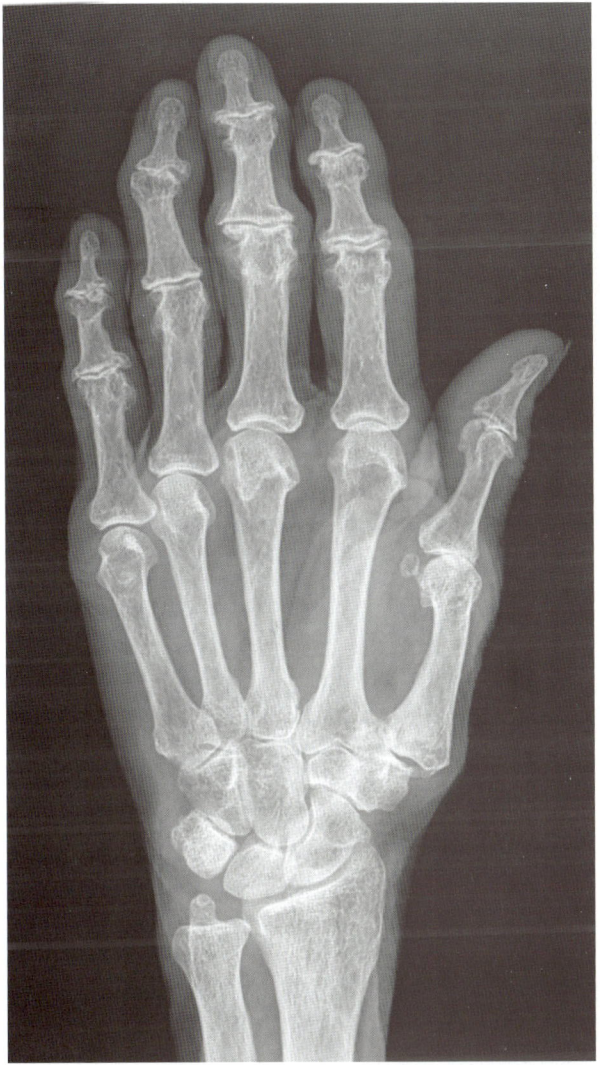

FIG. 3-1. La radiología es un excelente método para la valoración de las artropatías. Debido a sus características y distribución pueden obtenerse diagnósticos diferenciales muy precisos. Mujer de 72 años con osteoartritis erosiva en articulaciones interfalángicas, rizartrosis y osteopenia.

tiplanar con cortes axiales, coronales y sagitales y el uso de tomografía 3D, útil para una mejor orientación espacial especialmente en la planificación prequirúrgica.

Las imágenes son interpretadas mediante densidades similares a las de la radiología: hipodenso es lo más oscuro (líquido, colecciones líquidas, hemáticas agudas), isodenso está referido generalmente a los tejidos blandos (p. ej., músculos) e hiperdenso, a lo más claro o brillante (hueso, metal, calcio) (**fig. 3-2**).

Indicaciones

- Patología ósea (traumatismos, fracturas complejas, tumores óseos, lesiones seudotumorales, infecciones óseas, procesos avasculares, malformaciones, injertos, control de consolidación de fracturas, etc.).

- En el control posoperatorio, aunque tiene la limitación de los artefactos que los elementos metálicos protésicos producen alrededor.
- Atro-TC: introducción de contraste directo intrarticular para la valoración de estructuras intrarticulares.
- Punción-biopsia percutánea.

Si bien se pueden llegar a visualizar lesiones en partes blandas, la TC se encuentra limitada en su definición (**fig. 3-3**).

Una de las desventajas es el uso de radiación, que puede llevar a efectos estocásticos debido a la dosis eficaz que recibe el paciente con un estudio tomográfico. Sin embargo, en la actualidad, algunos programas y nuevos procedimientos han logrado una reducción importante en la radiación recibida con conservación de una buena calidad de la imagen (**fig. 3-4**).

 El embarazo es una contraindicación y la realización en niños debe ser lo menos frecuente posible.
—

ECOGRAFÍA

Desde la década de 1980 se utiliza la ecografía como método diagnóstico de patología del aparato locomotor.

Primeramente indicaremos que su principio básico es el ultrasonido emitido por las sondas transductoras, elementos que contienen cristales piezoeléctricos, que pueden actuar como emisores del ultrasonido o receptores. La recepción de dicho ultrasonido es transformada en imágenes en escala de grises. El brillo determina la ecogenicidad de los elementos de acuerdo con la intensidad del eco captado. Es así como las imágenes pueden clasificarse en anecogénicas, hipoecogénicas, isoecogénicas e hiperecogénicas.

Los transductores lineales de alta frecuencia son los ideales para el diagnóstico de las afectaciones del aparato locomotor; los más usados son los de 7-20 MHz, aunque en ciertas ocasiones, debido a la profundidad, puede llegar a usarse un transductor convexo (3,5 MHz).

También se emplea como complemento la técnica Doppler color o Power Doppler, que permite determinar el grado de vascularización de un tejido.

El uso de la ecografía se ha expandido en diferentes especialidades como la ortopedia, la traumatología, la reumatología y la medicina deportiva, a medida que han mejorado las técnicas y equipamientos, y se multiplicaron las publicaciones existentes.

Por supuesto, este método tiene sus ventajas y desventajas.

Entre las ventajas se puede mencionar que es un estudio inocuo (no utiliza radiación ionizante), relativamente económico, que facilita su seguimiento, dinámico, que permite valorar la movilidad y la compresión (con lo cual facilita la ubicación del dolor) y la movilización activa o pasiva, posee accesibilidad y desplazamiento, puede usarse de manera comparativa con el lado sano, etcétera.

La desventaja de este método radica en que es dependiente del equipo y del operador, quien, en el caso de limitaciones en su formación, podría llevar a un diagnóstico erróneo.

 Se usa ampliamente en el campo de la traumatología, sobre todo para el diagnóstico de lesiones traumáticas (desgarros por distensión o contusión); tendinopatías; lesiones musculares, ligamentarias, bursales, nerviosas; determinación de colecciones hemáticas, abscesos, tumores de partes blandas, etcétera.
—

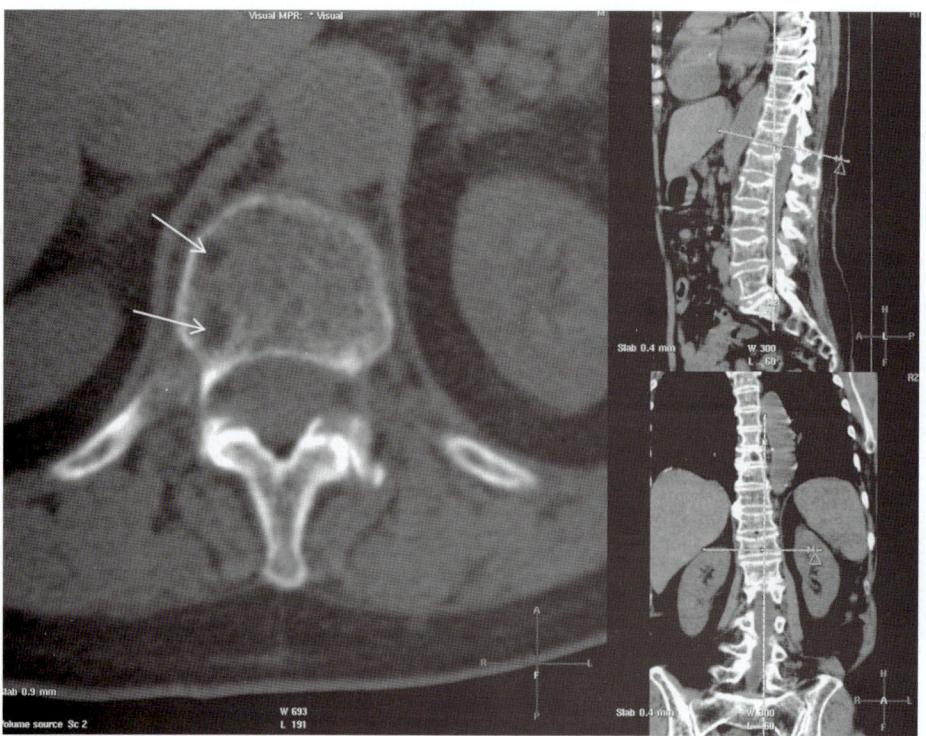

FIG. 3-2. Tomografía computarizada en el plano axial con reconstrucción multiplanar en los planos sagital y coronal de columna en un hombre de 70 años, en la que se visualizan cambios infiltrativos por mieloma múltiple con fracturas vertebrales múltiples.

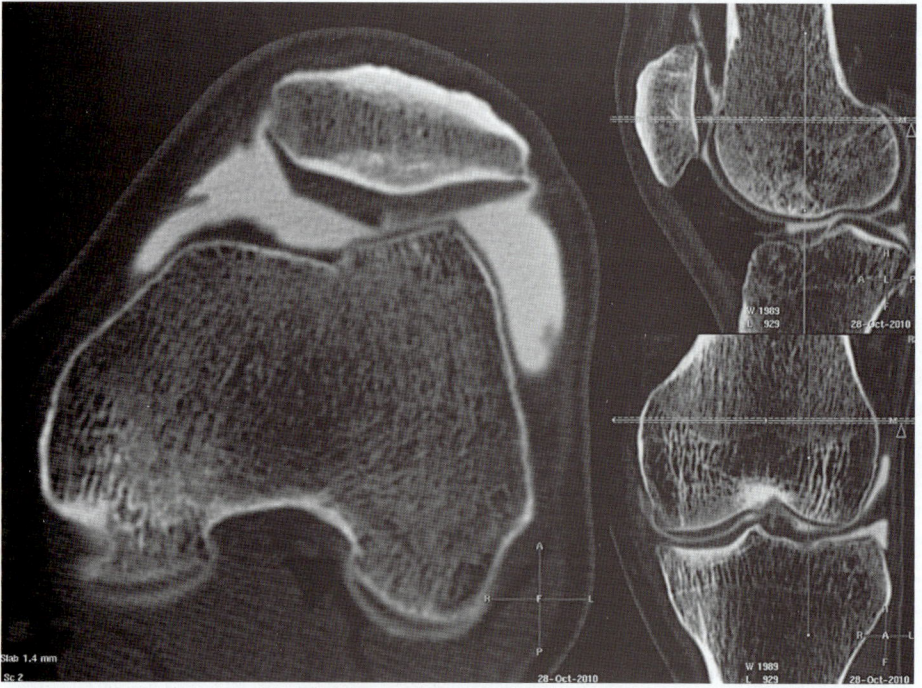

FIG. 3-3. Artro-TC de la rodilla con contraste yodado intrarticular. Corte axial y reconstrucción multiplanar sagital y coronal. Varón de 32 años con subluxación rotuliana externa y cambios de condromalacia en el tercio central de la rótula. La artro-TC permite valorar adecuadamente la superficie de las estructuras intrarticulares.

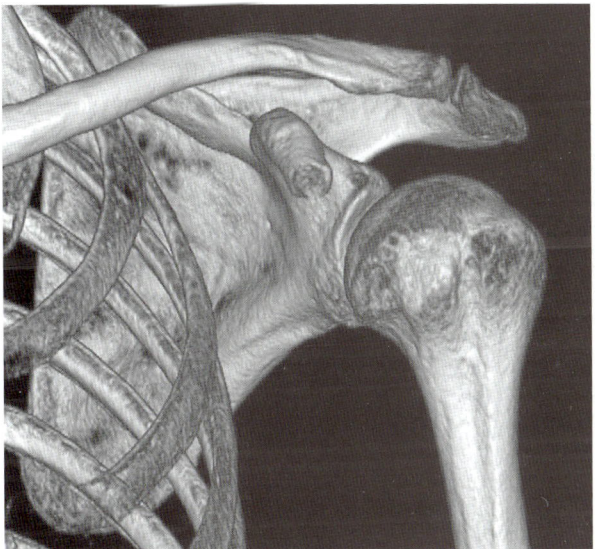

FIG. 3-4. Reconstrucción 3D de una tomografía multicorte (*multislice*) de hombro izquierdo obtenida con un tomógrafo de 128 filas de detectores. Se destacan la excelente calidad y el detalle de la anatomía en este tipo de reconstrucciones. (Véase esta figura en **Láminas en color**).

Además, se extiende actualmente con el intervencionismo mediante punción-aspiración con aguja fina (PAAF) o por punción del núcleo de la lesión (*core biopsy*) para el estudio antomopatológico de tumoraciones y la terapéutica mediante infiltraciones.

Indicaciones

- En el campo de la pediatría, su uso se extiende al estudio en la determinación de la displasia del desarrollo de caderas. También es de gran ayuda en la sinovitis transitoria de la cadera.

- Lesiones tendinosas: la inflamación se evidencia como engrosamiento de los tendones con cambios de ecogenicidad generalmente hipoecogénicos, que con señal Doppler color o Power pueden presentar vascularización que sería un indicador de proceso inflamatorio activo. Pueden presentar signos de ruptura o calcificaciones secuelares, como en las tendinopatías insercionales cálcicas del tendón de Aquiles, del manguito rotador, etcétera.
- Roturas tendinosas parciales o completas: la patología para la cual resulta más adecuada es la del manguito rotador, cuando los tendones están rodeados por una vaina que causa tenosinovitis, tal como se presenta en el tendón de la porción larga del bíceps.
- Desgarros musculares parciales o completos, los cuales se caracterizan por discontinuidad de las fibras, colecciones líquidas que pueden ser anecoicas, hipoecoicas al principio (estadio agudo), por la formación del hematoma causado por la rotura y posteriormente hiperecoicas, cuando son subagudas; cuando son crónicas secuelares, el tejido fibrocicatrizal se presenta hiperecoico; o cuando calcifican, como en la miositis osificante.
- Se logra identificar lesiones ligamentarias con determinación de discontinuidad y colecciones hemáticas.
- Patología nerviosa periférica: neurofibroma, schwannoma, neuroma de Morton, etcétera.
- Su uso en la reumatología se ha incrementado en los últimos tiempos mediante la detección de sinovitis, erosiones, incrementos de líquido articular y afectaciones tenosinoviales. La detección de hiperemia con el uso de Doppler color o Power-Doppler es un indicador de proceso inflamatorio activo (**figs. 3-5** a **3-8**).

MEDICINA NUCLEAR

La gammagrafía o "centellografía" ósea es otro de los métodos de imágenes usados por la traumatología, procedimiento muy sensible a la patología ósea desde los estadios iniciales. Permite la exploración del esqueleto óseo y la localización de pequeñas modificaciones funcionales (cambios osteoblásticos)

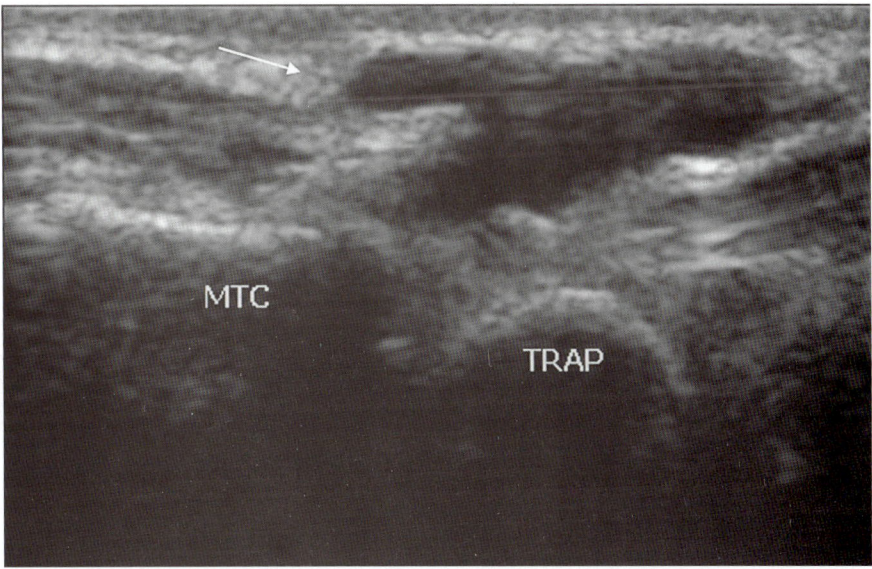

FIG. 3-5. Ecografía del dorso de la mano derecha con transductor de alta frecuencia en la que se observa imagen anecoica, lobulada, que se extiende hacia la superficie compatible con ganglión artrosinovial.

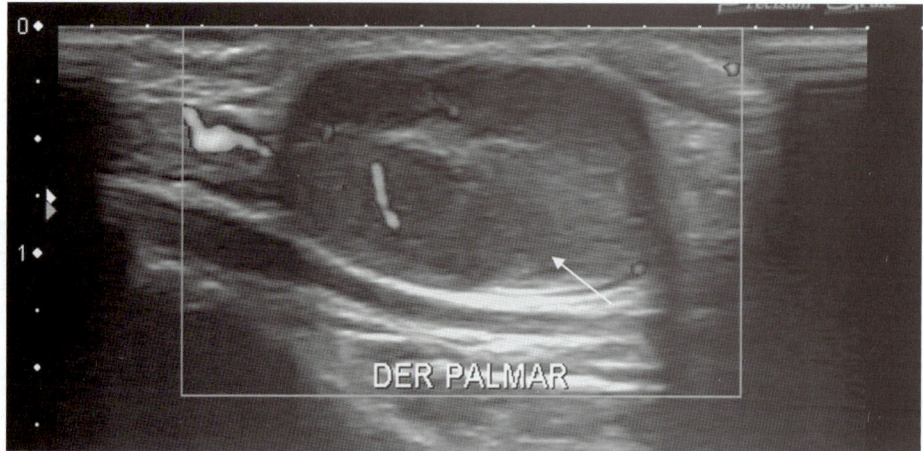

FIG. 3-6. Ecografía de la cara palmar del extremo distal del antebrazo en la que se observa un proceso focal hipoecoico sólido con vascularización en la evaluación con Power-Doppler en su interior. Corresponde a un neurofibroma del nervio mediano. (Véase esta figura en **Láminas en color**).

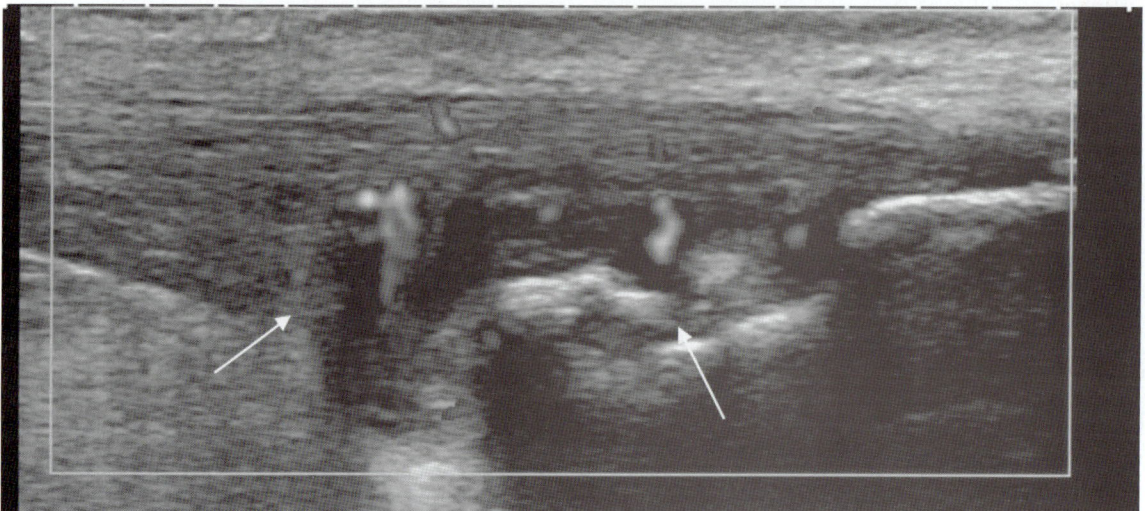

FIG. 3-7. Ecografía del extremo distal del tendón de Aquiles con entesopatía insercional y vascularización positiva en la evaluación con Power-Doppler, como signo de actividad inflamatoria actual. (Véase esta figura en **Láminas en color**).

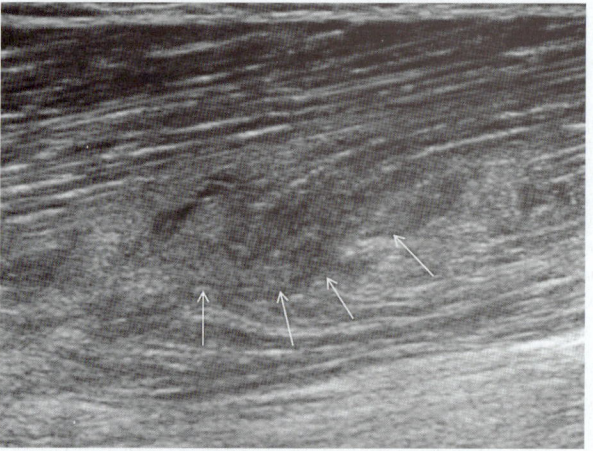

FIG. 3-8. Desgarro de la unión miotendinosa proximal del músculo bíceps del isquiotibial en paciente de 28 años, producto de la práctica del fútbol. Hay desorganización de fibras con rotura miofibrilar y cambios de edema con líquido laminar.

(**fig. 3-9**). La gammagrafía simple implica la inyección del radiofármaco y su posterior estudio a las 2 horas.

Puede realizarse el estudio en tres fases: las dos primeras, angiográfica y de reserva o *pool* vascular, evidencian la perfusión local ósea y de los tejidos blandos; la última fase ósea revela la el metabolismo óseo.

Consiste en la administración de radiofármacos como el ^{99}Tc que, mezclado con fosfatos, se adhieren a los tejidos que hipercaptan y, luego de 2 a 5 horas, emiten radiación gamma que, con el uso de un sensor, evidencia las zonas de hipercaptación (zonas calientes) y las traduce en imágenes de baja definición anatómica pero con resultados funcionales. La hipercaptación puede ser localizada, múltiple o difusa.

Existe incremento de la captación fundamentalmente por cuatro motivos: aumento de formación osteoide, mineralización aumentada, vascularización y denervación.

La gran sensibilidad que tiene la gammagrafía para demostrar patología ósea contrasta en parte con su baja especificidad.

En niños, las epífisis pueden incrementar la captación que no resulta patológica.

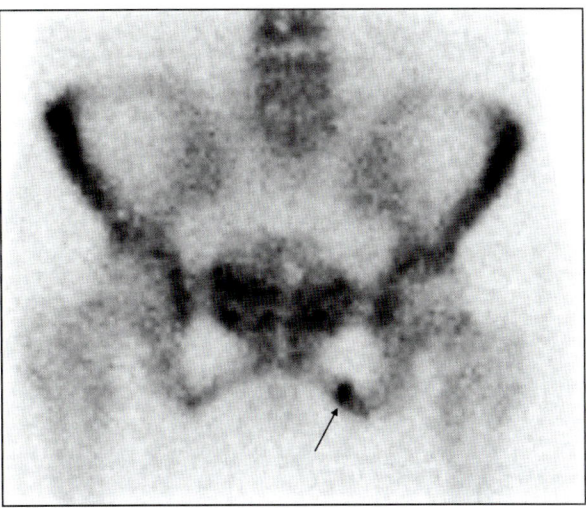

FIG. 3-9. Gammagrafía con imagen hipercaptante en la rama isquiopubiana izquierda, en relación con la evolución de una fractura por estrés. Corresponde a una mujer de 38 años, corredora, con dolor en región inguinal izquierda al inicio de entrenamiento.

Indicaciones

- Tumores benignos (displasia fibrosa, encondromatosis, enfermedad de Paget, osteomalacia, osteoma osteoide, etc.).
- Tumores primarios o metástasis.
- Osteomielitis, celulitis.
- Fracturas ocultas.
- Complicaciones de artroplastias (infecciones y aflojamiento).
- Necrosis ósea avascular (NOA).

Ahora, en el campo de la medicina nuclear como nueva técnica, se ha desarrollado la tomografía por emisión de fotón único (SPECT) y la tomografía por emisión de positrones (PET).

La PET detecta los rayos gamma emitidos por la 2-fluoro-2-desoxiglucosa marcada con ^{18}F (18FDG) y proporciona información sobre alteraciones bioquímicas y fisiológicas. Evalúa la escala de actividad metabólica y de perfusión de diferentes sistemas orgánicos; una de las indicaciones esenciales es la detección de tumores primarios, metastásicos y recidivas tumorales luego del tratamiento.

La SPECT consiste en la captura volumétrica de un sector del cuerpo que proporciona la localización anatómica de la lesión; llega a ser de mayor sensibilidad diagnóstica y más aún en la detección de lesiones en estructuras anatómicas grandes y complejas, tales como la columna.

DENSITOMETRÍA ÓSEA

 Es el procedimiento por excelencia para la determinación de la masa ósea.

Cuantifica en gramos por centímetro cuadrado la cantidad de hueso presente en el sector que se va a estudiar. De esta manera mide la disminución de la densidad cuando está por debajo del umbral de fractura; además, es una manera segura, eficaz, no invasiva e indolora de obtener información acerca de los huesos.

Emplea baja radiación, menos del 10% de la equivalencia con una placa radiográfica.

Es común que se realice en las caderas y la zona inferior de la columna vertebral. En los niños y algunos adultos puede explorarse la totalidad del cuerpo.

El resultado se traduce en dos valores: la puntuación T que compara la densidad ósea del paciente con la de una mujer joven y saludable, y la puntuación Z, que compara la densidad ósea con la de otras personas de iguales edad, género y raza.

Los valores en puntuación T son normales si están en −1,0 o por encima; osteopenia, entre −1,0 y −2,5; osteoporosis, por debajo de −2,5. Por lo tanto, la presencia de resultados de carácter negativo implica mayor riesgo de fractura ósea (**fig. 3-10**).

Indicaciones

- Diagnóstico y cuantificación de la presencia de osteopenia u osteoporosis o ambas o de su ausencia.
- Cuantificación y valoración de la respuesta a la medicación pautada para tratar el riesgo de fractura.

Está contraindicada en el embarazo.

Los pacientes que hayan sido sometidos a estudios con medios de contraste (radiografía contrastada, tomografía con contraste oral, etc.) o material radiactivo (gammagrafías o estudios con cámara gamma) deberán esperar dos semanas para poder realizarse una densitometría.

RADIOLOGÍA INTERVENCIONISTA

Se divide en procedimientos diagnóstico y terapéutico mediante técnicas mínimamente invasivas. Se lleva a cabo con ayuda de diferentes métodos como radiografía, ecografía, tomografía computarizada y resonancia magnética.

Indicaciones

- Biopsia percutánea para obtener material histológico de lesiones óseas.
- Bloqueos radiculares.

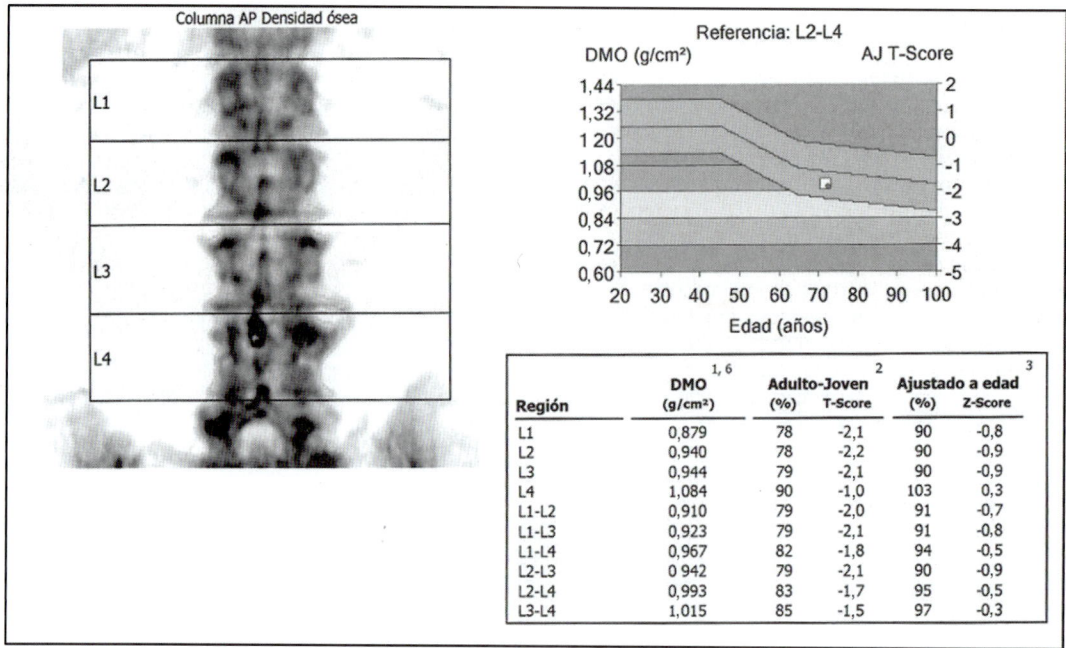

Región	DMO (g/cm²)[1,6]	Adulto-Joven[2] (%)	T-Score	Ajustado a edad[3] (%)	Z-Score
L1	0,879	78	-2,1	90	-0,8
L2	0,940	78	-2,2	90	-0,9
L3	0,944	79	-2,1	90	-0,9
L4	1,084	90	-1,0	103	0,3
L1-L2	0,910	79	-2,0	91	-0,7
L1-L3	0,923	79	-2,1	91	-0,8
L1-L4	0,967	82	-1,8	94	-0,5
L2-L3	0 942	79	-2,1	90	-0,9
L2-L4	0,993	83	-1,7	95	-0,5
L3-L4	1,015	85	-1,5	97	-0,3

FIG. 3-10. Densitometría de la columna lumbar con evaluación de los segmentos lumbares de L1 a L4 para obtener su densidad mineral medida en g/cm². (Véase esta figura en **Láminas en color**).

- Drenaje percutáneo de colecciones (abscesos, hematomas, etc.).
- Quimioterapia intrarterial.

RESONANCIA MAGNÉTICA

 Durante los últimos 20 años, la resonancia magnética (RM) ha avanzado de manera exponencial; hoy en día se ha transformado en un estudio esencial para el diagnóstico de la patología musculoesquelética.
—

Existen resonadores de bajo (0,23 teslas [T]) y de alto campo magnético (1,5 T y 3,0 T). Para la realización de imágenes del sistema musculoesquelético, lo ideal son los equipos de alto campo. No es necesario un equipo de 3,0 T; con los resonadores de 1,5 T se pueden realizar imágenes con una excelente resolución.

Para cada articulación existen bobinas dedicadas. Las bobinas son tan importantes como el campo magnético, lo que es esencial para la optimización de la imagen.

Todos estos puntos son fundamentales antes de la realización de un estudio: si se obtiene una mejor imagen, se obtiene un mejor diagnóstico.

En los estudios de resonancia se realiza una serie de secuencias (radiofrecuencias) en distintos planos que, en su conjunto, forman el estudio completo de resonancia (**figs. 3-11** a **3-13**). Dependiendo de la patología o la parte del cuerpo que uno vaya a evaluar se realiza un determinado conjunto de secuencias.

 En los estudios del sistema musculoesquelético, en general, se realizan secuencias ponderadas en T1 en las cuales brilla la grasa y secuencias ponderadas en T2 con saturación de la grasa (STIR) en las cuales brillan los líquidos (zonas de inflamación) y la grasa es oscura. Estas secuencias son las que llamamos de alta sensibilidad a la patología, o "centellográficas",

porque demuestran tempranamente la presencia de patología al mostrar edema.
—

Los protocolos, por lo general, suelen estar constituidos por secuencias STIR en diferentes planos: axial, sagital y coronal y secuencia T1 en un plano (**figs. 3-14** y **3-15**).

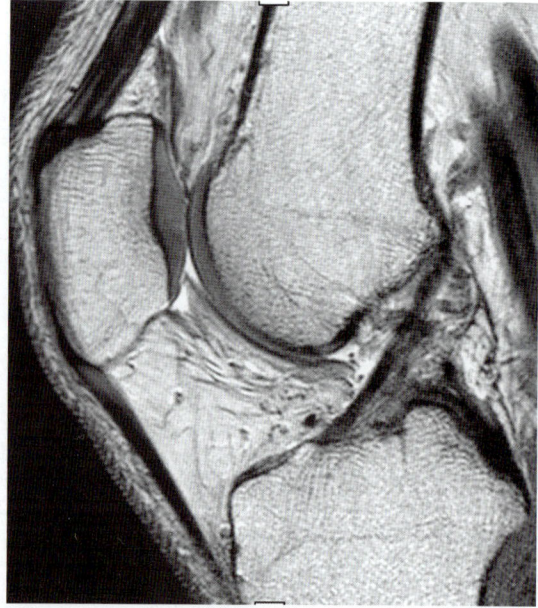

FIG. 3-11. Resonancia magnética 3T en plano sagital, en secuencia de densidad protónica (DP) de la rodilla. Excelente evaluación del ligamento cruzado anterior, el cartílago patelar, el tendón cuadricipital y el tendón rotuliano.

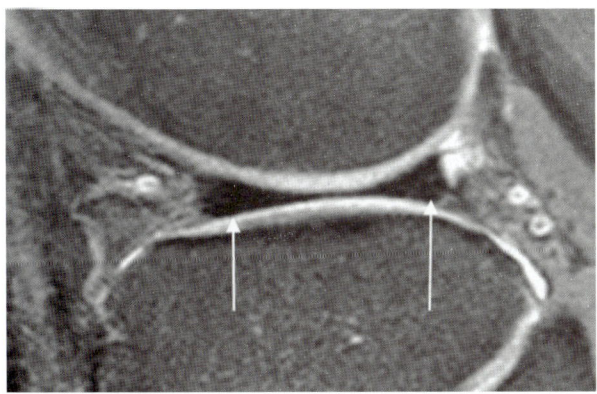

FIG. 3-12. Resonancia magnética del menisco externo en secuencias DP con saturación grasa (FatSat).

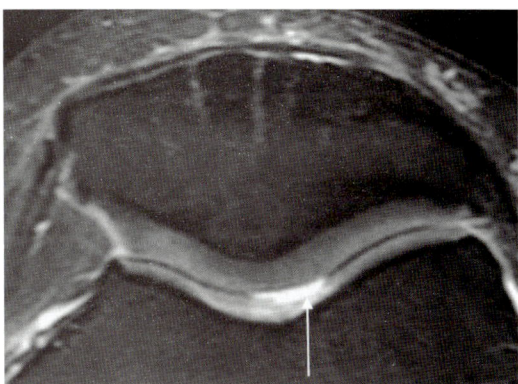

FIG. 3-13. Resonancia magnética de la articulación fémoro-patelar en secuencia DP con FatSat. Evaluación del cartílago hialino con lesión a nivel de la tróclea femoral.

Indicaciones

La resonancia magnética se suele solicitar en las siguientes situaciones:

- Tendinopatías.
- Lesiones ligamentarias.
- Desgarros profundos.
- Lesiones tumorales.
- Lesiones vasculares.
- Fracturas ocultas.
- Fracturas por estrés.

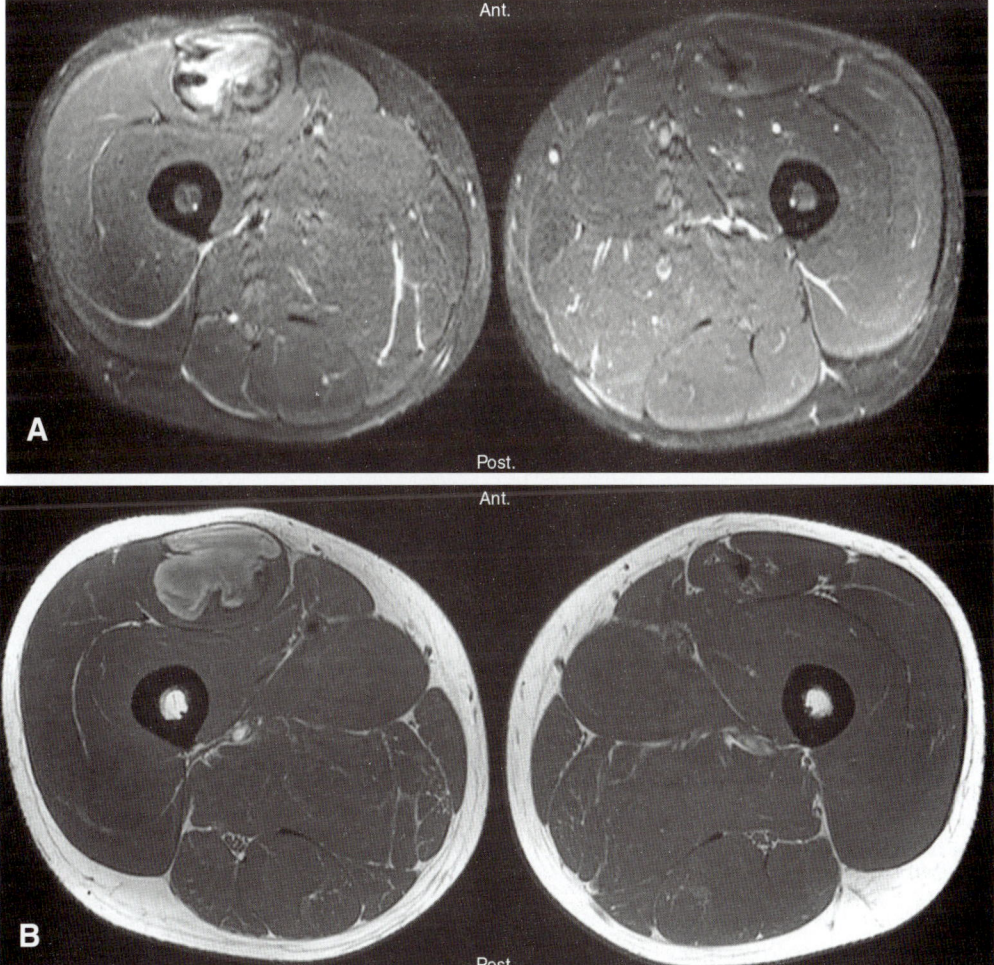

FIG. 3-14. Resonancia magnética de ambos muslos en secuencias Stir (**A,** arriba) y de eco del espín (SE) en T1 (**B,** abajo) que muestran un hematoma subagudo en el músculo recto anterior del cuádriceps derecho. Nótense la calidad de la imagen y el detalle anatómico del muslo.

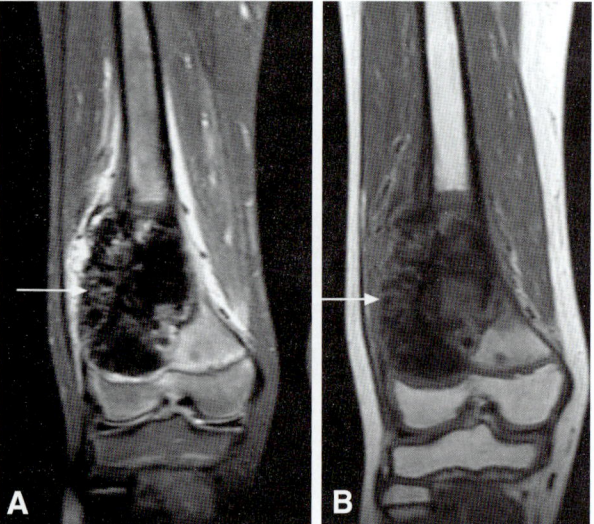

FIG. 3-15. Osteosarcoma de la región metafisodiafisaria distal del fémur en una niña de 10 años. Resonancia magnética coronal en secuencias Stir (**A**) y de eco del espín (SE) en T1 (**B**). Invasión ósea con reacción perióstica y componente de partes blandas.

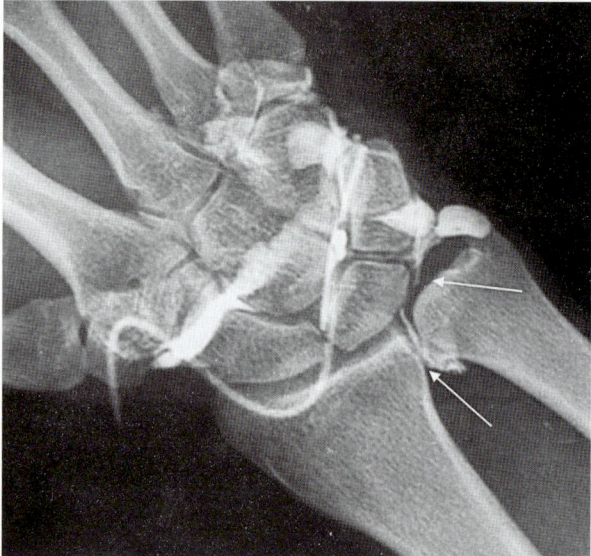

FIG. 3-16. Artrografía convencional por radioscopia con pasaje del contraste del compartimento mediocarpiano al cúbito-carpiano y, a su vez, al compartimento radiocubital distal por rotura del ligamento piramido-lunar y el fibrocartílago triangular.

ARTROTOMOGRAFÍA Y ARTRORRESONANCIA

A medida que las técnicas quirúrgicas avanzan, específicamente por vía artroscópica, el planeamiento preoperatorio en lo que respecta al diagnóstico también va en aumento. Por suerte, dado el avance tecnológico en resonancia magnética con equipos de alto campo, con gradientes más fuertes y rápidos y secuencias más eficaces, han mejorado las imágenes del músculo esquelético de forma exponencial. En algunos casos han derivado en una mejora en la resolución espacial y de contraste, a punto tal de no ser necesaria una artrografía previa a la resonancia.

Sin embargo, a pesar de estos avances, la artrografía por TC o por RM se considera relevante en algunos escenarios clínicos específicos. Ha tomado especial relevancia en el hombro, en el estudio de la inestabilidad glenohumeral y la patología bicipital; en la cadera; en los síndromes de fricción y lesiones del lábrum o rodete acetabular; en el carpo, para la valoración de inestabilidad y fibrocartílago triangular; en la rodilla, en cartílago y posoperatorios; en el tobillo, las lesiones osteocondrales y los síndromes de fricción; en el codo, en plicas, inestabilidad y cartílago.

Eventualmente, en cualquier articulación sinovial se puede realizar un estudio artrográfico para evaluar estructuras intrarticulares:

- Lábrum (rodete).
- Ligamentos intrarticulares.
- Cartílago.
- Fibrocartílago.
- Menisco posoperatorio.
- Posoperatorio (artro-TC).

El estudio consta de dos etapas:

- **Primera etapa, de colocación de contraste intrarticular:** generalmente se hace guiado por radioscopia, ya que permite realizar una colocación de contraste más rápida y segura. También permite observar bajo movimiento el paso de con-

traste o su ausencia a través de las diferentes estructuras intraarticulares. Esta evaluación es muy útil para ver el pasaje de contraste entre un comportamiento y otro en articulaciones como la muñeca (**fig. 3-16**).

De no poseer radioscopio, se puede realizar guiado por ecografía, TC o RM.

- **Segunda etapa, de adquisición de imágenes:** en general se realiza por RM, salvo en casos particulares. Deben ser tomadas con la bobina indicada, según la articulación, y en

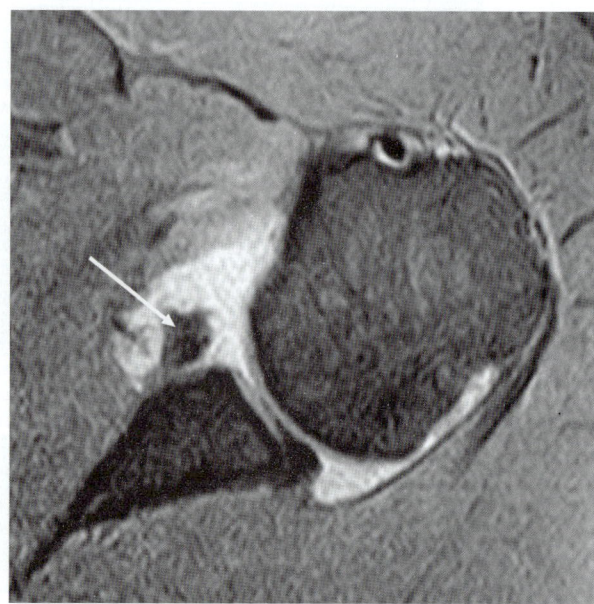

FIG. 3-17. Lesión ósea de Bankart (flecha) asociada a inestabilidad glenohumeral. Artro-RM del hombro, plano axial ponderado en T2.

un equipo de alto campo, 1,5 T o 3 T. La TC se utiliza específicamente: para evaluar superficie de cartílago hialino o posoperatorios en general. Las artro-TC presentan mejor resolución espacial, pero no muestran cambios de edema asociados a la patología, como sí ocurre con las artro-RM (**fig. 3-17**).

SÍNTESIS CONCEPTUAL

– El diagnóstico por imágenes desempeña un papel importantísimo en el diagnóstico traumatológico.
– Es uno de sus pilares fundamentales junto con el contexto clínico, el examen físico y el laboratorio, además de otras pruebas funcionales.
– Cada patología debe ser estudiada con el método específico para obtener mayores ventajas.
– Según lo mencionado, un método no elimina a otro, sino que son complementarios. Incluso muchas veces se recurre al mismo método, pero en tiempos diferentes, para evaluar el comportamiento de la lesión por investigar.
– Ante la duda acerca de cuál método elegir, es importante la comunicación entre profesionales. Esto beneficiará al paciente.

CIRUGÍA ARTROSCÓPICA

DAVID M. MAUAS Y PATRICIO RIATTI

ARTROSCOPIA

La artroscopia surge en la década de 1960 ligada a los avances tecnológicos en el uso de cámaras y fibras ópticas. En 1974 se crea la Asociación Internacional de Artroscopia con el objetivo de difundir esta técnica a nivel mundial. Es utilizada inicialmente como un método diagnóstico. Se populariza y evoluciona con la aparición del instrumental específico y se convierte en una de las herramientas terapéuticas más empleadas en ortopedia para el tratamiento de lesiones articulares.

La intención de este capítulo es transmitir en forma clara y sintética los conceptos básicos para introducir al médico en el estudio de este método terapéutico.

ENDOSCOPIA

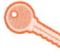

Consiste en la introducción de una lente dentro de una cavidad corporal, con la posibilidad de acceder a diferentes órganos y sistemas.

—

Este método recibe diferente denominación según la región que se evalúe.

- Broncoscopia: pulmones.
- Colonoscopia y sigmoidoscopia: intestino grueso.
- Cistoscopia y ureteroscopia: sistema urinario.
- Laparoscopia: abdomen o pelvis.
- Endoscopia gastrointestinal superior: esófago y estómago.
- Artroscopia: articulaciones.

EVOLUCIÓN DE LA ARTROSCOPIA

Este método comenzó a utilizarse en la articulación de la rodilla principalmente como una herramienta diagnóstica.

Si bien el interrogatorio más el examen físico son fundamentales para el diagnóstico presuntivo de las diferentes patologías articulares, los estudios complementarios actuales incrementan las posibilidades de llegar al acto quirúrgico con mayor índice de certeza y de esta manera se puede planificar mejor el tratamiento definitivo.

En la década de 1970, el método por imágenes más utilizado para detectar lesiones articulares en la rodilla era la artroneu-

mografía, que consistía en la inyección de aire como contraste en la articulación y, tomando una radiografía de esta, se obtenían imágenes que permitían arribar a un diagnóstico presuntivo. Posteriormente, la resonancia magnética se transforma en el método complementario no invasivo de mayor especificidad y sensibilidad para este tipo de patologías.

En sus inicios, la artroscopia fue una herramienta diagnóstica complementaria de estos estudios. Consistía en la colocación de una óptica dentro de la articulación y con visión directa a través de una lente, sin mediar cámara ni monitor, permitía confirmar una lesión articular (p. ej., la rotura del menisco). Confirmada la lesión, se procedía a la cirugía a cielo abierto (resección meniscal).

La incorporación de la cámara y el monitor sumada al desarrollo del instrumental (pinzas) hizo posible la resección meniscal por vía artroscópica, menos invasiva, acortando así los tiempos de rehabilitación y disminuyendo la morbilidad que generaba la cirugía abierta.

Este método comienza a tener gran aceptación y difusión en ortopedia y traumatología y empieza a ser de utilidad en el resto de las articulaciones. Con el correr de los años se incrementaron las posibilidades diagnósticas y aumentó el número de procedimientos terapéuticos. De esta manera se nota una clara evolución de la cirugía abierta hacia procedimientos mínimamente invasivos.

ARTROSCOPIA. TÉCNICA QUIRÚRGICA

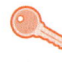

La artroscopia se realiza en una sala quirúrgica equipada con una cámara, un monitor, una fuente de luz y un "rasurador" artroscópico o *shaver* (**fig. 4-1**). Debemos contar además con instrumental específico (ópticas, artroscopio, camisas, juego de pinzas específicas y otros implementos descartables, según la articulación por tratar) (**fig. 4-2**).

—

Es posible utilizar anestesia general, regional, local, etc. Esta varía según la articulación, el paciente, el tipo de procedimiento y la elección del anestesista.

La mayoría de las cirugías artroscópicas pueden ser realizadas de forma ambulatoria. Luego de colocar los campos (de preferencia impermeables) y antes de la introducción del ar-

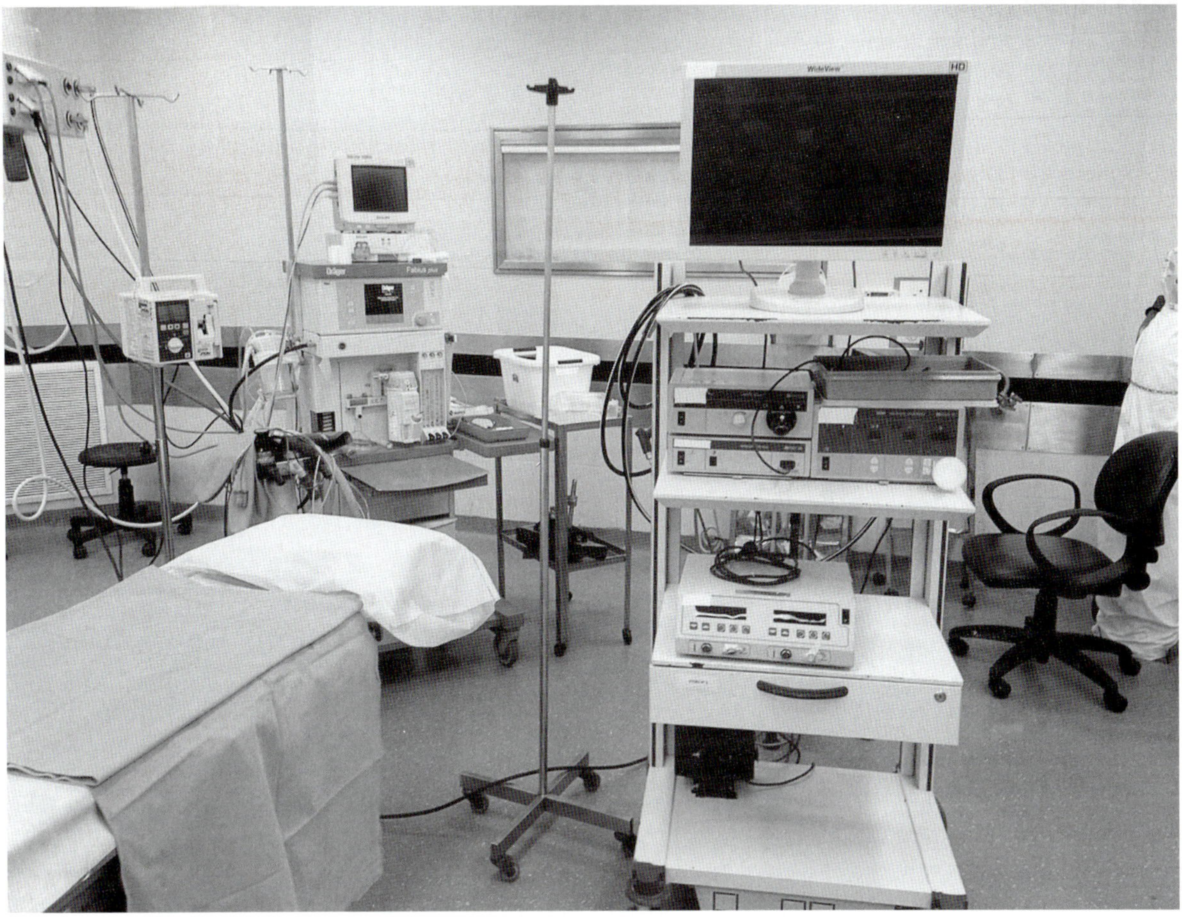

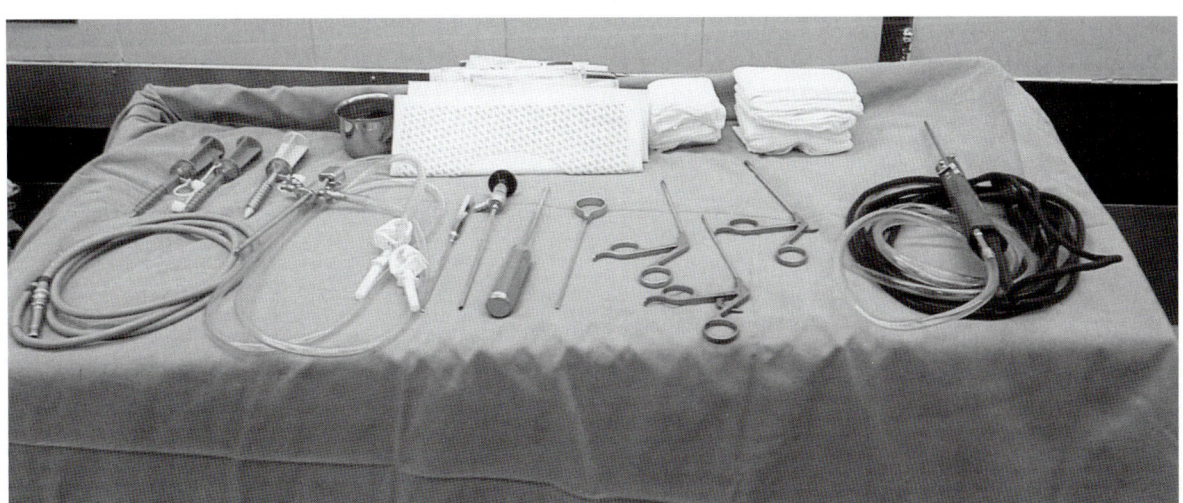

FIG. 4-1. Visión general del quirófano, donde se aprecia la torre de artroscopia que contiene el monitor, la fuente de luz, la cámara y la consola del *shaver*. (Véase esta figura en **Láminas en color**).

FIG. 4-2. Mesa de instrumentación, donde se acomoda el instrumental específico para el procedimiento quirúrgico. (Véase esta figura en **Láminas en color**).

troscopio (sistema de óptica con camisa), es de utilidad infiltrar la articulación con solución fisiológica o anestésicos locales con el objetivo de lograr una distensión capsular que permita un cómodo ingreso del instrumental (**fig. 4-3**).

Para realizar el procedimiento, es necesario mantener de forma constante un flujo de líquido articular. Este sistema proporciona un medio eficaz para la visualización, permite lavar restos de tejidos y, de esta manera, lograr un campo visual claro que posibilite realizar el procedimiento evitando daños por el instrumental en la superficie articular. El líquido que se va a utilizar debe ser transparente y tener la misma osmolaridad del plasma (p. ej., solución fisiológica); de esta manera se

evitan complicaciones en caso de extravasación de fluidos fuera de la cavidad articular.

 Se considera un procedimiento mínimamente invasivo y se utilizan abordajes pequeños para el ingreso en la articulación denominados "portales" (o puertos).
—

La longitud de la incisión en la piel es en promedio de 0,5 cm, suficiente para el ingreso de la óptica y del instrumental en la articulación (**fig. 4-4**). En casos específicos, el portal puede

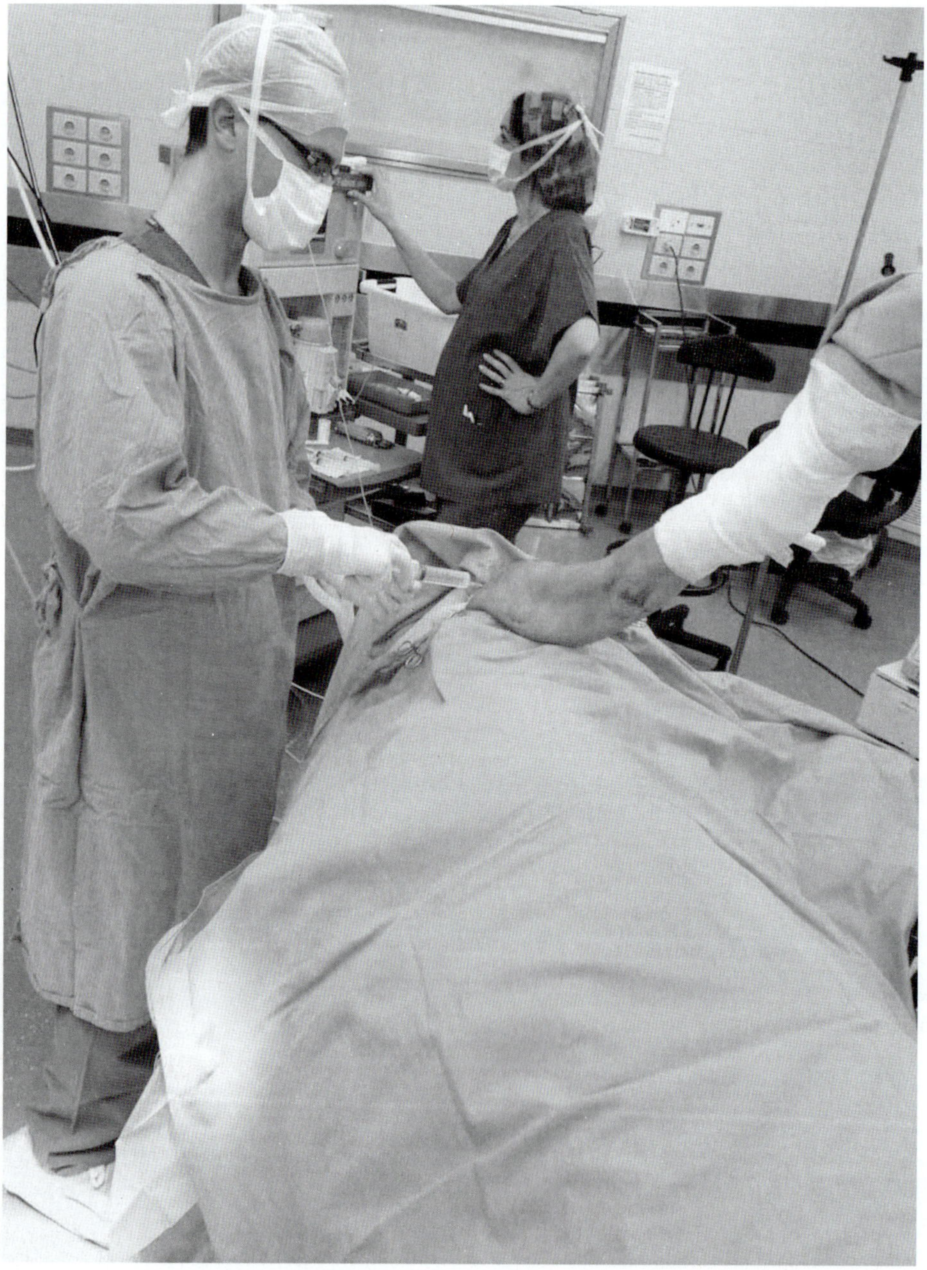

FIG. 4-3. Ejemplo de infiltración de la articulación glenohumeral del hombro, previa a la realización del portal de ingreso. (Véase esta figura en **Láminas en color**).

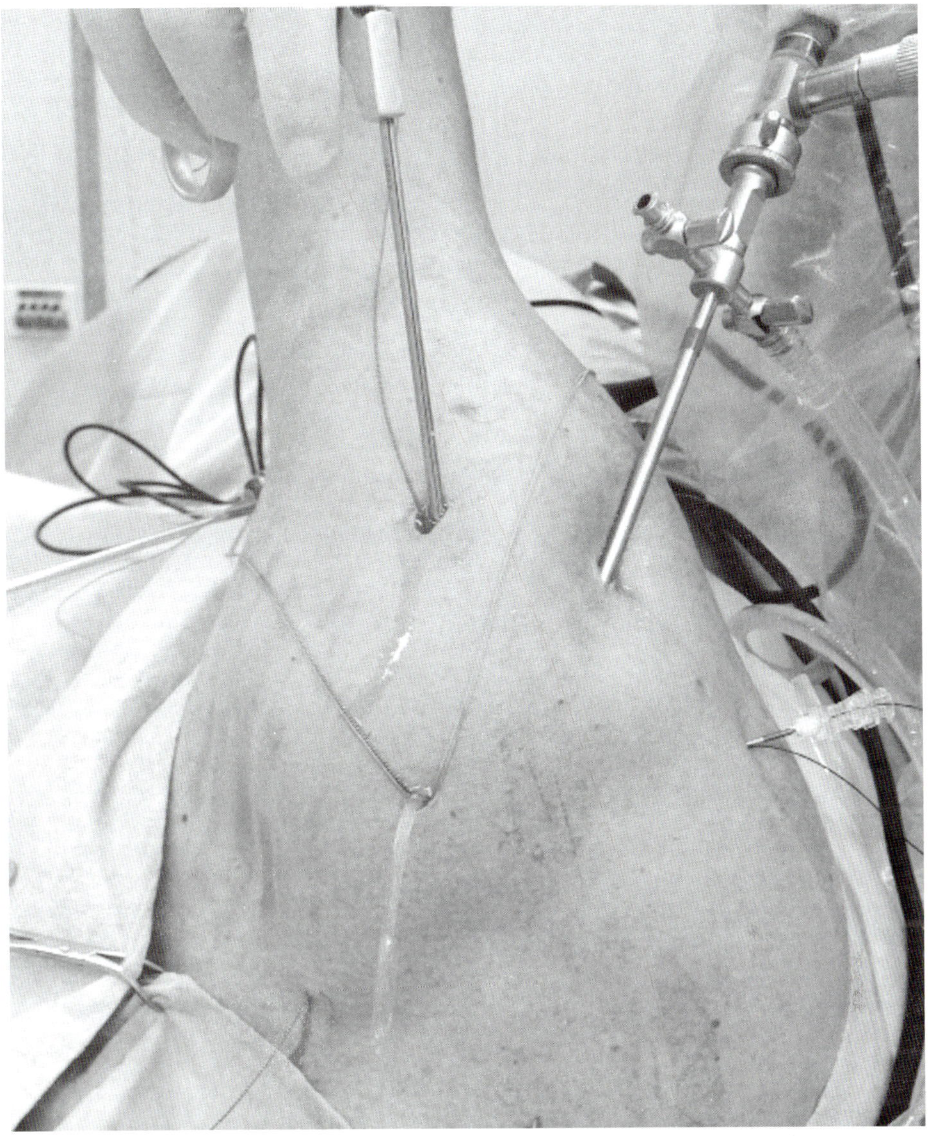

FIG. 4-4. Ejemplo de portales en la articulación del hombro. (Véase esta figura en **Láminas en color**).

prolongarse para la introducción de injertos o la conversión a cirugía a cielo abierto. Cuando un procedimiento combina la artroscopia más la prolongación de un portal, hablamos de procedimiento miniabierto ("mini *open*").

El conocimiento de la anatomía de la región que se tratará es fundamental para la realización de los portales por la proximidad de estos a las estructuras neurovasculares.

Hay varios tipos de artroscopios; los más utilizados en cirugía ortopédica tienen ángulos de 25° a 30° y de 70° a 90° y el diámetro preferido para articulaciones grandes es de 4,0 o 4,5 mm. Cuando la articulación es más pequeña, disminuyen el largo y el diámetro a 2,7 o 2,0 mm. La iluminación se logra desde un dispositivo (fuente de luz) con lámparas de distinto material y potencia con el fin de obtener una luz fría que se transmite a la lente mediante cables de fibra óptica.

Existe una gran variedad de instrumental quirúrgico, el cual es introducido en la articulación a través de un segundo portal u otros accesorios para realizar procedimientos específicos como cortar, resecar, eliminar, biopsiar o suturar los diferentes tejidos que se van a tratar, entre otras funciones.

Como equipamiento complementario están los medios de grabación y fotografía (hoy digitales) que se adjuntan a la historia clínica y son de utilidad para documentar el procedimiento con fines científicos y médico-legales.

INDICACIONES GENERALES DE LA ARTROSCOPIA

Si bien la artroscopia comenzó en la rodilla, se difundió rápidamente al resto de las articulaciones del miembro inferior y de los miembros superiores.

Algunas indicaciones son comunes a todas las articulaciones, por ejemplo: la posibilidad de realizar diagnóstico cuando la clínica y los estudios previos no son concluyentes, la remoción de cuerpos libres, los lavados articulares en procesos

CUADRO 4-1. PRINCIPALES INDICACIONES DE LA ARTROSCOPIA EN LAS ARTICULACIONES DEL MIEMBRO INFERIOR

Miembro inferior	
Cadera	Sutura o desbridamiento del lábrum (rodete articular) acetabular Fricción fémoro-acetabular Resección de osteofitos Osteocondritis disecante Extracción de cuerpos libres Lavado articular Cadera en resorte
Rodilla	Meniscectomías y suturas meniscales Reconstrucción ligamentaria (LCA, LCP, etc.) Tratamiento de lesiones osteocondrales (microfracturas, mosaicoplastias) Asistencia a la reducción de fracturas de meseta tibial Tratamiento de la rigidez articular (artrólisis)
Tobillo	Resección de osteofitos Tratamiento de lesiones osteocondrales (microfracturas, mosaicoplastias) Atrapamiento anterior y posterior del tobillo Sinovitis Extraer cuerpos libres, lavado articular Asistencia en fracturas Artrodesis
Pie	Tratamiento endoscópico de patología tendinosa

LCA: ligamento cruzado anterior; LCP: ligamento cruzado posterior.

infecciosos, la biopsia sinovial y de otros tejidos, etc. Las plásticas ligamentarias, las suturas tendinosas y la asistencia en fracturas articulares son otros procedimientos de mayor complejidad que pueden realizarse en otras regiones del cuerpo.

—

En los cuadros anexos se pueden observar algunas de las indicaciones más frecuentes del este método quirúrgico (**cuadros 4-1** y **4-2**).

CUADRO 4-2. PRINCIPALES INDICACIONES DE LA ARTROSCOPIA EN LAS ARTICULACIONES DEL MIEMBRO SUPERIOR

Miembro superior	
Hombro	Reparación del manguito rotador Tratamiento de la luxación e inestabilidad Patología acromioclavicular Adherencias capsulares Atrapamientos nerviosos
Codo	Tratamiento de la rigidez y dolor Secuela de fracturas Cuerpos libres Asistencias en fracturas
Mano y muñeca	Túnel carpiano Ligamento triangular Asistencia en fracturas Rizartrosis

SÍNTESIS CONCEPTUAL

La artroscopia es un procedimiento moderno, mínimamente invasivo que, si bien comenzó siendo utilizado como procedimiento diagnóstico, hoy es diagnóstico y terapéutico.

Ventajas del método artroscópico

– Abordajes pequeños, menos invasivos: minimizan el daño de las partes blandas, evitan desinsertar músculos y proporcionan un mejor resultado estético.
– Mayor rango de visualización articular: aumentan las posibilidades diagnóstica y terapéutica.

PATOLOGÍA ORTOPÉDICA

SECCIÓN II: PATOLOGÍA ORTOPÉDICA

—

5

SEMIOLOGÍA DE LA COLUMNA VERTEBRAL

FRANKLIN J. MERLO

INTRODUCCIÓN

La semiología de la columna vertebral comprende los siguientes pasos diagnósticos: interrogatorio, examen físico, estudios por imágenes, exámenes de laboratorio y estudios anatomopatológicos.

INTERROGATORIO

Es el tiempo principal del diagnóstico. Se deben precisar el momento y las circunstancias de aparición de los síntomas, la evolución de estos y los tratamientos efectuados.

 El paciente afectado por una lesión de la columna vertebral acude a la consulta por alguno de los siguientes síntomas: dolor, deformación, alteraciones motoras y alteraciones sensitivas.
—

Dolor

Se debe interrogar acerca de:

- Localización.
- Propagación.
- Intensidad.
- Qué lo provoca o lo exacerba.
- Qué lo calma.
- Característica (punzante, quemante).

Deformación

La deformación de la columna vertebral se manifiesta por una alteración de la forma del tronco. Esta deformación puede deberse a una alteración de los ejes o a una alteración del volumen.

- Alteración de los ejes. El paciente refiere deformación en el plano frontal (escoliosis) o en el plano sagital (cifosis, lordosis).
- Alteración del volumen. La presencia de una tumoración a nivel del raquis puede deberse a un proceso neoplásico o a uno inflamatorio (absceso).

Alteraciones motoras

- Parálisis (paraplejía, cuadriplejía, hemiplejía, monoplejía).
- Paresias (debilidad de la función muscular).
- Contracturas musculares, por lo común antálgicas como integrantes de un síndrome doloroso.

Alteraciones sensitivas

- Anestesia.
- Parestesias.
- Disestesias.

EXAMEN FÍSICO

Con el paciente de pie

Inspección: se debe examinar al paciente con vestimenta mínima, que permita apreciar el tronco en su conjunto y los miembros superiores e inferiores en su totalidad. Se lo debe observar por detrás, de costado y por adelante, y verificar si existe simetría del tronco o, por el contrario, si hay alguna deformación. Se debe observar la postura del paciente y su corrección voluntaria.

Hay que evaluar el nivel de los hombros y de las escápulas, el que está alterado en las escoliosis de localización torácica alta. Además se debe observar la simetría de las caderas, las que, en casos de escoliosis lumbares, se presentan con diferente nivel. Es importante comparar el triángulo del talle a cada lado del tronco. El triángulo del talle está formado por la cara interna del brazo y el entrante de la cintura. Ambos triángulos deben ser iguales en la columna normal (**fig. 5-1**).

Se lo examina de costado para apreciar las curvas en el plano sagital: lordosis cervical, cifosis dorsal y lordosis lumbosacra. Se le indica al paciente que se incline hacia adelante; en las columnas normales no se modifica la simetría del tronco; por el contrario, en presencia de una escoliosis se pone bien de manifiesto una giba paramediana, por protrusión de las costillas del lado de la convexidad de la curva debido a la rotación vertebral concomitante (**fig. 5-2**).

Palpación: se hace la palpación de las apófisis espinosas a todo lo largo de la columna, la que debe seguir una línea recta sin desviaciones, y la palpación de las masas musculares paravertebrales para apreciar contracturas, puntos dolorosos y

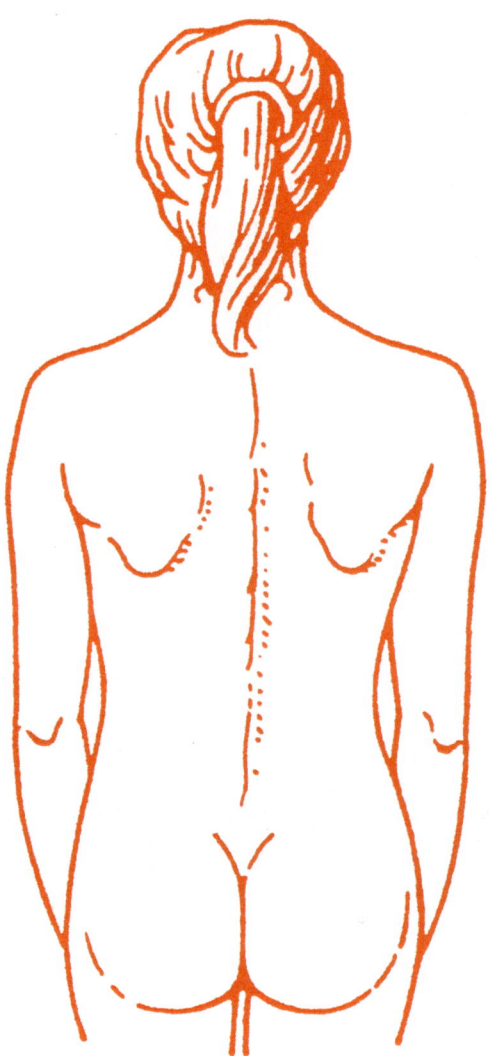

FIG. 5-1. Inspección de la columna vertebral. Debe observarse el nivel de los hombros y las escápulas, y evaluarse en forma comparativa el triángulo del talle.

eventualmente tumoraciones (**fig. 5-3**). Los abscesos calientes son de origen piógeno y los abscesos fríos son de naturaleza tuberculosa y su localización habitual es el triángulo de Petit.

En la región cervical, la palpación se debe extender al cuello y a las regiones supraclaviculares a fin de descubrir procesos tumorales (vértice de pulmón, ganglios, etc.). Es importante la palpación abdominal, a fin de descubrir procesos retroperitoneales, aneurisma de la aorta abdominal y tumores en la cavidad abdominal que pueden ser causa de dolores propagados a la región lumbar.

Percusión (**fig. 5-4**): la percusión a todo lo largo de la columna despierta dolor en la zona donde hay un proceso inflamatorio o neoplásico. La percusión dolorosa en la zona renal debe hacer sospechar una alteración a nivel de los riñones y no de la columna vertebral.

Movilidad: el examen físico sigue con el estudio de la movilidad. En la región cervical se indica al paciente que ejecute movimientos de flexoextensión, rotación y de lateralidad. En el resto del raquis y preferentemente en la región lumbar, también

se exploran la flexión, la extensión, las inclinaciones laterales y la torsión (**fig. 5-5**). En presencia de un síndrome doloroso que habitualmente se acompaña de contractura muscular, la movilidad está notoriamente disminuida. En los casos de espondilitis anquilopoyética, la movilidad está totalmente abolida.

Marcha: se observa la marcha y sus posibles alteraciones (cojera). Estas alteraciones de la marcha pueden deberse al dolor, que obliga al paciente a acortar el tiempo de apoyo del miembro dolorido; a una diferencia de longitud de los miembros inferiores, que provoca una inclinación de la pelvis hacia el lado más corto; a parálisis de grupos musculares, especialmente los vecinos al tronco, y a rigideces articulares de la cadera y de la rodilla.

Con el paciente en decúbito supino

Medición de los miembros inferiores: se hace tomando la distancia entre la espina ilíaca anterosuperior y el maléolo tibial (**fig. 5-6**). Esta medición puede estar sujeta a error debido al desplazamiento de los tegumentos sobre las estructuras óseas al apoyar la cinta métrica. Más exacta es la medición radiográfica de los miembros.

Examen neurológico básico: se examinan los reflejos osteotendinosos, los cutaneoabdominales, la sensibilidad y la fuerza muscular.

Pulsos periféricos: palpación de pulsos de los miembros a fin de descartar alteraciones circulatorias periféricas.

ESTUDIOS COMPLEMENTARIOS

Estudios por imágenes

Los estudios por imágenes de la columna vertebral comprenden: radiografía simple, tomografía lineal, gammagrafía, tomografía computarizada (TC) y resonancia magnética (RM).

Radiografía convencional: muestra los detalles óseos de los distintos componentes vertebrales. La columna vertebral se debe estudiar con proyecciones anteroposterior y lateral. A veces es necesario indicar proyecciones oblicuas y algunas posiciones especiales, por ejemplo a través de la boca abierta para observar las dos primeras vértebras cervicales de frente y en posición de Ferguson para visualizar también de frente la 5.ª vértebra lumbar. Para el estudio de deformidades vertebrales tales como escoliosis y cifosis, es de regla la utilización del espinograma en el cual se aprecia en posición de pie la totalidad del raquis.

Tomografía lineal: permite poner de manifiesto lesiones osteolíticas que a veces quedan enmascaradas por el tejido óseo sano que se interpone en la dirección del rayo. Hay que recordar que ciertas lesiones destructivas pueden estar ocultas en las radiografías simples, pues es menester que aquellas superen el 40% del tejido óseo para ponerse de manifiesto.

Gammagrafía: permite, mediante la captación del radiofármaco, evidenciar alteraciones localizadas de la irrigación sanguínea (procesos inflamatorios) o de la multiplicación celular (neoplasias). Es muy útil para localizar lesiones antes que la radiografía simple las descubra.

Tomografía computarizada: con tomógrafo de alta resolución. Puede hacerse con medio de contraste o sin él, permite visualizar la estructura vertebral, los discos intervertebrales y el contenido del conducto raquídeo. Se pueden evaluar las dimensiones del conducto y diagnosticar la presencia de estenosis (también denominada "canal estrecho").

Resonancia magnética: es de mayor precisión que el estudio anterior, puede realizarse con contraste (gadolinio) o sin él. Permite distinguir con claridad las partes blandas intrarraquí-

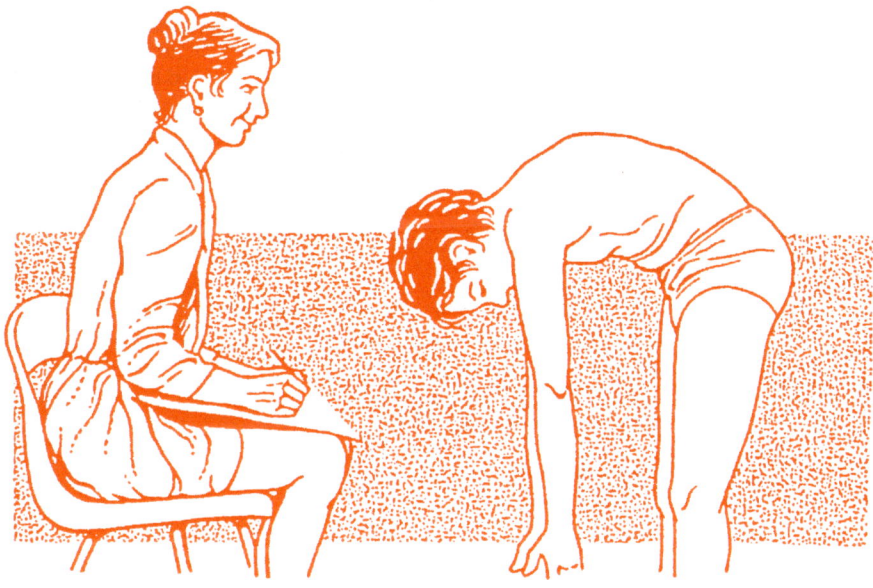

FIG. 5-2. El examinador enfrenta al paciente que realiza una inclinación del tronco sobre la pelvis y observa alternativas rotacionales del raquis.

deas: médula espinal, líquido cefalorraquídeo, raíces nerviosas. Ciertos diagnósticos como el de siringomielia prácticamente son confirmados con este estudio. La RM permite apreciar, por diferencia de imágenes, alteraciones fisicoquímicas del disco intervertebral.

Exámenes de laboratorio

Además de los análisis de rutina son necesarios, eventualmente, los correspondientes a un reumatograma, los referentes al metabolismo fosfocálcico, o eventualmente, marcadores tumorales.

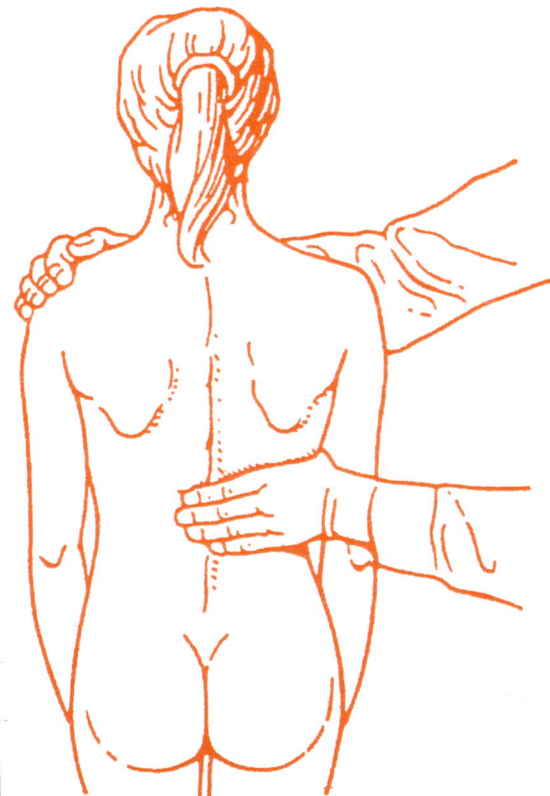

FIG. 5-3. Palpación de la columna vertebral (véase texto).

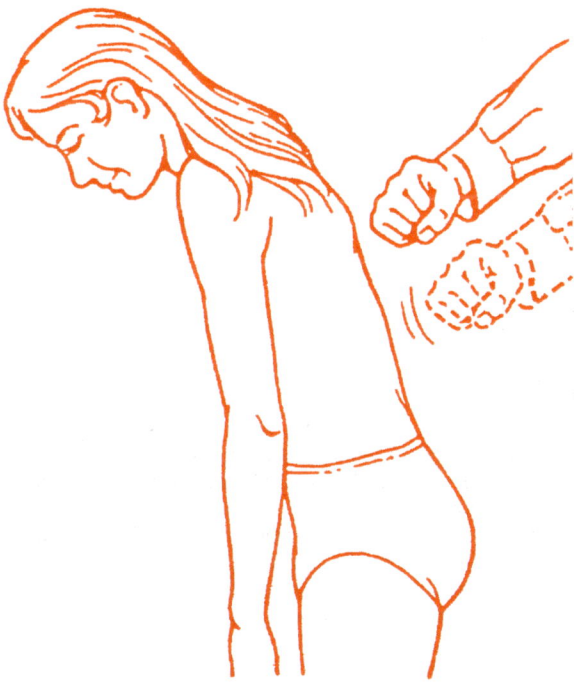

FIG. 5-4. Percusión de la columna vertebral.

Examen anatomopatológico

Las muestras para este examen se toman mediante biopsia que, por lo general, se realiza por punción, ya sea con trocar o por aspiración. La tomografía computarizada permite llegar con mucha precisión a la zona para estudiar. En casos muy especiales es menester recurrir a la biopsia quirúrgica, pero esto significa una intervención de importancia.

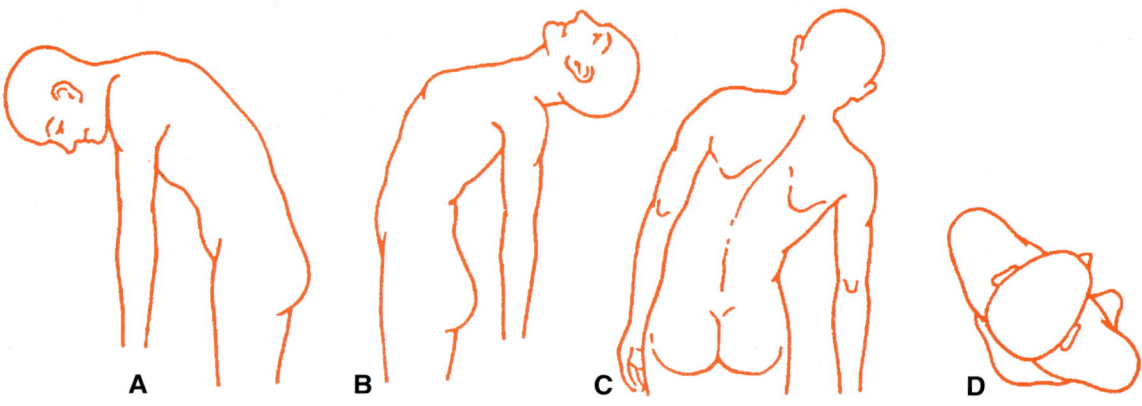

FIG. 5-5. Examen de la movilidad. **A** y **B**, flexoextensión; **C**, lateralidad, y **D**, rotación.

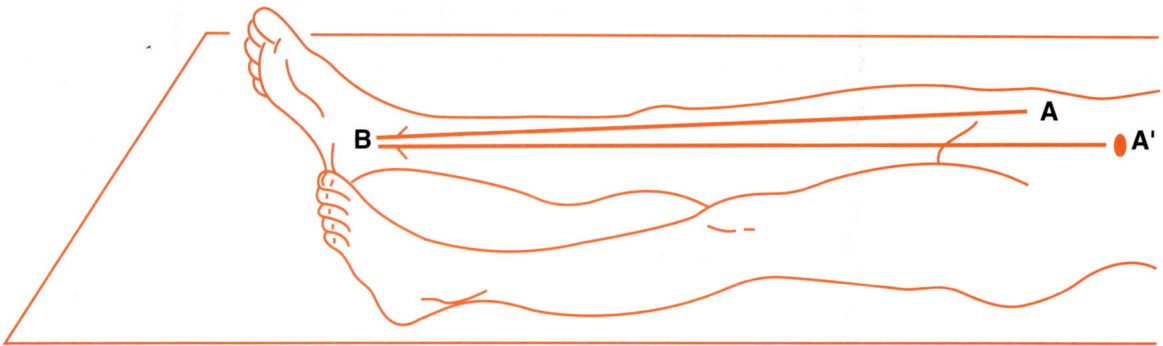

FIG. 5-6. Medición de la longitud real (A-B) y aparente (A'-B) de los miembros inferiores. A, espina ilíaca anterosuperior; A', ombligo; B, maléolo tibial.

SÍNTESIS CONCEPTUAL

- Motivos de consulta: dolor, deformidad, alteraciones motoras, alteraciones nerviosas.
- El interrogatorio minucioso es de especial valía.
- El examen físico debe ser lo más completo posible, y adicionarse algunas maniobras de semiología general.
- La inspección no solo debe incluir la observación estática, sino también la marcha del paciente.
- En los estudios complementarios es de rutina la utilización de radiología convencional y exámenes de laboratorio.
- La tomografía computarizada es de especial valor para el estudio de las estructuras óseas.
- La resonancia magnética es de especial utilidad para el estudio de las partes blandas.
- De realizarse la biopsia por punción del raquis, es de preferencia llevarla a cabo bajo tomografía computarizada (mayor precisión).

INTRODUCCIÓN

La columna vertebral normal en crecimiento no presenta en el plano frontal desvío o curvatura alguna.

Cuando se ejecuta un movimiento de inclinación lateral, la columna diseña una curva larga y armónica, más acentuada en los segmentos cervical y lumbar, manteniendo la flexibilidad, lo que le permite retomar su alineación luego de que el movimiento de inclinación cesa.

A estas incurvaciones de la columna observadas en el plano frontal, por postura o desequilibrios pélvicos, se las designa como actitudes escolióticas o posturas escolióticas.

El término escoliosis no es utilizado para designar estas curvas posturales de una columna flexible. Se considera que existe una escoliosis cuando, durante el crecimiento, se observa una curvatura rígida, estructurada, que no desaparece con la alteración postural. En realidad, la escoliosis es una deformidad tridimensional rígida, en la que se observa una torsión también del alineamiento sagital, y el raquis asume una forma semejante a la de una "escalera caracol" (**fig. 6-1 A** y **B**).

DEFINICIÓN

Puede definirse como una enfermedad del crecimiento caracterizada por una alteración estructurada o rígida del alineamiento vertebral, surgida durante el proceso de maduración ósea, con existencia de una incurvación que se proyecta predominantemente en el plano frontal, con acuñamiento y deformidad torsional de las vértebras.

Por encima y por debajo de la curva mayor (curva primaria o *major*) de la escoliosis pueden formarse curvas compensatorias de orientación opuesta (curva secundaria o *minor*) para mantener el equilibrio global de la columna vertebral y la orientación de la cabeza.

De existir varias curvas estructuradas (*major*) que no se corrigen con la inclinación lateral del tronco, es procedente hablar de la existencia de una doble o triple curva primaria.

CLASIFICACIÓN

Según su localización, una escoliosis puede clasificarse en:

- **Cérvico-torácica:** vértice en las últimas vertebras cervicales o la primera torácica.

- **Torácica:** ápex en la columna torácica T1-T11.
- **Toracolumbar:** vértice en la transición de columna torácica a lumbar T12-L1.
- **Lumbar:** vértice en la columna lumbar L2-L5.

Si existen dos o más curvas estructuradas se designan:

- **Torácica y lumbar:** una curva con ápex en columna dorsal y otra con vértice en lumbar.
- **Doble o triple torácica:** cuando coexisten dos o tres curvas estructuradas en columna torácica.

El examen radiológico de columna, en incidencia anteroposterior o posteroanterior (menor irradiación de las glándulas mamarias), primero con el paciente de pie y después en decúbito efectuando inclinaciones laterales, mostrará qué curva o curvas presentan mayor rigidez y rotación, lo que permitirá caracterizar con eficiencia la deformidad primaria y sus límites.

La localización de la escoliosis constituye un factor para valorar, tanto desde el punto de vista estético como funcional.

Las escoliosis torácicas son las que tienen mayor repercusión estética, debido a la deformidad asociada de las costillas o giba. Además, las escoliosis graves con esta localización son las que más trastornos respiratorios y cardíacos (*cor pulmonale*) pueden originar, debido a la repercusión de la deformidad en el desarrollo pulmonar, en especial cuando surge y progresa antes de los 5 a 8 años de edad o cuando tiene valores muy acentuados (> 90°).

Las curvas que afectan el segmento lumbar tienen más repercusiones mecánicas a largo plazo, y originan fenómenos degenerativos por desgaste articular asimétrico (espondiloartrosis).

DIAGNÓSTICO

En la fase inicial, la detección de la deformidad exige cautela; ciertas curvas con algún significado (hasta 30°) pueden pasar inadvertidas con la sola inspección de la línea media.

Hay que tener en cuenta otros puntos de referencia:

- Analizar la morfología de la región frontal en una vista de cerca ("vista de topo", como lo haría una persona corta de vista) procurando observar una eventual asimetría del cráneo (plagiocefalia). La plagiocefalia puede reflejar solamente una adaptación a la posición fetal; está presente en muchos niños

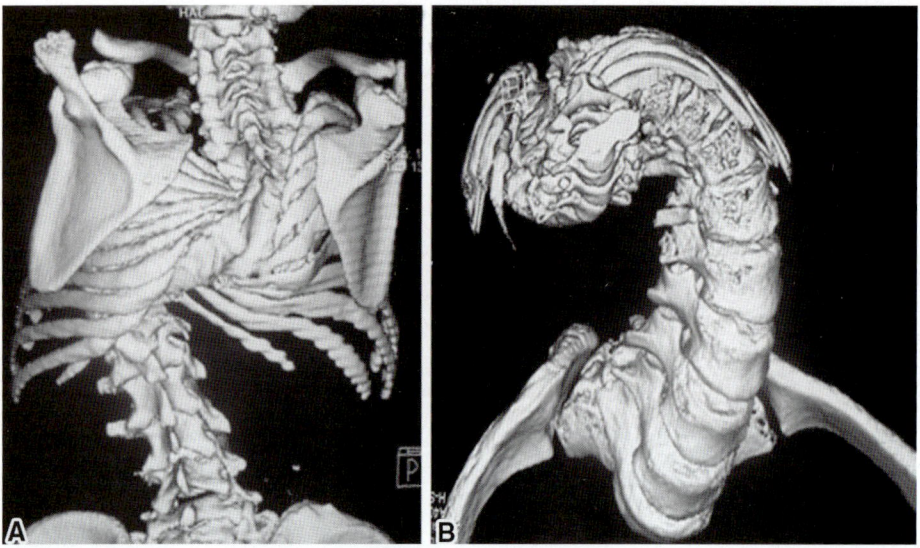

FIG. 6-1. Escoliosis. **A** y **B.** Reconstrucción tridimensional de tomografía computarizada (TC) que muestra la deformidad helicoidal de la columna escoliótica.

normales en los primeros meses de vida. No obstante, a veces se halla asociada a una escoliosis infantil que se confirma observando la deformidad del dorso-giba (**figs. 6-2 A** y **B**).
- Estudiar la simetría de contornos del hombro y cuello.
  Una clara asimetría de cuello puede reflejar la existencia de una malformación o desalineación de la columna cervical o torácica.
  La línea de contorno de los hombros da referencia de altura y procidencia de las escápulas y de la parrilla costal. La constatación de asimetría lleva a la sospecha de escoliosis.
- Contorno y altura de la cintura. Su asimetría es también una señal de alerta (**fig. 6-3**). Muchas deformidades escolióticas son inicialmente advertidas por dificultades en el calce a ese nivel de faldas o calzas.
- Observación de la región lumbar y dorsal en una "vista de topo", con el tronco flexionado y los miembros superiores en posición pendular (maniobra de Adams). En dicha posición

se deben observar los contornos de las regiones torácica y lumbar. La existencia de una zona prominente (giba) causada por la rotación vertebral y de las costillas constituye un signo casi patognomónico de escoliosis (**figs. 6-4 A, B** y **C**).

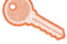 La maniobra de Adams ayuda a diferenciar una verdadera deformidad de columna (escoliosis) de asimetrías causadas por diferencia de longitud de los miembros: en este último caso, el desvío de la línea media y las diferencias de contorno de los hombros y cintura disminuyen con la flexión del tronco; por el contrario, en las verdaderas escoliosis, el desvío de la línea media y las asimetrías de tronco y cintura se tornan más evidentes y resaltan la existencia de la giba (**figs. 6-5 A, B** y **C**).
—

- Observación de la alineación sagital para constatar la existencia de rectificación o lordosis torácica (con proyección

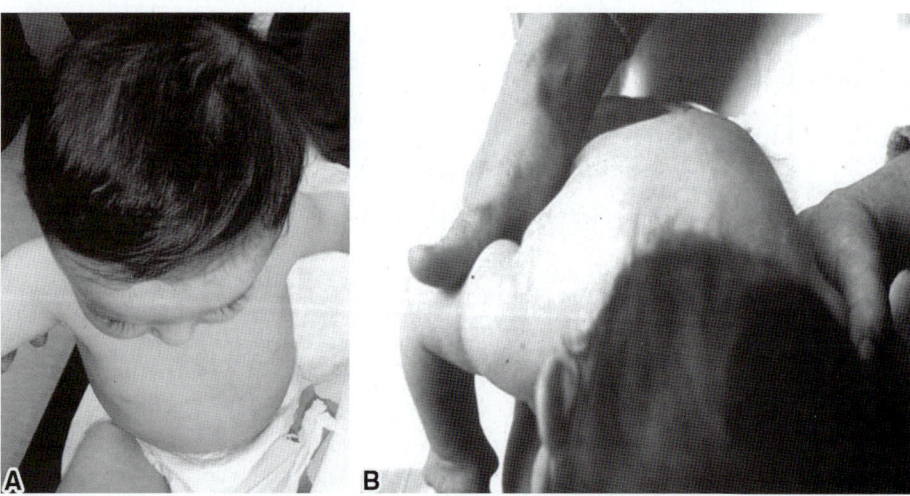

FIG. 6-2. A. Asimetría de la frente (plagiocefalia). **B.** Observación tangencial del dorso que muestra la giba (asimetría del contorno torácico).

anterior de la columna) o, por el contrario, un aumento de la cifosis. Debe tenerse en cuenta que la saliencia de una giba puede dar una apariencia cifótica, en la gran mayoría de las escoliosis, de origen idiopático (véanse **figs. 6-5 A, B** y **C**). La existencia de una verdadera lordosis lleva a considerar otras etiologías (congénita, neurofibromatosis, osteocondrodisplasias).

- Evaluación del equilibrio del raquis, verificando con una plomada, si una vertical originada desde el punto medio del occipital pasa por el surco interglúteo. Si existe una desviación, la escoliosis se considera descompensada o desequilibrada, siendo eso para algunos un factor de mal pronóstico o de eventuales padecimientos dolorosos.
- Observación de la piel en busca de múltiples manchas de color "café con leche" sugestivas de neurofibromatosis o enfermedad de Von Recklinghausen, capaz de originar escoliosis graves y progresivas. La existencia de tofos pilosos u otras alteraciones situadas en la línea media lleva a pensar en defectos congénitos de las vértebras o la médula (**fig. 6-6**).
- Evaluación del desarrollo global y maduración sexual (altura en posición sentada, menarca, caracteres sexuales secundarios).

El crecimiento de la columna durante la pubertad (11 a 13 años en las mujeres y 13 a 15 años en los varones) adquiere proporciones importantes y llega a 1 cm por mes. El mencionado período coincide con el pico de agravamiento de la escoliosis.

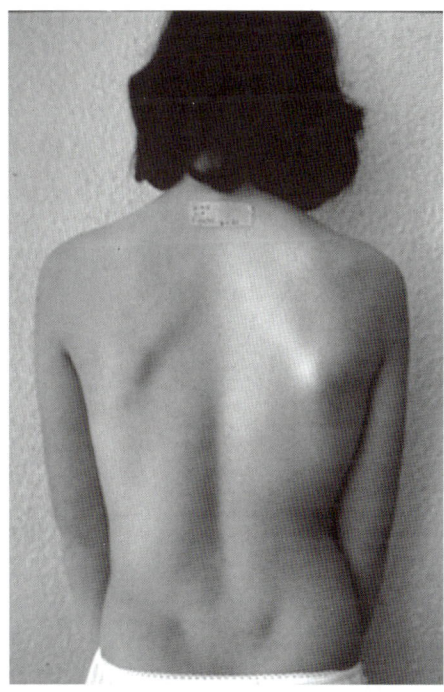

FIG. 6-3. Asimetría del contorno de los hombros, de la procidencia y la altura de los omóplatos y de la cintura en una paciente con escoliosis.

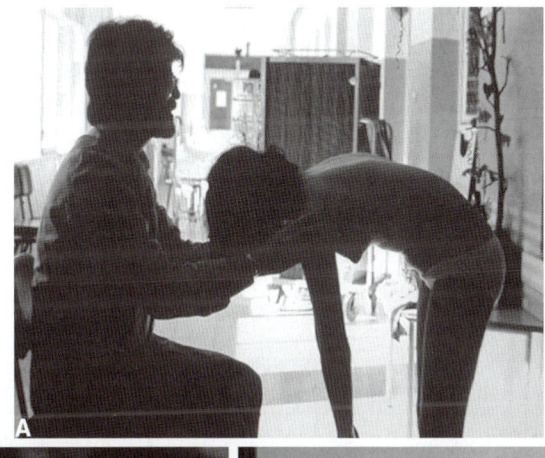
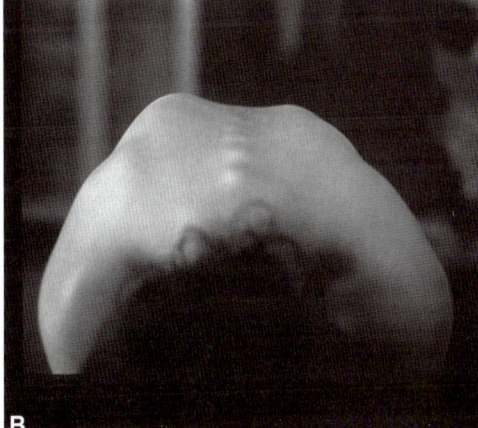
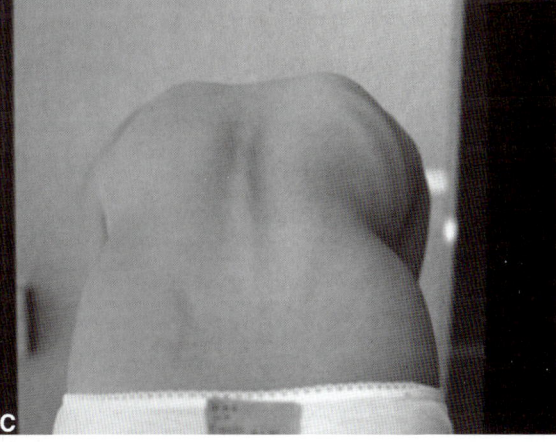

FIG. 6-4. Maniobra de Adams. **A**, **B** y **C**. La observación tangencial del dorso flexionado permite una mejor visualización de la asimetría de sus contornos y la procidencia de la giba.

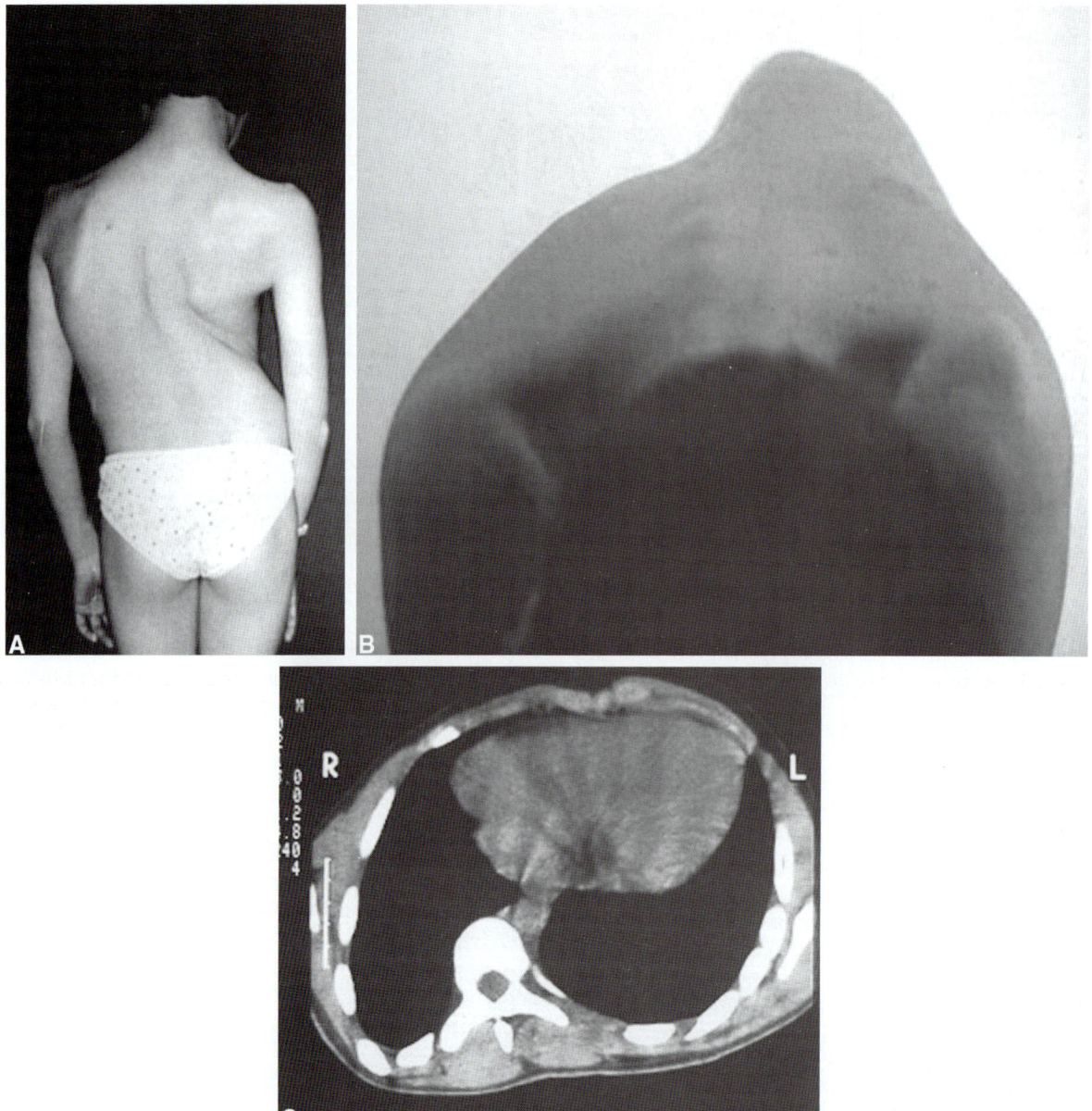

FIG. 6-5. Escoliosis grave. **A** y **B.** Morfología del tronco muy alterada con gran giba causada por la asimetría costal. **C.** La resonancia magnética (RM) muestra la desviación torsional del raquis.

Es importante, además, observar la longitud de los miembros inferiores para diferenciar la postura asimétrica causada por una dismetría, de una verdadera deformidad escoliótica. Las pequeñas diferencias de longitud de 0,5 a 1 cm son frecuentes en la población normal y no deben ser consideradas como condicionantes de patología.

RADIOLOGÍA

La radiografía hecha con carga (paciente de pie o, de no ser posible esto último, sentado) desde luego provee importante información.

La radiografía de columna en posición de frente permite definir la localización, orientación, límites y características de la deformidad (**figs. 6-7 A, B** y **C**). De tal modo podemos visualizar las vértebras límite (que definen los límites proximal y distal de la curva) y la vértebra apical (vértebra situada en el vértice de la curva, más alejada de la línea media y que sufre mayor rotación) y las vértebras neutras, en la extremidad proximal y distal de la curva, carentes de rotación, las que pueden dar los límites de la fusión ósea (artrodesis) que se deba realizar en el tratamiento quirúrgico.

En esta posición radiológica también puede confirmarse si la deformidad es derecha o izquierda (convexidad en tales sentidos) y si desarrolla una curva larga abarcando muchas vértebras (como en las parálisis) o corta y angulada (como las causadas por malformaciones vertebrales congénitas o neurofibromatosis).

Otras alteraciones de los cuerpos vertebrales o de los arcos posteriores facilitan el diagnóstico de procesos displásicos, tu-

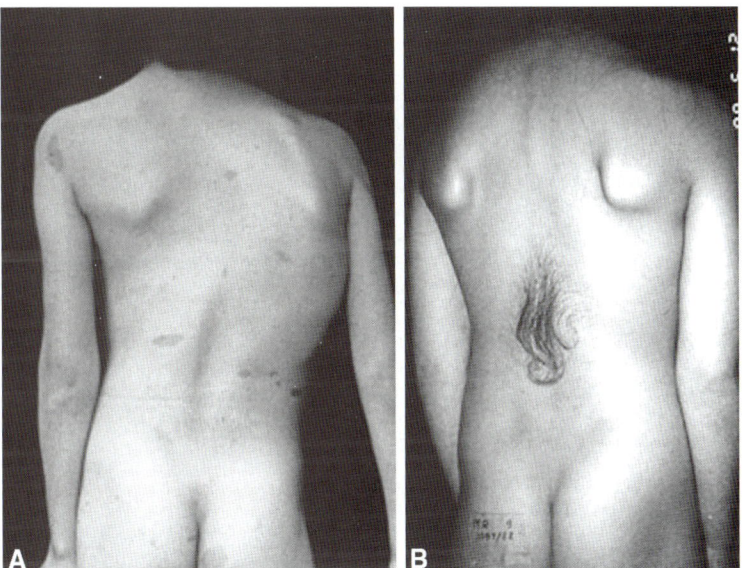

FIG. 6-6. Escoliosis. **A.** Múltiples manchas "café con leche" en la neurofibromatosis (Recklinghausen). **B.** Tofo piloso en la línea media asociado a malformaciones vertebrales.

morales o infecciosos, todos ellos menos frecuentes como causales.

El examen radiológico posibilita asimismo la medición de la curva: ángulo de escoliosis.

Métodos de medición

 Método de Cobb: es el más utilizado. Se trazan líneas rectas que prolonguen el borde superior de la vértebra límite cefálica o craneal (la primera inclinada hacia la concavidad de

la curva) y el borde inferior de la vértebra límite caudal (la última inclinada hacia la concavidad), de modo tal que la intersección de estas líneas forma un ángulo (ángulo de la escoliosis).

—

En casos de escoliosis no muy pronunciadas, dichas líneas tienden a cruzarse fuera de los límites de la placa radiográfica; allí se usa el artificio de trazar líneas perpendiculares a aquellas, que definen un ángulo de igual valor al original, pero tornando más práctico su cálculo (véanse **figs. 6-7 A, B** y **C**). Actual-

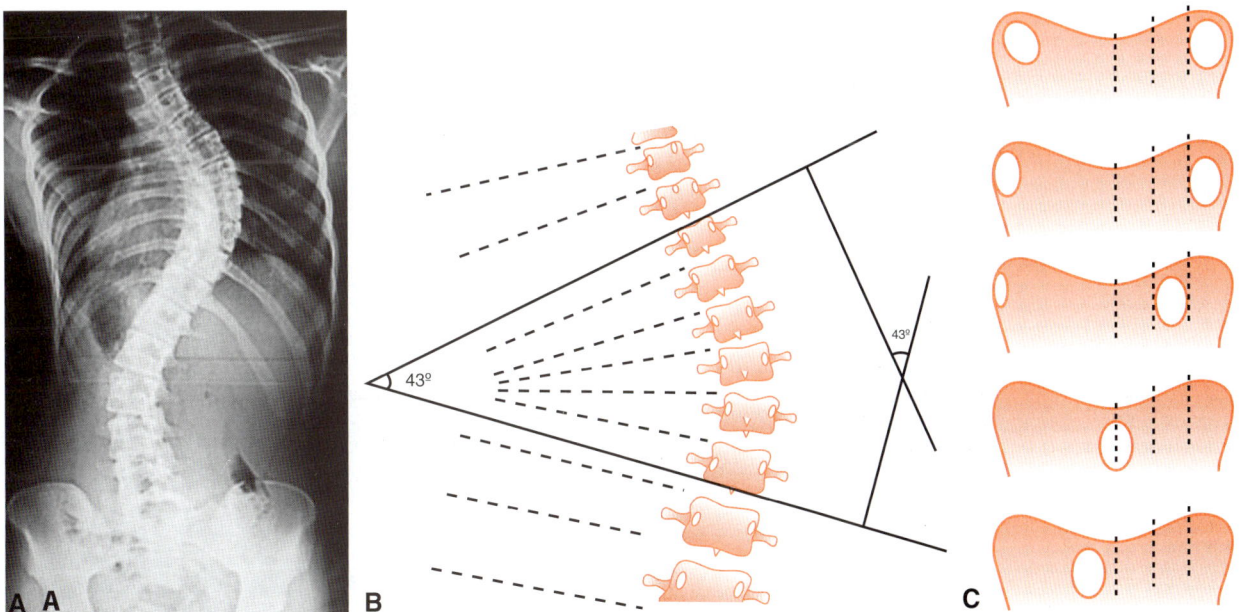

FIG. 6-7. Escoliosis torácica (radiografía de frente). **A.** Medición del ángulo por el método de Cobb. **B** y **C.** Evaluación de la rotación vertebral permitiendo su graduación (de arriba hacia abajo: 0, +, ++, +++, ++++).

mente, con la digitalización de imágenes, los programas utilizados facilitan enormemente la medición.

El examen radiográfico de frente posibilita, además, la evaluación de la rotación vertebral. En esta incidencia, los pedículos observados desde cerca se proyectan sobre el rectángulo diseñado por el cuerpo vertebral, como si fuesen "dos ojos", simétricamente localizados a cada lado del cuerpo. Con la rotación vertebral, esos "ojos" (pedículos) se desplazan con respecto a la línea media, permitiendo una evaluación aproximada de la rotación (véanse **fig. 6-7 A, B** y **C**).

Para una evaluación más rigurosa de la deformidad torsional es necesaria una tomografía computarizada (TC) con reconstrucción en tridimensional (3D) (véase capítulo Diagnóstico por imágenes).

Bending test

La radiografía de frente en decúbito, con inclinaciones laterales (el denominado *Bending test*), ayuda a definir la curva más estructurada (curva primaria o mayor), diferenciándola de las curvas secundarias o compensadoras, que son más flexibles. Estas últimas disminuyen hasta valores poco significativos o se corrigen con la inclinación del tronco hacia el lado opuesto (**fig. 6-8**).

El examen radiográfico de perfil permite la observación de la existencia de una cifosis (como ocurre en las escoliosis congénitas y la neurofibromatosis), o una rectificación de la lordosis torácica, como ocurre en las escoliosis idiopáticas (**fig. 6-9**).

Evaluación radiológica del crecimiento vertebral

El examen radiológico de las crestas ilíacas ayuda a determinar el grado de maduración ósea vertebral, dado que su proceso de osificación tiene un ritmo semejante al de las vértebras.

Método de Risser

Las apófisis ilíacas inician su osificación junto con las espinas ilíacas anterosuperiores y progresan después en sentido posterointerno, sobre las alas ilíacas sin unirse a ellas. Después este proceso invierte el sentido hasta fusionarse totalmente con el ala ilíaca en toda su extensión. Entonces se considera completa la maduración ósea vertebral (**fig. 6-10**).

El tiempo que demora este proceso varía entre dos y tres años. Para facilitar el cálculo de la progresión se divide la cresta ilíaca en cuatro sectores, comenzando en la zona externa; se puede afirmar, teniendo como referencia el proceso de crecimiento, que se está en presencia de un grado de Risser 1, 2, 3, 4. Se describe un grado de Risser 5 cuando la apófisis se fusiona completamente con el ala ilíaca, y que está simultáneamente completo el proceso de osificación vertebral.

En realidad, la fase de mayor potencial de agravamiento se produce antes de que se tornen visibles las primeras señales de osificación. El proceso antes descrito (grados de Risser 1, 2, 3, 4, 5) representa la fase decreciente del crecimiento vertebral.

CLASIFICACIÓN ETIOLÓGICA

Las escoliosis pueden clasificarse en cinco grupos:

- Idiopáticas.
- Congénitas (o osteogénicas).
- Paralíticas.
- Neurofibromatosis (enfermedad de Von Recklinghausen).
- Otras: osteodisplásicas, tumorales, traumáticas, infecciosas, iatrogénicas, etcétera.

Escoliosis idiopáticas

Constituyen el grupo más numeroso (80 a 90%); como su nombre lo indica, la causa de esta deformidad es desconocida.

Se piensa actualmente en una etiología multifactorial compleja en la cual las alteraciones genéticas pueden desempeñar un papel importante.

De acuerdo con su evolución, las escoliosis idiopáticas pueden ser clasificadas como **progresivas o resolutivas**.

Las escoliosis idiopáticas resolutiva**s** son sin duda las más frecuentes. Se trata de curvas poco acentuadas que pasan

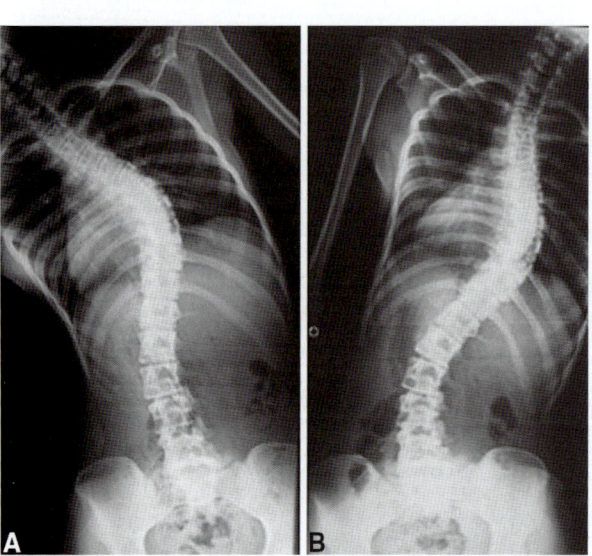

FIG. 6-8. Radiografía de frente en decúbito con inclinaciones laterales que permiten caracterizar mejor los límites y la flexibilidad de la escoliosis.

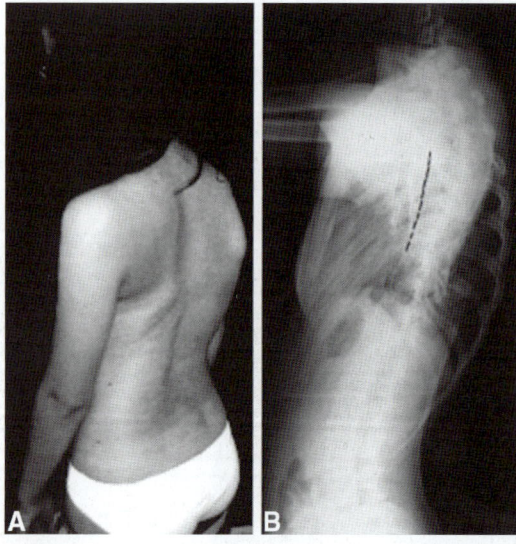

FIG. 6-9. A. Aspecto clínico de una paciente con escoliosis. **B.** La radiografía de perfil muestra la proyección anterior de la columna torácica (lordosis torácica), habitualmente asociada con escoliosis idiopática.

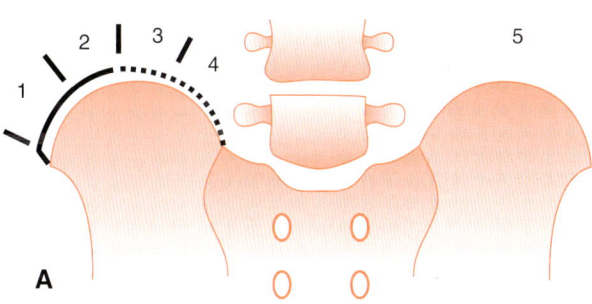

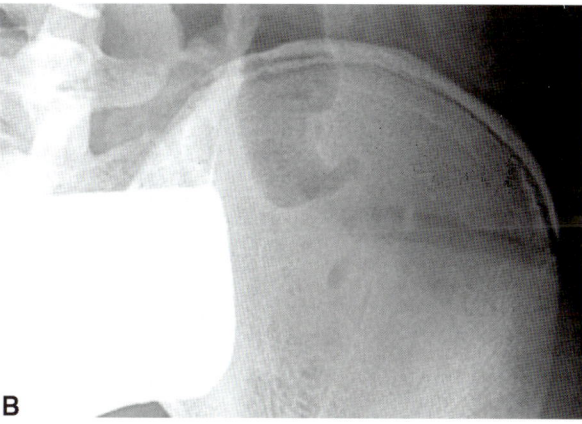

FIG. 6-10. Método de Risser de evaluación radiológica del crecimiento vertebral. **A.** Esquema de la osificación progresiva de las apófisis ilíacas que permite una evaluación aproximada del proceso de maduración ósea vertebral. **B.** Línea apofisaria todavía no fusionada con el ala ilíaca (grado de Risser 4).

muchas veces inadvertidas por tener poca angulación y rotación, y no sobrepasar los 25° a 30°. Se estabilizan espontáneamente y pueden mejorar con el crecimiento.

Las escoliosis idiopáticas progresivas (10 a 15%) son deformidades que se agravan con el crecimiento, sobrepasando la "frontera" de los 30°; pueden originar graves alteraciones morfológicas del tronco y, en ciertos casos, repercusiones funcionales (**fig. 6-11**).

La razón del comportamiento disímil en las dos variedades de escoliosis idiopática permanece desconocida.

De acuerdo con la edad de aparición, la escoliosis idiopática puede clasificarse como: 1) infantil hasta los 3 años, 2) "juvenil" desde los 3 hasta los 10 años y 3) del adolescente después de los 10 años hasta el fin del crecimiento. Modernamente se agrupan las escoliosis infantiles y juveniles bajo la sola denominación de escoliosis de inicio temprano.

Escoliosis idiopáticas infantiles

Surgen antes los 3 años de edad, frecuentemente durante el primer año de vida. La gran mayoría son resolutivas, precisamente las observadas después del nacimiento por estar ligadas a la posición fetal. De no ser diagnosticadas en los primeros meses de vida, se tornan evidentes más tarde (señal indirecta de posterior agravamiento) y muchas veces son progresivas dado el tiempo faltante para terminar el crecimiento.

Tratamiento

Las escoliosis idiopáticas infantiles progresivas constituyen un problema difícil de resolver. Existe un enorme potencial de agravamiento; además, la deformación de la caja torácica en una edad temprana (antes de los 5 a 8 años) puede afectar el

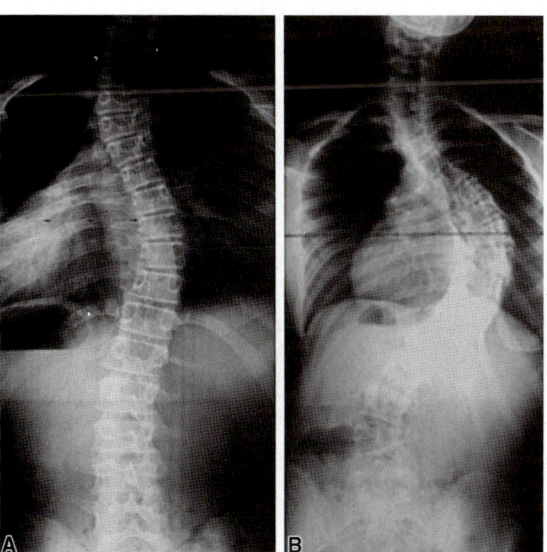

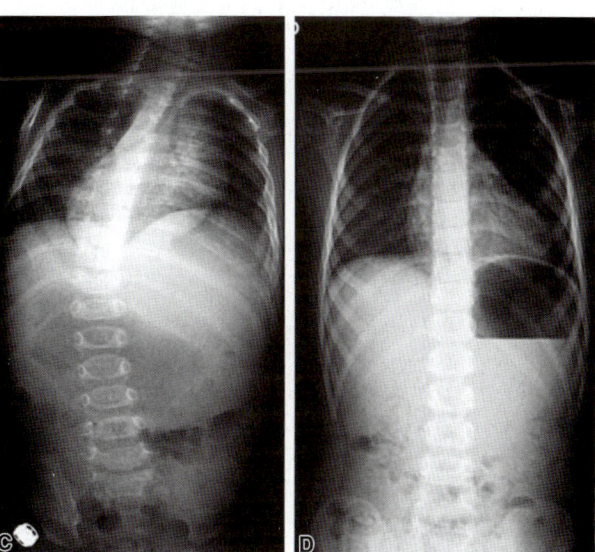

FIG. 6-11. Escoliosis resolutiva entre los primeros 3 años de edad. Nótese la corrección espontánea con el crecimiento sin tratamiento alguno. Escoliosis idiopática progresiva: agravamiento observado en los exámenes radiológicos sucesivos.

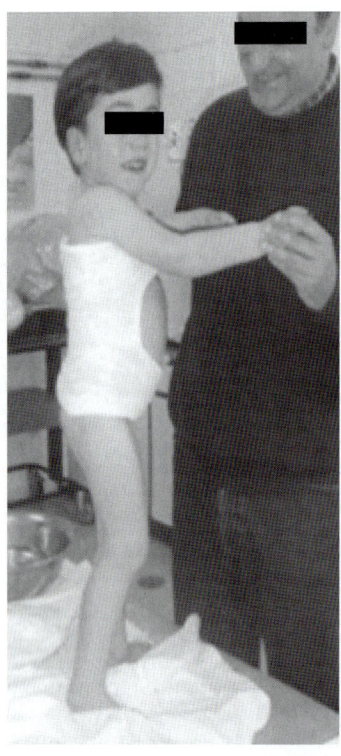

FIG. 6-12. Corsé enyesado para la escoliosis idiopática progresiva de comienzo temprano.

desarrollo pulmonar en forma irreversible dado que en ese período se produce el crecimiento y la multiplicación alveolar (síndrome de insuficiencia torácica).

Los corsés enyesados, a pesar de no poder frenar el agravamiento, procuran al menos diferir el tratamiento quirúrgico definitivo hasta la adolescencia (**fig. 6-12**).

El tratamiento quirúrgico clásico con fusión (artrodesis) del segmento intervenido impide el crecimiento vertebral causando en estas edades (tempranas) un acentuado acortamiento del tronco con eventual repercusión respiratoria. Si el agravamiento de las escoliosis no se consigue controlar con corsés, puede estabilizarse la columna evitando la fusión vertebral (artrodesis) mediante el empleo de barras subcutáneas fijadas en los extremos que se alargan periódicamente de modo de acompañar el crecimiento (**fig. 6-13 A, B** y **C**).

Escoliosis idiopáticas juveniles

Se manifiestan entre los 3 y los 10 años de edad. Junto con las escoliosis infantiles, integran lo que se designa globalmente como *escoliosis de inicio precoz*.

Las escoliosis progresivas infantiles y juveniles que no se consigue controlar con corsés precisan tratamiento quirúrgico, pues pueden provocar el referido síndrome de insuficiencia torácica, con atrofia pulmonar irreversible aun cuando en una edad posterior se corrija la desviación de columna.

Los métodos de estabilización subcutánea y los complementarios con distracción costal para mantener o alargar el espacio torácico afectado por la deformidad han tenido importantes progresos.

Escoliosis idiopática del adolescente

Es el tipo de escoliosis más frecuente: se observa en un porcentaje cercano al 5 a 10% de la población durante dicho intervalo etario; la mayoría pasa inadvertida y solo una minoría es progresiva y necesita tratamiento.

Surge después de los 10 años y se vuelve más notoria en la fase de crecimiento acelerado prepuberal, cuando afecta predominantemente al sexo femenino. Son frecuentemente curvas torácicas derechas o dos curvas primarias: torácica y lumbar.

Las escoliosis idiopáticas del adolescente son en su gran mayoría resolutivas, no sobrepasan los 30° y se mantienen estacionarias o mejoran con el crecimiento.

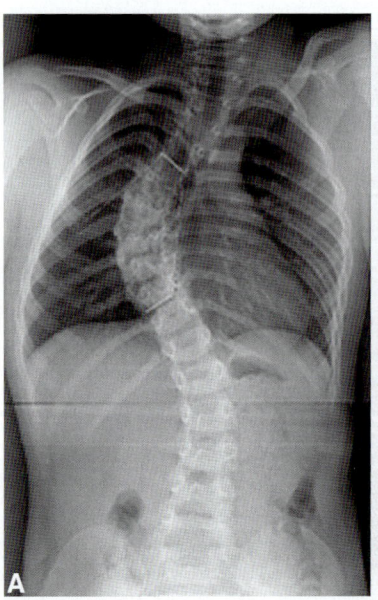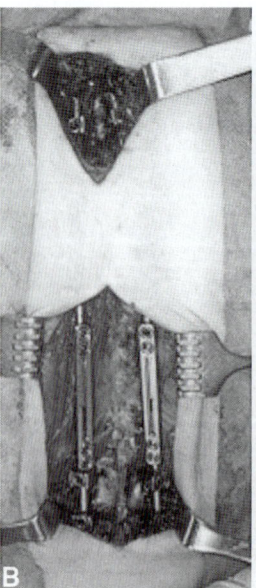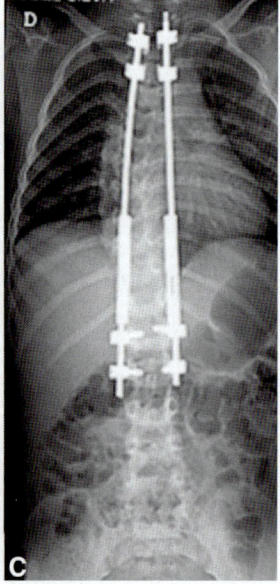

FIG. 6-13. Escoliosis de inicio temprano. **A**, **B** y **C.** Tratamiento con barras subcutáneas para evitar la fusión y permitir el crecimiento de la columna.

No existe ningún método clínico o radiológico que posibilite al inicio determinar si este tipo de escoliosis es progresiva o resolutiva. Si una deformidad es discreta en el primer examen (< 30°), solamente la observación radiológica efectuada con intervalos de 3 a 6 meses confirmará su benignidad o progresividad.

—

Las escoliosis torácicas progresivas que sobrepasan los 50° a 60° causan marcada alteración morfológica del tronco, lo que las torna estéticamente inaceptables. Es de señalar que las deformidades con una angulación acentuada pueden progresar un grado por año luego del fin del crecimiento, en un proceso ligado al envejecimiento. Los problemas respiratorios en este grupo aparecen en curvas superiores a los 90°.

Tratamiento

Las escoliosis idiopáticas con menos de 25° a 30° son en su gran mayoría resolutivas y se estabilizan o se corrigen con el crecimiento. Algunos protocolos terapéuticos son de utilidad, por ejemplo la gimnasia, la corrección postural, el yoga o la estimulación eléctrica de la musculatura paravertebral.

El problema lo constituyen las escoliosis progresivas (> 30°) que, de no ser tratadas eficazmente, llevan a una grave deformidad.

En ellas los métodos terapéuticos de utilidad son:

- **Fisioterapia:** no modifica la progresión de la escoliosis, tiene utilidad solo en los casos más graves para mejorar la función respiratoria.
- **Corsés**: de Milwaukee y TLSO (Boston) (**fig. 6-14 A** y **B**).

Los corsés no tienen capacidad de corregir la deformidad, solamente tienden a detener su agravamiento. El uso de un corsé en forma continua (día y noche) durante muchos años es de escasa aceptación entre los adolescentes, pues se constituye en una terapéutica psicológicamente agresiva.

Si el corsé no consigue frenar el agravamiento de la curva y la deformidad es estéticamente inaceptable, se vuelve necesario consensuar el tratamiento quirúrgico.

- **Cirugía:** las técnicas quirúrgicas varían conforme al tipo de localización de la deformidad y la edad del paciente.

Los principios orientadores de esta pueden ser sintetizados didácticamente como fusión y costectomías.

Fusión: dos barras metálicas paralelas funcionan como "estacas" a las cuales se amarra la columna con alambres, ganchos, tornillos o cintas; la zona fijada se rellena con injerto óseo de modo de transformar todo "en una sola pieza".

La finalidad del material metálico implantado es mantener la columna en la máxima posición de corrección hasta la consolidación de la artrodesis que, con integración del injerto óseo, demora seis meses a un año.

Costectomías: pueden utilizarse como cirugía complementaria con resección de los arcos costales de la convexidad, que forman la giba (**fig. 6-15 A, B, C** y **D**).

Cuando una escoliosis es sumamente acentuada y rígida, su corrección puede implicar un acceso quirúrgico anterior (transtorácico o transabdominal) para obtener su flexibilización.

La cirugía procura corregir la curva en los planos frontal y sagital; ello no se consigue sin pérdida de movilidad y crecimiento del segmento fusionado, esto por lo general se tolera bien por compensación de los segmentos vertebrales de vecindad (**fig. 6-16**).

Escoliosis congénitas

Las escoliosis congénitas (osteogénicas) son causadas por malformaciones de una o más vértebras, que pueden consistir en:

- Defectos de formación (hemivértebras o vértebras acuñadas)
- Defectos de segmentación (fusiones o barras)
- Asociación de ambos (**fig. 6-17 A** y **B**).

El crecimiento asimétrico causado por la malformación (hemivértebra o barra) tiende a agravar la deformidad, a veces en

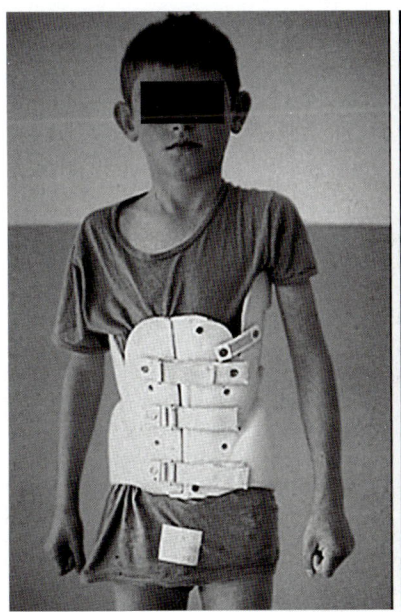
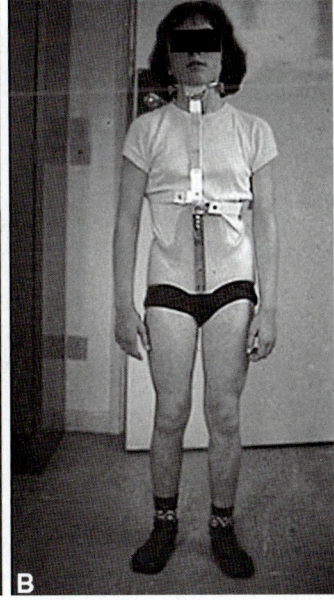

FIG. 6-14. A. Corsé de Milwakee y **B.** Ortosis toracolumbosacra (conocido como TLSO, por sus siglas en inglés).

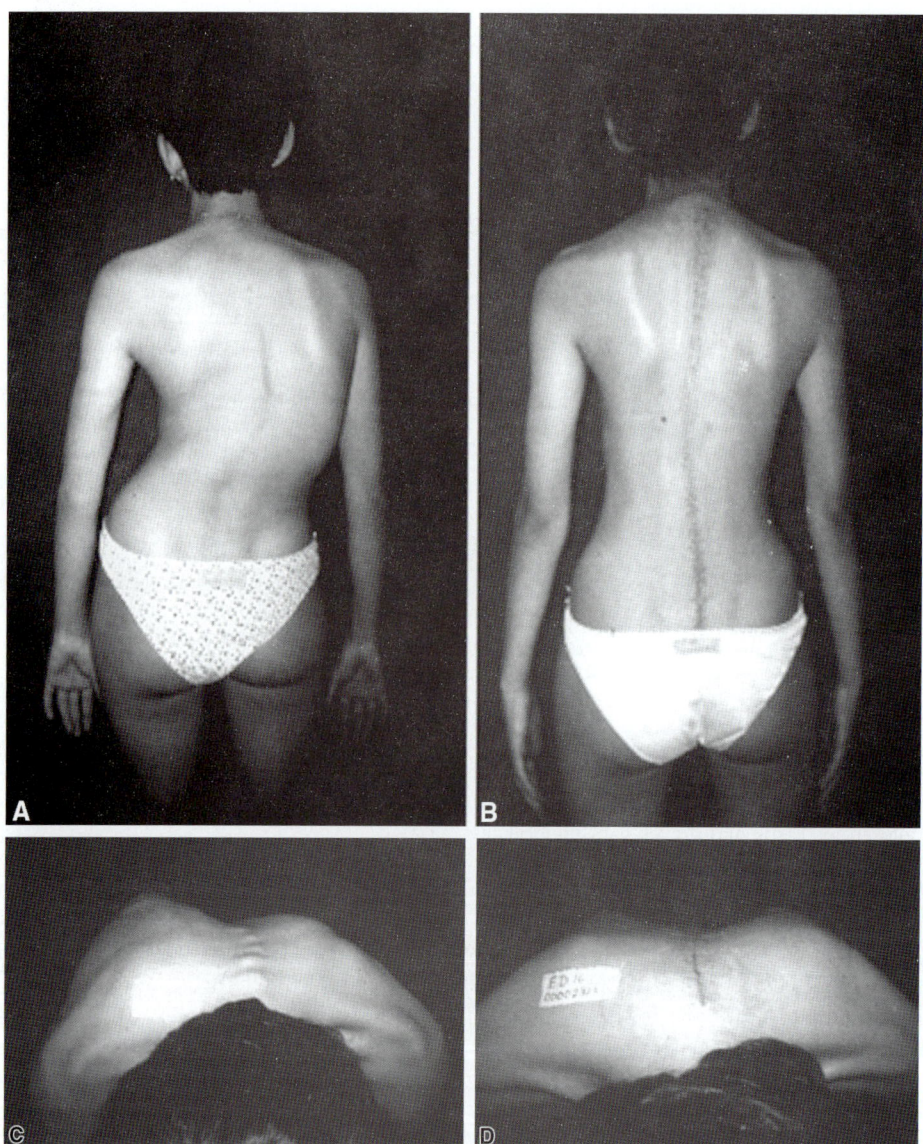

FIG. 6-15. A, B, C y **D**. Escoliosis idiopática del adolescente. Tratamiento quirúrgico con atrodesis posterior.

forma lenta, pero inexorable, a lo largo de años, lo que se vuelve más notorio en los períodos de crecimiento más intenso. Cuando las malformaciones son localizadas, las curvas son cortas y severamente anguladas y aumentan el riesgo de compresión medular.

Las malformaciones congénitas vertebrales pueden estar asociadas a alteraciones del canal medular, la médula y el encéfalo (lesiones cavitarias), al síndrome de Arnold-Chiari, la siringomielia o la diastematomelia.

Otras asociaciones incluyen vértebras o costillas malformadas con malformaciones cardíacas y renales. Se requieren estudios de TC, RM, ecografía renal y la interconsulta con cardiología.

El tratamiento conservador resulta ineficaz. Cuando la deformidad es progresiva, está indicada la fusión completa de las vértebras malformadas o la resección en caso de hemivértebra (técnica esta última de mayor complejidad y riesgo).

En caso de síndrome de insuficiencia torácica, cabe considerar técnicas de separación costal con implantes metálicos.

Escoliosis paralíticas

En las parálisis (parálisis cerebral, poliomielitis, distrofias musculares, ataxia de Friedreich, etc.), el desequilibrio muscular y la pérdida de control del tronco, junto con la ausencia de marcha, repercuten en el alineamiento de la columna y la posición pélvica, determinando a veces grave oblicuidad de esta y, en algunos casos, provocando dificultades respiratorias por la posición del diafragma o el agravamiento de alteraciones cardiorrespiratorias preexistentes, que disminuyen la calidad de vida o llevan a un desenlace fatal.

Estas escoliosis abarcan, por lo general, un gran número de vértebras, determinando una curva larga en C o S con ápex en la transición toracolumbar o lumbar (**figs. 6-18 A** y **B**).

Debido a la ineficacia de los tratamientos incruentos (p. ej., corsés) está indicada la corrección quirúrgica con fusiones vertebrales extensas, que abarcan en ocasiones la pelvis (**figs. 6-19 A** y **B**).

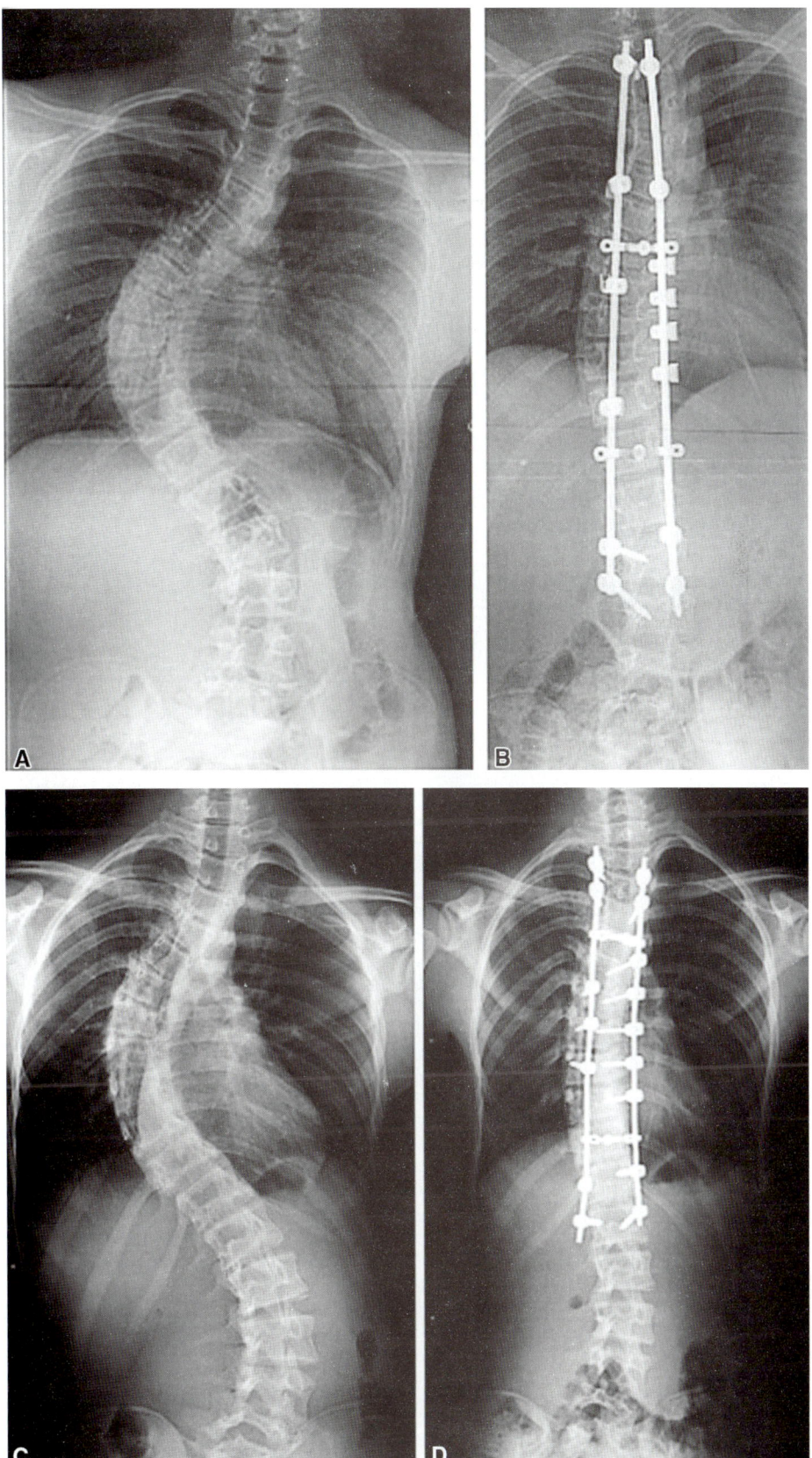

FIG. 6-16. Radiografías de pacientes con escoliosis graves y de los resultados del tratamiento quirúrgico. **A** y **B.** Montaje híbrido (que involucra distintos tipos de elementos: tornillos, ganchos y cintas). **C** y **D.** Fijación con tornillos transpediculares (que se insertan en los pedículos vertebrales).

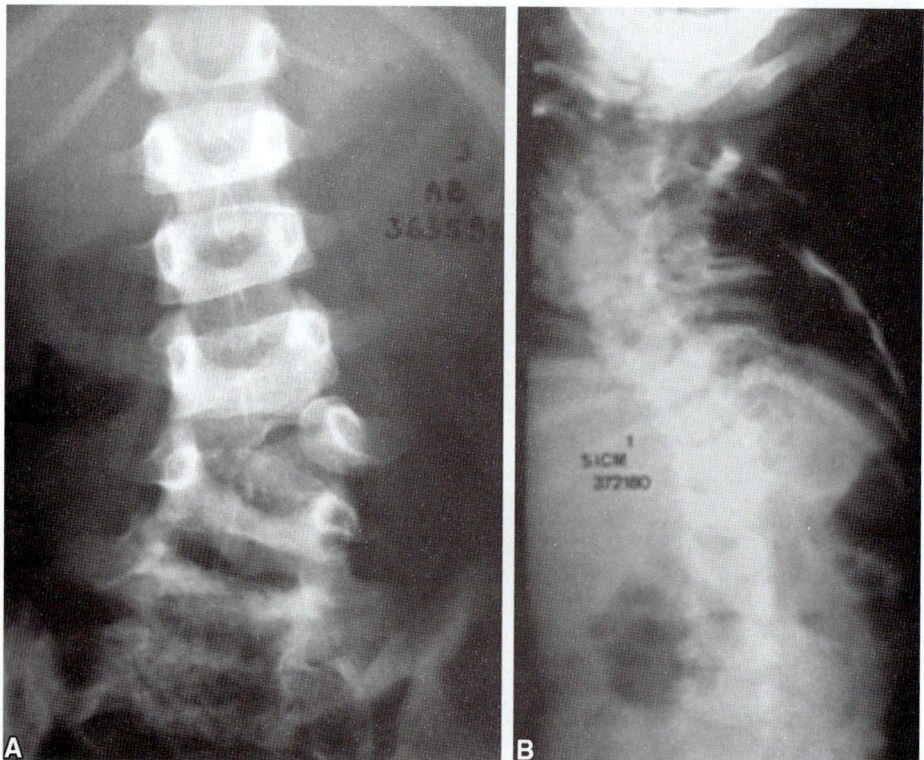

FIG. 6-17. A y **B.** Escoliosis congénita: hemivértebra con malformaciones vertebrales y de costillas múltiples. **C** y **D.** Se observa un acentuado agravamiento de la escoliosis desde los 3 hasta los 13 años de edad por una hemivértebra.

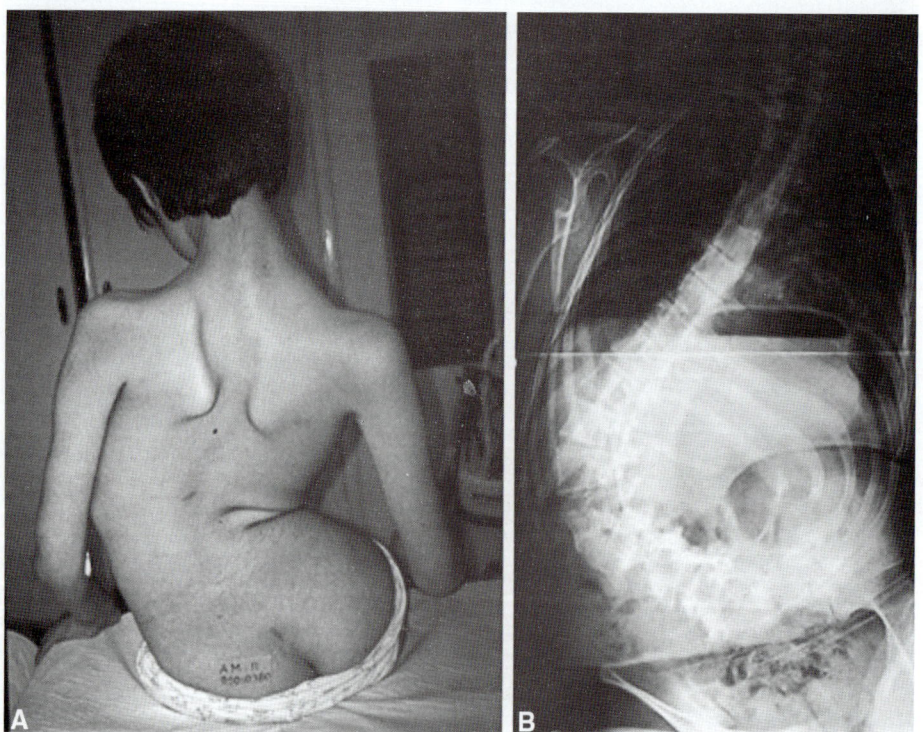

FIG. 6-18. Imágenes radiográficas en una escoliosis paralítica. **A.** Radiografía de frente, que muestra una larga curva toracolumbar con oblicuidad pélvica. **B.** En el perfil se aprecia la báscula posterior de la pelvis y cifosis lumbar.

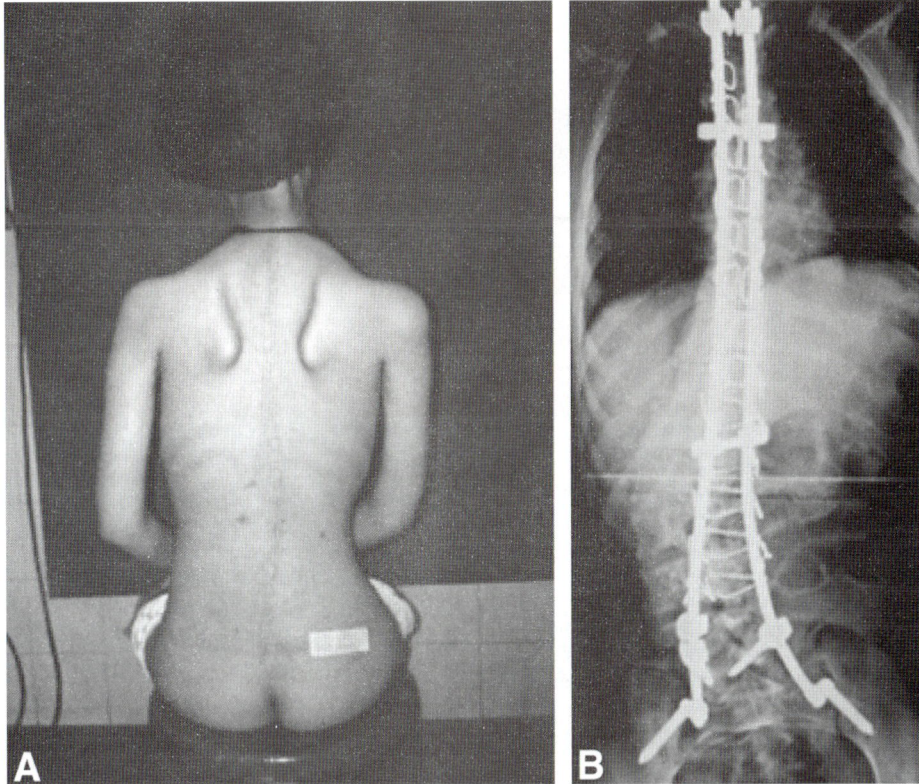

FIG. 6-19. A. Escoliosis paralítica. **B.** Imagen radiográfica de la corrección quirúrgica.

Neurofibromatosis (enfermedad de Von Recklinghausen)

Las principales alteraciones del aparato locomotor asociadas a esta enfermedad son escoliosis (50% de los casos), seudoartrosis congénita de tibia y gigantismo digital. Las manchas cutáneas en "café con leche" (5 o más) ayudan al diagnóstico (véase **fig. 6-6**).

Produce una curva corta, muy angulada, que abarca pocas vértebras y puede causar parálisis por compresión medular (paraplejía). Usualmente, se indica su corrección y estabilización quirúrgica.

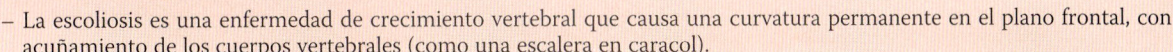

SÍNTESIS CONCEPTUAL

- La escoliosis es una enfermedad de crecimiento vertebral que causa una curvatura permanente en el plano frontal, con acuñamiento de los cuerpos vertebrales (como una escalera en caracol).
- Las escoliosis idiopáticas son las más frecuentes (80-90% de los casos) y no son condicionadas por factores mecánicos tales como la diferencia de longitud de miembros.
- Las escoliosis idiopáticas leves (5°-10°) son frecuentes en la población normal, no progresan o aun mejoran (escoliosis resolutivas) sin sobrepasar los 30°. Un reducido porcentaje puede agravarse (escoliosis progresivas) y requerir tratamiento.
- La observación tangencial del tronco flexionado (maniobra de Adams) procurando el mayor relieve de la giba es la mejor forma de diagnosticar una escoliosis en la fase temprana.
- Las escoliosis idiopáticas son por lo común asintomáticas, no causan dolor ni alteraciones cardiopulmonares o neurológicas; su tratamiento se justifica solo por razones estéticas. La excepción la constituyen las que superan los 90° o se inician antes de los 8 años de edad.
- En los niños pequeños (3 a 8 años), el tratamiento consiste en corsés de yeso o cirugía con barras metálicas que se elongan progresivamente para detener o reducir el desarrollo de la deformidad y separan las costillas para mejorar el desarrollo pulmonar. En la adolescencia, el tratamiento de las escoliosis acentuadas es quirúrgico, a fin de corregir y estabilizar la columna con implantes metálicos y proceder a la fusión ósea (artrodesis) del sector intervenido.
- Las escoliosis también pueden ser ocasionadas por el crecimiento asimétrico de vértebras malformadas (escoliosis congénitas), parálisis (escoliosis paralíticas) o enfermedades tales como la neurofibromatosis.

CIFOSIS

FELIPE M. CAMARILLO JUÁREZ Y LUIS M. ROSALES OLIVARES

DEFINICIÓN

Vista en el plano sagital, la cifosis es una curvatura convexa hacia atrás que se forma durante la gestación por la posición fetal. Al nacer, el ser humano presenta una gran cifosis. Conforme el niño se desarrolla y levanta la cabeza, se forma la lordosis cervical a los 3 meses aproximadamente, y cuando inicia la deambulación se forma la lordosis lumbar, aproximadamente de los 8 a los 12 meses.

Normalmente se observan dos curvaturas hacia atrás o cifosis, una situada en la columna torácica que es relativamente flexible y otra en la región sacra que está estructurada por la fusión de varias vértebras y es rígida. La cifosis es una curvatura normal cuando se mantiene en ciertos rangos de angulación. En términos generales, el rango normal en el adulto varía de 20° a 40°, según el método radiográfico de Cobb. Se considera una curva patológica cuando sobrepasa estas mediciones (**fig. 7-1**).

SINONIMIA

Giba, dorso redondo.

ETIOLOGÍA

Según su etiología, las cifosis pueden clasificarse en tres grandes grupos:

- **Adquiridas.**
- **Esenciales o idiopáticas.**
- **Congénitas.**

Las cifosis de tipo adquirido pueden clasificarse según se originen en alguna de las siguientes causas:

- **Postural:** transitoria por actitudes viciosas, miopía, hipertrofia mamaria.
- **Infecciosa:** tuberculosis, espondilitis bacteriana, micosis.
- **Inflamatoria:** espondilitis anquilopoyética.
- **Neoplásica:** destrucción vertebral por metástasis o tumores primarios.
- **Metabólica:** osteoporosis, raquitismo.
- **Miopática:** distrofia muscular.
- **Distrofias genéticas:** enfermedad de Morquio, síndrome de Marfan.
- **Neurógenas:** secuelas de encefalitis o poliomielitis.

- **Traumática:** fracturas en cuña.
- **Enfermedad de Scheuermann**.

De las cifosis esenciales o idiopáticas se desconoce la causa, aunque pueden implicar un factor hereditario no reconocido.

Las cifosis congénitas pueden presentarse por defectos de formación en el caso de agenesias de cuerpos vertebrales o defectos de segmentación en el caso de hemivértebra anterior encarcelada, en cuña o barra anterior intersomática.

TIPO DE CURVA

Las curvas cifóticas pueden clasificarse según diversas características que se mencionan a continuación.

- **Según su flexibilidad:**
  - Reductibles o funcionales: se corrigen con la postura, en decúbito o con tracción.
  - Irreductibles o estructuradas: no se corrigen con lo anterior.
- **Por su sintomatología:**
  - Indoloras o asintomáticas.
  - Sintomáticas o dolorosas.
- **Por el tipo de curva:**
  - Curvatura de gran radio (dorso redondo).
  - Curvatura de pequeño radio (cifosis de ángulo agudo o giba vertebral).

BIOMECÁNICA

Toda deformidad cifótica que aparece en el período de crecimiento y que no es corregida acaba haciéndose estructural debido a la deformidad en cuña de los cuerpos vertebrales. Esto se debe a la alteración en el equilibrio de los músculos extensores y sus antagonistas por una mala postura, lo que permite un incremento en la presión de los cuerpos y discos intervertebrales; según la ley de Delpech se inhibe el crecimiento en las zonas de presión, que corresponden al cuerpo, y se favorece en el sitio de distracción, que corresponde al arco posterior, lo que motiva la forma de cuña permanente (**fig. 7-2**).

El signo clave es la presencia de una deformidad dorsal redondeada ostensible acompañada de los siguientes signos:

- Proyección de la cabeza y de los hombros hacia adelante.
- Proyección y prominencia de las escápulas hacia atrás.

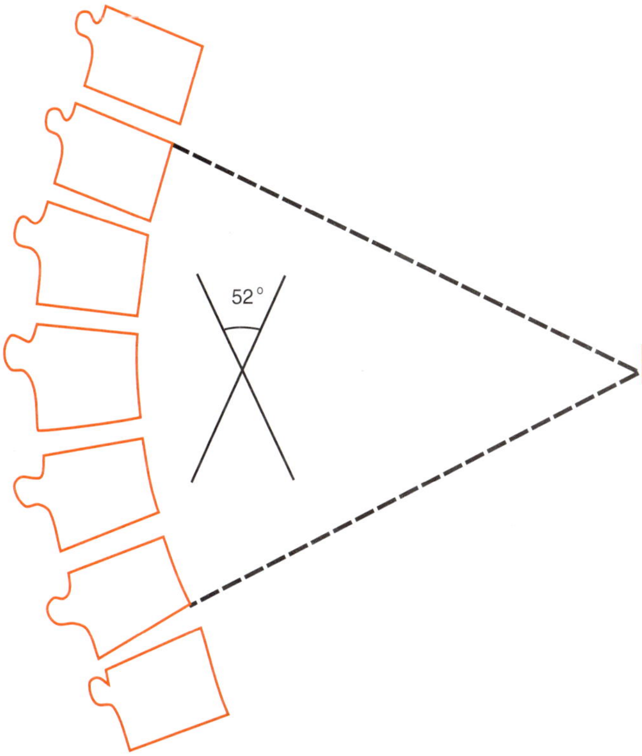

FIG. 7-1. Método radiográfico de Cobb para determinar el ángulo de desviación de la curva.

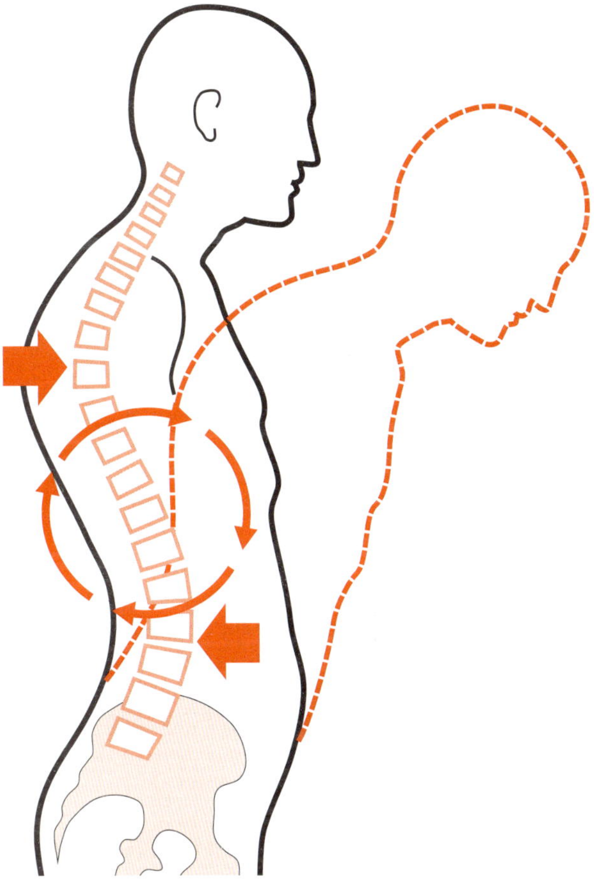

52°

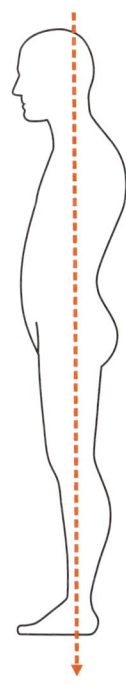

FIG. 7-2. Acuñamiento vertebral que se acentúa por la ley de Delpech.

- Prominencia por curvatura con convexidad posterior de la columna torácica, dorso redondo.
- Puede presentarse una cifosis pura o con una desviación en el plano frontal, llamada cifoescoliosis.
- Aplanamiento del tórax por adelante, a veces deprimido (*pectum excavatum*).
- En ocasiones, abultamiento abdominal por basculación pélvica y aumento de la lordosis lumbar compensatoria.

EXPLORACIÓN

Desde que se diagnostica una cifosis patológica debe explorarse periódicamente, por lo menos cada tres meses, y tomar una radiografía de control cada seis meses para seguir la evolución y aplicar el tratamiento oportuno. Siendo las de origen congénito potencialmente más graves, la vigilancia debe ser estrecha para determinar el momento adecuado de una posible fusión vertebral.

La exploración debe realizarse dependiendo de la edad del paciente para sostenerse de pie, en decúbito lateral, decúbito ventral, en posición de pie y sentado.

Con el paciente de pie y descalzo, visto por su cara lateral (de perfil) se observa con una línea de plomada que pase por el pabellón auricular, el hombro, la cadera, la rodilla y el tobillo (**fig. 7-3**).

 El signo del muro se observa al colocar al paciente de espalda a la pared. En una cifosis normal el paciente puede apoyar la cabeza en el muro, puede tocar con la barbilla el esternón y, al pedirle que flexione el tronco, la cifosis torácica se arquea poco (**fig. 7-4**).

—

FIG. 7-3. Exploración clínica de la deformidad mediante la línea de plomada.

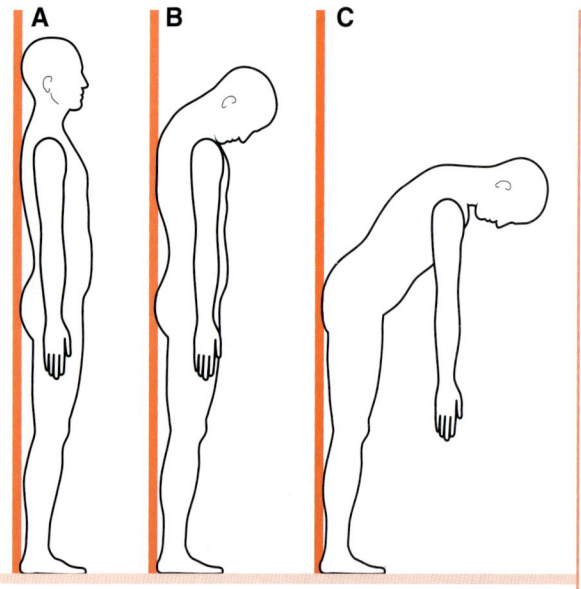

FIG. 7-4. Exploración clínica mediante el signo del muro.

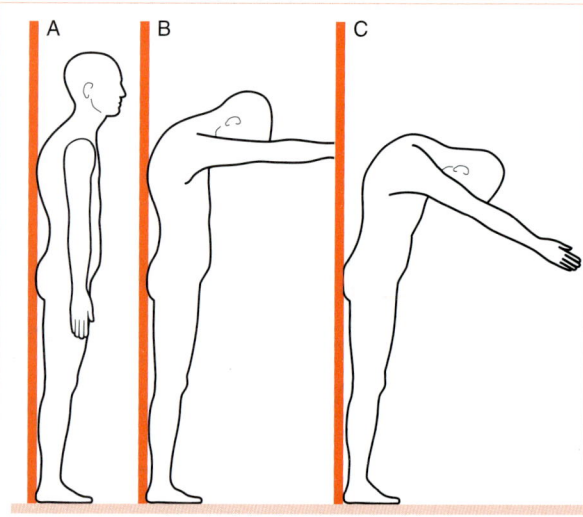

FIG. 7-5. Signo del muro en la enfermedad de Scheuermann.

En la cifosis acentuada, como en la enfermedad de Scheuermann, la cabeza no puede apoyarse en el muro, realiza mayor esfuerzo para tocar con la barbilla el esternón y, al pedir al paciente que se flexione, la columna torácica se arquea en forma considerable (**fig. 7-5**).

En decúbito dorsal, se observará la reductibilidad de la curva por el simple apoyo sobre una mesa dura y colocando una toalla enrollada en el vértice de la cifosis (**fig. 7-6**). En decúbito ventral, también se observará la flexibilidad apoyándose sobre una mesa (**fig. 7-7**).

En posición de sentado en un banquillo, se observa la postura y se invita a la extensión del tórax para valorar la flexibilidad de la curva.

MÉTODO RADIOGRÁFICO

 Las curvas se miden con el método de Cobb, que consiste en trazar las tangentes de los bordes superior e inferior de las vértebras que limitan la curva y desde ellas se trazan líneas perpendiculares que al cruzarse forman el ángulo de la curva (véase **fig. 7-1**).

—

CUADRO CLÍNICO

Según la edad de presentación, se reconocen tres cuadros clínicos:

- **Cifosis infantil:** en etapas tempranas puede presentar deformidades graves debido a alteraciones congénitas.
- **Cifosis juvenil**, que se clasifica en:
  - Postural.
  - Estructural: debido al acuñamiento anterior de 3 o 4 vértebras en el vértice de la curva, lo que se denomina enfermedad de Scheuermann.
- **Cifosis senil:** secuela de un dorso redondo juvenil que se acentúa por el remodelado óseo natural o secundaria a fracturas por osteoporosis con aplastamiento de varias vértebras.

TRATAMIENTO

El tratamiento ortopédico de las cifosis posturales consiste en la cooperación para evitar posiciones de desgano; sentarse correctamente; realizar actividades deportivas; dar atención a problemas visuales como la miopía y orientación a las adolescentes que, con el desarrollo mamario, tienden a incurvar la espalda por pudor, y orientación a los padres para que observen a sus hijos ya que con un diagnóstico temprano se prevendría el desarrollo de una curva pronunciada. Puede indicarse un programa de rehabilitación con fortalecimiento abdominal, de los extensores de columna y buenos hábitos.

Cuando el adolescente no coopera, parte del tratamiento ortopédico consiste en la aplicación de dispositivos que corrigen pasivamente la postura de la espalda y de los hombros durante el día y, por la noche, el uso de colchones más duros, evitando el decúbito dorsal con el uso de almohadas altas al dormir.

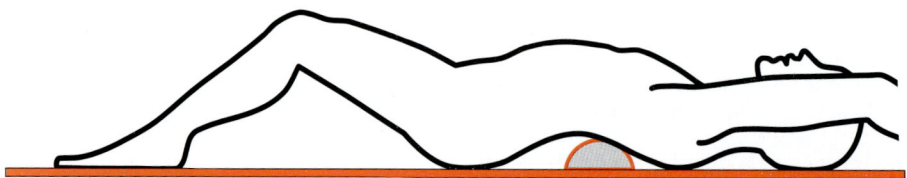

FIG. 7-6. Maniobra tendiente a comprobar la reductibilidad de la cifosis en el decúbito dorsal.

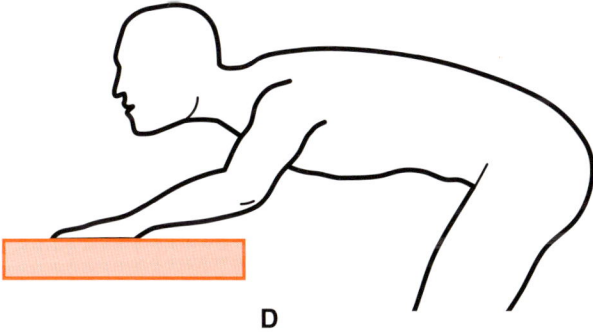

FIG. 7-7. Maniobra tendiente a comprobar la reductibilidad de la cifosis en el decúbito ventral.

Tirantes correctores

Consisten en ortesis cuyo objetivo es corregir la actitud cifótica en el niño y en el adolescente. Constan de un dispositivo de tela con correas en forma de ocho, que pueden tensarse traccionando hombros y escápulas hacia atrás, favoreciendo la proyección anterior de la caja torácica. La corrección se realiza por elongación progresiva de los músculos pectorales y una contracción de los músculos interescapulares. Se recomienda la contracción de los músculos abdominales para favorecer la corrección de la lordosis lumbar.

Tirantes con placa posterior

Este dispositivo consta de una placa rígida de Plexidur® y tirantes sobre cada hombro. Actúa traccionando los hombros y escápulas hacia atrás contra el soporte de la placa, buscando un mecanismo similar al de los tirantes (**fig. 7-8**).

Faja toracolumbar

La faja de tipo Taylor consta de dos varillas paralelas a la columna toracolumbar, que abarcan desde el vértice de las escápulas hasta la región sacrolumbar; está hecha de tela con tres correas ajustables para el abdomen y una correa acojinada para cada hombro, que se cruzan por atrás en forma de 8 para que al tensarlas lleven las escápulas y los hombros hacia atrás; al tensar la región abdominal, se corrige la hiperlordosis lumbar. Indicada para uso durante el día en adolescentes y adultos jóvenes con cifosis flexibles y abdomen prominente por hiperlordosis lumbar.

CIFOSIS JUVENIL ESTRUCTURAL O ENFERMEDAD DE SCHEUERMANN

Holger Scheuermann describe las manifestaciones radiográficas de esta enfermedad en 1920. Generalmente, se afectan 3 o 4 cuerpos vertebrales en la columna torácica, la cual una forma de cuña y origina una curva de gran radio que supera la incurvación torácica normal. Por encima y por debajo de ella se crean curvas lordóticas compensatorias cervicales y lumbares.

La causa de la cifosis juvenil estructural se desconoce. Esta aparece en los jóvenes adolescentes alrededor de los 12 o 13 años y predomina en el sexo masculino (**fig. 7-9**).

Patogenia

Se han propuesto varias teorías para explicar su aparición:

- Alteración en los anillos de crecimiento de los cuerpos vertebrales por necrosis avascular.
- Schmorl propuso que la hernia de material discal a través de la placa de crecimiento producía la cifosis. A través de fisuras o desgarros de origen congénito o traumático de las placas terminales, parte del material discal sería entonces impulsado al interior de la esponjosa ósea, lo que conduciría a una disminución del espacio vertebral (**fig. 7-10**).
- También propuso la existencia de factores mecánicos al realizar trabajos pesados.
- Lambrinudi observó cortedad congénita o adquirida de los músculos isquiotibiales que obligarían a un mayor trabajo de flexión del dorso debido a la fijación de la pelvis, como se observa en la **figura 7-11**. En A no hay acortamiento de los tendones de la corva. En B se observa la flexión de rodillas por contractura de los tendones del hueco poplíteo.

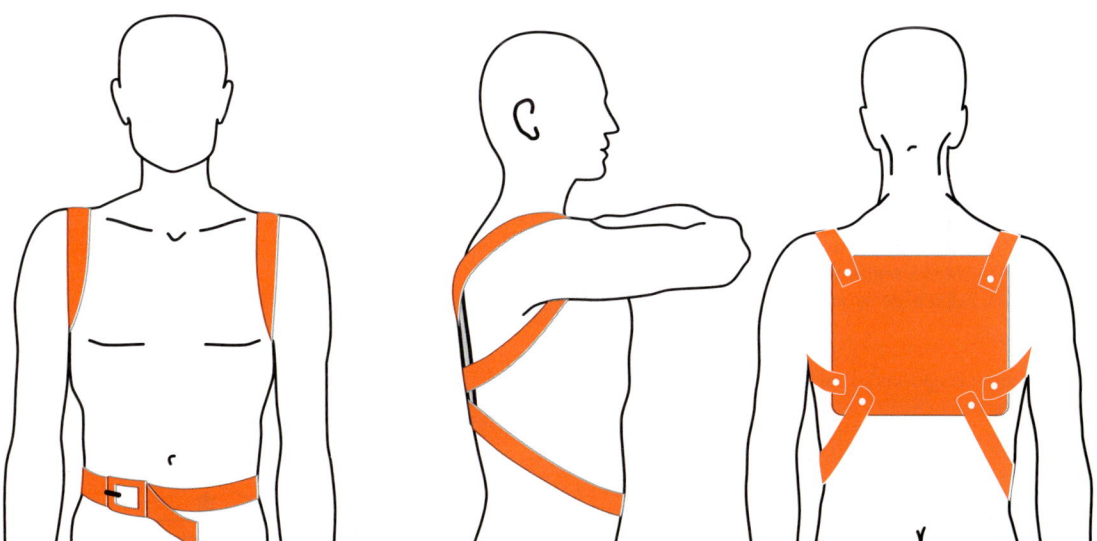

FIG. 7-8. Tratamiento ortopédico con tirantes correctores.

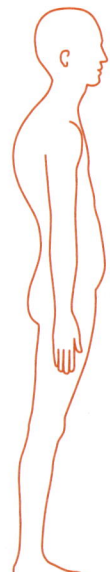

FIG. 7-9. Cifosis juvenil estructural por la enfermedad de Scheuerrmann.

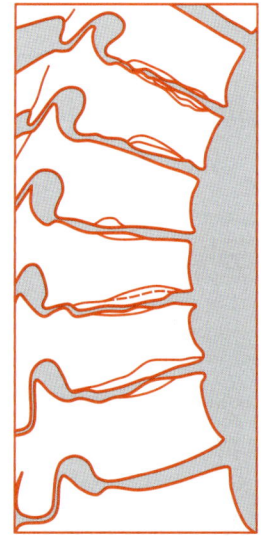

FIG. 7-10. Hernia del material discal a través de la placa de crecimiento (hernia de Schmorl).

- Algunos autores mencionan presentación secundaria a osteoporosis juvenil transitoria, asociada a síndrome de Turner y en fibrosis quística.
- Otros autores informan deficiencia en la ingesta de calcio y desnutrición.
- Desde el punto de vista macroscópico, suele observarse una retracción del ligamento longitudinal anterior engrosado, que actúa como cuerda de arco y sirve así para mantener la inflexibilidad relativa de la deformidad. El grosor del material discal parece ser normal, mientras que los cuerpos vertebrales adyacentes presentan forma de cuña. Desde el punto de vista histológico, se puede observar desgarro de las placas terminales y la extravasación del material nuclear al interior de la esponjosa del cuerpo vertebral.

Síntomas

El dolor es infrecuente en las fases tempranas de la enfermedad pero posteriormente puede tener una incidencia del 60% o más, sobre todo en los casos con cifosis bajas o cercanas a la región lumbar. Con el progreso de la cifosis se observa un aumento en la lordosis lumbar y cervical compensatoria. También se pueden presentar escoliosis discretas hasta en un tercio de los pacientes. Pueden presentar sensibilidad con espasmo muscular sobre la cifosis. Son frecuentes las contracturas musculares en los músculos pectorales que producen protrusión hacia adelante de escápulas y hombros, así como de los músculos de la cara posterior del muslo, según se mencionó previamente.

La presentación atípica de la enfermedad comprende dos modalidades:

- Alteraciones del cuerpo vertebral sin disposición cuneiforme, ni aumento de la cifosis.
- Aumento de la cifosis sin alteraciones del cuerpo vertebral.

Aspectos radiográficos

Las alteraciones características de los cuerpos vertebrales secundarios a enfermedad de Scheuermann comprenden:

- Tres o cuatro vértebras en cuña de 5° o más.
- Placas terminales irregulares y nódulos de Schmorl.
- Estrechamiento aparente del espacio discal.
- Aumento de la cifosis dorsal normal (más de 40°).

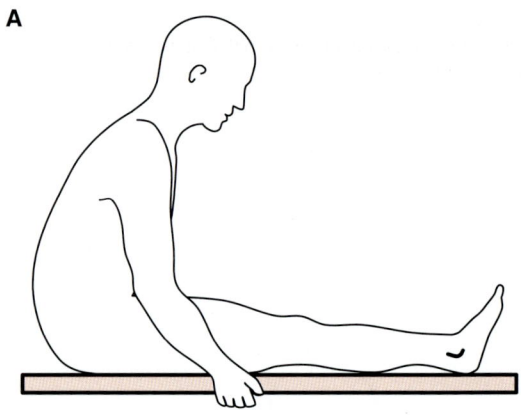

A

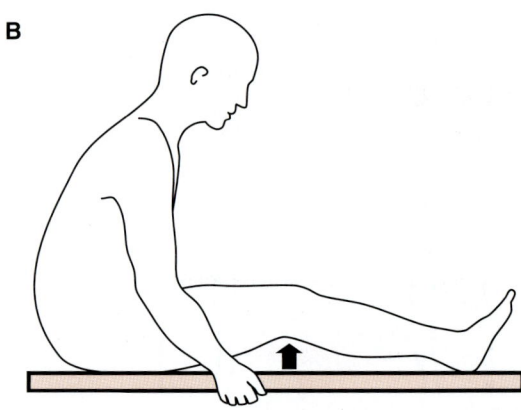

B

FIG. 7-11. Déficit de longitud de los isquiotibiales.

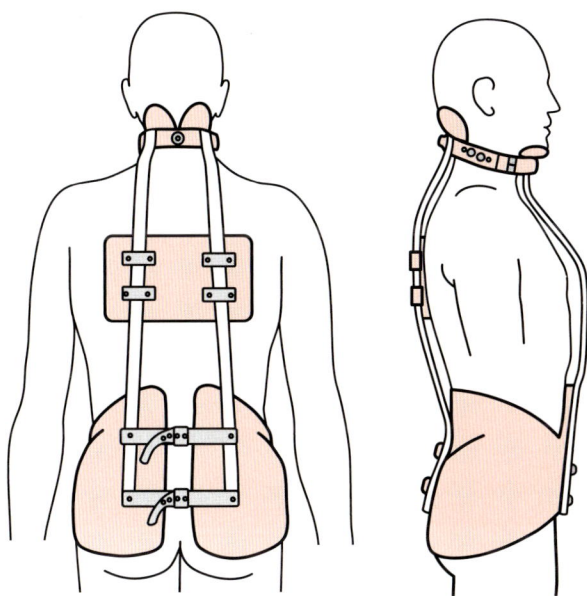

FIG. 7-12. Corsé de Milwaukee.

Diagnóstico diferencial

Habrá que hacer una meticulosa evaluación clínica, de laboratorio y de imagen con radiografías, tomografía computarizada (TC), gammagrafía y resonancia magnética (RM) en el diagnóstico diferencial de algunas patologías como espondilitis infecciosas, fracturas por compresión múltiples, las osteocondrodistrofias como la enfermedad de Morquio o de Hurler, los tumores y deformidades congénitas de la columna vertebral.

Pronóstico

Normalmente una cifosis menor de 40° no tiene implicaciones estéticas, por lo que un tratamiento temprano puede lograr buenos resultados. Las deformidades de más de 65° a 70° son particularmente desagradables y causan un aumento importante en la lordosis lumbar compensatoria.
—

El dolor que experimentan los niños en crecimiento con esta enfermedad puede ser transitorio, pero una vez terminado el crecimiento aumenta la incidencia de dolor lumbar y, a partir de la cuarta década de la vida, predispone a degeneración discal lumbar. En los adultos que no han recibido tratamiento, la incidencia del dolor puede ser del 10 al 42%. Son infrecuentes las complicaciones neurológicas y pueden manifestarse como paraparesia espástica secundaria a la deformidad angular aislada o a una hernia de disco torácica en el vértice de la curvatura.

Tratamiento

Los objetivos del tratamiento son:

- Corregir la deformidad estética.
- Evitar la progresión de la deformidad.
- Aliviar los síntomas presentes.
- Evitar ulteriores problemas derivados de una cifosis no tratada.

Cuando la curva es flexible, se indica el uso del corsé de Milwaukee. Los primeros prototipos fueron realizados por Blount y Schmidt en la década de 1950 y se utilizaron inicialmente para el tratamiento de las escoliosis. La idea de los autores es que el paciente, dentro del corsé, pueda moverse y ejercer autocorrección, por lo que se considera un "corsé activo". Está compuesto por un molde de plástico, conformado a partir del molde de la pelvis del paciente (molde positivo), que funciona como soporte de la barra anterior que lleva un anillo proximal para el apoyo mentoniano y dos barras posteriores que están colocadas paralelas a la columna proporcionando el apoyo occipital.

La variante para el manejo de la cifosis es que se coloca una placa plana que presiona sobre el ápex (ápice) de la deformidad cifótica y abarca ambas escápulas. El efecto de autocorrección por tracción es reforzado por la placa posterior. Se utiliza las 24 horas del día, se permite retirarlo para aseo personal y programa de ejercicios durante una hora al día y se utiliza generalmente durante un año (**fig. 7-12**).

El programa de ejercicios que se permite realizar es de inclinación pelviana para disminuir la lordosis lumbar, estiramiento muscular encaminado a contrarrestar contracturas musculares y ejercicios de extensión torácica para desarrollar los grupos musculares extensores del tórax.

Solo en pocas ocasiones suele ser necesaria la intervención quirúrgica. Está indicada en cifosis graves en pacientes que han terminado el crecimiento con dolor de espalda acentuado e incapacitante en el área de cifosis, que no responden al tratamiento conservador y cuando presentan signos y síntomas neurológicos secundarios.

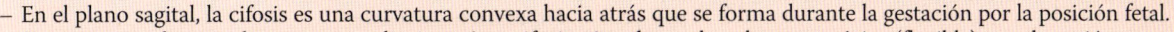

SÍNTESIS CONCEPTUAL

- En el plano sagital, la cifosis es una curvatura convexa hacia atrás que se forma durante la gestación por la posición fetal.
- Existen normalmente dos curvaturas hacia atrás o cifosis, situadas en la columna torácica (flexible) y en la región sacra (rígida).
- El rango normal de la curvatura cifótica en el adulto varía de 20 a 40°, según el método radiográfico de Cobb.
- La deformidad cifótica que aparece en el período de crecimiento y no es corregida acaba estructurándose debido al acuñamiento de los cuerpos vertebrales.
- El signo clave es la presencia de una deformidad dorsal redondeada ostensible, que se aprecia en el plano sagital.
- La deformidad puede aparecer en todas las etapas de la vida. En la adolescencia, esta deformidad estructural se denomina enfermedad de Scheuermann, con aparición entre los 12 y 13 años de edad y acuñamiento anterior de 3 o 4 vértebras.
- Aparece entre los 12 y los 14 años de edad. Presenta dolor solo en etapas tardías y complicaciones neurológicas infrecuentes. Su tratamiento implica ortesis y, raramente, cirugía.

TORTÍCOLIS CONGÉNITA Y ENFERMEDAD DE SPRENGEL

OSCAR VARAONA Y JORGE G. GONZÁLEZ

TORTÍCOLIS CONGÉNITA

Definición

Es una alteración morfológica consecutiva a la contractura unilateral del músculo esternocleidomastoideo, que se manifiesta a nivel de la cabeza y el cuello. Predomina en el sexo femenino.

El nombre proviene del latín *tortis*, "torcido", y *collum*, "cuello".

Sinonimia

Tortícolis muscular.

Etiología

Se han propuesto varias teorías:

- **Vascular:** por obstrucción venosa, con flujo arterial indemne. Se producirían edema, degeneración tisular (del hematoma obstétrico) y fibrosis.
- **Traumática:** por ruptura –durante el parto– del vientre muscular, subsiguiente hematoma y fibrosis, basado ello en la asociación de la tortícolis con la presentación pelviana, frecuentemente.
- **Malformación congénita:** defecto hereditario en la formación del esternocleidomastoideo, vinculado a la artrogrifosis.
- **Infecciosa:** por infección intrauterina del músculo lesionado.

Las dos primeras teorías son hoy en día las más plausibles.

Patogenia y anatomía patológica

Sustitución de tejido muscular por tejido fibroso en forma de masas fusiformes que lo afectan parcial o totalmente, especialmente a nivel de su tercio medio.

Estos cambios anatomopatológicos se hallan limitados por el perimisio.

Cuadro clínico

 Inspección (**fig. 8-1**): inclinación de la cabeza hacia el lado afectado. La barbilla apunta hacia el lado opuesto. Se observa limitación de los movimientos del raquis cervical, en particular la rotación hacia el lado afectado. Con el tiempo, es dable apreciar asimetría facial.

—

Palpación: aumento de volumen del vientre muscular y tumoración palpable, selectivamente en la región distal del esternocleidomastoideo de consistencia firme; es más evidente luego de los primeros quince días de vida y retrógrada después de algunos meses.

Diagnóstico diferencial

Debe efectuarse con otras alteraciones patológicas del cuello que ocasionan lateralización de la cabeza.

- **Causas osteoarticulares**:
  - Síndrome de Klippel-Feil y otras anomalías del raquis cervical.
  - Osteomielitis.
  - Tuberculosis.
  - Patologías tumorales (p. ej., de la fosa posterior).
  - Síndrome de Grisel (subluxación rotatoria, absceso retrofaríngeo (**figs. 8-2** y **8-3**).
- **Causas musculares**:
  - Artrogrifosis.

Estudios complementarios

Estudios por imágenes

- **Radiografías:** del raquis cervical para descartar anomalías óseas (placas convencionales); de la articulación atloaxoidea (boca abierta) para descartar subluxación rotatoria del axis

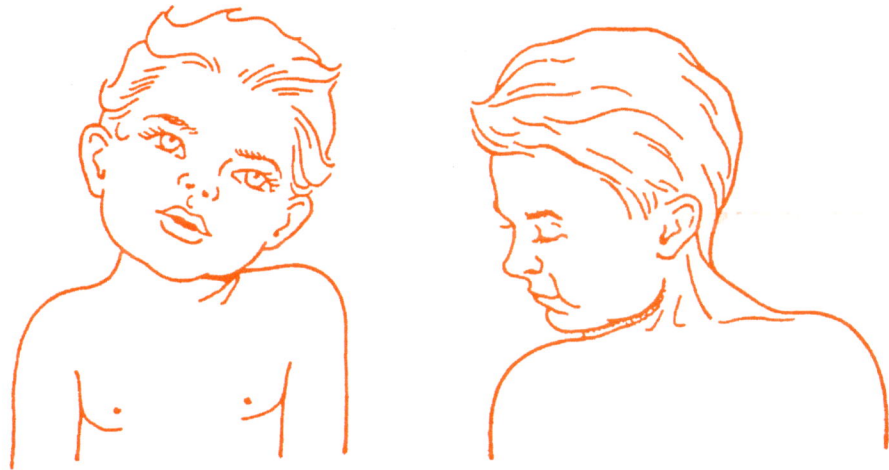

FIG. 8-1. Tortícolis congénita. Cuadro clínico.

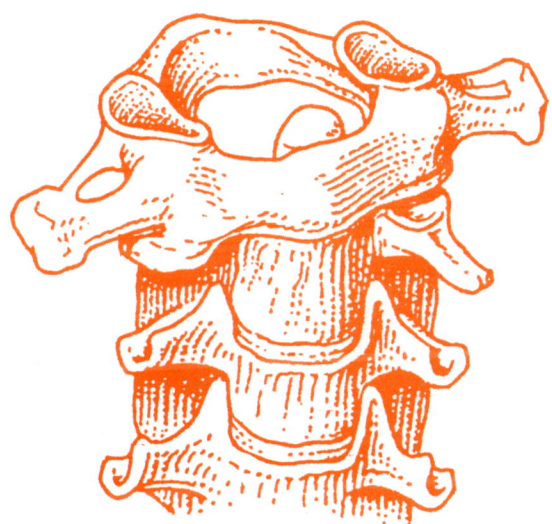

FIG. 8-2. Síndrome de Grisel (subluxación rotatoria del axis).

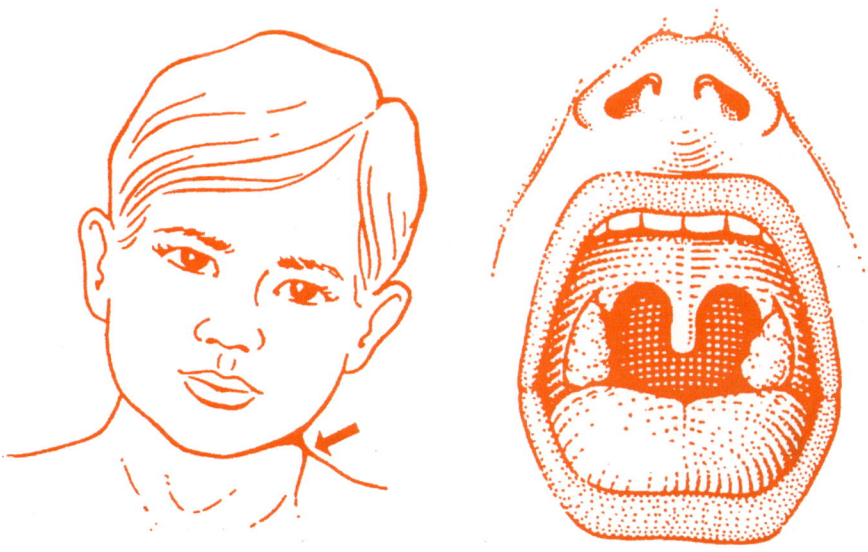

FIG. 8-3. Síndrome de Grisel. Se observa contractura del esternocleidomastoideo (señalado por flecha) y absceso retrofaríngeo.

(síndrome de Grisel); del raquis cervicodorsal en posición de frente para pesquisar escoliosis agregadas.

- **Tomografía computarizada.**
- **Resonancia magnética.**

Laboratorio

Los análisis de rutina no reflejan alteraciones, en contraposición con lo que sucede en los procesos infecciosos (osteoartritis, tuberculosis, etc.).

Tratamiento

Inicialmente, ante un diagnóstico precoz, conservador, se hacen manipulaciones suaves hacia la posición de hipercorrección (**fig. 8-4**) (occipucio hacia el lado opuesto y barbilla hacia la lesión), tendiendo al estiramiento pasivo del músculo.

Estimulación kinésica.

Cirugía: está indicada ante la falta de respuesta favorable al tratamiento conservador en plazos que superan el mes, o en los casos que consultan en forma tardía.

La base del tratamiento es la sección de cualquiera de los extremos del esternocleidomastoideo (**fig. 8-5**), o de ambos en los casos más graves o inveterados; es más sencilla su realización a nivel proximal por el peligro distalmente de seccionar el nervio espinal accesorio.

La resección total del músculo (Mikulicz) se halla reservada a casos de pacientes adolescentes con músculo muy retraído.

Cualquiera de estas intervenciones presupone una correcta inmovilización posoperatoria en posición de hipercorrección, primero con collar y luego con minerva de yeso.

Pronóstico

 De no recibir tratamiento temprano se producen deformidades secundarias como asimetría facial, alteraciones oculares (astenopia), escoliosis cervical baja, escoliosis dorsal alta.
—

ENFERMEDAD DE SPRENGEL

Definición

Es una malformación congénita caracterizada por el ascenso de una o ambas escápulas.

Sinonimia

Escápula (omóplato) alta congénita.

Etiología

Como se mencionó, se trata de una malformación congénita.

Es útil recordar que, durante el desarrollo embrionario, la escápula desciende a partir del tercer mes de vida desde la región cervical hasta su posición habitual en el tórax (posterior y entre la segunda y octava costilla).

Hasta el momento solo existen teorías; entre las que se hallan en la actualidad merecen citarse:

- Alteración del descenso de la escápula debido a múltiples causales (p. ej., defecto de posición intrauterina, anomalías musculares, etc.).
- Detención del desarrollo escapular por tensiones musculares inapropiadas en la vida fetal.

Patogenia. Anatomía patológica

La escápula aparece aproximadamente en la quinta semana de la vida fetal y comienza de allí en adelante su descenso hasta lograr su posición definitiva. En esta afección, la escápula no ha descendido totalmente, es breve en su longitud cefalocaudal y extensa en sentido transversal; a estas características se suma su convexidad en la parte alta para adaptarse a la pared torácica.

Con frecuencia aparecen elementos anatómicos de unión entre el omóplato y el raquis, como bridas fibrosas, barras cartilaginosas u óseas, constituyendo en este último caso los denominados huesos omovertebrales.

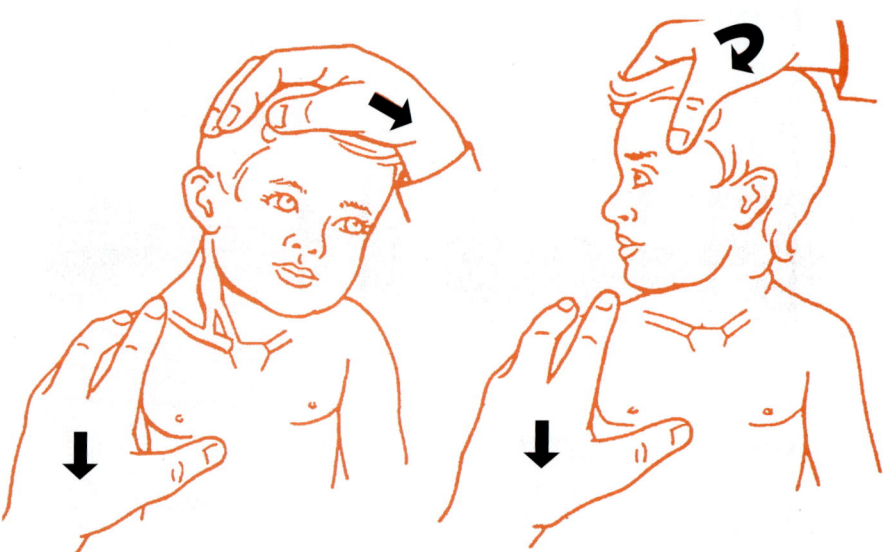

FIG. 8-4. Tratamiento incruento mediante manipulaciones.

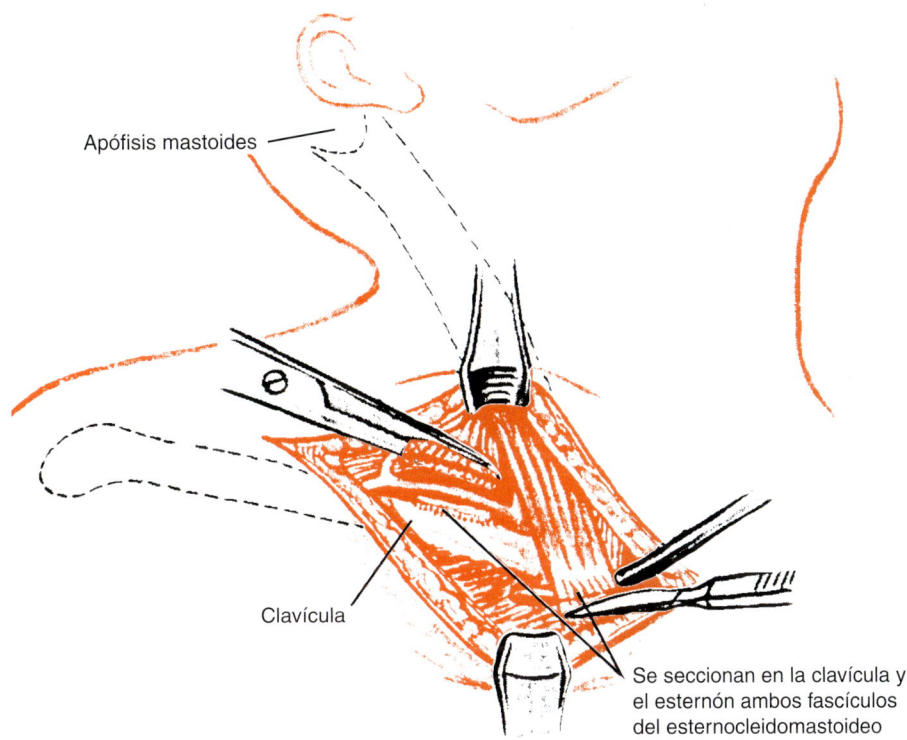

Apófisis mastoides

Clavícula

Se seccionan en la clavícula y el esternón ambos fascículos del esternocleidomastoideo

FIG. 8-5. Tratamiento quirúrgico de la tortícolis congénita. Sección de la inserción distal del esternocleidomastoideo (fascículos clavicular y esternal).

Es dable observar anomalías musculares consecutivas a estos cambios o la presencia de un repliegue cutáneo en el cuello denominado *pterygium colli* (**fig. 8-6 A** y **B**).

Cuadro clínico

Solo escasos pacientes presentan dolor occipitovertebral.

La inspección permite advertir la elevación de uno de los hombros en forma clara, de ser la deformidad unilateral (**fig. 8-7**);

ello se complementa por la brevedad del cuello a ese nivel. Puede aparecer cifosis o escoliosis en forma asociada debido a la atrofia por agenesia de ciertos grupos musculares.

La palpación permite advertir una escápula de menor tamaño y con la morfología ya descrita.

La abducción se halla limitada a expensas de la escapulotorácica, pero es normal lo que concierne a la escapulohumeral.

En los casos bilaterales, la semiología registra un cuello corto y grueso con una abducción de ambos hombros que raramente supera los 120°.

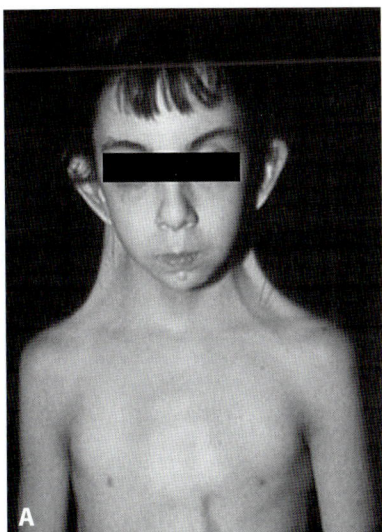
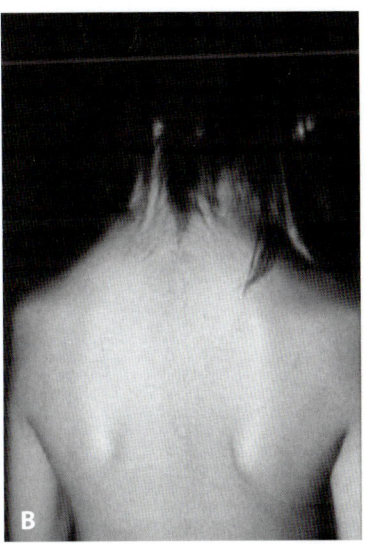

FIG. 8-6. Niño que presenta deformidad de Sprengel asociada a *Pterygium colli*. **A.** Vista de frente. **B.** Vista de espalda. (Véase esta figura en **Láminas en color**).

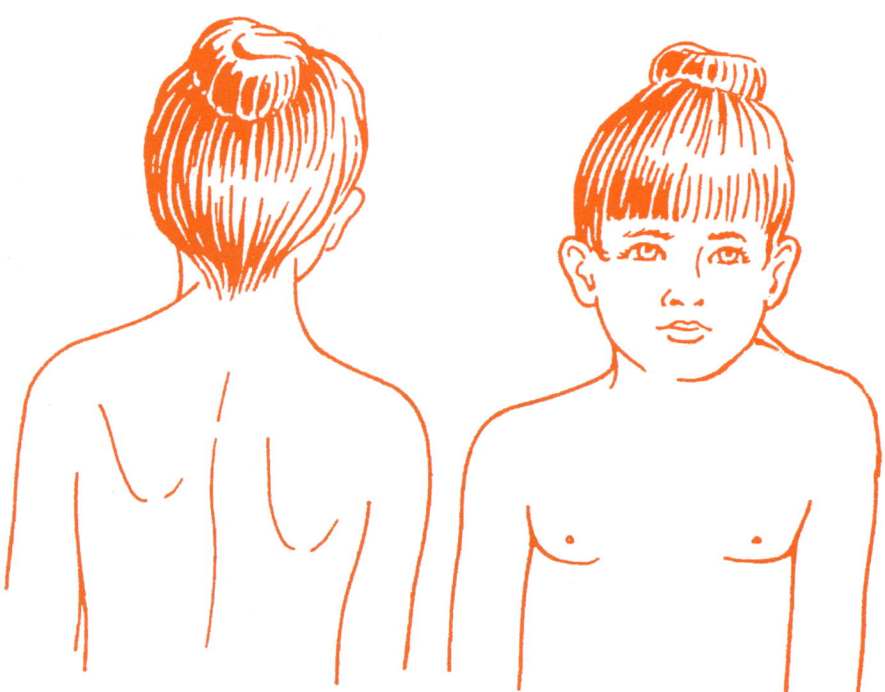

FIG. 8-7. Enfermedad de Sprengel. Obsérvese el ascenso de la escápula izquierda.

Diagnóstico diferencial

Debe efectuarse con:

- **Síndrome de Klippel-Feil:** síndrome de reducción numérica cervical que se asocia a malformaciones de las vértebras existentes y alteraciones del eje. También presenta un cuello corto e implantación baja de los cabellos. En esta patología, la movilidad del raquis cervical se halla frecuentemente limitada y la radiología es característica (**fig. 8-8 A** y **B**).
- **Escoliosis congénita.**

Estudios complementarios

Radiología convencional de hombro, raquis y tórax: para identificar las características de la escápula y, eventualmente, la presencia de un hueso omovertebral.

Tomografía lineal: permite reconocer las características del hueso omovertebral.

Tomografía computarizada con reconstrucción 3D.

Resonancia magnética: para lograr una mayor integración de imágenes.

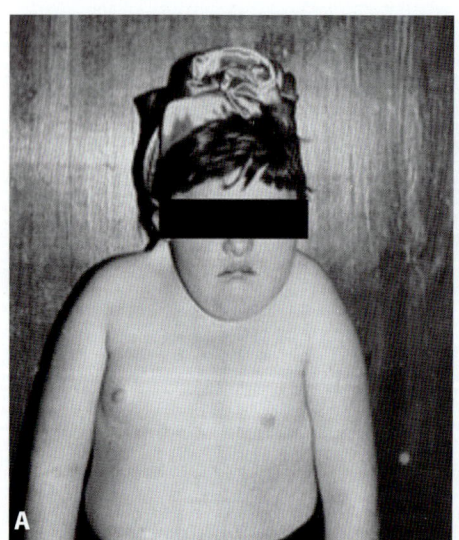
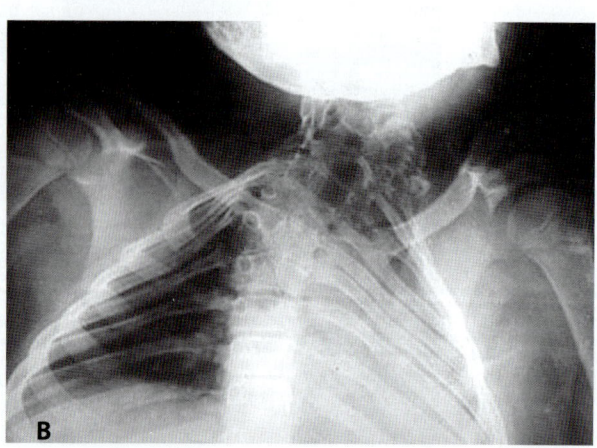

FIG. 8-8. A. Síndrome de Klieppel-Feil. **B.** Radiografía de frente de la misma paciente. Nótese la presencia de escoliosis y disminución del número de vértebras cervicales. (Véase esta figura en **Láminas en color**).

Tratamiento

Dirigido, por lo general, a mejorar:

- La deformidad.
- La pérdida funcional.

Las iniciativas quirúrgicas pueden agruparse según sus fundamentos técnicos en:

- Intervenciones sobre las masas musculares (desinserciones, mioplastias, etc.).
- Resecciones óseas (escapulectomías parciales, osteotomías, etc.).
- Liberación y descenso de la escápula con o sin fijación de esta.

La técnica recomendada por el autor es una modificación de la original de Schrock, que él mismo efectuó junto con De Paoli. Podría resumirse en algunos pasos básicos:

- Liberación subperióstica de la escápula (excepto el borde axilar). Eventual resección de hueso omovertebral.
- Osteotomía del acromion para permitir el descenso escapular sin producir fenómenos compresivos en plexos y vasos subclavios.

- Descenso medido de la escápula y pexia (fijación a costilla en su arco posterior) con material no reabsorbible.

Es importante señalar que la escápula preserva en esta técnica su vascularización a través de las inserciones musculares del borde axilar.

La osteotomía del acromion pone a cubierto de complicaciones graves. La pexia (fijación) previene las recidivas y, de hallarse el acromion en crecimiento, favorece la remodelación escapular y su relación con la caja torácica.

La cirugía no es aconsejable antes de los 5 años de edad.

Pronóstico

Es bueno en los casos de Sprengel como malformación única, y hay una buena respuesta funcional y cosmética al tratamiento.

En los casos asociados a otras malformaciones, son estas las que determinan el pronóstico.

Librados al azar, los casos de Sprengel tienen importantes problemas de adaptación en el medio social, en especial en lo concerniente a la cosmesis; esto justifica plenamente la cirugía.

SÍNTESIS CONCEPTUAL

Tortícolis congénita

- Es una alteración morfológica consecutiva a la contractura unilateral del músculo esternocleidomastoideo. El diagnóstico se basa fundamentalmente en la clínica.
- Produce inclinación de la cabeza hacia el lado afectado, aumento de volumen del vientre muscular y tumoración palpable en la región distal de este.
- Se indica tratamiento quirúrgico (sección de uno o ambos extremos del esternocleidomastoideo) ante la falta de respuesta favorable al tratamiento conservador o la consulta tardía.
- Dejada a su evolución provoca secuelas de distinta gravedad.

Enfermedad de Sprengel

- Es una malformación congénita caracterizada por el ascenso de una o ambas escápulas.
- La inspección permite advertir la elevación de uno de los hombros en forma clara; en caso de ser unilateral la deformidad, ello se complementa por la brevedad del cuello homolateral. La palpación permite advertir una escápula de menor tamaño y con la morfología descrita. Hay abducción limitada a expensas de la escapulotorácica.
- Se asocian con frecuencia cifosis o escoliosis.
- Los objetivos del tratamiento consisten en mejorar la deformidad y la pérdida funcional.
- Los procedimientos quirúrgicos incluyen:
  - Intervenciones sobre las masas musculares.
  - Resecciones óseas.
  - Liberación y descenso de la escápula con o sin fijación de esta.

RADICULOPATÍAS Y PLEXOPATÍAS CERVICALES

ROBERTO E. SICA

INTRODUCCIÓN

Las raíces cervicales pueden padecer trastornos de índole diversa. Aunque están rodeadas por una formación ósea, son estructuras delicadas sujetas a compresión y estiramiento. Están inmersas en el líquido cefalorraquídeo (LCR) y pueden afectarse, también, por infecciones, inflamaciones y procesos neoplásicos que comprometan la leptomeninge. Permanecen separadas de la circulación por una barrera hematonerviosa incompleta, de forma que sus axones y las neuronas que se sitúan en el ganglio de la raíz dorsal (GRD) pueden ser alcanzados por toxinas o anticuerpos circulantes.

No resulta complejo reconocer el grupo de síntomas y signos que señalan su compromiso.

 El dolor radicular y las parestesias se acompañan con hipoestesia en el dermatoma (región de la piel inervada por la raíz (**fig. 9-1**), debilidad en el miotoma (conjunto de músculos inervados por la raíz) e hiporreflexia en el segmento que es patrimonio de la raíz comprometida.

—

Sin embargo, cuando son varias las raíces que participan del daño, el diagnóstico se hace más difícil, puesto que puede remedar una mononeuropatía o una plexopatía; en oportunidades se hace necesario recurrir al análisis del LCR, las imágenes radiológicas o los estudios electrofisiológicos, o a todos ellos, para reconocer la patología.

Anatómicamente, cada raíz está sujeta a la médula espinal por cuatro a ocho raicillas que se ubican a lo largo del eje longitudinal de la médula; las dorsales nacen del surco posterolateral medular, en tanto que las ventrales lo hacen desde un área más extendida; en cada segmento, la raíz ventral se une a la dorsal inmediatamente después del GRD de esta última para formar la raíz mixta que luego se divide en ramos finos dorsales y otros más gruesos ventrales.

Los ramos dorsales inervarán los músculos paraespinales del cuello y la piel que los cubre, en tanto que los ventrales formarán los plexos cervical y braquial.

Las raíces se ubican libremente en el espacio subaracnoideo, rodeadas por una cubierta fina de células aplanadas, con escaso colágeno interpuesto, que se continúa distalmente con el perineuro y proximalmente con la piamadre y la aracnoides. En el foramen intervertebral, la raíz asegura su posición mediante una lámina fibrosa que se une a ella y a la apófisis transversa de la vértebra. De esta forma, la raíz y sus cubiertas ocupan aproximadamente el 45% del foramen; el 55% remanente da paso a vasos sanguíneos en el seno de tejido conectivo laxo.

La raíz dorsal y la mixta contienen fibras sensitivas, que constituyen las prolongaciones axónicas de las neuronas unipolares alojadas en el GRD que, en la periferia, se unen a receptores sensitivos localizados en la piel, articulaciones, aponeurosis, músculos y tendones, en tanto que a nivel de la médula espinal hacen su primera sinapsis en la sustancia gelatinosa de Rolando, desde donde partirá la información sensorial, a través del cordón posterior y los haces espinotalámicos, que alcanzará el cerebro.

Las fibras motoras que integran la raíz anterior, y luego la mixta, son esencialmente los axones de las neuronas motoras espinales α y γ, las primeras dirigidas a la inervación de las fibras musculares esqueléticas extrafusales y las segundas a las fibras musculares ubicadas dentro del huso neuromuscular; están acompañadas, en los segmentos cervicales y torácicos rostrales, por los axones provenientes de las neuronas que integran el asta intermedio-lateral, que son fibras simpáticas preganglionares. Completando su constitución, las raíces alojan fibras amielínicas provenientes de los ganglios simpáticos.

En total, en el hombre, existen 31 pares de raíces que cursan a través de sus forámenes; de ellos, ocho son patrimonio de la columna cervical y se denominan C1 a C8.

RADICULOPATÍAS TRAUMÁTICAS

Avulsión radicular

Las raíces cervicales poseen alrededor del 10% de la fuerza de tensión de un nervio periférico debido a la escasa cantidad de colágeno que contienen y a la ausencia de epineuro y perineuro. Por ello es que resultan el eslabón más débil del complejo nervio-plexo-raíz que se une a la médula espinal. Esto

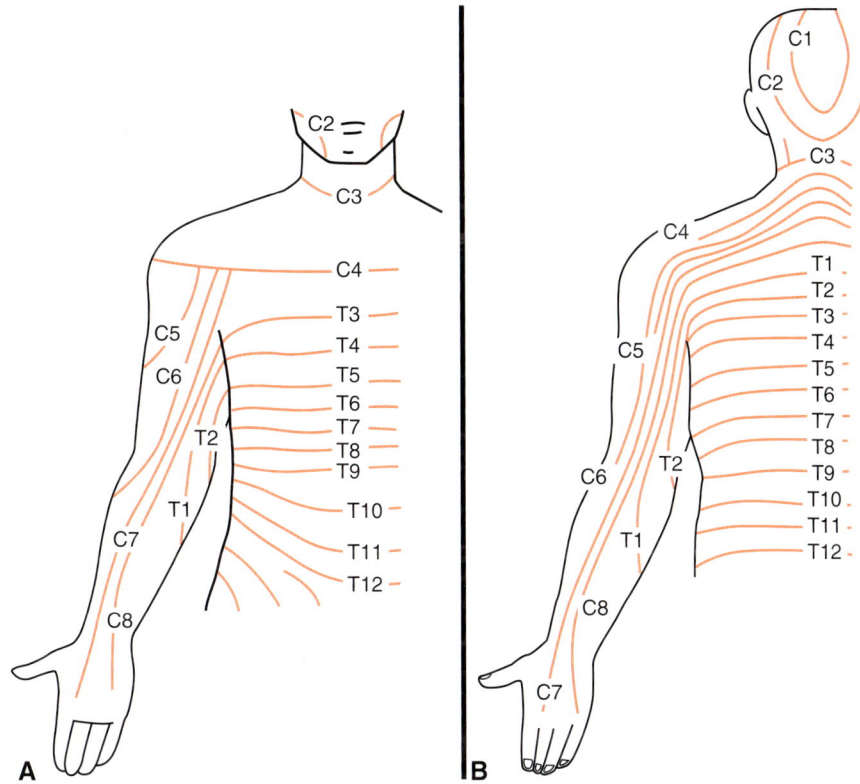

FIG. 9-1. Dermatomas cervicales y su relación con los dermatomas torácicos.

hace que constituyan el lugar de menor resistencia frente a una tracción vigorosa del miembro superior, situación que puede llevar a su desprendimiento medular (avulsión).

Las raíces ventrales o motoras son más vulnerables frente a la tracción que las dorsales o sensitivas; ello ocurre porque la presencia del GRD en estas últimas las hace algo más resistentes.

 La avulsión radicular cervical da lugar a 2 síndromes claramente definidos. Uno de ellos es la parálisis de Duchenne-Erb, en el que el miembro superior cuelga al costado del cuerpo, internamente rotado y extendido en el codo debido a la parálisis de los músculos inervados por C5 y C6.

El segundo es el de Dejerine-Klumpke, en el que la debilidad, seguida por atrofia muscular, se localiza en la mano que adopta la posición en "garra" debida a la lesión de las raíces C7, C8 y T1.

—

El cuadro de Duchenne-Erb aparece en circunstancias en las que bruscamente se incrementa el ángulo entre el cuello y el hombro, que genera una tensión que se transmite al plexo braquial superior y, de allí, a las raíces C5 y C6; las causas más frecuentes son los accidentes de motocicleta y la tracción obstétrica del miembro superior ejercida en el momento del parto.

El síndrome de Dejerine-Klumpke aparece cuando el miembro superior es elevado bruscamente más allá de los 90°; la tensión, entonces, se transmite al plexo braquial inferior y a las últimas raíces cervicales; ocurre en las caídas desde alturas mayores que las del propio cuerpo en las cuales el sujeto se toma de un objeto cualquiera con sus manos para evitar llegar al piso, haciendo que sus miembros superiores soporten el peso de su cuerpo.

Clínicamente, la avulsión radicular se caracteriza por parálisis flácida y anestesia en los miotomas y dermatomas respectivamente comprometidos (véase **fig. 9-1**). El examen semiológico prolijo puede hacer el diagnóstico; en ocasiones es necesario el empleo de métodos electrofisiológicos o la obtención de imágenes para alcanzarlo. Por ejemplo, la lesión de la raíz C5 produce parálisis del romboides y los músculos supraespinoso e infraespinoso y franca debilidad del serrato, bíceps, deltoides y supinadores, junto a un área de hipoestesia o anestesia cutánea que se extiende por el borde externo del hombro y el segmento externo más proximal del brazo.

La avulsión de la raíz T1 tiene la particularidad de acompañarse con el síndrome Horner, hecho que permite su individualización, caracterizado por miosis y debido al daño de las fibras simpáticas preganglionares dirigidas al ganglio cervical superior.

El electromiograma puede resultar útil para el diagnóstico cuando encuentra actividad denervatoria en músculos paraespinales y en aquellos otros dependientes de la inervación de la raíz afectada. Los valores de conducción nerviosa, motora y sensitiva pueden no alterarse en las primeras semanas luego del episodio. La mielografía combinada con resonancia magnética (RM) es capaz de encontrar protrusión del saco dural en el nivel de la avulsión radicular.

De todas maneras, el médico debe estar prevenido de que no siempre estos métodos complementarios de diagnóstico son lo suficientemente fieles, de allí la necesidad del examen semiológico meticuloso.

En cuanto al tratamiento, no existe procedimiento médico o quirúrgico que pueda resolver el problema. En ocasiones, el trasplante tendinoso puede ser de utilidad para suplir una función motora perdida. En casos extremos se vuelve necesaria la amputación del miembro o de parte de él.

Degeneración y hernia discal

Los discos de la columna cervical pueden herniarse en cualquier momento de la vida, aunque la mayor susceptibilidad para que ello ocurra aparece luego de los 40 años de edad. El disco herniado puede proyectarse hacia el canal medular o hacia los forámenes; en el primer caso se pondrá en contacto con el saco dural y, a través de él, con la médula espinal, y, en el segundo, con la raíz que emerge del ducto; en oportunidades contacta con ambas estructuras simultáneamente. El ánulo fibroso del disco encuentra refuerzo en el ligamento longitudinal posterior; por ello, en ocasiones, la dirección del disco herniado es posterolateral o paracentral; en otras es más lateral o foraminal y comprime la raíz contra el pedículo de la vértebra.

Cuando el proceso degenerativo es intenso, aparecen desgarros en el ánulo fibroso del disco y en el ligamento longitudinal posterior que hacen que el material interno del disco tenga libre acceso al canal vertebral y migre, como fragmentos, a otras posiciones comprimiendo otras raíces o la médula.

Las características clínicas de la compresión radicular son varias; el dolor puede ser punzante, quemante o gravativo, distribuido en el territorio de la raíz afectada, y proyectarse también al esclerotoma (huesos y ligamentos inervados por la raíz) correspondiente; el dolor se agrava con la maniobra de Valsalva, con la tos, el estornudo o cualquier otra actividad que implique el aumento de la presión intrarraquídea; se suman a él parestesias e hipoestesia en el mismo territorio; simultáneamente los músculos dependientes de la inervación de esa raíz (miotoma) se vuelven más débiles.

—

En la región cervical, la mayor movilidad a nivel de C5-C6 y de C6-C7 crea las condiciones para el desarrollo temprano de degeneración discal y, subsiguientemente, de espondilosis.

Las raíces cervicales emergen por encima de la vértebra que comparte su numeración; así, C7 abandona el canal cervical entre las vértebras C6 y C7; de esa manera se explica que la lesión del disco entre esas vértebras perjudique a la raíz C7; cuando el daño se ubica entre C5 y C6, la raíz comprometida será C6 y, cuando ello sucede entre C7 y T1, la alteración asentará en C8.

Vale como ejemplo tomar dos de las raíces que más comúnmente se lesionan. Para C6, el dolor se localiza en el hombro, el extremo superior del brazo, el borde lateral externo del antebrazo y el dedo pulgar; las parestesias son notorias en el pulgar y el dedo índice; los reflejos bicipital y cúbito-pronador se vuelven hipoactivos y la debilidad muscular incluye al bíceps, deltoides, pronador cuadrado y supinadores.

En el caso de C7, el dolor se distribuye por el hombro, el pecho, el antebrazo y la mano; las parestesias son más evidentes en el dedo medio, en particular en su cara dorsal; el reflejo tricipital se hace hipoactivo o desaparece y la debilidad muscular es manifiesta en el tríceps braquial, en los flexores de la muñeca y en los músculos de eminencia tenar.

La lesión de C5 es parecida, clínicamente, a la de C6, pero se diferencia de ella por la presencia de hipotrofia o atrofia del romboides, del supraespinoso y del infraespinoso.

La alteración de C8 tiene una semiología similar a la de C7; la diferencia está en que las parestesias se ubican en el IV y V dedo y en que la debilidad muscular afecta los interóseos y los músculos de la eminencia hipotenar.

El diagnóstico clínico de las lesiones discales puede recibir apoyo del laboratorio; en este aspecto, la RM es el método de elección puesto que permite observar el estado de estructuras óseas y blandas y sus relaciones. El electromiograma (EMG) es un complemento útil también, puesto que individualiza los músculos pertenecientes al miotoma de la raíz y da noción del grado e intensidad de la denervación a los que ellos están sometidos.

—

En cuanto al tratamiento, inicialmente deberá ser conservador: se sugiere terapia kinesiológica, medicación antiinflamatoria e inmovilización mediante un collar. Si a pesar de ello no se obtuviera mejoría y, por el contrario, el dolor se acrecentara o la debilidad muscular se hiciera mayor o apareciera atrofia de los músculos que son patrimonio de la raíz comprometida, deberá considerarse la posibilidad de acudir a la solución quirúrgica.

Espondilosis

Frecuentemente, la degeneración discal es parte de un proceso degenerativo extenso llamado espondilosis que involucra no solo al disco, sino también las articulaciones de la columna y las facetas intervertebrales; produce osteofitos que, asimismo, son fuente de compresión medular o radicular. Cuando concomitantemente con todo ello aparece engrosamiento del ligamento amarillo, el canal vertebral se estrecha pudiendo comprimir la médula espinal y ocasionar mielomalacia; esto lleva a la producción de signos y síntomas que se instalan por debajo de la estrechez y que son el resultado del daño de las vías nerviosas de proyección (paraparesia espástica, incontinencia esfinteriana, hipoestesia por debajo del nivel de lesión).

El diagnóstico y la orientación terapéutica pueden beneficiarse con los hallazgos del laboratorio. En este aspecto, la radiografía simple es de ayuda, puesto que muestra los cambios óseos que acontecen en esta enfermedad y descarta otras patologías que podrían ocasionar signos y síntomas similares, tales son la presencia de tumores óseos, metástasis, espondilolistesis o abscesos implantados en el hueso.

Sin embargo, la RM vuelve a ser el instrumento de mayor valor ya que a los hechos que puede mostrar la radiología simple suma la correcta visualización de los diámetros del canal y las características de la médula espinal; en oportunidades, la compresión de la médula espinal y la presencia de mielomalacia deciden la intervención quirúrgica.

—

OTRAS RADICULOPATÍAS

Las raíces cervicales pueden ser el asiento de varias entidades médicas que deben ser tenidas en cuenta en el momento del diagnóstico diferencial.

Las más frecuentes son el síndrome de Guillain-Barré, la carcinomatosis meníngea, las meningitis plásticas, la polirradiculoneuropatía inflamatoria desmielinizante crónica o recurrente, la neuropatía motora multifocal, la radiculopatía diabética, la infección por herpes zóster, la ocasionada por el citomegalovirus en el síndrome de inmunodeficiencia humana adquirido por la contaminación con el virus HIV, y la tabes dorsal.

De igual manera, el ganglio de la raíz posterior puede verse lesionado por distintos factores no traumáticos; el más frecuente es la paraneoplasia, que ocasiona pérdida selectiva de neuronas pequeñas en esa estructura; también deben considerarse las alteraciones hereditarias (neuropatías sensitivas hereditarias), las intoxicaciones y diferentes entidades disinmunes.

Plexopatías cervical y braquial

Plexo braquial

Generalidades

El plexo braquial está formado por cinco raíces que emergen de la médula y la columna cervical (C5 a T1). Estas raíces se unen por encima de la clavícula y forman los tres troncos primarios del plexo braquial.

Esquemáticamente, C5 y C6 conforman el tronco superior, C8 y T1 el tronco inferior y C7 la mayor parte del tronco medio. Detrás de la clavícula, cada tronco primario se divide en una rama anterior y otra posterior cuya ulterior fusión, que se hace por detrás del músculo pectoral menor, da lugar a los troncos secundarios del plexo que toman su nombre según la relación que mantienen con la arteria subclavia, denominándose lateral, medio y posterior (**fig. 9-2**).

El lateral surge de las ramas anteriores de los troncos primarios superior y medio, el tronco medio de las prolongaciones anteriores del tronco primario inferior, en tanto que el tronco posterior está compuesto por las ramas posteriores de los tres troncos primarios. De estos tres troncos secundarios nacen los nervios que tendrán el control de la sensibilidad y motricidad del miembro superior.

El tronco lateral da lugar a parte del nervio mediano y al musculocutáneo; el tronco medio completa la constitución del nervio mediano y forma el cubital, en tanto que el posterior es origen del circunflejo y del radial. De estos mismos troncos surgen otros nervios, menores en calibre y recorrido, dirigidos a los pectorales mayor y menor, al subescapular, al dorsal ancho y a otros de la cintura escapular.

Algunos músculos de esta cintura reciben su inervación desde segmentos más proximales del plexo; ejemplo de ello son el nervio del músculo serrato anterior (nervio torácico largo), el del romboides y el del supraescapular; de este último nervio se desprenden ramas que se dirigen a los músculos supraespinoso e infraespinoso. También los nervios puramente sensitivos son parte de los troncos secundarios; así, el cutáneo posterior del brazo es rama del tronco posterior, en tanto que el cutáneo medio del brazo y el cutáneo medio del antebrazo lo son del tronco medio.

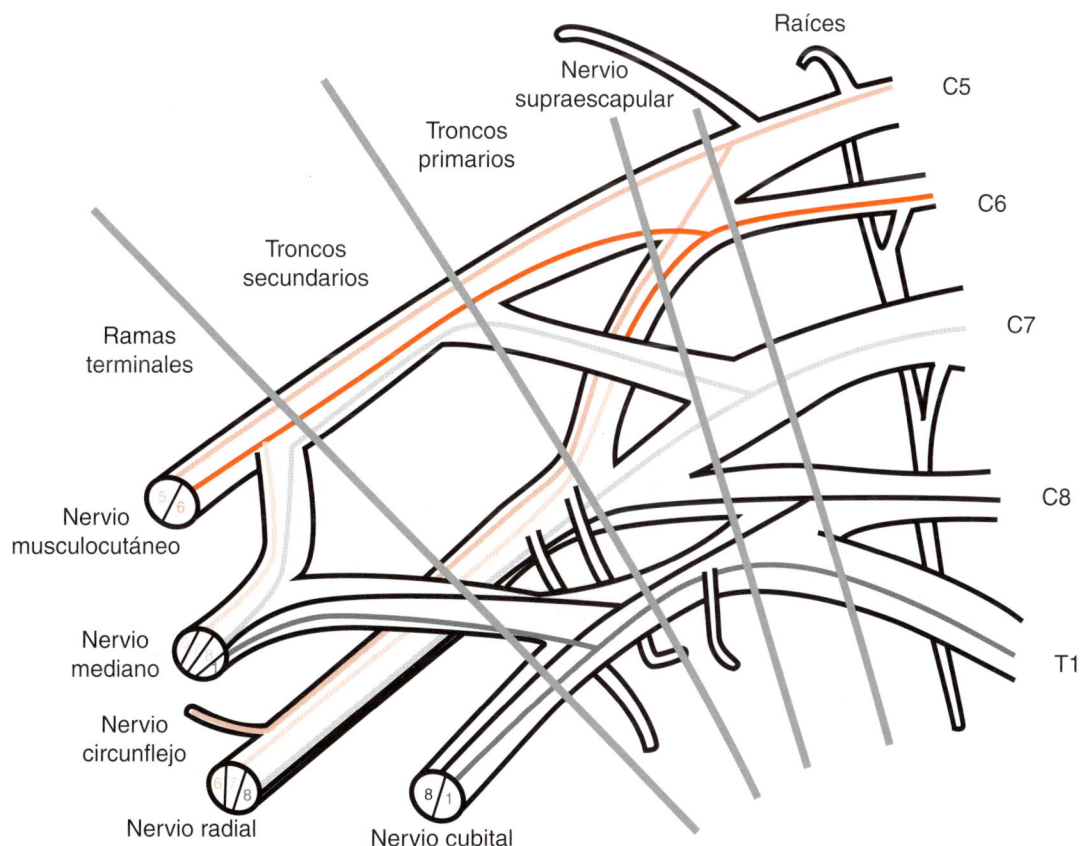

FIG. 9-2. Constitución del plexo braquial. (Véase esta figura en **Láminas en color**).

Plexopatía braquial traumática

Es posible individualizar tres tipos de plexopatía braquial traumática. Ellas son las del traumatismo directo del plexo, la de lesión secundaria a alteración de estructuras vecinas tales como fractura de clavícula o de la primera costilla, y iatrogénicas, en particular las ocasionadas por intento de bloqueo nervioso.

El traumatismo directo del plexo puede deberse a impacto intenso sobre la zona o a heridas de armas blancas o de fuego. Sin embargo, las más comunes son las ocasionadas por estiramiento brusco y sostenido del miembro superior, que pueden ser accidentales o adquiridas en medio de la práctica de un deporte violento, tales como el rugby, el fútbol o el esquí.

Otras formas de lesión del plexo son las ocasionadas por el uso de muletas que, habitualmente, comprometen el tronco secundario medio. De igual forma, el llevar mochilas muy pesadas ejerce presión sobre los troncos primarios del plexo pudiendo lesionarlos.

 La consecuencia de la alteración del plexo es la aparición de debilidad y paresia muscular junto a pérdida de la sensibilidad en parte de su distribución o en todo el miembro superior.
—

Para el correcto diagnóstico son capitales el conocimiento anatómico y una semiología prolija; el laboratorio de electrofisiología puede ser de ayuda al individualizar los músculos y nervios dañados, mediante la práctica del electromiograma y del potencial evocado somatosensitivo. En tiempos más recientes ha probado tener alguna utilidad el potencial motor evocado por estimulación magnética transvertebral y la RM del plexo, aunque aún no están claramente definidos sus posibles méritos.

En los estadios agudos de la lesión es de importancia comprobar si junto al daño del plexo también se ha ocasionado ruptura vascular o lesión del vértice pulmonar; el médico actuará según fuere su criterio de cuál es la lesión que en mayor grado compromete al paciente. Muy difícilmente podrá hacerse, en estas circunstancias, la reconstrucción quirúrgica del plexo. Lo conveniente es su exploración para resolver la urgencia e individualizar las lesiones nerviosas que hubieran ocurrido. Luego de lograr la estabilización del paciente es posible la intervención quirúrgica, que ofrece diferentes variantes, desde la neurólisis y la sutura de cabos nerviosos hasta la implantación de injertos.

De todas formas, la recuperación rara vez es completa: es razonablemente buena para la inervación de los músculos del hombro y para los extensores y flexores del codo, en tanto que resulta pobre para los músculos de antebrazo y mano. El cirujano también deberá reparar la cicatriz que se hubiera formado y el daño de articulaciones y huesos que pudiera haber ocurrido.

Es sumamente importante descartar que la alteración plexual no esté acompañada por avulsión radicular; si así fuera, el pronóstico se vuelve sombrío.

Síndrome del opérculo torácico

Se denomina así a la compresión del tronco primario inferior, subsiguiente a malformaciones anatómicas entre las que se incluyen la presencia de una costilla cervical o una megaapófisis trasversa de C7 (con eventual banda fibrosa que las une al tubérculo del escaleno).

A pesar de su escasa frecuencia, resulta importante recordar el síndrome del opérculo torácico (*outlet syndrome* en la nomenclatura inglesa), ya que obedece a defectos de formación anatómica cuya expresión clínica aparece en la juventud sin causa traumática que lo justifique. Si bien la mayoría de los pacientes tiene edades que rondan los 30 años, ocasionalmente puede encontrárselo también en niños y adultos mayores; es más prevalente en mujeres.

 El dolor es el síntoma inicial, de tipo quemante y ubicado en la cara lateral del brazo; en otras ocasiones existe una sensación de adormecimiento de todo el miembro superior. Luego, y de manera progresiva, se instalan debilidad e hipotrofia de los músculos de la mano, en particular de la eminencia tenar; el examen también encuentra hipoestesia en la cara interna del antebrazo. Muy ocasionalmente, se acompaña con alteraciones vasomotoras en la mano.
—

La radiografía convencional descubre usualmente una costilla cervical o una megaapófisis transversa en C7 que se curva hacia abajo. En oportunidades, la RM es de alto valor, ya que es posible que detecte deformaciones de los troncos del plexo o de la arteria o de ambos, producto de la presencia de bandas que traccionan y que no son detectadas en las radiografías simples. El electromiograma detecta denervación en los músculos de la mano, disminución del potencial muscular máximo evocado por estímulo de los nervios mediano y cubital y de la amplitud del potencial sensitivo de este último.

Tanto el examen clínico como los hallazgos electrofisiológicos señalan que el daño del plexo se ubica a nivel de su tronco primario inferior. La causa más frecuente es la presencia de una banda fibrosa que se extiende desde la punta de la costilla cervical rudimentaria al tubérculo del escaleno ubicado en la primera costilla causando la angulación de las raíces C8 y T1 o la del tronco primario inferior.

El tratamiento es quirúrgico y consiste en seccionar la banda fibrosa. Sin embargo, la recuperación funcional puede no ser completa, sobre todo si ya se hubiere desarrollado atrofia muscular.

Otras plexopatías braquiales

El plexo braquial puede afectarse en varias otras condiciones médicas. Ello ocurre en tumores de la región, en metástasis, luego de radioterapias, como parte de lesiones desmielinizantes inflamatorias del nervio, en la neuropatía motora multifocal, en la diabetes, o puede ser idiopática. Esta última, la plexopatía braquial idiopática no es infrecuente: afecta a personas jóvenes, particularmente varones deportistas; su sintomatología, tanto motora como sensitiva, puede estar referida a toda la distribución del plexo o a parte de él y su pronóstico es relativamente bueno ya que desaparece luego de 3 o 4 meses de haberse instalado y de mantener el miembro superior afectado en reposo relativo; en ocasiones, un curso corto de corticoides acelera su recuperación.

Plexo cervical

Generalidades

El plexo cervical está formado por las ramas anteriores de las cuatro primeras raíces cervicales. La primera raíz cervical se ubica junto a la arteria vertebral, por encima del arco posterior del atlas; su rama anterior cursa sobre la apófisis transversa de esa vértebra y se une con la rama ascendente de la segunda raíz cervical, constituyendo el asa del atlas. La segunda raíz cervical deja la columna situándose por fuera del ligamento occipitoatloideo posterior; su rama anterior cruza la apófisis transversa del axis, detrás de la arteria vertebral, y, en sentido rostral, se anastomosa con la primera raíz cervical mediante el asa del atlas y caudalmente lo hace con la tercera raíz cervical formando el asa del axis. La tercera raíz cervical transcurre por detrás de la arteria vertebral y se divide en un ramo ascendente, que contribuye a la formación del asa del axis, y un ramo descendente que, junto con la cuarta raíz cervical, forma la tercer asa cervical; el ramo descendente de la cuarta raíz cervical se integra dentro del plexo braquial (**fig. 9-3**).

Son tres los tipos de ramas que se originan en el plexo cervical: las profundas, las superficiales y las anastomóticas.

Las ramas profundas o motoras incluyen las dirigidas a los músculos recto lateral, recto anterior mayor, recto anterior menor, largo del cuello, porciones rostrales de los músculos escaleno anterior, esternocleidomastoideo, trapecio, escaleno medio, angular del omóplato y romboides. El nervio frénico, estructura principal derivada de este plexo, nace fundamentalmente de la cuarta raíz cervical que le provee la mayor cantidad de axones; contribuyen parcialmente a su formación las raíces tercera y quinta cervicales; este nervio posee un largo recorrido y su dirección es caudal. El derecho atraviesa el cuello por detrás de la clavícula, sobre el borde externo del músculo escaleno anterior y entre las inserciones clavicular y esternal del músculo esternocleidomastoideo; el izquierdo transcurre por fuera del cayado aórtico y delante de la arteria subclavia. En el tórax, ambos hacen su trayecto por el mediastino, en contacto con los grandes vasos, hasta alcanzar los hemidiafragmas respectivos en los que se distribuyen; la pleura, el pericardio y el peritoneo subdiafragmático reciben su inervación sensitiva a través de este mismo nervio que, al concluir su recorrido, se integra dentro del plexo solar.

Finalmente, la rama descendente del plexo cervical, que se origina en las raíces primera y segunda, transcurre por la cara externa de la vena yugular y se anastomosa con la rama descendente del nervio hipogloso formando el asa del hipogloso; de ella nacen los nervios dirigidos a los músculos omohioideo, esternocleidohioideo y esternotiroideo.

Las ramas superficiales o cutáneas son cuatro y su conjunto forma el plexo cervical superficial.

Ellas son: a) la rama mastoidea que, una vez que ha abandonado el plexo, alcanza el borde posterior del músculo esternocleidomastoideo y se bifurca en 2 ramas terminales, una dirigida a la región mastoidea y el otro a la occipital; b) la rama auricular, que nace del asa del axis, se dirige en forma oblicua y ascendente al ángulo del maxilar, lugar en el que se divide en 2 ramas, el anterior, o auriculoparotídeo, que da la inervación a la cara externa del pabellón auricular y la región parotídea, y el posterior o auriculomastoideo, que se distribuye en la cara interna del pabellón auricular y contribuye a la inervación de la región mastoidea; c) la rama transversa, también originada en el asa del axis, adopta un trayecto posteroanterior y finaliza en las regiones suprahioideas e infrahioideas y d) la rama supraclavicular, que nace de la cuarta rama anterior del plexo, se distribuye en la piel ubicada por encima del esternocleidomastoideo, el esternón, las áreas supraclaviculares e infraclaviculares y el acromion.

Las ramas anastomóticas unen el plexo cervical con los ganglios simpáticos superior y medio y con los nervios espinal e hipogloso.

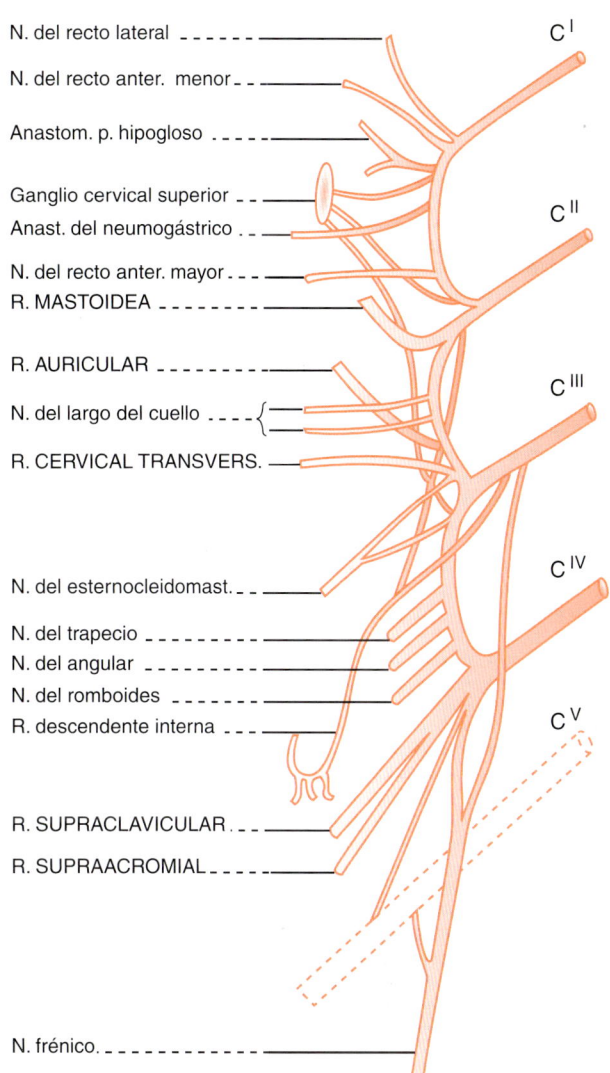

N. del recto lateral _ _ _ _ _ _   C^I

N. del recto anter. menor _ _ _

Anastom. p. hipogloso _ _ _ _ _

Ganglio cervical superior _ _   C^II
Anast. del neumogástrico _ _

N. del recto anter. mayor _ _ _
R. MASTOIDEA _ _ _ _ _ _ _

R. AURICULAR _ _ _ _ _ _ _ _   C^III

N. del largo del cuello _ _ _ _ {

R. CERVICAL TRANSVERS. _ _ _

N. del esternocleidomast. _ _   C^IV

N. del trapecio _ _ _ _ _ _ _ _
N. del angular _ _ _ _ _ _ _ _
N. del romboides _ _ _ _ _ _ _
R. descendente interna _ _ _   C^V

R. SUPRACLAVICULAR _ _ _
R. SUPRAACROMIAL _ _ _ _ _

N. frénico _ _ _ _ _ _ _ _ _ _ _ _

FIG. 9-3. Constitución del plexo cervical.

Plexopatía cervical traumática

La lesión del plexo cervical completa es de muy rara presentación; resultan más habituales las limitadas a una de sus ramas, superficial o profunda. Sus causas pueden ser compresiones sostenidas sobre el extremo superior del cuello por una cuerda u objeto que lo rodee y ejerza presión continua; también la tracción extrema cefálica puede conducir al mismo resultado; asimismo, las heridas de armas blancas o de fuego y las ocasionadas iatrogénicamente en el caso de puncionesbiopsias ganglionares o la extirpación de ganglios en el área inervada por el plexo o las cirugías de cualquier otro tipo practicadas en la zona son capaces, accidentalmente, de producir la lesión de una de las ramas plexuales.

 La lesión completa del plexo se expresa, semiológicamente, por déficit sensitivo craneal posterolateral, cervical y parcialmente torácico, junto a parálisis diafragmática. Sin embargo, resulta más frecuente su compromiso parcial, cuyas manifestaciones clínicas son dependientes de la rama afectada.

—

En el caso de las ramas sensitivas, el daño se traducirá en parestesias e hipoestesia en el área servida por esa rama. La lesión que se observa con mayor frecuencia es la del nervio occipital mayor, que puede ocurrir en el curso de una cirugía cérvical.

Cuando son las ramas motoras las afectadas es posible encontrar dificultad en la rotación de la cabeza por paresia del músculo esternocleidomastoideo, o en la flexión de esa misma estructura debida a la parálisis de los músculos subhioideos; la elevación de la escápula y del hombro también puede mostrarse limitada debido al compromiso de los músculos que rodean a la escápula y el trapecio. La alteración del frénico conduce a la aparición de disnea durante el esfuerzo e hipoventilación, que es moderada cuando solo uno de ellos está afectado.

El diagnóstico es fundamentalmente clínico, los métodos complementarios, tanto las imágenes como los procedimientos electrofisiológicos son de escaso valor; solo la estimulación en el cuello del nervio frénico, registrando el potencial de acción del diafragma, con electrodos de superficie ubicados sobre la piel del último espacio intercostal, o coaxiales de aguja insertados cautamente en el músculo, pueden ofrecer información acerca del estado de este nervio o de la cuarta raíz cervical (o de ambos), que es la principal responsable de su constitución.

Otras plexopatías cervicales

Tal como sucede con el plexo braquial, el cervical puede verse comprometido en el curso de diferentes condiciones clínicas no traumáticas. Puede participar en el síndrome de Guillain-Barré, particularmente el frénico, hecho que obliga a asistir mecánicamente la respiración del enfermo, y en la neuropatía desmielinizante inflamatoria crónica o recurrente; asimismo puede ser asiento de infecciones (la lepra tiene una particular afinidad por sus ramas), de tumores, metástasis y enfermedades del colágeno, o sufrir los efectos de la radioterapia.

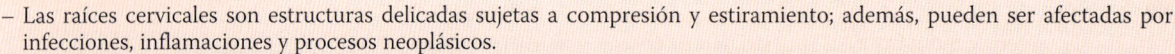

SÍNTESIS CONCEPTUAL

- Las raíces cervicales son estructuras delicadas sujetas a compresión y estiramiento; además, pueden ser afectadas por infecciones, inflamaciones y procesos neoplásicos.
- La raíz dorsal y la mixta contienen fibras sensitivas, que constituyen las prolongaciones axónicas de las neuronas unipolares alojadas en el GRD.
- Las fibras motoras que integran la raíz anterior y, luego, la mixta son esencialmente los axones de las neuronas motoras espinales α y γ.
- Cuadro clínico de lesión: dolor radicular y parestesias acompañadas de hipoestesia (dermatoma), debilidad en el miotoma e hiporreflexia en el segmento de la raíz comprometida.
- La avulsión radicular cervical da lugar a dos síndromes: a) Duchenne- Erb, lesión de C5 y C6; b) Dejerine-Klumpke, lesión de las raíces C7, C8 y T1. La avulsión de T1 se acompaña de síndrome de Horner.
- El examen clínico es de valor para el diagnóstico de lesión radicular; EMG útil y RM precisa, en caso de avulsión con mielografía asociada.
- La hernia discal cervical es frecuente después de los 40 años de edad.
- El disco herniado puede proyectarse hacia el canal medular, contactar con el saco dural y comprimir la médula o hacia los forámenes, lo que afecta la raíz que emerge del ducto.
- Dolor que aumenta con maniobra de Valsalva o equivalentes. Parestesias o hipoestesia en territorio afectado. Debilidad en los músculos del miotoma afectado.
- RM: método diagnóstico de elección.
- Plexopatía traumática: no es aconsejable la reparación inmediata. Búsquense prolijamente lesiones asociadas (vascular o de pulmón). En un segundo tiempo, con diagnóstico preciso, se sugiere reparación quirúrgica ante indicios de no recuperación espontánea.

Por lumbalgia se entiende el dolor localizado en la región lumbar. La lumbociatalgia (LC), en cambio, se manifiesta por un síntoma que es el dolor localizado en el trayecto del nervio ciático, acompañado de signos de variable cuantía, que evidencian el sufrimiento de la o las raíces afectadas; menos frecuente es la lumbocruralgia (LCr), que compromete el nervio crural.

ETIOLOGÍA

La experiencia cotidiana indica que el 80% o más de las LC se deben a la hernia del núcleo pulposo de los discos intervertebrales lumbares.
—

Otras etiologías de menor frecuencia serán analizadas cuando se trate el tema de diagnóstico diferencial.

ANATOMÍA

Solo se hará referencia al disco intervertebral y a la superficie vertebral (**figs. 10-1** y **10-2**).

El disco intervertebral está constituido por el anillo fibroso y el núcleo pulposo. El anillo fibroso es el medio de unión de los cuerpos vertebrales; rodea al núcleo pulposo y está formado por diez o doce láminas de tejido colágeno que se disponen en forma concéntrica; las láminas son de mayor grosor en la cara anterior y lateral. El anillo se adhiere firmemente a las superficies vertebrales y se fusiona por delante con el grueso y resistente ligamento vertebral común anterior y por detrás, en forma laxa, con el no tan poderoso ligamento vertebral común posterior.

El núcleo pulposo es de resistencia blanda, semigelatinoso y translúcido; está contenido por el anillo fibroso y las láminas cartilaginosas vertebrales. Es un tejido rico en agua; se calcula que su contenido alcanza un 80% en el adulto joven y va disminuyendo con el transcurrir de los años.

La placa cartilaginosa de las plataformas vertebrales está constituida por tejido hialino condral de un milímetro de espesor que se une al tejido esponjoso de la vértebra por una delgada capa de tejido cartilaginoso calcificado. Hacia la periferia, el tejido cartilaginoso se pierde en el anillo fibroso y en el reborde vertebral.

ANATOMÍA PATOLÓGICA

A partir de la segunda y tercera década de la vida comienza la aparición de fisuras en el anillo fibroso, que se acentúan entre los 30 y 50 años, y las alteraciones adicionales del núcleo pulposo que conducen a su desintegración y migración. Este desequilibrio se traduce en la constitución de la hernia de disco, que puede tomar diversas rutas y que, al llegar a contactar con alguna de las raíces que conforman el plexo sacro, desencadenará la ciática (**figs. 10-3** y **10-4**).

CUADRO CLÍNICO

Las LC y las LCr siguen en general determinadas fases que deben ser evaluadas y definidas con certeza para arribar al diagnóstico etiológico y establecer la terapéutica adecuada.

Se detallará a continuación una pequeña guía que será útil para la mejor comprensión de este síndrome.

Anamnesis

Debe ser minuciosa, si olvidar los antecedentes quirúrgicos o médicos, ocupación, peso, hábitos alimenticios, tabaquismo, etcétera. Investigar cómo y cuándo comenzó el dolor de cintura, el tiempo de duración, la presencia o no de bloqueos lumbares (quedarse duro, "trabado"), los tratamientos efectuados y la mejoría experimentada. Un comienzo solapado, insidioso, hablará a favor de patología tumoral o infecciosa; en cambio, el dolor que aparece bruscamente encaminará el diagnóstico hacia la hernia discal. En el primer caso, los analgésicos y el reposo surtirán poco efecto, pero serán más eficaces cuando se trata de una hernia discal ("el paciente con hernia de disco busca la cama").

Evaluación del cuadro clínico

Comprende fundamentalmente el análisis del dolor, componente subjetivo por el que consultan todos los pacientes. El dolor se localiza en la región lumbosacra y puede seguir distintos trayectos según cuál raíz esté afectada. Si es la raíz L3, sigue la cara anterior del muslo y llega a la rodilla; si es la raíz L4 se agrega la cara interna de la pierna y el tobillo. En ambos casos se trata de una **lumbocruralgia** (**figs. 10-5** y **10-6**). El compromiso de la raíz L5 localiza el dolor en la cara posterior del

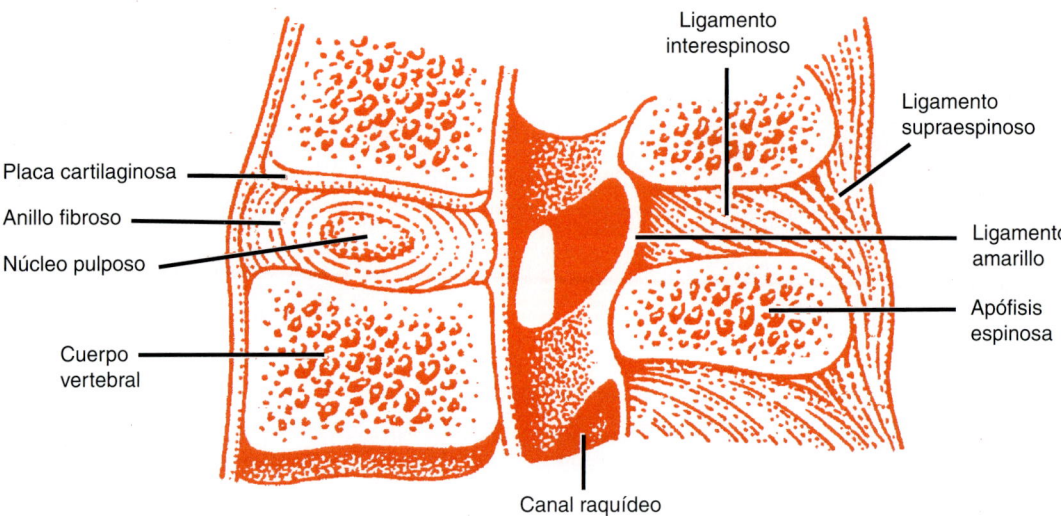

Ligamento longitudinal anterior

Ligamento longitudinal posterior

Ligamento interespinoso

Ligamento supraespinoso

Placa cartilaginosa

Anillo fibroso

Núcleo pulposo

Ligamento amarillo

Apófisis espinosa

Cuerpo vertebral

Canal raquídeo

FIG. 10-1. Dibujo esquemático en corte sagital de un segmento de la columna lumbar en el que se observa el disco normal con sus respectivas relaciones anatómicas.

muslo y la anteroexterna de la pierna llegando al dorso del pie y al dedo gordo. En el compromiso de la raíz SI el dolor sigue toda la cara posterior de muslo, pantorrilla, talón y borde externo del pie (**figs. 10-7** y **10-8**) y configura una **lumbociatalgia**.

 El dolor en la patología discal se exacerba siempre con la tos, los estornudos y la defecación, y cede con el reposo.
—

Al cuadro doloroso en los territorios señalados en las **figuras 10-5** a **10-8**, se adicionan casi siempre parestesias (sentir distinto), hormigueo, calambres, etcétera.

La marcha puede ser normal o claudicante por el dolor o la paresia radicular. Cuando está comprometida la raíz L5, el pie está caído y el enfermo debe levantar exageradamente la rodilla para evitar que los dedos arrastren por el suelo; la marcha toma el aspecto de equino. El deterioro neurológico radicular se establece haciendo deambular al paciente en punta de pie o sobre los talones.

 La imposibilidad para pararse sobre el talón indica compromiso radicular de L5; no hacerlo en puntas de pie, de S1.
—

Será útil realizar ahora un ejercicio clínico presentando un caso hipotético. Se trata de un paciente varón de 35 años, ope-

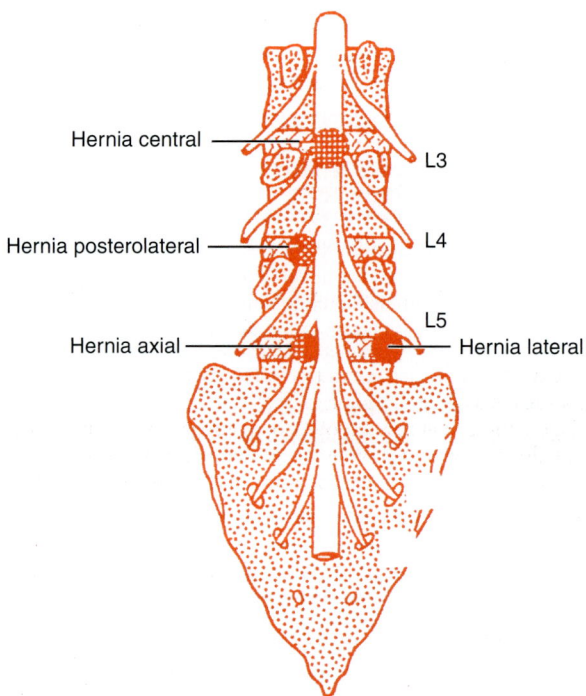

Hernia central

Hernia posterolateral

Hernia axial

Hernia lateral

L3

L4

L5

FIG. 10-3. Esquema de las localizaciones anatómicas de la hernia discal lumbar.

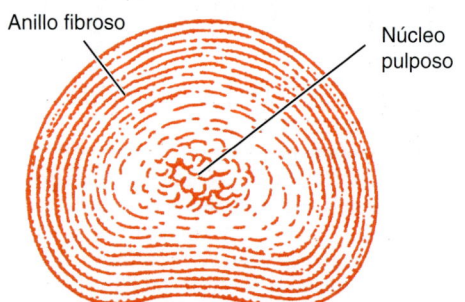

Anillo fibroso

Núcleo pulposo

FIG. 10-2. Dibujo en corte basal que muestra el disco lumbar normal.

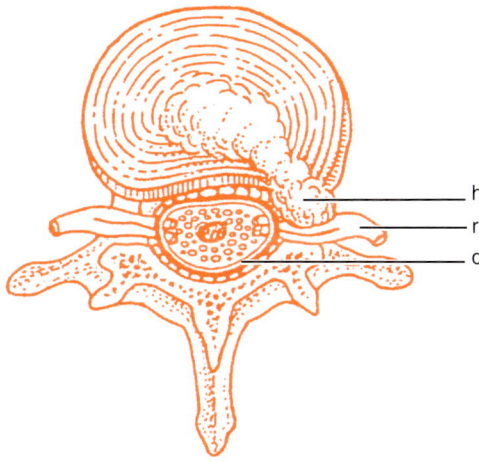

FIG. 10-4. Dibujo en sección basal de una hernia discal posterolateral; h: hernia de disco; r: raíz lumbar comprimida por la masa herniaria; d: duramadre espinal.

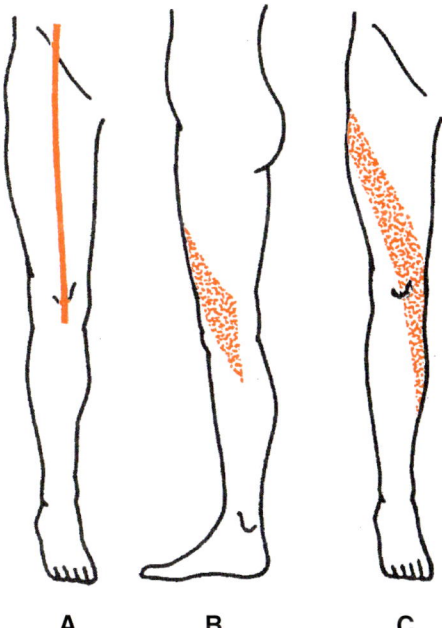

A   B   C

FIG. 10-5. A. Topografía del dolor irradiado al miembro inferior en el compromiso de la raíz lumbar tercera (L3). **B** y **C.** Topografía de la alteración de la sensibilidad superficial en la lesión de L3.

rario metalúrgico que, al efectuar un esfuerzo, ha sentido dolor lumbosacro acompañado de bloqueo vertebral; tratado con analgésicos mejoró. Periódicamente sufre otros episodios similares hasta que en el último aparece dolor irradiado a la cara posterior del muslo izquierdo, pantorrilla, talón y borde externo del pie. El dolor se exacerba con la tos y los estornudos; la marcha es levemente claudicante y presenta dificultad para pararse en punta de pie en el lado izquierdo. El cuadro clínico descrito es compatible con una lumbociática izquierda de probable etiología discal que compromete la primera raíz sacra (Sl).

Examen de la columna vertebral

Con el paciente descalzo y sin ropas se verifica el eje vertebral, que puede adoptar posiciones antálgicas (actitud de defensa frente al dolor) llamadas actitudes escolióticas, la "columna torcida", sea hacia el lado del miembro inferior comprometido (homóloga) o hacia el opuesto (heteróloga).

No se debe confundir la actitud escoliótica con la escoliosis, que es una incurvación permanente en sentido lateral acompañada de rotación de los cuerpos vertebrales. En la actitud escoliótica, con la mejoría el raquis vuelve a la normalidad. La palpación y percusión a nivel de los espacios interespinosos y a dos traveses de dedo de la línea media puede a veces despertar dolor e irradiarse al miembro inferior afectado (signos de De Seza y Delitala).

Existe generalmente disminución de la movilidad que además suele exacerbar el dolor.

Siguiendo con el caso hipotético, si agregamos que hay dolor a la palpación y percusión entre las apófisis espinosas de la 5.ª vértebra lumbar y el sacro, se establece que el nivel es el 5.º espacio.

Examen de los miembros inferiores

 Incluye tomar los pulsos arteriales, evaluar ambas articulaciones coxofemorales (caderas), ya que pueden simular patología radicular, e inspeccionar y palpar el tono y el trofismo musculares.
—

La hipotonía e hipotrofia de la pantorrilla indica el compromiso de la raíz Sl; el compromiso de L5 afecta la celda anteroexterna de la pierna.

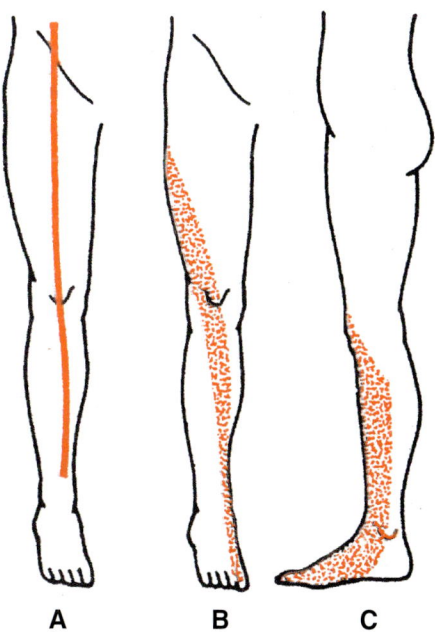

A   B   C

FIG. 10-6. Topografía del dolor irradiado al miembro inferior en el compromiso de la raíz de la cuarta lumbar (L4).

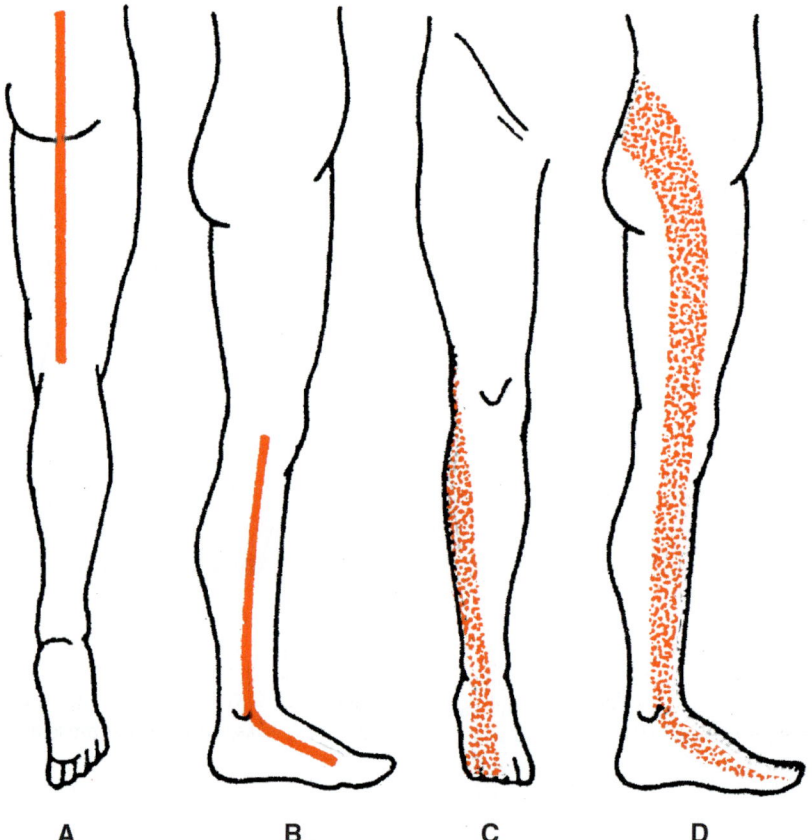

FIG. 10-7. Topografía del dolor irradiado al miembro inferior en el compromiso de la raíz de la quinta lumbar (L5).

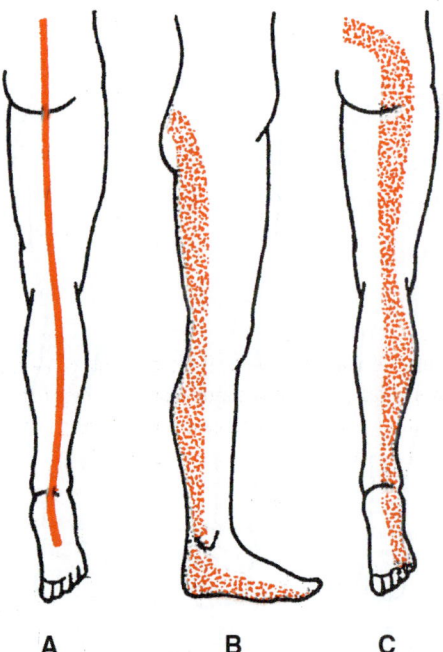

FIG. 10-8. Topografía del dolor irradiado al miembro inferior en el compromiso de raíz de la primera sacra (SI).

 Se examinan los reflejos osteotendinosos, patelar (L3), aquiliano y medio plantar (S1-S2) y se investiga la posible lesión neuronal central a través del signo de Babinski o clonus o de ambos.

—

Los signos de Lasegue y de Wassermann ayudan en el diagnóstico de compresión radicular especialmente cuando obedece a una hernia discal.

 El signo de Lasegue (**fig. 10-9**) se evalúa con el paciente en decúbito supino, levantando lentamente desde el plano de la cama el miembro afectado sin flexionar la rodilla. Cuando es positivo, el paciente acusa dolor en la cara posterior de la pierna; indica el compromiso radicular L5 o S1 producido por el estiramiento de la raíz sobre la patología que la afecta.

El signo de Wassermann (**fig. 10-10**) se evalúa con el paciente en decúbito prono, flexionando la pierna sobre el muslo. Cuando en la cara anterior de este aparece el dolor, el signo positivo indica el compromiso de las raíces lumbares altas (L2-L3-L4).

—

El examen de los valores musculares aporta datos significativos. El paciente realiza una fuerza con el músculo que se exa-

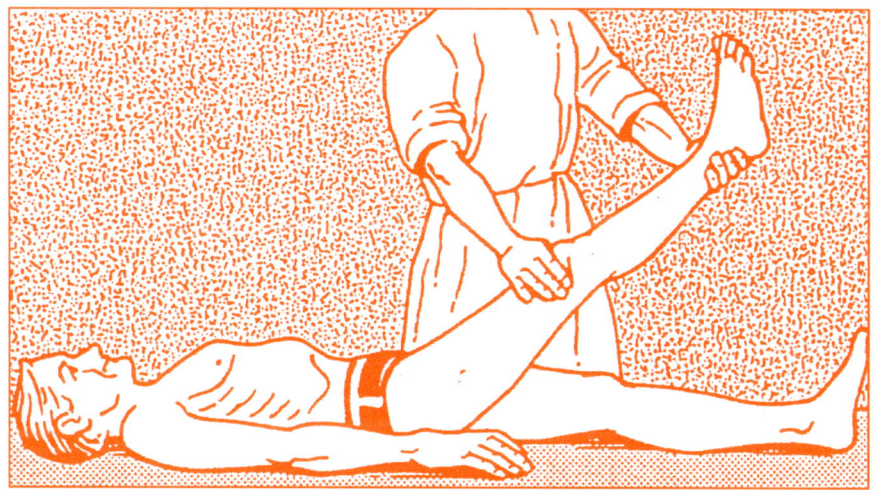

FIG. 10-9. Prueba del signo de Lasegue.

mina contra una resistencia aplicada por el examinador. Por ejemplo, pueden tomarse a nivel del extensor común de los dedos y extensor propio del *hallux* (L5) y del tríceps sural (S1). La sensibilidad superficial también puede estar alterada (véanse **figs. 10-5** a **10-8**).

Concluyendo con nuestro ejemplo, si se agrega que el paciente presenta el signo de Lasegue con elevación del miembro inferior izquierdo a 40°, arreflexia aquiliana, déficit muscular de tríceps sural y una banda de hipoestesia en el borde externo del pie, se llega a la siguiente presunción diagnóstica: síndrome de compresión radicular deficitario de la raíz Sl izquierda por probable hernia de disco paracentral en el pasaje lumbosacro.

Un síndrome para tener en cuenta es el de la cola de caballo (cauda equina),* por extrusión masiva del material del núcleo pulposo, que puede ser contenida por el ligamento vertebral común posterior o progresar a través de él.

 El síndrome de la cola de caballo produce súbita paraplejía con pérdida del control de esfínteres.
—

DIAGNÓSTICO DIFERENCIAL

Las ciáticas plexuales o intermedias o ciáticas pelvianas son infrecuentes (menos del 5%); son provocadas por lesiones vecinas que comprometen el plexo sacro (lesiones viscerales, arteriales, tumores, etc.). Presentan ciertas características que las diferencian: a) no hay signos ni síntomas espinales; b) el dolor es multirradicular y a veces bilateral; c) pueden comprometer otros nervios (p. ej., el obturador); d) hay dolor a la compresión del plexo por tacto rectal o vaginal.

Las ciáticas distales son rarísimas (1%); múltiples patologías pueden afectar el nervio ciático: traumatismos directos, infecciones, fracturas y luxaciones de cadera, tumores del ciático (neurofibromas), lesiones del músculo piramidal, tumores del hueco poplíteo, etcétera.

En estos cuadros no hay componente vertebral sacroilíaco, ni abdominal: las alteraciones sensitivomotoras no son de tipo radicular sino troncular (**fig. 10-11**).

ESTUDIOS COMPLEMENTARIOS

El electromiograma puede ayudar a confirmar lesiones a nivel de la neurona motora periférica, pero no determina la etiología. En ocasiones se recurre a los exámenes de laboratorio, ecografías abdominopelvianas y centellogramas óseos.

La radiculografía ha caído en desuso y ha sido reemplazada por la tomografía computarizada (TC) y la resonancia magnética (RM).

Las radiografías simples en incidencia de frente y de perfil y oblicuas muestran detalles morfológicos vertebrales y defectos de alineación tales como lisis o listesis** –imágenes de madame Lachapelle–; no obstante, algunos métodos más modernos son los que arrojan valor prospectivo en el estudio de estas patologías.

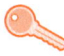 La TC es un valioso método que muestra imágenes seccionales en el plano transverso. Permite examinar el estado de las vértebras y la morfología del conducto raquídeo así como algunas estructuras de las partes blandas, en particular los discos intervertebrales y el ligamento amarillo.

La RM (con contraste y sin él) ofrece la posibilidad de un diagnóstico seguro, no ionizante y altamente sensitivo. Valora

---

*Cola de caballo (cauda equina):** la médula en el individuo adulto llega como tal hasta la segunda vértebra lumbar, en sentido caudal; contenidas en el envoltorio meníngeo se encuentran las raíces nerviosas de los nervios espinales más caudales, que se ubican alrededor del cono medular y filum terminal. Estas estructuras en su conjunto constituyen la denominada cola de caballo (cauda equina).

Listesis (espondilolistesis): es un defecto del arco posterior de la vértebra, más frecuentemente ubicado en la porción interarticular (facetas posteriores), con desplazamiento del cuerpo vertebral. Si solo existe el defecto sin el mencionado desplazamiento, se habla de espondilólisis.

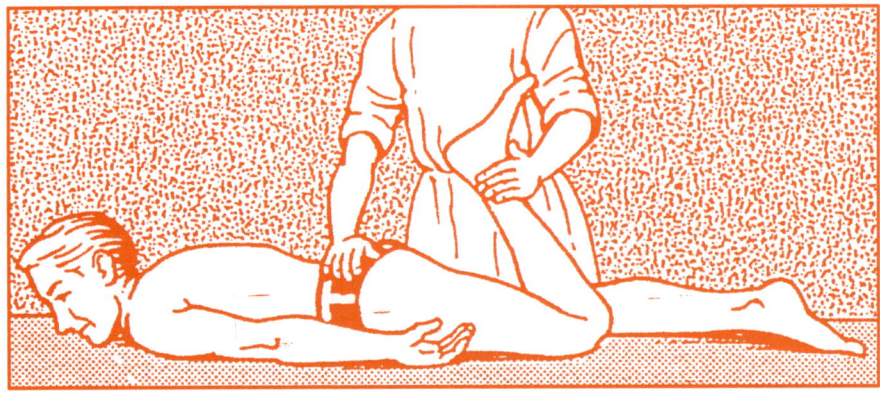

FIG. 10-10. Prueba del signo de Wassermann.

la médula espinal, los espacios meníngeos con su LCR, la grasa epidural, vasos, médula ósea y los discos intervertebrales aportando datos significativos en las patologías más frecuentes (hernias discales, infecciones y tumores).
—

PRONÓSTICO Y TRATAMIENTO

El buen tratamiento es consecutivo a lograr un diagnóstico certero. La administración de analgésicos antiinflamatorios no esteroides (AINE), corticosteroides o ambos en pequeñas dosis, asociados a kinesioterapia y fisioterapia, será de utilidad en los estadios iniciales en los que no existe compromiso neurológico importante; en presencia de una paresia o parálisis radicular, el camino indicado es la cirugía.

Debe tenerse siempre presente que la raíz no debe ser explorada en el quirófano, y sí en cambio liberada en el caso de la etiología compresiva. De acuerdo con la estabilidad segmentaria del raquis debe procederse o no a la fijación segmentaria como complemento (p. ej., listesis asociada).

 El síndrome de cola de caballo requiere una exploración y descompresión con premura para evitar o menguar secuelas definitivas.
—

Una prolija evaluación clínico-neuroortopédica junto con el diagnóstico por imágenes logrará alcanzar la meta ansiada por

el médico, que es la remisión del dolor y resto del cortejo sintomático.

El pronóstico está en íntima relación con la etiología que provoca el padecimiento y con el grado de compromiso neurológico radicular.

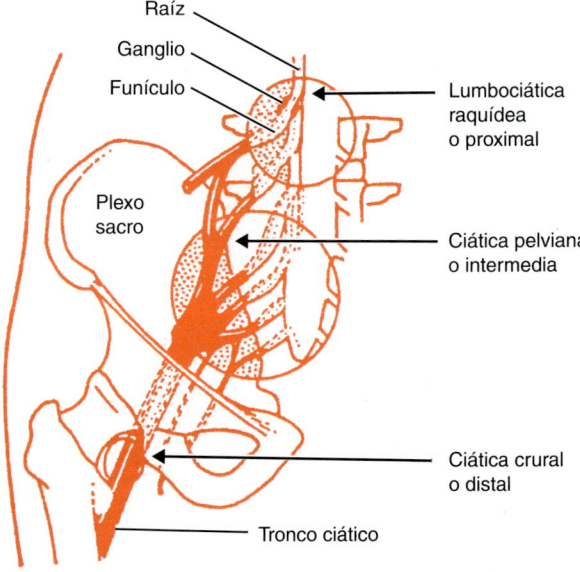

FIG. 10-11. Esquema que sintetiza los distintos tipos de lumbociáticas.

SÍNTESIS CONCEPTUAL

– Lumbalgia: el dolor localizado en la región lumbar.
– Lumbociatalgia: dolor lumbar que irradia hacia el territorio del nervio ciático, menos lumbocruralgia: dolor lumbar que compromete el nervio crural.
– Un 80% o más de las lumbociáticas (LC) se deben a la hernia del núcleo pulposo de los discos intervertebrales lumbares.
– En la evaluación clínica es fundamental la pesquisa de las características del dolor, del tiempo de evolución, los antecedentes, la irradiación, etcétera.
– La evaluación de la marcha y el apoyo sobre talones o puntas de pie es relevante.
– Las maniobras de Lasegue y Wassermann, junto con la evaluación de los valores musculares de miembros inferiores, sensibilidad y reflejos, complementan los ítems anteriores.

- De los métodos de estudio complementarios modernos, los más útiles son la TC y la RM con contraste y sin él (véase capítulo "Diagnóstico por imágenes").
- El tratamiento incruento incluye AINE, analgésicos y fisioterapia. Eventual uso de ortesis.
- La cirugía debe incluir la liberación de la raíz afecta y, de ser necesario, complementarse con estabilización segmentaria (vértebras cercanas). El síndrome de la cola de caballo es una urgencia quirúrgica.

SEMIOLOGÍA DEL MIEMBRO SUPERIOR

LUCIANO POITEVIN

INTRODUCCIÓN. GENERALIDADES ANATOMOFUNCIONALES

El miembro superior (MS) es una de las extremidades o apéndices del cuerpo humano. Su esqueleto, denominado esqueleto apendicular, se une al esqueleto del tronco o esqueleto axial por medio de la cintura escapular. Esta cintura está integrada por la clavícula, la escápula y las articulaciones esternoclavicular y acromioclavicular.

El conjunto de articulaciones del miembro superior, las piezas óseas que las unen, los músculos que las mueven y los nervios que ordenan la contracción muscular conforman una cadena cinética destinada fundamentalmente a la prensión de objetos y, además, a la defensa, la exploración espacial y la elevación, el transporte y lanzamiento de objetos.

Dicha cadena cinética está integrada de proximal a distal por el hombro (incluida en forma amplia la cintura escapular), el codo y la muñeca.

En el extremo de esta cadena cinética se encuentra un órgano especializado de prensión sensible: la mano, cuya presencia, unida al desarrollo cerebral, caracteriza y distingue al ser humano como *Homo habilis* y *Homo faber*. Los diversos movimientos de la mano y sus combinaciones, así como sus diferentes pinzas, permiten sujetar y manipular objetos, herramientas y máquinas, y realizar en forma directa o indirecta, por medio de dichas herramientas y máquinas, las funciones más complejas imaginables. La sensibilidad táctil, exquisitamente desarrollada en los pulpejos de los dedos, permite explorar el medioambiente y transmitir información acerca de la textura de los objetos. Es un verdadero "ojo" localizado principalmente en los tres primeros dedos inervados por el nervio mediano.

Cada integrante de la cadena cinética del miembro superior tiene una función predominante en relación con la mano, a punto tal que puede decirse que, en buena medida, el miembro superior está al servicio de la mano. Así, el hombro posiciona la mano en un amplio cono del espacio; el codo ajusta las distancias hacia los objetos mediante la flexión y la extensión; el antebrazo, mediante las articulaciones radiocubitales superior e inferior, gira la palma y los dedos hacia arriba, adentro o abajo, y, auxiliado por el hombro, también hacia afuera. La muñeca, por último, posiciona los dedos en el espacio y tiene con ellos una sinergia por la cual la extensión de la muñeca se asocia a la flexión de los dedos y viceversa.

Cualquier alteración anatómica o funcional en cualquier estructura (ósea, articular, muscular, tendinosa o nerviosa) del miembro superior va a repercutir en todos los segmentos de la cadena cinética, perturbando la función general del miembro superior y las funciones particulares de la mano.

De lo expuesto surge la necesidad de efectuar una correcta evaluación articular, muscular y nerviosa como tiempos de la semiología del miembro superior. A ello debe agregarse la evaluación de las actividades de la vida diaria, que constituye una síntesis de las evaluaciones anteriores.

INTERROGATORIO

 Los motivos de consulta más frecuentes respecto del miembro superior son: 1) dolor (localizado o con propagación), 2) trastornos del movimiento (disminución de la amplitud del movimiento, debilidad, parálisis), 3) trastornos de la sensibilidad (hipoestesia, anestesia, parestesias, disestesias), 4) aparición de tumoraciones, 5) atrofia muscular y 6) alteración en las actividades de la vida diaria.

—

El dolor debe estudiarse en los siguientes aspectos:

- **Localización:** suele indicar el sitio de la afección (aunque a veces se trata de un dolor referido, como el dolor de origen subacromiodeltoideo que a menudo el paciente refiere más abajo, sobre el deltoides).
- **Tipo:** sordo, gravativo, urente, lancinante, terebrante.
- **Periodicidad y ritmo:** diurno o nocturno.
- **Circunstancias agravantes y atenuantes:** de reposo, con la actividad, en determinada posición (como el dolor de la fricción acromial, entre los 60° y 120° de abducción).
- **Propagación:** cuando hay afectación de una raíz o tronco nervioso sigue la distribución sensitiva de este y suele asociarse con parestesias.

El resto de los datos del interrogatorio se precisará en el examen físico.

Deben indagarse siempre los antecedentes traumáticos, que pueden producir lesiones óseas, articulares, musculares o nerviosas.

EXAMEN FÍSICO

Inspección

Se estudiará la configuración y los ejes segmentarios, así como la eventual presencia de tumefacciones o tumoraciones, la coloración y el trofismo de la piel, las eventuales atrofias musculares.

Palpación

- **De estructuras anatómicas:** accidentes óseos, interlíneas articulares, relieves musculares, tendones, nervios.

  Los accidentes óseos se palpan con diferentes finalidades: la búsqueda de dolor en un traumatismo, que puede indicar una fractura (p. ej., de la cúpula radial, del escafoides); el dolor localizado, que puede ser signo de una enfermedad de inserción como la epicondilitis.

  Las interlíneas articulares pueden ser dolorosas y traducir patología intraarticular (p. ej., la articulación trapecio-metacarpiana en la rizartrosis).

  Los relieves musculares pueden estar disminuidos como en las atrofias, o con soluciones de continuidad (p. ej., roturas del bíceps braquial).

  Los tendones pueden ser dolorosos, como en la tendinitis bicipital, en la enfermedad de De Quervain).

  Los nervios pueden estar engrosados como en la lepra, o ser muy sensibles, como en las neuritis diabéticas y en las neuropatías compresivas. La compresión de un nervio con un dedo del examinador (maniobra de Hoffman) puede producir parestesias en el territorio del nervio si está seccionado o comprimido.

- **De crepitaciones articulares, periarticulares o tendinosas:** las primeras generalmente indican destrucción del cartílago articular (p. ej., el hombro en la artritis reumatoide). Las periarticulares indican roces o frotamientos anormales (p. ej., el síndrome de fricción acromial o *impingement*). Las tendinosas indican una tenosinovitis o tenovaginitis (p. ej., la tenosinovitis crepitante de los extensores de los dedos).

- **De los pulsos.**

- **De tumoraciones:** incluye forma, tamaño, coloración, consistencia, adherencia a los planos superficiales y profundos y excursión con la contracción muscular o el deslizamiento tendinoso.

Maniobras especiales

Generalmente son propias para cada región (maniobra del surco para la inestabilidad del hombro, maniobra de Finkelstein para la enfermedad de De Quervain, etc.).

Evaluación funcional

- **Evaluación funcional articular:** uno de los aspectos más importantes de la semiología del miembro superior es la evaluación funcional de las articulaciones, entre ellas las amplitudes de su movilidad pasiva y activa en los 3 planos del espacio: flexión/extensión, abducción/aducción y rotación interna/rotación externa.

Al respecto, cabe recordar que hay articulaciones que se mueven alrededor de un único eje (uniaxiales, como la humerocubital y las interfalángicas, que son trocleares, y las radiocubitales superior e inferior, que son trocoides); alrededor de dos ejes (biaxiales, como las metacarpofalángicas y la radiocarpiana, que son condíleas) y alrededor de tres ejes (triaxiales, como la escapulohumeral que es una enartrosis).

Esta movilidad se expresa en grados. Para la flexoextensión, se considera 0° la extensión máxima. La extensión que excede de 0° se anota precedida por el signo +. Si la extensión no llega a 0° (déficit de extensión), la cifra en grados se anota precedida por el signo -. Se anota a continuación la flexión y se separan ambos valores por una barra /. Cuando se vea cada articulación, se detallarán otras evaluaciones (rotaciones, abducción/aducción, prono/supinación, etc.).

- **Evaluación funcional muscular:** otro aspecto importante lo constituye la evaluación muscular de los motores de las articulaciones, para lo cual debe conocerse la acción de cada músculo y promover su contracción en diferentes situaciones: anulando la gravedad, contra la gravedad, contra resistencia moderada y contra resistencia fuerte. Esto permite calificar la fuerza de cada músculo en valores de 0 a 5 (**cuadro 11-1**).

  La evaluación motora es la misma evaluación muscular que hemos descrito, pero reuniendo los diferentes músculos en grupos musculares inervados por un mismo nervio.

  La evaluación sensitiva se desarrollará en forma extensa al tratar la semiología de la mano.

  El componente neurovegetativo de un nervio se evalúa investigando la temperatura, coloración y trofismo de la piel y las faneras.

- **Evaluación de las actividades de la vida diaria:** una alteración de estas actividades suele ser la consecuencia de un trastorno óseo, articular, muscular o nervioso que altera la cadena cinética del miembro superior. Se evalúa si el paciente puede realizar la actividad de forma normal (N), con asistencia (A) o si es incapaz de realizarla (I).

  Algunas de las actividades por evaluar son:
  - Abrir una puerta.
  - Oprimir un botón.
  - Accionar una llave.
  - Levantar una jarra.
  - Tapar y destapar un frasco.
  - Escribir a mano y con teclado de computación.
  - Accionar un cierre de cremallera.
  - Llevar la comida a la boca.

CUADRO 11-1. EVALUACIÓN MUSCULAR

0.	No hay contracción
1.	Contracción sin movimiento
2.	Contracción con movimiento sin vencer la gravedad
3.	Movimiento contra la gravedad sin vencer una resistencia
4.	Movimiento contra una resistencia moderada sin vencer una resistencia fuerte
5.	Normal; movimiento contra una resistencia fuerte

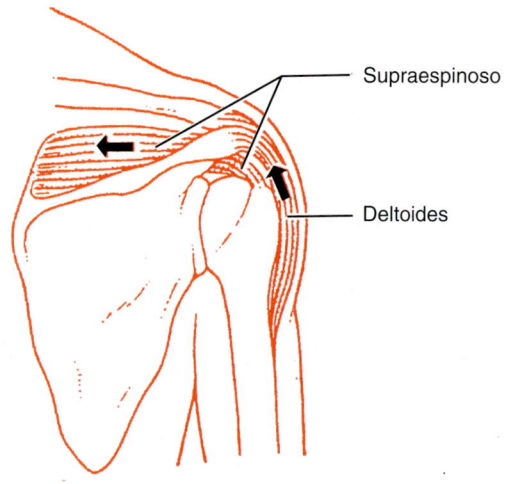

FIG. 11-1. Par deltoides-supraespinoso.

– Peinarse.
– Lavarse los dientes.
– Abrocharse el corpiño.
– Abotonar la camisa.

SEMIOLOGÍA DEL HOMBRO

Nociones anatomofuncionales

El hombro se considera, desde un punto de vista funcional amplio, como integrado por cinco articulaciones, tres verdaderas y dos seudoarticulaciones, a saber: escapulohumeral, acromioclavicular, esternoclavicular (verdaderas); subacromiodeltoidea y escapulotorácica (seudoarticulaciones).

La articulación escapulohumeral (la enartrosis más móvil del cuerpo) es responsable de los dos tercios del movimiento de elevación del brazo (sea hacia adelante –flexión– o hacia el costado –abducción–). Las otras 4 producen la báscula de la escápula, que contribuye con un tercio a la elevación del brazo.

El deltoides y el supraespinoso (**fig. 11-1**) constituyen el par muscular que actúa sobre la escapulohumeral, mientras el serrato mayor y el trapecio lo hacen sobre la escápula. El manguito rotador (**fig. 11-2**) (subescapular hacia adelante; supraespinoso hacia arriba; redondo menor e infraespinoso hacia atrás) estabiliza la cabeza del húmero y se adhiere a la superficie exterior de la cápsula articular. La indemnidad de todas las articulaciones, músculos y nervios es imprescindible para los movimientos armónicos del hombro.

E1 espacio subacromiodeltoideo, casi virtual (**fig. 11-3**), está ocupado por una bolsa serosa que permite el deslizamiento del manguito rotador y la cápsula subyacente contra el alero acromiocoracoideo formado por el ligamento homónimo y el acromion. Este espacio se reduce al máximo entre los 60° y 120° de elevación del hombro (arco de la fricción acromial).

En condiciones patológicas, el troquíter y el supraespinoso chocan contra este alero y se produce el denominado síndrome de fricción acromial o *impingement*.

Interrogatorio

El dolor: en la patología periarticular (el síndrome de fricción acromial) se localiza por debajo del acromion, hacia afuera y adelante, aunque muchas veces se refiere en el tercio proximal de la cara externa del brazo, sobre el deltoides. Aumenta con la elevación del hombro. Cuando existe una bursitis aguda, el dolor es intolerable y puede revestir un carácter cólico.

En la patología articular del hombro, que es menos frecuente (artritis reumatoide, artrosis), el dolor es más profundo y aparece con cualquier movimiento.

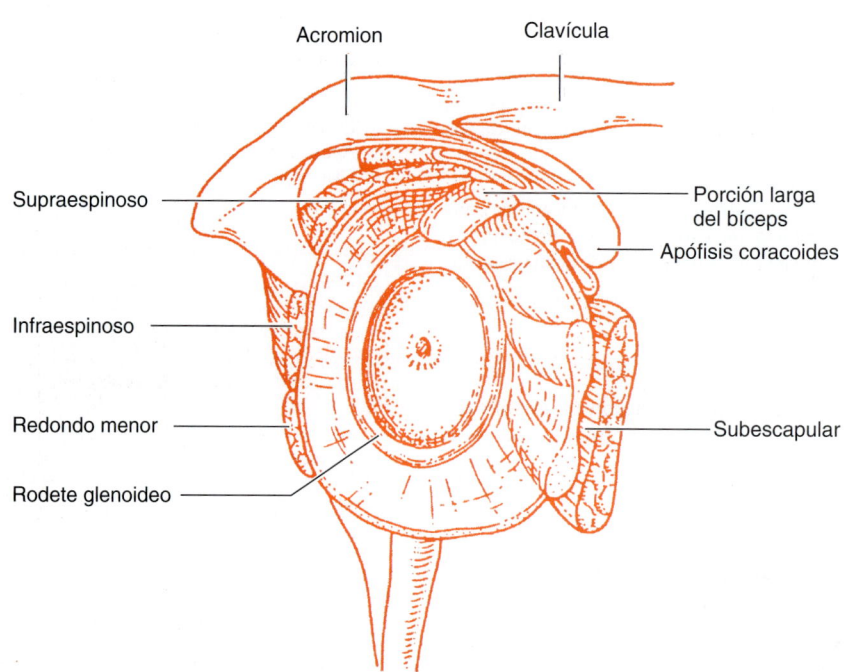

FIG. 11-2. Manguito rotador.

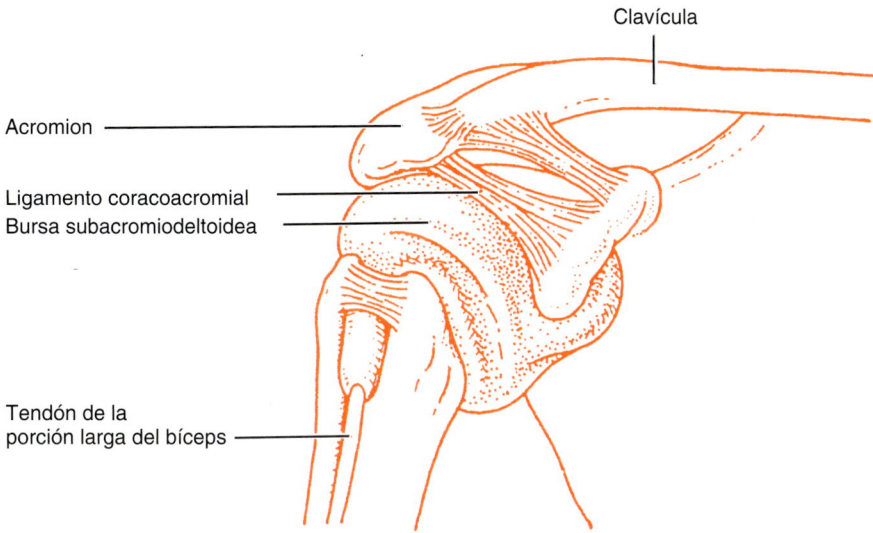

FIG. 11-3. Espacio subacromiodeltoideo y bolsa serosa subacromiodeltoidea.

Puede haber también dolor acromioclavicular o esternoclavicular, en la patología traumática o degenerativa de estas articulaciones.

Examen físico

Inspección

- Estudiar el relieve muscular del deltoides, y por detrás, los rotadores externos sobre la escápula. En parálisis del circunflejo y del plexo braquial están atróficos.
- El signo de la charretera en la luxación anterior de hombro consiste en que hay un hundimiento por debajo del acromion, por desaparición de la cabeza humeral de su lugar normal. Ello hace que el acromion aparente ser anormalmente saliente (**fig. 11-4**).

 La "seudocharretera" es una saliencia aparente del extremo externo de la clavícula, por luxación acromioclavicular con descenso de la escápula (**fig. 11-5**).

Palpación

- Palpar el **tendón del bíceps** en su corredera. El paciente flexiona el codo y la muñeca al máximo, y la punta de su dedo medio señala la corredera bicipital. Es doloroso en las tendinitis.
- Palpar el **supraespinoso**, inmediatamente por fuera y debajo del acromion, abduciendo pasivamente el brazo. Repetir la palpación por debajo y delante del acromion, realizando primero una flexión pasiva del brazo (**fig. 11-6**) y luego una extensión y rotación interna del brazo (llevando la mano del

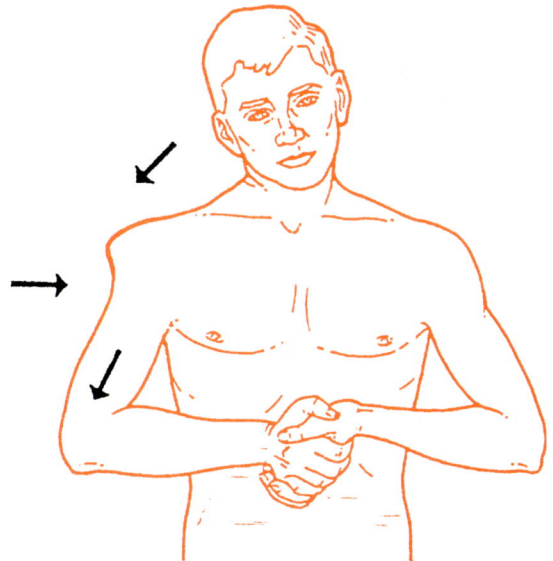

FIG . 11-4. Charretera por luxación de hombro.

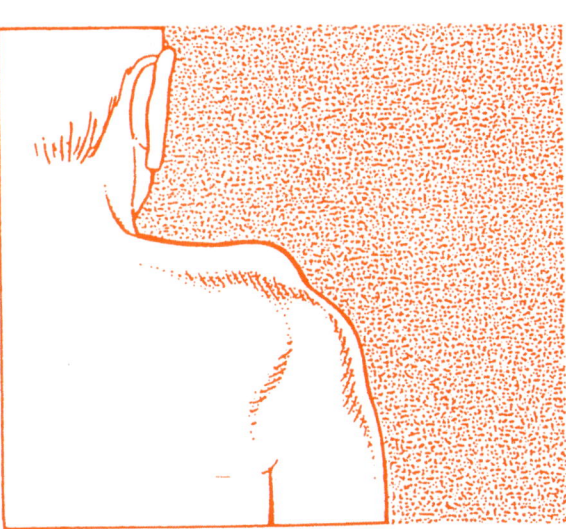

FIG . 11-5. "Seudocharretera" por luxación acromioclavicular.

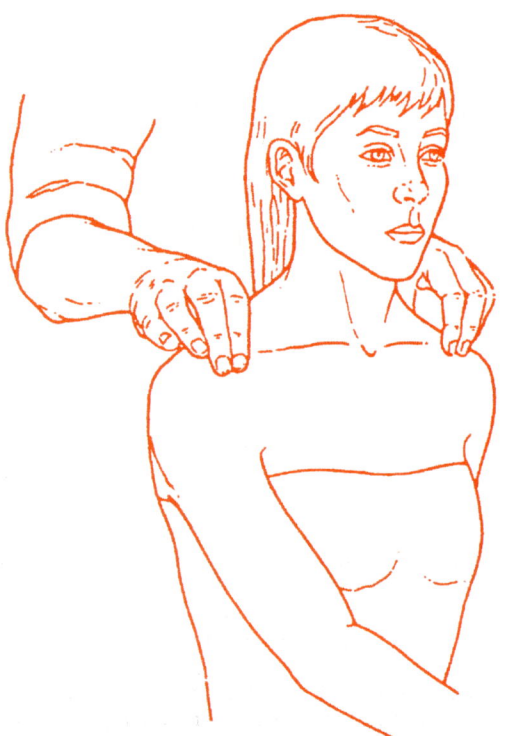

FIG. 11-6. Palpación del manguito rotador con flexión del hombro.

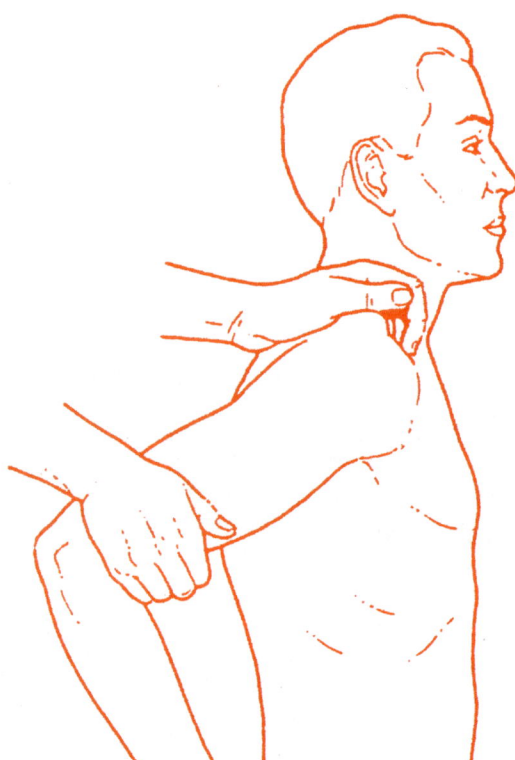

FIG. 11-7. Palpación del manguito rotador con extensión y rotación interna del hombro.

paciente a la espalda (**fig. 11-7**). Estos puntos son dolorosos en el síndrome de fricción acromial.

- Palpar la **articulación acromioclavicular** (**fig. 11-8**).
- Palpar la **clavícula** buscando dolor provocado si se sospecha una fractura.
- Investigar **crepitaciones** intraarticulares (rotando la articulación escapulohumeral hacia afuera y adentro) y periarticulares (efectuando elevación del hombro).
- Palpar los **bordes externos de los músculos trapecios**. Son dolorosos en las contracturas y problemas reumáticos de la columna cervical.

Maniobras especiales

- **Arco de fricción acromial:** el paciente eleva su brazo en abducción y se produce un intenso dolor entre los 60° y 130°, que traduce una periartritis por fricción subacromiodeltoidea (**fig. 11-9**). También debe realizarse la elevación en flexión.
- **Maniobra de Yergason** (**fig. 11-10**).
- **Maniobra de la tecla:** en la luxación acromioclavicular, presionando el extremo externo de la clavícula hacia abajo, desciende como la tecla de un piano, reduciéndose la luxación (**fig. 11-11**).
- **Prueba de la aprensión:** en las inestabilidades crónicas del hombro, llevando el brazo a la abducción de 90° y luego a la rotación externa, el paciente se defiende y no permite rotar su hombro. A menudo se acompaña de dolor (**fig. 11-12**).
- **Desplazamiento de la cabeza humeral:** mientras el paciente permanece sentado, el examinador se para detrás de él y fija firmemente su escápula con la mano del mismo lado que el del miembro por explorar y desplaza la cabeza humeral hacia delante y hacia atrás. En las inestabilidades anteriores, la cabeza se traslada anormalmente hacia adelante. En las inestabilidades multidireccionales, la traslación anormal es hacia adelante y hacia atrás.
- **Signo del surco:** en las inestabilidades multidireccionales de hombro, al traccionar del brazo hacia abajo, al costado del

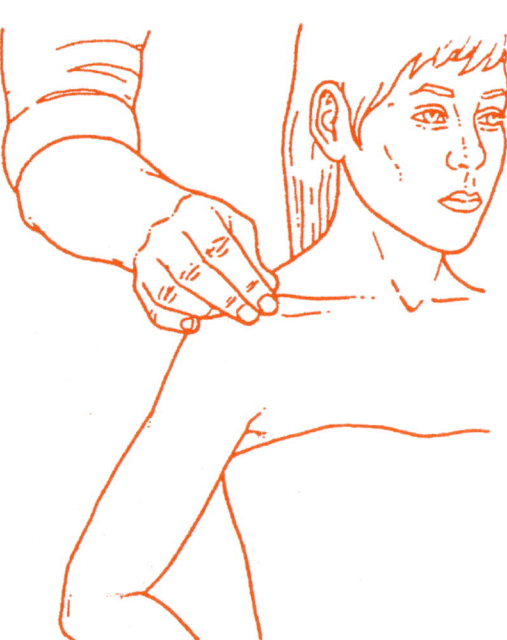

FIG. 11-8. Palpación de la articulación acromioclavicular.

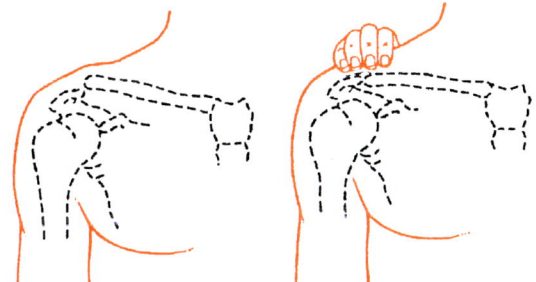

FIG . 11-11. Maniobra de la tecla en la luxación acromioclavicular.

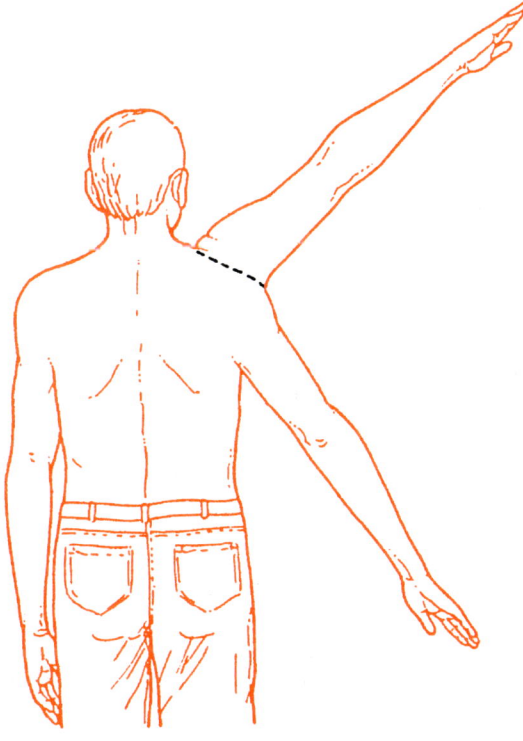

FIG. 11-9. Arco de fricción acromial.

cuerpo, la cabeza del húmero se desplaza hacia abajo, produciéndose un surco subacromial.

 Signo de Tinel y Hoffman: la percusión (Tinel) y la compresión (Hoffman) del plexo braquial en el punto de Erb (situado a un través de dedo por detrás y por encima de la inserción clavi-

cular del esternocleidomastoideo) produce dolor y parestesia irradiados hacia la mano en las compresiones interescalénicas.
—

- **Maniobra de Adson:** el paciente sentado, con los antebrazos sobre los muslos, gira la cabeza hacia el lado por explorar, la extiende e inspira profundamente. Es positiva en compresiones interescalénicas cuando hay parestesias irradiadas hacia la mano (**fig. 11-13**).
- **Maniobra de Wright:** la hiperabducción a 180° produce parestesias hacia la mano en las compresiones costoclaviculares (**fig. 11-14**).
- **Tracción axial:** la tracción del brazo hacia abajo, realizada empuñando la muñeca y con el brazo del paciente al costado del cuerpo, produce parestesias en las compresiones proximales del plexo braquial.

Evaluación funcional

Evaluación funcional articular

Evaluar los arcos de:

- Flexoextensión (normal) (**fig. 11-15**).
- Abducción-aducción (normal) (**fig. 11-16**).

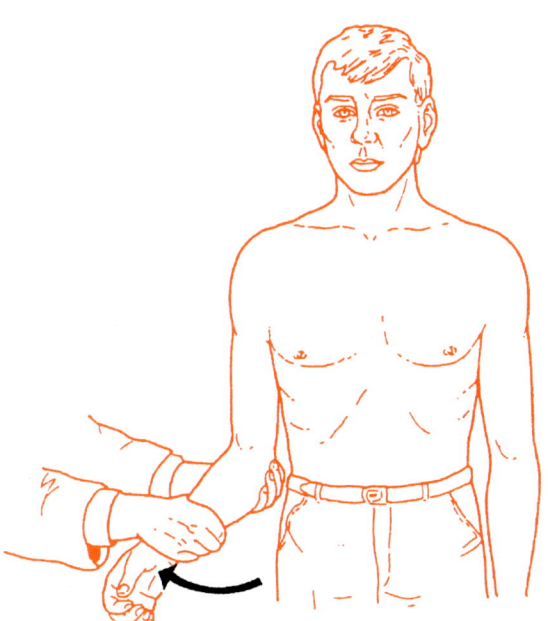

FIG. 11-10. Maniobra de Yergason para inestabilidades del tendón de la porción larga del bíceps.

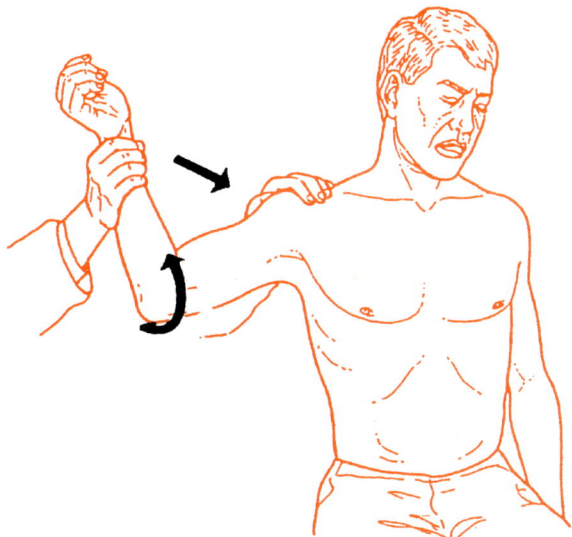

FIG . 11-12. Prueba de la aprensión de las inestabilidades anteriores.

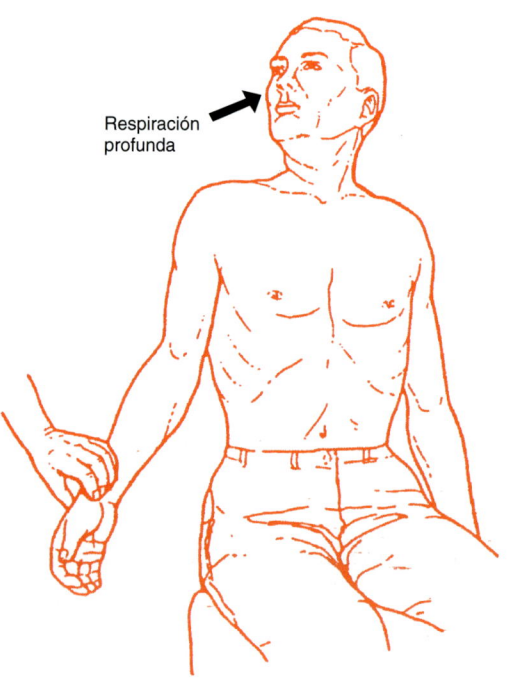

FIG. 11-13. Maniobra de Adson.

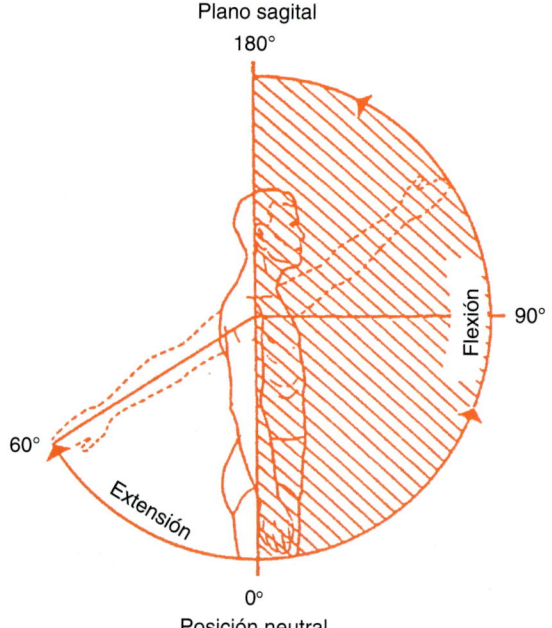

FIG. 11-15. Arco de flexoextensión del hombro.

• Rotación externa-rotación interna (**fig. 11-17**). El paciente parte con el codo al costado del cuerpo en flexión de 90°. De allí lleva a la rotación externa máxima, que se mide en grados. Luego se lleva la mano por detrás de la espalda y se trata de llegar con el pulgar lo más hacia arriba posible. Se mide y anota el número de la vértebra torácica más alta cuya espinosa llega a tocar la punta del pulgar del paciente (p. ej., 45°/T9) (**fig. 11-18**).

Evaluación funcional muscular

• El serrato mayor se evalúa indicando al paciente que empuje con ambos brazos extendidos 90° hacia el frente y las manos apoyadas contra una pared. Si está paralizado, apare-

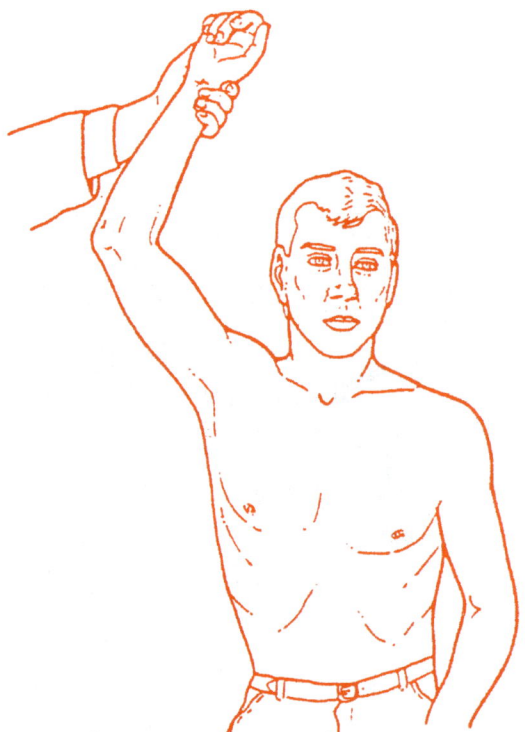

FIG. 11-14. Maniobra de Wright.

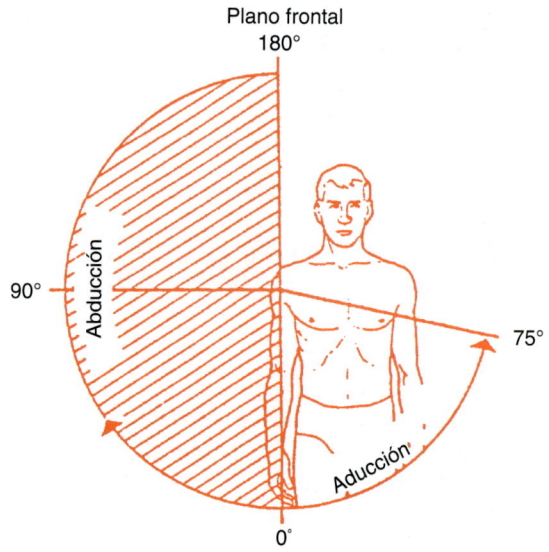

FIG. 11-16. Arco de abducción-aducción del hombro.

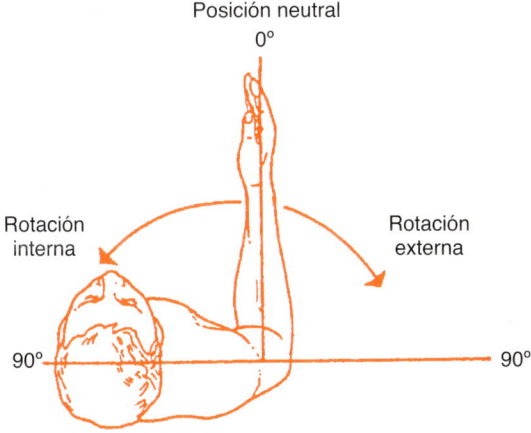

FIG. 11-17. Exploración de la rotación externa del hombro.

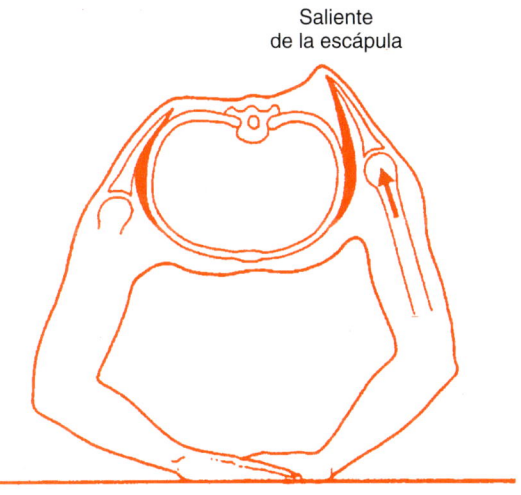

ce una escápula *alata* (saliencia dorsal de la escápula) de ese lado (**fig. 11-19**).

- El trapecio se evalúa haciendo que el paciente se encoja de hombros como expresando "¡qué me importa!" (**fig. 11-20**).
- El deltoides se evalúa efectuando abducción del hombro.

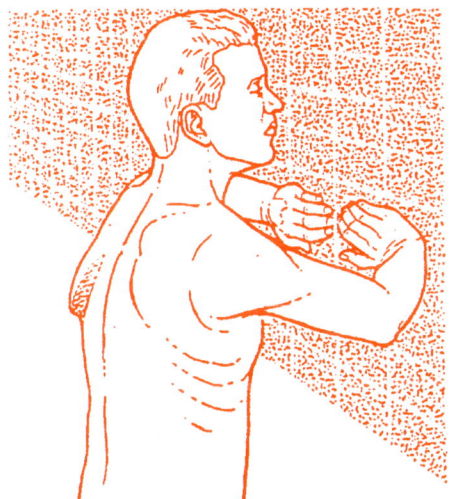

FIG. 11-19. Evaluación de la función del serrato mayor.

- Los rotadores externos (infraespinoso, redondo menor y redondo mayor) se evalúan efectuando dicho movimiento.
- Los rotadores internos (subescapular, pectoral mayor, dorsal ancho), realizando dicha rotación.

Todos estos músculos deben evaluarse contra resistencia, sin resistencia y anulando la gravedad mediante posiciones especiales.

Evaluación funcional nerviosa

El nervio circunflejo se evalúa mediante: a) evaluación motora: abducción del hombro, y b) evaluación sensitiva: explorando la sensibilidad táctil en el sector proximal y extremo del brazo (**fig. 11-21**). Esto último tiene importancia en las luxaciones del hombro, para avisarle al paciente si tiene una lesión del nervio antes de efectuar la reducción.

Evaluación de las actividades de la vida diaria

Ya fue descrita.

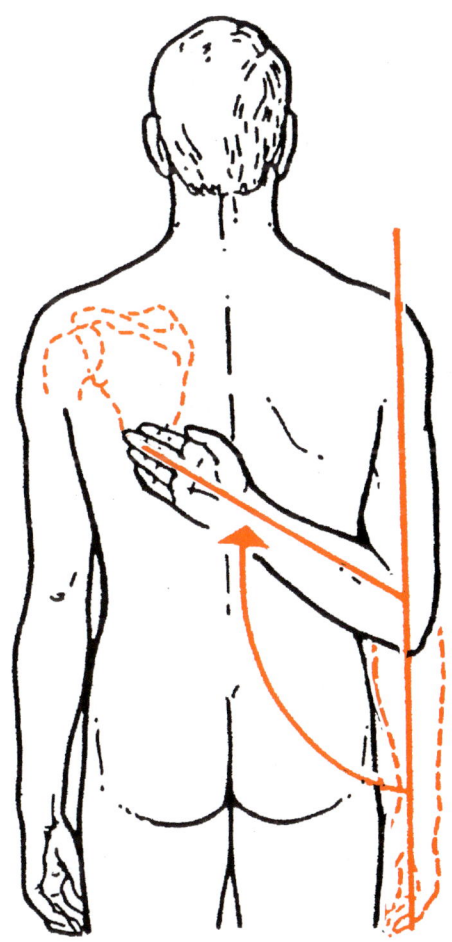

FIG. 11-18. Valoración de la rotación interna del húmero.

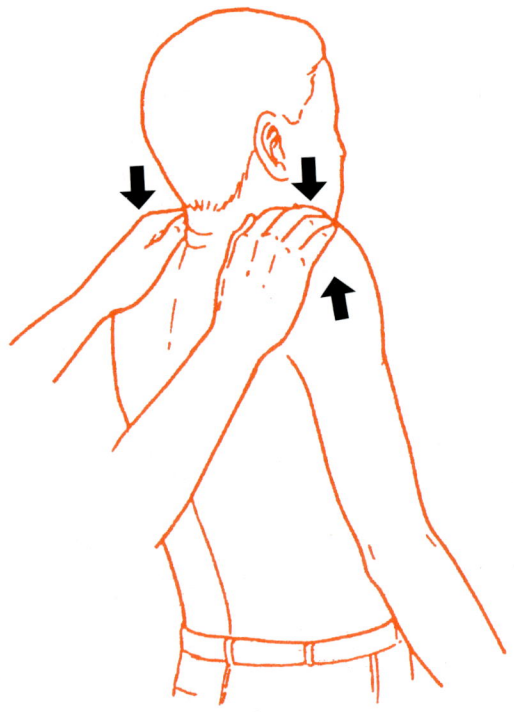

FIG. 11-20. Evaluación del trapecio.

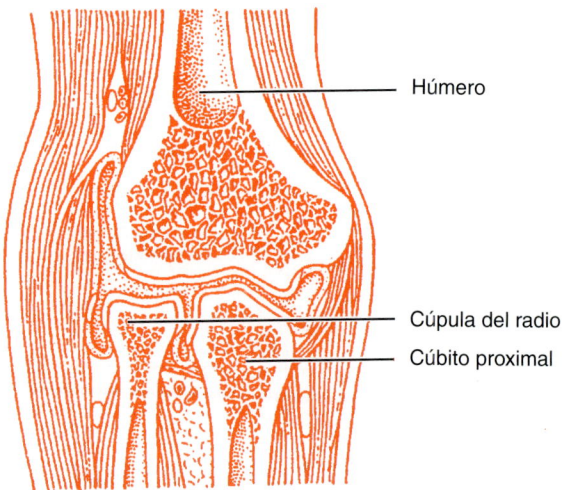

FIG. 11-22. Articulaciones del codo.

SEMIOLOGÍA DEL CODO

Nociones anatomofuncionales

E1 codo es la segunda articulación de la cadena cinética del miembro superior. Está constituido desde el punto de vista anatómico (**fig. 11-22**) por la articulación humerocubital (troclear, con un solo eje de movimiento, el de flexoextensión); humerorradial (condílea, con dos ejes de movimiento:

flexoextensión y rotación para la pronosupinación) y radiocubital superior (trocoide, con un solo eje de movimiento, la rotación para la pronosupinación). En realidad, la pronosupinación es un movimiento del antebrazo, en el que participan la radiocubital superior (anatómicamente perteneciente al codo) y la radiocubital inferior (anatómicamente perteneciente a la muñeca). Desde el punto de vista funcional, la articulación por excelencia del codo es la trocleartrosis humerocubital.

La epitróclea y el epicóndilo (**fig. 11-23**) son dos prominencias que se encuentran proximalmente al cóndilo y a la tróclea. En conjunto con esta constituyen la denominada paleta humeral, que en su sector posterior presenta una profunda fosa, la fosa olecraneana (**fig. 11-24**), destinada a alojar al olécranon en los movimientos de extensión máxima. Es a través de esta paleta que se producen las denominadas fracturas supracondíleas del codo, frecuentes en los niños. La paleta presenta dos pilares, uno interno y otro externo, que limitan respectivamente en la tróclea y en el cóndilo.

En la epitróclea se insertan el fuerte ligamento lateral interno y los músculos epitrocleares, fundamentalmente flexores y pronadores e inervados por el mediano. En el epicóndilo se inserta el poderoso ligamento lateral externo y los músculos epicondíleos, fundamentalmente extensores y supinadores inervados por el radial.

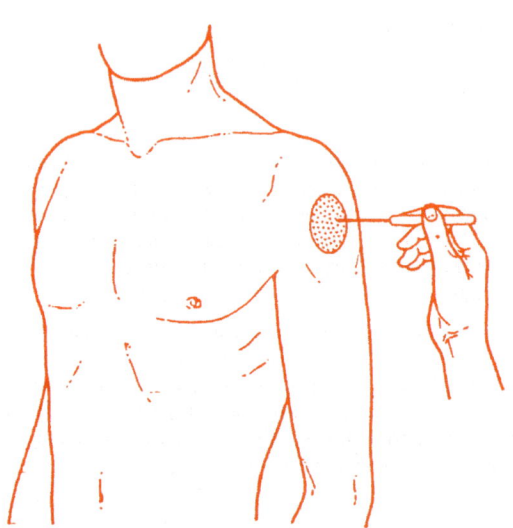

FIG. 11-21. Territorio sensitivo del circunflejo.

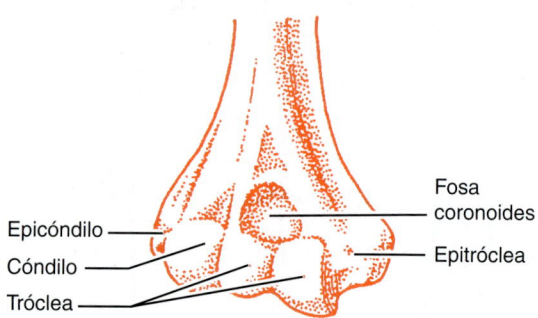

FIG. 11-23. Paleta humeral. Aspecto anterior.

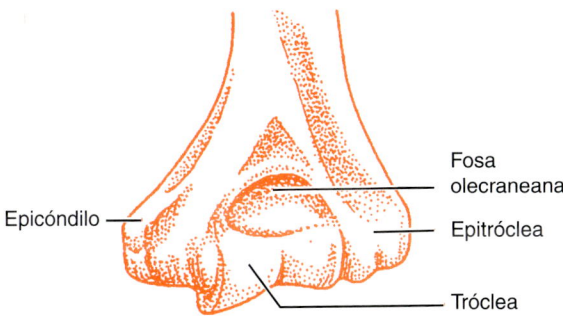

FIG. 11-24. Paleta humeral. Aspecto posterior.

Epicóndilo — Fosa olecraneana — Epitróclea — Tróclea

La inflamación de la inserción de los músculos epicondíleos (epicondilitis) constituye la causa más común del denominado "codo de tenista".

Las dos prominencias del extremo proximal del cúbito son el olécranon y la apófisis coronoides (**fig. 11-25**). En el olécranon se inserta el tendón del tríceps, extensor del codo inervado por el radial. Por detrás del olécranon existe una bolsa serosa para permitir el deslizamiento de la piel. En la apófisis coronoides se inserta el braquial anterior, inervado por el musculocutáneo, principal flexor del codo.

En el extremo proximal del radio se encuentra la cabeza o cúpula del radio, que se fractura con frecuencia en el adulto. Está sujeta al cúbito por el ligamento anular. En el sector interno, por debajo del cuello del radio, está la tuberosidad bicipital, que presenta inserción al tendón del bíceps, principal supinador y flexor accesorio del codo (**fig. 11-26**).

Entre la epitróclea y el olécranon (canal epitrocleoolecraneano) transcurre el nervio cubital.

El brazo y el antebrazo forman, con el codo extendido, un ángulo abierto hacia afuera (valgo fisiológico) de 10°. Las fracturas del codo, sobre todo en el niño, pueden alterar este ángulo.

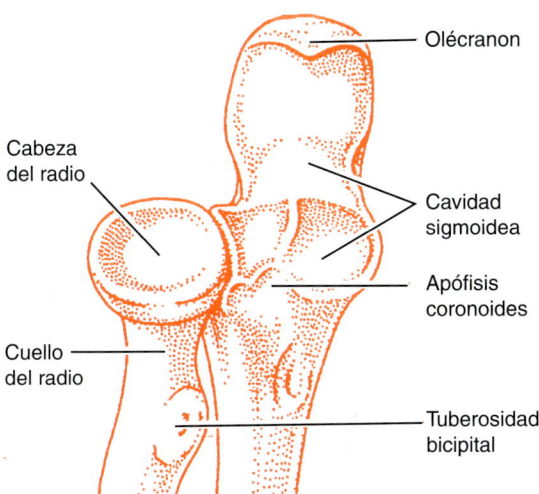

FIG. 11-25. Extremo proximal del cúbito.

Olécranon — Cabeza del radio — Cavidad sigmoidea — Apófisis coronoides — Cuello del radio — Tuberosidad bicipital

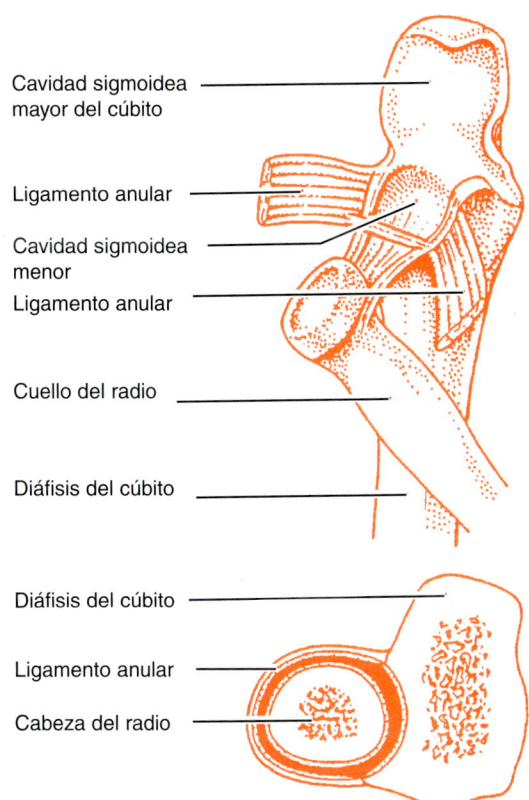

Cavidad sigmoidea mayor del cúbito — Ligamento anular — Cavidad sigmoidea menor — Ligamento anular — Cuello del radio — Diáfisis del cúbito — Diáfisis del cúbito — Ligamento anular — Cabeza del radio

FIG. 11-26. Extremo proximal del radio, ligamento anular y articulación radiocubital superior.

Interrogatorio

El dolor puede ser **localizado**, como en las epicondilitis o epitrocleítis (menos frecuentes), sobre la cúpula radial en las fracturas, sobre el olécranon en las bursitis y en las fracturas de esta apófisis o **difuso** en fracturas supracondíleas e intercondíleas del codo. También puede tener **propagación o irradiación**, como en la neurodocitis cubital, en la que el dolor nace en el canal epitrocleoolecraneano y se propaga por el borde interno del antebrazo hasta el dedo meñique.

Examen físico

Inspección

En la inspección deben evaluarse el valgo fisiológico, así como tumefacciones extraarticulares (bursitis retroolecraneana) o intraarticulares (derrames). También pueden apreciarse deformaciones groseras, como en las fracturas supracondíleas y en las luxaciones.

Palpación

Comenzar por la palpación de prominencias óseas. Deben palparse la epitróclea, el epicóndilo y el olécranon. En los procesos inflamatorios ya enumerados y en las fracturas son dolorosas. Estas tres prominencias, vistas por la cara posterior (**fig. 11-27**), forman un triángulo con el codo en flexión y están en una misma línea con el codo en extensión (en las fracturas

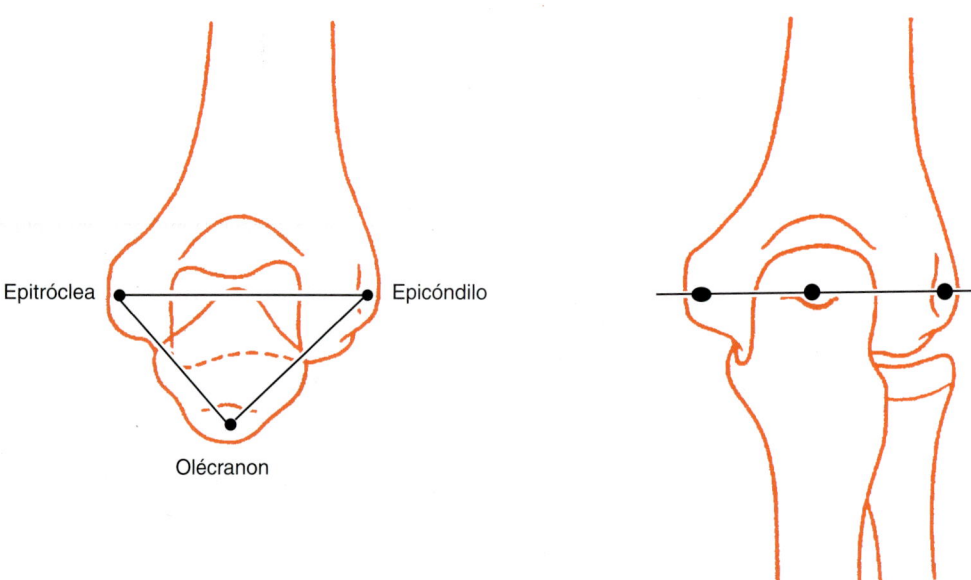

FIG. 11-27. Triángulo posterior del codo: epitróclea-epicóndilo-olécranon.

supracondíleas estas relaciones se hallan conservadas, no así en las luxaciones, en las cuales el olécranon está ascendido). Continuar con la palpación de la interlínea articular, en el sector posterior y en el sector externo o condilorradial. Algunos "codos de tenista" obedecen a una inflamación de una franja sinovial intercondilorradial. Palpar luego el canal epitrocleoolecraneano, en busca de engrosamientos del nervio cubital (en la lepra).

Maniobras especiales

- **Maniobra de Tinel:** se percute el nervio cubital en el canal epitrocleoolecraneano. Es positiva cuando aparecen parestesias propagadas al dedo meñique (**fig. 11-28**).
- **Maniobra de la flexión sostenida del codo:** se mantiene esta posición durante 1 minuto. Es positiva en las neuropatías compresivas cuando produce parestesias propagadas al dedo meñique.

- **Maniobra de la extensión resistida del dedo medio:** se extiende el dedo medio contrarresistencia. En las epicondilitis aparece un dolor sobre el epicóndilo (inserción del extensor común de los dedos).

Evaluación funcional

- **Evaluación funcional articular:** evaluar el arco de flexoextensión (**fig. 11-29**).
- **Evaluar la pronosupinación:** (recordar que se evalúa también la radiocubital inferior) se coloca el brazo al costado del cuerpo, el codo flexionado a 90°, el pulgar apuntado hacia el techo. Esta es la posición neutra. Luego se gira colocando la palma hacia abajo (pronación) y hacia arriba (supinación) (**fig. 11-30**).
- **Evaluación funcional muscular:** el braquial anterior se evalúa mediante la flexión activa del codo. El nervio radial mediante la extensión activa del codo (anular la gravedad).

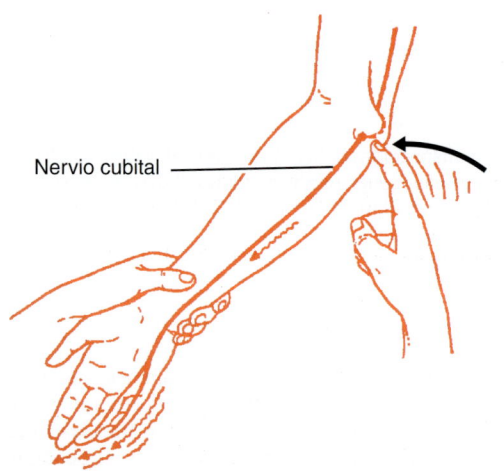

FIG. 11-28. Maniobra de Tinel en el canal epitrocleoolecraneano.

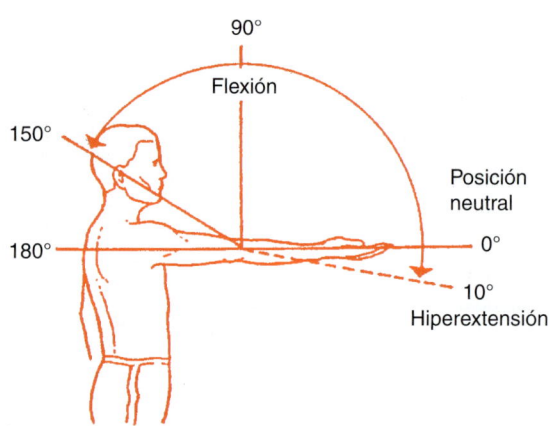

FIG. 11-29. Arco de flexoextensión del codo.

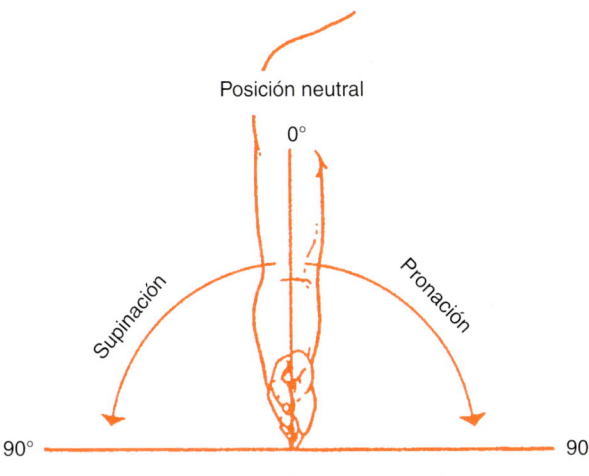

FIG. 11-30. Arco de pronosupinación.

- **Evaluación de las actividades de la vida diaria:** ya fue descrita.

SEMIOLOGÍA DE LA MUÑECA Y DE LA MANO

Introducción

La mano es un órgano de prensión sensible, dotado de un pulgar oponible. Está ubicada en el extremo distal del miembro superior, el cual posibilita su posicionamiento y traslado en el espacio.

Por consiguiente, la mano actúa de dos modos básicos que se asocian en forma variable: 1) como receptor de sensibilidades táctil, térmica, dolorosa y propioceptiva; 2) como prensor de objetos merced a múltiples tipos de pinza.

La patología de la mano produce con frecuencia alteraciones de la sensibilidad o de la motilidad o de ambas, originando una disfunción básica.

La semiología de este complejo órgano deberá detectar dichas alteraciones, sus causas y sus efectos, así como toda otra alteración morfológica o funcional.

Para ello se recurrirá a:

- El examen de diversas estructuras y funciones simples.
- La evaluación funcional global.

A los efectos prácticos, la muñeca será incluida en esta descripción.

Nociones anatomofuncionales

La porción terminal del antebrazo (radio, cúbito y ligamento triangular que los une) se articula con la mano por medio del carpo. Esta es una estructura intercalada formada por 8 piezas óseas con relaciones geométricas recíprocas que varían con cada movimiento. Dichos huesos se disponen en una hilera proximal (escafoides, semilunar, piramidal y pisiforme) y otra distal (trapecio, trapezoides, hueso grande y hueso ganchoso).

La convexidad superior del carpo se articula con el ligamento triangular y con la carilla carpiana del radio. La dirección general de los ligamentos radiocarpianos es oblicua, lo que impide que el carpo se deslice hacia proximal y hacia adentro, siguiendo la pendiente del radio.

La coherencia espacial del carpo está asegurada por numerosos ligamentos interóseos, palmares y dorsales, los que permiten sin embargo variaciones dinámicas en su geometría interna.

Un fuerte ligamento, el ligamento anular anterior del carpo, se extiende por la cara palmar, uniendo los huesos de los extremos del carpo, pasando a manera de puente sobre este y cerrando así el túnel del carpo (**fig. 11-31**).

Los metacarpianos de los extremos (1.º, 4.º y 5.º) son móviles, mientras que los centrales (2.º y 3.º) son casi inmóviles. El cierre con fuerza del puño produce descenso del 4.º y 5.º metacarpiano. La artritis reumatoide produce un descenso patológico de estos huesos por lesión carpometacarpiana.

El primer metacarpiano se une al carpo por la articulación trapecio-metacarpiana, en silla de montar, que le permite efectuar abducción, aducción, antepulsión, retropulsión y oposición.

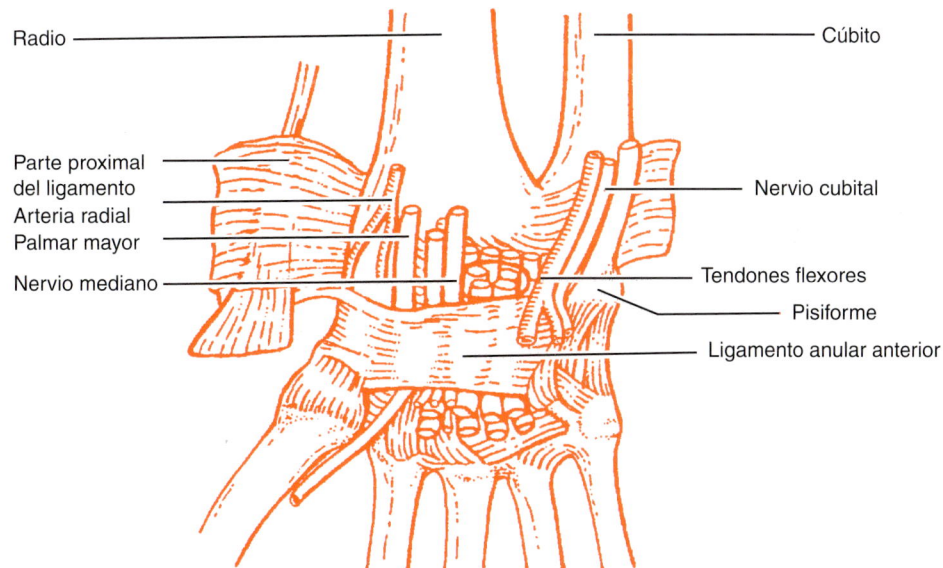

FIG. 11-31. Ligamentos de la muñeca. Aspecto posterior.

La muñeca es flexionada por los músculos palmar mayor, palmar menor y cubital anterior; extendida por el 1.er radial, 2.º radial y cubital posterior; abducida por el 1.er radial y el 2.º radial y aducida por el cubital anterior y el cubital posterior.

Estos músculos se insertan de la siguiente forma:

- **Músculos palmares:**
  - Palmar mayor (flexor *carpi radialis*): extremo posterior del 2.º metacarpiano
  - Palmar menor (*palmaris longus*): en la aponeurosis palmar media
  - Cubital anterior (flexor *carpi ulnaris*): en el pisiforme y 5.º metacarpiano.
- **Músculos dorsales:**
  - 1.er radial (extensor *carpi radialis longus*): extremo posterior del 2.º metacarpiano
  - 2.º radial (extensor *carpi radialis brevis*): extremo posterior del 3.er metacarpiano
  - Cubital posterior (extensor *carpi ulnaris*): extremo posterior del 5.º metacarpiano.

Los músculos dorsales están inervados por el radial; los músculos palmares por el mediano, salvo el cubital anterior, inervado por el cubital.

Los músculos que mueven los dedos se clasifican en largos extrínsecos y cortos o intrínsecos.

Músculos extrínsecos

- **Flexores:**
  - Superficial de los dedos: se inserta por dos lengüetas en la base de la 2.ª falange de los 4 últimos dedos
  - Profundo de los dedos: se inserta por una lengüeta en la base de la 3.ª falange de los últimos 4 dedos. El flexor largo del pulgar tiene una inserción similar.
- **Extensores:**
  - Común de los dedos: se inserta por una lengüeta en la base de la 3.ª falange de los 4 últimos dedos.
  - Propio del índice y propio del meñique; su inserción es similar.
  - Extensores del pulgar: forman la tabaquera anatómica. Se insertan así:
  - Abductor largo: en la base del 1.er metacarpiano.

- Extensor corto: en la base de la 1.ª falange del pulgar.
- Extensor largo: en la base de la falange distal del pulgar.

Todos estos músculos extensores transcurren por correderas osteofibrosas en el dorso del radio y cúbito (**fig. 11-32**).

Los músculos flexores están inervados por el mediano, salvo los dos haces del flexor común profundo para el anular y el meñique, que están inervados por el cubital. Los músculos extensores están inervados por el radial.

Músculos intrínsecos

- **Músculos del pulgar o tenarianos:**
  - Laterales o de la oposición: inervados por el mediano. Son: abductor corto, oponente y haz externo del flexor corto.
  - Mediales o de la aducción y fuerza de pinza: inervados por el cubital. Son el aductor y el haz interno del flexor corto.
- **Músculos del meñique o hipotenares:** inervados por el cubital.
- **Músculos lumbricales:** se extienden desde los tendones del flexor común profundo de los dedos, en la palma, hasta el aparato extensor de los dedos (en el dorso) (**fig. 11-33**). Inervados por el mediano (los 2 externos) y por el cubital (los 2 internos). Extienden las articulaciones interfalángicas.
- **Músculos interóseos (palmares y dorsales):** se insertan en 2 metacarpianos adyacentes y terminan en la base de las primeras falanges y en el aparato extensor de los dedos (**fig. 11-34**). Inervados por el cubital. Flexionan las metacarpofalángicas y extienden las interfalángicas (mano en escuadra). Separan los dedos (los dorsales) y los aproximan (los palmares). Los tendones flexores largos están cubiertos en la palma por la aponeurosis palmar media, que está formada fundamentalmente por fibras longitudinales que continúan al palmar menor y se insertan en la cara profunda de la dermis y en las vainas fibrosas de los tendones. Su engrosamiento y ulterior retracción constituyen la enfermedad de Dupuytren (fibromatosis palmar).

Los tendones flexores están envueltos en toda la longitud de los dedos por una vaina fibrosa, en la que alternan fibras circulares o poleas y fibras oblicuas o cruciformes (**fig. 11-35**). La estrechez de la polea más proximal, asociada a un nódulo en el tendón flexor, constituye el dedo en resorte.

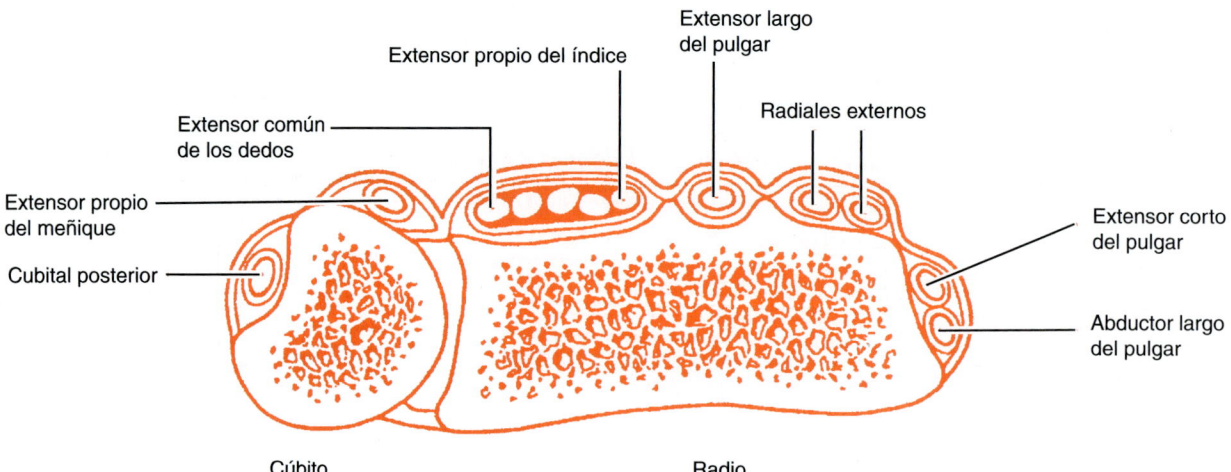

FIG. 11-32. Correderas fibrosas del dorso de la muñeca.

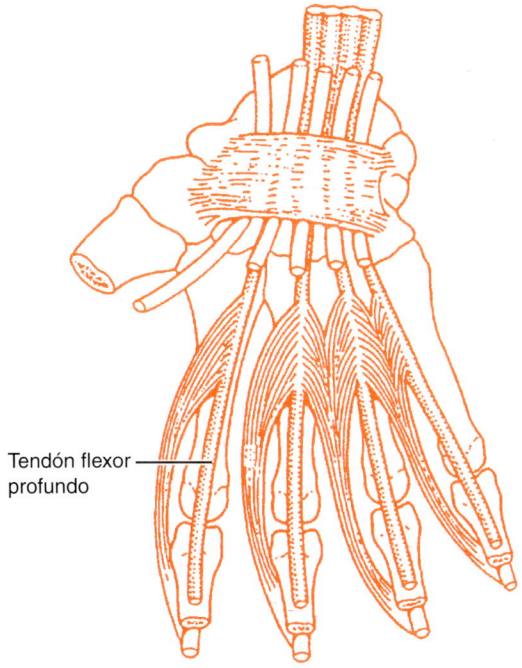

FIG. 11-33. Músculos lumbricales.

Tendón flexor profundo

Dentro de estas vainas, envolviendo los tendones, se encuentra la membrana sinovial, que termina en el rodete digitopalmar para los tres dedos centrales. Las vainas sinoviales de los dedos meñique y pulgar se prolongan hasta la muñeca, formando un fondo de saco radial (dedo pulgar) y otro cubital (dedo meñique). Este último envuelve en la muñeca todos los tendones flexores menos el del pulgar (**fig. 11-36**).

Interrogatorio

La anamnesis puede ser elemento clave en la pesquisa de cierto tipo de afecciones; por ejemplo, el envaramiento (rigidez) matutino de las articulaciones metacarpofalángicas e interfalángicas es compatible con la presencia de una artritis reumatoide, y el bloqueo brusco y repetitivo de los dedos (generalmente en adultos el medio o el anular) lo es con la tenosinovitis flexora estenosante: dedo en resorte.

El tipo de parestesias en la mano (localización y momento del día en que aparecen o se exacerban) es clara indicación de patología en el interrogatorio que conduce el ortopedista experimentado; por ejemplo, en el territorio del nervio mediano y

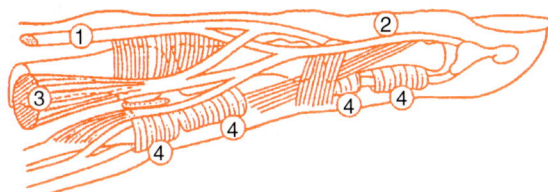

FIG. 11-34. Músculos interóseos y aparato extensor. 1. Tendón extensor común. 2. Tendón conjunto distal. 3. Interóseo. 4. Poleas de la vaina flexora.

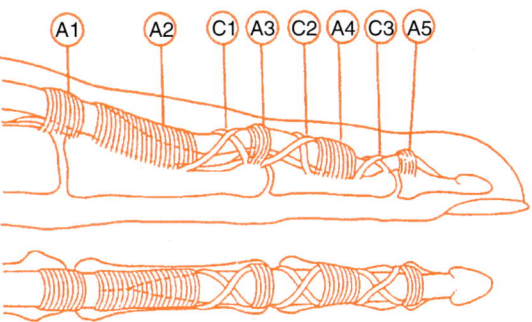

FIG. 11-35. Vaina fibrosa; digital flexora. A1-A5: ligamentos anulares. C1-C3: Porciones cruciformes.

especialmente si son nocturnas sugieren la presencia de un síndrome del túnel carpiano.

Examen físico

Inspección

- **Coloración y trofismo de la piel:** informa sobre el estado circulatorio, los posibles trastornos neurovegetativos y las lesiones por anestesia.
- **Alineamiento (estudio de los ejes):** el radio, el carpo y el dedo medio deben encontrarse alineados. En la artritis reumatoide, por ejemplo, se produce una desviación cubital de los dedos.

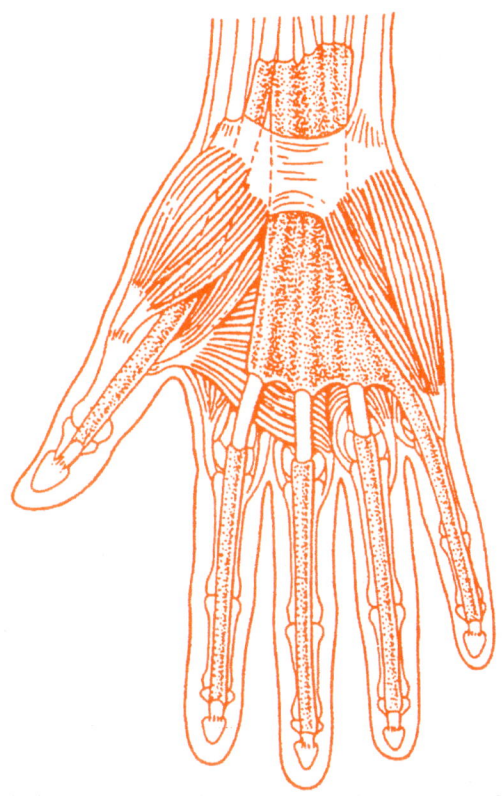

FIG. 11-36. Vainas sinoviales de los tendones flexores.

- **Actitud:** es la posición en la que se presenta la mano: péndula en la parálisis radial, de predicador en la parálisis cubital, etcétera.
- **Deformaciones:** por ejemplo, los dedos en cuello de cisne, en garra, en *boutonnière*, etcétera.

Palpación

- **De relieves óseos:**
  - Estiloides radial y cubital (la radial debe estar 1 cm más distal).
  - Accidentes óseos de la tabaquera anatómica.

La tabaquera anatómica se pone de manifiesto extendiendo el pulgar. En su interior, de proximal a distal, se palpan: el escafoides, el trapecio y la base del primer metacarpiano formando la articulación trapecio-metacarpiana, dolorosa en la rizartrosis.

  - Pisiforme y tendón del cubital anterior: en el sector palmar interno de la muñeca.
- **De partes blandas:**
  - Vaina del abductor largo y extensor corto del pulgar. Se palpa en el sector dorsal de la apófisis estiloides del radio. Es dolorosa en la enfermedad de De Quervain.
  - Palmar menor: se pone de manifiesto oponiendo el pulgar al meñique y flexionando la muñeca.
  - Fondo de saco sinovial cubital: por dentro del palmar menor. Es el sitio donde se efectúan las infiltraciones en los casos incipientes de síndrome del túnel carpiano.
  - Nervio cubital: inmediatamente por dentro del anterior. En relación con el cubital anterior, que es el elemento más interno.
  - Palmar mayor: se palpa flexionando la mano contra una resistencia. Puede presentar tendinitis.
  - Nervio mediano: entre el palmar mayor y el palmar menor.

 La percusión y compresión (maniobra de Tinel-Hoffman) del nervio mediano en este punto produce parestesias en su territorio (pulgar, índice y medio), en los casos de síndrome del túnel carpiano.
—

  - Arteria radial: en el canal del pulso, por fuera del palmar mayor.
  - Sinovial de los flexores de los 3 dedos centrales: en toda la cara palmar de los dedos. Palpar su fondo de saco en el rodete digitopalmar.
  - Sinovial del flexor del pulgar: en toda la extensión de la cara palmar del pulgar, llegando al sector externo de la cara palmar de la muñeca.
  - Sinovial del meñique: en la cara palmar de dicho dedo, en la región palmar media (envolviendo los flexores de los dedos 2.°, 3.° y 4.°) y en el sector cubital de la cara palmar de la muñeca.
  - Polea proximal de los dedos: entre el pliegue distal de la mano y el rodete digitopalmar. Está engrosada en el dedo en resorte.
  - Aponeurosis palmar: en el centro de la palma, en busca de nódulos o bandas de la enfermedad de Dupuytren.
  - Detección de relieves anormales (tumefacciones).

Maniobras especiales

- **Maniobra de Finkelstein:** se cierra el puño sobre el pulgar y se imprime una inclinación cubital pasiva enérgica. En la enfermedad de De Quervain se produce un dolor intenso a nivel del dorso de la estiloides radial.
- **Prueba intrínseca:** se emplea para evaluar la retracción de los músculos intrínsecos. Normalmente, con las articulaciones metacarpofalángicas extendidas, es posible flexionar pasivamente las articulaciones interfalángicas proximales (prueba negativa). En caso de retracción, ello no es posible (prueba positiva).
- **Exploración del flexor común superficial de un dedo** (**fig. 11-37A**). Se sujetan todos los dedos impidiendo su flexión, salvo aquel que se explora. Normalmente, el paciente puede flexionar activamente la articulación interfalángica proximal. Si está lesionando el flexor común superficial, el paciente no puede flexionar el dedo explorado (prueba positiva).
- **Exploración del flexor común profundo de un dedo:** se bloquea la articulación interfalángica proximal en extensión. El paciente normal puede entonces flexionar la interfalángica distal con el flexor común profundo. Si este se encuentra lesionado, no puede hacerlo (prueba positiva) (**fig. 11-37B**).
- **Maniobra de Tinel-Hoffman:** se percute o comprime un nervio en el sitio en que se sospecha su compresión. Es positiva cuando aparecen parestesias en su territorio.

 Maniobra de Phalen: se hiperflexiona la muñeca durante 1 minuto. Es positiva cuando aparecen parestesias en el territorio del mediano, en el síndrome del túnel carpiano.
—

- **Examen circulatorio:**
  - Palpación del pulso radial
  - Prueba de Allen en la muñeca

 En la prueba de Allen en la muñeca, mientras el paciente mantiene su mano cerrada con fuerza, el médico comprime enérgicamente con cada pulgar las arterias radial y cubital

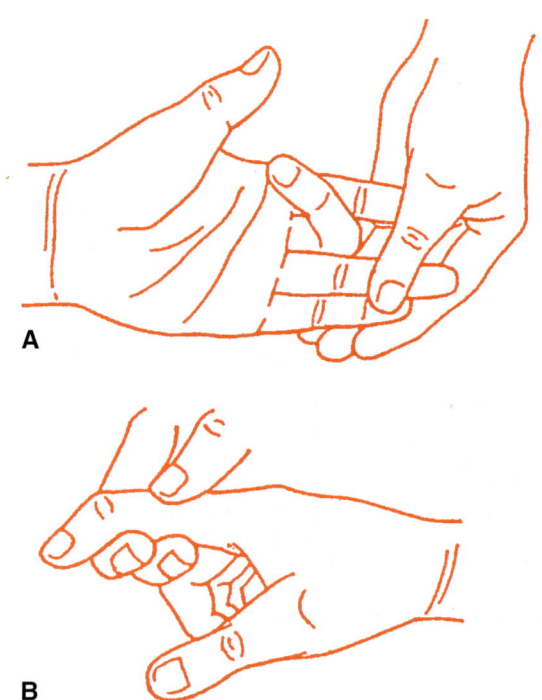

FIG. 11-37. A. Exploración del flexor común superficial de un dedo. **B.** Exploración del flexor común profundo.

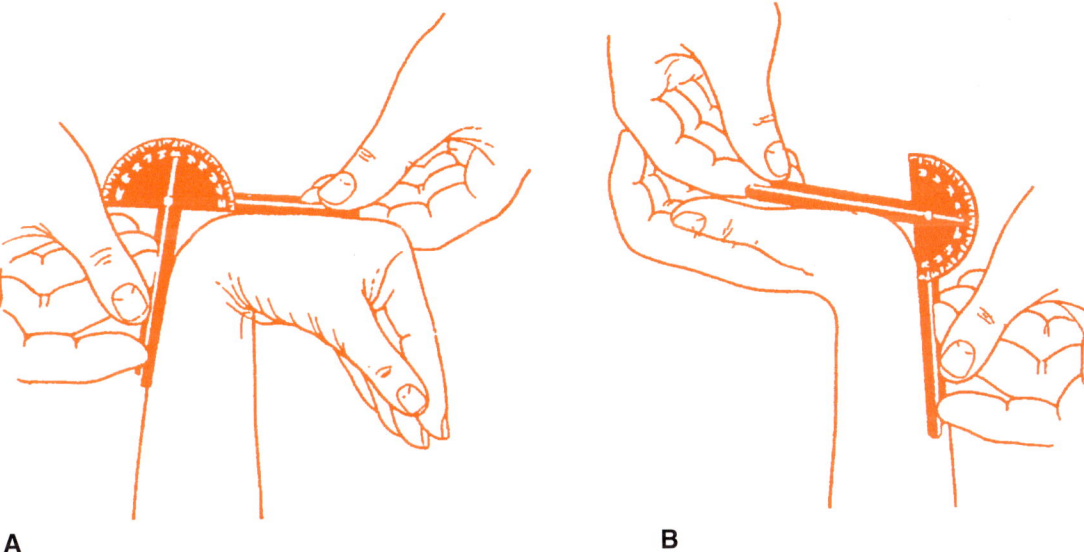

A   **B**

FIG. 11-38. A. Medición de la flexión de la muñeca. **B.** Medición de la extensión de la muñeca.

del paciente. La isquemia de la mano se manifiesta por palidez. Se descomprime una de las dos arterias y en condiciones normales se verifica una rápida recoloración. Se repite el procedimiento con la otra arteria. La lentitud o falta de recoloración indica un trastorno en el flujo de la arteria correspondiente.

—

Se examina dedo por dedo, comprimiendo las arterias colaterales en la base del dedo y procediendo a descomprimirlas alternadamente como en la prueba para la muñeca.

Evaluación funcional

Evaluación funcional articular

Se mide la flexoextensión de cada una de las articulaciones de los dedos y de la muñeca (**fig. 11-38 A** y **B**). Se mide también la aducción/abducción de la muñeca (**fig. 11-39 A** y **B**).

Evaluación funcional muscular

Sirve para evaluar el estado tendinoso, muscular y neurológico. Se efectúa mediante:

- Exploración músculo por músculo, oponiéndose a la acción correspondiente. Los resultados se tabulan para cada uno de ellos.
- Evaluación de la fuerza muscular o potenciometría, medida en libras o en mm Hg. Una forma sencilla de hacerlo es insuflar el manguito neumático de un tensiómetro hasta 100 mm Hg. Se registra la fuerza de distintas pinzas (puño, llave o lateral, pulpejo con pulpejo) anotando el valor que excede los 100 mm Hg basales.

Evaluación funcional nerviosa

- **Motora:** por grupos musculares, para investigar el estado de cada nervio.

Nervio radial:
– Extensión de la muñeca (1.er radial, 2.º radial y cubital posterior).
– Extensión de las metacarpofalángicas (extensores largos).

Nervio mediano:
– Flexión interfalángica (flexores superficiales y profundos).
– Oposición pulgar/índice y pulgar/meñique (tenares laterales) (**fig. 11-40**).

Nervio cubital:
– Extensión interfalángica más flexión metacarpofalángica (mano en escuadra-músculos intrínsecos) (**fig. 11-41**).
– Cruce de los dedos índice y medio.

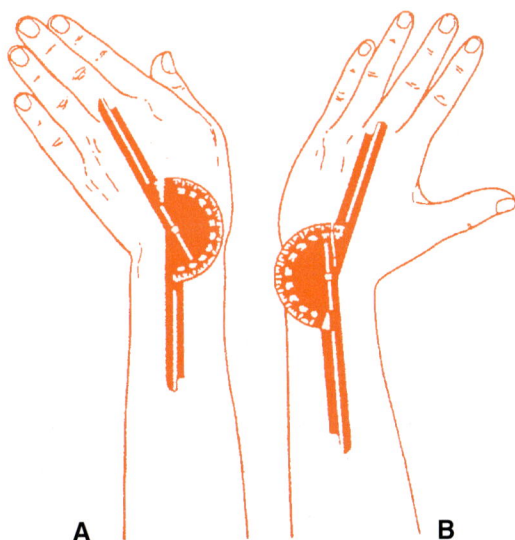

A   **B**

FIG. 11-39. A. Medición de la aducción de la muñeca. **B.** Medición de la abducción de la muñeca.

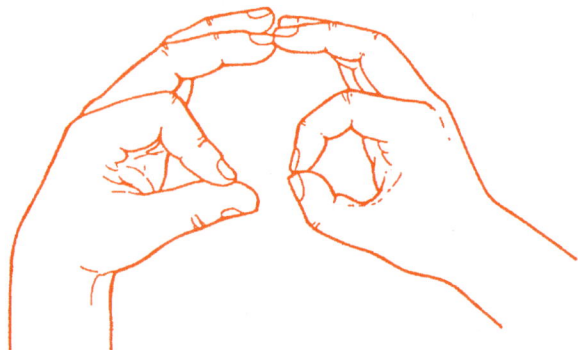

FIG. 11-40. Evaluación del nervio mediano: oposición del pulgar.

- **Sensitiva:** se investiga a nivel de los pulpejos y del resto de la mano. Se estudian:
  - La sensibilidad táctil protectiva o grosera estimulando con un objeto romo.
  - La sensibilidad táctil discriminativa o fina, mediante la prueba de Weber: con un clip cuyas puntas estén separadas por distancias variables, se registra la menor distancia en la cual dos puntos son percibidos como separados (normalmente, 5 mm [**fig. 11-42**]).

El clip debe ser:

- romo, de lo contrario se explora la sensibilidad dolorosa;
- apoyado sin comprimir (la piel no debe ponerse blanca), de lo contrario se evalúa la sensibilidad profunda, y

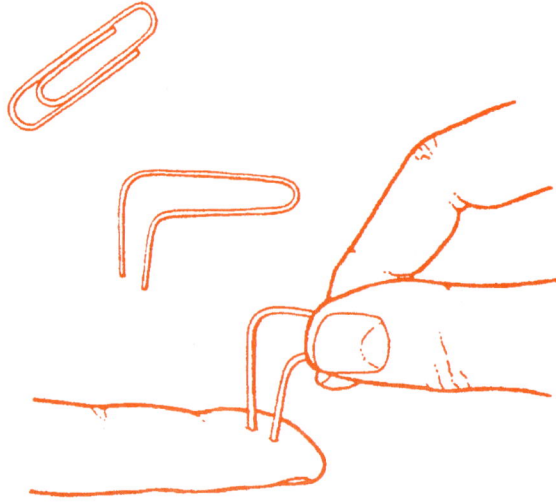

FIG. 11-42. Prueba de Weber de la discriminación de dos puntos.

- colocado de forma longitudinal, paralela al eje del dedo (para evitar evaluar territorios de dos nervios vecinos).

 La sensibilidad vibratoria, con diapasón de 256 ciclos/s. Es la que se altera más tempranamente en las neuropatías compresivas.
—

Se evalúa según la tabla del British Medical Research Council:

- S0: Anestesia.
- S1: Sensibilidad dolorosa profunda.
- S2: Sensibilidad dolorosa superficial. Algo de tacto. Disestesias.
- S3: Sensibilidad dolorosa superficial y táctil grosera (sensibilidad protectiva). No discrimina 2 puntos.
- S4: Discriminación normal de 2 puntos. Gnosia táctil (reconocimiento de objetos por el tacto).

La sensibilidad se estudia para los tres nervios de la mano, en su territorio sensitivo respectivo.

- Nervio mediano: cara palmar del pulpejo de los 3 primeros dedos y lado radial del anular.
- Nervio cubital: cara palmar del pulpejo del meñique y lado cubital del anular.
- Nervio radial: dorso de la 1ª comisura
- Evaluación de patrones de prensión.

Se emplean cilindros y esferas de distintos diámetros y se registra el máximo y el mínimo que es capaz de asir.

- Evaluación de las actividades de la vida diaria: ya fue descrita.

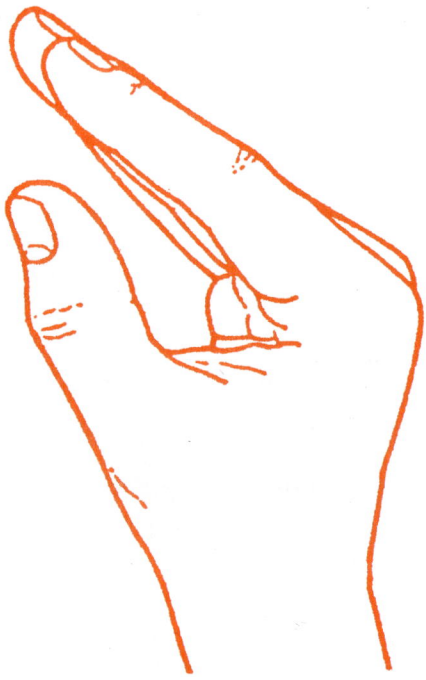

FIG. 11-41. Evaluación del nervio cubital: posición intrínseca plus o en escuadra.

SÍNTESIS CONCEPTUAL

– El conjunto de articulaciones del miembro superior (MS), las piezas óseas que las unen, los músculos que las mueven y los nervios que ordenan la contracción muscular conforman una cadena cinética destinada fundamentalmente a la prensión de objetos y, además, a la defensa, la exploración espacial, la elevación, el transporte y el lanzamiento de objetos.

– En el extremo de esta cadena cinética se encuentra la mano, órgano especializado de prensión sensible que, unida al desarrollo cerebral, distingue al ser humano como *Homo habilis* y *Homo faber*.

– Cualquier alteración anatómica o funcional del MS en su estructura (ósea, articular, muscular, tendinosa o nerviosa) repercute en todos los segmentos de la cadena cinética y perturba la función general del miembro superior y las funciones particulares de la mano.

– Es imprescindible una correcta y minuciosa evaluación articular, muscular y nerviosa para la correcta semiología del miembro superior. Resulta útil el agregado de la evaluación de las actividades de la vida diaria.

CAPÍTULO
12

PARÁLISIS OBSTÉTRICAS

OSCAR VARAONA, JUAN C. CARUSO Y RICARDO ALLAN

DEFINICIÓN

Se define como parálisis obstétrica el síndrome consecutivo a la lesión traumática del plexo braquial producida durante el mecanismo del parto.

SINONIMIA

Lesión obstétrica. Parálisis del recién nacido.

ETIOLOGÍA

Traumática, reconociendo como causales:

- **Maniobras obstétricas inadecuadas** (producto de lo intempestivo de ellas) o dificultosas (distocia de hombro, o presentación de nalgas, etc.).
- **Desproporción pélvico-fetal** (fetos que superan en 1000 g los promedios o aquellos definitivamente grandes, como los engendrados por madres diabéticas).

Es útil recordar que durante un parto distócico se ejercen sobre la cabeza fetal tracciones que llegan hasta los 150 kg, según los trabajos de Adler y Paterson.

PATOGENIA

Durante el desarrollo del parto, la fisiopatología de la lesión se corresponde con:

- Lateralización del raquis cervical y depresión del hombro, provocando tracción sobre las raíces superiores (C5, C6) del plexo braquial; esta solicitud mecánica decrece en sentido caudal.
- Abducción del hombro y tracción ejercidas sobre el miembro superior, provocando solicitudes mecánicas a nivel de las raíces inferiores (C8 y T1).

Las lesiones anatomopatológicas emergentes de estos mecanismos son:

- **Neuropraxia.**
- **Axonotmesis.**

- **Neurotmesis** (que superpone sus características con las lesiones traumáticas de los nervios periféricos).
- **Avulsión radicular** (arrancamiento a nivel medular irreparable).

No es rara la presencia de un voluminoso hematoma retroclavicular con compresión de grado variable y que *a posteriori* es reemplazado por tejido fibroso, causal de estenosis de grupos fasciculares.

CUADRO CLÍNICO

De acuerdo con la localización de la lesión, sus características pueden ser de cuatro tipos:

- **Alto (Duchenne-Erb):** lesión C5, C6 predominante, con afectación fundamental del hombro y secundaria de codo. Es la forma más frecuente.
- **Bajo (Dejerine-Klumpke):** lesión C8 y T1 predominante, con afectación selectiva de mano. Frecuentemente asociada con un síndrome deficitario del simpático cervical (Claude Bernard Horner, caracterizado por miosis, enoftalmía y ptosis palpebral); esta asociación constituye un signo de mal pronóstico.
- **Mixto** (incluye características de las antes mencionadas) (**fig. 12-1**).
- **Total.**

Examen

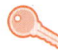
Las masas musculares están flácidas; el brazo cae hacia atrás con el codo en extensión, cuando se coloca el paciente en decúbito-supino. Al sostener al recién nacido de los pies, con su cuerpo colgando, se observa que el miembro superior paralizado se proyecta en forma vertical como consecuencia de la falta de acción muscular, en contraposición con el otro miembro superior, que se mantiene en movimiento y abducción cercana a los 90° (signo del brazo péndulo).
—

Si el examinador toma con sus manos el miembro superior paralizado e intenta enrollarlo alrededor del cuello del niño,

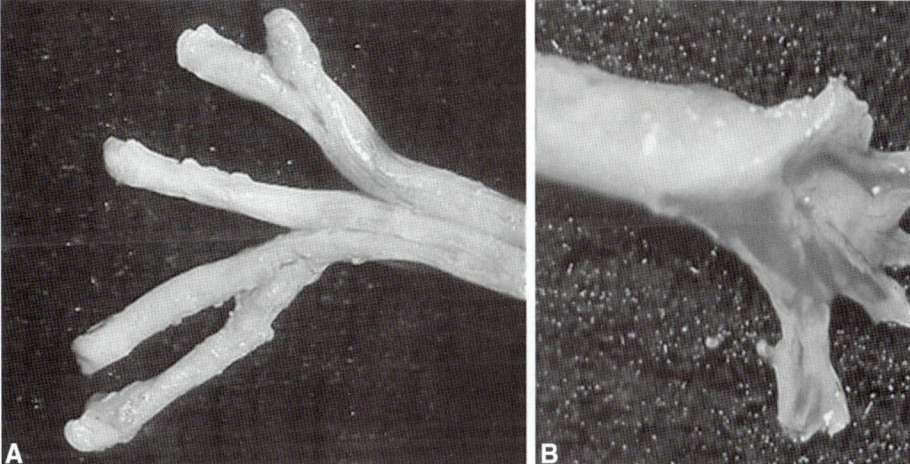

FIG. 12-1. A. Preparado anatómico que corresponde al plexo braquial normal del recién nacido. Parte superior: TPS (tronco primario superior); Parte media: TPM (tronco primario medio) y Parte inferior: TPI (tronco primario inferior.) **B.** Disección de raíz nerviosa a nivel de la emergencia medular. Nótese la estructura oligofascicular con ordenamiento grupal. (Escasas estructuras). (Véase esta figura en **Láminas en color**).

puede hacerlo sin dificultad; no acaece lo mismo con el miembro superior sano debido a que el tonismo muscular normal impide esta maniobra (signo de la bufanda). El **reflejo de Moro*** se halla ausente.

En las lesiones bajas se aprecia el mencionado síndrome de Horner (**fig. 12-2 A**).

La parálisis motora depende de la altura de la lesión nerviosa:

– **Lesiones altas:** afectación de deltoides, rotadores externos del hombro, flexores del codo.
– **Lesiones bajas:** afectación de flexores de muñeca, flexores de dedos, intrínsecos.

La afectación sensitiva es variable, solo puede explorarse la sensibilidad protectiva. En las parálisis totales se registra anestesia.

Con el correr del tiempo, la lesión nerviosa da origen a deformidades residuales músculo-tendinosas y osteoarticulares.

Las más frecuentes incluyen:

• **Hombro en rotación interna y aducción**, que radiológicamente se expresa con displasia glenoidea y subluxación posterior de cabeza humeral (**fig. 12-2 B**).
• **Codo en flexión**, acompañado de cambios óseos, tales como la hipertrofia del olécranon y la luxación posterior de la epífisis superior del radio.

*****Reflejo de Moro**: movimiento simétrico de abducción y extensión de ambos miembros superiores que puede provocarse de dos maneras diferentes:
– Golpeando la camilla sobre la cual descansa el paciente en decúbito dorsal.
– Con cualquier maniobra que desplace hacia atrás el cuerpo en forma brusca (retiro de la almohada que se halla debajo de la cabeza).
Es constante en recién nacidos, pero desaparece al séptimo mes de vida extrauterina y es uno de los más antiguos desde el punto de vista ontogénico.

• **Antebrazo en pronación** (signo de la mano del policía venal).

DIAGNÓSTICO DIFERENCIAL

• **Fractura de clavícula:**
  – Tumefacción local.
  – Hematoma de grado variable.
  – Dolor a la palpación (llanto).
  – Radiografía que define el diagnóstico.
• **Deslizamiento epifisario proximal del húmero (epifisiólisis):**
  – Tumefacción en región deltoidea.
  – Alteración del contorno en la región deltoidea.
  – Dolor a los movimientos pasivos.
  – Ausencia de expresión radiográfica (epífisis humeral no osificada) (véase **fig. 12-2 B**).
• **Artritis séptica del hombro:**
  – Hipertermia; alteración del estado general.
  – Tumefacción y flogosis local.
  – Radiografía: distensión de partes blandas (sombras capsulares).
• **Seudoparálisis de Parrot (sífilis):**
  – Antecedentes familiares.
  – Serología positiva en el 20% de los casos.
  – Sadiografía: periostitis metafisaria.

ESTUDIOS COMPLEMENTARIOS

• **Radiografías de hombro, columna cervical y tórax:** útiles para el diagnóstico diferencial con fracturas perinatales y para evaluar las características de ambos hemidiafragmas (p. ej., lesión del nervio frénico). La osificación de la epífisis proximal del húmero se produce solo luego de la tercera semana de vida extrauterina.
• **Electromiografía:** útil después del mes de vida y solo si la efectúan manos experimentadas.

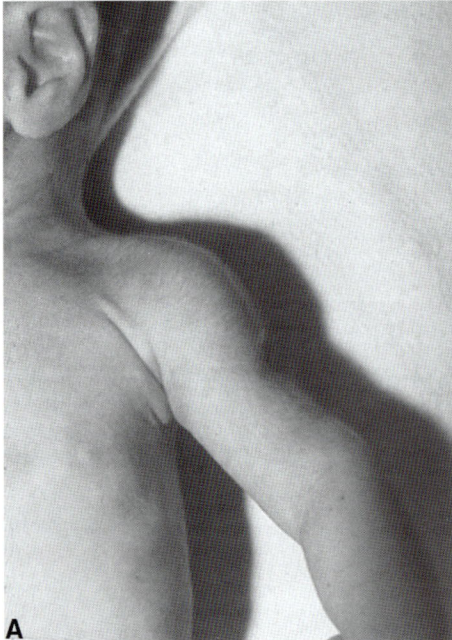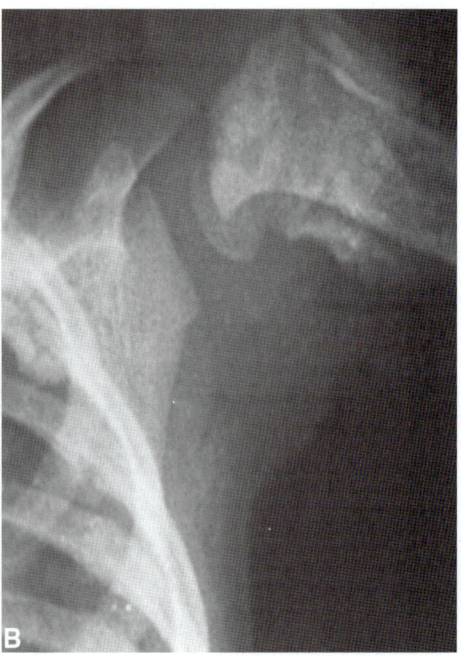

FIG. 12-2. A y **B**. Epifisiólisis proximal del húmero en el recién nacido (RN). A esa edad no hay expresión radiográfica de la lesión. Nótese la alteración del contorno de las sombras proyectadas a la altura del desplazamiento epifisario (hachazo). **B.** Radiografía tomada *a posteriori* (semanas después) que muestra una densa periostitis a nivel metafisario. (Véase esta figura en **Láminas en color**.)

- **Tomografía computarizada (TC):** combinada con mielografía, brinda alto índice de certeza, respecto de la localización y cuantificación de la lesión radicular.
- **Resonancia magnética (RM):** de difícil práctica para la obtención de imágenes satisfactorias. Búsqueda de meningoceles traumáticos que, de no ser múltiples, no excluyen la necesidad de exploración quirúrgica.

    Es de utilidad para el estudio de la relación glenohumeral en los primeros años de vida en los que la epífisis proximal aún no se halla completamente osificada. Tanto la tomografía asociada a mielografía, como la RM requieren sedación.
- **Registro de potenciales evocados**.

PRONÓSTICO

Está condicionado por la gravedad del daño neurológico. Los casos leves tratados tempranamente curan casi sin secuelas.

TRATAMIENTO

Inicialmente conservador y basado en:

- Estímulo de la función de grupos musculares (movilización activa asistida, electroestimulación).
- Prevención de actitudes viciosas y rigideces articulares.
- Integración del miembro superior al esquema corporal.
- Control periódico por parte del cirujano ortopédico y equipo de rehabilitación.

Iniciativas quirúrgicas

Cirugía directa del plexo braquial: indicada después del cuarto mes de vida al no recuperarse la flexión activa del codo, pero no indicada después de los 14 meses de vida, pues el músculo ha sido reemplazado por tejido fibroso (metaplasia).

La neurorrafia (sutura nerviosa) directa por lo común no es posible, por lo cual se propende a utilizar injertos autógenos interfasciculares y eventualmente neurotización** (**fig. 12-3 A** y **B**). En estos procedimientos cabe la utilización de técnicas sofisticadas de electrofisiología tales como la electroestimulación y el registro de potenciales evocados somatosensitivos.

Operaciones de relajación tendinomuscular: indicadas después de los dos años de edad; es clásico ejemplo la operación de Sever (tenotomía de los músculos pectoral mayor y subescapular, ambos rotadores internos del hombro).

Transferencias tendinosas: indicadas luego de los 5 años de edad y en presencia de actitud cooperativa del paciente para su rehabilitación (desde el punto de vista de su maduración psíquica).

El músculo transferido debe ser normal en virtud de que esta operación implica la pérdida de un tercio de su potencia debido al cambio de dirección que se le imprime.

La selección del músculo por transferir debe tener en cuenta que la nueva función que va a desempeñar sea necesariamente más importante que la anterior (p. ej., transferencia de tríceps para la flexión activa del codo; la extensión se verifica de forma pasiva merced a la acción de la gravedad).

Ejemplos clásicos de estos procedimientos son:

- La **operación de Sever-L'Episcopo** con el agregado de la transferencia del tendón conjunto del dorsal ancho y redon-

---

Neurotización: adquisición de sustancia nerviosa; regeneración de un nervio.

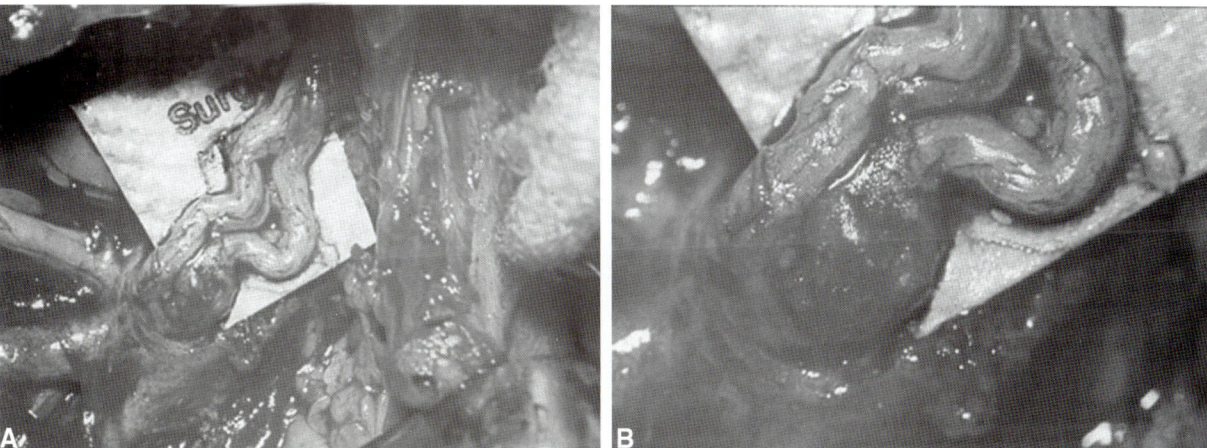

FIG. 12-3. A. Cirugía directa del plexo braquial del lactante (microfotografía) que muestra la utilización de injerto nervioso interfascicular. **B.** Fotografía con detalle de la sutura distal con nailon monofilamento delgado (10-0). (Véase esta figura en **Láminas en color**).

do mayor (que actúa como rotador interno), desplazando su inserción en el húmero proximal para que actúe como rotador externo.

- La **operación de Zancolli**, la cual efectúa un cambio de dirección del tendón del bíceps braquial en su inserción radial, haciendo que dicho músculo actúe como pronador (**figs. 12-4 A** y **B** y **12-5 A** y **B**).
- **Operaciones óseas:** indicadas por lo general al finalizar el crecimiento de los miembros (desaparición del cartílago fisario). Un claro ejemplo lo constituye la osteotomía alta del húmero, para corregir la actitud en rotación interna del brazo, que dificulta funciones esenciales del miembro superior (llevar alimentos a la boca o higiene personal).

El propósito del tratamiento en la totalidad de los casos ha de ser no solamente la restauración de la función, sino también la búsqueda de la integración del miembro superior lesionado al esquema corporal.

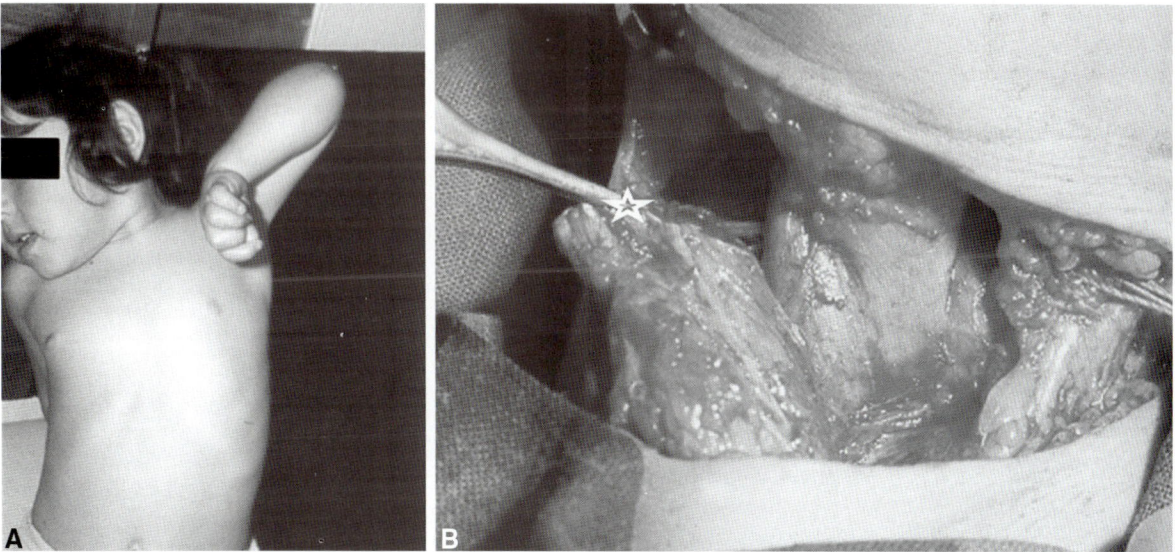

FIG. 12-4. A. Secuela de parálisis obstétrica (PO). Defecto de abducción y rotación externa del hombro. **B.** Corrección mediante la utilización de transferencias tendinosas-dorsal ancho y redondo mayor para cumplir la función de rotadores externos. (Véase esta figura en **Láminas en color**.)

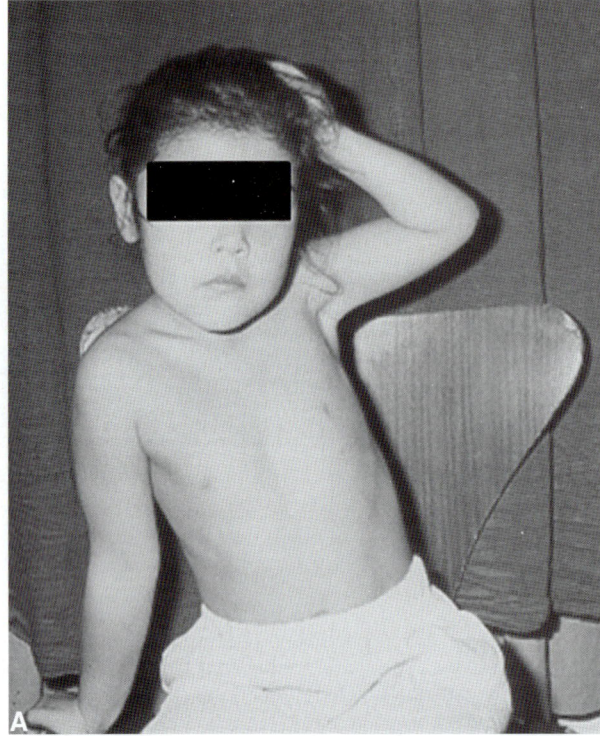
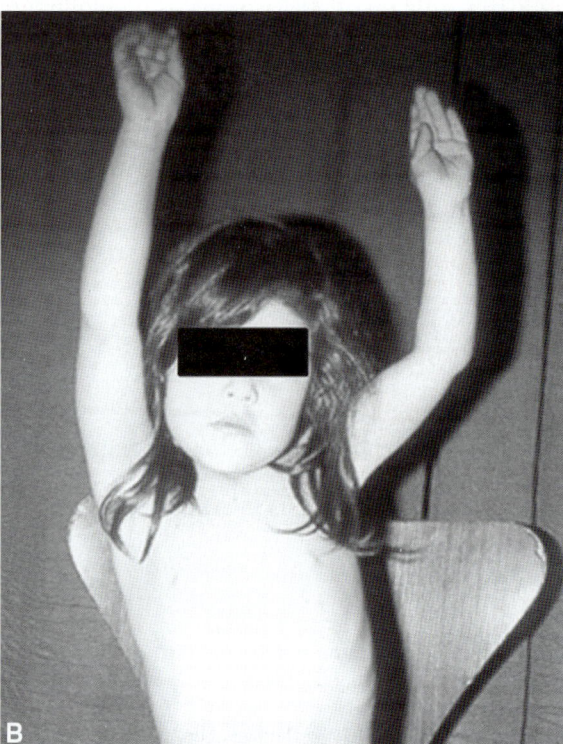

FIG. 12-5. A y **B.** Posoperatorio del caso anterior. Nótese la mejoría de la abducción y la obtención de la función de rotación externa en el hombro. (Véase esta figura en **Láminas en color**.)

SÍNTESIS CONCEPTUAL

- Síndrome consecutivo a la lesión traumática del plexo braquial producida durante el mecanismo del parto.
- Relación con parto distócico o desproporción feto-materna.
- Puede, según la localización, ser alta (C5-C6), baja (C8-T1), total o mixta. El examen clínico es fundamental.
- La TC asociada a mielografía brinda la mayor certeza en cuanto a localización y características de la lesión.
- Tratamiento siempre asociado a rehabilitación con el objetivo de integración del miembro superior al esquema corporal. Especial atención al uso de la mano.
- Cirugía directa del plexo en los primeros meses de vida, transferencias tendinosas luego de los cinco años (pacientes cooperativos), operaciones óseas indicadas luego de los doce años.
- Secuelas inevitables: lateralización funcional (empleo prioritario del miembro superior contralateral), acortamiento del miembro superior afectado de hasta 10 cm.

13

MALFORMACIONES CONGÉNITAS DEL MIEMBRO SUPERIOR Y DE LA MANO

PEDRO DOGLIOTTI[†] Y ANDRÉS DOGLIOTTI

INTRODUCCIÓN

La resolución quirúrgica de una malformación congénita confronta dos situaciones particularmente demandantes: en primer lugar, la presencia de una anomalía anatómica de magnitud variable y, en segundo lugar, la necesidad de anticiparse a las modificaciones que determinará el crecimiento.

 En las últimas décadas se han logrado grandes avances en el tratamiento de estas deformidades, en gran parte por la incorporación de conocimientos y procedimientos generales de la ortopedia y la cirugía plástica, tales como la distracción osteogénica y la microcirugía.

—

Ingeniosas técnicas tienen como objetivos la función y la cosmética. A menudo esta última es la más difícil o prácticamente imposible de obtener de acuerdo con la gravedad de la malformación; sin embargo, el cirujano deberá considerar ambas premisas y elaborar para cada individuo el plan más adecuado, utilizando los principios fundamentales de la cirugía reconstructiva.

Es importante brindar a los padres la debida atención a sus interrogantes y la suficiente explicación de la situación de su hijo, sobre todo expresada con lenguaje claro, así como el plan terapéutico a corto, mediano y largo plazo.

Si el núcleo familiar proporciona al niño un apoyo adecuado, este podrá aceptar en el futuro la malformación y desarrollar una personalidad segura. Ello permitirá que el paciente use su mano, la incorpore a su esquema corporal y facilite su inserción en la sociedad.

Vivimos grandes cambios en la ciencia que se verán reflejados en el futuro en la terapéutica de estas malformaciones. Los primeros cambios han sido técnicos y comprenden el uso del microscopio quirúrgico, de agentes hemostáticos y adhesivos biológicos, de cirugía láser, mientras que los últimos avances en diagnóstico han sido la mejor calidad en las imágenes de tomografía computarizada (TC) helicoidal, resonancia magnética (RM), angiorresonancia, etcétera.

Los futuros cambios corresponden al diagnóstico prenatal, al conocimiento cuidadoso del desarrollo embriológico y del feto, que darán paso a la cirugía fetal y embrionaria. Queda como última etapa la prevención de las malformaciones mediante la bioingeniería genética.

ETIOLOGÍA

El descubrimiento del genoma humano permitirá esclarecer la ubicación de los genes y su alteración en la producción de la malformación. Se clasifica el origen de estas malformaciones en causas exógenas-ambientales (agentes teratógenos), causas combinadas y endógenas-génico-cromosómicas. Estas últimas son hereditarias y en muchas de ellas se desconocen sus características de transmisión genética.

OPORTUNIDAD QUIRÚRGICA

Deberán ser considerados varios factores, además de la forma clínica de la malformación: edad, madurez neurológica, actividad social, etcétera.

Como regla general, se opta por una cirugía temprana (antes del año de vida) cuando las deformidades de las partes blandas alteren el crecimiento óseo, o bien cuando las malformaciones óseas determinen una falta del crecimiento en el eje del esqueleto.

Es conveniente, después de la cirugía, controlar a los pacientes hasta que hayan terminado su desarrollo, para prevenir deformaciones secundarias.

CLASIFICACIÓN

A partir de 1968 se esbozó una clasificación que debía ser lo suficientemente simple como para ser usada por todos y lo bastante completa como para ser aceptada por los especialistas.

En los años siguientes fue perfeccionada y la Federación Internacional de las Sociedades de Cirugía de la Mano (IFSSH) y la Sociedad Internacional de Prótesis la adoptaron. De este modo, al unificar la terminología, es factible comparar diagnósticos, métodos de tratamiento y datos estadísticos.

La clasificación se basa en la agrupación de las anomalías según el tipo de fallo embriológico y de acuerdo con la localización anatómica de las partes del miembro afectadas.

Se clasifican en siete grupos:

- Falta de diferenciación de las partes.
- Falta de formación de partes.
- Duplicación.
- Hipercrecimiento.
- Hipocrecimiento.
- Síndrome de banda congénita.
- Anomalías generales esqueléticas y síndromes.

—

Hay malformaciones complejas inclasificables e incluso dudas con respecto a las secuencias teratológicas bien conocidas que son inclasificables.

Falta de diferenciación de las partes

Se agrupan en esta denominación aquellas anomalías en las que, habiéndose desarrollado todas las unidades básicas del miembro superior, este no alcanzó la forma madura y se manifiesta en formas embrionarias.

Elevación congénita de la escápula

Conocida como enfermedad de Sprengel, en ella el omóplato no ha completado su descenso desde la región cervical, con las consiguientes alteraciones en los músculos, el tórax y el raquis.

El movimiento del hombro está disminuido.

El tratamiento es quirúrgico y consiste en liberar la escápula resecando algunos huesos anormales y relajando los músculos acortados, ya sea por miotomías o tenotomías o por deslizamiento muscular. Luego la escápula se fija a la parrilla costal.

Ausencia del músculo pectoral

Puede manifestarse como patología única o asociarse a otras malformaciones. Generalmente, el músculo faltante es el pectoral mayor o alguno de sus haces y el defecto es más estético que funcional, especialmente en la mujer, puesto que la mama homolateral está ausente o es hipoplásica.

Se lo conoce como el síndrome de Poland (agenesia del músculo pectoral con sindactilia e hipoplasia de la mano del mismo lado). Puede acompañarse también de alteraciones torácicas, como anomalías y ausencias costales.

Su corrección requiere, en los casos más graves de malformación, la colaboración de un cirujano torácico. Cosméticamente, la falta de pared anterior de la axila, puede ser corregida mediante la transposición bipolar del dorsal ancho, llevado de una posición dorsal a una ventral como un colgajo en isla. Esta deformidad puede ser corregida simultáneamente a la ausencia de la mama, con la colocación de la correspondiente prótesis mamaria, si la edad de la paciente es la adecuada.

Sinostosis

Aquí se agrupan los casos en los que falló la falta de diferenciación a nivel óseo para formar las articulaciones. Son malformaciones poco frecuentes y pueden afectar cualquier sector del esqueleto del miembro superior, húmero-radial, húmero-cubital. Las más comunes son las fusiones de cúbito y radio (ausencia de radiocubital superior o inferior), las falanges (sinfalangismo) y los huesos del carpo. Por lo general no requieren tratamiento.

Sindactilia

Se denomina así la malformación que se manifiesta por la falta de resorción de la membrana interdigital fetal. A estas sindactilias se las llama totales o completas y, si la resorción de la membrana interdigital fue parcial, se llaman sindactilias incompletas o parciales.

Es una de las malformaciones más frecuentes de la mano y, de haber malformaciones asociadas, mayormente se encuentran en la misma mano.

La sindactilia más frecuente se localiza entre los dedos anular y medio, y puede ser bilateral. También pueden observarse sindactilias entre los demás dedos.

Cuando además coexisten fusiones óseas o alteraciones en la disposición de las falanges, se las denomina complejas. La sindactilia del síndrome de Apert se ubica en este grupo.

Tratamiento

Es preferible operar las sindactilias simples entre los 2 y los 3 años.

Las sindactilias entre dedos de longitud desigual (del pulgar o del meñique) deben operarse antes del año de edad para evitar deformaciones secundarias durante el crecimiento.

En las sindactilias complejas se indicará cirugía en relación con cuánto altere el crecimiento en eje la presencia de estructuras ósea anormales.

El tratamiento quirúrgico de las sindactilias se basa en tres principios básicos:

- Crear una comisura elástica y simétrica a las otras mediante colgajos. De elección son los colgajos cuadrangulares dorsales.
- En el eje longitudinal de la sindactilia, la sección de la piel, tanto dorsal como ventral, se debe efectuar por incisiones en zigzag, para evitar cicatrices perpendiculares a los pliegues, que inevitablemente llevarían a una contractura en flexión.
- La falta de piel deberá ser completada con piel parcial de tres cuartos de espesor o preferentemente injertos de piel total. Elegimos como zona dadora la región ventral de la muñeca, entre el pliegue medio y el proximal. Estos tres conceptos –colgajo local comisural (Zeller, 1810), injertos de piel (Lenander, 1891) e incisiones en Z (Pieri, 1920)– se resumen en la técnica de Bauer, Tondra y Tusler (1956).

Los injertos deben ser bien fijados y acolchando entre los dedos con gasas abiertas y yeso cerrado, incluido el codo, por debajo de los tres años de edad.

Pulgar en resorte

Se trata de la imposibilidad de extender completamente el pulgar por un bloqueo de la excursión del tendón flexor. Esto es producto de una constricción de la polea metacarpofalángica (MCF) y un nódulo reactivo tendinoso proximal (nódulo de Notta). El dedo frecuentemente comprometido es el pulgar. El tratamiento es quirúrgico y consiste en la sección suficiente de la polea MCF para permitir la libre excursión tendinosa o la polea A1 para los demás dedos.

Camptodactilia

Malformación poco frecuente caracterizada por la falta de extensión pasiva y activa de la articulación interfalángica del V o IV dedo o de ambos. Frecuentemente es bilateral. Debe hacerse diagnóstico diferencial con las contracturas en flexión provocadas por las alteraciones del sistema retinacular o las artrogrifosis. Las formas clínicas que se manifiestan en el recién nacido deben ser tratadas desde el comienzo con movilizaciones pasivas, hasta lograr mejorar la extensión y poder incorporar algún tipo de ferulado durante las horas de sueño. El tratamiento definitivo consiste en la relajación quirúrgica de todos los elementos ventrales contracturados.

Falta de formación de partes. Detención del desarrollo

Se agrupan en esta denominación aquellas anomalías en las que faltan algunos de sus componentes o no se han desarrollado.

Se subdividen en tres tipos diferentes:

- *Transversal:* las malformaciones varían desde la ausencia de todo el miembro (amelia) hasta la ausencia de falanges (afalangia). A estas anomalías se las conoce como *amputaciones congénitas* y se nombrarán según el sitio de la ausencia: codo, muñeca, dedos, etc. Distalmente puede haber esbozos rudimentarios de dedos y uñas.

Cada caso deberá ser evaluado para establecer la necesidad de ser equipado con prótesis o con una operación a fin de obtener una mano más funcional.

Las operaciones más utilizadas son:

- Osteotomías rotatorias.
- Pulgarizaciones o transferencias digitales.
- Alargamiento digital por distracción osteogénica con injerto óseo o sin él.
- Correcciones de las partes blandas.

La utilización de técnicas microquirúrgicas posibilita la transferencia de dedos del pie a la mano, que podrán ser evaluadas para cada caso.

En la adultez, la mayoría de los pacientes pueden optar sobre el uso de prótesis.

- *Intercalar:* en este grupo, muy infrecuente, la alteración afecta el segmento entre el hombro y la mano. Puede ser de dos formas:
  - Focomelia proximal.
  - Focomelia distal.
- *Longitudinal:* es oportuno recordar que embriológicamente, a partir del codo, el miembro superior se desarrolla de tres brotes:
  - Radial, que origina el radio, el escafoides, el trapecio y el pulgar.
  - Cubital, que origina el cúbito, el piramidal, el pisciforme, el meñique y el anular.
  - Central, que origina los huesos centrales del carpo y los dedos índice y mayor.

La detención longitudinal radial es la más frecuente.

La falla puede expresarse desde una hipoplasia hasta una ausencia del radio o de alguno de los componentes del rayo radial (**fig. 13-1 A** a **G**) y combinarse en la forma más variada. Por lo tanto, las ausencias del radio pueden acompañarse de ausencia total o parcial del pulgar, o, con radio normal, puede manifestarse un pulgar rudimentario, sin conexión ósea, llamado pulgar flotante.

Esta malformación unilateral aislada es de carácter hereditario y puede acompañarse de defectos atrioseptales en un 10% (síndrome de Hold Oram) o plaquetopenia (síndrome de TAR, de Fanconi), o asociarse a graves malformaciones (dextrocar-

dia, agenesia renal, malformaciones gastrointestinales, etc.) conocidas como síndrome de Vater.

La ausencia o hipoplasia del radio se manifiesta por una desviación de la mano hacia radial, a veces con ángulos superiores a los 90°, con una retracción de la piel y partes blandas del lado radial y exceso de estas del lado cubital. Si el codo es funcional, el objetivo de la reconstrucción es colocar en eje el miembro.

Actualmente se utiliza la centralización del cúbito en el carpo dentro del año de vida; en lo posible, la cirugía se indica entre el 6.° y el 9.° mes.

Se secciona toda fibrosis del lado radial, hasta visualizar el nervio mediano. Se estabiliza la muñeca con tenoplastias del cubital posterior y se mantiene con un alambre de Kirschner enhebrado el cúbito al carpo y al tercer metacarpiano. Cuando la angulación del cúbito sea mayor de 30°, será necesario realizar una osteotomía diafisaria. Este alambre se retirará en el momento de efectuar la cirugía del pulgar.

Hipoplasia o aplasia del pulgar: la integra el grupo de las deficiencias longitudinales y se puede asociar a deficiencias del radio.

De la cirugía reconstructiva del pulgar ausente

La pulgarización (transformación del índice en pulgar) es una excelente técnica para reconstruir el pulgar ausente porque, además de lograr un dedo funcional, devuelve a la mano un agradable aspecto.

Realizada con técnicas depuradas, se traslada el índice a la posición del pulgar y se lo acorta en un segmento óseo a nivel metacarpiano y se ajustan a esto la nueva longitud, los tendones extensores y los interóseos.

Cuando el índice tiene buen movimiento, la pulgarización es una excelente operación.

En cuanto a la edad, es conveniente realizarla entre el 6.° y el 9.° mes, ya que durante dicho período el bebé incorpora el pulgar al sistema nervioso central (SNC).

Detención longitudinal central

Se caracteriza por carecer de los dedos centrales de la mano y puede asociarse con sindactilias, duplicaciones, o hipoplasias.

Puede asociarse también con síndromes complejos como el orodigital, oculodigital, el síndrome de Lange, síndrome de ectrodactilia-displasia ectodérmica y hendidura labial/palatina (**e**ctrodactylism, **e**ctodermal displasia, **c**left lip/palate, EEC), etc.

Duplicaciones

La polidactilia (dedos supernumerarios) es la malformación más frecuente de la mano. Según diversas estadísticas, su frecuencia es de 1/3000 nacimientos. La incidencia es mayor en la raza negra. Puede asociarse con otras malformaciones. Se las clasifica según su ubicación en radial, cubital y central. Las dos primeras son las localizaciones más reiteradas (**fig. 13-2**).

Polidactilia radial

Conocida también como duplicación del pulgar, es la más frecuente.

Por lo general el dedo más radial es el duplicado y usualmente el más hipoplásico.

El objetivo de la cirugía es reconstruir un pulgar de igual longitud que la de la otra mano, en eje y con capacidad de hacer pinza pulpejo-pulpejo con el índice.

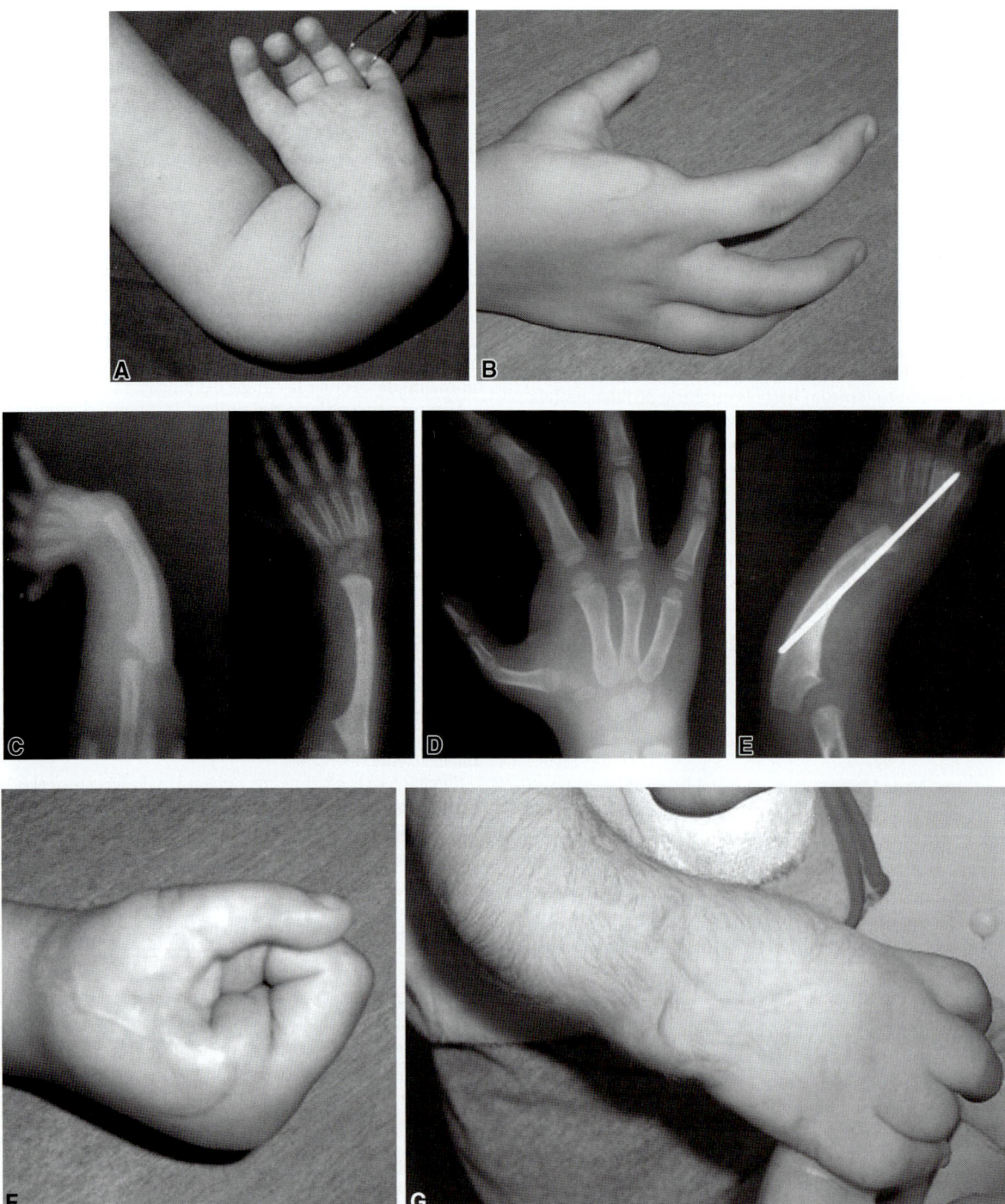

FIG. 13-1. A. Agenesia del radio. **B.** Pulgar hipoplásico carente de función útil. **C.** Mano zamba radial. **D.** Radiografía correspondiente al pulgar hipoplásico. **E.** Agenesia de radio. Centralización del cúbito. Nótese la fijación en el carpo mediante clavo intramedular. **F.** Resultado final de la pulgarización del dedo adyacente. Nótese la obtención de un pulgar oponible y la mejoría de la capacidad de prensión y pinza. **G.** Resultado cosmético final. (Véase esta figura en **Láminas en color**).

Polidactilia cubital

El dedo duplicado es el más cubital y generalmente es una malformación con poca complejidad.

El tratamiento consiste en la resección del duplicado, evitando que las incisiones crucen los pliegues de flexión. Se reinsertan los músculos hipotenares, si fuera necesario, y se seccionan los tendones supernumerarios.

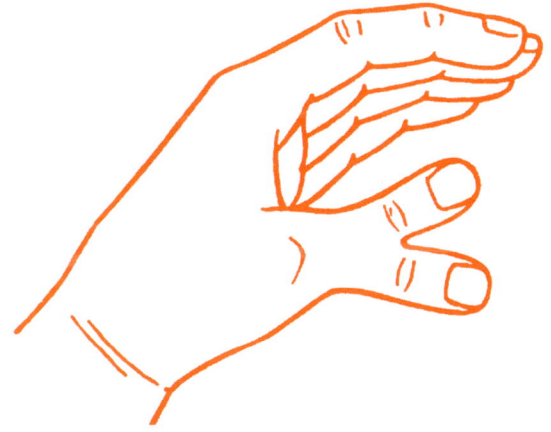

FIG. 13-2. Polidactilia del pulgar.

Polidactilia central

Malformación de muy baja incidencia, caracterizada por estar duplicados el índice, el mayor o el anular. En el caso del índice, se caracteriza por estar duplicado el eje entero y el metacarpiano tiene epífisis semejantes a los demás metacarpianos.

En los casos del anular y el mayor, generalmente se duplican a partir de la articulación interfalángica y habitualmente son sindactílicos los dedos vecinos.

Pueden presentar falanges triangulares o delta, con lo cual el eje digital está desviado.

Hipercrecimiento (gigantismo)

Se trata de una de las menos frecuentes malformaciones del miembro superior. Puede afectarse todo el miembro o solamente los dedos. En este caso se denomina macrodactilia, que es el aumento del crecimiento del esqueleto y partes blandas. Hay formas clínicas que se manifiestan desde el nacimiento y no progresan y otras cuyo crecimiento es progresivo. Estas últimas son las más frecuentes. Debe diferenciarse el gigantismo de etiología conocida, de aquel de forma idiopática. El primero lo causan malformaciones venosas, fístulas arteriovenosas, linfangiomas, malformaciones óseas, displasias fibrosas, etcétera.

Las formas idiopáticas, en general, están asociadas con alteraciones de los nervios periféricos palmares (hamartoma, neurofibromas) o como partes de síndromes, de Mafuci, de Ollier, de Klipper-Trenaunay y de Proteus.

Pueden comprometerse uno o más dedos, y pueden desviarse lateralmente o en extensión. Con el tiempo, la flexión se ve dificultada y la rigidez interfalángica distal es la regla.

Los tratamientos por realizar incluyen:

- Operaciones destinadas a destruir los cartílagos de crecimiento en el momento en que el tamaño de los dedos sea igual al tamaño de los de su progenitor del mismo sexo. Esto evitará el crecimiento longitudinal.
- Operaciones reductoras de partes blandas con neurotomías parciales.
- Operaciones reductoras ya sean transversales o longitudinales, en uno o varios tiempos operatorios después del cierre epifisario.

La amputación del rayo completo deberá considerarse para las formas clínicas graves.

Hipocrecimiento

Se agrupan patologías que presentan reducción del tamaño en todo el miembro o en algunas de sus partes. La mayoría de los casos no son de resolución quirúrgica. Hay clasificaciones que son usadas por los genetistas y la mayoría corresponde a familias con la misma patología.

También se puede observar hipolasia de los metacarpianos y de los dedos, con ausencia o hipoplasia de alguna o varias falanges y sindactilia o síndrome de Poland.

Síndrome de bandas amnióticas

Se lo conoce también como constricciones anulares congénitas o síndrome de Streeter.

Pueden comprometerse tanto los miembros como la cabeza y el tronco.

La mano se caracteriza por presentar amputaciones intrauterinas, bandas constrictivas y acrosindactilias.

No existe acuerdo unánime sobre la etiología de esta malformación. Pero, ya sea por una falta de diferenciación del tejido subcutáneo, necrosis focal intraútero o por constricciones cicatrizales del amnios, se manifiestan estrangulaciones a nivel de los miembros, más frecuentemente en los dedos que, de ser muy profundas, comprometen la vitalidad distal del segmento afectado. Como consecuencia de ello pueden producirse amputaciones intrauterinas seguidas de cicatrización secundaria de las áreas cruentas, obteniéndose las llamadas sindactilias secundarias o acrosindactilias.

Las bandas constrictivas se corrigen resecando el anillo constrictivo y realizando una reparación plástica en forma de "Z" ("Z-plastia") a lo largo de la cicatriz circular.

Cuando hay linfedema distal a la constricción, este desaparece luego de hacer las Z-plastias.

En ciertos casos, el linfedema es tan grave que constituye una urgencia.

Si hubiera dos constricciones seguidas, serán corregidas una por vez.

En constricciones más proximales puede aparecer déficit neurológico que se debe a lesiones de los troncos nerviosos en el momento del atrapamiento intrauterino en etapas muy tempranas de la gestación. Debido a esta precocidad, no hay desarrollo distal del nervio y sus efectores periféricos. En los casos que hemos explorado a los efectos de hacer reparaciones nerviosas no hemos encontrado cabos distales. A pesar de ello, es preferible en estas circunstancias hacer de urgencia liberación de la banda y permitir la recuperación neurológica.

La liberación de las acrosindactilias debe ser temprana para permitir el crecimiento en eje de los dedos, sobre todo cuando hay más de un dedo comprometido y corresponden a dedos amputados. Las áreas cruentas se deben cubrir con injertos libres de piel. Esto permite un crecimiento sin traba, y al cabo de unos años el aspecto de la mano está muy mejorado.

Los extremos de los dedos amputados crecen afinados y sin acolchado. En algunos casos es necesario remodelar el muñón.

Las sindactilias deben ser operadas con las técnicas convencionales para sindactilias.

En casos más complejos se deberá planificar la reconstrucción de la prensión mediante el uso de distracción para hacer alargamientos óseos o transferencia de segmentos digitales (metacarpofalángica y su muñón de índice para pulgar) o transferencias de dedos del pie a la mano.

Anomalías generales esqueléticas

Este grupo incluye malformaciones congénitas del miembro superior en asociación con defectos sistémicos esqueletales, entre ellas la discondroplasia, la aracnodactilia (síndrome de Marfan) y la acondroplasia.

SÍNTESIS CONCEPTUAL

- Anomalías congénitas de la terapéutica: tener en cuenta a) presencia de una anatomía anormal de variable cuantía y b) necesidad de intentar prever las modificaciones por el crecimiento.
- Clasificación: basada en la agrupación según el tipo de fallo embriológico y localización anatómica de las partes del miembro afectadas. Se diferencian 7 grupos:
  - Falta de diferenciación de las partes.
  - Falta de formación de partes.
  - Duplicación.
  - Hipercrecimiento.
  - Hipocrecimiento.
  - Síndrome de banda congénita.
  - Anomalías generales esqueléticas y síndromes.
- Elevación congénita de escápula: repercusión funcional en hombro y estética.
- Sindactilias: malformación manifiesta por la falta de resorción de la membrana interdigital fetal. Para las sindactilias simples: cirugía entre los 2 y 3 años de edad. Para las sindactilias entre dedos de longitud desigual (del pulgar o del meñique): cirugía antes del año.
- Síndrome de Poland: repercusión estética.
- Ausencia de pulgar: ideal la transposición de un índice con buena funcionalidad.
- Hipercrecimiento: identificar adecuadamente la causa. Útiles la destrucción de la fisis o la reducción de partes blandas y las neurotomías.
- Bandas amnióticas: localización preferente en regiones distales de los miembros. Corrección mediante resección de anillo y Z-plastias.

14

SÍNDROME DEL TÚNEL CARPIANO, SÍNDROME DE COMPRESIÓN CUBITAL A NIVEL DEL CODO, SÍNDROME DEL CANAL DE GUYON Y ENFERMEDAD DE DUPUYTREN

CARLOS A. N. FIRPO, OSWANDRE LECH Y MAURICIO BALUMELLI

SÍNDROME DEL TÚNEL CARPIANO

Se designa así la compresión del nervio mediano en su pasaje a través del túnel carpiano.

Dicho túnel se puede comparar con una corredera osteofibrosa de forma oval con una pared dorsolateral constituida por los huesos del carpo y una pared anterior constituida por el fuerte ligamento carpiano transverso. Por allí transcurren los tendones de los flexores y el nervio mediano (**fig. 14-1**).

Debido a la inextensibilidad de dicho túnel, el mediano es fácilmente comprimido por cualquier causa que altere la relación contenido-continente, por ejemplo: fracturas o luxaciones carpianas, fracturas de Colles, hematomas, sinovitis o tenovaginitis, tumores o lesiones seudotumorales (gangliones, lipomas), músculos lumbricales o flexores superficiales anómalos, trastornos endocrinos (menopausia, mixedema) y formas idiopáticas, así como una hipertrofia del ligamento anular anterior (pérdida de la relación normal contenido-continente) (**fig. 14-2**).

Entre las manifestaciones clínicas más destacadas encontramos una sensación de entumecimiento y adormecimiento de los dedos en el territorio de distribución del mediano así como dolor de exacerbación nocturna, trastornos parestésicos e hipoestesia con trastornos vasomotores escasos (cianosis, palidez). Los trastornos motores se deben a paresia selectiva del abductor corto y flexor corto del pulgar que provoca una atrofia característica de la eminencia tenar.

 Se deben investigar el signo de Tinel y la prueba de flexión forzada de la muñeca (Phalen), así como la extensión forzada (prueba de Tanzer) y la prueba de sudoración (fibras simpáticas vasomotoras).

—

Como medio diagnóstico, cuando carecemos de signos objetivos y de gran valor en el diagnóstico diferencial (discopatías cervicales, espondiloartrosis, síndrome del escaleno anterior, costilla cervical, polineuritis, síndrome del pronador, etc.), utilizamos la electromiografía (velocidad de conducción, tiempo de latencia distal aumentada y potencial evocado somatosensitivo).

En los cuadros con síntomas leves y de corta evolución y en la menopausia, intentamos el tratamiento conservador con férula, antiinflamatorios y aplicación de ultrasonido. Cuando la sintomatología se intensifica progresivamente o hallamos signos objetivos con un electromiograma positivo, que incluya determinación de latencias motora y sensitiva,* no dudamos en descomprimir el nervio mediano con una vía de acceso palmar (**fig. 14-3**).

El mediano por lo general se halla aplanado en el nivel de la compresión y engrosado por encima de esta como si fuese un neuroma. Si es necesario, efectuamos sinovectomía, extirpación de un eventual ganglión, lipoma, lumbrical o flexor superficial anómalo. Puede ser de utilidad una neurografía previa intraoperatoria para conocer la existencia de anomalías nerviosas y evitar daños en ramos atípicos.

El dolor se alivia rápidamente, aunque pueden persistir por un tiempo las parestesias; esto ocurre en casi el 90% de los casos cuya indicación quirúrgica es correcta. Las lesiones motoras son de recuperación más lenta y no siempre *ad integrum*.

---

*Véase capítulo 17, "Electromiografía y potenciales evocados aplicados a la ortopedia y la traumatología".

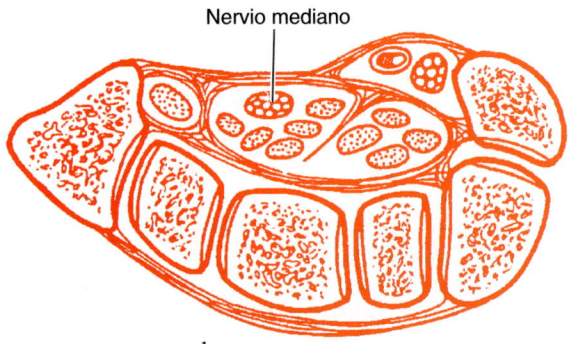

Nervio mediano

FIG. 14-1. Corte transversal de la muñeca a la altura del canal carpiano donde se observan las relaciones anatómicas de sus componentes.

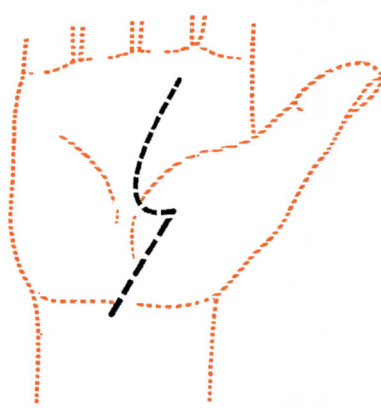

FIG. 14-3. Abordaje para el tratamiento del síndrome de compresión del nervio mediano.

SÍNDROME DE COMPRESIÓN CUBITAL A NIVEL DEL CODO

El nervio cubital desciende por detrás de la epitróclea hasta llegar al antebrazo a través de un "corredor" compuesto por la epitróclea, el ligamento lateral interno y una arcada aponeurótica entre la epitróclea y el olécranon (canal epitrócleo-olecraneano). Dicho canal varía su volumen durante los movimientos del codo, aumentándolo en la extensión y disminuyéndolo en la flexión. Al emerger de dicha zona, el nervio discurre entre las fibras de origen del músculo cubital anterior.

La compresión nerviosa sostenida es el factor determinante de la aparición del cuadro clínico.

 Los principales síntomas son el dolor y las parestesias durante la flexión del codo y la pronación del antebrazo. Las parestesias aumentan durante la noche en el territorio cubital (dedos anular y meñique). Con el transcurso del tiempo, se manifiestan la disminución de fuerza de prehensión y la dificultad para los movimientos de precisión.

—

La anamnesis debe incluir la pesquisa de antecedentes relacionados con enfermedad de Hansen (lepra).

Tratamiento

Conservador: indicado cuando la sintomatología es leve, sin alteración motora. Es correcto el uso de antiinflamatorios no esteroides (AINE), analgésicos y vitamina B en caso de neuritis aislada.

Algunos autores indican inmovilización con el codo en flexión de 70° y mano en supinación.

Quirúrgico: cuando el tratamiento conservador no da resultado o en caso de grave deterioro progresivo motor o sensitivo. La cirugía consiste en la descompresión del nervio cubital, aunque la mayoría coincide en su transposición anterior subcutánea.

SÍNDROME DEL CANAL DE GUYON

 Al igual que el síndrome del túnel carpiano, este síndrome se debe a la compresión del nervio cubital en una corredera osteofibrosa (canal de Guyon).

—

Este es un túnel osteofibroso de forma aproximadamente triangular al corte transversal, con una pared interna limitada por el pisiforme, una pared posterior compuesta por el fuerte ligamento anular del carpo y un techo compuesto por una expansión en forma de lámina del tendón del cubital anterior y la fascia antebraquial juntamente con el ligamento pisiunciforme.

Al abandonar este canal, el nervio cubital se divide en sus dos ramas terminales, las ramas superficial y profunda (**fig. 14-4 A** y **B**).

La rama superficial da la sensibilidad a la piel de la región hipotenar, la superficie palmar del meñique y la mitad cubital del anular además de inervar el músculo palmar cutáneo.

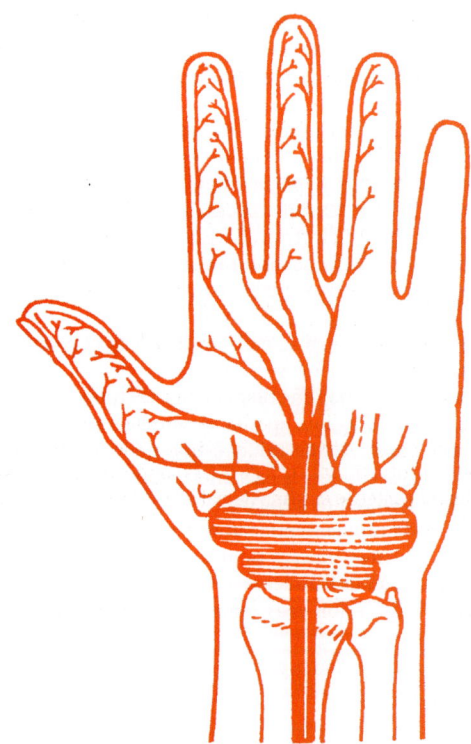

FIG. 14-2. Disposición anatómica del nervio mediano en el nivel de muñeca y mano con el ligamento anular del carpo.

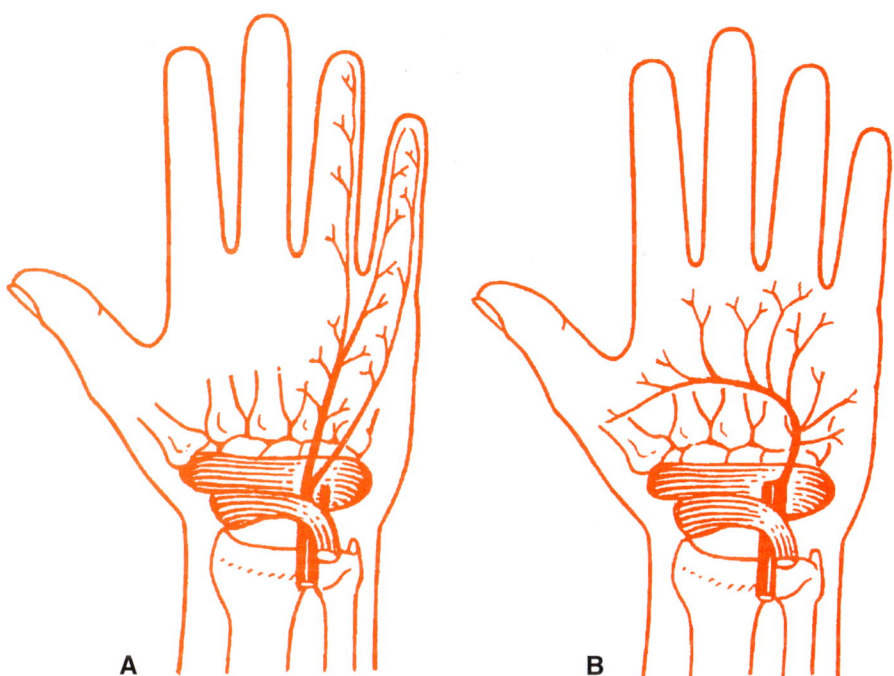

FIG. 14-4. Disposición anatómica del nervio cubital en el nivel de la muñeca y región palmar con el ligamento transverso del carpo. **A.** Rama sensitiva superficial. **B.** Rama profunda motora.

La rama profunda inerva los músculos de la región hipotenar, los interóseos dorsales y palmares, el 3.° y el 4.° lumbrical, el aductor y el haz profundo del flexor corto del pulgar.

Las causas más frecuentes de este síndrome se deben a traumatismos recientes del carpo (fracturas del pisiforme, del ganchoso y base del 4.° y 5.° metacarpiano), microtraumatismos repetidos (ciclistas, motociclistas, joyeros). También un ganglión puede ser causa de compresión así como la trombosis de la arteria cubital; la artritis reumatoide puede producir este síndrome juntamente con el síndrome del túnel carpiano.

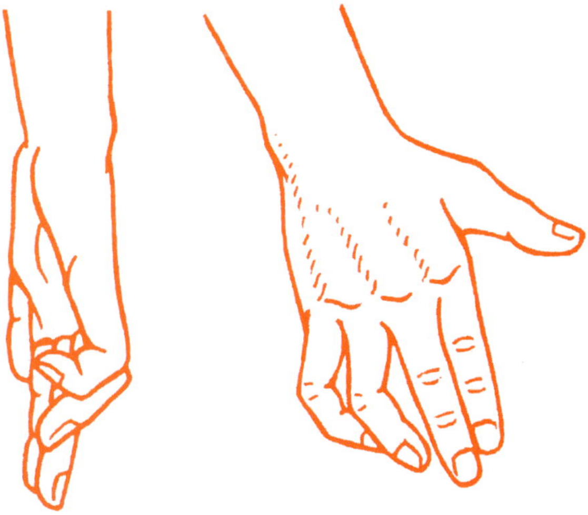

Según los síntomas sean motores, sensitivos o ambos a la vez, podremos diagnosticar el nivel de la compresión.

Si la lesión del nervio cubital por otra patología está en el nivel del codo, por lo general se halla comprometido el músculo cubital anterior y la sensibilidad dorsocubital de la mano.

Se debe efectuar el diagnóstico diferencial con neuritis periféricas, discopatías cervicales, síndrome de los escalenos y ciertas afecciones neurológicas (esclerosis lateral amiotrófica, enfermedad de Aran-Duchenne). En caso de duda, la electromiografía con medición de la velocidad de conducción es de gran valor diagnóstico.

Funcionalmente exploramos el músculo cubital anterior, el flexor común profundo del meñique (en la interfalángica distal), los interóseos dorsales (separando los dedos contra resistencia), la flexión de los dedos en la metacarpofalángica y el signo de Froment (**figs. 14-5** y **14-6**). La sensibilidad debe ser explorada en territorio cubital, en especial la discriminación de dos puntos.

El tratamiento generalmente es quirúrgico para explorar el cubital a nivel del carpo por vía palmar eliminando las causas de compresión. En ocasiones puede resultar útil el empleo de infiltraciones locales anestésicas para el diagnóstico, o variará la ocupación del paciente en caso de patología laboral desencadenante del cuadro.

FIG. 14-5. Esquema de garra cubital (hiperextensión de la primera falange y flexión de las restantes en anular y meñique; atrofia muscular tenar e hipotenar y de los interóseos).

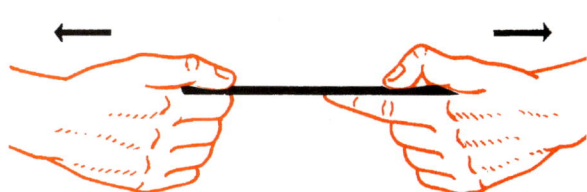

FIG. 14-6. Signo de Froment (parálisis del aductor del pulgar).

Por lo general, la sintomatología subjetiva cede rápidamente, pero es lenta la recuperación muscular.

ENFERMEDAD DE DUPUYTREN

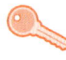 Es una enfermedad del tejido conectivo caracterizada por la retracción de la aponeurosis palmar y sus prolongaciones digitales (**fig. 14-7**).
—

Desde el punto de vista de su fisiopatología, algunos estudios actuales confieren especial importancia al papel de los denominados **miofibroblastos**, es decir, fibroblastos con propiedades contráctiles que presentan una marcada similitud con la célula del músculo liso.

El padecimiento suele comenzar en forma localizada (nodular) a nivel del pliegue de flexión palmar distal y se extiende por lo general al resto de la aponeurosis, provocando finalmente una flexión irreductible de uno o más dedos.

Los cuatro elementos semiológicos por detectar son: 1) el nódulo, 2) la banda fibrosa, 3) el hoyuelo y 4) la seudoatrofia de la piel.

 Los dedos más comprometidos suelen ser el anular y el meñique; con frecuencia es bilateral y existe, desde el punto de vista casuístico, una asociación con alcoholismo, diabetes y epilepsia.
—

La incidencia, predominante en el sexo masculino, es de 10 a 1; en general su aparición se registra desde la cuarta década de la vida en adelante.

Es válido mencionar cierta predisposición familiar.

Esquemáticamente, según su evolución, puede clasificarse en cuatro grupos (J. Gosset):

- **Primer grado:** nódulo palmar.
- **Segundo grado:** retracción digitopalmar leve.
- **Tercer grado:** retracción digitopalmar grave.
- **Cuarto grado:** ídem grado 3, con rigidez articular (usualmente interfalángica proximal).

El único tratamiento eficaz es quirúrgico, y, para interpretar mejor la táctica por emplear, mencionaremos algunos detalles anatómicos de la aponeurosis palmar (**fig. 14-8**).

Esta es una formación laminar aproximadamente triangular de tejido fibroso, ubicada debajo del celular subcutáneo palmar.

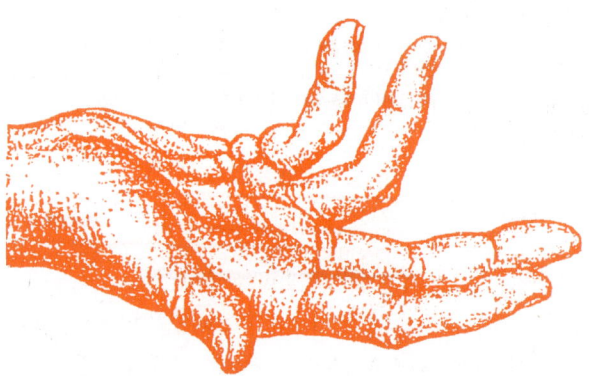

FIG. 14-7. Enfermedad de Dupuytren.

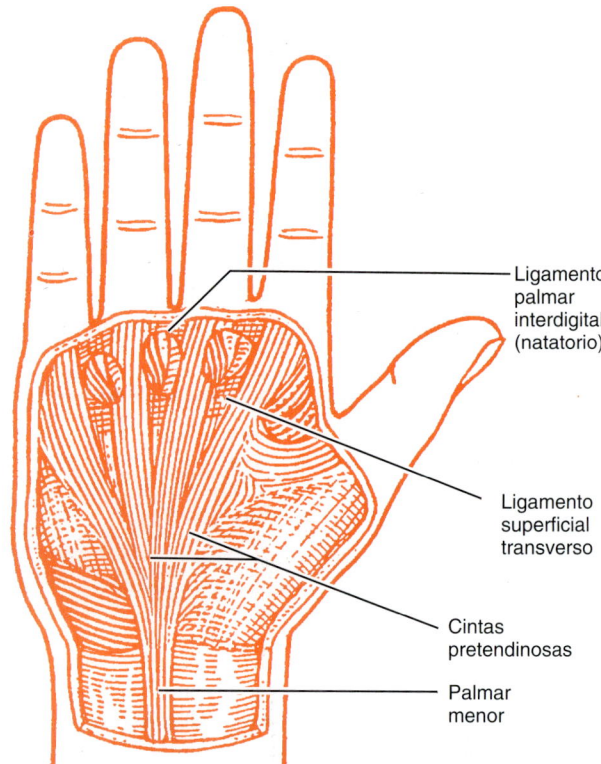

FIG. 14-8. Disposición anatómica de la aponeurosis palmar.

Cuando existe, el palmar menor se continúa con el vértice de este triángulo. A los lados se halla limitada por las eminencias tenar e hipotenar y distalmente se continúa con la fascia digital.

Se halla constituida por dos capas: la aponeurosis palmar superficial y la fascia palmar profunda, unidas por tabiques fibrosos.

La **aponeurosis palmar superficial** está compuesta por fibras longitudinales (cintas pretendinosas), fibras transversales situadas distalmente (ligamentos interdigitales o natatorios) y fibras superficiales que se insertan en la piel y el tejido subcutáneo.

La **fascia palmar profunda** está separada de los tendones flexores y de los paquetes vasculonerviosos por un tejido celular laxo, y unida a la cara palmar de los metacarpianos. Distalmente, esta fascia se halla reforzada por fibras transversales que constituyen el ligamento superficial transverso del metacarpo.

Los tabiques o septos sagitales separan las vainas de los flexores de los nervios y vasos digitales y se los debe tener en cuenta en la cirugía (tabiques de Legueu y Juvara).

Se considera que la fascia palmar profunda no interviene en la retracción de Dupuytren.

La aponeurosis palmar superficial se extiende hacia los dedos formando la fascia digital superficial y, a partir de los tabiques sagitales, proyecta hacia el interior de los dedos una capa fibrosa formando la fascia digital profunda. Entre estas dos capas se hallan los vasos y nervios digitales. En lo que respecta al pulgar, hay una gruesa prolongación de la fascia hacia la eminencia tenar que puede llegar hasta su articulación metacarpofalángica y en ocasiones, a la vaina del flexor largo.

Normalmente, las fascias digitales como los ligamentos interdigitales o natatorios son delgados y flexibles. En la enfer-

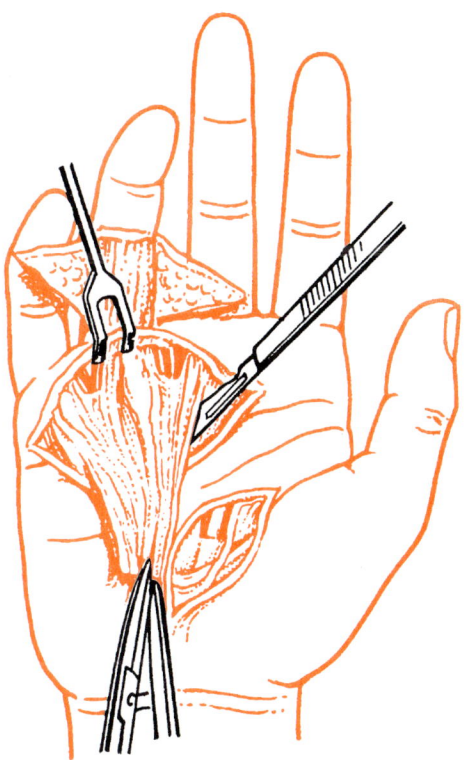

FIG. 14-9. Fasciectomía parcial a través de múltiples incisiones. Nótese el especial compromiso del 4.° rayo, lo que obliga a una incisión en región palmar del 4.° dedo.

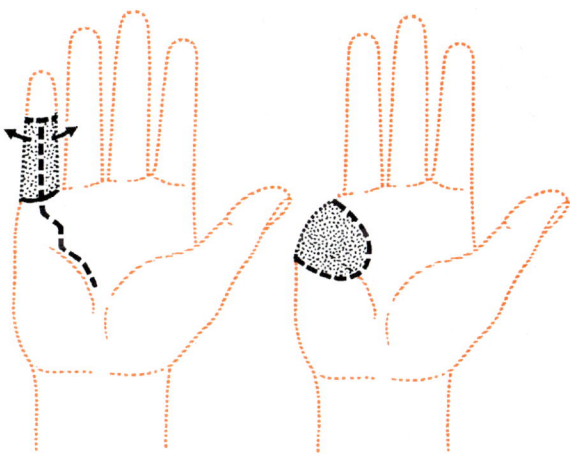

FIG. 14-10. Aprovechamiento de la piel del meñique en ocasiones de amputación.

medad de Dupuytren son gruesos y fibróticos, y con frecuencia se retraen, lo que provoca las actitudes en flexión de los dedos y contractura de las comisuras.

Tratamiento

La mayoría de los autores concuerdan en que la escisión de la aponeurosis enferma es el único tratamiento válido para la enfermedad de Dupuytren, pero es muy importante tener presente que no debe indicarse en ausencia de retracción a pesar de existir evidentes lesiones aponeuróticas. Una vez establecidas las retracciones, no debe demorarse la intervención quirúrgica pues cuanto antes se practique mejor será el resultado.

Se indican distintos procedimientos quirúrgicos, según el grado evolutivo y sus características topográficas: fasciotomías, fasciectomías limitadas o totales (excepcionalmente). En raras ocasiones efectuamos resecciones cutáneo-aponeuróticas en las formas recidivadas o la amputación del 5.° dedo en las graves retracciones en flexión (mayores de 90°) con lesión articular.

- **Aponeurotomía o fasciotomía subcutánea.** Se practica en pacientes en los cuales están contraindicadas intervenciones mayores (edad muy avanzada, coexistencia de lesiones articulares reumáticas, distrofia simpática refleja o lesiones cutáneas de la mano) o como procedimiento facilitador pre-

vio a la fasciectomía en contracturas muy graves para permitir mejorar la extensión de los dedos y la piel palmar.

Como procedimiento definitivo generalmente recidivan las lesiones si se hallan en plena etapa evolutiva.

- **Fasciectomía limitada o parcial.** Durante los últimos 30 años, la mayoría de los autores se ha inclinado por las fasciectomías selectivas, a través de incisiones longitudinales o en zigzag, especialmente cuando se hallan comprometidos uno o más dedos, pues se ha llegado a la conclusión de que el grado de movilidad posoperatoria disminuye y las complicaciones aumentan con las fasciectomías totales. En caso de recidivas o aparición de contracturas en fascia no resecada, se puede intentar nuevamente este tipo limitado de intervención (**fig. 14-9**).

De ser necesario, se complementa con la colocación de una férula elástica para mantener la extensión de los dedos.

- **Fasciectomía radical o completa.** Esta intervención implica extirpar en su totalidad la aponeurosis palmar incluida la fascia sana, los tabiques sagitales y los nódulos y bandas que se dirigen a los dedos. Su indicación es excepcional y la vía de acceso de elección es transversal, con prolongaciones en sentido oblicuo.

En ocasiones es necesario efectuar fasciotomía como paso previo en contracturas muy avanzadas.

Entre las complicaciones posoperatorias no son infrecuentes el hematoma, la necrosis cutánea, la infección de la herida y el edema residual.

La rigidez posoperatoria es común luego de hematomas y edema. Es aconsejable, pues, la movilización activa asistida.

Por último, no queremos dejar de mencionar los casos de recidiva en personas con diagnóstico de grave diátesis fibroplástica (enfermedad de Ledderhose), almohadillas fibrosas en los nudillos, (enfermedad de La Peyronie), en los cuales es útil efectuar resecciones cutaneoaponeuróticas con colocación de injertos de piel total o parcial (**fig. 14-10**).

- **Enfermedad de Ledderhose:** fibromatosis plantar.
- **Enfermedad de La Peyronie:** induración plástica del pene.

SÍNTESIS CONCEPTUAL

– Síndrome del túnel carpiano: compresión del nervio mediano (nervio mixto) a ese nivel. Sintomatología relevante: parestesias y dolor, especialmente nocturno. Ante compresión intensa o larga evolución, parálisis de la oposición.
El tratamiento es quirúrgico: descompresión.
– Síndrome de compresión cubital a nivel de codo: corredera epitrócleo-olecraneana. Sintomatología: parestesias en territorio cubital.
Tratamiento definitivo: liberación del nervio cubital y transposición.
– Síndrome del canal de Guyon: compresión del nervio cubital (nervio mixto-signosintomatología motora y sensitiva) a nivel de esa corredera osteofibrosa.
    Es importante el diagnóstico diferencial con compresiones nerviosas proximales o patologías medulares. El tratamiento de elección: descompresión quirúrgica.
– Enfermedad de Dupuytren: enfermedad del tejido conectivo con retracción de la aponeurosis palmar y sus prolongaciones digitales.
    En su patogenia son importantes los miofibroblastos, es decir, fibroblastos con propiedades contráctiles que presentan una marcada similitud con la célula del músculo liso. Elementos de búsqueda semiológica: nódulo, banda fibrosa, hoyuelo, seudoatrofia cutánea. Dedos más frecuentemente afectados: anular y meñique.
– Tratamiento de elección quirúrgico: en el presente, la fasciotomía selectiva.

LESIONES TENDINOSAS DE LA MANO

ALBERTO L. GARAY

¿QUÉ SUCEDE AL PRODUCIRSE UNA LESIÓN TENDINOSA?

Los tendones de los seres humanos pueden sufrir lesiones por tres causas fundamentales:

- Desgaste
- Sobrecarga
- Traumatismo directo

Las fibras musculares producen una retracción progresiva del extremo proximal del tendón, lo que dificulta e imposibilita, pasado determinado período de tiempo, la reparación primaria de las lesiones (**fig. 15-1**).

De esto deducimos que cuanto más rápidamente se realice la reparación de un tendón lesionado más posibilidad de éxito tendremos y menos dificultosos serán los procedimientos para lograrlo.

PRINCIPALES MÉTODOS DE REPARACIÓN TENDINOSA

- Sutura directa o tenorrafia
- Injerto
- Unión intertendinosa
- Transferencia tendinosa

Sutura directa o tenorrafia

Es la unión de los dos extremos del tendón seccionado por medio de puntos de sutura. Hay muchas variaciones de las formas en que se puede efectuar esta sutura (**fig. 15-2**).

Injerto

Es el reemplazo de todo un tendón o parle de él, por otro tomado a distancia (**fig. 15-3**).

Fuentes principales de injerto de tendón (**fig. 15-4**):

- Palmar menor
- Plantar delgado
- Extensor común de los dedos del pie (véanse **figs. 15-3** y **fig. 15-4**)

Unión intertendinosa

Se usa generalmente cuando hay una sección de uno de los tendones del flexor común profundo de los dedos (**fig. 15-5 A**) o del extensor común de los dedos. El método consiste en unir el cabo distal del tendón seccionado a los otros tendones sanos (**fig. 15-5 B**). Al efectuar esto, sus movimientos normales hacen funcionar el tendón que se hallaba cortado. (Este método es de suma utilidad en la artritis reumatoide, que es una enfermedad en la cual las lesiones tendinosas, y sobre todo las de los tendones extensores, son muy frecuentes).

Transferencia tendinosa

Consiste en trasladar un tendón que cumplía determinada función para que cumpla otra que, en determinados casos, es totalmente diferente.

Transferencias tendinosas más comunes

- Un tendón del músculo flexor superficial de los dedos (en general se usa el del dedo anular) al extensor común de los dedos (**fig. 15-6 A** y **B**).

Referencia anatómica: los tendones flexores de los cuatro últimos dedos se dividen en superficiales y profundos. Cada dedo tiene entonces dos tendones flexores: un tendón superficial, que toma como inserción la base de la falange media y que flexiona la articulación interfalángica proximal, y un tendón profundo que se inserta en la base de la falange distal. Este últi-

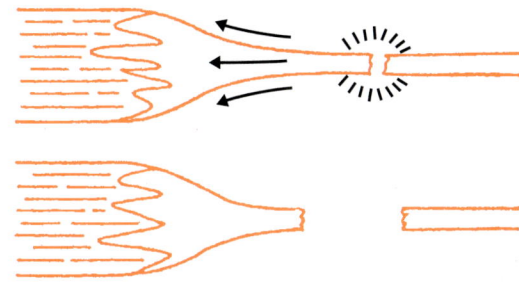

FIG. 15-1. Retracción del extremo proximal del tendón tras la lesión.

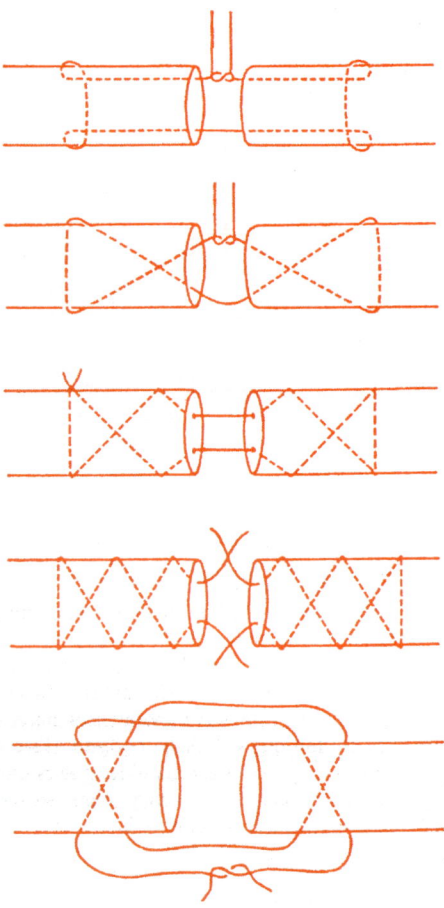

FIG. 15-2. Distintos tipos de sutura tendinosa.

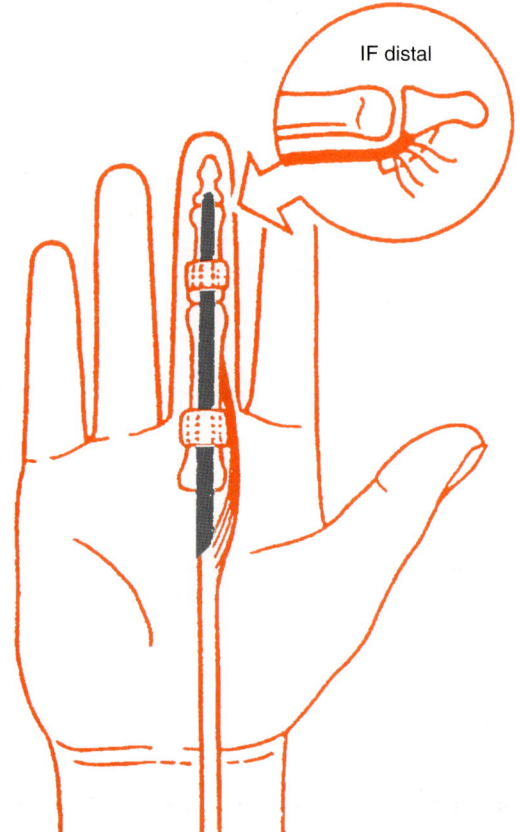

FIG. 15-3. Injerto de tendón (*gris*) que reemplaza al tendón flexor profundo.

mo tendón, por sí mismo, es capaz de flexionar el dedo en forma completa. De esto se deduce por qué se pueden usar los tendones flexores superficiales para efectuar transferencias tendinosas.

- Otra transferencia muy usada es la transferencia del tendón extensor propio del índice al extensor largo del pulgar (véase **fig. 15-6 B**).

Referencia anatómica: con respecto a esta última transferencia debemos recordar que además del tendón extensor común de los dedos, el dedo índice y el meñique tienen un tendón extensor propio cada uno. Esto quiere decir que con una sección aislada y completa del tendón extensor común de los dedos, el segundo y el quinto dedo podrían extenderse en forma normal. De esto deducimos por qué podemos utilizar los tendones extensores propios para transferencias, y sobre todo el del segundo dedo, que es más poderoso.

LESIONES DE LOS TENDONES EXTENSORES DE LA MANO

Las podemos dividir en:

- Lesiones del aparato extensor de los cuatro últimos dedos.
- Lesiones del extensor común de los dedos y de los extensores propios del segundo y del quinto dedo.
- Lesiones del extensor largo del pulgar.

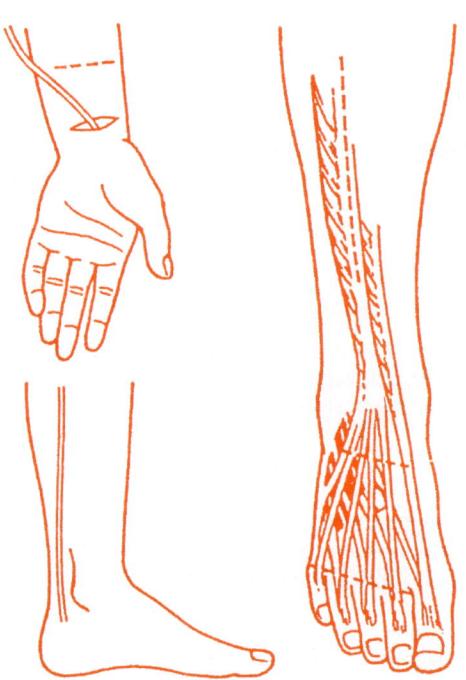

FIG. 15-4. Principales fuentes de injerto de tendón.

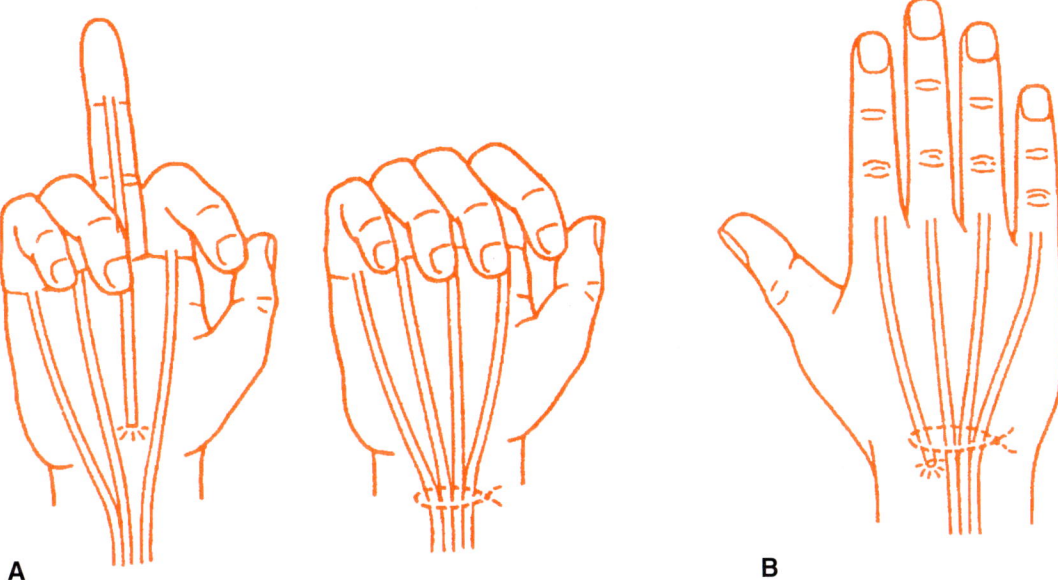

FIG. 15-5. Unión intertendinosa: **A.** Tendón flexor seccionado. **B.** Unión intertendinosa.

Lesiones del aparato extensor de los cuatro últimos dedos

Anatómicamente, este aparato extensor se halla constituido por (**fig. 15-7**):

- **Un sistema tendinoso**: que está formado por fibras del tendón del extensor común de los dedos y de los tendones extensores propios del segundo y quinto dedo. Estos tendones extensores extienden fundamentalmente la falange proximal de los dedos; el resto del sistema tendinoso está constituido por las prolongaciones de los músculos intrínsecos de la mano, que son los lumbricales y los interóseos (estos músculos producen la extensión de las falanges medial y distal del dedo).
- **Un sistema retinacular:** formado por estructuras ligamentosas y fasciales, que tienen el propósito fundamental de estabilizar y retener el sistema tendinoso y la piel.

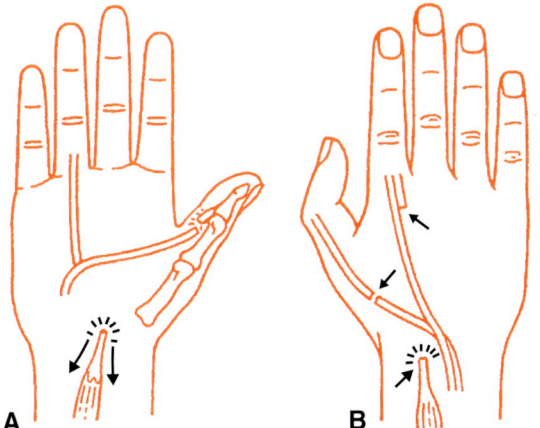

FIG. 15-6. A. Tendón del flexor superficial del anular al tendón del flexor largo del pulgar. **B.** Tendón del extensor propio del índice al extensor largo del pulgar.

El aparato extensor del pulgar presenta características diferentes. El hecho de que el pulgar tenga solo dos falanges simplifica la anatomía de este aparato y presenta patologías diferentes del resto de los dedos.

 Podemos clasificar las lesiones del aparato extensor en deformidades en cuello de cisne, en *boutonnière* y *mallet finger*.

- **Deformidad en cuello de cisne** (**fig. 15-8**): es una patología de relativa frecuencia del aparato extensor. A veces se produce por lesiones ajenas al aparato extensor en sí, como por ejemplo una lesión del tendón del flexor común superficial de los dedos. Además puede presentarse en forma secundaria a otra lesión del aparato extensor, que es el *mallet finger*. Clínicamente, la lesión se caracteriza por: hiperextensión (*recurvatum*) de la articulación interfalángica proximal y posición en flexión de la articulación interfalángica distal.
- **Deformidad en *boutonnière* o en ojal** (**fig. 15-9**): es de relativa frecuencia y se caracteriza por presentar flexión de la articulación interfalángica proximal e hiperextensión de la articulación interfalángica distal.
  La lesión está localizada en el dorso de la articulación interfalángica proximal y se produce por ruptura de la bandeleta central del tendón extensor. Es la deformidad exactamente opuesta al cuello de cisne.
- ***Mallet finger* o dedo en martillo** (**fig. 15-10**): es la más frecuente de las lesiones del aparato extensor de los dedos. Consiste en la lesión del tendón extensor conjunto cercano a su inserción distal, o en la avulsión o arrancamiento de un pequeño fragmento óseo de la falange distal, traccionado por dicho tendón.

Tratamiento de las lesiones del aparato extensor

 En general, en la mayoría de los casos, las tres lesiones descritas del aparato extensor de los cuatro últimos dedos, cuando se tratan tempranamente, pueden ser manejadas de forma

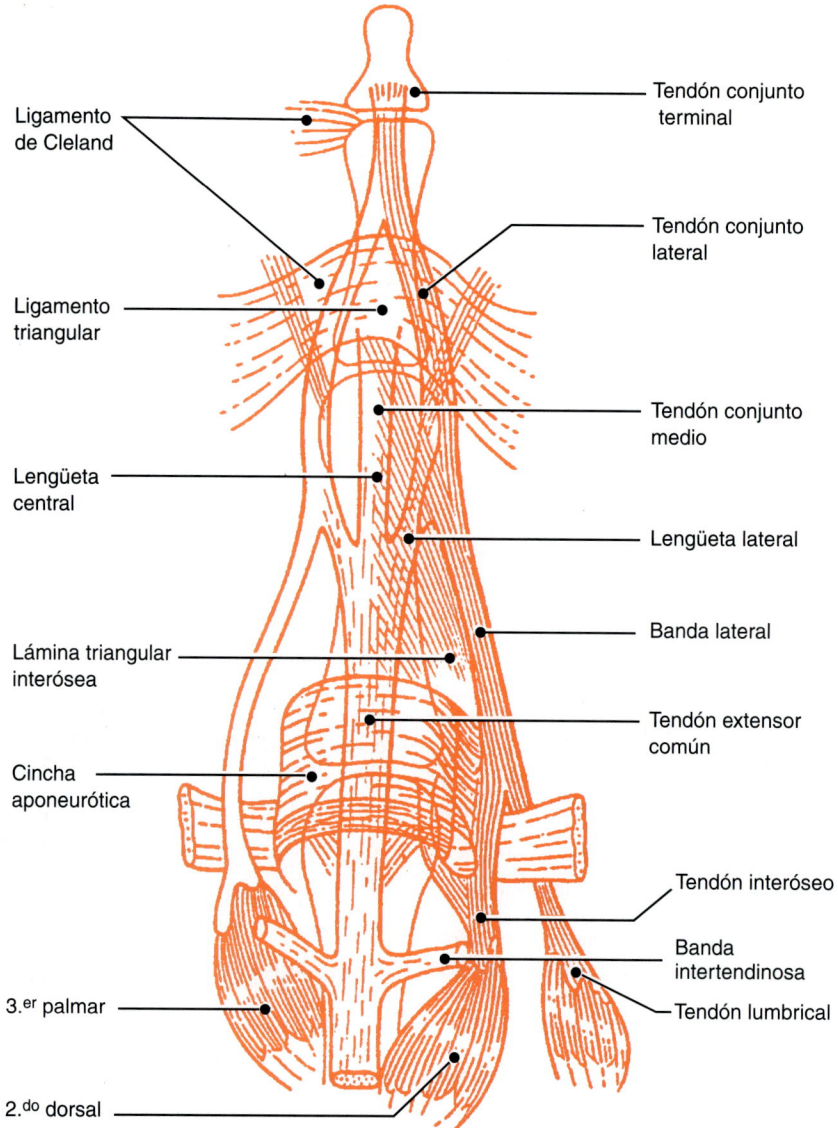

Ligamento de Cleland

Ligamento triangular

Lengüeta central

Lámina triangular interósea

Cincha aponeurótica

3.er palmar

2.do dorsal

Tendón conjunto terminal

Tendón conjunto lateral

Tendón conjunto medio

Lengüeta lateral

Banda lateral

Tendón extensor común

Tendón interóseo

Banda intertendinosa

Tendón lumbrical

FIG. 15-7. Aparato extensor de los dedos.

incruenta. Por lo expuesto, se debe saber diagnosticar correctamente estas lesiones para enviar a los pacientes con urgencia al especialista.

El tratamiento incruento se efectúa por medio de diferentes férulas que inmovilizan el dedo lesionado, en una posición opuesta a la deformidad producida (**fig. 15-11**).

El tratamiento quirúrgico consiste en reparar las partes lesionadas del aparato extensor. Para algunos casos hay técnicas quirúrgicas alternativas, sobre todo para las lesiones más complejas, que no reproducen con exactitud la anatomía del aparato extensor pero que corrigen la deformidad y permiten conservar la mecánica normal de los movimientos del dedo lesionado.

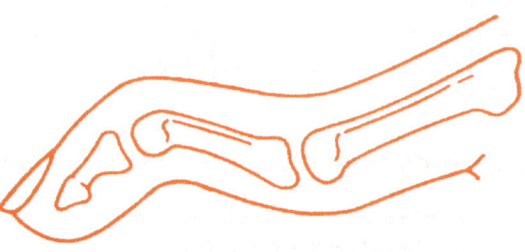

FIG. 15-8. Deformidad en cuello de cisne.

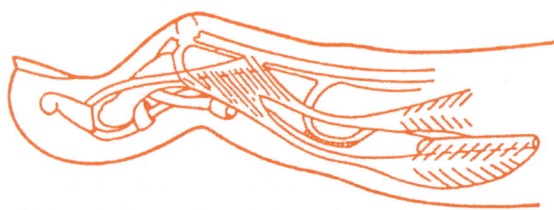

FIG. 15-9. Deforrnidad *en boutonnière* o en ojal.

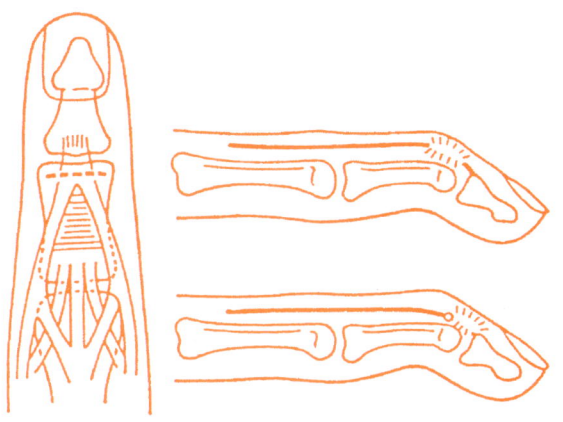

FIG. 15-10. *Mallet finger* o dedo en martillo.

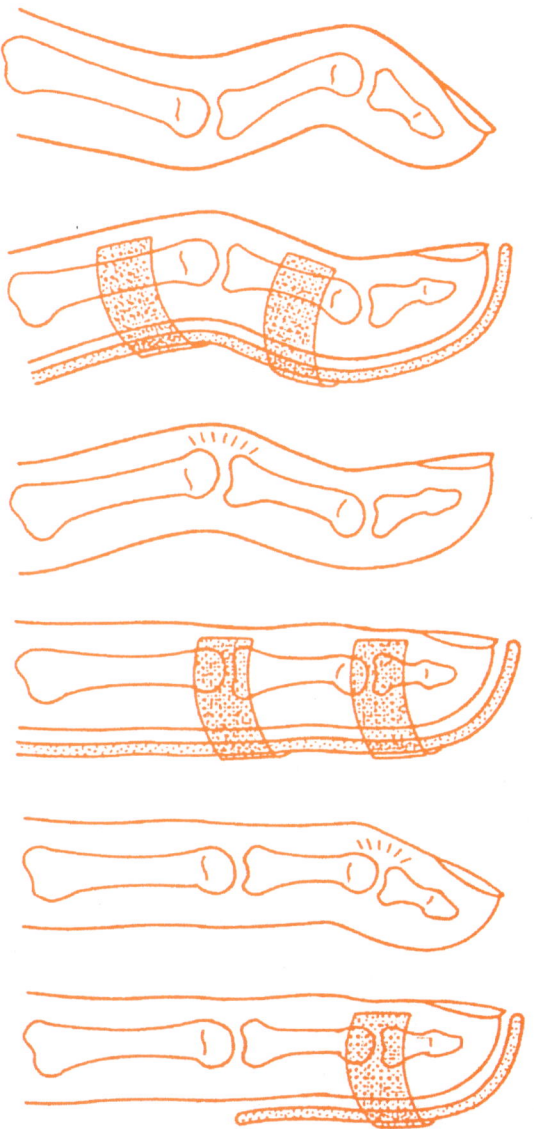

FIG. 15-11. Férulas para el tratamiento incruento de las lesiones del aparato extensor.

Lesiones del extensor común de los dedos y de los extensores propios del segundo y del quinto dedos

A nivel del dorso de la mano hasta las articulaciones metacarpofalángicas y si no pasa mucho tiempo, se puede hacer en general una sutura directa de los tendones extensores lesionados. En caso contrario, se realiza alguno de los procedimientos ya descritos.

Lesiones del extensor largo del pulgar

El cabo proximal del tendón del extensor largo del pulgar se retrae rápidamente, lo que obliga por lo general a efectuar otro procedimiento que no es el de la sutura directa. El procedimiento de elección es la trasferencia con el tendón extensor propio del índice.

LESIONES DE LOS TENDONES FLEXORES DE LA MANO

Tendones flexores de los cuatro últimos dedos

El tratamiento puede variar de acuerdo con el lugar en el que se produce la lesión. Distintos autores han coincidido en dividir la palma de la mano en diferentes zonas. Efectuando una síntesis de estos conceptos y obedeciendo a fines didácticos, podemos dividir la mano en tres zonas (**fig. 15-12**):

- **Lesiones de la zona uno:** cuando los tendones se lesionan en esta zona se puede realizar una sutura directa o se reinserta el cabo proximal a la base de la falange. Esto se puede efectuar cuando la lesión se produjo hasta aproximadamente 1 cm de distancia de la inserción en la base de la falange. Esto se denomina avance de tendón.
- **Lesiones de la zona dos:** hasta hace pocos lustros cuando un tendón flexor profundo se lesionaba en dicha zona, que abarca entre el pliegue palmar distal y el pliegue de flexión

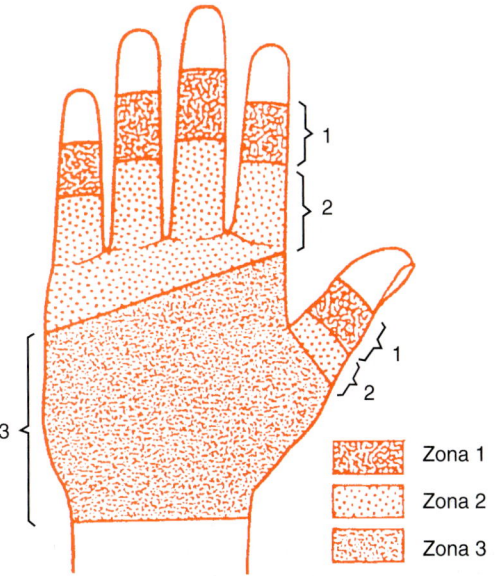

FIG. 15-12. Zonas en que se divide la mano para el tratamiento de las lesiones de los tendones flexores.

Zona 1
Zona 2
Zona 3

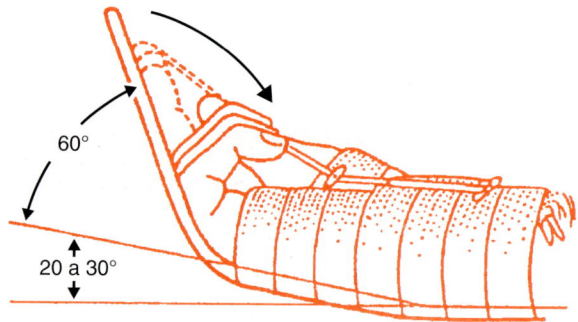

FIG. 15-13. Ferulaje posoperatorio de una sutura primaria en zona dos. Movilización sin tensión.

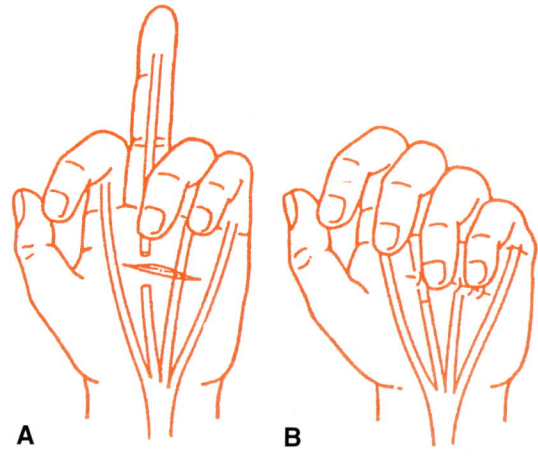

A   **B**

FIG. 15-14. A. Actitud que presenta el dedo medio –en extensión– como consecuencia de la sección de ambos tendones flexores. **B.** Posición en que debe quedar el dedo al completar la reparación del tendón flexor mediante sutura o injerto. Nótese la actitud "en cascada" de los dedos, es decir, la flexión aumenta progresivamente desde el índice al meñique.

de las articulaciones interfalángicas proximales de los dedos, y se efectuaba una sutura directa, las adherencias que se producían hacían generalmente fracasar la cirugía. Por tal razón se llamó a esta zona "tierra de nadie". Con el advenimiento de nuevas técnicas, no solo quirúrgicas sino también de rehabilitación posoperatoria, se ha podido evitar el serio problema de las adherencias.

Cuando se realiza la sutura primaria en la zona dos, siguiendo a Kleinert y cols., se utiliza la que se ha dado en llamar técnica de Louisville. Esta técnica muestra muchas modificaciones según los diversos autores. Una vez efectuado el procedimiento quirúrgico, se inmoviliza el miembro superior con un vendaje enyesado, con la muñeca en posición de 20 a 30° de flexión y con las articulaciones metacarpofalángicas e interfalángicas proximales entre 40 y 60° de flexión. Se coloca una sutura en la uña para atar dicha banda, que luego se lleva a un ganchito que se coloca en el yeso al nivel aproximado del tubérculo del escafoides. Algunos autores colocan un gancho intermedio que sirve de puente a la banda de goma, a nivel del yeso que se ubica sobre el pliegue palmar distal de la mano (**fig. 15-13**).

El paciente debe extender su articulación interfalángica proximal contra la tracción de la gomita. Esta extensión está limitada por el vendaje enyesado que evita la tensión excesiva y la consiguiente ruptura de la sutura. La flexión la efectúa en forma pasiva por la tensión que realiza la gomita. Con estos movimientos se evitan las adherencias.

En zonas uno y dos, si no se puede realizar la sutura primaria, se hace el injerto de tendón (**fig. 15-14**).

- **Lesiones en zona tres.** En caso de no poder efectuar la sutura primaria se puede realizar injerto de tendón o, en ocasiones, la unión intertendinosa.

Lesiones del flexor largo del pulgar

Teóricamente se podrían aplicar conductas similares a las empleadas en las lesiones en los tendones flexores de los cuatro últimos dedos. En la práctica, esto resulta muy dificultoso por la rápida e importante retracción que sufre el cabo proximal del tendón del flexor largo del pulgar, que generalmente hace que sea muy trabajoso hallarlo.

El tratamiento de elección es la transferencia del flexor superficial del anular al flexor largo del pulgar.

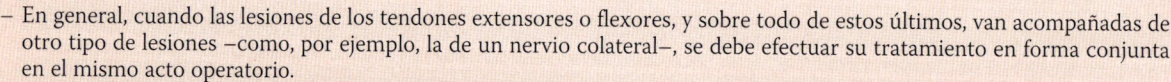

SÍNTESIS CONCEPTUAL

- En general, cuando las lesiones de los tendones extensores o flexores, y sobre todo de estos últimos, van acompañadas de otro tipo de lesiones –como, por ejemplo, la de un nervio colateral–, se debe efectuar su tratamiento en forma conjunta en el mismo acto operatorio.
- Después de cualquier lesión tendinosa se efectúa una inmovilización enyesada que dura aproximadamente entre 25 y 30 días.
- Al efectuar la reparación de las lesiones tendinosas de la mano es imprescindible tener un exacto conocimiento de la anatomía normal de las estructuras por manipular.
- La movilización sin tensión de la reparación de los tendones flexores en "tierra de nadie"* constituye un avance significativo.
- Cabe recordar la conveniencia de realizar –de ser posible– transferencias tendinosas en caso de lesiones tendinosas a nivel del pulgar, tanto del extensor como del flexor largo por su gran tendencia a la retracción del cabo proximal.

*Tierra de nadie: *no man's land*, término empleado en la Primera Guerra Mundial para definir el terreno comprendido entre las trincheras de los dos bandos contendientes, que cambiaba alternativamente de dominio y habitualmente estaba minado, cuyo paso estaba dificultado por estrechas cercas de alambre.

LESIONES NERVIOSAS TRAUMÁTICAS

OSCAR VARAONA, MARIO SCHNITMAN Y JUAN C. CARUSO

INTRODUCCIÓN

La primera referencia a las lesiones nerviosas traumáticas en la literatura médica corresponde a Galeno de Pérgamo (130-210 d. C.), médico de gladiadores; la primera descripción técnica de su reparación, a Guglielmo de Salicetti en 1275.

Antes de entrar de lleno en el tema, es útil hacer una somera descripción de la anatomía del nervio periférico.

Su unidad macroscópica es el fascículo, que contiene en el interior cierto número de fibras nerviosas (axón y sus cubiertas); se halla rodeado por un conectivo especializado denominado perineuro.

Los fascículos (del latín *fasces*) son estructuras longitudinales unidas por otras estructuras de tipo circular; con frecuencia, los fascículos se reúnen en grupos fasciculares que pueden ser sensitivos, motores o mixtos.

El grupo fascicular se encuentra rodeado y sostenido por un conectivo especializado denominado epineuro (epifascicular e interfascicular).

La forma en que se distribuye el tejido fascicular y no fascicular varía en los distintos nervios periféricos y de acuerdo con el nivel considerado.

El elemento que une el nervio periférico con los tejidos circundantes es el denominado mesoneuro, a través del cual le llega el aporte vascular, siendo en cierto modo homólogo del mesenterio intestinal; esto constituye el sistema extrínseco. El sistema vascular intrínseco está constituido por los plexos endoneurales.

La fibra nerviosa, como fue mencionado, comprende el axón y sus cubiertas, estructuras que son fácilmente identificables con la ayuda de la microscopia electrónica, o asimismo alguna de sus partes, como la vaina mielínica, con técnicas de tinción especiales y microscopia convencional (**fig. 16-1**).

CAMBIOS HISTOPATOLÓGICOS SUBSIGUIENTES A LA INTERRUPCIÓN AXONAL

- **Cambios distales (degeneración walleriana):**
  - Interrupción axonal.
  - Fragmentación de vaina de mielina.
  - Fagocitosis de ambos elementos a partir del 5.° día por parte de las células de Schwann y macrófagos de origen hemático. Este proceso continúa algo más de un mes; luego, los tubos endoneurales vacíos comienzan a hundirse si no son rehabitados.

- **Cambios proximales:** los más significativos se verifican a nivel neuronal, conocidos genéricamente con el nombre de cromatólisis. Ocasionalmente, la célula nerviosa no llega a recuperarse después de acaecidos los cambios.

TIPOS DE LESIÓN NERVIOSA TRAUMÁTICA

Neuropraxia: proceso de desmielinización de las fibras motoras.

—

Un ejemplo de neuropraxia es la denominada "parálisis del sábado por la noche", como consecuencia de apoyar durante un tiempo prolongado el brazo sobre el respaldo de una silla. Sus manifestaciones clínicas son: parálisis completa, preservación sensitiva (en ocasiones parcial) y atrofia muscular escasa. No se produce degeneración walleriana (**fig. 16-2**).

Axonotmesis: hay interrupción del axón y de su vaina de mielina; es pasible de recuperación espontánea al cesar las causas que la provocan en un plazo razonable. La neurona, en presencia de degeneración walleriana, hace un esfuerzo para sintetizar axoplasma, que avanza distalmente a razón de 1 a 2 mm por día; en los niños, este crecimiento es algo más rápido.

—

El tratamiento se encuentra dirigido al agente causal. Por ejemplo, en el caso de muletas poco acolchadas que desencadenan este cuadro a nivel axilar, mediante su sustitución, y, en el caso de un síndrome del túnel carpiano de larga data, mediante tratamiento quirúrgico con descompresión y neurólisis (**fig. 16-3**).

Como se ha expresado, el tratamiento puede ser médico o quirúrgico.

Neurotmesis: interrupción de la totalidad de los elementos del nervio periférico, es decir, de las estructuras fasciculares y no fasciculares; esto se denomina así aun cuando quede algo del diámetro trasverso del nervio intacto (p. ej., sección parcial del nervio medial).

Como se comprende, la degeneración walleriana se halla presente. Sus manifestaciones clínicas son: parálisis motora

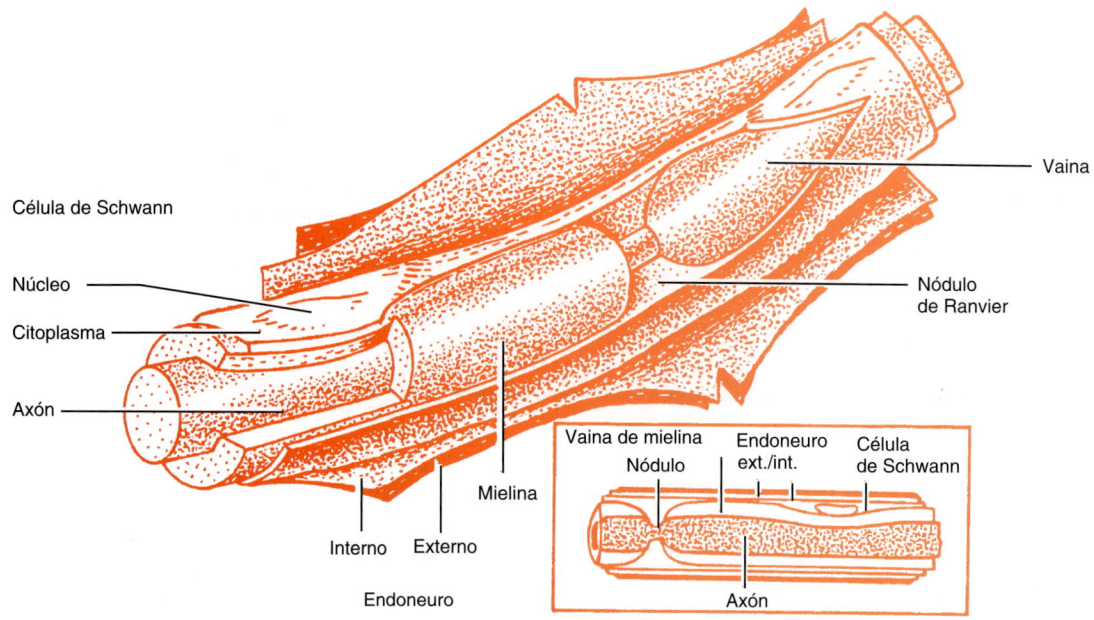

FIG. 16-1. Esquema de la estructura longitudinal de una fibra nerviosa-axón y sus cubiertas.

total, anestesia y atrofia muscular grave y requiere tratamiento quirúrgico.

—

Tiene mejor pronóstico en secciones netas que en avulsiones o aplastamientos.

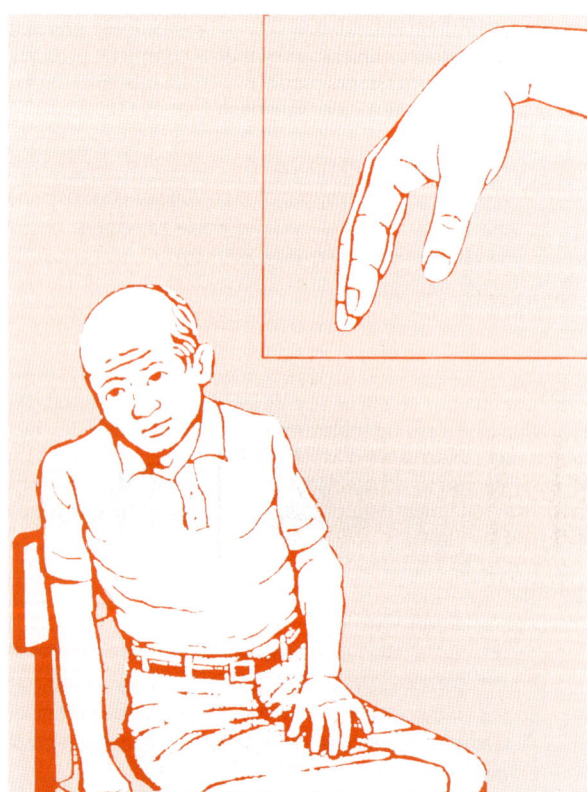

FIG. 16-2. Neuropraxia determinada por compresión.

EXAMEN CLÍNICO DE LOS PACIENTES CON LESIONES NERVIOSAS TRAUMÁTICAS

Deben pesquisarse tres tipos de cambios fundamentales que siguen a estas lesiones:

- **Trastornos motores.** Consisten en:
  - Parálisis o paresia.
  - Atrofia, que comienza a manifestarse a partir de la 3.ª semana y que se completa en un plazo inferior a 2 años.
- **Trastornos sensitivos.** Para detectarlos conviene explorar con las siguientes pruebas:
  - Sensibilidad al tacto-presión (p. ej., discriminación de dos puntos con compás de Weber o similar).
  - Percepción de movimiento-posición articular (cambios).
  - Sensibilidad térmica (variación frío-calor).
  - Sensibilidad vibratoria.

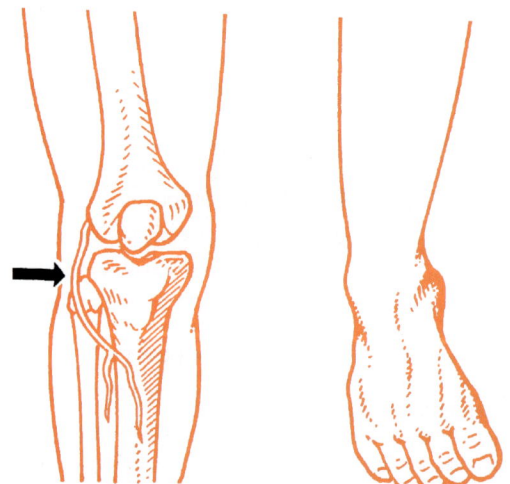

FIG. 16-3. Parálisis del nervio ciático poplíteo externo determinada por yeso compresivo.

- **Trastornos simpáticos:**
  - Sequedad cutánea.
  - Atrofia del tejido celular subcutáneo.
  - Retracción de las cápsulas articulares y ligamentos.
  - Osteopenia localizada.

Estos últimos cambios son más evidentes en lesiones nerviosas proximales, tales como las del plexo braquial o del nervio ciático mayor.

EXÁMENES COMPLEMENTARIOS

Electromiografía, que estudia la actividad eléctrica de la unidad motora, es decir, de la célula del asta anterior: axón y efector (grupo de fibras musculares que inervan) (véase **cap. 17**).

REPARACIÓN QUIRÚRGICA

Dos factores son relevantes: en qué momento y de qué forma debe efectuarse.

¿En qué momento debe efectuarse?

 El plazo óptimo para la cirugía es de alrededor de 3 meses para un nervio periférico; luego las posibilidades desmejoran gradualmente con la disminución del calibre de los tubos endoneurales.

El plazo máximo es de hasta un año y medio, con el objetivo de obtener recuperación motora, pues, más allá de ese lapso, la fibra muscular degenera y se reemplaza por tejido fibroso: desaparece el efector.

—

Tres años es el plazo máximo para la cirugía, si se intenta buscar recuperación sensitiva.

¿De qué forma implementarla?

Existen básicamente dos posibilidades:

- **Reparación primaria (al producirse la lesión).** Tiene como condiciones básicas las siguientes:
  - Herida limpia o pasible de convertirse en ella.
  - Recursos materiales adecuados en lo concerniente a instrumental, suturas, magnificación, etcétera.
  - Recursos humanos (personal capacitado).
- **Reparación secundaria.** Indicada en caso de faltar alguna de las condiciones antes enumeradas. Su oportunidad comienza cuando la herida está:
  - Cicatrizada o con cubierta cutánea provista
  - Sin fenómenos inflamatorios locales.

En cuanto a las técnicas (**fig. 16-4**), las más actuales son:

- **Sutura epineural:** como su nombre lo indica, las suturas se localizan en el epineuro y tejido areolar superficial (**fig. 16-5**). Frecuentemente se realiza sin magnificación y, por ende, no es raro que los grupos fasciculares queden sin aproximar o alinear (**fig. 16-6 A** y **B**).
  Los puntos de sutura se realizan en forma de corona, es decir, nunca se utiliza un *surget* continuo. Se emplea regularmente nailon monofilamento cinco o seis ceros, con aguja atraumática.
- **Sutura de grupos fasciculares:** técnica más sofisticada que, para dar resultados satisfactorios, requiere magnificación ya sea con lupas o con microscopio quirúrgico. Es una técnica de microcirugía* (**fig. 16-7 A** y **B**).
  Sus pasos básicos consisten en:

  - Resección segmentaria del epineuro a nivel de los extremos nerviosos por reparar (**fig. 16-8**).
  - Disección cuidadosa de los grupos fasciculares sin dañar las vascularizaciones.
  - Puntos de sutura epiperineurales con nailon filamento nueve o diez ceros (**fig. 16-9**).

La denominada reparación fascicular (fascículo por fascículo) no se emplea por lo dificultoso y tedioso de su técnica.

Ocasionalmente no es posible realizar la reparación directa en virtud de la brecha (separación) de los cabos nerviosos,

---

*Microcirugía: definida por Jacobson como la utilización de ayudas oculares para la aplicación de los principios halstedianos a pequeñas estructuras anatómicas. William Stewart Halstead (1852-1922) es considerado uno de los padres de la cirugía moderna.

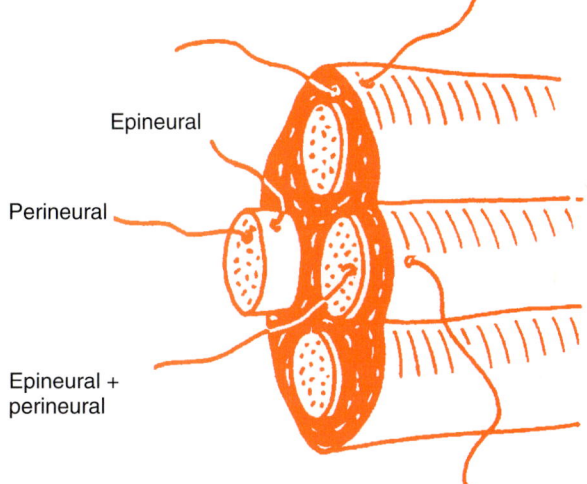

FIG. 16-4. Diversas formas de colocación de los puntos de sutura en el nervio periférico.

Epineural

Perineural

Epineural + perineural

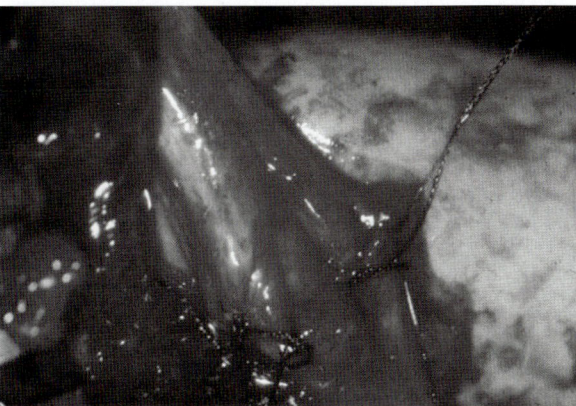

FIG. 16-5. Sutura epineural. Detalle (microfotografía). (Véase esta figura en **Láminas en color**).

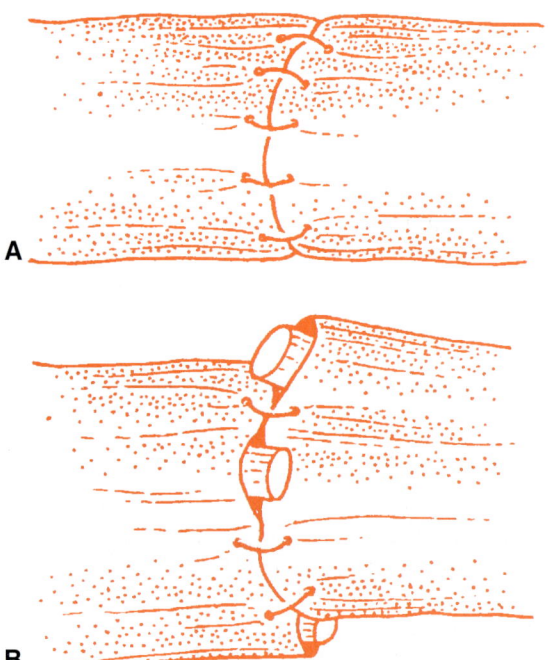

FIG. 16-6. A. Sutura epineural realizada en condicione normales. **B.** Sutura epineural sin previa alineación en la cual se observa escape fascicular.

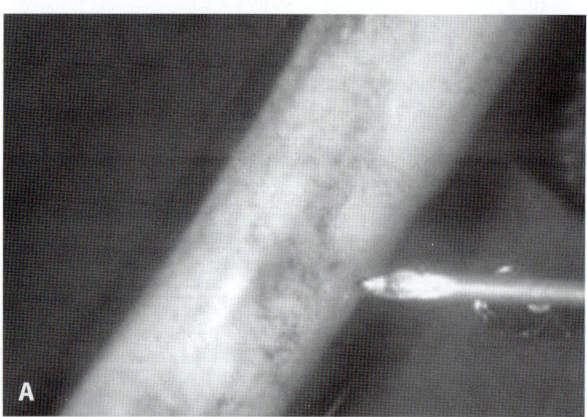

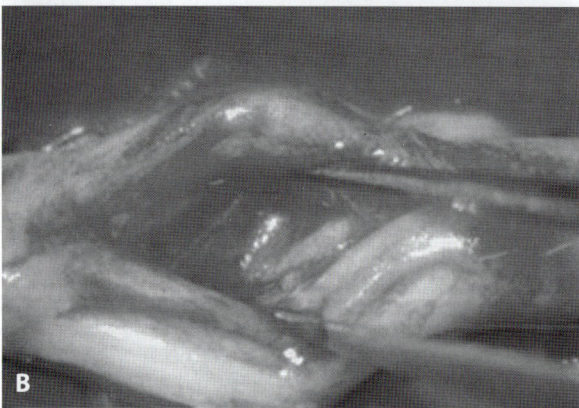

FIG. 16-7. Endoneurólisis. **A.** Introducción de medio líquido dentro de la estructura nerviosa con el propósito de distenderlo y facilitar la disección. **B.** Una vez abierto el epineuro epifascicular, se accede a la estructura de grupos fasciculares. (Véase esta figura en **Láminas en color**).

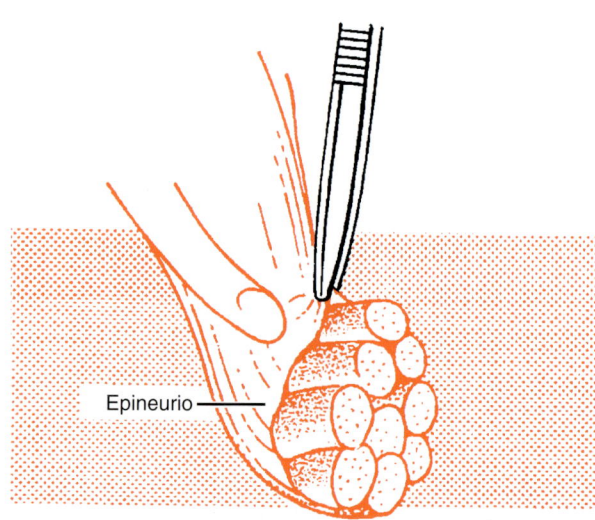

Epineurio

FIG. 16-8. Eliminación parcial del epineuro para la sutura de grupos fasciculares.

esto como consecuencia de su retracción o del tipo de lesión traumática, hecho especialmente cierto cuando el agente causal determina atrición o avulsión, con pérdida de sustancia nerviosa. En estos casos debe utilizarse injerto, cuya fuente dadora por excelencia es el safeno externo (sural), rama del ciático poplíteo interno; este nervio en un adulto brinda 40 cm y su remoción no ocasiona trastornos significativos (**fig. 16-10**).

La técnica empleada para el injerto es la sutura epiperineural.

Este injerto sobrevive en su totalidad porque es delgado y presenta una óptima relación diámetro-superficie (**fig. 16-11 A-C**).

Distintos investigadores han tratado de implementar métodos que permitan la identificación de las fibras motoras y sensitivas para facilitar una más correcta reparación nerviosa. Los marcadores más conocidos son la acetilcolinesterasa para los axones motores y la anhidrasa carbónica para los axones sensitivos. Estas técnicas son de difícil aplicación en la práctica.

PRONÓSTICO DE LA LESIÓN NERVIOSA

Depende de distintos factores; los más importantes son:

- **Edad del paciente**
  - Mejor pronóstico en sujetos jóvenes y niños, debido a la mayor capacidad de regeneración axonal.

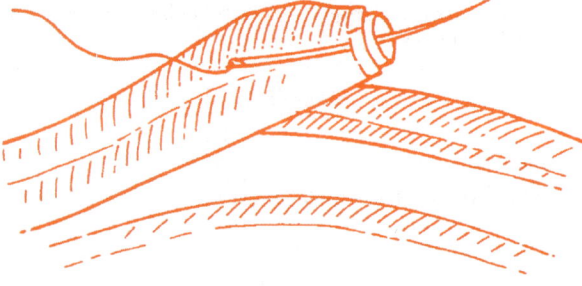

FIG. 16-9. Punto epiperineural de la sutura de grupos fasciculares.

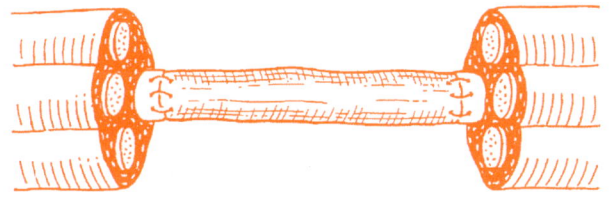

FIG. 16-10. Técnica de injerto autólogo interfascicular (tomado del nervio safeno externo).

- **Factores propios de la lesión**
  - Calidad del agente traumático (no es lo mismo la acción de un vidrio que la de una maquinaria industrial).
  - Nivel de lesión (mejor pronóstico en lesiones distales que se hallan lejanas respecto del cuerpo neuronal).
- **Características de la reparación**
  - Tipo.
  - Calidad.
  - Oportunidad.

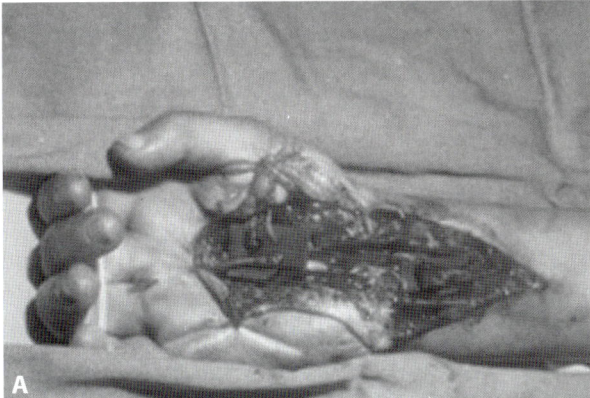

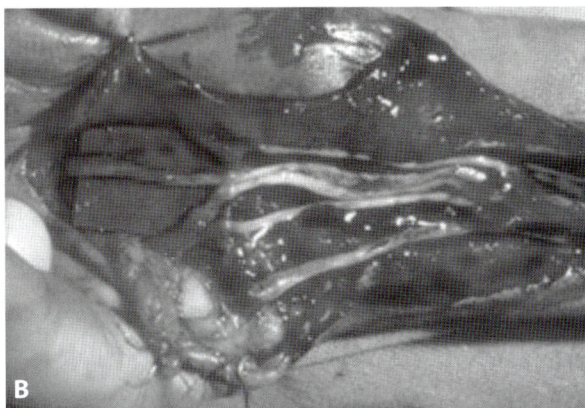

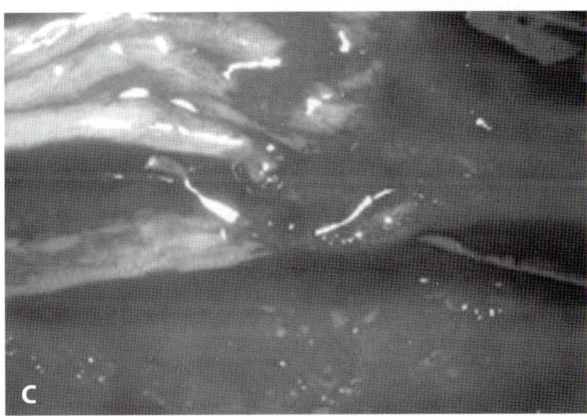

FIG. 16-11. A. Grave lesión del nervio mediano con pérdida de sustancia. **B.** Injerto autólogo interfascicular. **C.** Resultado intraoperatorio. (Véase esta figura en **Láminas en color**).

SÍNTESIS CONCEPTUAL

- Se identifican tres tipos de lesión nerviosa traumática:
  Neuropraxia: proceso de desmielinización de las fibras motoras.
  Axonotmesis: hay interrupción del axón y de su vaina de mielina; pasible de recuperación espontánea al cesar las causas que la provocan
  Neurotmesis: interrupción de la totalidad de los elementos del nervio periférico, es decir, de las estructuras fasciculares y no fasciculares
- Hay cambios subsiguientes a la lesión nerviosa traumática: motores, sensitivos, simpáticos.
- El plazo óptimo para la cirugía es de alrededor de 3 meses para un nervio periférico. El plazo máximo es de hasta un año y medio.
- Las técnicas incluyen la reparación primaria (herida limpia y recursos) y la reparación secundaria.
- La reparación propiamente dicha puede ser básicamente epineural o de grupos fasciculares.
- El pronóstico depende de:
  Edad del paciente.
  Factores propios de la lesión: calidad del agente traumático, nivel de la lesión.
  Características de la reparación: tipo, calidad y oportunidad.

ELECTROMIOGRAFÍA Y POTENCIALES EVOCADOS APLICADOS A LA ORTOPEDIA Y LA TRAUMATOLOGÍA

ALBERTO SALAMA

ELECTROMIOGRAFÍA. GENERALIDADES

La electromiografía estudia la actividad eléctrica de la unidad motora, definida como el conjunto formado por una neurona motora del asta anterior medular, su cilindro-eje, ramificaciones terminales y las fibras musculares que inerva. El registro o electromiograma (EMG) se hace insertando en el músculo un electrodo de aguja concéntrico, conectado por un cable a un amplificador. De este salen conexiones a un osciloscopio y a un parlante, o a un ordenador.

En el ordenador, la señal entra en el programa de electromiografía y en la pantalla del monitor aparecen las señales que se quiere estudiar. El ordenador tiene salida de audio a un parlante.

REGISTRO NORMAL

Al insertar la aguja-electrodo en un músculo normal en reposo no se registra actividad eléctrica, salvo la producida en el acto de la inserción, que es muy breve. Esta ausencia de actividad se denomina "silencio eléctrico". En la contracción débil del músculo, los potenciales eléctricos que producen simultáneamente las fibras musculares de cada unidad motora activada se suman eléctricamente en un solo potencial bifásico o trifásico, de mayor amplitud y duración que los potenciales de cada una de las fibras aisladas. Este potencial que se registra se llama potencial de unidad motora (PUM).

DENERVACIÓN Y ACTIVIDAD ESPONTÁNEA

Si un músculo pierde la inervación porque su unidad motora se lesiona, ya sea a nivel del asta anterior medular como de la raíz motora, plexo o nervio motor periférico, deja de recibir el impulso nervioso motor y también impulsos tróficos desde la médula.

 Las fibras musculares denervadas aumentan su excitabilidad a la acetilcolina circulante y, en un plazo que oscila entre 5 y 21 días, en promedio 14 días, comienzan a contraerse en forma espontánea e independiente una de otra, cada una con frecuencia propia. Al insertar la aguja-electrodo se registra de cada fibra un pequeño potencial eléctrico trifásico con la primera fase positiva, que se denominan "fibrilación" (**fig. 17-1**). Si un músculo está denervado parcialmente, solo se registrarán las fibrilaciones en la parte donde está denervado buscándolas especialmente.

—

Si se hace un EMG antes de los 14 días de ocurrida la denervación, pueden no encontrarse fibrilaciones y el resultado será falsamente negativo.

DENERVACIÓN Y ACTIVIDAD VOLUNTARIA

Si un músculo está totalmente denervado, el esfuerzo voluntario de contracción, o la estimulación eléctrica de su nervio motor o la provocación de un reflejo no producirán ninguna actividad muscular. La aguja-electrodo insertada no registrará actividad, constituyendo el "silencio eléctrico".

Si la denervación es parcial, por pérdida de algunas unidades motoras, la contracción voluntaria mostrará un "registro intermedio" de alta frecuencia, más o menos rico según el número de PUM conservados.

En un músculo parcialmente denervado que mantenga algunas fibras nerviosas sanas, estas darán brotes de reinervación para las fibras musculares denervadas. La contracción de este músculo con brotes de reinervación dará PUM con potenciales altamente polifásicos de bajo voltaje y duración prolongada llamados PUM "de reinervación" o "nacientes".

VELOCIDAD DE CONDUCCIÓN NERVIOSA MOTORA

El impulso nervioso en un nervio periférico puede originarse por una actividad voluntaria, por un estímulo eléctrico del nervio o por una respuesta refleja.

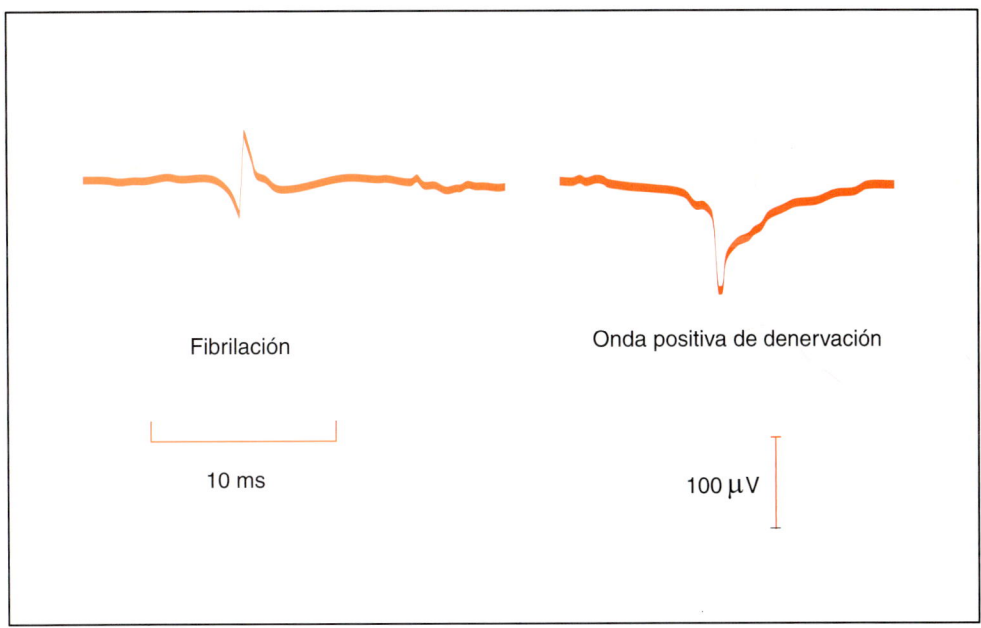

Fibrilación

Onda positiva de denervación

10 ms

100 µV

FIG. 17-1. Al insertar la aguja-electrodo se registra de cada fibra un pequeño potencial eléctrico trifásico con la primera fase positiva, que se denominan "fibrilación".

En las fibras mielinizadas de los nervios periféricos, el impulso se propaga en forma saltatoria, de un nódulo de Ranvier al siguiente, lo que hace que la conducción sea mucho más rápida que si se propagara por el axón.

En las fibras nerviosas amielínicas o desmielinizadas, la conducción por el axón tiene una velocidad de 1 a 2 metros por segundo (m/s).

En las fibras mielinizadas, la velocidad es de 40 a 65 m/s y es mayor cuanto más gruesa es la vaina de mielina del nervio.

El estímulo consiste en un pulso eléctrico de onda cuadrada monofásica de una duración entre 0,1 y 2 milisegundos (ms), usando mayor duración en miembros inferiores y una intensidad que se puede variar desde 5 a 50 miliamperios (mA).

 El estudio de la velocidad de conducción motora se realiza estimulando el nervio motor en un punto proximal y en otro distal, registrando cada vez la contracción de un músculo distal inervado por ese nervio (**fig. 17-2**).
—

El estímulo debe tener suficiente intensidad como para que todas las fibras del nervio sean excitadas, por lo que se la aumenta en forma progresiva y al llegar a la mayor amplitud de la respuesta del músculo se aumenta al doble la intensidad, con lo que se asegura la máxima respuesta motora que el nervio puede alcanzar.

VELOCIDAD DE CONDUCCIÓN SENSITIVA

 Los valores de velocidad de conducción sensitiva de los nervios periféricos son similares a los de la motora. Se mide la respuesta nerviosa ortodrómica estimulando el nervio sensitivo en un sector distal y registrando el impulso nervioso en un sector más proximal.
—

En los brazos se estimula con electrodos de superficie en forma de anillo en los dedos índice o mayor para el nervio mediano y en el meñique para el nervio cubital, registrando con electrodos de superficie en la muñeca y en el codo.

En las piernas se estimula sobre el trayecto del nervio safeno a nivel del empeine y se registra por debajo de la rodilla. Las respuestas sensitivas son de bajo voltaje, se promedian para visualizarlas en el monitor. Es más fácil la obtención de la respuesta sensitiva antidrómica.

En los brazos se registra con los mismos electrodos de anillo en los dedos y se estimula el nervio en el antebrazo y la muñeca; el promedio se obtiene de varias respuestas.

El trayecto del nervio se mide entre el sitio de estímulo y el de registro, y se obtiene la velocidad dividiendo esa distancia por el tiempo. El resultado se expresa en metros por segundo (m/s).

TRAUMATISMO DE UN NERVIO PERIFÉRICO

 En la neurotmesis, la sección anatómica completa del nervio produce degeneración walleriana en el sector distal.
—

La porción distal del nervio permanece excitable hasta los 4 a 6 días posteriores, luego ya no hay respuesta del músculo al estímulo del nervio.

En el músculo denervado aparecen fibrilaciones en un lapso de 14 a 18 días. En la porción proximal del nervio seccionado se produce degeneración retrógrada por unos pocos centímetros y al tercer día aparecen brotes de reinervación en los axones.

 En la axonotmesis puede haber lesión de la vaina de mielina o llegar a lesionarse el axón, que se degenera, pero el tejido conectivo que rodea al nervio mantiene su continuidad. La

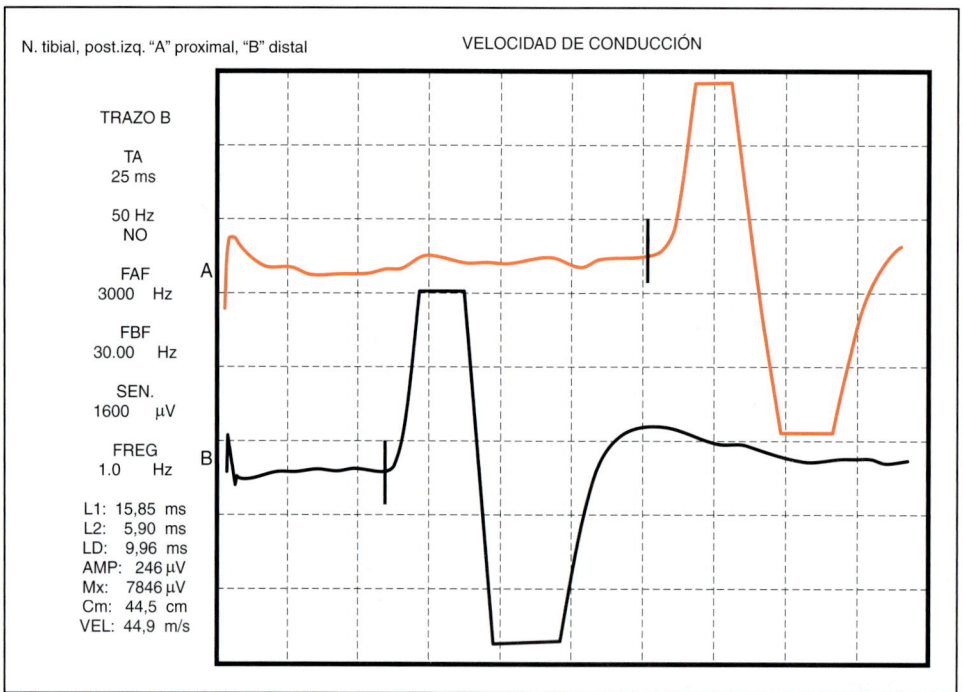

FIG. 17-2. El estudio de la velocidad de conducción motora se realiza estimulando el nervio motor en un punto proximal y en otro distal, registrando cada vez la contracción de un músculo distal inervado por ese nervio.

reinervación a partir de los brotes del cabo proximal es más temprana y los axones transcurren a través del tejido conectivo conservado.

—

El EMG mostrará disminución de la velocidad de conducción si hubo solo desmielinización, o interrupción de la conducción nerviosa con aparición de fibrilaciones a las tres semanas si se interrumpió el axón. La reinervación se acompaña de recuperación de la conducción nerviosa, que se hará más rápida a medida que se engruesa la vaina de mielina del axón.

 La neuroapraxia se produce por compresión o estiramiento del nervio, lo que altera el flujo axoplasmático distal. Se produce un bloqueo de la conducción a ese nivel. Un estímulo proximal al bloqueo dará una respuesta muscular débil y prolongada, mientras que el estímulo distal al bloqueo dará una respuesta normal.

—

El sitio del bloqueo hay que buscarlo estimulando a lo largo del nervio, en cada centímetro.

Las fibras nerviosas de mayor diámetro son las más sensibles a la presión o a la tracción mecánica, por el efecto sobre la mielina que las recubre. Si la mielina se daña ya no habrá conducción saltatoria del impulso nervioso y este viajará por las fibras, que conducen más lento, reduciéndose mucho la velocidad de conducción.

La regeneración del axón se produce más rápido que su remielinización.

APLICACIONES CLÍNICAS DEL ELECTROMIOGRAMA DE DETECCIÓN EN ORTOPEDIA

Síndrome de canal estrecho cervical

Se puede acompañar de compresión radicular a nivel de C5 y C6 y esta compresión puede producir fibrilaciones en los músculos proximales como el deltoides. Esto no es patognomónico de canal cervical estrecho y vale para toda compresión medular que se acompañe de lesión radicular al mismo nivel.

Síndrome de canal estrecho lumbar

El EMG varía entre normal y muy anormal. En el 50% hay compromiso radicular múltiple a nivel de la cola de caballo.

Pueden aparecer fibrilaciones en territorio radicular L5 y S1 en los músculos por debajo de la rodilla, que muestran registro neurogénico crónico en uno o dos músculos.

Se debe hacer EMG bilateral examinando los músculos tibial anterior y el gemelo interno. Si no hay déficits neurológico clínico, el EMG puede ser normal.

Compresiones radiculares

Las más comunes son las provocadas por una espondilosis o por la protrusión de un disco intervertebral.

La compresión se produce dentro o muy cerca del canal espinal, comprime la raíz sensitiva preganglionar y la raíz motora antes de que esta se divida en rama anterior y posterior. Se encuentran fibrilaciones tanto en los músculos correspondientes a la rama motora anterior como en los músculos paraespinales inervados por la rama posterior de la misma raíz.

En los músculos paraespinales, hay superposición de la inervación, cada músculo es inervado por varias raíces.

La degeneración de una raíz nerviosa produce denervación más temprana en los músculos proximales que en los distales. Estos son también los primeros que se reinervan.

Lesiones del plexo braquial

Se realiza el EMG teniendo presente la inervación radicular de los músculos. Una cartilla anatómica puede ayudar.

La diferencia más importante entre lesión radicular y de plexo es que solo en las lesiones radiculares se encuentran fibrilaciones en los músculos. Según cuál sea la ubicación anatómica de las anomalías EMG, se deducirá el sitio de la lesión.

Avulsión de raíces cervicales

Cuando es total, se comprueba ausencia de actividad voluntaria en todos los músculos correspondientes al plexo braquial.

Aparecen fibrilaciones y ondas agudas de denervación en estos músculos y en los paraespinales cervicales, donde son más tempranas y se ven ya hacia los 7 o 10 días, mientras que en los distales del brazo pueden tardar hasta 21 días. No se obtienen potenciales evocados somatosensitivos porque está interrumpida la vía sensitiva a nivel preganglionar.

Se consigue respuesta sensitiva del nervio periférico al estar conservada la porción distal.

Síndrome del opérculo torácico

El síndrome del opérculo torácico neurogénico es infrecuente; más común es el síndrome del hombro caído.

En el síndrome del opérculo torácico neurogénico, por compresión o estiramiento por una banda fibrosa o una costilla cervical del tronco inferior del plexo braquial o de las raíces C8 o T1, se observan escasas fibrilaciones y PUM neurogénicos crónicos en los músculos del territorio de C8 y T1, con predominio del territorio del nervio cubital.

Lesiones del plexo lumbosacro

Son más raras y ocurren por separado las del lumbar y del sacro.

Las lesiones del plexo lumbar producirán fibrilaciones en los músculos cuádriceps y en los aductores del muslo, mientras que no aparecen en los paraespinales a nivel L1 a L3.

Las lesiones del plexo sacro mostrarán fibrilaciones en los músculos inervados por más de un nervio correspondiente a ese plexo, y tampoco aparecerán fibrilaciones en los paraespinales correspondientes.

Lesiones de nervios periféricos

Nervio mediano

Se puede lesionar en varios puntos de su trayecto desde la axila hasta la muñeca. La lesión más común es la compresión del nervio al pasar bajo el ligamento carpiano, lo que ocasiona el síndrome del túnel carpiano.

El síndrome del túnel carpiano se estudia midiendo las latencias motora y sensitiva distales del nervio mediano.

La latencia distal motora se registra con electrodos de superficie sobre el músculo abductor corto del pulgar, en la región tenar, y se estimula el nervio mediano en un punto a 3 cm proximal del pliegue distal de la muñeca.

La latencia sensitiva distal antidrómica se registra con electrodos de anillo en el dedo índice o anular y se estimula el nervio en la muñeca.

La respuesta sensitiva ortodrómica se obtiene estimulando el dedo con los electrodos de anillo y registrando sobre el nervio en la muñeca con electrodos de superficie (**fig. 17-3**). Los valores de latencia normales son de hasta 3,5 ms, en ambos casos. La prolongación del valor nos da la pauta del compromiso del nervio.

La respuesta sensitiva puede disminuir en su amplitud y ser poco visible. No siempre están ambas alteradas. Puede estarlo solo la motora o la sensitiva. Si es la motora la alterada, se encontrarán en el EMG de detección fibrilaciones y ondas positivas en los músculos inervados por el mediano en la región tenar.

Nervio cubital

Las lesiones más comunes del nervio cubital se observan a nivel del codo y de la muñeca.

En la corredera epitroclear, el nervio puede sufrir compresiones o traumatismos.

Estos producen un enlentecimiento y bloqueo variable de la conducción del impulso nervioso motor a ese nivel en muchas de las fibras del nervio. Esto se puede objetivar estimulando el nervio por encima y por debajo del codo, registrando cada vez en el músculo abductor del meñique en región hipotenar. Se resta el tiempo de respuesta al estímulo distal del de la proximal, lo que nos da el tiempo de conducción a través del codo.

Se mide la distancia entre ambos puntos de estímulo. Se divide esa distancia por el tiempo de conducción y nos da la velocidad de conducción (**fig. 17-4**).

En los casos patológicos, la velocidad en el codo es menor, de 40 o 35 m/s o menos, a diferencia de la velocidad normal que se encontrará en el trayecto axila-codo y en el trayecto codo-muñeca, que varía entre 55 y 65 m/s.

En el EMG de detección con aguja se pueden encontrar fibrilaciones o registro neurogénico o ambos en los músculos inervados por el nervio cubital, en especial los interóseos y en región hipotenar.

En el canal de Guyon, el nervio puede sufrir traumatismos diversos. La latencia distal motora entre muñeca y región hipotenar estará prolongada.

Más tempranamente, se observa prolongación y disminución de voltaje de la latencia sensitiva distal.

La latencia sensitiva antidrómica se obtiene estimulando sobre la muñeca y registrando en el dedo meñique con electrodos de anillo.

La ortodrómica se obtiene estimulando el meñique y registrando en muñeca.

POTENCIALES EVOCADOS SOMATOSENSITIVOS. GENERALIDADES

Este estudio registra las respuestas del cerebro a estímulos eléctricos que se aplican en forma transcutánea a nervios mixtos o puramente sensitivos de brazos o piernas. Se promedia un número de respuestas ya que son de muy bajo voltaje.

El estímulo actúa sobre las fibras aferentes sensitivas grandes de conducción rápida de grupo Ia y grupo II pertenecientes a la sensibilidad profunda, que en la médula viajan por los cordones posteriores de Goll y Burdach.

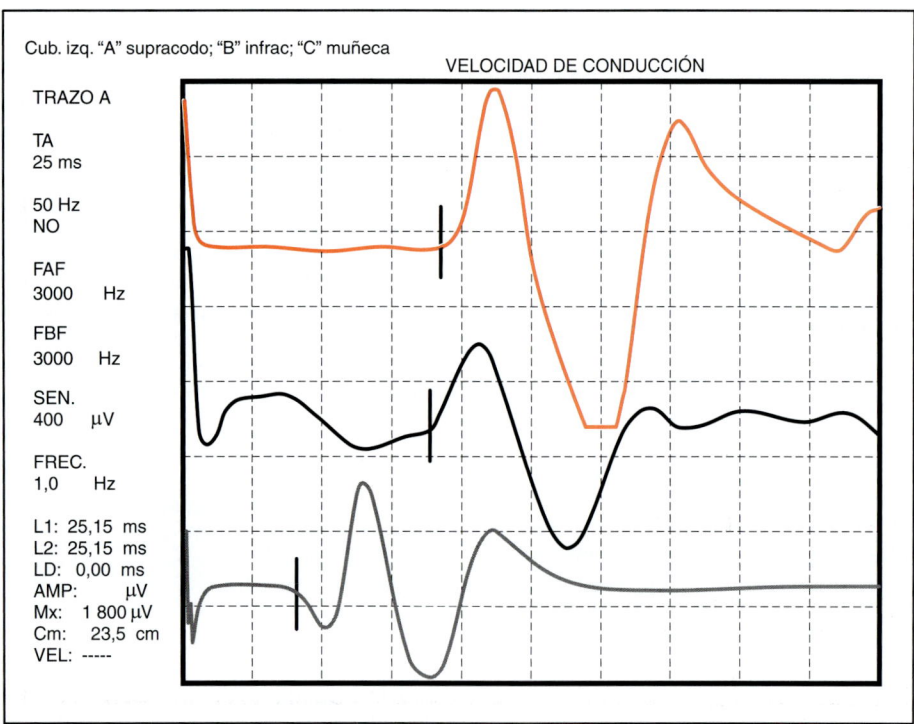

FIG. 17-3. La respuesta sensitiva ortodrómica se obtiene estimulando el dedo con los electrodos de anillo y registrando sobre el nervio en la muñeca con electrodos de superficie.

En el **miembro superior** se estimulan los nervios mediano o cubital en la muñeca. El impulso de respuesta se registra con electrodos de superficie.

En el punto supraclavicular de Erb se registra el impulso en plexo braquial.

En la nuca, la onda N13 marca el arribo a la médula y la P14 el arribo al lemnisco interno.

En el cuero cabelludo, en la proyección de la corteza sensitiva contralateral, se obtiene la respuesta cortical N20, una onda negativa a 20 ms posestímulo seguida por P25,

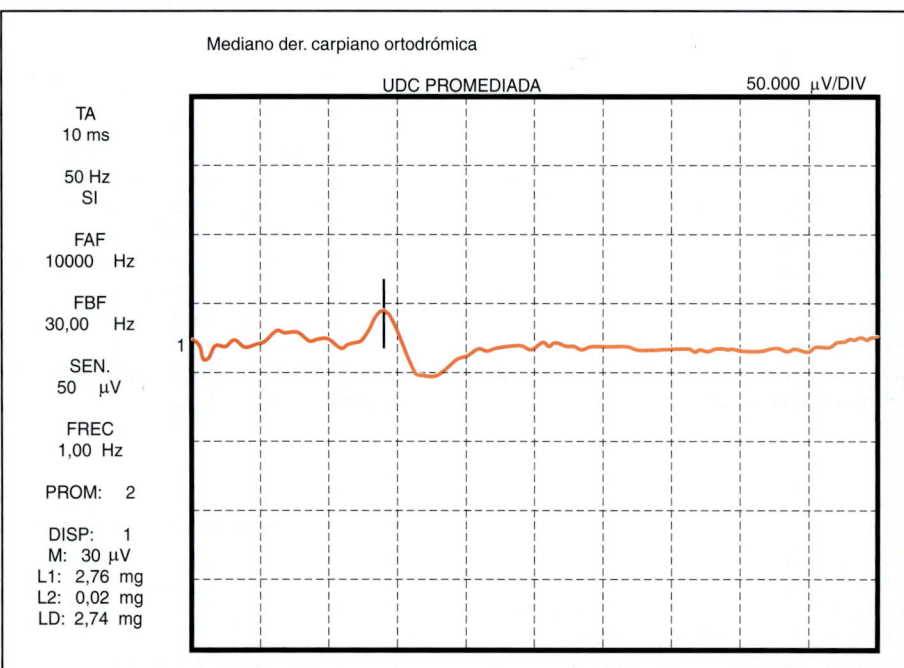

FIG. 17-4. Se mide la distancia entre ambos puntos de estímulo. Se divide esa distancia por el tiempo de conducción y nos da la velocidad de conducción.

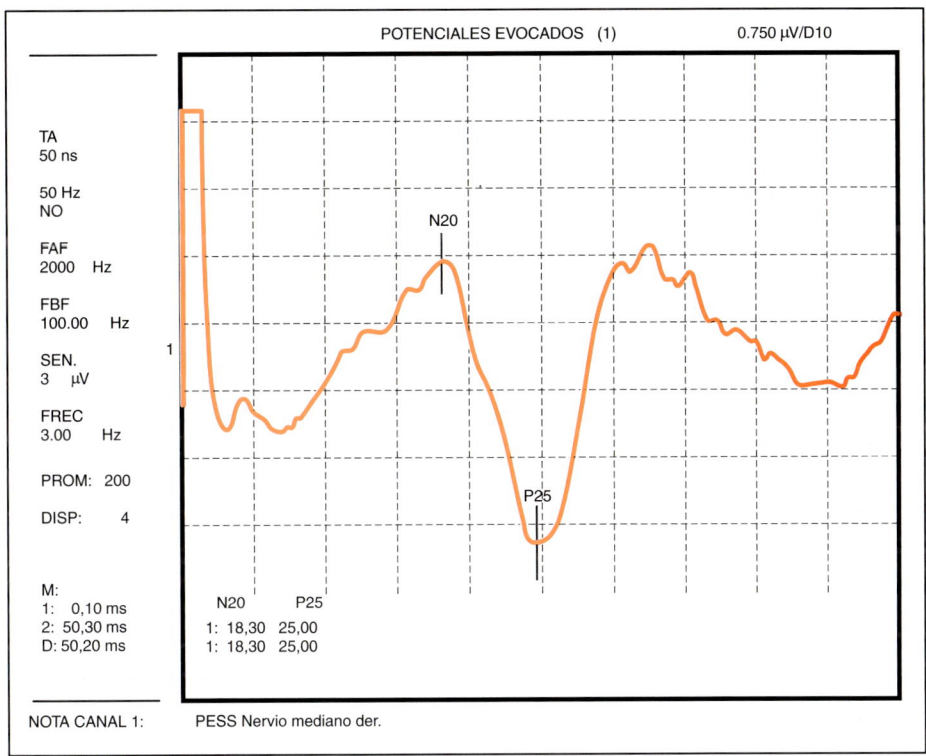

FIG. 17-5. En cuero cabelludo, en la proyección de la corteza sensitiva contralateral se obtiene la respuesta cortical N20, una onda negativa a 20 ms posestímulo seguida por P25, onda positiva a 25 ms.

onda positiva a 25 ms (**fig. 17-5**). Se verifica la amplitud y forma de la onda y si hay retardo de llegada a la corteza. El "tiempo de conducción central" se mide desde N13 hasta N20-P25.

En **miembro inferior** se estimula por lo general el nervio tibial posterior detrás del maléolo interno, o a veces el peroneo detrás de la cabeza del peroné. Se registra el arribo del impulso a la médula a nivel del engrosamiento lumbar, luego en la región cervical posterior y su llegada a la corteza cerebral en cuero cabelludo a 2 cm por detrás del vértex.

La velocidad de conducción de la médula entre los puntos lumbar y cervical se calcula midiendo la distancia entre ambos y se divide por el tiempo que tardó el estímulo entre ellos. El tiempo de conducción central se mide entre el registro cervical y el de corteza.

Los tiempos prolongados indican el posible lugar de lesión. Se consideran prolongadas las respuestas que exceden en más de 2,5 a 3 veces la desviación estándar.

Aplicación en ortopedia y traumatología

- En las **lesiones radiculares** no tiene mucho valor, porque en una lesión aislada la raíz vecina sana conducirá el impulso a velocidad normal y no se evidenciará la respuesta lenta de la raíz afectada. Un EMG será más sensible.
- En las **escoliosis** que deben ser operadas, se monitorizan los potenciales evocados somatosensitivos durante la intervención, y se observa si se altera la latencia y la amplitud de este mientras se opera cerca de la médula, lo que indicaría sufrimiento de la médula en ese momento.
- En la **lesiones por avulsión de raíces** del plexo braquial no se pueden obtener potenciales evocados somatosensitivos por estar interrumpida la vía sensitiva a nivel posganglionar.
- **En forma intraoperatoria** –cirugía del plexo braquial– se pueden estimular las raíces proximales al ganglio dorsal. Si alguna mantiene su integridad se obtendrán potenciales evocados cerebrales y esto nos mostrará que esa raíz es utilizable para anastomosis.

SÍNTESIS CONCEPTUAL

- El electromiograma estudia la actividad eléctrica de la unidad motora.
- La unidad motora se define como el conjunto formado por una neurona motora del asta anterior medular, su cilindro-eje, las ramificaciones terminales y las fibras musculares que inerva.
- El potencial de unidad motora o PUM es la suma de los potenciales eléctricos simultáneos resultantes de la contracción débil de las fibras musculares de cada unidad motora activada del músculo.

SEMIOLOGÍA DE LOS MIEMBROS INFERIORES

FERNANDO S. SILBERMAN

INTRODUCCIÓN

Consideramos difícil establecer la definición y los límites del "aparato locomotor"; son numerosos sus elementos constitutivos, algunos tradicionalmente conocidos como propios y otros que se pueden considerar pertenecientes a otros aparatos o sistemas. Le pertenecen el esqueleto con sus huesos, articulaciones, cápsula y ligamentos como estabilizadores pasivos o estáticos, los músculos con sus tendones, incluidas sus poleas de reflexión, como estabilizadores activos o dinámicos; pero además los elementos vasculares y nerviosos hacen que la semiología de este aparato locomotor sea compleja y exija el conocimiento de la anatomía y fisiología básica y aplicada.

Con fines didácticos, las regiones se dividen topográficamente para obtener la semiología física del aparato locomotor, tanto de los miembros superiores como de los inferiores y el tronco, aunque para ciertas circunstancias haremos un estudio de conjunto, como al analizar la marcha o la diferencia de longitud de los miembros inferiores, o ciertos síndromes dolorosos como las cervicobraquialgias o las lumbociatalgias o ambas entidades.

EXPLORACIÓN FÍSICA DE LA CADERA Y DE LA PELVIS

Comienza al recibir al paciente, verlo no solo caminar, sino sentarse o incorporarse y muy especialmente quitarse la ropa, incluidos el calzado y las medias.

En algunas circunstancias será importante que realice determinados movimientos como cruzar las piernas (cruzar un muslo sobre otro: flexoaducción o a lo varón, apoyando el pie sobre la rodilla opuesta: flexoabducción y rotación externa).

En los lactantes se observa la simetría de los pliegues cutáneos.

Tanto las maniobras de inspección, como las restantes maniobras semiológicas, en algunas ocasiones se harán con el paciente en decúbito y en otras con el paciente de pie, para observar el efecto de la carga corporal.

Es necesario palpar los distintos **relieves óseos**:

- **Por adelante:** las crestas ilíacas (**fig. 18-1**), el trocánter mayor (**fig. 18-2**), la sínfisis púbica (**fig. 18-3**) y la oblicuidad pélvica (**fig. 18-4**).

- **Por atrás:** los mismos relieves que por adelante (**fig. 18-5**), excepto por la tuberosidad isquiática en lugar de la sínfisis púbica.

También es importante reconocer las diferentes **regiones anatómicas**:

- **Triángulo de Scarpa** y, en especial, la **disposición del paquete vasculonervioso en la arcada crural** (con la nemotécnica VAN, para describir "de adentro hacia afuera" la *v*ena femoral, *a*rteria femoral y *n*ervio crural).
- El **surco isquiotrocantérico** por donde transcurre el **nervio ciático mayor**, en especial con la cadera flexionada (véase **fig. 18-5**).

La cadera (articulación coxofemoral) es una enartrosis y por lo tanto realiza todos los movimientos: flexión-extensión, abducción-aducción, rotaciones interna y externa y la circunducción.

Como es una articulación eminentemente de apoyo, y por lo tanto debe tener una mayor estabilidad, carece de la amplitud de la enartrosis similar del miembro superior (la escapulohumeral). Su movilidad está restringida por la forma de las superficies articulares enfrentadas (cabeza femoral y cotilo) y los elementos de estabilización pasivos: cápsula y ligamentos.

Su movilidad depende de los grupos musculares (**fig. 18-6**).

Los movimientos se exploran primero en forma activa, realizados solo por el paciente, y, a continuación, en forma pasiva por el examinador.

Al estudiar la movilidad de la cadera se deberá investigar la movilidad de la pelvis o de la columna, o de ambas, que pueden estar compensando una limitación de movimientos de la cadera.

Maniobra de Thomas (fig. 18-7)

Paciente en decúbito dorsal con pelvis nivelada y perpendicular al tronco. Una mano del examinador debajo de la ensilladura lumbar y la otra flexiona la cadera. Se "aplana" la lordosis lumbar y a partir de ese momento la flexión solo se hace en la articulación coxofemoral y así se podrá medir el ángulo verdadero de flexión de la cadera.

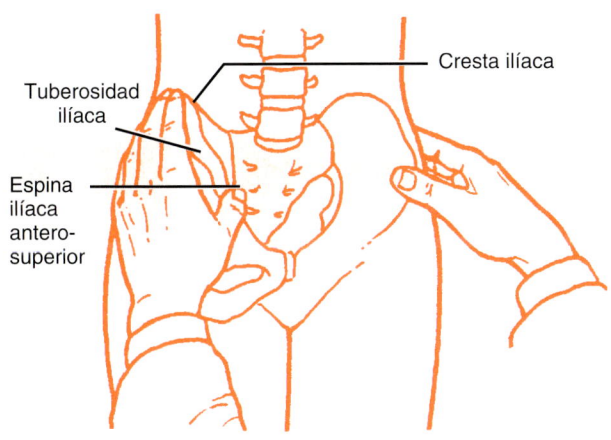

Cresta ilíaca

Tuberosidad
ilíaca

Espina
ilíaca
antero-
superior

FIG. 18-1. Palpación de las crestas ilíacas.

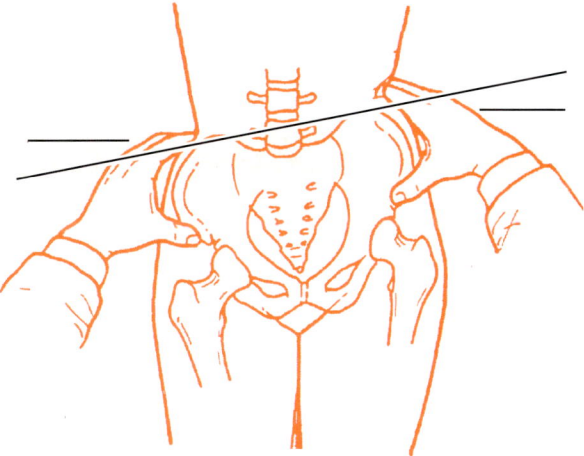

FIG. 18-4. Palpación de la oblicuidad pélvica.

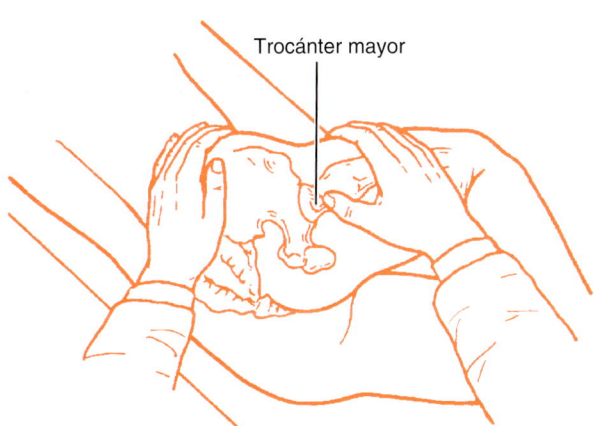

Trocánter mayor

FIG. 18-2. Palpación del trocánter mayor.

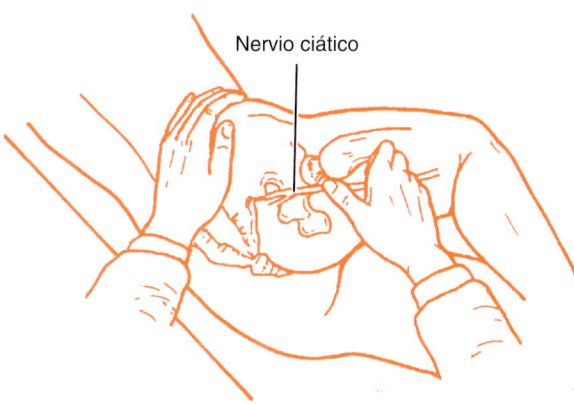

Nervio ciático

FIG. 18-5. Surco isquiotrocantérico (nervio ciático mayor).

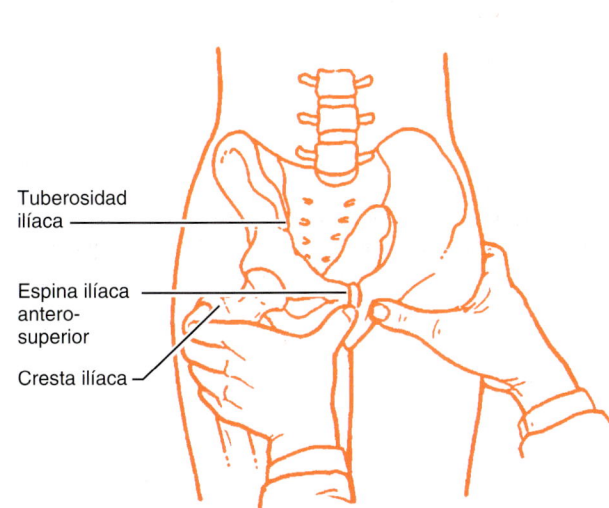

Tuberosidad
ilíaca

Espina ilíaca
antero-
superior

Cresta ilíaca

FIG. 18-3. Palpación de la sínfisis púbica.

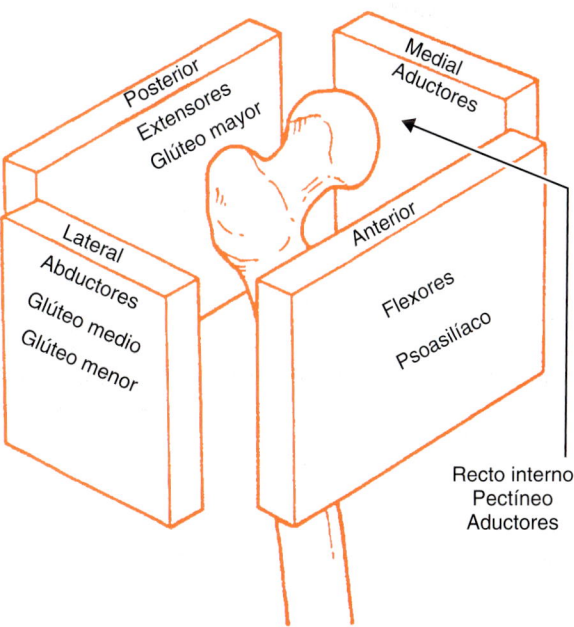

Posterior
Extensores
Glúteo mayor

Medial
Aductores

Lateral
Abductores
Glúteo medio
Glúteo menor

Anterior

Flexores

Psoasilíaco

Recto interno
Pectíneo
Aductores

FIG. 18-6. Movimiento de la cadera.

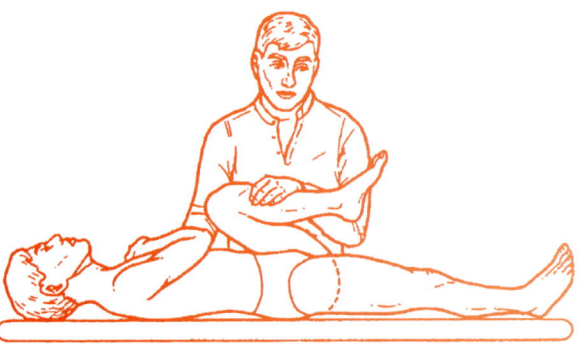

FIG. 18-7. Maniobra de Thomas.

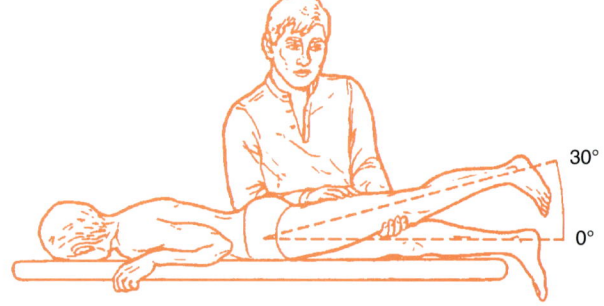

FIG. 18-9. Extensión de la cadera.

 Si al haberse "aplanado" la lordosis lumbar, y al estar flexionando la cadera de un lado, se flexiona la cadera del otro lado, estará mostrando una actitud viciosa en flexión, cuyo ángulo será el del muslo con respecto al plano horizontal (**fig. 18-8**).
—

La extensión de la cadera, tanto activa como pasiva, puede realizarse con el paciente en decúbito prono (**fig. 18-9**).

Al examinar la abducción y la aducción (**figs. 18-10** y **18-11**) es importante tener estabilizada la pelvis colocando una mano sobre la cresta ilíaca del lado contralateral.

Las rotaciones pueden ser examinadas con las rodillas extendidas (**fig. 18-12**) o con las rodillas flexionadas, recordando que en este caso, al llevar la pierna hacia afuera, se examina la rotación interna y al llevarla hacia adentro, la rotación externa.

Maniobra de Trendelenburg

Esta prueba tiene por finalidad establecer la insuficiencia del glúteo medio (puede ser absoluta o relativa).

 La maniobra se realiza con el paciente de pie y se le solicita que se apoye en uno de los miembros, elevando el otro (flexionando la cadera y la rodilla). El observador está situado detrás del paciente y determina si la pelvis permanece nivelada, como debe ocurrir en condiciones normales, o si se hace oblicua (por la insuficiencia del glúteo medio contralateral, es

decir, del lado en que ha permanecido con el miembro apoyado).

La oblicuidad pélvica se pone de manifiesto por el descenso del pliegue glúteo, del lado en que ha levantado el miembro y ha dejado de apoyar (**fig. 18-13**).
—

El glúteo medio puede ser insuficiente en forma absoluta, ya sea por parálisis (como se veía frecuentemente en la poliomielitis) o por acercamiento de sus puntos de inserción (como en la luxación congénita de cadera), o insuficiente relativo como en ciertas afecciones de la cadera en las que el músculo está solo debilitado.

Diferencia de longitud de los miembros inferiores

En realidad, es muy excepcional que los miembros inferiores sean exactamente iguales, pero lo que interesa es conocer las diferencias que pueden objetivarse y que pueden provocar síntomas y afecciones secundarias y que desde luego pueden lle-

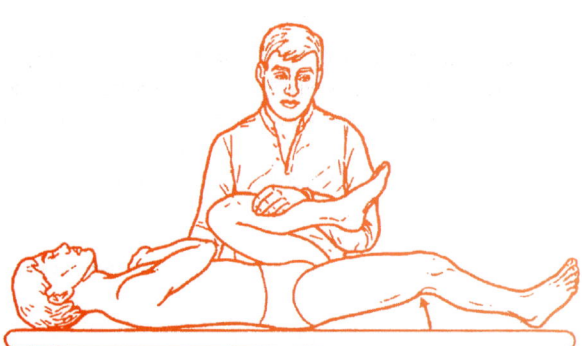

FIG. 18-8. Maniobra de Thomas. Medición del ángulo de flexión de la cadera opuesta.

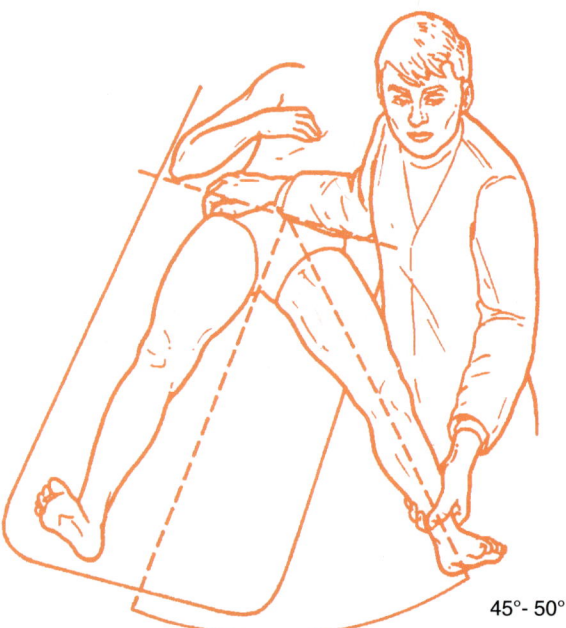

FIG. 18-10. Abducción de la cadera.

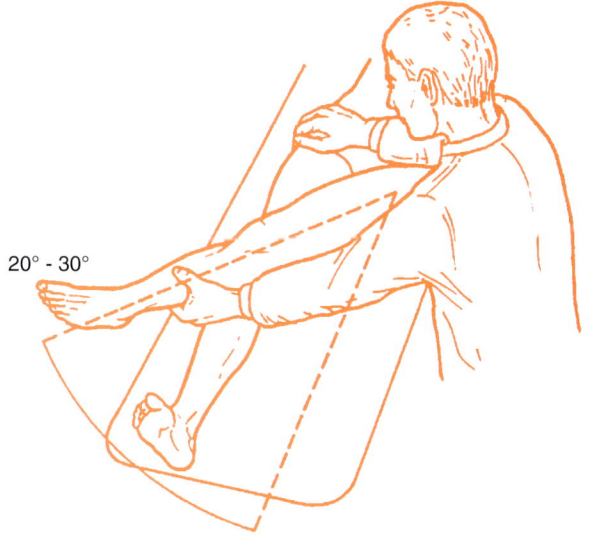

FIG. 18-11. Aducción de la cadera.

20° - 30°

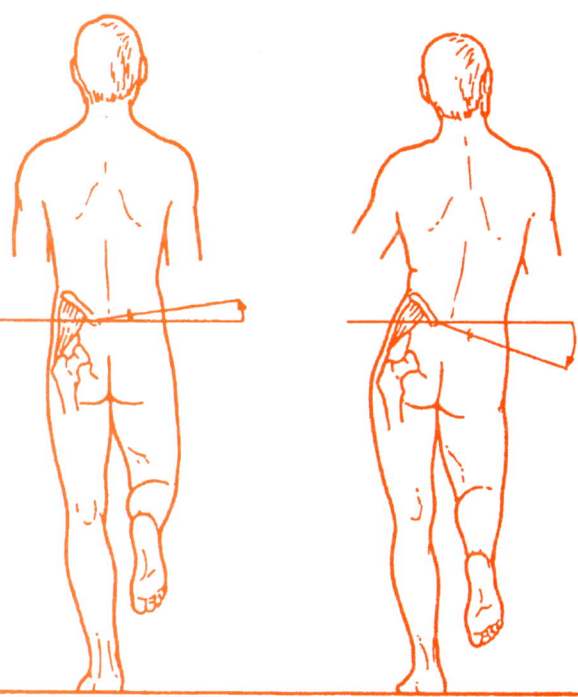

FIG. 18-13. Maniobra o prueba de Trendelenburg.

gar a ser graves cuanto mayores son esas diferencias (se debe hablar de diferencias y no de discrepancias, que es un vocablo sajón).

Las diferencias de longitud de los miembros superiores son mucho mejor toleradas, tanto desde el punto de vista cosmético como anatomofuncional.

Las diferencias de longitud pueden ser aparentes o reales. Las primeras son aquellas que diagnostica el observador pero que no ha certificado con una medición. Una diferencia aparente puede estar dada, por ejemplo, en una oblicuidad fija de la pelvis y cuando el miembro del lado descendido de la hemipelvis aparece como más largo, y viceversa, como más corto el del lado del ascenso de la hemipelvis correspondiente.

Lo que suele resultar difícil es establecer con precisión las diferencias, o dicho en otras palabras, medir el miembro con exactitud.

Existen métodos de medición con cintas métricas y métodos radiográficos.

Para hacer las mediciones se consideran puntos de referencia: el ombligo, la espina ilíaca anterosuperior, el borde superior de la rótula o el pico de esta, el vértice de uno de los maléolos, etc. (**fig. 18-14 A** y **B**).

Existen otros métodos clínicos sencillos que por la simple observación permiten establecer diferencias de longitud (**fig. 18-15**).

Cuando se necesita una mayor precisión se recurre a los métodos radiográficos, aunque tampoco son absolutamente exactos. En nuestro medio se suelen pedir "escanogramas", que no son tales porque no se dispone de aparatos que hagan un "barrido" de todo el miembro sin deformar la imagen. Lo que se suele hacer es una teleortorradiografía (*tele* = a 2 m de distancia del aparato de rayos; *ortho* = incidencia perpendicular del rayo sobre puntos de referencia como la cadera, la rodilla y el tobillo) que permite efectuar la medición sobre la placa radiográfica.

Maniobra de Ortolani

 Es una maniobra que se debe realizar en el recién nacido para diagnosticar una luxación congénita de la cadera. Se trata de una maniobra palpable y que a veces es audible (**fig. 18-16**) por el "resalto" de la cabeza femoral (núcleo cefálico) al colocar los miembros en flexoabducción y desplazar la cabeza del fémur hacia adelante con los dedos colocados por detrás.
—

EXPLORACIÓN FÍSICA DE LA RODILLA

Como es de rutina en la semiología de los miembros inferiores, debe hacerse con el paciente "de pie", cargando el peso corporal, y en decúbito.

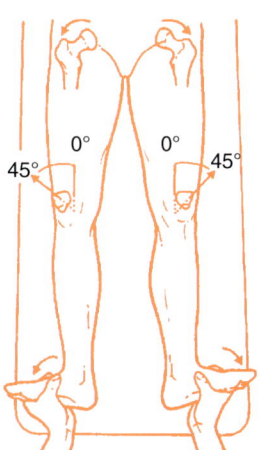 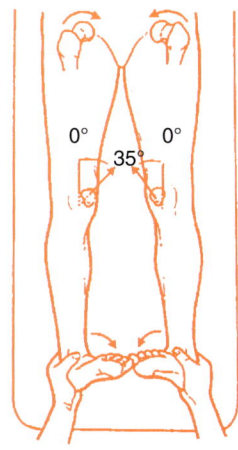

FIG. 18-12. Rotación de las caderas.

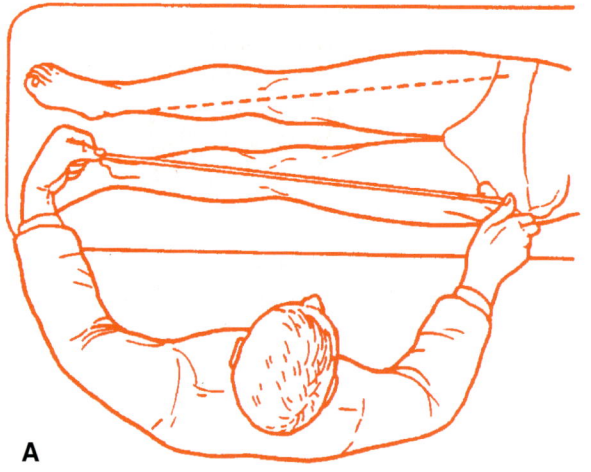
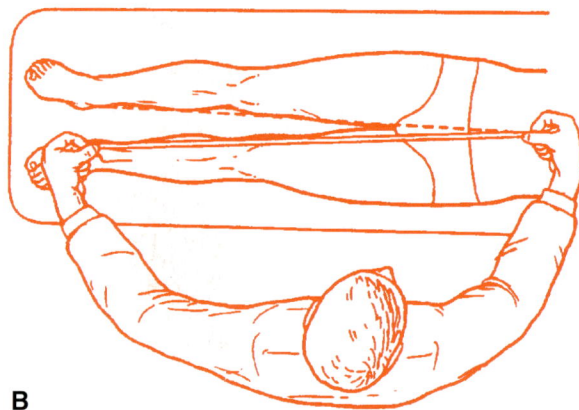

FIG. 18-14. Medición de los miembros inferiores. **A.** Desde la espina ilíaca anterosuperior hasta el vértice del maléolo. **B.** Desde el ombligo hasta el vértice del maléolo.

Estando "de pie", se establecerá si existe desviaciones de los ejes de los miembros inferiores. En el plano frontal es normal que exista un leve grado de valgo, algo mayor en la mujer que en el varón (*genu valgo* fisiológico). Si el valgo es mayor, será un valgo patológico (miembro en X: recordar que valgo significa hacia afuera, del fragmento o segmento del miembro distal con respecto al proximal, en este caso de la pierna con respecto al muslo). El grado de desviación en valgo se puede medir por los centímetros de separación de los tobillos.

Lo opuesto es el *genu varo* (el *genu varo* siempre es patológico).

En el plano sagital puede existir una hiperextensión (*genu recurvatum*) (**fig. 18-17**); lo inverso es una rodilla en flexión.

 La tumefacción de la rodilla puede ser localizada (bursitis prerrotuliana) o generalizada (intraarticular). El derrame intraarticular se evidencia con la maniobra del "témpano" (**fig. 18-18**), que se explora al exprimir con los dedos pulgar y mayor de cada mano el líquido sinovial por debajo de la rótula mientras esta se deprime con dedo índice. Cuando hay derrame intraarticular la maniobra del témpano (o choque rotuliano) es positiva.

—

El contenido del derrame intraarticular se investiga mediante la punción articular. Puede estar constituido por líquido sinovial con mayor o menor grado de inflamación (más o menos filante), o ser de naturaleza hemorrágica (hemartrosis). A veces puede ser mixto. A diferencia de lo que sucede en la punción traumática, en la hemartrosis el líquido se caracteriza porque no se coagula.

En toda afección de rodilla hay que determinar el mayor o menor grado de atrofia del músculo cuadríceps (**fig. 18-19**).

Se determinarán los arcos de movilidad articular (**fig. 18-20**).

Se deben hacer las pruebas de la estabilidad articular, con lo cual se examinarán los importantes ligamentos, que, por otra parte, son muy vulnerables en cualquier accidente de la rodilla:

- En el plano frontal, los ligamentos colaterales (medial y lateral) (**fig. 18-21 A** y **B**).
- En el plano sagital, los ligamentos cruzados (**fig. 18-22 A** y **B**).

Existen otras pruebas (maniobra de Lachman, maniobra del pivote o *pivot shift*) que se describen en el **capítulo 62**.

La laxitud excesiva lateral de la rótula puede evidenciar una "rótula luxable".

EXPLORACIÓN FÍSICA DEL PIE Y EL TOBILLO

Los pies deben soportar, en la posición vertical, el peso corporal y estar adaptados para la marcha. Fuera de un esqueleto especialmente conformado, las estructuras de partes

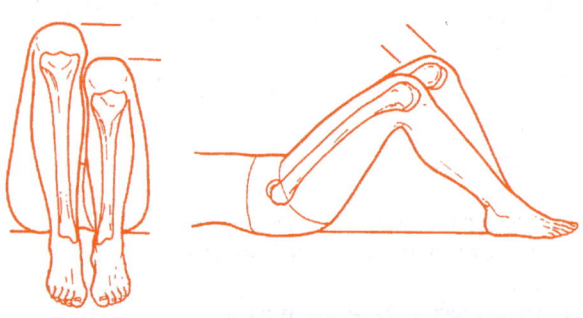

FIG. 18-15. Diferencias de longitud por la observación.

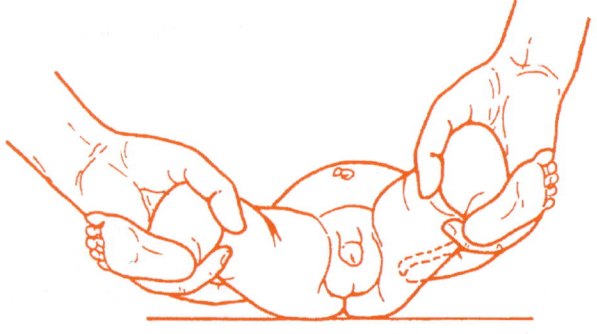

FIG. 18-16. Maniobra de Ortolani.

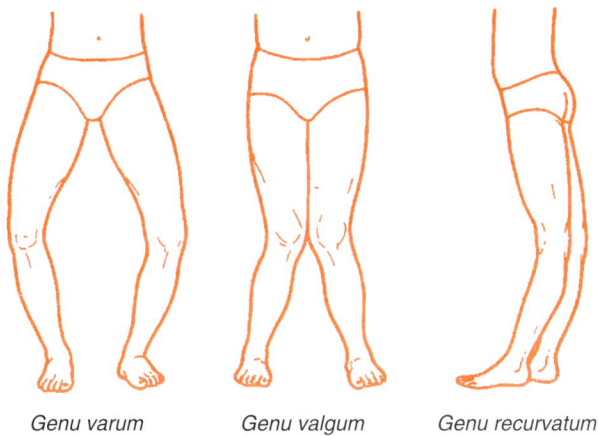

Genu varum *Genu valgum* *Genu recurvatum*

FIG. 18-17. Desviaciones axiales de la rodilla.

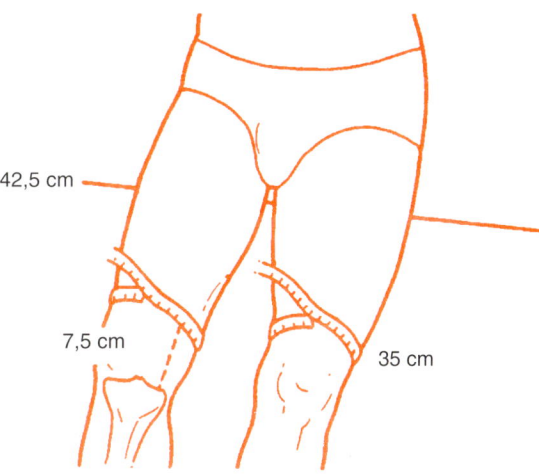

FIG. 18-19. Medición de la circunferencia del muslo.

blandas deben estar en condiciones, sobre todo en ciertos puntos de apoyo, para amortiguar dichas cargas. Varias afecciones de las más diversas pueden comprometer seriamente el apoyo y la marcha, desde modificaciones estáticas y mecánicas, hasta enfermedades vasculares, neurológicas, metabólicas, etcétera.

La exploración completa de pie y tobillo abarca la de toda la extremidad inferior, e incluso la cintura pélvica y la columna lumbar.

La inspección del pie debe incluir su conformación, la longitud de los dedos, el trofismo de los tegumentos y faneras, etcétera.

Es importante determinar la posición del pie en el aire y con el apoyo para establecer si existe un "vencimiento" del arco longitudinal interno (calcáneo-astrágalo-escafoides-1.ª cuña-1.ᵉʳ metatarsiano).

Por lo general, el pie plano es valgo-plano, es decir, existe una desviación en valgo (o eversión) del retropie o más precisamente del calcáneo (**fig. 18-23**).

Las callosidades o hiperqueratosis ponen en evidencia las hiperpresiones por alteraciones de los puntos normales de apoyo (trípode de sustentación: hacia atrás la tuberosidad mayor del calcáneo, hacia adelante y adentro la cabeza del 1.ᵉʳ metatarsiano y adelante y afuera la cabeza del 5.° metatarsiano).

 Como consecuencia del trípode de sustentación, se forman en los pies varios arcos. Uno de ellos, el más conocido, es el referido arco longitudinal interno. Otro arco muy importante es el arco transverso anterior o metatarsal, localizado inmediatamente detrás de las cabezas de los metatarsianos (**fig. 18-24**).
—

El "vencimiento" de este arco metatarsal provoca un cuadro doloroso llamado metatarsalgia debido a la hiperqueratosis por la hiperpresión del apoyo anormal de uno o varios de los metatarsianos centrales (metatarsalgia llamada de apoyo, para diferenciarla de la metatarsalgia por irritación del nervio interóseo plantar que origina un neuroma, descrito por T. G. Morton en 1876 y que es la metatarsalgia de Morton).

La diferente longitud de los metatarsianos se suele expresar en las llamadas fórmulas metatarsales: 2 > 1 > 3 > 4 > 5 y 2 > l = 3 > 4 > 5. La fórmula metatarsal no coincide forzosamente con la longitud de los dedos: el dedo gordo (es el único dedo del

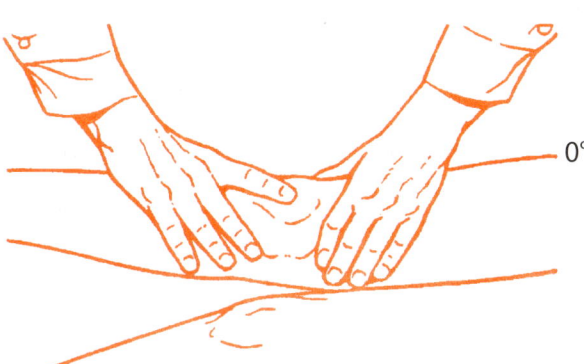

FIG. 18-18. Exploración del líquido intraarticular de la rodilla. Maniobra del "témpano" (choque rotuliano).

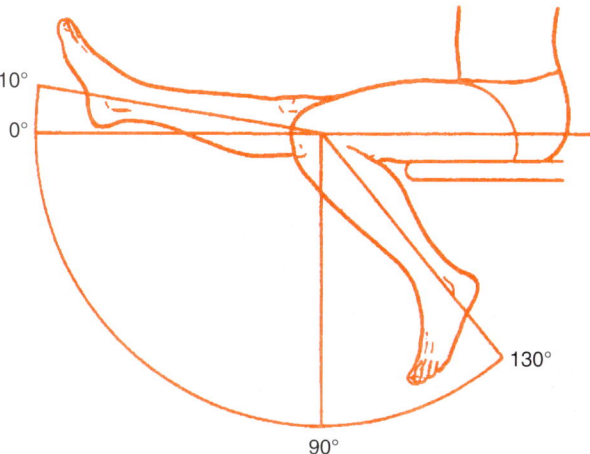

FIG. 18-20. Arco de movimiento articular de la rodilla.

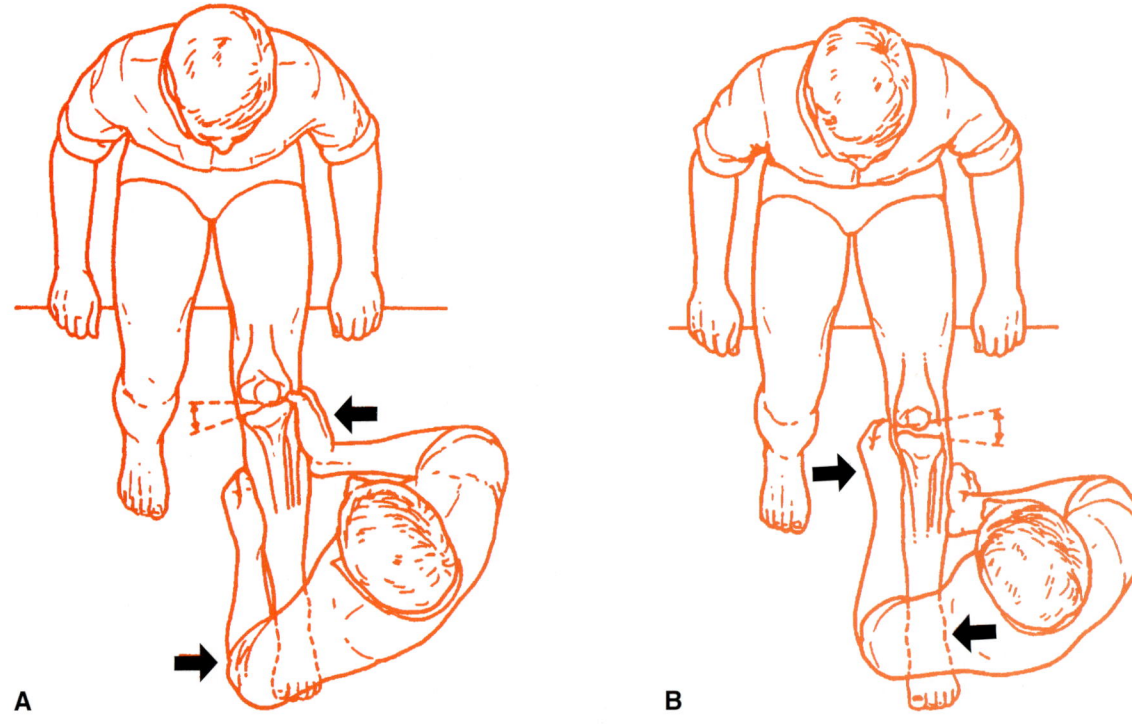

FIG. 18-21. A. Estabilidad lateral interna. **B.** Estabilidad lateral externa.

pie que tiene nombre: *hallux*) puede ser más corto (como en el llamado pie griego) o más largo que el 2.° (como en el llamado pie egipcio) o igual que el 2.° (como en el llamado pie cuadrado).

El primer metatarsiano puede estar desviado hacia adentro (en varo). Esta desviación puede ser congénita (metatarso *primo varo*) o adquirida y es una de las varias hipótesis sobre la formación del juanete o *hallux valgus* (**fig. 18-25**).

Las modificaciones de los puntos de apoyo provocan otras deformidades, como los dedos en martillo (**fig. 18-26 A**) o en garra (**fig. 18-26 B**) que también provocan callosidades dolorosas.

La talalgia plantar es por lo general provocada por la inflamación de la fascia plantar, aunque la expresión radiográfica sea una hiperostosis del calcáneo, llamada "espolón".

En el lado externo del pie, el dolor provocado por la promi-

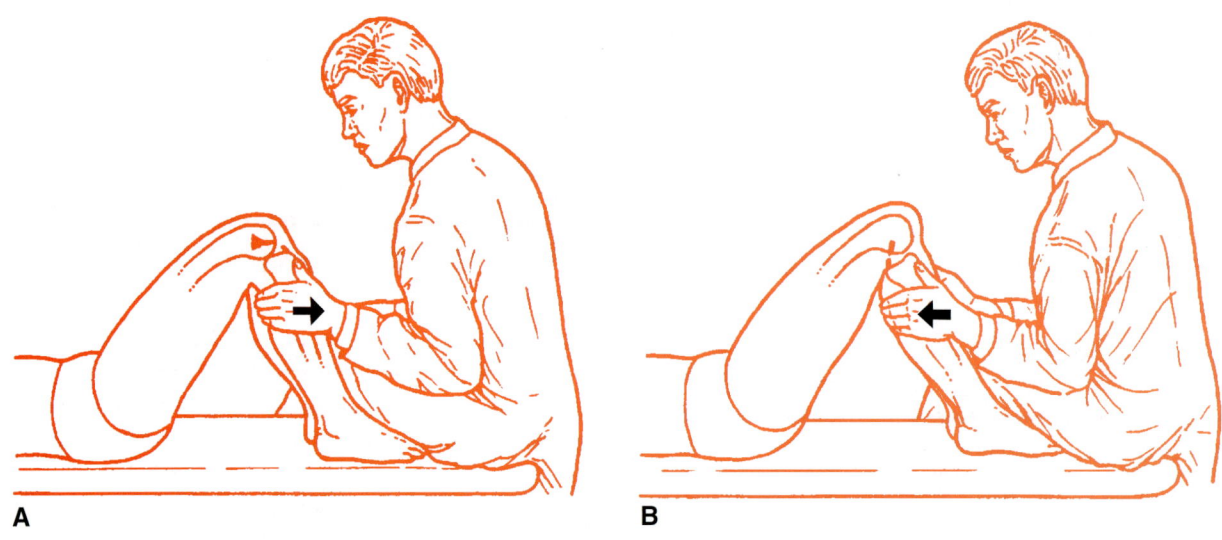

FIG. 18-22. Estabilidad anteroposterior. **A.** Ligamento cruzado anterior. **B.** Ligamento cruzado posterior: maniobra "del cajón".

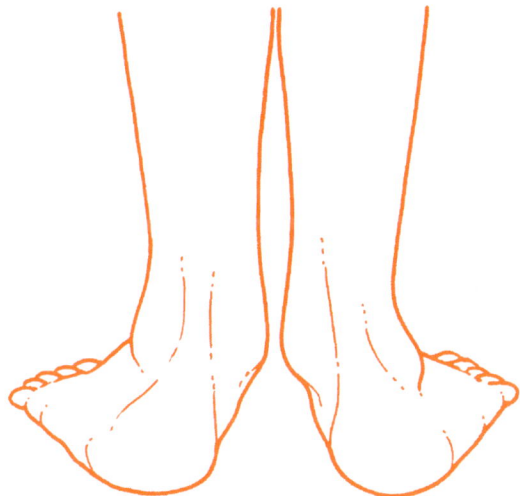

FIG. 18-23. Desviación en valgo del retropié.

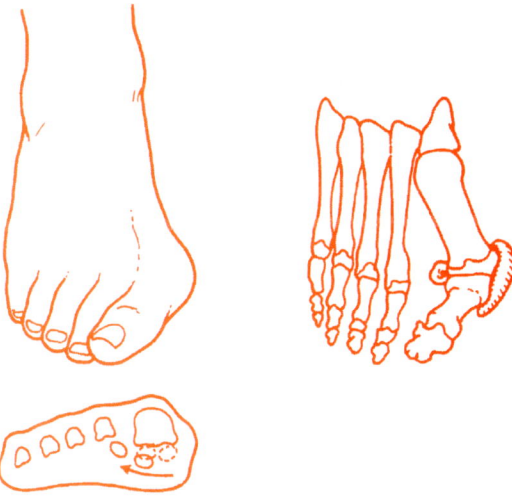

FIG. 18-25. Metatarso primo varo y *hallux valgus*.

nencia de la cabeza del quinto metatarsiano se conoce como "juanetillo de sastre" (**fig. 18-27**).

El pie goza de una gran estabilidad lateral, dentro de la mortaja tibioperonea, pero en los esguinces (entorsis) puede producirse la ruptura capsuloligamentaria externa; en especial, el ligamento que se lesiona con más frecuencia es el peroneoastragalino anterior que, si no se repara, ya sea mediante una inmovilización y a veces con tratamiento quirúrgico, puede terminar en una inestabilidad (entorsis reiterada).

Dicha inestabilidad se evidencia clínicamente por el peloteo astragalino y radiográficamente por la falta de paralelismo entre las superficies articulares de la tibia y el astrágalo, que en la jerga radiológica se conoce como bostezo articular.

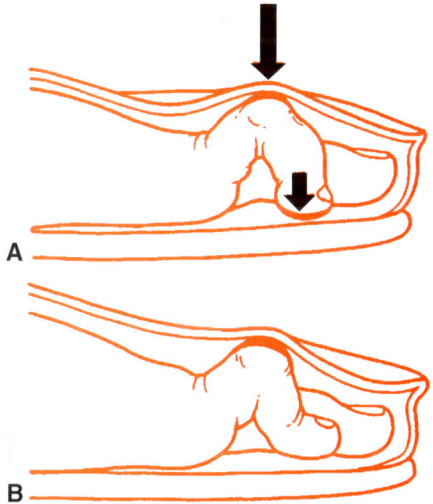

FIG. 18-26. A. Dedo en martillo. **B.** Dedo en garra.

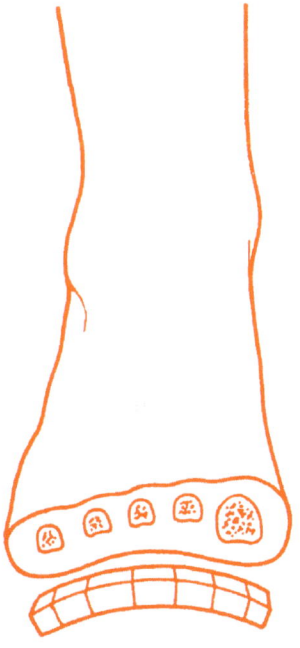

FIG. 18-24. Arco metatarsal.

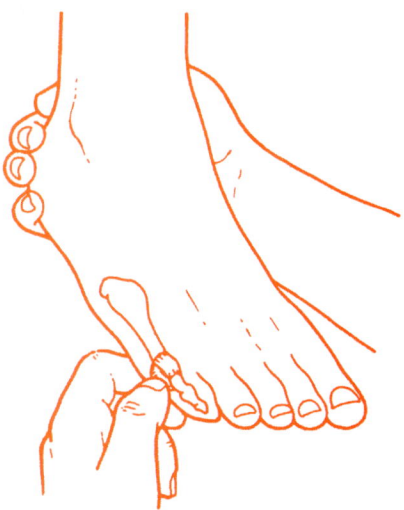

FIG. 18-27. "Juanetillo de sastre".

SÍNTESIS CONCEPTUAL

– Es importante en la consulta clínica recibir al paciente, verlo caminar, sentarse o incorporarse, quitarse la ropa –incluidos el calzado y las medias– y cruzar las piernas, observando entre otras cosas la descarga del peso corporal sobre los miembros inferiores.
– En los lactantes se observa la simetría de los pliegues cutáneos.
– Debe establecerse la existencia o la ausencia de desigualdad de los miembros inferiores.
– En los recién nacidos deben realizarse maniobras para diagnosticar posibles patologías de cadera.

DISMETRÍA DE LOS MIEMBROS INFERIORES

JULIO DE PABLOS

INTRODUCCIÓN

La dismetría de los miembros se define como la diferencia o discrepancia en la longitud de uno o varios segmentos de un miembro con respecto a los del contralateral, bien sea por exceso (hipermetría) o, lo que es mucho más frecuente, por defecto o acortamiento (hipometría).

En este capítulo trataremos sobre las dismetrías de miembros inferiores (DMI) que, además de ser más frecuentes, conllevan más trastornos funcionales que las de los miembros superiores.

Las DMI constituyen un motivo realmente frecuente de consulta en la práctica diaria pero, como veremos solo en un pequeño porcentaje de casos necesitará tratamiento.

VALORACIÓN DE LAS DMI

Cuando el cirujano ortopédico reconoce a un paciente que consulta (él/ella o la familia) por una posible diferencia de longitud de sus miembros (dismetría), las primeras preguntas que deben surgir son:

- ¿La dismetría existe (real) o no (ficticia)?
- Si es real, ¿cuál es la causa (etiología)?
- ¿Cuál es la magnitud de la dismetría (medición) y cuál/es/son el/los segmento/s alterado/s?
- En pacientes en crecimiento, ¿cuál será la dismetría al llegar a la madurez (predicción)?

Evidentemente, ante los pacientes con distinta longitud de los miembros inferiores (MM. II.) nos debemos responder estas y otras preguntas más secundarias que surgirán después de una valoración completa del paciente mediante la entrevista personal, la exploración física y los estudios por imágenes.

Con referencia a estas últimas veremos que, aunque son muy necesarias, en el estudio de la DMI no han de ser sofisticadas (suele bastar con radiología convencional) y son de gran utilidad para afinar el diagnóstico, realizar mediciones, valorar la madurez esquelética (edad ósea) y la situación fisaria y articular, así como para estudiar la evolución de la DMI con tratamiento o

sin él. La tomografía computarizada (TC) y la resonancia magnética (RM) son técnicas menos necesarias y su utilidad se ciñe más a la valoración del perfil rotacional del miembro y al estado de los cartílagos (fisarios y articulares), respectivamente.

Las pruebas de radiología convencional (simple) que siempre deben pedirse ante una DMI son: telerradiografías AP y L, proyecciones AP y L del hueso afecto (si las telerradiografías no dan suficiente definición) y, en caso necesario, radiografías funcionales (p. ej., máxima separación de caderas). Además, para definir la edad esquelética, debemos solicitar radiografías de carpo izquierdo AP que en nuestro medio cotejamos con el *Atlas* **de Greulich y Pyle**.

La TC y la RM se solicitan si necesitamos estudiar los aspectos antes mencionados.

DMI real o ficticia

La DMI real es aquella en la que verdaderamente existe una diferencia de longitud en uno o varios segmentos de la extremidad. En cambio, la DMI ficticia es aquella en que los miembros parecen desiguales, pero la causa de esa apariencia no está fundamentalmente en la desigualdad de los MM. II., que pueden medir lo mismo, sino en alteraciones a otro nivel.
—

Entre estas últimas destacaríamos las dismetrías ficticias debidas a limitación coxofemoral (en aducción) por coxartritis, necrosis, epifisiólisis, etc., y las producidas por una pelvis oblicua fija (báscula pélvica), generalmente debida a deformidades idiopáticas, neurológicas o congénitas, o de las tres categorías, del raquis lumbosacro.

Si consideramos dismetrías verdaderas solo aquellas en las que los segmentos óseos son los que tienen diferente longitud, también podemos considerar dismetrías ficticias aquellas en las que la dismetría viene dada por una patología articular, generalmente una inestabilidad (**fig. 19-1**).

Obviamente, nuestro plan terapéutico será completamente diferente según se trate de una dismetría real o no.

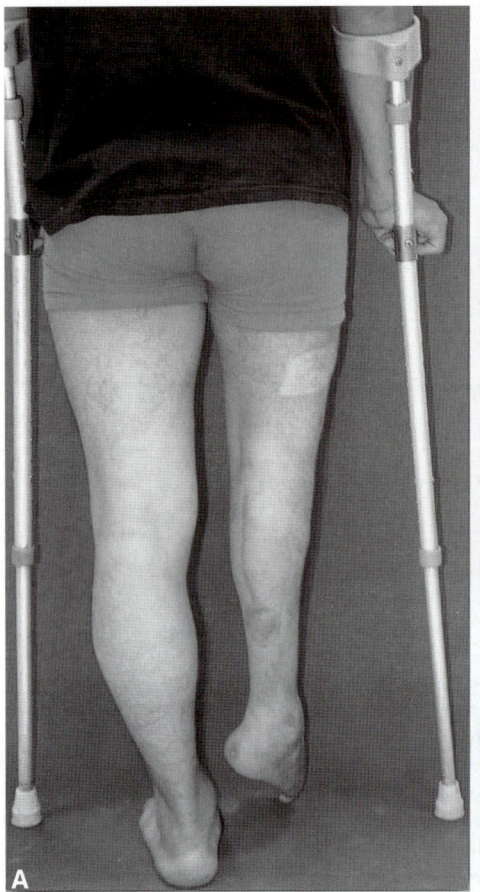
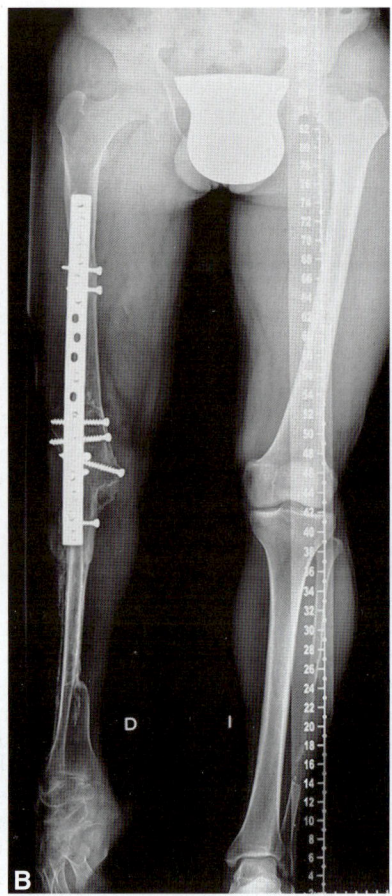
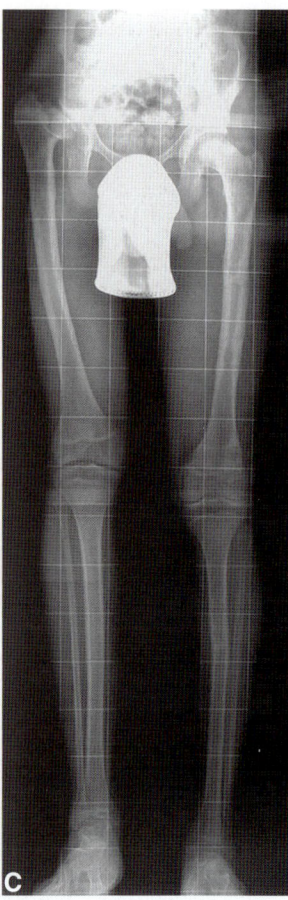

FIG. 19-1. A-C. Dismetrías verdaderas. (Véase esta figura en **Láminas en color**).

ETIOLOGÍA DE LAS DMI

Conocer la causa de la DMI no solo tiene un valor documental o informativo sino también, y sobre todo, un valor orientativo sobre aspectos tan importantes desde el punto de vista del manejo como son: la historia natural del proceso y la capacidad de regeneración tisular (osteogénesis) y el comportamiento de las partes blandas ante la cirugía.

El diagnóstico etiológico se puede conseguir en la mayoría de los casos después de realizar una buena historia y exploración física del paciente y practicar unas pruebas de imagen adecuadas y de calidad.

Como hemos mencionado, solo en un pequeño porcentaje de DMI la extremidad enferma es la larga mientras que, en la gran mayoría, la enfermedad produce un acortamiento de la extremidad (**fig. 19-2**).

Dentro del primer grupo (hipermetrías) destacaríamos la enfermedad de Klippel-Trenaunay (fístulas arteriovenosas), la osteomielitis diafisaria en niños y las fracturas metafisodiafisarias de la infancia que provocan hipercrecimiento de la extremidad enferma de hasta 3 centímetros.

El segundo grupo (hipometrías o acortamientos) que, insistimos, es el más numeroso incluye una variedad mayor de causas, de las que destacaríamos:

- Congénitas: agenesia de peroné, fémur corto, deficiencia femoral focal proximal, luxación congénita de cadera, pie zambo.
- Infecciosas: osteomielitis, artritis séptica, tuberculosis.
- Paralíticas: poliomielitis, posinyección.

- Tumores: osteocondromatosis, encondromatosis, displasia fibrosa.
- Traumáticas: epifisiodesis tras fracturas fisarias, acortamiento en fracturas diafisarias.
- Isquemia/necrosis: secuelas de Perthes, epifisiólisis, *capitis femoris.*
- Iátricas (iatrogenia): daño fisario tras cirugía o radioterapia, secuelas de cirugía oncológica por preservación de las miembros, etc.

Una de las razones de la importancia de conocer la etiología de las DMI es que la evolución de la diferencia de longitud sin tratamiento (historia natural) es diferente según cuál sea su causa.

Finalmente, según la etiología, la capacidad osteogénica puede ser normal (p. ej., DMI postraumáticas) o estar alterada, como es el caso de las graves DMI congénitas donde es especialmente escasa. Además, las partes blandas del miembro acortado también presentan diferente distensibilidad: esta es menor, de nuevo, en el caso de los grandes acortamientos congénitos. Estas circunstancias deben ser muy tenidas en cuenta cuando, por ejemplo en un caso dado, consideramos la posibilidad de tratamiento mediante una elongación ósea.

MEDICIÓN DE LAS DMI

Conocer la cuantía de la diferencia de longitud de los miembros y los segmentos "responsables" de ella nos ayudará no solo

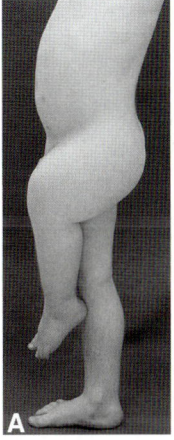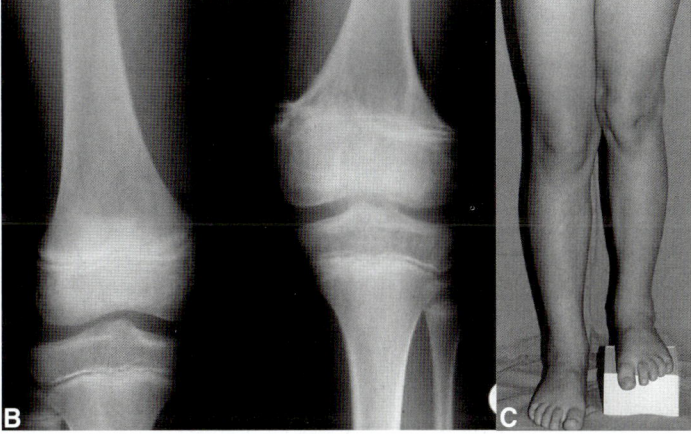

FIG. 19-2. A-C. En la gran mayoría de los casos, la enfermedad produce un acortamiento de la extremidad. (Véase esta figura en **Láminas en color**).

a conocer el dato y su etiología, sino también a tomar la decisión sobre qué tratamiento indicar y cuándo realizarlo.

Básicamente, los métodos que utilizamos se incluyen en dos grandes grupos: clínicos y pruebas de imagen.

Métodos clínicos

Permiten un cálculo solo aproximado y se pueden realizar de las siguientes maneras:

- Con el enfermo en bipedestación, vamos colocando alzas calibradas en la extremidad corta, hasta conseguir una buena nivelación pélvica.
- Con el enfermo en decúbito supino, se toman unos puntos de fácil referencia y se realiza la medición de cada extremidad por medio de una cinta métrica. Estos puntos suelen ser la espina ilíaca anterosuperior y el maléolo medial.

Estos métodos deben ser valorarlos con muchas reservas, ya que pueden dar lugar a importantes errores, sobre todo en las DMI ficticias. Incluso en las DMI reales se estima el margen de error en 1-2 cm, por lo que siempre nuestra medición clínica debe estar apoyada con las pruebas o técnicas de imagen.

Técnicas de imagen

Aunque, con dichas pruebas, también se dan errores, estos son mucho menores que con la medición clínica y deben realizarse siempre ante la sospecha de DMI.

En nuestro medio, la técnica más empleada es la **telerradiografía**. Esta consiste en una radiografía simple tomada a distancia en la que se puede visualizar la longitud completa de los huesos largos de cada miembro. Una telerradiografía correcta requiere que se realice en bipedestación, con carga simétrica, rotación neutra, rodillas en extensión con postura no forzada (para lo cual podemos usar alzas en el miembro corto) y protección gonadal. Presenta el inconveniente de la magnificación que provoca, aproximadamente del 15%, y que se puede paliar (no anular) mediante el uso de reparos de longitud conocida o reglas colocadas a la misma distancia que los huesos que deseamos medir. Las altas dosis de radiación que se empleaban antaño para realizar estas técnicas también se han reducido notablemente con las modernas técnicas de digitalización (**fig. 19-3**).

Otras técnicas que se utilizan, pero en mucho menor medida

Ortorradiografía: es una radiografía en la que se realizan 3 disparos perpendiculares a nivel de la cadera, rodilla y tobillo para evitar la magnificación que produce la telerradiografía. Presenta los inconvenientes de los posibles errores en la medición provocados por los movimientos del paciente y de impedir visualizar áreas deformadas o patológicas de las diáfisis femorotibiales.

Radiografía ortocinética (escanograma): emplea un tubo de rayos que permite un movimiento lineal mediante un diafragma de hendidura. No provoca magnificación.

Tomografía computarizada (TC): útil en estos casos fundamentalmente para medir rotaciones, pero también permite la visualización completa de la pelvis y los MM. II. con las ventajas de conseguir una precisión milimétrica y permitir un fácil archivo de las imágenes. Entre los inconvenientes, sin embargo, están la disponibilidad de la técnica, el grado de radiación mayor que con las técnicas convencionales y el coste económico.

Finalmente, otras pruebas como la RM y la ecografía prácticamente no se utilizan en la medición propiamente dicha de las DMI.

PREDICCIÓN EN LAS DMI EN PACIENTES INMADUROS

 Al contrario que en los adultos, en quienes la DMI es una condición estática, en los pacientes en edad infantil la dismetría debe considerarse como un proceso dinámico o cambiante hasta que el paciente alcance la madurez esquelética.
—

Por tanto, en los niños con DMI, consideramos de máxima importancia poder hacer una estimación (predicción) de cómo quedaría la diferencia de longitud de los MM. II. al llegar a la madurez sin tratamiento y con los distintos tratamientos correctores de que disponemos. Para ello contamos con unos hechos y unos datos que conocemos y unos métodos de cálculo de la dismetría final (en la madurez) sin tratamiento y con él. Mientras no se mencione lo contrario, siempre que se hable de la edad del niño nos referiremos a la edad esquelética, no a la cronológica.

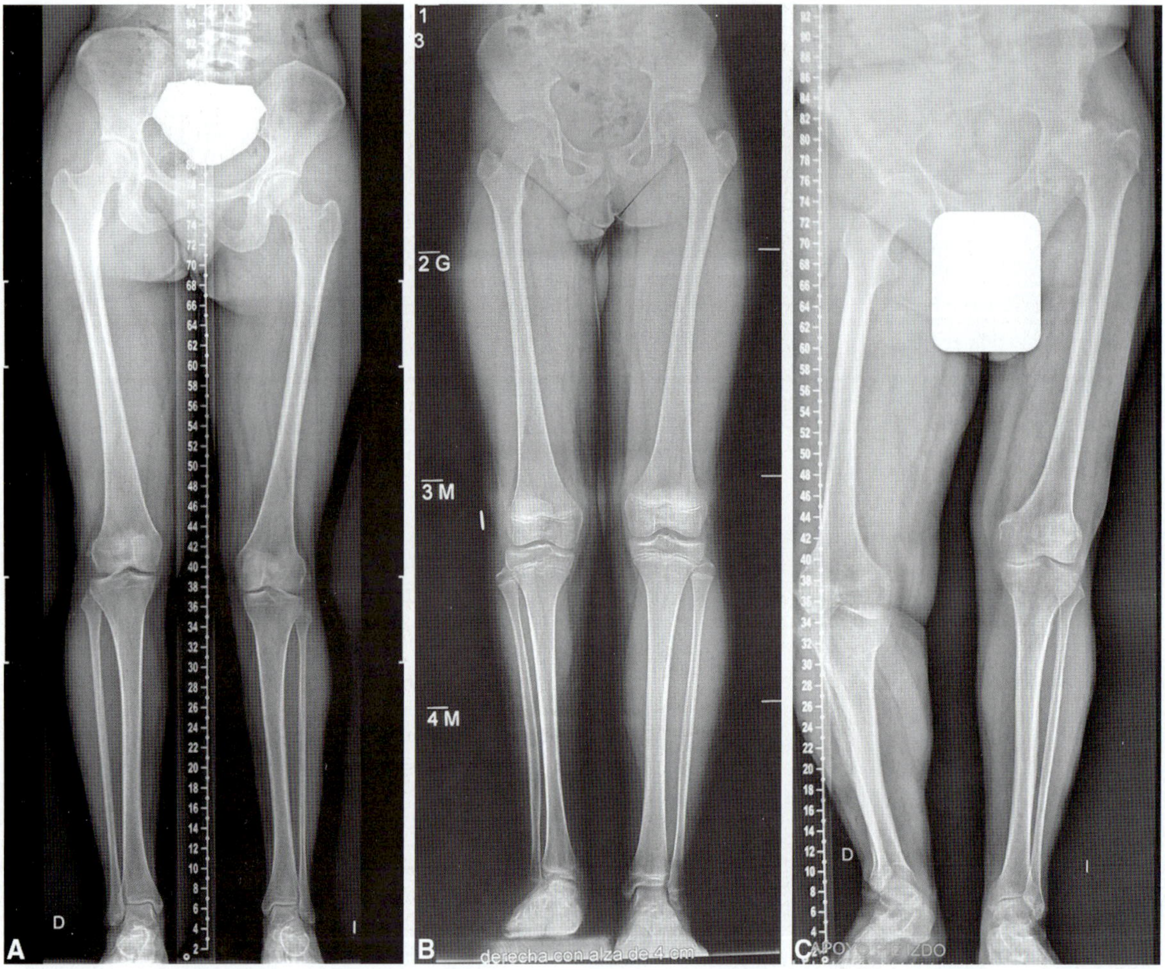

FIG. 19-3. A-C. Radiografías de pacientes con DMI realizadas con las modernas técnicas de digitalización.

Cambios previstos durante el crecimiento

Por regla general, las niñas alcanzan la madurez esquelética a los 13-14 años de edad y los niños a los 14-16 años de edad.
—

Cada fisis, principal fuente de crecimiento longitudinal del hueso largo, tiene un potencial de crecimiento propio y en directa relación con la madurez general del niño (edad esquelética, estadios de Tanner). Las fisis más fértiles son las ubicadas alrededor de la rodilla, el hombro y la muñeca. Así, sabemos que la fisis distal femoral genera el 70% del crecimiento total femoral y la fisis tibial proximal lo hace con el 60% de la tibia. Sumando el potencial de ambas fisis veremos que aproximadamente el 65-70% del crecimiento total de la extremidad inferior se genera alrededor de la rodilla.

Los períodos de crecimiento más activo se producen entre el nacimiento y los cinco años de edad y desde el inicio de la pubertad hasta la madurez esquelética.

Todo ello nos da una idea de lo importante que es conocer los datos de edad, sexo, localización de la causa de la DMI (p. ej., cierre fisario) de cara a establecer predicciones en estos niños.

Cada paciente con DMI es único y, por tanto, la evolución de casos aparentemente comparables puede ser diferente. Por ello, Diméglio insiste en realizar, durante varios años si es posible, controles periódicos de edad esquelética, estadios de Tanner y velocidad de crecimiento del individuo antes de tomar decisiones terapéuticas.

Datos útiles en la predicción de las dismetrías

¿Cuánto va a crecer la extremidad sana? Este dato, el llamado crecimiento remanente, es crucial en la predicción y toma de decisiones en las DMI (**fig. 19-4**).

Los más difundidos, y en los que se basan muchos de los métodos predictivos actuales, son los publicados por Anderson, Green y Messner a comienzos de 1960. Más recientemente (1998), A. Diméglio de Montpellier publicó unas tablas con datos de crecimiento de las distintas fisis de la extremidad inferior que, al ser más actuales, gozan de mayor vigencia.

Métodos de predicción

Estos métodos, como decimos, no solo tratan de orientarnos sobre cómo va a evolucionar la dismetría sin tratamiento (his-

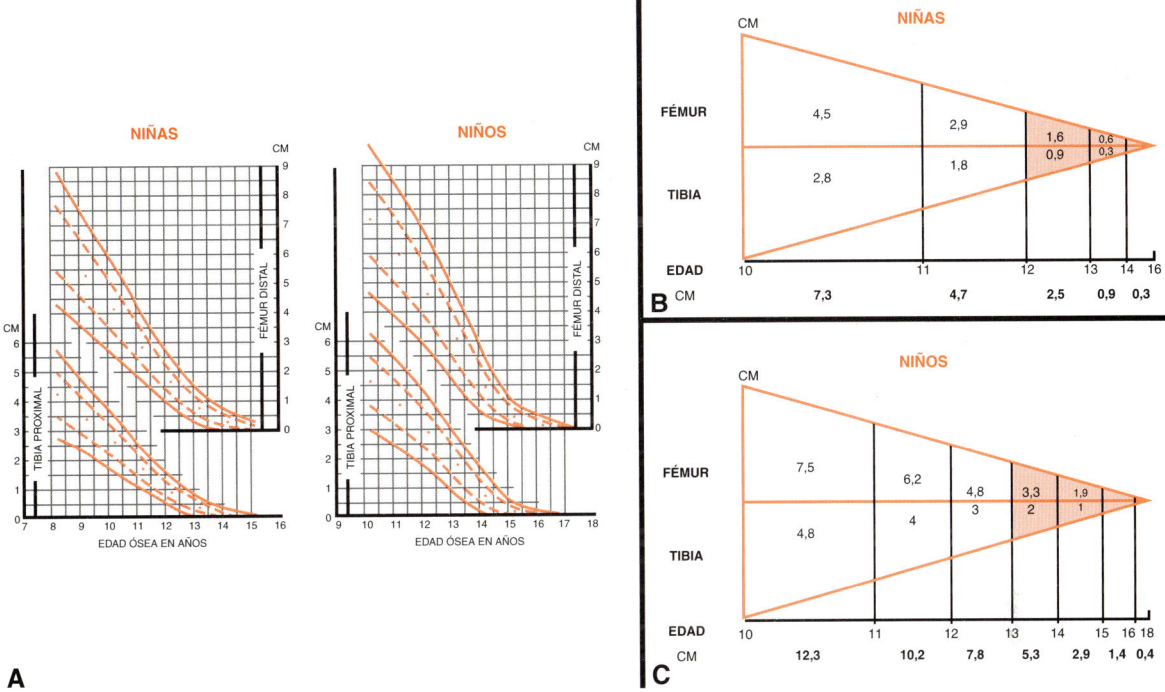

FIG. 19-4. A. Crecimiento óseo remanente en fémur distal y tibia proximal normales. Tomada del *Atlas* de Greutich-Pyle. **B.** Niños. **C.** Niñas.

toria natural) sino también hasta qué punto los tratamientos (las epifisiodesis-fijación-arresto epifisario transitorio, sobre todo) van a conseguir compensarla al finalizar el crecimiento.

La mayoría de ellos utilizan los datos de Anderson y cols. a pesar de su obtención hace más 50 años.

Método de White y Stubbins

Este método, como decimos, está basado en la estimación de que el cartílago femoral distal induce un crecimiento óseo de aproximadamente 9,5 mm cada año y el cartílago de crecimiento tibial proximal de 6,4 mm/año. Además se asume que el cierre de los cartílagos de crecimiento se produce a los 14 años (edad cronológica) en las niñas y a los 16 años (edad cronológica) en los niños.

Se mide la agravación anual de la dismetría y se multiplica por el número de años que quedan hasta el cierre de los cartílagos de crecimiento. Esta cantidad, sumada a la dismetría en el momento de la consulta, constituirá la estimación de la dismetría final al llegar a la madurez.

Este método presenta, desde ya, imperfecciones debidas fundamentalmente a que no contempla la posibilidad de que haya crecimientos distintos según el paciente de que se trate. Pero a pesar de eso, es un método todavía en uso en la práctica clínica diaria por su sencillez.

Método de Anderson, Green y Messner

Basándose en sus curvas de crecimiento normal, el cirujano podía, tras 3 o 4 mediciones radiográficas consecutivas con 3-6 meses de intervalo entre ellas, dibujar la curva de crecimiento de la extremidad sana. Posteriormente se calculaba el factor de crecimiento inhibido mediante la fórmula:[(longitud extremidad normal–longitud extremidad anormal)/longitud extremidad normal] × 100 = % de inhibición. Hallando este fac-

tor en cada una de las mediciones radiográficas mencionadas, se llegaba a calcular la curva de crecimiento de la extremidad afecta.

Lógicamente, este procedimiento claramente orientado en el momento de su diseño hacia la indicación del momento de realizar una epifisiodesis, puede ser utilizado también para indicar el momento de realizar un alargamiento óseo, y su cuantía.

Método de Moseley (fig. 19-5)

Moseley, usando también los datos de Anderson y cols., desarrolló en 1977 una gráfica en "línea recta" para las dismetrías de miembros inferiores, convirtiendo la línea normal de crecimiento en una línea recta, mediante métodos logarítmicos.

Con este método se pretende no solo conocer la dismetría final al llegar a la madurez esquelética –aquí se emplean también solo edades esqueléticas–, sino también predecir la evolución de la dismetría durante todo el desarrollo del niño. Esto permite lógicamente y de manera muy sencilla indicar el tipo, cuantía y momento de la corrección tanto a nivel de la extremidad sana como de la enferma.

En este método, como en cualquiera de los citados anteriormente, se presupone la existencia de una extremidad sana. Es claro que, sin este punto de referencia, la predicción fiable de la evolución y situación final de la dismetría es prácticamente imposible y el tratamiento de estos casos exige un control más estrecho durante todo el desarrollo del niño.

Método "multiplicador" de Paley y Herzenberg (2000)

En realidad, este método consiste en una aplicación matemática para facilitar el cálculo de la medida de los huesos sanos al llegar a la madurez y determinar el momento de realizar el

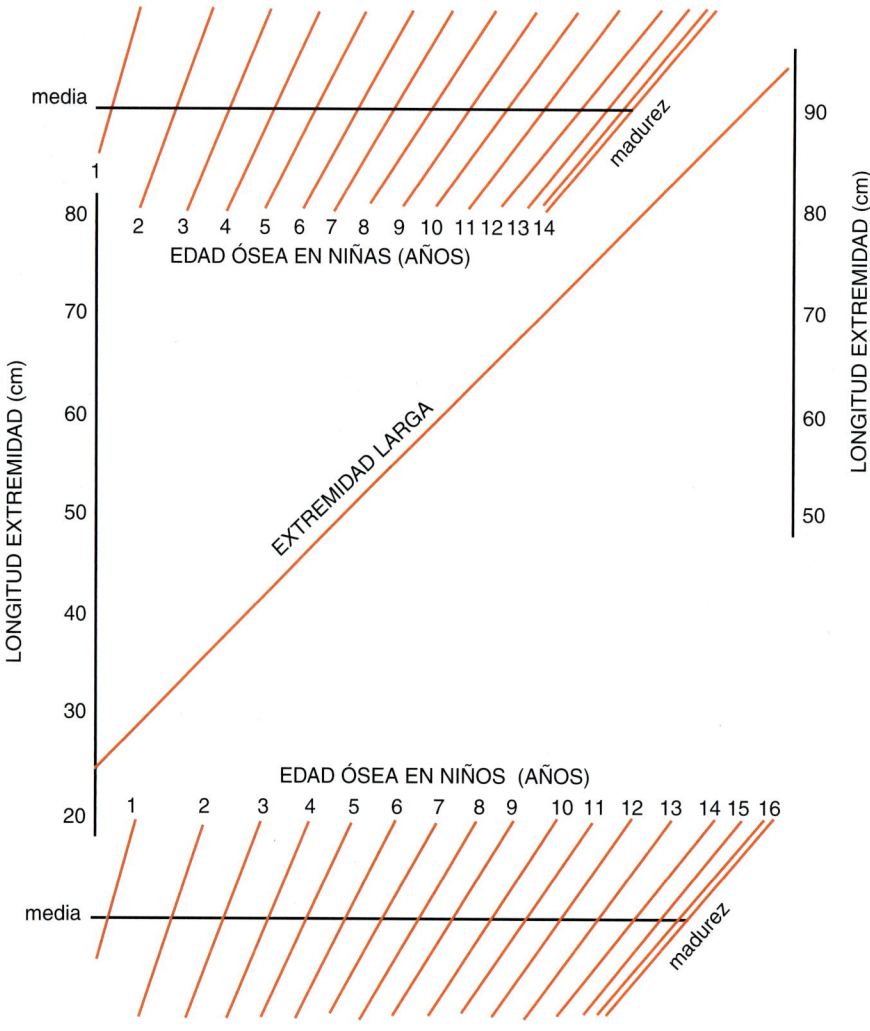

FIG. 19-5. Gráfica en línea recta utilizada en el método de Moseley.

tratamiento corrector de la DMI. Es fácil de usar, ese es su principal atractivo, pero ha sido criticado por poco fiable en parte también por lo obsoleto de los datos que maneja (los de Anderson y cols.).

En nuestro medio realizamos los cálculos predictivos de la DMI de una manera similar al método de Anderson pero utilizando los datos de Diméglio (1998) que, por más recientes y geográficamente más próximos (Francia), nos parecen más fiables que los anteriores.

El problema es que cualquiera de estos métodos presenta limitaciones que afectan directamente su fiabilidad y por eso seguirlos a ciegas puede generar importantes errores de cálculo.

Estas limitaciones podrían resumirse de la siguiente forma. El miembro enfermo (generalmente el corto) no siempre presenta un crecimiento previsible y solo acortamientos por cierre fisario completo (p. ej., posfractura) o por graves trastornos congénitos que mantienen la proporción entre los miembros (p. ej., fémur corto congénito) son más fáciles de calcular. Por ello, si bien el cálculo de la longitud final del miembro sano es más o menos fiable, no lo es tanto el de la del miembro enfermo y, por tanto, el de la dismetría final (con las excepciones mencionadas).

Los errores en las mediciones de las radiografías (intraobservador e interobservador) hacen que no debamos ser excesivamente rígidos en nuestros cálculos con cualquiera de los métodos citados.

Por todo esto, nuestra recomendación, especialmente en casos que no sean cierres fisarios completos o graves acortamientos congénitos, es, primero, conocer a cada paciente, su familia y su historia natural individual. Para ello, debemos estudiarlo en revisiones sucesivas (si se puede 3-4 veces en 18-24 meses) y determinar en lo posible su ritmo de maduración (edad esquelética y estadios de Tanner), velocidad de crecimiento (estatura en bipedestación y sedestación), así como la evolución de la dismetría. Con ello tendremos más elementos de juicio y aumentará notablemente la fiabilidad de nuestros métodos de predicción.

Por tanto, un consejo final: nunca se debe tomar decisiones definitivas en la primera visita.

CONSECUENCIAS DE LAS DMI. DISMETRÍA SIGNIFICATIVA

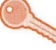 Antes de comentar sobre los posibles tratamientos de las DMI, algo que consideramos de máxima importancia es tratar sobre sus consecuencias clínicas y, basándonos en eso, determinar qué dismetrías requieren tratamiento (dismetrías significativas) y cuáles no.

- **Marcha:** hasta 2-3 cm de diferencia pueden ser bastante bien compensados por el paciente sin que la marcha quede significativamente alterada. Diferencias mayores producen siempre marcha alterada y requieren tratamiento.
- **Dolor de espalda:** una dismetría de menos de 3 cm es muy raro que produzca dolor de espalda (casi siempre lumbalgia). Además, las personas (salvo excepciones) estamos en bipedestación estática solo un pequeño porcentaje del tiempo con lo que, a ese respecto, la DMI (sobre todo si es leve) tiene una importancia relativa.
- **Escoliosis:** por las mismas razones mencionadas es muy improbable que una DMI de menos de 2-3 cm se pueda considerar responsable de la producción de una escoliosis u otra deformidad estructural raquídea.
- **Artrosis:** hace no muchos años se ha descrito el efecto negativo que una DMI puede generar sobre la cadera de la extremidad más larga que, al quedar descubierta, puede desarrollar una artrosis. No conocemos datos sobre a partir de qué dismetría este efecto se puede dar o es más probable.
- **Autoestima:** es evidente que cualquier deformidad del esqueleto puede producir algún tipo de complejo psicológico en el individuo que la padece y este será mayor cuanto más evidente sea aquella. Los pacientes con DMI pueden compensarla por sus propios medios (leve flexión del miembro largo o marcha en equino) en casos de hasta 2 cm aproximadamente.

Por todo ello, podemos considerar una DMI significativa y, por tanto subsidiaria de compensación/corrección, a partir de los 2 cm de diferencia, aproximadamente.

TRATAMIENTO

Objetivos

El tratamiento que indiquemos a cualquier paciente portador de una DMI debe perseguir los siguientes objetivos:

- **Equilibrio pélvico**. Al final del tratamiento la pelvis debe quedar horizontal (sin báscula).
- **Rango normal de estatura**. Por ello, en los pacientes que son bajos o sabemos que van a ser bajos en la madurez, tenderemos siempre a usar métodos correctores de la dismetría que no produzcan disminución de la talla (p. ej., alargamientos).
- **Miembros proporcionados y, en lo posible, simétricos**, es decir, con los segmentos homólogos de igual longitud y, por tanto, con las rodillas a la misma altura.
- **Adecuada funcionalidad de los miembros.** Tanto durante el crecimiento como tras la madurez, hay que buscar que la limitación funcional del paciente a causa de la dismetría y sus tratamientos sea la menor posible.

Todo ello se debe conseguir realizando tratamientos razonables tanto en intensidad como en frecuencia. El paciente, los niños sobre todo, agradecen sobremanera que el médico, siempre que sean eficaces, indique los tratamientos menos agresivos y trate de completarlos en el menor número de intervenciones posible. El paciente siempre es lo primero.

Principios

Existen diversas modalidades terapéuticas para compensar una dismetría en función de la magnitud de la discrepancia (actual y prevista en la madurez), la etiología, la talla y edad del paciente, el primero de estos factores en el que quizá más nos basamos para hacer la indicación de tipo y momento del tratamiento.

De no expresar otra cosa, en los próximos apartados comentaremos indicaciones según la dismetría calculada al llegar a la madurez en niños o actual en adultos.

- **Dismetrías < de 1,5-2 cm:** son, con mucho, las más frecuentes. No precisan tratamiento dado que el propio paciente las compensa bien sin necesidad de alzas ni, por supuesto, cirugía y, además, no provocan repercusiones clínicas significativas en él (lumbalgia, cojera, etc.).
- **Dismetrías de hasta 3 cm:** el tratamiento recomendado en estos casos es la colocación de un alza ortopédica en la extremidad corta que, como decimos, no es necesaria hasta 1,5-2 cm, pero algunos pacientes pueden necesitarla. Solamente cuando el paciente no acepta este tratamiento se podría plantear el tratamiento quirúrgico como segunda alternativa, generalmente mediante frenado fisario contralateral en niños con crecimiento remanente suficiente, o acortamiento agudo (también llamado extemporáneo) diafisario o metfisodiafisario si se trata de un paciente ya maduro. Los alargamientos para estas DMI son una opción menos indicada.
- **Dismetrías entre 2-4 cm:** en niños con suficiente crecimiento remanente. En estos casos, las técnicas más indicadas son las de frenado fisario, aunque también se emplean los alargamientos sobre todo en niños de baja estatura y si no queda crecimiento suficiente.
- **Dismetrías entre 2-5 cm en paciente maduro:** en estos casos, la técnica más empleada es el acortamiento óseo agudo, pero sobre todo en adultos jóvenes y de baja estatura también se utilizan los alargamientos progresivos.
- **Dismetrías de entre 4-10 cm:** estas son las DMI en las que más se indican los alargamientos óseos progresivos utilizando distintas técnicas. En adultos, a partir de los 20-25 años, es muy difícil y arriesgado llegar a 10 cm de alargamiento, por lo que es habitual tener que combinarlos con otros métodos, como acortamientos o, incluso, uso de alzas.
- **Dismetrías de más de 10 cm:** este tipo de DMI es mejor tratado con combinaciones de alargamientos en la extremidad corta y acortamientos (o frenados fisarios en niños) de la contralateral, o alargamientos incompletos y alza en la misma extremidad hasta compensar la dismetría. En los acortamientos extremos como en el fémur corto congénito más grave (también llamado deficiencia focal femoral proximal) puede ser más sensato abandonar la idea de cirugías (aquí siempre agresivas) y utilizar ortesis compensadoras de la dismetría (**fig. 19-6**) que, en ocasiones, requieren amputaciones parciales del miembro para adaptarlas y que pueden ir alargándose, en el caso de los niños, según crecen. Otros métodos de corrección de la DMI en estas graves dismetrías (sobre todo congénitas), como la plastia rotacional de Van Ness, son mucho menos utilizados.

En cuanto al momento de la cirugía, en los pacientes maduros (DMI estable) no hay un momento concreto que sea óptimo, aunque cuanto más joven sea el paciente mejor es la capacidad osteogénica y la elasticidad de las partes blandas, lo cual es para tener en cuenta sobre todo en los alargamientos. En el caso de los niños en crecimiento, siempre intentamos llegar a la madurez sin hacer cirugías porque obviamente el cálculo es más sencillo entonces, pero, si la dismetría es mayor de 5 cm y, por tanto, está generando problemas funcionales significativos (marcha, etc.) indicamos la cirugía a partir de ese momento, aunque todavía quede crecimiento por delante con los correspondientes cálculos predictivos.

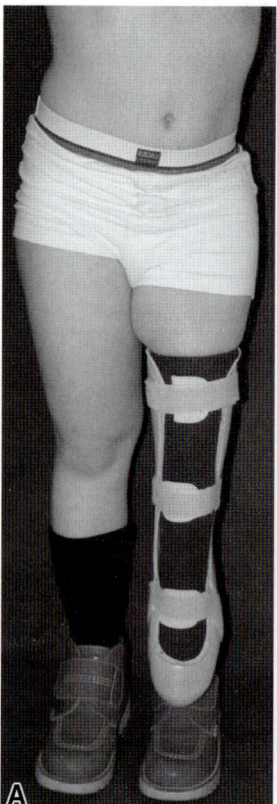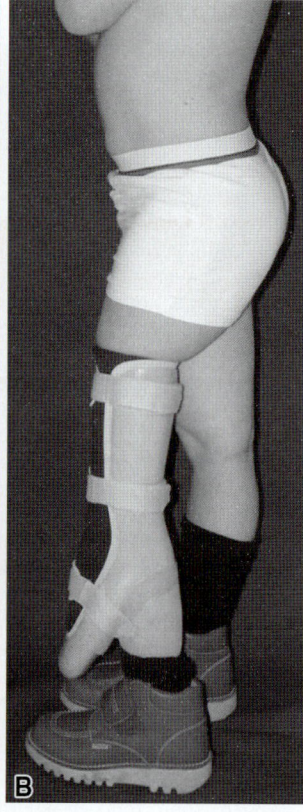

FIG. 19-6. Ortesis compensadoras de la dismetría. **A.** Frente. **B.** Perfil. (Véase esta figura en **Láminas en color**).

La talla del paciente en la madurez es un factor importante en la toma de decisiones. En general, los pacientes más bajos aceptan mejor las técnicas que no producen disminución de la estatura (como los alargamientos), mientras que las técnicas que sí la producen (acortamientos en general) se aceptan mejor en el caso de los pacientes que son o van a ser altos.

Técnicas quirúrgicas e indicaciones

Como decimos, la mayoría de las DMI son de escasa significación y, por tanto, no necesitan tratamiento.

 Sin embargo, a partir de los 3 cm de diferencia en la madurez (actuales o previstos) o a partir de los cinco cm en niños en crecimiento, debemos plantear la posibilidad de un tratamiento quirúrgico.

—

Este puede consistir, *grosso modo* en acortar la extremidad larga (generalmente la sana) o alargar la corta (generalmente la enferma) y puede resumirse en los siguientes grupos.

Métodos de estimulación del crecimiento óseo

Son técnicas obsoletas, que no se aplican hoy en día pero que gozaron de cierto predicamento con resultados impredecibles y que conseguían alargamientos de cuantía insignificante en la gran mayoría de los casos. Fueron muy utilizadas en las déca-

das de 1950-1960, la época de mayor virulencia de la poliomielitis en nuestro medio. Entre los métodos utilizados, destacamos:

- Desperiostización.
- Osteotomías repetidas asociadas a enclavijados endomedulares.
- Perforaciones metafisarias.
- Creación de fístulas arteriovenosas.
- Simpatectomía lumbar.
- Obliteración del canal medular.
- Diatermia con onda corta.
- Aplicación de rayos infrarrojos.

Técnicas de frenado del crecimiento (solo en pacientes en desarrollo)

Consiste en provocar el cese del crecimiento empleando grapas o provocando intencionadamente puentes fisarios del cartílago de crecimiento, habitualmente, próximos a la rodilla. La condición *sine qua non* para que estas técnicas funcionen es, por tanto, que la fisis que frenamos no solo esté presente sino que sea funcionante.

Las técnicas de frenado fisario más conocidas son (**fig. 19-7**):

- **Epifisiodesis según técnica de Phemister (1933):** consiste en ocasionar un puente óseo, para lo cual se talla un rectángulo que incluya una porción de fisis y se lo rota 180° para que la fisis quede escalonada y consolide en epifisiodesis.
- **Epifisiodesis percutánea según técnica de Bowen (1985):** bajo control radioscópico se introduce una cucharilla y se "curetea" la fisis para destruir la porción de ella que interese.
- **Frenado mediante grapas de Blount (1949):** se colocan 2-3 grapas a cada lado del fémur distal o la tibia proximal o de ambos. Posteriormente hay que retirarlas.
- **Frenado mediante tornillos transfisarios de Metaizeau (1998):** con los tornillos colocados (generalmente de forma percutánea) atravesando la fisis en dirección oblicua y con espiras a ambos lados, se trata de detener el crecimiento fisario.
- **Frenado mediante placa en "8" de Stevens (2004):** con esta técnica se busca idéntico efecto pero sin invadir la fisis, ya que es una pequeña placa extraperióstica con tornillos a ambos lados.

Estos métodos presentan la ventaja de que son menos cruentos y tienen menos complicaciones quirúrgicas que las elongaciones. Por el contrario, actúan sobre la extremidad sana (que casi siempre es la larga), el resultado es difícil de predecir (frecuentes hipocorrecciones o hipercorrecciones) y solo sirven para tratar dismetrías moderadas (menos de 4 cm).

Acortamiento óseo

Se realiza en niños, cuando la expectativa de crecimiento es ya escasa, o directamente en adultos. Presenta la gran ventaja de que compensa la dismetría de forma aguda, y se realiza extrayendo un cilindro óseo a nivel diafisario o metafisodiafisario que no debe exceder los 5-6 cm a nivel femoral o 4-5 cm a nivel tibial. Los métodos de síntesis empleados suelen ser placas de compresión dinámica (DCP, por sus siglas en inglés) a nivel metafisario o clavos intramedulares (IM) encerrojados en acortamientos diafisarios (**fig. 19-8**). Entre los inconvenientes que presenta esta técnica hay que destacar: actúa sobre la extremidad sana, produce reducción de la talla del paciente y

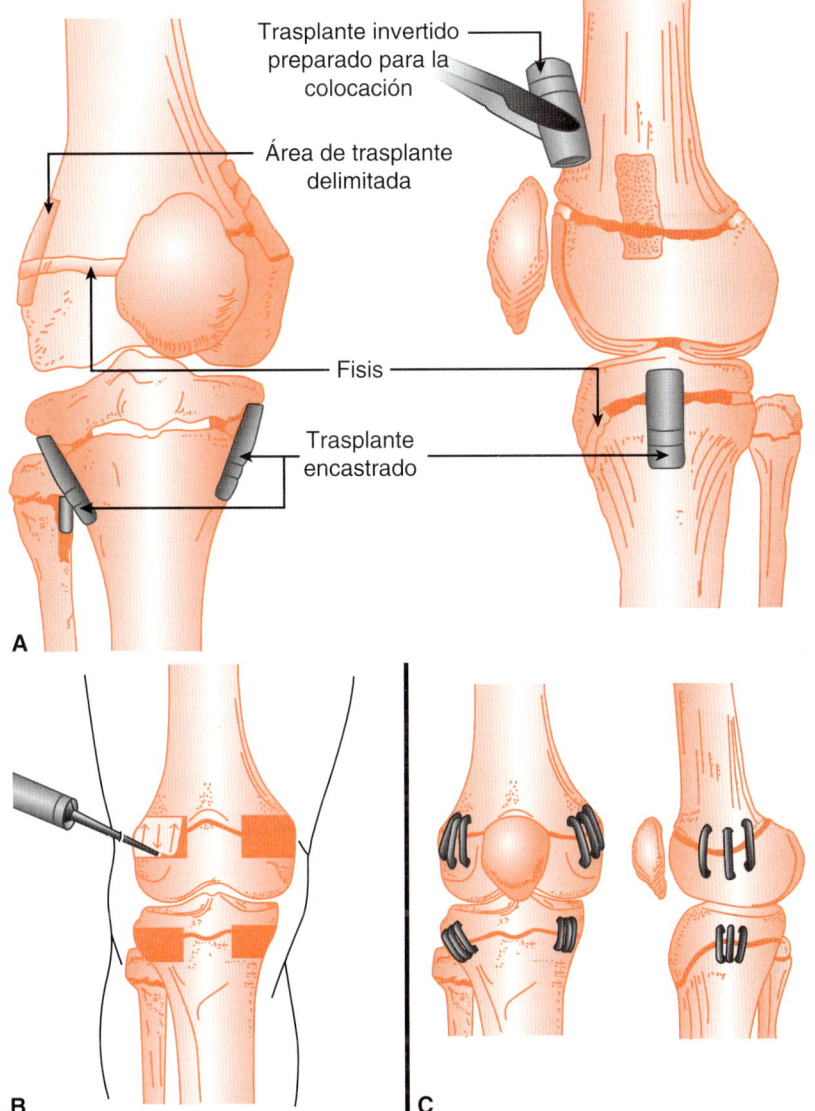

Trasplante invertido
preparado para la
colocación

Área de trasplante
delimitada

Fisis

Trasplante
encastrado

A

B

C

FIG. 19-7. Técnicas de frenado fisario. **A.** Epifisiodesis con la utilización de injerto óseo encastrado. **B.** Técnica de Phemster. **C.** Epifisiodesis con la utilización de grampas (transitorio), frente y perfil.

puede provocar debilidad muscular así como problemas de consolidación de la osteotomía.

Los pacientes de baja estatura con frecuencia rechazan este tratamiento por lo dicho y tienden a preferir los alargamientos.

Elongación extemporánea

Descrita en 1962 por Pol Le Coeur (**fig. 19-9**), es indicada para compensar dismetrías de un máximo de 3-4 cm y muy utilizada en caso de acortamientos por poliomielitis. Presenta el gran atractivo de que permite compensar la discrepancia de forma aguda, sin disminuir la talla del paciente.

Pero, desgraciadamente, estas técnicas son difíciles de realizar y arriesgadas, por lo cual las complicaciones descritas con estos métodos extemporáneos son numerosas e importantes: lesión vascular o nerviosa por tracción, sangrado importante y problemas de consolidación, entre otros. Por todo esto, estos métodos, hoy en día, se hallan prácticamente abandonados, casi siempre en favor de las técnicas de elongación ósea progresiva.

Elongación ósea progresiva

En la actualidad, como decimos, son las técnicas en vigencia para el tratamiento de las dismetrías. Se han descrito múltiples métodos, que no vamos a detallar, ciñéndonos solo a los que han gozado o gozan de mayor difusión. En este punto, insistiremos en que no se debe confundir el método de elongación con los aparatos (fijadores, clavos, etc.) empleados.

Es conocido que Codivilla, en 1905, fue quien primero realizó un alargamiento óseo utilizando una osteotomía oblicua femoral, con aplicación de tracción esquelética transcalcánea y ulterior enyesado de la extremidad para mantener la elongación obtenida. Después, múltiples cirujanos describieron técnicas de elongación que, quizá por las múltiples complicaciones observadas, nunca gozaron de popularidad hasta que, en la

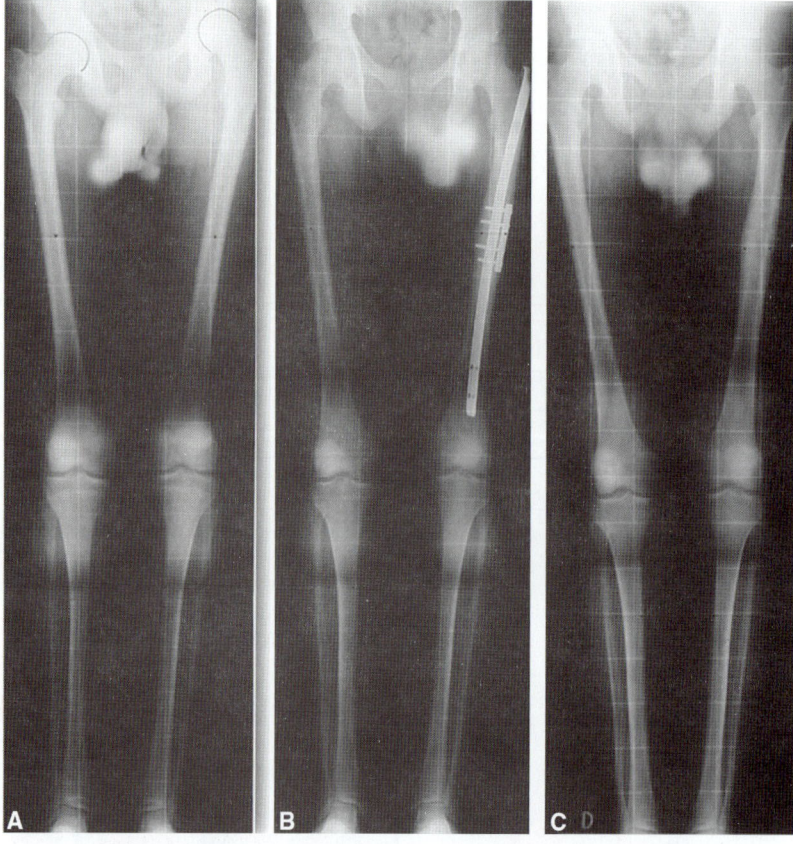

FIG. 19-8. Acortamiento óseo. **A.** Preoperatorio. **B** y **C.** Posoperatorio.

década de 1950, Anderson describe su método de elongación tibial progresiva mediante osteoclasia percutánea y distracción gradual utilizando un aparato de diseño propio que mejora el de Abbott. No obstante, a pesar de suponer un gran avance, los inconvenientes de esta técnica (dolor, aparatosidad, inmovilización) y, sobre todo, las complicaciones debidas a insuficiente inestabilidad del aparato (deformidades, no uniones, etc.) hicieron que, en esa época, los acortamientos, frenados y alargamientos extemporáneos siguieran siendo las técnicas más utilizadas en el tratamiento de las DMI.

En la década de 1960, con la irrupción de mejores aparatos distractores, comienza lo que podríamos llamar la época moderna en las elongaciones óseas. Veremos cómo en un principio las elongaciones progresivas se hacían solo con fijadores/distractores externos (FE) y con el paso del tiempo se han ido imponiendo las técnicas mixtas, con clavos IM, con el fin de acortar el tiempo de uso de FE y, por tanto, aminorar los problemas derivados de su uso.

Método de Wagner (*fig. 19-10*)

Tuvo gran vigencia durante las décadas de 1970 y 1980 gracias al robusto aparato de FE diseñado por este cirujano alemán que proporcionaba una gran estabilidad a los fragmentos óseos.

La técnica consta de tres tiempos principales:

1. **Colocación del fijador externo** unilateral anclado al hueso por medio de 4-6 tornillos de Schanz de 6 mm de diámetro. Se realiza una osteotomía convencional con sierra y una elongación aguda de 5 mm, para continuar a un ritmo de 1 mm diario hasta conseguir que la discrepancia quede compensada.

2. **Aporte de injerto autólogo de cresta ilíaca en el defecto diafisario**, que se une con una placa atornillada con al menos 4 tornillos a cada lado de la osteotomía y retiro del fijador.

3. **Retiro de la placa** tras obtener la consolidación del defecto (zona de distracción).

No obstante, la técnica quirúrgica era realmente agresiva y proclive a no pocas complicaciones. Actualmente casi no se emplea, en favor de otras que consiguen mejores resultados fundamentalmente por su menor agresividad (mayor respeto al periostio y demás partes blandas).

Método de Ilizarov

Emplea un FE circular (**fig. 19-11**) con, en vez de tornillos de Schanz, agujas de Kirschner de pequeño diámetro tensadas que atraviesan el hueso y se hacen solidarias a anillos metálicos conectados entre sí por medio de barras roscadas. Se trata, por tanto, de un sistema de fijación/distracción externa elástico, lo que según su autor era una de las características esenciales del aparato.

Ilizarov preconizaba en su técnica, además del FE circular, la realización de una osteotomía percutánea, denominada corticotomía, tratando de conservar la circulación endomedular y dañar mínimamente el periostio.

La distracción comienza a partir del cuarto día posoperatorio a ritmo de 1 mm/día. Durante todo el período de tratamiento se considera de gran importancia la fisioterapia y la carga de la extremidad para obtener un buen regenerado óseo. Cuando el aspecto radiológico es óptimo, se procede a retirar el fijador y colocar o no inmovilización adicional.

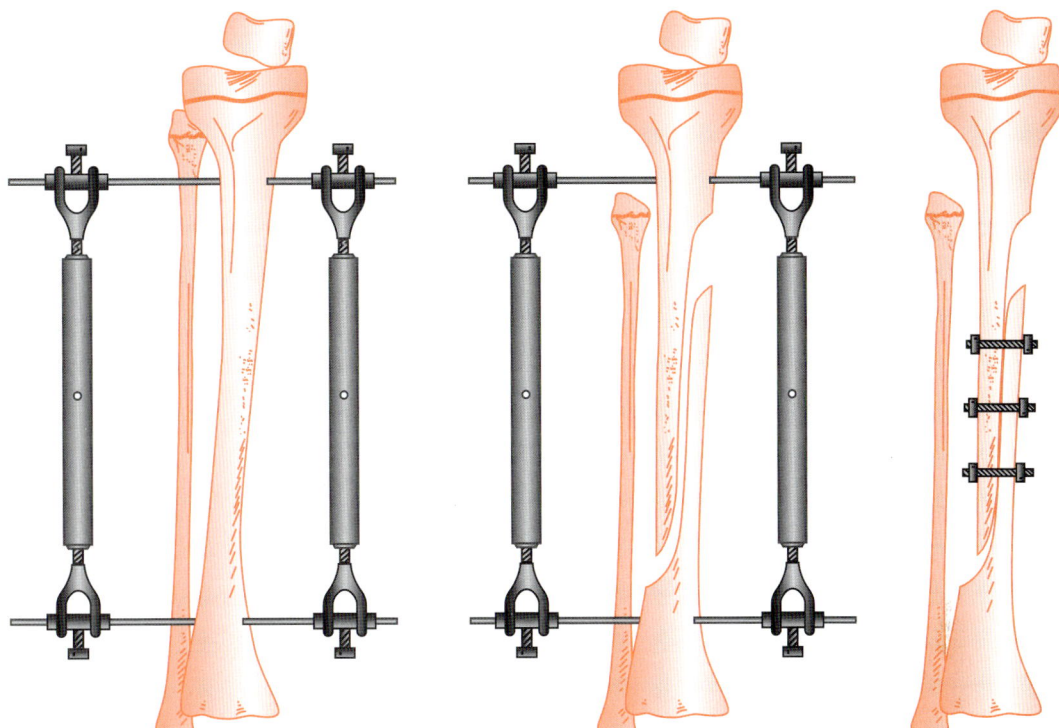

FIG. 19-9. Elongación extemporánea.

El gran aporte de este método fue la no agresión de las partes blandas que rodean al hueso a nivel de la "corticotomía" ya que, después de comprobarlo experimentalmente, hemos visto que es muy difícil, con este tipo de osteotomía, preservar la circulación endóstica. Aunque sus fundamentos biológicos siguen vigentes, el aparato tal cual de diseñó se va usando menos a favor de sistemas monolaterales o de sistemas circulares con tornillos de 5-6 mm para evitar el uso de agujas y, con ello, transfixionar el miembro.

Distracción fisaria

Se trata de una técnica de elongación progresiva basada en la utilización de la fisis como el lugar de menor resistencia (*locus minoris resistentiae*) del hueso, a través del cual y mediante distracción a ambos lados de este, se consigue la separación entre metáfisis y epífisis y con ello el alargamiento óseo (**fig. 19-12**).

Es una técnica, por tanto, que no necesita osteotomía u osteoclasia a diferencia de otros métodos, lo que constituye el gran atractivo de la técnica. También se la conoce como epifisiólisis distraccional o condrodiastasis. Entre las ventajas del método, además de no requerir osteotomía, se destaca el hecho de que proporciona un excelente regenerado óseo. Sin embargo, las complicaciones (frecuentes rigideces articulares, riesgo y cierre fisario temprano) y, sobre todo, el riesgo de artritis séptica, hacen que la mayoría de los cirujanos sean poco proclives a utilizar esta técnica en las DMI.

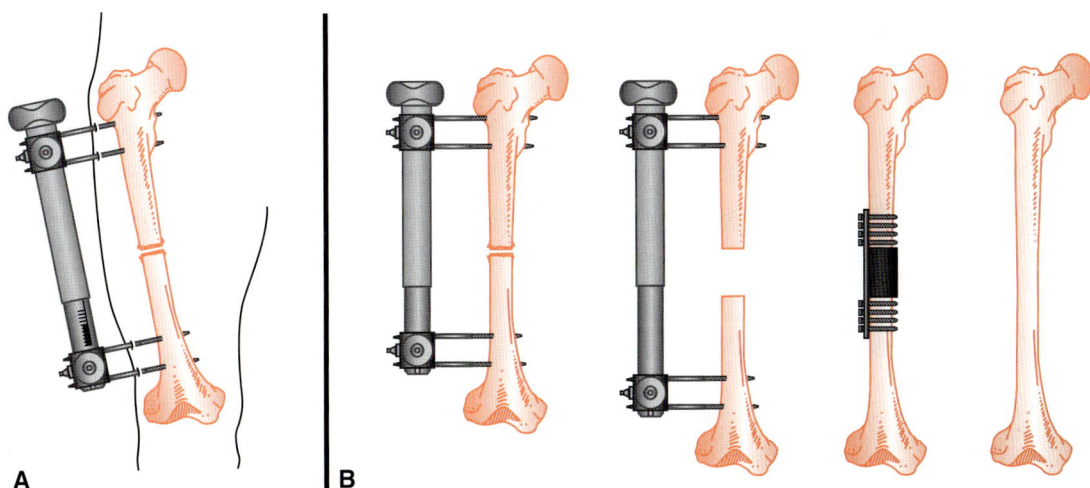

A **B**

FIG. 19-10. Método de Wagner.

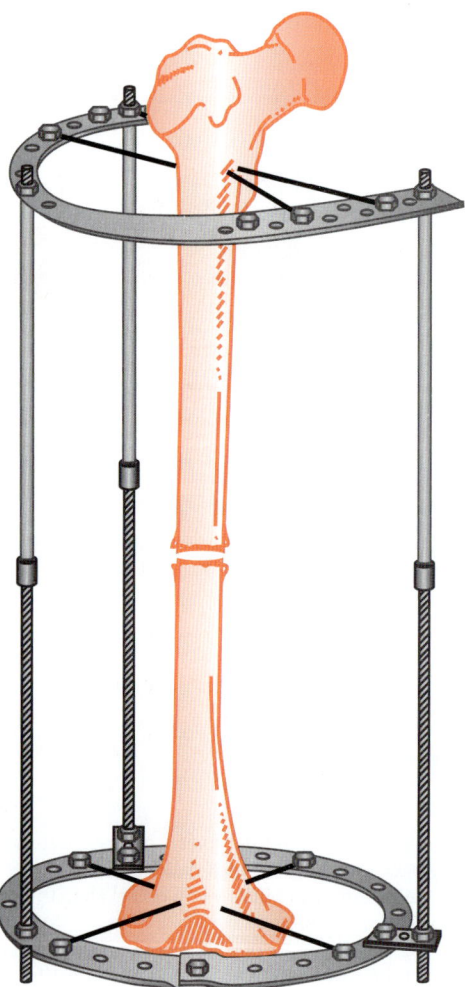

FIG. 19-11. Método de Ilizarov. Esquema.

Callotasis

Descrita por De Bastiani y Aldegheri a principios de 1980, se trata de una técnica de elongación ósea progresiva basada a) en el cuidado de las partes blandas y b) en realizar la distracción diferida de la osteotomía para, en vez de aplicarla sobre un hematoma, hacerlo sobre un callo de consolidación todavía inmaduro.

La distracción se consigue, según la técnica original, mediante de un FE rígido monolateral, anclado al hueso por medio de 4-6 tornillos tronco-cónicos de 5-6 mm de diámetro (**fig. 19-13 A**).

La osteotomía se realiza subperióstica a nivel metafisario del segmento por elongar (**fig. 19-13 B**). Tras un lapso de espera de unos 7 días, comienza el período de distracción al ritmo habitual de 1 mm/día hasta conseguir la elongación deseada. En ese momento, el fijador queda bloqueado (período de consolidación) hasta que en el regenerado se observa radiológicamente la corticalización, momento en que se retira primero el cuerpo del fijador y, si no se ha producido desplazamiento de los fragmentos óseos, una semana después los tornillos (**fig. 19-14**).

Este es un método muy empleado en la actualidad.

Los problemas de la elongación ósea progresiva mediante fijadores externos pueden ser agrupados en tres tipos:

- Los derivados de la distracción. Con estas técnicas lo que conseguimos es básicamente un crecimiento antinatural del hueso. Esto genera problemas de tracción sobre las partes blandas y las articulaciones que, sobre todo en las elongaciones masivas y en las realizadas sobre acortamientos congénitos, pueden conducir a deformidades, luxaciones, rigideces y degeneración articular, sobre todo.
- Los derivados de problemas en la consolidación del segmento elongado. Pueden ser por exceso (consolidación prematura) y, la mayoría, por defecto (no unión).*

---

*Seudoartrosis.

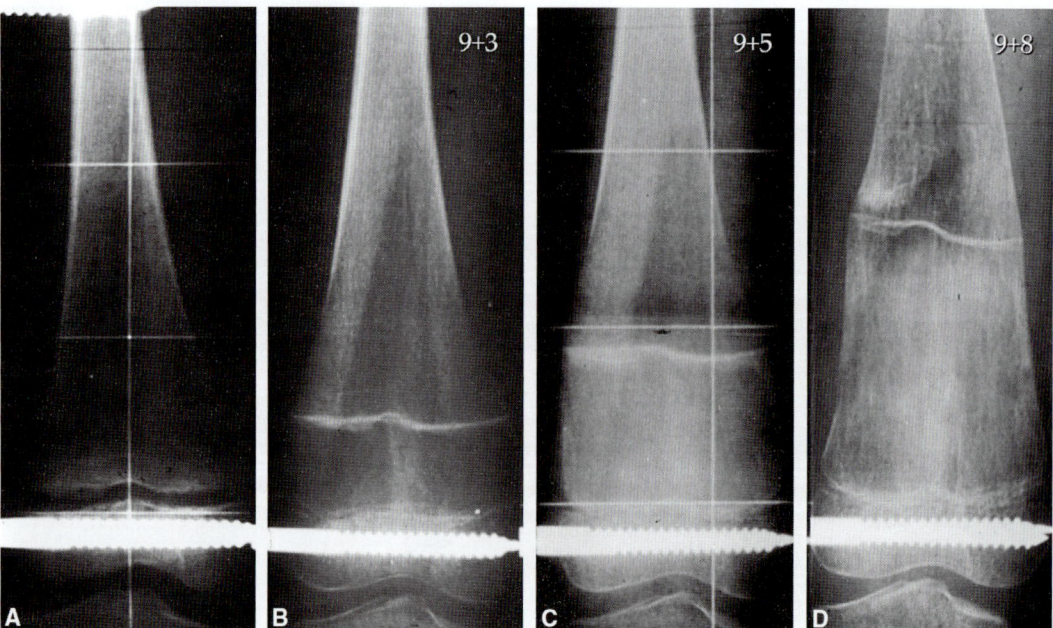

FIG. 19-12. Distracción fisaria. **A.** Inicio de distracción fisaria. **B** y **C.** Control evolutivo. **D.** Elongación lograda con éxito a través de la distracción fisaria.

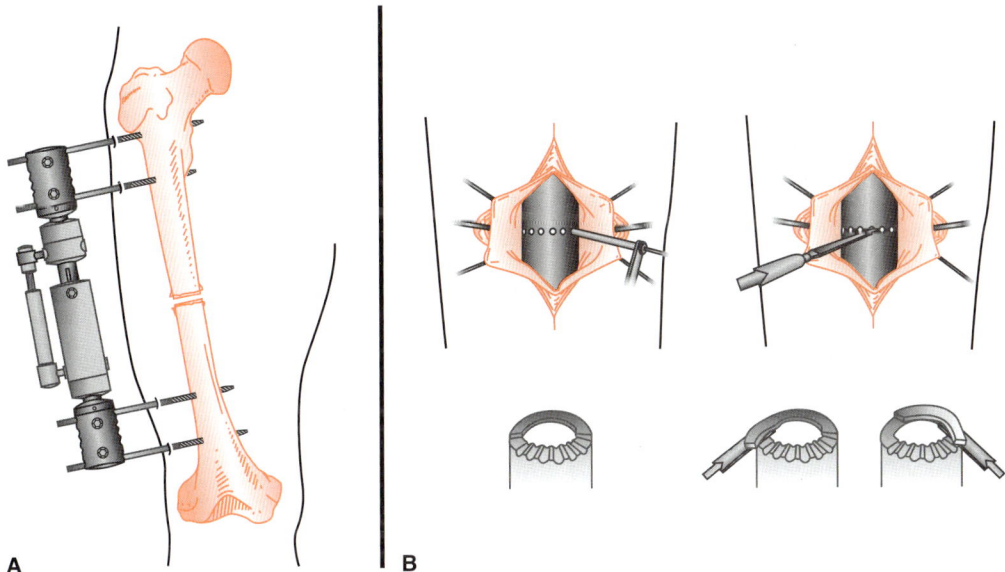

FIG. 19-13. A. Esquema de la distracción fisaria utilizando fijador externo (FE): la distracción se consigue, según la técnica original, mediante un FE rígido monolateral, anclado al hueso por medio de 4-6 tornillos tronco-cónicos de 5-6 mm de diámetro. **B.** La osteotomía se realiza subperióstica a nivel diafisario del segmento por elongar y terminación con escoplo fino de la osteotomía.

- Los derivados de la aplicación de fijación externa prolongada en el tiempo. Aquí podemos incluir, fundamentalmente, las infecciones del trayecto de los tornillos y la intolerancia al aparato por parte del paciente, más típico de pacientes adolescentes.

Por todo esto, uno de los objetivos principales en el desarrollo de los nuevos sistemas de elongación ósea progresiva se centra en abreviar el período de fijación externa que en ocasiones de grandes alargamientos llega a pasar bien del año.

Con esta idea en mente se han diseñado nuevos sistemas de elongación que pueden agruparse en los dos siguientes grupos:

Sistemas mixtos (FE asociado a fijación interna)

- **Elongación con clavo intramedular encerrojado:** con el fin de reducir al máximo el tiempo que el paciente lleva el fija-

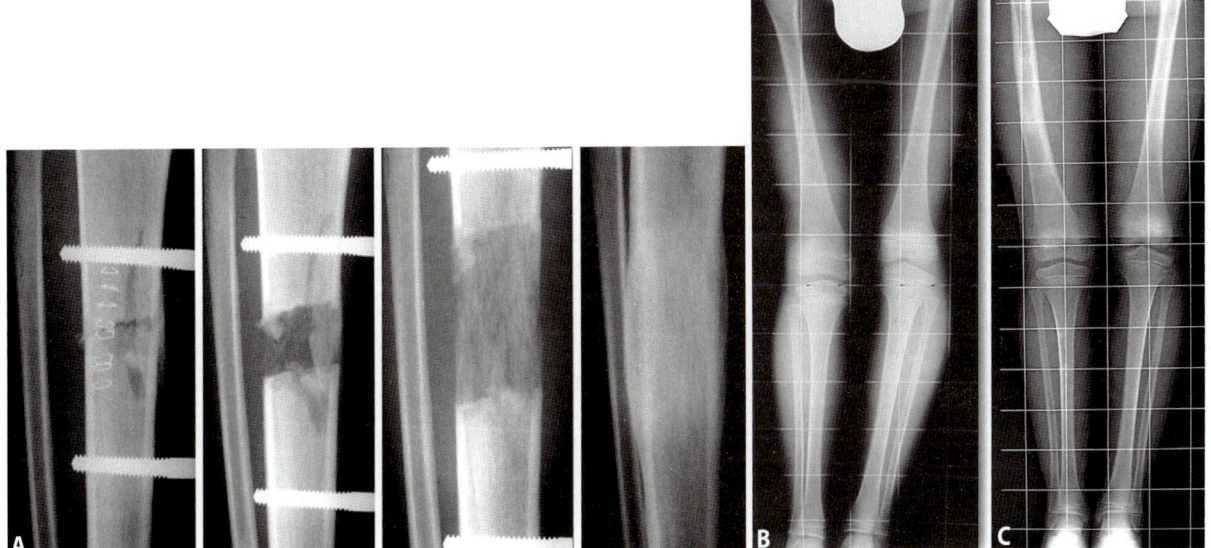

FIG. 19-14. **A.** Distracción a nivel diafisario. Controles evolutivos hasta llegar a la consolidación: se retira primero el cuerpo del fijador y, si no se ha producido desplazamiento de los fragmentos óseos, una semana después los tornillos. **B.** Control evolutivo preoperatorio. **C.** Control evolutivo posperatorio.

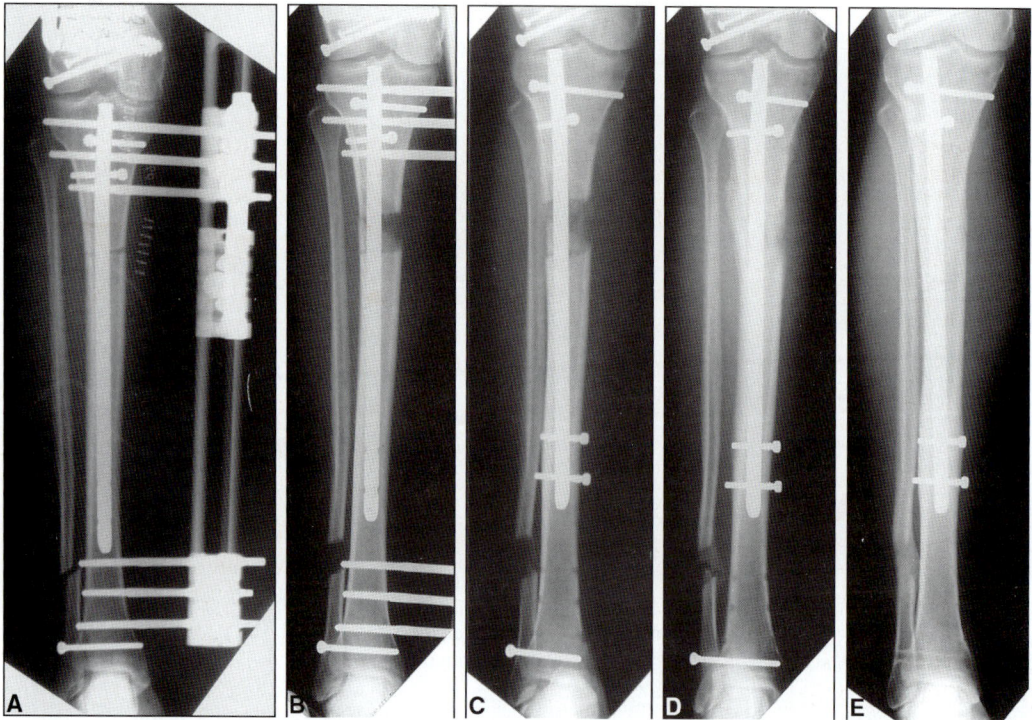

FIG. 19-15. A, B, C, D y E. Sistemas mixtos (FE asociado a fijación interna).

dor, se están realizando alargamientos óseos en los que previamente a la aplicación del fijador externo se ha introducido un clavo intramedular encerrojado solo en uno de sus extremos (**fig. 19-15 A** y **B**). Este clavo se "encerroja" en el otro extremo una vez alcanzada la elongación deseada, con lo que podemos, entonces, retirar el fijador externo sin esperar a tener un callo de alargamiento consistente (**fig. 19-15 C-E**).
- **Elongación con clavo intramedular autoexpandible:** en la permanente búsqueda de sistemas de elongación ósea progresiva más seguros, el sentir general es que el ideal sería aquel sistema que prescindiera totalmente del FE que,

como vemos, es de una gran utilidad pero, por otro lado, también proclive a gran número de problemas y complicaciones (infección, deformidad, rigideces y, sobre todo, intolerancia).

Al día de hoy, solo unos pocos sistemas se mantienen vigentes por ser de mayor fiabilidad; todos ellos son clavos endomedulares telescópicos con sistemas de autoexpansión o autoelongación de tres tipos: mecánico, eléctrico y magnético; estos dos últimos son los que están mostrando resultados más predecibles y menor número de complicaciones.

SÍNTESIS CONCEPTUAL

- La mayoría de las DMI con que nos vamos a encontrar en la práctica clínica no son significativas y, por tanto, no necesitan tratamiento alguno.
- En niños, la predicción de la evolución de la DMI es esencial. Sin embargo, los métodos predictivos son de fiabilidad limitada.
- Nunca se debe tomar una decisión terapéutica en la primera visita. Se necesita un estudio evolutivo individual para, además de utilizar los métodos predictivos vigentes, decidir el mejor momento para aplicar el tratamiento corrector.
- Muchas de las técnicas de corrección de la DMI son proclives a problemas y complicaciones, por lo que el aprendizaje técnico y, sobre todo, el reconocimiento temprano de las complicaciones son altamente recomendables.

CAPÍTULO
20

ARTROSIS DE CADERA. NECROSIS AVASCULAR DE LA CABEZA FEMORAL

VÍCTOR FRANCONE Y FERNANDO S. SILBERMAN

20-1. ARTROSIS DE CADERA
VÍCTOR FRANCONE

—

20-2. NECROSIS AVASCULAR DE LA CABEZA FEMORAL
FERNANDO S. SILBERMAN

20-1. ARTROSIS DE CADERA
VÍCTOR FRANCONE

DEFINICIÓN

Es la enfermedad articular degenerativa del cartílago articular de la cadera, que se presenta en forma primitiva o secundaria, en adultos por lo general de entre 40 y 60 años, y se manifiesta con dolor posincial, disminución de la movilidad y claudicación en la marcha. Su evolución es lenta y progresiva. La artrosis de cadera se llama también coxartrosis (del lat. *coxa*, cadera).

SINONIMIA

Osteoartritis (es la más frecuente denominación anglosajona, no usada en nuestro ambiente ortopédico), artrosis deformante, enfermedad articular degenerativa.

FISIOPATOLOGÍA

No se conoce el mecanismo por el cual las fuerzas biomecánicas se traducen en actividad metabólica celular del cartílago y el hueso. El hueso y el cartílago son estructuras sensibles; sus componentes no solo dependen de las hormonas, enzimas, vitaminas, proteínas y minerales, sino también de la carga impuesta por la función.

Por lo tanto, la fisiología de la artrosis en relación con la carga condiciona 3 situaciones: a) la carga normal en una articulación anatómicamente mal formada, por ejemplo, coxa valga; b) la carga normal en una articulación enferma metabólicamente, como la osteopatía y c) la sobrecarga excesiva en una articulación normal.

CLASIFICACIÓN

Se clasifican en artrosis primarias y artrosis secundarias; estas últimas son las más frecuentes.

Artrosis primaria: como su nombre lo indica, no hay causas preexistentes que condicionen la aparición de la artrosis. Se considera que se debe a una transmisión hereditaria y puede coexistir con artrosis en mano, raquis y rodilla. Esta artrosis primitiva es también llamada idiopática o esencial, es decir, no va precedida de alteración articular por otra patología.

Artrosis secundaria: es aquella que se observa en forma secundaria a alteraciones patológicas previas; estas pueden ser congénitas (p. ej., luxación congénita de cadera) o adquiridas, por afecciones traumáticas, metabólicas, vasculares, endocrinas, etc.

En las artrosis secundarias, los antecedentes revelan displasia congénita de cadera y osteoartritis del lactante en el primer año de vida; en la infancia, enfermedad de Perthes y coxalgia; en la adolescencia, epifisiólisis; en el adulto joven, necrosis aséptica. Otras afecciones pueden ser: artritis, enfermedad de Paget, etc.

El común denominador de una artrosis secundaria es una situación congénita de alteración de eje o de las relaciones articulares o de ambos, o una enfermedad adquirida cuya secuela es una incongruencia articular con la consiguiente alteración cartilaginosa.

—

MECANISMOS DE PRODUCCIÓN

El hecho de que en articulaciones que no son de carga la manifestación clínica y la incapacidad resultante sean menores que en articulaciones de carga como la cadera, que cumple importantes funciones de soporte, locomoción y orientación del miembro inferior sobre la base de su amplia gama de movimientos (flexoextensión, abducción, aducción, rotación y circunducción), hace que la artrosis de cadera sea una entidad de significación clínica en sus fases iniciales.

ANATOMÍA PATOLÓGICA

Se constata una degeneración e hipertrofia del cartílago y del hueso. En las zonas de presión, el cartílago degenera y se desgasta, el hueso subcondral cede y se esclerosa. Al ceder el hueso subcondral se forman seudoquistes o geodas en los que también interviene la presión del líquido sinovial y la reabsorción trabecular. El desgaste cartilaginoso ocasiona un pinzamiento articular y aparece un mecanismo reaccional que es el osteofito; esta excrecencia ósea en forma de picos es la que le da el sello radiográfico a la artrosis (**fig. 20-1-1**).

Aparte de las alteraciones anatomopatológicas en el cartílago hialino articular, que presenta pérdida de brillo y erosio-

nes, y de las articulaciones en el hueso subcondral, que muestran depresiones, quistes o geodas y osteofitos, existen alteraciones en la sinovial con proliferación de esta y alteraciones de la cápsula articular, que pierde elasticidad y aumenta de espesor con la consecutiva fibrosis, contribuyendo esta situación anatomopatológica a la disminución de la movilidad articular.

CLÍNICA

El dolor y la disminución de la movilidad son los síntomas más característicos.

—

- **Dolor:** es característicamente posinercial, es decir, sobreviene después del reposo. Aumenta con la prolongada bipedestación y la marcha y disminuye con el reposo o el uso de un bastón. La localización del dolor puede referirse a la zona de la cadera, preferentemente ingle o triángulo de Scarpa; también puede ser una cruralgia anterior, es decir, dolor en la cara anterior del muslo; menos frecuentemente duele la región posterior de la cadera (nalga). La gonalgia interna, o sea el dolor en la región anterointerna de la rodilla, es un síntoma frecuente de consulta en las artrosis de cadera, pues esta, al igual que otras patologías, hace al dicho "la rodilla canta por la cadera".
- **Disminución de la movilidad:** la primera en limitarse es la rotación interna, luego la abducción y por último la flexión. El paciente puede ser interrogado si tiene dificultades para ponerse las medias o cortarse las uñas de los pies, pues estos actos implican movimientos de rotación, abducción y flexión. La semiología comparativa constata la disminución de los movimientos de la cadera afectada y el dolor que provoca la movilidad pasiva límite; al efectuar las rotaciones teniendo la cadera y la rodilla en flexión, es característico el dolor que acusa el paciente.
- **Claudicación en la marcha o renguera:** esta se acentúa con el deterioro artrósico y está dada por el acortamiento del miembro (aparente o real) y la insuficiencia del glúteo medio. El acortamiento del miembro puede ser real porque el proceso anatomopatológico produce destrucción y lo "acorta". El acortamiento aparente está dado por la actitud viciosa de la cadera, que en la gran mayoría de los casos se produce en flexión y aducción. Esta actitud viciosa se puede determinar mediante la maniobra de Thomas y la maniobra de nivelación de las espinas ilíacas anterosuperiores.

  Aunque es muy raro, debemos consignar que una artrosis de cadera en posición viciosa de abducción es determinante de un alargamiento aparente.
- **Inestabilidad de cadera:** a veces el paciente nota que la cadera se le afloja, le falla, muchas veces asociado a que algo se le "trabó". Esto, que es más frecuente de lo que se piensa, se debe a que las alteraciones de la congruencia coxofemoral hacen que en ciertos momentos la marcha se altere por el choque, la fricción o la interposición de las neoformaciones osteocartilaginosas de la artrosis.

  Por lo expuesto, definimos como signos de inestabilidad clínica de la cadera estas manifestaciones de bloqueo, falla, inseguridad, muchas veces determinantes de caídas, lo cual hace que el paciente, temeroso, use bastones naturales como el brazo de un acompañante, o el apoyo en paredes u objetos, en las circunstancias en que no usa un bastón propiamente dicho.
- **Alteraciones del apoyo:** en condiciones normales, el individuo distribuye simétricamente su carga corporal. Ante una

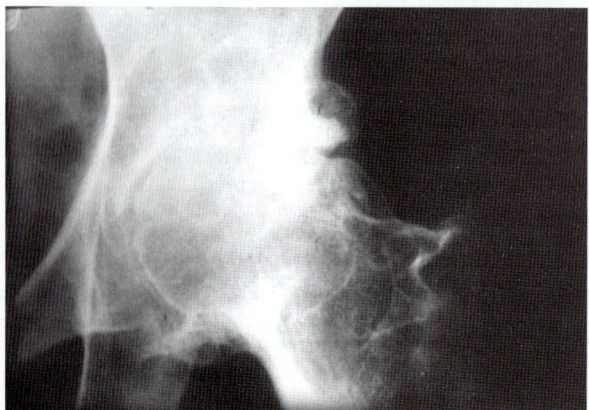

FIG. 20-1-1. Cambios anatomopatológicos producidos por artrosis en la articulación de la cadera.

artrosis de cadera unilateral, instintivamente (analgesia natural) se apoya más sobre el otro miembro inferior y da el paso más corto cuando tiene que cargar sobre la cadera enferma. Esto se podría objetivar haciendo caminar al paciente sobre un piso sonoro y con tacos, donde se notará un sonido menor al apoyar el miembro enfermo.

Una cadera normal es una cadera que no duele, que tiene su movilidad completa y que no claudica en la marcha, es decir, que tiene 6 puntos en los tres ítems: dolor, marcha y movilidad. En el extremo opuesto tenemos una cadera con intenso dolor, imposibilidad de caminar y nulidad de movimientos, es decir, una cadera 1-1-1 en los tres ítems. Esta genial tabulación de valoración clínica es de Charnley y la efectuó basándose en las tablas de Merle D'Aubigne-Postel. Es muy concreta y nos permite, cuando consulta un paciente con artrosis de cadera, objetivar concretamente su estado y asimismo adoptar conductas terapéuticas y decidir cuándo se requiere una cirugía de elección como el reemplazo total.

ESTUDIOS COMPLEMENTARIOS

Laboratorio

Es normal en la artrosis, aunque útil para descartar otras enfermedades.

Radiología

Sigue teniendo siempre vigencia la radiología simple para el diagnóstico de artrosis, mientras que otros estudios por imágenes son importantes en el diagnóstico diferencial.

Las posiciones radiográficas serán siempre frente y perfil. Las alteraciones más frecuentes son: 1) esclerosis del hueso subcondral, 2) osteofitosis, 3) disminución de la luz articular, 4) geodas o quistes en el hueso adyacente y 5) cuerpos libres intraarticulares (**fig. 20-1-2**).

Radiológicamente también predominan las alteraciones de la forma de la cabeza que está deformada y del acetábulo, cuya deformidad puede presentarlo con deficiencias. Se alteran las relaciones articulares y por subluxación o protrusión se quiebra el arco cérvico-obturador de Shenton. Hay formas infrecuentes de artrosis necrosante y otras en las que la osteofitosis desplaza a la cabeza (formas expulsivas).

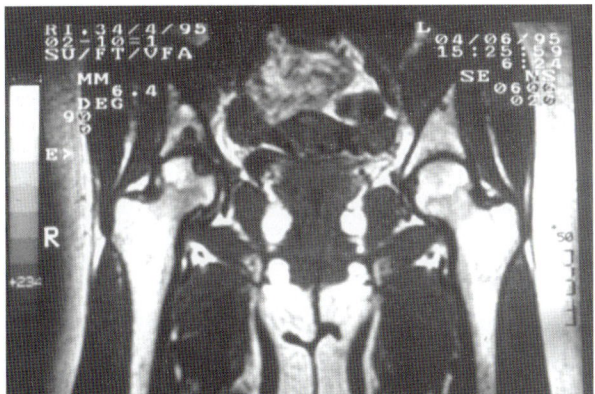

FIG. 20-1-2. Resonancia magnética que muestra el corte coronal de una cadera afectada por artrosis avanzada. Nótense el pinzamiento articular y las alteraciones del contorno del acetábulo y la cabeza femoral.

DIAGNÓSTICO DIFERENCIAL

Debe efectuarse con artritis reumatoide, necrosis, artritis gotosa, coxopatía pagética y otras afecciones reumáticas, infecciosas o tumorales. En todas existirá una correlación, tanto en el laboratorio como en otros estudios de diagnóstico por imágenes. Radiológicamente, la necrosis aséptica idiopática de la cabeza femoral es una patología circunscrita a la cabeza femoral, es decir, con luz articular conservada y acetábulo sano en sus primeros tiempos; solo en estadios avanzados, la necrosis de cabeza femoral desarrolla una artrosis secundaria.

La artritis reumatoide radiológicamente no presenta osteofitos; es importante la rarefacción difusa con temprano pinzamiento articular, acompañado de laboratorio positivo.

En el diagnóstico diferencial de artrosis de la cadera debe recordarse que la patología lumbosacra, como estenosis de canal y hernia de disco lumbar, puede dar cruralgia y claudicación en la marcha y confundir. De ahí la importancia de la correcta semiología de cadera y columna para un acertado diagnóstico diferencial.

Los tumores de la pelvis pueden ser causa de cruralgia, disminución de la movilidad y claudicación y a veces una tomografía computarizada (TC) manifiesta su presencia.

TRATAMIENTO

Preventivo

Es el ideal en afecciones congénitas y adquiridas de la cadera y los miembros inferiores en las cuales hay que solucionar la incongruencia articular, es decir, restablecer la normal y anatómica relación acetábulo-cabeza femoral (p. ej., en luxación congénita), en alteraciones del eje del cuello femoral (p. ej., cadera vara congénita), y restablecer el eje mediante una osteotomía. Además, en niños o adolescentes en quienes la congruencia cabeza-acetábulo sea incorrecta al igual que la cobertura de la cabeza femoral sea deficiente, la realización de osteotomía en acetábulo o en fémur o en ambos previene la aparición de la artrosis o la retarda en muchos años. El diagnóstico precoz y el tratamiento correcto de enfermedades de la cadera en niños y adolescentes, como la enfermedad de Perthes, la epifisiólisis de cadera permite lograr la congruencia articular lo mejor posible.

Resumiendo, la prevención puede ser: por diagnóstico precoz, tratamientos ortopédicos y tratamientos quirúrgicos cuyo objetivo es restablecer los ejes normales y la congruencia acetábulo-femoral.

Médico

Evitar o tratar la obesidad. Combatir el sedentarismo con caminatas, gimnasia, ejercicios. Con artrosis establecida, esto es lo que no debe hacerse: inyecciones intramusculares, infiltraciones articulares ni tomar corticosteroides, solamente AINE no esteroides; se aconseja hielo local en la ingle 1 o 2 veces por día, 5 a 10 minutos, y fortalecer los músculos vecinos (escalador, bicicleta fija, hidroterapia).

El bastón es el mejor analgésico para una artrosis de cadera establecida.

En investigación: el uso de las células madre, trasplantes de cartílago, cultivo e implante de células cartilaginosas. Reiteramos: en casos seleccionados y en centros de investigación.

Quirúrgico no protésico

La artroscopia de cadera sola o asociada es útil como lavado articular en fresado de neoformaciones óseas del reborde acetabular (Pincer) y en el cuello femoral (Camp) al igual que tratar rupturas del lábrum (rodete) en jóvenes deportistas.

La artroscopia puede ser asociada a:

- Gestos quirúrgicos percutáneos o miniincisiones para resecar neoformaciones óseas.
- Artrodiastasis sola o asociada a artroscopia, indicada cuando predomina la rigidez con artrosis leve o moderada (p. ej., secuela de osteoartritis infecciosa, secuela de epifisiólisis complicada con coxitis laminar y otras artrosis secundarias, como secuela de pelvis de Otto, displasias, en las cuales para su indicación debe haber rigidez porque artrodiastasis significa diastasar, abrir la articulación, separar los elementos óseos con lo que mejoran el dolor y la movilidad y posponen una cirugía más compleja o protésica).
- Las osteotomías, en el niño o el adolescente, corrigen desviaciones de los ejes, subluxaciones e incongruencias articulares, permitiendo alivio del dolor, mejoría de la función articular, bipedestación y marcha y posponer en muchos años una cirugía protésica.

  Tienen plena vigencia en el adolescente y adulto joven.
- Artrodesis: es la fusión de la articulación de la cadera (la deja sin movimiento) pero en correcta posición. Antiguamente se usaba en la tuberculosis de cadera. Actualmente, su indicación es de excepción, salvo algún caso de secuela grave de artritis infecciosa de cadera, con el criterio de que en un futuro pueda convertirse a prótesis.

Tratamiento quirúrgico protésico de cadera

Consiste en el reemplazo total de cadera (RTC) o artroplastia total de cadera. Artroplastia (*artro:* articulación, *plastia:* práctica tendiente a devolver la movilidad) significa operación que tiende a devolver la movilidad articular. Está indicada en pacientes adultos jóvenes y en personas activas hasta un promedio de edad de 70 años.

El reemplazo total de la articulación de la cadera enferma conduce a la verdadera curación en un alto porcentaje de casos; la prótesis total es la indicación quirúrgica más conocida y con resultados predecibles desde que, en 1961, John Charnley diseñó el procedimiento y publicó "Reemplazo total de cadera, una nueva operación" (Lancet 1961; vol. 1:1129-32).

Han pasado más de 50 años desde la operación de Charnley, y nuevas técnicas y diseños han permitido su indicación en personas más jóvenes y con resultados más durables:

- **Prótesis total no cementada:** por lo general son componentes de titanio que permiten un crecimiento óseo y dan una sólida fijación en el acetábulo; el diseño metálico se complementa con un injerto de polietileno; en el fémur, el tallo no cementado de titanio se complementa con una cabeza modular metálica o de cerámica.
- **Prótesis total híbrida:** se indica para personas mayores de 70 años y activas. Consta de un componente acetabular no cementado con un interior de polietileno. El componente femoral es de metal (acero quirúrgico) para cementar con una cabeza modular de metal o cerámica.
- **Prótesis total cementada:** se indica para personas mayores, poco activas, por ejemplo mayores de 80 años promedio. La prótesis basada en la de Charnley consta de un componente acetabular de polietileno y un componente femoral metálico; ambos van cementados y permiten al paciente, a 48 o 72 horas de operado, caminar.
- **Prótesis bipolar:** no hay componente acetabular. Está indicada para personas mayores poco activas que requieren una cirugía rápida y práctica.
- **Hemiprótesis (hemiartroplastia) o prótesis parcial:** su indicación está destinada a pacientes de edad avanzada, alto riesgo y poca demanda funcional. Las dos más conocidas son la prótesis de Thompson, que va cementada, y la de Austin Moore, no cementada.

EVOLUCIÓN NATURAL Y PRONÓSTICO DE LA ARTROSIS DE CADERA

En el 75% de las artrosis de cadera, la evolución natural se caracteriza por una progresión que conduce a una invalidez articular. Se observa que la pérdida total del movimiento se debe a una anquilosis fibrosa, la que disminuye el dolor pero compromete las articulaciones vecinas, columna y rodilla, y, si la otra cadera es normal, como la carga corporal pasa el mayor porcentaje al lado sano (el lado opuesto), sobreviene una artrosis por sobrecarga en la cadera opuesta (que era la sana).

Solo un 25% de las artrosis primarias de cadera pueden tener una progresión poco significativa, mientras que la casi totalidad de las artrosis secundarias tienen un mal pronóstico por su progresión.

SÍNTESIS CONCEPTUAL

- La artrosis de cadera es la enfermedad articular degenerativa del cartílago articular de la cadera.
- Es una afección dolorosa en la región inguinocrural y provoca limitación de la función articular.
- En el comienzo se indica tratamiento kinesiológico y, en última instancia, el llamado "reemplazo articular" mediante la colocación de prótesis.

20-2. NECROSIS AVASCULAR DE LA CABEZA FEMORAL
FERNANDO S. SILBERMAN

INTRODUCCIÓN

La necrosis avascular de la cabeza femoral no es una entidad nosológica específica. Es el resultado final de diferentes afecciones que conducen a un trastorno de la irrigación sanguínea de la cabeza femoral. En ocasiones poco frecuentes, puede coexistir con lesiones similares de otras epífisis.

La primera descripción se atribuye a Alexander Munro en 1738. Después de varias comunicaciones posteriores, se atribuye a Freund la descripción detallada de la necrosis avascular idiopática bilateral.

Afecta a adultos relativamente jóvenes y es bilateral en más del 50% de los casos. Su diagnóstico temprano no resulta fácil, a pesar de que la resonancia magnética (RM) ha significado una importante contribución por su diagnóstico.
—

ETIOPATOGENIA

Si bien es un trastorno de irrigación de la cabeza femoral, existe una larga serie de patologías asociadas a la necrosis avascular (**cuadro 20-2-1**).

La circulación de la cabeza femoral ha sido motivo de estudio por numerosos investigadores (un importante aporte fue la investigación de J. Trueta hecha en Oxford a mediados del siglo pasado).

La arteria circunfleja interna proporciona el mayor aporte sanguíneo por los vasos retinaculares superiores e inferiores. Estos a su vez dan las ramas metafisarias superior e inferior y epifisaria externa.

La arteria obturatriz proporciona la arteria del ligamento redondo, la que finaliza como arteria epifisaria interna.

CUADRO CLÍNICO Y EXÁMENES COMPLEMENTARIOS

La necrosis avascular no traumática afecta, por lo general, a adultos relativamente jóvenes de entre 30 y 50 años y, como se dijo, supera el 50% la bilateralidad, generalmente dentro de los 2 años de iniciada la enfermedad.

A veces el interrogatorio pone al descubierto factores predisponentes (80% de los casos): corticosteroides, consumo excesivo de alcohol, enfermedades metabólicas (véase **cuadro 20-2-1**) son los más frecuentes.

Los síntomas no son específicos y a veces están ausentes durante bastante tiempo; por el contrario, en ocasiones, el dolor precede a las imágenes radiográficas y suele ser inguinocrural (hasta la rodilla). Puede ser permanente pero aumenta con el apoyo, hasta que obliga al paciente a cojear y más adelante a limitar la movilidad.

Cuando la cabeza femoral se colapsa por la necrosis, se produce un acortamiento del miembro. Los valores humorales no se modifican.
—

La simple radiografía (**fig. 20-2-1**) es de valor para poder hacer una estadificación que permite establecer criterios terapéuticos, aunque también en este aspecto no hay uniformidad de criterios.

Hasta el advenimiento de la RM se hacían numerosos estudios complementarios, algunos invasivos como la presión intraósea o la venografía intraósea, técnicas angiográficas y hasta

---

CUADRO 20-2-1. TRASTORNOS ASOCIADOS CON LA NECROSIS CEFÁLICA FEMORAL

TRAUMÁTICAS	NO TRAUMÁTICAS	
	Juveniles	**Adultos**
• Fracturas del cuello femoral • Luxaciones de cadera • Reducción de luxaciones congénitas • Reducción de epifisiólisis • Vías de acceso quirúrgicas a la cadera	• Enfermedad de Legg-Calvé-Perthes • Epifisiólisis de la cabeza femoral • Idiopática	• Corticoterapia • Etilismo • Trasplantes renales • Lupus eritematoso y otras colagenopatías • Anemias y hemoglobinopatías • Enfermedad descompresiva (buzos) • Hiperlipidemias • Enfermedad de Gaucher • Gota • Radiaciones • Tumores • Idiopática

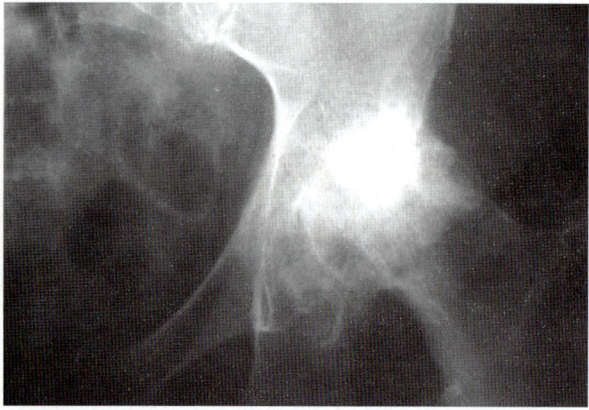

FIG. 20-2-1. Radiografía en la que se aprecia zona de necrosis en polo superior de cabeza femoral.

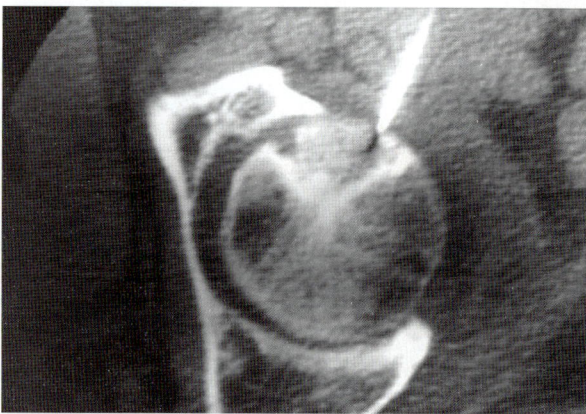

FIG. 20-2-2. Corte coronal de RM, en el que se aprecia necrosis en cadera derecha (cambio de señal).

la biopsia. Todos esos estudios incluida la TC han sido desplazados por la RM (**fig. 20-2-2**).

TRATAMIENTO

Cuando se puede hacer un diagnóstico temprano, antes de que existan deformidades de la cabeza femoral y aún se halla conservada una buena luz articular, está indicado el reposo o por lo menos evitar la carga del peso corporal.

Hay quienes prefieren una temprana "cirugía profiláctica" con el objetivo de retardar o revertir la progresión de la necrosis avascular; entre esas operaciones figuran la trepanación, la descompresión, injertos óseos y la osteotomía. Ninguna de estas intervenciones ha dado resultados totalmente fiables.

En los casos avanzados, no queda otra alternativa que las artroplastias por reemplazo protésico (RTC) con el inconveniente de tratarse de adultos jóvenes a quienes se colocaría una prótesis en una edad poco recomendable.

SÍNTESIS CONCEPTUAL

– Si bien su mecanismo de producción es desconocido aún, se sabe que afecta a adultos relativamente jóvenes y es bilateral en más del 50% de los casos.
– A la detección, es importante evitar la carga del peso corporal del lado afectado y mantener el reposo.
– En casos avanzados, se recurre al RTC.

21

SEMIOLOGÍA DE LA CADERA EN NIÑOS Y ADOLESCENTES

JOSÉ E. SINJOVICH

INTRODUCCIÓN

La semiología de esta articulación presenta características especiales, que siempre hay que tener en cuenta durante el examen.

La articulación de la cadera presenta movilidad en los tres planos del espacio.

Su ubicación anatómica en el plano profundo y cubierta por grupos musculares impide la observación de signos tempranos de inflamación.

Todo recién nacido normal, debido a la postura intrauterina, muestra contracturas en flexión de caderas y rodillas, que desaparecen espontáneamente entre los 4-6 meses.

 La vecindad de esta articulación con el nervio obturador provoca gonalgia refleja; por lo tanto, en todo niño que consulta por dolor de rodilla debe descartarse, en primer término, una patología de la cadera.

—

El interrogatorio al niño y sus padres es importante. En él debe obtenerse información sobre antecedentes familiares, síntomas, dolor, disminución de la movilidad, claudicación, y determinar si estamos ante un niño sano o si presenta signos sistémicos con fiebre y alteración del estado general. Por ejemplo, la enfermedad de Perthes implica dolor, alteración de la movilidad y claudicación en un niño totalmente normal.

Es importante realizar un examen neuroortopédico básico y descartar patología abdominal.

El niño reacciona al dolor con parálisis. La seudoparálisis es un signo común en el traumatismo o en la infección.

En el momento del examen debe tranquilizarse al niño y su familia, y las maniobras deben ser suaves para, de esta manera, poder obtener la información máxima que nos brinda el examen semiológico.

El examen se realizará en decúbito dorsal (observar actitud, movilidad espontánea, seudoparálisis, etc.) y, si el niño lo permite, continuará con bipedestación y marcha.

A continuación, realizar sistemáticamente:

- **Evaluación de la movilidad.**
- **Maniobras especiales.**

Tener siempre en consideración que el niño presenta determinada patología a determinada edad; debido a esto, en el recién nacido debemos descartar displasia del desarrollo de la cadera; en la edad escolar, sinovitis y enfermedad de Perthes, y en la preadolescencia, la epifisiólisis de la cadera.

EVALUACIÓN DE LA MOVILIDAD

Sistemáticamente, debe realizarse en los tres planos:

- **Flexoextensión**

Evaluar la flexión pasiva.

Si se sospecha una contractura en flexión, realizar la maniobra de Thomas.

Si el niño presenta síndrome febril, manifestaciones sistémicas o alteración del estado general con una cadera en flexión debe descartarse infección articular, como, asimismo, patología abdominal (apendicitis y absceso del psoas).

- **Abducción-aducción**

 Siempre se debe inmovilizar con una mano la pelvis y, con la otra mano, movilizar el miembro inferior para evitar movimientos compensatorios.

—

El examen puede realizarse con los miembros en extensión o, en forma comparativa, flexionando caderas y rodillas a 90° (**fig. 21-1 A** y **B**).

La abducción está limitada en casi todas las patologías de la cadera.

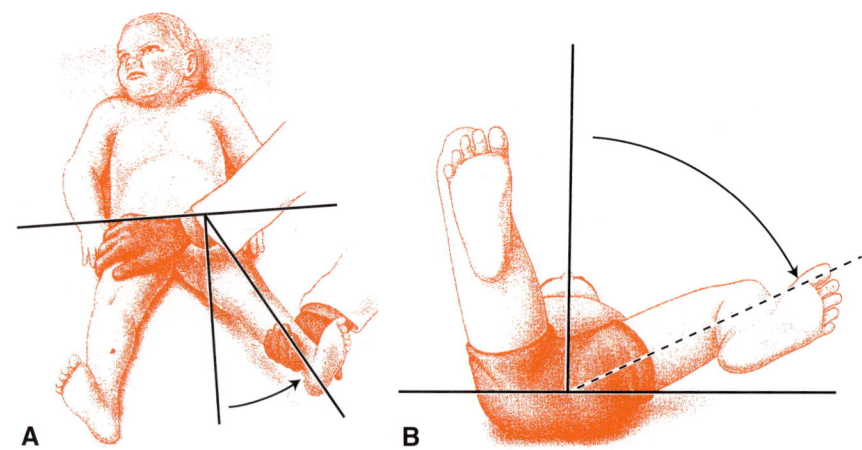

FIG. 21-1. A y **B.** El examen puede realizarse con los miembros en extensión o en forma comparativa, flexionando caderas y rodillas a 90°.

- **Rotación**

Creemos que el examen se facilita con el niño en decúbito prono.

El aumento de la rotación interna por anteversión femoral persistente, como el bloqueo de la rotación interna (típico de sinovitis, infección o Perthes), se observa muy fácilmente cuando se realiza esta maniobra en el decúbito prono (**fig. 21-2**).

Maniobras especiales

Son aquellas que permiten detectar signos que el examen físico habitual no revela; ellas son:

- En el recién nacido: maniobras de Barlow y Ortolani
- En los niños mayores: maniobra de Thomas, signo de la flexión extrarrotada, prueba de Trendelenburg.

Todo recién nacido debe ser examinado cuidadosamente para evaluar la estabilidad de sus caderas, ya que la displasia del desarrollo de estas nunca es evidente.

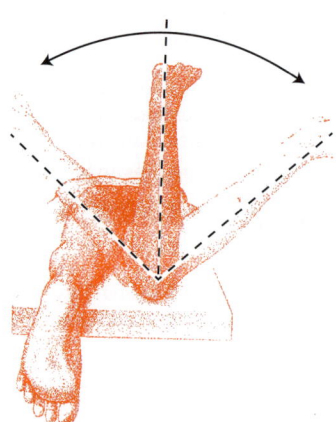

FIG. 21-2. El aumento de la rotación interna por anteversión femoral persistente, como bloqueo de la rotación interna (típico en sinovitis, infección o enfermedad de Perthes) se observan muy fácilmente cuando se realiza esta maniobra en el decúbito prono.

El niño debe estar desnudo, sobre una superficie firme, y las maniobras deben ser delicadas para no provocar defensas.

Primero se evalúa la cadera con movimientos suaves en todos los planos, a fin de detectar movilidad anormal.

A continuación, ambas caderas son flexionadas a 100° y el examinador toma muslo y pantorrilla, empuñando la rodilla. El pulgar en la cara interna del muslo y los restantes dedos sobre el trocánter mayor. Ambas caderas se empuñan simultáneamente, pero las maniobras deben ser efectuadas por separado.

Maniobra de Barlow

Con la cadera en 20° de aducción se aplica al mismo tiempo una suave presión hacia atrás y se evalúa si la cabeza femoral se desliza en forma parcial o completa del borde posterior del acetábulo. El deslizamiento completo se describe como maniobra de Barlow + (**fig. 21-3 A** y **B**).

Maniobra-signo de Ortolani

Desde los 20° de aducción, la cadera es abducida completamente al tiempo que se realiza suave tracción al cenit y presión con el tercer dedo sobre el trocánter mayor (intentando la reducción de la cadera).

Si la cadera está luxada, se reducirá con un chasquido audible y palpable. Este hallazgo se describe como maniobra de Ortolani + (**fig. 21-4 A** y **B**).

Luego del examen, la cadera puede ser:

- Normal.
- Luxable (maniobra de Barlow +).
- Luxada y reducible (maniobra de Ortolani +).

Es importante recordar que las poco frecuentes luxaciones embrionarias (teratológicas) no presentan estos signos. Por tal motivo, es fundamental el estudio ecográfico.

También se debe tener en cuenta que, en los niños mayores, los únicos signos que se presentan son la limitación de la abducción y el acortamiento aparente del fémur.

Maniobra de Thomas

Cuando el niño se encuentra en decúbito supino, la deformidad en flexión queda enmascarada por el aumento de la lordo-

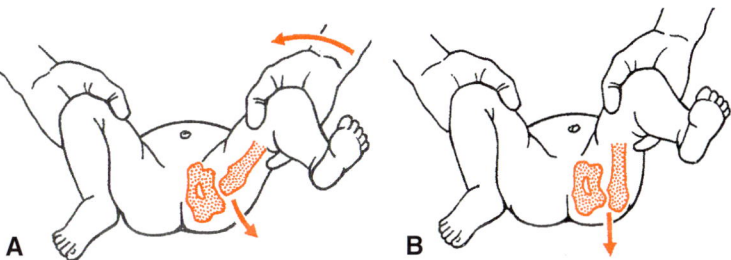

FIG. 21-3. A y **B.** Cadera en 20° de aducción; al mismo tiempo se aplica suave presión hacia atrás, investigando si la cabeza femoral se desliza en forma parcial o completa del borde posterior del acetábulo. Si el deslizamiento es completo, es Barlow.

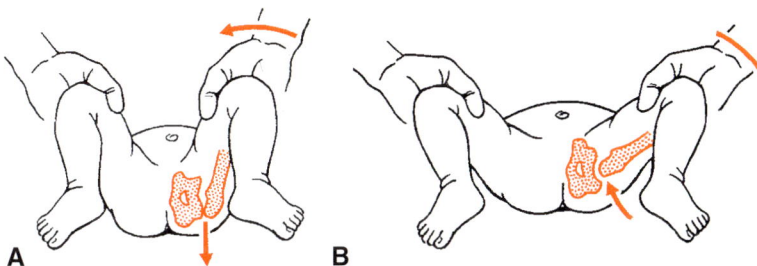

FIG. 21-4. A y **B.** Si la cadera está luxada, se reducirá con un chasquido audible y palpable. A esto se llama Ortolani +.

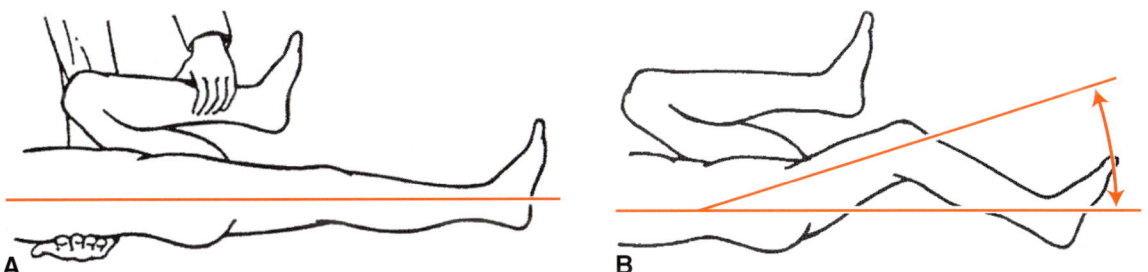

FIG. 21-5. A y **B.** Maniobra de Thomas. **A.** Normal. **B.** Patológica. Procesos inflamatorios agudos. Deformidades residuales.

sis lumbar. Al flexionar en forma pasiva y completa la cadera opuesta, se elimina la lordosis y se revela la verdadera deformidad en flexión.

Este signo se observa tanto en los procesos inflamatorios agudos como en las deformidades residuales (**fig. 21-5 A** y **B**).

Signo de la flexión extrarrotada

Al llevar la cadera en flexión, el muslo se coloca en rotación externa.

Si bien es fundamental en el diagnóstico temprano de epifisiólisis, también se observa cuando la cabeza femoral no es esférica, por ejemplo en las deformidades residuales de traumatismo, infección o Perthes (**fig. 21-6**)

Prueba de Trendelenburg

El médico se coloca a espaldas del niño. Se le pide que permanezca parado en una sola pierna. La pelvis debe permanecer equilibrada (esto se comprueba palpando ambas crestas ilíacas).

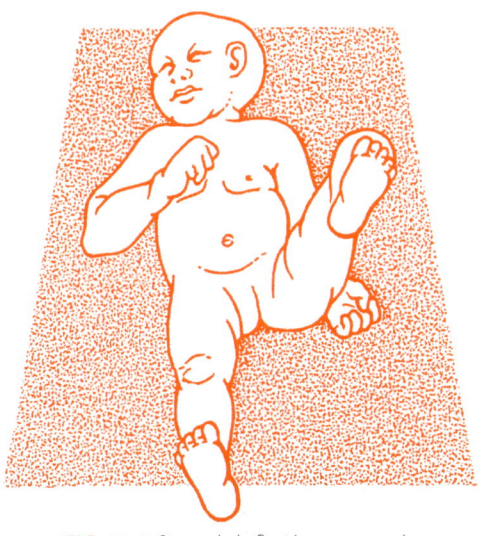

FIG. 21-6. Signo de la flexión extrarrotada.

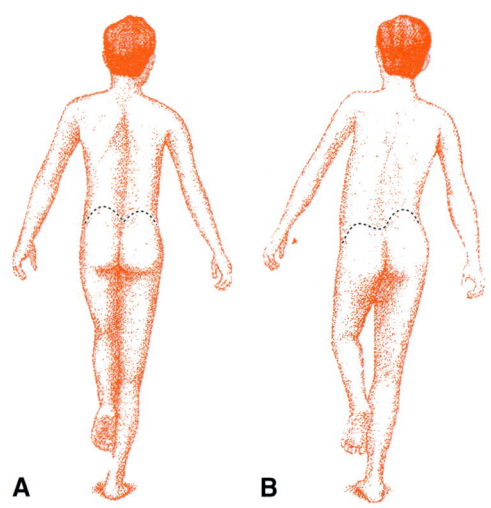

FIG. 21-7. A y **B.** Prueba de Trendelenburg. **A.** Normal. **B.** Prueba +.

Si la pelvis cae hacia el lado opuesto, se describe como prueba de Trendelenburg +.

Las causas que determinan una prueba de Trendelenburg + son varias:

- Alteración de la morfología o movilidad de esa cadera.
- Procesos inflamatorios.
- Desequilibrios musculares (glúteo medio, débil).
- Alteración neurológica central o periférica (**fig. 21-7 A** y **B**).

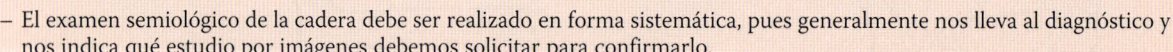

SÍNTESIS CONCEPTUAL

- El examen semiológico de la cadera debe ser realizado en forma sistemática, pues generalmente nos lleva al diagnóstico y nos indica qué estudio por imágenes debemos solicitar para confirmarlo.
- En el examen, tener en cuenta la edad del niño. Este presenta determinadas patologías a determinada edad, y sobre esa base debemos descartarlas.
- En el momento de la consulta, distinguir si estamos examinando a un niño normal que presenta únicamente dolor y claudicación o si, además, este niño presenta fiebre con alteración del estado general o patología sistémica.
- En todo recién nacido debe descartarse siempre la displasia del desarrollo de la cadera, fundamentalmente con la realización correcta de la maniobra-signo de Ortolani.

CADERA DISPLÁSICA O LUXACIÓN CONGÉNITA DE CADERA

SILVIA RECINIELLO Y MARIO LAMPRÓPULOS

INTRODUCCIÓN

Displasia de cadera es un término genérico que describe un espectro de anormalidades anatómicas de la cadera que pueden ser congénitas y desarrollarse libremente durante la infancia o la niñez. Este espectro engloba desde ligeros defectos como un acetábulo superficial hasta luxaciones teratológicas. Estas últimas aparecen desde el nacimiento e implican deformidades importantes tanto en el acetábulo como del fémur proximal.

 La luxación congénita de la cadera se define como la pérdida del contacto entre el componente acetabular y el componente femoral, producida en el útero, que puede presentar o adquirir diferentes grados.

—

Según sus características la luxación congénita de cadera se puede dividir en tres grupos:

- Congénita esencial o habitual.
- Patológica.
- Traumática.

LUXACIÓN CONGÉNITA ESENCIAL

Es la afección congénita más común y se produce en articulaciones que han tenido un desarrollo embriológico normal.

LUXACIÓN CONGÉNITA PATOLÓGICA

Integra un grupo de síndromes o enfermedades en los que la luxación es parte y en los que el pronóstico difiere. En este caso existen alteraciones permanentes en los elementos constituyentes de la cadera.

Entre los síndromes o enfermedades podemos encontrar la artrogrifosis; el mielomeningocele; las displasias óseas, infecciosas, neurológicas, etc.

LUXACIÓN CONGÉNITA TRAUMÁTICA

Son aquellas que se producen como consecuencia de traumatismos durante el parto manual o instrumental, o de movimientos de versión.

En este capítulo nos vamos a referir exclusivamente a la luxación congénita esencial.

La luxación congénita esencial es la de mayor incidencia y se produce cuando la articulación de la cadera ha finalizado el desarrollo embriológico de una cadera normal.

Desde el punto de vista embriológico, en el tercer mes de vida intrauterina, en un embrión de 10 semanas y media, los elementos constituyentes de la cadera (acetábulo, cabeza femoral y parte proximal del fémur) se separan y se constituye la articulación definitiva con todos sus componentes.

Durante la vida intrauterina y en el período fetal, por causas desconocidas se produce la separación de la cabeza femoral del acetábulo y se constituye una subluxación o luxación.

ETIOLOGÍA

 Se considera que la displasia de cadera es hereditaria con un patrón poligénico.

—

Existen factores maternos como los endocrinos por la entrada de estrógenos y progesterona materna en la circulación del feto, que suelen ser inactivados por el hígado de este. Tal inactivación no se produciría en determinadas condiciones y el hígado del feto produciría relaxina, una hormona causante de la laxitud capsular. El oligoamnios y el aumento de la tensión de las paredes del útero en las primíparas se encontrarían entre los factores maternos.

Entre los factores aportados por el feto sobresalen los mecánicos: la presentación podálica, los movimientos permanentes y los cambios de posición en especial en el segundo trimestre. Otro factor es la anteversión fisiológica que presenta el cuello del fémur en el feto, que llega a los 40º en el nacimiento y decrece a 12° en el adulto.

Por la falta de presión en las superficies articulares, se detiene el proceso de osificación endocondral del molde cartilaginoso articular. A esta detención se la denomina displasia.

Displasia es un término que engloba la alteración del desarrollo pero no de la forma. Es un proceso reversible al punto de que se reduce la luxación o subluxación en los primeros meses de vida, la osificación detenida se pone de nuevo en marcha al recibir el estímulo fisiológico y la articulación adquiere su característica normal.

DIAGNÓSTICO

Clínico

Son importantes los antecedentes familiares, del embarazo y del parto. Determinadas situaciones han de ser estudiadas con cuidado, como por ejemplo:

- Existencia de un pariente directo con antecedente de luxación.
- La presentación pelviana.
- El embarazo prolongado y las primíparas.
- La cesárea por desproporción feto-placentaria.

El pie talo valgo es una de las alteraciones que se asocian con luxación. Esta actitud postural se produce dentro del útero: el pie se encuentra en flexión máxima dorsal sobre la pierna, esta sobre el muslo y el muslo sobre la pelvis, lo que facilita el desplazamiento hacia posterior de la cabeza femoral.

En el examen físico debemos tener en cuenta los signos que se detallan a continuación:

- El **signo de Ortolani** es una maniobra diagnóstica no excluyente. Mediante un movimiento de abducción se palpa el resalto de entrada de la cabeza del fémur en el acetábulo, permitiendo completar el movimiento de flexoabducción. También se palpa el resalto de salida al volver a la posición de flexión pura.

  Este signo es evidente hasta los 4 o 5 meses del nacimiento; pasado ese período es reemplazado por una limitación franca de la flexoabducción.

- El **signo de Barlow** se basa en una maniobra dos tiempos. En el primero, se trata de realizar un movimiento hacia adelante para penetrar la cabeza en el acetábulo; si es posible hacerlo, se dice que el signo es positivo.

  Si manteniendo al paciente en decúbito dorsal con los muslos flexionados a 90°, se ejerce presión con el pulgar en la cara interna del muslo tratando de deslizar la cabeza fuera del cotilo por su parte posterior y esto se consigue, debe considerarse que la cadera es inestable o luxable.

- **Limitación de la flexoabducción:** importante para tener en cuenta más en varones.
- **Actitud en flexión del muslo sobre la pelvis, rotación externa del miembro y acortamiento aparente.**
- **Asimetría de pliegues:** es positiva en alteraciones unilaterales en pliegues paravulvares y glúteos.

Por imágenes

Ecografía

Es un método no radiante, que puede repetirse varias veces, con el que se pueden evaluar los elementos cartilaginosos de la cadera. No requiere sedar al paciente.

Permite evaluar al recién nacido y al lactante hasta el año de vida; a partir de entonces pierde valor ya que, por el proceso de maduración esquelética, pasa a depender de la capacidad del operador.

El estudio se realiza con el paciente en decúbito dorsal y con el miembro por examinar en flexión de 90°.

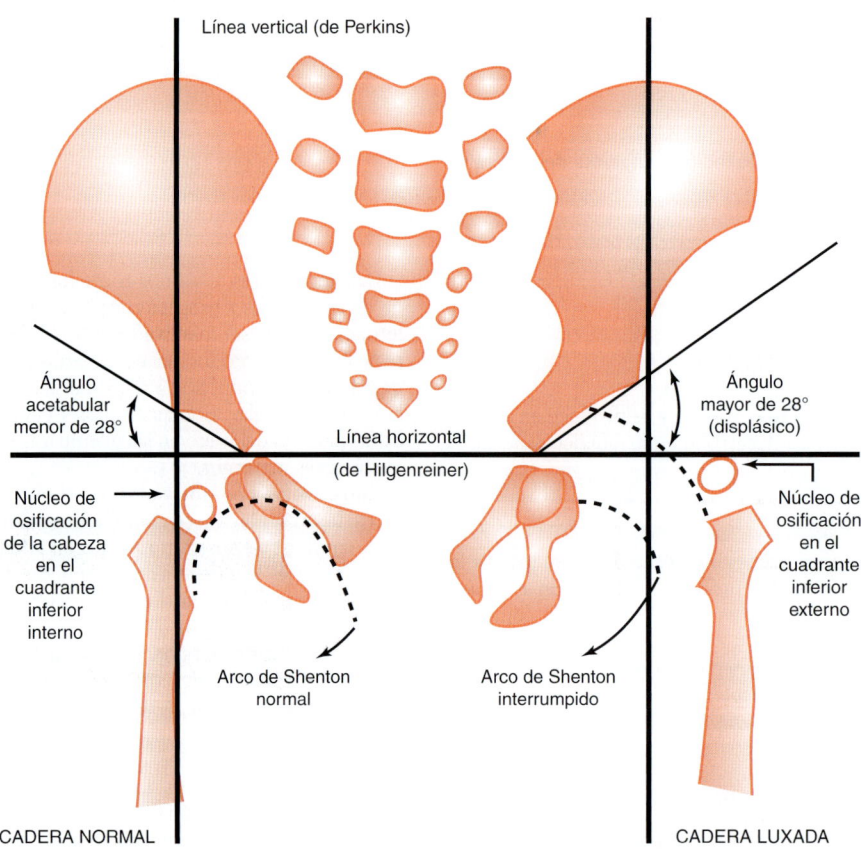

FIG. 22-1. Diferencias radiológicas entre la cadera normal de un niño y una cadera luxada.

Se realizan dos cortes:

- **Corte transversal en flexión**: se visualiza la metáfisis femoral y el centrado de la cabeza femoral en el acetábulo, y la relación de esta con el isquión. Permite estudiar la manera dinámica de la cadera.
- **Corte coronal en flexión**: permite visualizar la cabeza femoral, el lábrum (rodete), el ala ilíaca y el acetábulo, y además evalúa el centrado articular, el desarrollo acetabular adecuado y la cobertura cefálica.

Radiología

En 1928, Hilgenreiner y, en 1929, Putti describieron una tríada para el diagnóstico (**fig. 22-1**) compuesta por:

- Separación del extremo superior del fémur del cotilo.
- Inclinación del techo acetabular.
- Ausencia o picnosis del núcleo cefálico.

El techo acetabular oblicuo determina un nivel de osificación ya que, reducida la luxación, recomienza el proceso de osificación y el techo alcanza los niveles normales.

La radiografía debe realizarse de frente con fémures paralelos y rodillas al cenit.

- **Signo de Chiodin-Rivarola:** línea tangencial al reborde óseo del techo acetabular y otra al límite proximal del cuello femoral en sus dos puntos extremos.
  La falta de paralelismo entre ambas líneas o su divergencia son patognomónicas.

Cuando existe el núcleo de osificación:

- **Línea de Perkins:** línea tangente al borde superior del cotilo (**fig. 22-2**).

- **Línea de Hilgenreiner:** línea horizontal que pasa por el cartílago trirradiado.

El entrecruzamiento de estas líneas determina cuatro cuadrantes.

En una cadera normal, el núcleo de osificación debe ubicarse en el cuadrante inferointerno (Ombrédanne).

- **Arco de Shenton:** es una línea que comprende el borde inferior del pubis y del cuello femoral. Si la cadera está luxada, el arco se encuentra roto.

TRATAMIENTO

El objetivo del tratamiento es mantener la cadera concéntrica yalterar la historia natural de la displasia.

Durante los primeros 6 meses el tratamiento se implementa con el arnés de Pavlik. Se realiza una maniobra suave de reducción manteniendo la posición estable de flexión y abducción. El arnés es un dispositivo ortopédico que se coloca en el bebé, con caderas a 100° de flexión y leve abducción. La flexión debe permanecer libre (**fig. 22-3**).

El uso del arnés permanecerá las 24 horas, hasta que la cadera se encuentre centrada.

Cuando el paciente presenta una marcada contractura de los músculos aductores, se realiza una tenotomía de los aductores y del recto interno y se lo inmoviliza con yeso pelvipédico.

Desde los 18 meses hasta los 3 años de edad, el tratamiento es quirúrgico: se realiza la reducción quirúrgica acompañada de osteotomía pélvica u osteotomías sobre el hueso ilíaco.

En pacientes mayores de 3 años se realiza reducción quirúrgica: osteotomía de pelvis y de fémur.

 Es fundamental el diagnóstico precoz para el éxito del tratamiento; por eso es muy importante que tanto el pediatra como el traumatólogo evalúen al niño desde su nacimiento.
—

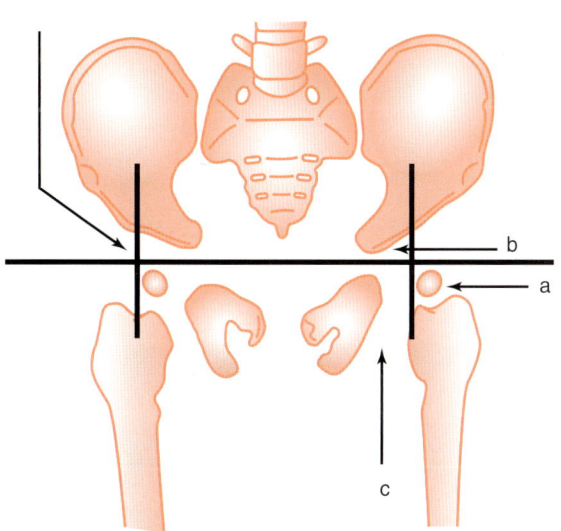

FIG. 22-2. Triada radiológica de Putti y cuadrantes de Ombrédanne.

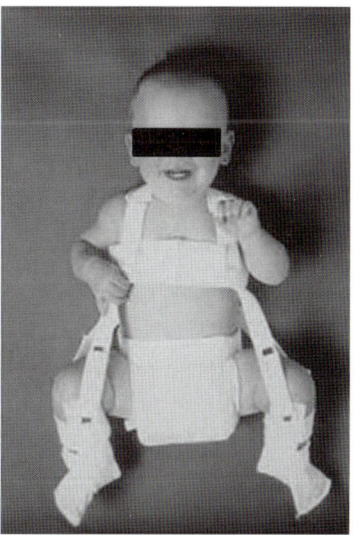

FIG. 22-3. Arnés de Pavlik. (Véase esta figura en **Láminas en color**).

SÍNTESIS CONCEPTUAL

- La luxación congénita de cadera se define como la falta de contacto entre el componente acetabular y el componente femoral.
- Es importante conocer los antecedentes familiares, del embarazo y del parto.
- En todo paciente recién nacido es fundamental el examen clínico exhaustivo. Deben tenerse en cuenta el signo de Ortolani y el signo de Barlow y, ya más grande, si presenta limitación en la flexoaducción de caderas, actitud en flexión de muslo sobre la pelvis, rotación externa del miembro y acortamiento aparente, como también asimetría de pliegues paravulvares y glúteos.
- Solicitar una ecografía en el recién nacido hasta los 6 meses y, pasado ese período, una radiografía de ambas caderas de frente con rodillas al cenit.
- El tratamiento tiene como objetivo mantener la cadera concéntrica y anatómica, por lo cual es necesario detectar el problema en forma temprana para evitar complicaciones.

CAPÍTULO

23

ENFERMEDAD DE PERTHES

ROBERTO M. CERUTI Y SEBASTIÁN A. TRONCONI

INTRODUCCIÓN

La enfermedad de Legg-Calvé-Perthes-Waldenström fue descrita en la literatura, en 1910, en forma separada por estos autores. Ya en 1909, Legg presentó caderas con deformaciones particulares a las que atribuyó una causa traumática, pero fue Perthes quien describió la base histológica del trastorno en 1910.

Consiste en la necrosis avascular de la cabeza del fémur, pero no se ha podido demostrar fehacientemente cuál es la causa de la obstrucción vascular; por lo tanto, su etiología continúa siendo motivo de controversia.

Algunos factores genéticos y constitucionales han sido considerados como causales de trastornos vasculares embólicos, traumáticos, infecciosos, metabólicos, etcétera.

Los estudios vasculares de Trueta en 1957 fueron trascendentes al demostrar la obstrucción de la arteria circunfleja posterior y la necrosis avascular que ocasiona.

Sundt introdujo el concepto de niño susceptible y Waldenström, la primera clasificación radiológica.

 Es una enfermedad autolimitada con tendencia espontánea a la curación y en la cual el tratamiento médico tiene como único objetivo la disminución de las secuelas que pueda ocasionar.

Estadísticamente, ocurre en 1 cada 1500 niños y es más frecuente en varones (6:1). Afecta a niños entre los 3 y los 13 años, con un pico máximo de incidencia entre los 6 y 8 años.

En el 15% de los casos es bilateral sucesiva, es decir que puede afectar ambas caderas en un período de 6 a 12 meses aproximadamente entre una y otra. Se reconoce historia familiar en el 1,6 al 20% de los casos.

CLÍNICA

 La sintomatología característica de esta patología consiste en dolor y claudicación en la marcha.

Se presenta, en general, en varones movedizos (relacionados con el trastorno de déficit de atención e hiperactividad), que comienzan con dolor de cadera y más frecuentemente en muslo y rodilla. Siempre que un niño de esta edad se queje de gonalgia, pensar en patología de caderas.

Se observa claudicación de la marcha de origen antálgico, con espasmo muscular de los músculos aductores y psoas ilíaco en el período agudo. Al examen clínico se observa limitación de la movilidad con limitación en la flexión de la cadera y especialmente de la abducción y rotación interna de esta (signo de Trendelenburg +).

El diagnóstico diferencial debe hacerse con la sinovitis transitoria en primera instancia. Esta patología de aparente causa viral es muy frecuente en los niños y tiene una evolución espontánea entre los 10 y 15 días con radiología negativa.

Además debe descartarse patología infecciosa como la artritis bacteriana, la coxalgia, o los problemas tumorales.

 El método diagnóstico de primera línea consiste en el par radiológico de frente y con incidencia de Lowenstein.

Este último es fundamental ya que comúnmente se ven las lesiones características en forma temprana.

La radiología tiene un período negativo que dura aproximadamente de 15 a 30 días y en el cual es muy útil la gammagrafía con tecnecio-99 (^{99}Tc) y magnificación PfUHole.

Cuando un niño presenta sintomatología característica con radiología negativa, que persiste durante dos semanas a pesar del reposo y los antiinflamatorios no esteroides (AINE), está indicado realizar una gammagrafía de esa cadera.

La resonancia magnética (RM) se presenta como un buen método de diagnóstico precoz y es el principal foco de estudio para comprender la patogénesis de la enfermedad.

 Siguiendo los parámetros radiológicos, Anthony Catteral dividió la evolución de esta patología en cuatro períodos, a saber: necrosis, fragmentación, reosificación y secuelas.

Período de necrosis

En el período de necrosis o inicial se puede observar (**fig. 23-1**):

– Desplazamiento lateral de la cabeza del fémur.
– Fractura subcondral (30% de los casos).

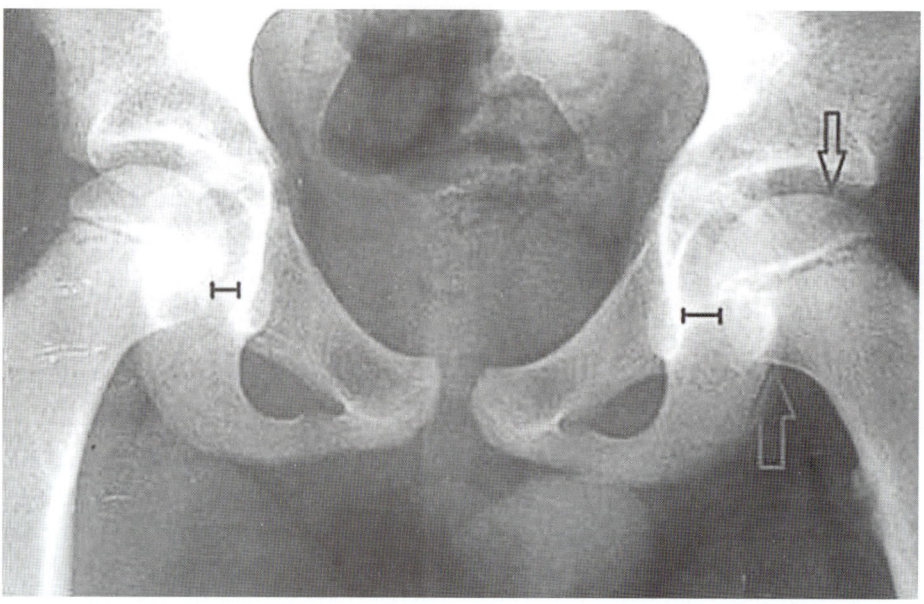

FIG. 23-1. Signos radiológicos tempranos.

– Aumento de la densidad ósea de la epífisis.
– Núcleo cefálico de menor altura (50% de los casos).
– Signo de Waldenström (aumento del espacio articular).

Estos signos radiológicos son la evidencia del proceso de muerte celular ocasionado por la necrosis.

Período de fragmentación

En este período se observan (**fig. 23-2**):

– Fragmentación del núcleo cefálico.
– Quistes metafisarios (zonas osteopénicas).
– Deformación de la cabeza femoral.
– Aplanamiento del acetábulo.

– Radiolucencia subcondral (cuanto más extensa, peor es el pronóstico).

El período de fragmentación representa el comienzo de la corrección espontánea ya que son los brotes conjuntivo-vasculares los que invaden la cabeza necrótica y comienzan a eliminar los tejidos necróticos.

Período de reosificación

En el período de reosificación se observa cómo la cabeza vuelve a calcificarse comenzando comúnmente por los lados hasta cubrir toda la superficie cefálica (**fig. 23-3**).

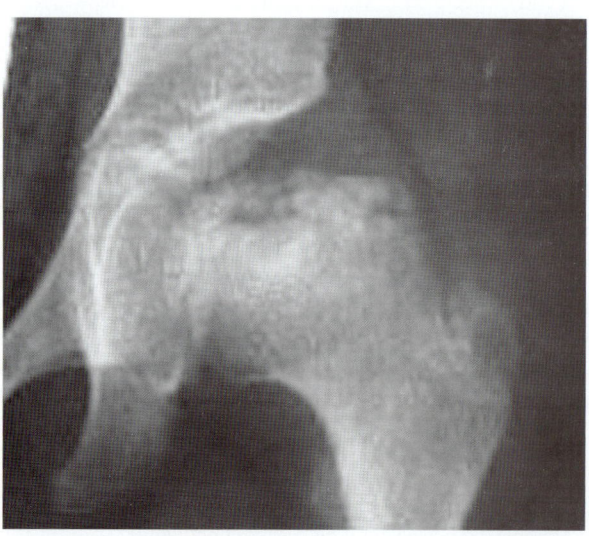

FIG. 23-2. Fragmentación ósea.

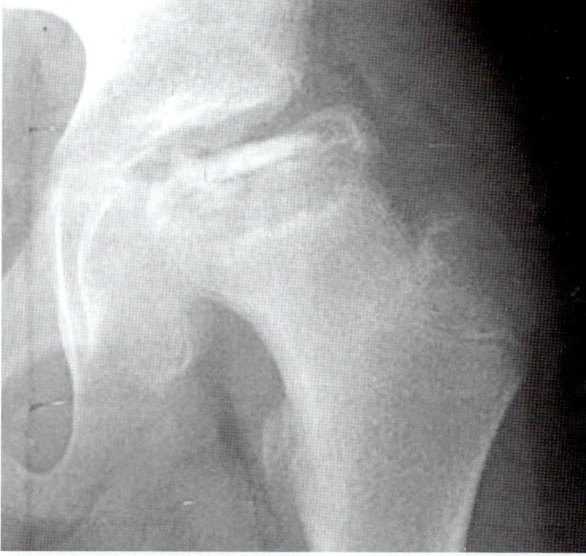

FIG. 23-3. Reosificación cefálica.

En ocasiones, la reosificación puede efectuarse a través del cartílago fisario ocasionando alteraciones del crecimiento remanente del cuello femoral.

Período de secuelas

Finalmente se observan las cuatro patentes clásicas que ocasiona esta patología:

- *Coxa magna* (**fig. 23-4**).
- *Coxa irregularis.*
- *Coxa brevis vara.*
- Osteocondritis disecante.

Estas son las complicaciones más comunes que deja esta patología y que son objeto de diferentes tratamientos quirúrgicos para solucionar o disminuir sus consecuencias futuras en la aparición temprana de la artrosis de cadera.

CLASIFICACIÓN

De acuerdo con la magnitud de la necrosis cefálica, Catterall clasificó esta patología en cuatro tipos (**fig. 23-5**):

- Tipo I: < 25%.
- Tipo II: < 50%.
- Tipo III: > 50%.
- Tipo IV: total.

FACTORES PRONÓSTICOS

Los dos factores pronósticos más importantes son la deformidad cefálica, que lleva a la incongruencia articular, y la edad de inicio mayor de 9 años.

También cuentan el cierre fisario prematuro, la enfermedad prolongada, el tipo de tratamiento y la etapa de la enfermedad al comienzo de este.

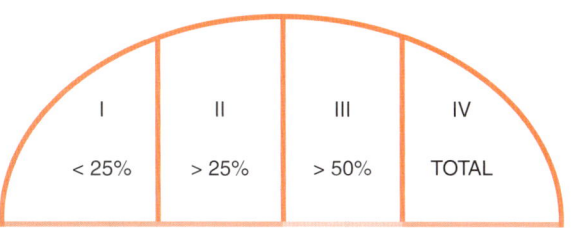

FIG. 23-5. Clasificación de Catteral. **I.** Menos del 25% de lesión epifisaria. **II.** Más del 25% de lesión epifisaria. **III.** Más del 50% de lesión epifisaria. **IV.** 100% de lesión epifisaria.

TRATAMIENTO

El 60% no requiere tratamiento; de requerirlo, este tiene dos objetivos: eliminar la sintomatología y disminuir las secuelas.

Para eliminar la sintomatología dolorosa y la contractura muscular debe utilizarse la tracción de partes blandas, que obliga al niño a un reposo absoluto y elonga los músculos.

Pueden agregarse AINE y tratamiento kinésico para recuperar movilidad articular.

Desaparecido el dolor, el tratamiento se dirige a obtener un rango completo de movilidad y cobertura cefálica que permita que la reosificación espontánea se efectúe en la forma más esférica posible.

En pacientes de menos de 6 años con una lesión menor del 50% solamente se realiza kinesioterapia para mantener la movilidad y el control expectante a fin de ver la evolución del caso.

En niños mayores de 6 años con tipos III y IV se busca una cobertura cefálica, la que puede obtenerse por medios quirúrgicos.

Como método ortopédico se utilizaba la férula de Atlanta (**fig. 23-6**), que produce abducción de los muslos y centra la cabeza femoral, pero ha caído en desuso.

Como método quirúrgico pueden utilizarse osteotomías acetabulares u osteotomías femorales varizantes.

Osteotomías acetabulares

- **Totales:**
  - de Chiari (**fig. 23-7**).
  - de Kalamchi (**fig. 23-8**).

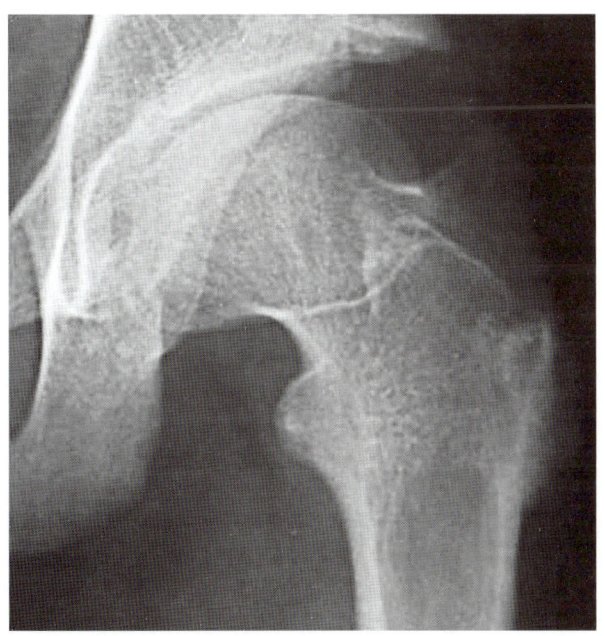

FIG. 23-4. Coxa magna.

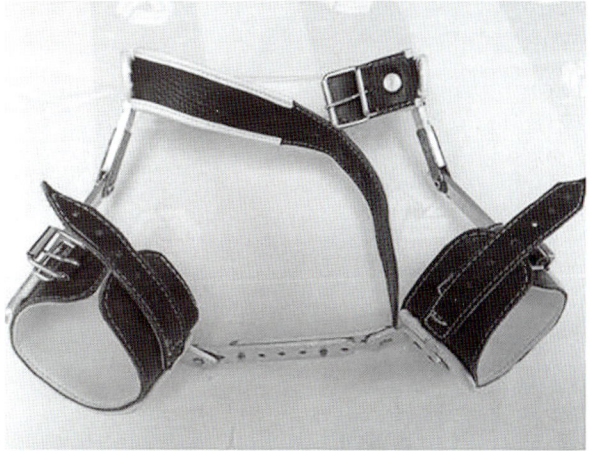

FIG. 23-6. Férula de Atlanta.

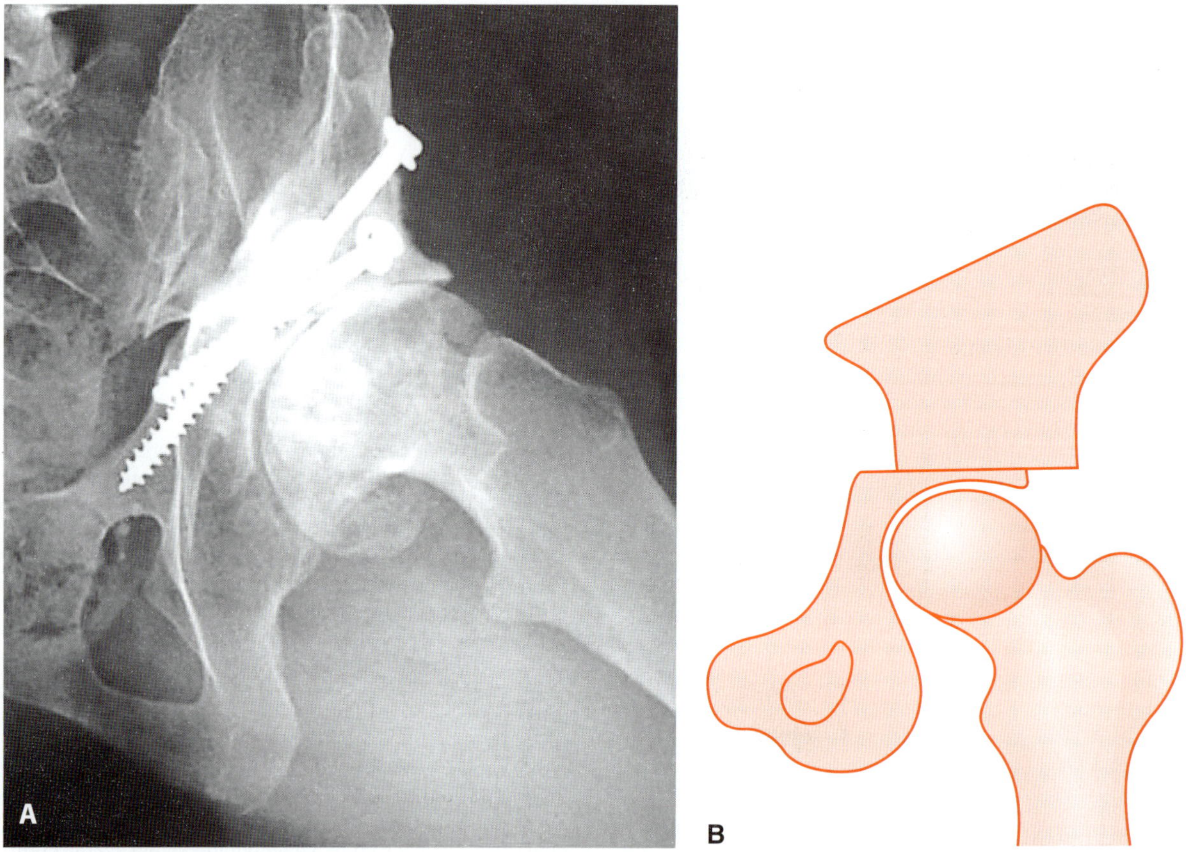

FIG. 23-7. Osteotomía acetabular total de Chiari. **A.** Radiografía posoperatoria. **B.** Esquema de la cirugía de Chiari.

- **Parciales:**
  de tipo *shelf* (**fig. 23-9**).
  de Dega.

Osteotomías femorales

- Valguizantes (**fig. 23-10**).
- Resectivas.

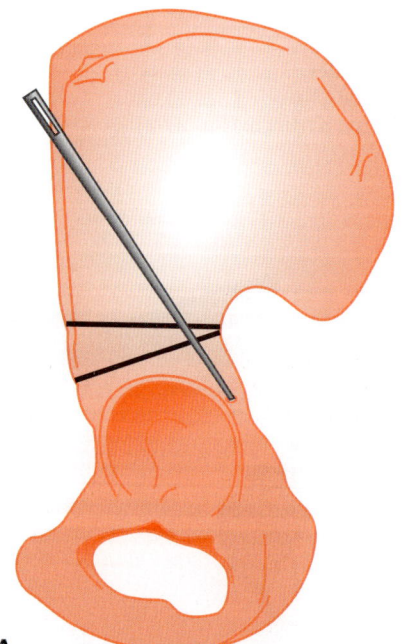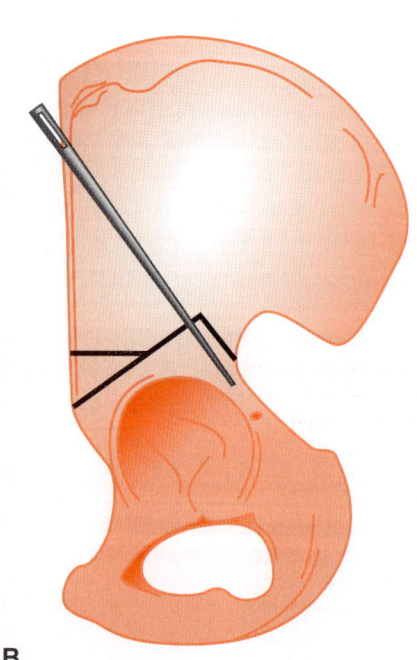

FIG. 23-8. Osteotomía acetabular total de Kalamchi.

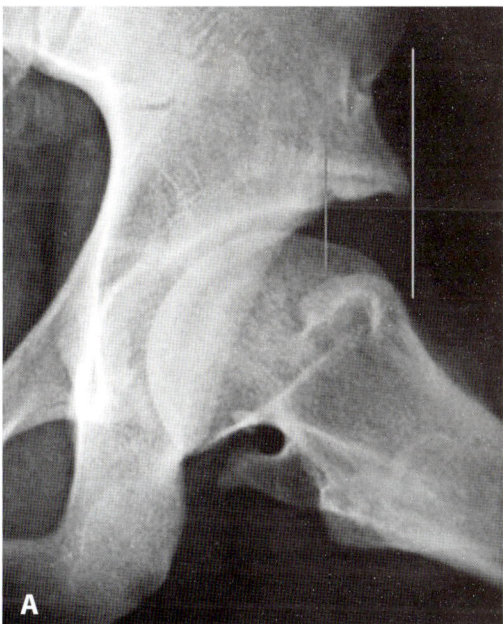 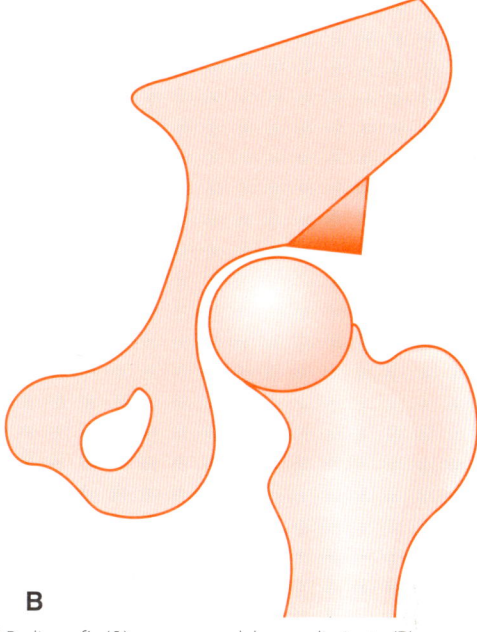

FIG. 23-9. Osteotomía acetabular parcial de tipo *shelf*. Radiografía (**A**) y esquema del procedimiento (**B**).

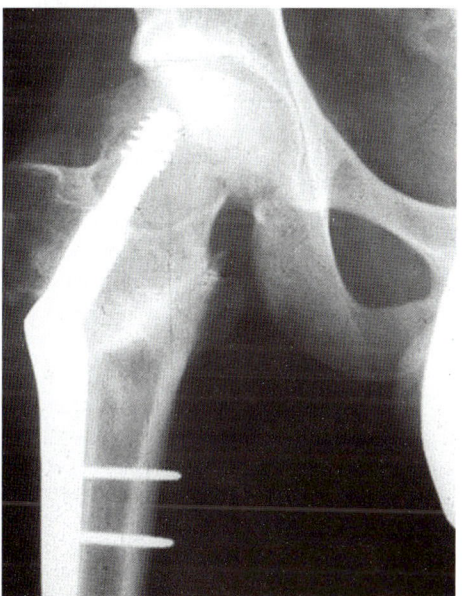

FIG. 23-10. Osteotomía valguizante de Bombelli.

SÍNTESIS CONCEPTUAL

– La enfermedad de Perthes consiste en la necrosis avascular de la cabeza femoral.
– Afecta a niños entre los 3 y los 13 años. En el 15% de los casos es bilateral sucesiva.
– Es una enfermedad con tendencia espontánea a la curación, en la cual el tratamiento médico tiene como único objetivo la disminución de las secuelas.
– La sintomatología característica consiste en dolor en cadera o rodilla y claudicación en la marcha.
– El diagnóstico diferencial se plantea con la sinovitis transitoria de cadera, en primer lugar. Además, hay que descartar patologías como la artritis bacteriana, la coxalgia (artritis TBC) o los tumores.
– El método diagnóstico de primera línea es el par radiográfico con incidencias de frente y en posición de Lowenstein. Eventualmente, la gammagrafía y, con poca frecuencia, la RM.
– Evoluciona en cuatro períodos, siguiendo parámetros radiológicos: necrosis, fragmentación, reosificación y secuelar.
– Entre los factores pronósticos relevantes: deformidad cefálica (incongruencia articular) y edad de inicio mayor de 9 años.
– El 60% de los casos no requiere tratamiento. De requerirlo, este tiene dos objetivos: eliminar la sintomatología y disminuir las secuelas.

EPIFISIÓLISIS DE CADERA

MARCOS A. FUENTES NUCAMENDI Y RAÚL FRÍAS AUSTRIA

INTRODUCCIÓN Y DEFINICIÓN

La epifisiólisis de cadera (EC), también conocida como deslizamiento epifisario capital femoral (DECF), continúa siendo el problema que con mayor frecuencia causa dolor en las caderas y claudicación en la marcha durante la adolescencia; en el 5 al 10% de los casos se presenta en forma aguda y en el resto, en forma lenta.

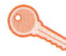 La epifisiólisis de cadera es el cambio de relación espacial entre la epífisis femoral y el cuello femoral. El cuello del fémur se desplaza en sentido anterior y cefálico, mientras que la epífisis lo hace en sentido posterior y caudal.

—

Es consecuencia de alteraciones histológicas y metabólicas en la placa de crecimiento, de origen multifactorial, que se manifiestan al inicio como un ensanchamiento de la zona hipertrófica de la fisis de crecimiento, con osificación endocondral inadecuada o pobre, que forma hueso inmaduro. Este, al progresar de manera aguda, o lenta, en un sitio que soporta el peso corporal finalizará en un deslizamiento de la epífisis, llamada epifisiolistesis proximal de fémur.

El deslizamiento anterior de la cabeza femoral es infrecuente, pero un traumatismo agudo lo puede causar.

SINÓNIMOS

Epifisiólisis de cadera es el nombre con que comúnmente la podemos encontrar en la literatura en idioma español, pero también podemos encontrarla como deslizamiento epifisario femoral proximal o capital femoral (literatura anglosajona). Otros nombres muy utilizados son deslizamiento de cadera, trastornos de cadera del adolescente y desplazamiento de cabeza femoral.

ETIOLOGÍA

Las principales teorías referentes a la etiología de este padecimiento son: crecimiento rápido y sobrepeso (alrededor del percentil 90); se tienen en cuenta alteraciones endocrinas como hipogonadismo, hipotiroidismo, y síndrome de Pickwick, así como alteraciones metabólicas como osteodistrofia renal.

La herencia solo explica del 5 al 7% de los casos.

La EC tiene una incidencia del 0,7 al 10/100 000 habitantes. Su relación por sexo es de 2 a 5 casos del sexo masculino por 1 del femenino. La edad de presentación varía entre los 10 y los 16 años de edad. En niñas aparece tempranamente (entre los 10 y 14 años). Predomina la afectación de la cadera izquierda y, según distintas estadísticas, la bilateralidad es del 20 al 40%. Al iniciarse la afección, la cadera contralateral tiene un riesgo del 20 al 80% de deslizarse.

FISIOPATOLOGÍA

Existen varias causas que facilitan el deslizamiento de la epífisis femoral proximal:

- Hay una maduración anormal del cartílago de crecimiento que se manifiesta en mayor altura de la fisis.
- La osificación endocondral es deficiente, acumula proteoglucanos y glucoproteínas sobre las fibras de colágeno.
- Los anillos pericondrales son inestables.
- El cambio de orientación de la fisis de crecimiento de la cabeza femoral de horizontal a oblicua, durante el crecimiento rápido de la preadolescencia y adolescencia, la hace débil a la carga compresiva de la bipedestación.
- Los cambios en el cartílago de crecimiento son impulsados por las adaptaciones endocrinas de las hormonas sexuales y de crecimiento de la adolescencia.

Se desarrolla una inflamación del tejido sinovial articular que desorganiza las fibras de colágeno, acumulando proteoglucanos y glucoproteínas dentro de la placa de crecimiento.

La placa de crecimiento en este momento es inusualmente alta, con la zona de hipertrofia expandida, la cual normalmente constituye del 15 al 30% de la placa, y se encuentra aumentada al 80% de la longitud de la físis de crecimiento, con una osificación endocondral defectuosa y el periostio del cuello femoral, debilitado.

En esta zona hipertrófica ampliada ocurre una fractura por las fuerzas cizallantes del peso corporal sobre la cabeza femoral, que se manifiesta como deslizamiento de la fisis, semejante a una fractura del tipo I de Salter y Harris.

El deslizamiento elonga los vasos sanguíneos retinaculares posterosuperiores causándoles obstrucción mecánica y necrosis avascular de la cabeza femoral. También puede producirse condrólisis, por el problema mecánico mismo o por manipulaciones del tratamiento.

CUADRO CLÍNICO

La EC se clasifica en aguda cuando tiene menos de 3 semanas de evolución y crónica cuando sobrepasa ese tiempo.

El cuadro agudo es infrecuente y tiene el antecedente de un traumatismo reciente en la cadera. Presentará todos rasgos de una fractura, como dolor en la cadera afectada o en la cara interna de muslo y rodilla, imposibilidad para mover la pierna, apoyarla y caminar.

 El paciente con EC aguda debe ser tratado como una urgencia.
—

En la presentación crónica, el cuadro clínico dependerá del grado de deslizamiento.

Hay una fase inicial prodrómica de tres semanas, en la cual hay disminución de la movilidad, dolor en cadera o en la cara interna del muslo y rodilla, acortamiento de la extremidad inferior afectada poco notable y una marcha claudicante detectable solo por el examinador experimentado.

Pasada la fase prodrómica, el paciente puede presentar una exacerbación del dolor. El dolor no cambia de ubicación ni se irradia, aumenta con la marcha, disminuye con el reposo y algunas veces imposibilita la carga de peso de la bipedestación o marcha.

La marcha claudicante es causada por el dolor y por el acortamiento del miembro pélvico afectado, que llegar a ser de 1 a 2 centímetros.

El miembro inferior afectado se halla en actitud de rotación externa, con la rotación interna disminuida o abolida; la flexión y la abducción están limitadas y el signo de Trendelenburg es positivo (**figs. 24-1**, **24-2** y **24-3**).

Los deslizamientos leves tienen un rango de movilidad más amplio y el dolor puede ser mínimo; se conserva la flexión de cadera.

RADIOLOGÍA

Tanto para el diagnóstico de la epifisiólisis de cadera como para su clasificación y, estimación del pronóstico se requieren

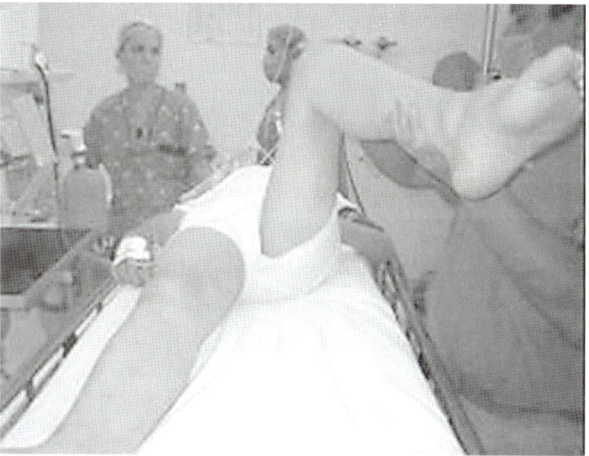

FIG. 24-2. Limitación de la rotación interna de la cadera.

proyecciones básicas: radiografía anteroposterior de pelvis con caderas en posición neutra, radiografía de pelvis con las piernas en abducción y rotación interna de 45° (placa de centraje de caderas), radiografía de pelvis con las piernas en abducción y rotación externa de 45°. Mediante estas imágenes radiográficas valoraremos la esfericidad completa de la cabeza femoral y el deslizamiento de la epífisis de la cabeza femoral.

Algunos prefieren valorar las placas en la proyección de Lowenstein o en rana, pero siempre deberá contarse con una proyección lateral para documentar y cuantificar el deslizamiento (**fig. 24-4**).

 Radiográficamente, el deslizamiento epifisario femoral se clasifica en 4 grados, sobre la base del porcentaje de distancia que haya alcanzado la epífisis femoral en su desplazamiento, como fue informado por Marano:

- Grado I: predeslizamiento.
- Grado II: deslizamiento de 0 al 33%.
- Grado III: deslizamiento de 34 al 50%.
- Grado IV: deslizamiento mayor del 50%.

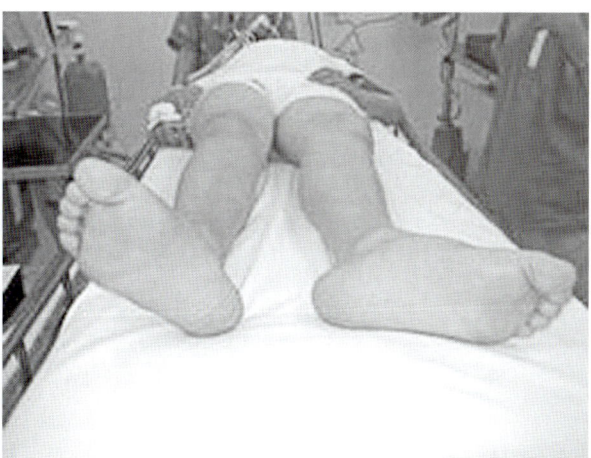

FIG. 24-1. Rotación externa del miembro.

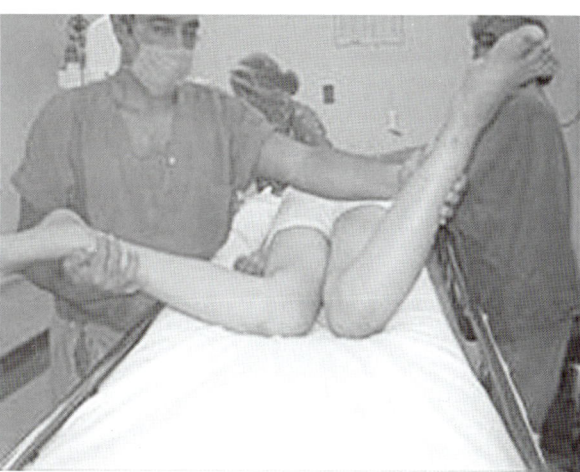

FIG. 24-3. Limitación de la rotación interna de la cadera.

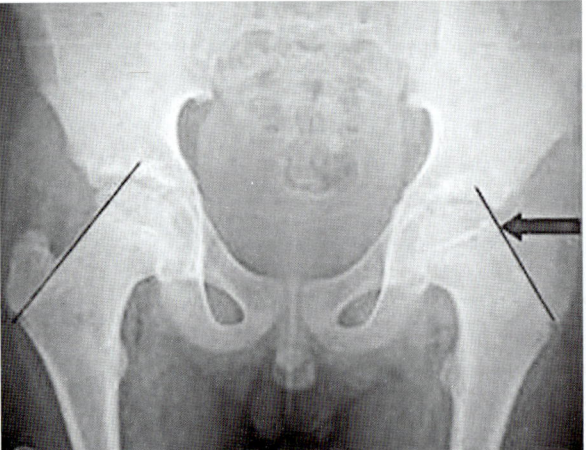

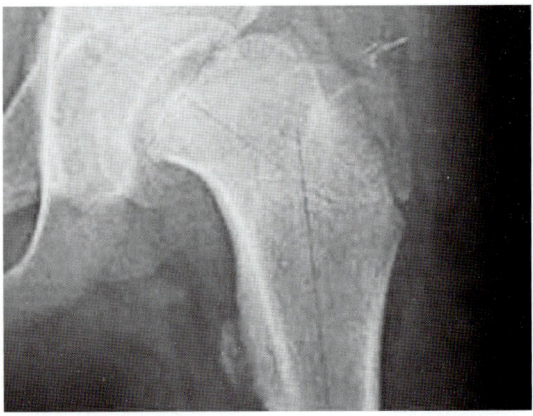

FIG. 24-5. Deslizamiento fisario grado I y signo de Steel.

FIG. 24-4. Radiografía anteroposterior de la pelvis con predeslizamiento de la cadera izquierda, síndrome de Trethowan.

En el predeslizamiento no existe ningún dato de desplazamiento de la epífisis, tampoco ensanchamiento de la metáfisis proximal; la fisis es larga e irregular.

En el deslizamiento de Grado I se busca el signo de Trethowan, en el cual una línea que sigue el borde superior radiográfico del cuello femoral no atraviesa la cabeza femoral (véase **fig. 24-4**). En el signo de blancura de Steel hay aumento de la densidad metafisaria en el cuello en la zona medial por superposición con la epífisis (**fig. 24-5**).

En casos crónicos hay presencia de una giba en el borde anterosuperior del cuello femoral.

TRATAMIENTO

En la fase aguda, que presenta sintomatología dolorosa, se indica reposo, se coloca tracción cutánea, y analgésicos de preferencia del tipo antiinflamatorios no esteroides para disminuir la inflamación y el dolor. Posteriormente se pueden indicar algunas maniobras suaves y gentiles que intenten la reducción cerrada del desplazamiento metafisario, y fijación con clavos de Knowles o tornillos canulados, ambos percutáneos, con foco cerrado y bajo control fluoroscópico. Debemos recordar que el porcentaje de necrosis avascular de la cabeza femoral por manipulación gentil en el período agudo, dentro de las primeras 24 horas es del 7%, y se convierte en 20% cuando se realiza después 24 horas.

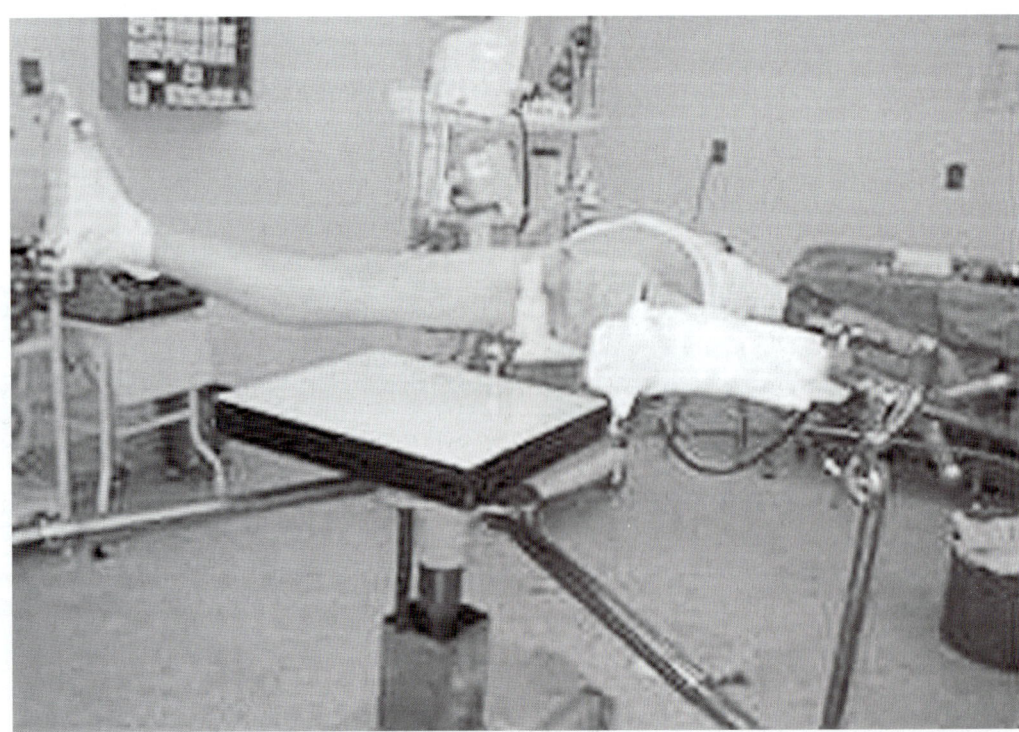

FIG. 24-6. Maniobra de reducción.

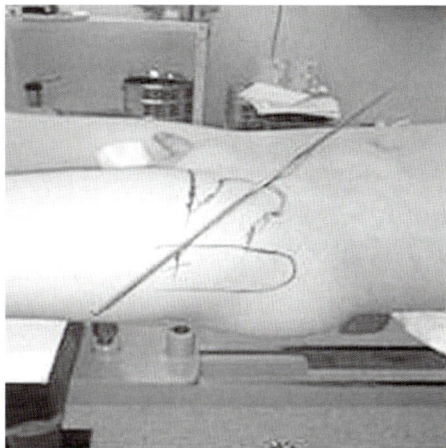

FIG. 24-7. Planeamiento de la fijación.

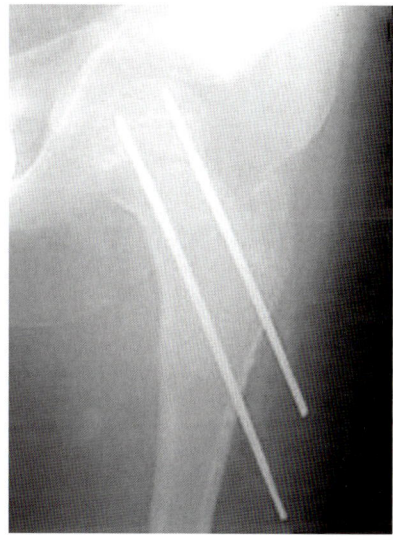

FIG. 24-8. Reducción y fijación con clavos de Knowles.

El tratamiento conservador realizando manipulación y después colocación de yeso pelvipédico siempre ha tenido altos índices de necrosis avascular y redeslizamiento de la cabeza femoral.

En el paciente con una presentación crónica, sin datos de cierre de la fisis de crecimiento, debe realizarse un intento de manipulación cerrada gentil y suave, bajo anestesia general, intentando su reducción en una mesa de fracturas, y fijar la metáfisis con clavos de Knowles o tornillos canulados. Los índices de necrosis avascular por manipulación gentil no son mayores que los obtenidos sin realizarla, y se logra disminuir la compresión mecánica y la elongación de los vasos sanguíneos que los estrecha y obstruye, lo cual previene el daño vascular. En general, se informa necrosis avascular en el 20 al 30% de los casos de deslizamiento epifisario femoral (**figs. 24-6**, **24-7** y **24-8**).*

La reducción de la listesis femoral permite también congruencia articular, colocando sus componentes concéntricos, lo que evitará la artrosis de la cadera afectada.

En caso de que existiera alguna duda en el diagnóstico en la fase aguda o presencia de necrosis avascular se indicará realizar una gammagrafía en fase ósea, con tecnecio.

---

*Es por ello que algunos autores hoy en día se inclinan por la fijación *in situ*, aceptando algún grado de desplazamiento.

DIAGNÓSTICO DIFERENCIAL

El diagnóstico diferencial debe realizarse con enfermedad de Legg-Calvé-Perthes, sinovitis reactiva, artritis séptica, osteítis púbica, dolores de crecimiento y fractura de cadera.

COMPLICACIONES

Las complicaciones más importantes son la necrosis avascular de la cabeza femoral por compresión o ruptura de los vasos que dan nutrición a la cabeza femoral, la condrólisis acetabular secundaria a penetración articular del material de fijación y la artrosis secundaria de la cadera causada por la incongruencia articular.

PRONÓSTICO

El pronóstico dependerá del grado de deslizamiento, el tiempo de evolución, del tratamiento aplicado y de la presencia o no de complicaciones, pero siempre será incierto para la función de la articulación (posibilidad de artrosis secundaria) aunque no implicará un riesgo de muerte.

SÍNTESIS CONCEPTUAL

- La epifisiólisis de cadera es la causa más común de dolor en esa articulación y de claudicación en la marcha durante la adolescencia.
- Su presentación es aguda en el 5 al 10% de los casos y lenta en el resto.
- Producido el padecimiento, la cadera contralateral tiene alto riesgo de reproducir la patología.
- **Cuadro agudo:** menos de 3 semanas de evolución, usualmente asociado a traumatismo. Reproduce los síntomas de una fractura de cadera.
- **Cuadro crónico:** dolor a nivel coxofemoral o de muslo, de intensidad variable, y claudicación en la marcha. Actitud del miembro inferior en rotación externa. Signo de Trendelenburg positivo.
- La radiología convencional en posición anteroposterior y otras complementarias son suficientes para confirmar diagnóstico y grado de desplazamiento cefálico.
- Tratamiento:
  Lesión aguda: manipulación gentil y fijación con clavos de Knowles o tornillos canulados.
  Crónica: si la fisis aún se halla abierta, pueden intentarse la reducción manual y la fijación. En estos casos, algunos autores prefieren la fijación *in situ*.
- La complicación que puede ensombrecer el pronóstico de la cirugía es la necrosis avascular de la cabeza femoral.

INTRODUCCIÓN

La gonartrosis es la principal causa de dolor en la rodilla después de la cuarta década de la vida y se caracteriza por el desgaste del cartílago articular.

Según la Organización Mundial de la Salud (OMS), "La artrosis es la resultante de los fenómenos mecánicos y biológicos que desestabilizan el equilibrio entre la síntesis y la degradación del cartílago y el hueso subcondral. Este desequilibrio puede iniciarse por múltiples factores: genéticos, de desarrollo, metabólicos y traumáticos".

La artrosis afecta todos los tejidos de la articulación de la rodilla y se manifiesta a través de modificaciones morfológicas, bioquímicas, moleculares y biomecánicas de las células y de la matriz cartilaginosa, que producen reblandecimiento, formación de fisuras, úlceras y pérdida del cartílago articular, asociados a una esclerosis del hueso subcondral con formación de osteofitos, quistes subcondrales y pérdida del espacio articular. Cuando la artrosis se hace sintomática, el paciente refiere dolor, rigidez articular discreta y eventual derrame de líquido articular con grados variables de inflamación local.

SINONIMIA

Gonartrosis, enfermedad degenerativa articular, artritis y osteoartritis (en la literatura sajona).

ETIOLOGÍA Y FACTORES DE RIESGO

- **Primaria o idiopática:** cuando no se identifica la causa aparente.
- **Secundaria:** cuando se identifica un factor predisponente.

Factores sistémicos

- **Edad:** se inicia alrededor de los 50 años y presenta signos clínicos progresivos asociados al envejecimiento.
- **Sexo:** afecta con mayor frecuencia a la mujer, con cambios radiográficos en más del 20% después de los 65 años.
- **Hereditario:** las mujeres estadounidenses de raza negra tienen un rango de prevalencia mayor que las de raza blanca.
- **Hormonales:** insuficiencia estrogénica en la mujer.

Factores biomecánicos

- **Sobrepeso:** con mayor sobrecarga de la articulación.
- **Alteración o deformidad del miembro pélvico**.
- **Dismetría:** que produce sobrecarga y desviación.
- **Mal alineamiento:** *genu varum*, más frecuente; *genu valgum*, menos frecuente.
- **Traumáticos:** factores que producen inestabilidad o incongruencia articular, con fuerzas de cizallamiento y mayor presión de desgaste del cartílago articular:
  - *Posmenisectomía:* la pérdida parcial o total del menisco en la rodilla provoca incongruencia, sobrecarga y daño del cartílago.
  - *Rotura del ligamento cruzado anterior (LCA):* causa inestabilidad, fuerzas de cizallamiento y daño al cartílago.
  - *Fractura articular:* provoca incongruencia, deformidad y daño.
  - *Microtraumatismos o sobreesfuerzos:* en la actividad o deporte habitual, se genera sobrecarga y daño.
  - *Débil soporte muscular (cuádriceps) o ligamentario (laxitud):* pobre protección de la articulación, con sobrecarga y daño.

PATOGENIA Y ANATOMÍA PATOLÓGICA

Ciertos factores producen cambios que ocasionan daño a la microestructura, alteraciones en la composición biomecánica y metabólica de los condrocitos, y cambios deletéreos en las propiedades materiales y de soporte de carga del cartílago articular. Esta combinación de cambios progresa y deriva finalmente en degeneración del cartílago y osteoartrosis (**fig. 25-1**). Se sabe que el cartílago tiene una pobre capacidad de reparación; sin embargo, cuando logra regenerarse, el organismo forma en su lugar cartílago fibroso, el cual no tiene las mismas propiedades biomecánicas de resistencia que el cartílago sano y es más propenso al desgaste.

CUADRO CLÍNICO Y DIAGNÓSTICO

Un paciente de alrededor de 50 años con gonalgia y rigidez matutina de menos de 30 minutos puede tener manifestaciones características de gonartrosis (**fig. 25-2**).

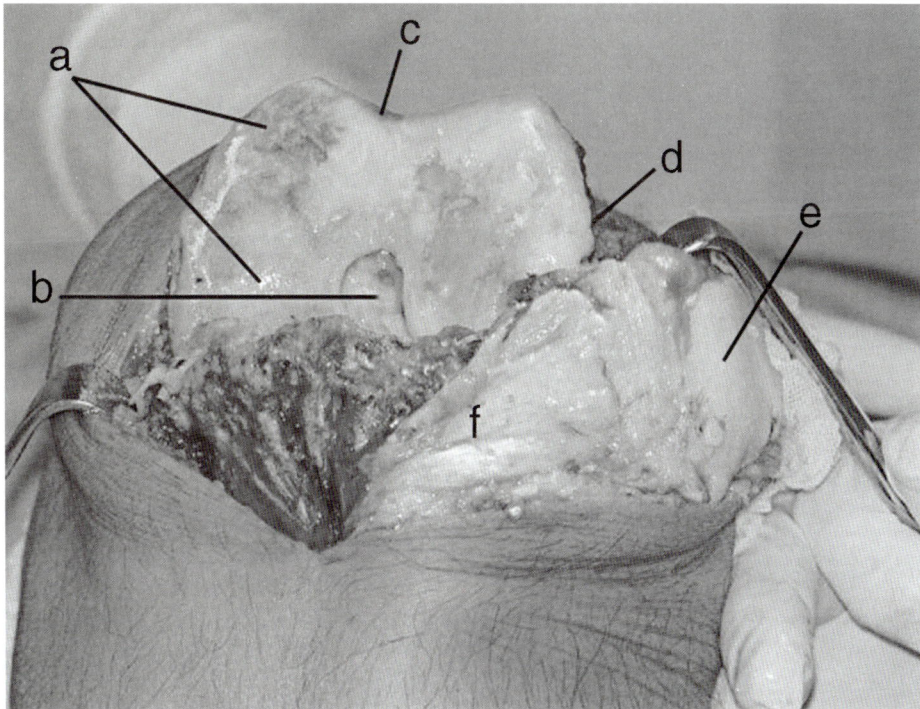

FIG. 25-1. Imagen intraoperatoria antes de la colocación de una prótesis total de rodilla (PTR) izquierda. a) Pérdida del cartílago con exposición de hueso subcondral. b) Surco intercondíleo con pérdida del LCA. c) Osteofito marginal. d) Cartílago de la rótula. e) Tendón rotuliano. (Véase esta figura en **Láminas en color**).

- **Dolor:** es progresivo, de tipo mecánico, relacionado con la actividad y localizado en el compartimento articular afectado.

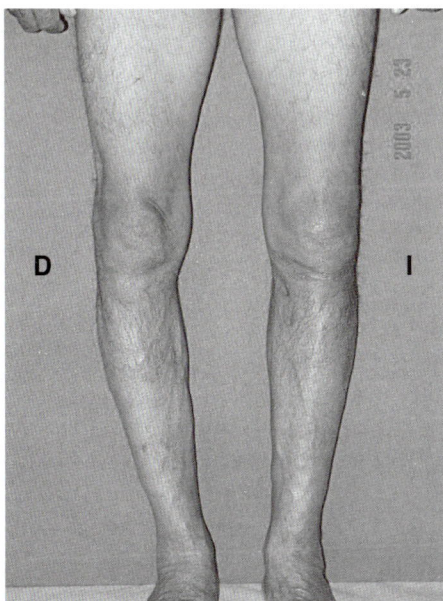

FIG. 25-2. Paciente masculino de 70 años, que camina con muletas desde los 68. Rodilla derecha (D) dolorosa con *genu varum* 10°. Rodilla izquierda (I) pososteotomía valguizante a los 68 años con dolor, flexión limitada 90°, rezago extensor de 10° e incapacidad funcional.

- **Incapacidad funcional:** es lenta y progresiva; al principio para levantarse, bajar o subir escaleras, permanecer de pie y, con el paso del tiempo, claudicación con incapacidad de caminar.
- **Arcos de movilidad:** con crepitación o roce articular es frecuente la pérdida de la flexión en alrededor de 20°; en pacientes crónicos puede haber pérdida de la extensión en alrededor de 10° y encontrarse la rodilla deformada en actitud de flexión de 10°.
- **Deformidad:** puede ser mecánica, por mal alineamiento, desgaste, neoformación ósea y, ocasionalmente, por aumento de volumen por líquido intraarticular.
- **Inestabilidad:** se debe al desequilibrio ligamentario y a la pérdida ósea.

DIAGNÓSTICO DIFERENCIAL

Artritis reumatoide (AR)

La AR es una artritis inflamatoria, poliarticular, de origen autoinmunitario, que afecta principalmente a las mujeres. Habitualmente se asocia con afección multiorgánica en etapas tardías.

Los parámetros de laboratorio que se alteran frecuentemente son la velocidad de sedimentación globular (VSG), que se eleva, la proteína C reactiva y el factor reumatoide, que dan resultados positivos.

Artritis gotosa

Es un padecimiento que se presenta predominantemente en hombres mayores de 40 años y en mujeres posmenopáusicas.

Afecta principalmente la articulación metacarpofalángica (MTF) del primer ortejo del pie, pero puede localizarse en la rodilla, en la bolsa (bursa) del olécranon en el codo y en otras articulaciones, generalmente en forma asimétrica. Se acompaña de hiperuricemia y en el líquido sinovial se observan cristales de ácido úrico. Los antecedentes familiares suelen ser positivos.

Artritis séptica de rodilla

Existe antecedente de infección a cualquier nivel, previo a la presentación del cuadro clínico que se caracteriza por dolor, eritema, aumento de volumen y de la temperatura local de la rodilla afectada; en ocasiones hay fiebre generalizada. El laboratorio muestra leucocitosis, elevación de la VSG y proteína C reactiva positiva.

Cuando existe la sospecha clínica, resulta de utilidad una punción articular y debe enviarse el líquido para cultivo y antibiograma. Generalmente están indicados el drenaje y la limpieza de la articulación.

Lesión traumática aguda, meniscopatía, rotura de ligamentos, lesión condral

Son lesiones traumáticas que se producen principalmente en deportistas jóvenes que presentan dolor de aparición inmediata, aumento de volumen e incapacidad funcional de la articulación. La cinética del traumatismo y el mecanismo de lesión se corresponden con la gravedad del daño. El hallazgo de sangre o de grasa en el líquido de punción articular orientan acerca de las estructuras lesionadas. Ante la duda, la resonancia magnética (RM) es de gran ayuda.

Sinovitis inespecífica

Se caracteriza por el dolor, aumento de volumen y limitación funcional de la rodilla sin antecedente traumático, ni infeccioso. El cuadro es intermitente y muchas veces se autolimita,

pero está indicado su estudio en todos los casos para descartar otro tipo de etiología de la sinovitis, como metabólica, infecciosa, postraumática, tumoral.

Insuficiencia venosa periférica

Esta patología ocasiona dolor comúnmente en piernas y hueco poplíteo. Es importante siempre evaluar el estado vascular de los miembros pélvicos en los pacientes con dolor de rodilla.

Dolor referido de columna o cadera

En ocasiones, las patologías de la parte baja de la columna (p. ej., lumbociatalgia) y también de la cadera (p. ej., coxartrosis), por su inervación, pueden iniciar su manifestación con dolor referido a la rodilla, por lo que es necesaria la exploración completa del paciente para descartar patologías en estos niveles.

ESTUDIOS COMPLEMENTARIOS

Radiología

Se tomará siempre el siguiente protocolo de radiografías de rodillas en forma comparativa:
- AP con carga de peso, de pie (**fig. 25-3**).
- PA con flexión de 40°, proyección en túnel.
- Lateral con flexión de 30°.
- Axial de rótulas a 30°, proyección de Merchant, para evaluar la articulación patelofemoral.
- Eje mecánico y anatómico de miembros inferiores con paciente de pie y descalzo; preoperatorio, para evaluar alteraciones de alineamiento y articulaciones vecinas, caderas y tobillos.
—

Debe evaluarse el grado de artrosis en cada uno de los tres compartimentos de la rodilla:

- Femorotibial medial.
- Femorotibial lateral.
- Patelofemoral.

Resonancia magnética

La RM es útil para detectar o descartar lesiones de tejidos, como meniscos, ligamentos, cartílago, osteonecrosis, microfracturas y cuerpos libres. Sin embargo, no se considera necesaria en caso de una evidente gonartrosis (**fig. 25-4**).

Artroscopia

Es un método que otorga certeza al diagnóstico preoperatorio y se combina con el plan terapéutico en forma simultánea, pero que también permite detectar, evaluar y tratar lesiones o incluso defectos condrales no diagnosticados mediante técnicas de reparación o reconstrucción. Ayuda a definir si se trata de una condropatía o de una artrosis, por lo que tiene un valor de pronóstico (**figs. 25-5** y **25-6**).

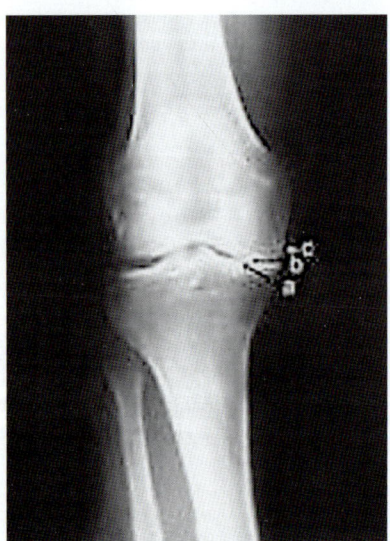

FIG. 25-3. Radiografía AP de rodilla derecha con *genu varum*. a) Esclerosis subcondral. b) Pinzamiento articular. c) Osteofito.

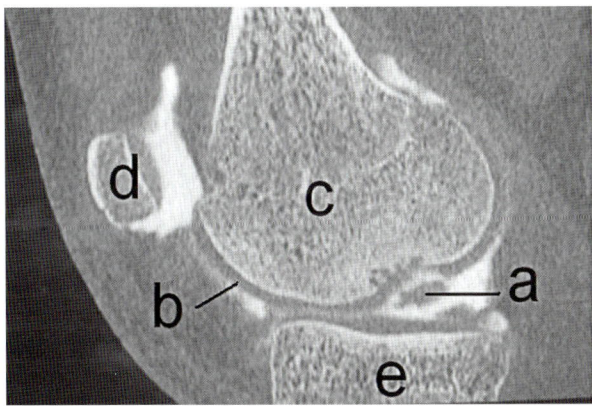

FIG. 25-4. Imagen de RM de rodilla derecha. a) Osteonecrosis. b) Cartílago articular. c) Fémur. d) Rótula. e) Tibia.

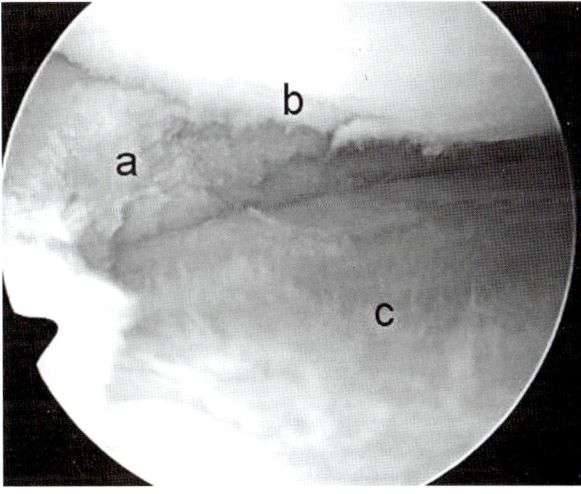

FIG. 25-6. Vista artroscópica de la rodilla izquierda. a) Hemimenisectomía medial. b) Lesión condral de grado II en cóndilo femoral. c) Condropatía de grado III en meseta tibial.

Gammagrafía con tecnecio 99

Se utiliza en casos de sospecha de infección, por ejemplo, cuando un paciente es operado con artroplastia total de rodilla. Este estudio permite detectar hipermetabolismo celular como consecuencia de fracturas por estrés, osteonecrosis o metástasis, de particular utilidad para el diagnóstico diferencial en aquellas gonartrosis con dolor exacerbado.

TRATAMIENTO

Es individual para cada paciente. La edad, la actividad y las expectativas de función y vida son factores determinantes del procedimiento. Deben tratarse la causa primaria y los factores de riesgo. La intensidad del dolor, el grado de incapacidad, así como la localización y la extensión del daño de la articulación, definen las opciones de tratamiento.

Conservador

Debe analizarse la historia clínica en su totalidad para planificar el manejo integral del paciente. El tratamiento conservador está indicado en estadios de gonartrosis de grados I o II.

- **Control de peso:** a menor peso corporal, menor carga y menor presión sobre el cartílago de las rodillas.
- **Modificación de actividad:** se indica cambiar actividades de alto impacto a más sedentarias.
- **Terapia física y rehabilitación:** con medios físicos se alivia la inflamación y disminuye el dolor, con lo que se logra mayor movilidad y se favorece, con un programa de ejercicios, el fortalecimiento de los músculos que protegen la articulación.
- **Dispositivos:** muletas, plantillas para descargar la rodilla.
- **Terapia farmacológica:**
  - *Analgésicos:* el paracetamol es de primera elección.
  - *Antiinflamatorios no esteroides (AINE):* durante la crisis dolorosa y por corto tiempo.
  - *Inhibidores de la ciclooxigenasa 2 (COX-2):* mejor tolerados en pacientes de edad avanzada.
  - *Condroprotectores:* sulfato de glucosamina y condroitin-sulfato.
  - *Infiltración de corticosteroides de acción lenta.*
  - *Viscosuplementación:* aplicaciones de compuestos del ácido hialurónico directamente en la rodilla en artrosis no generalizada.

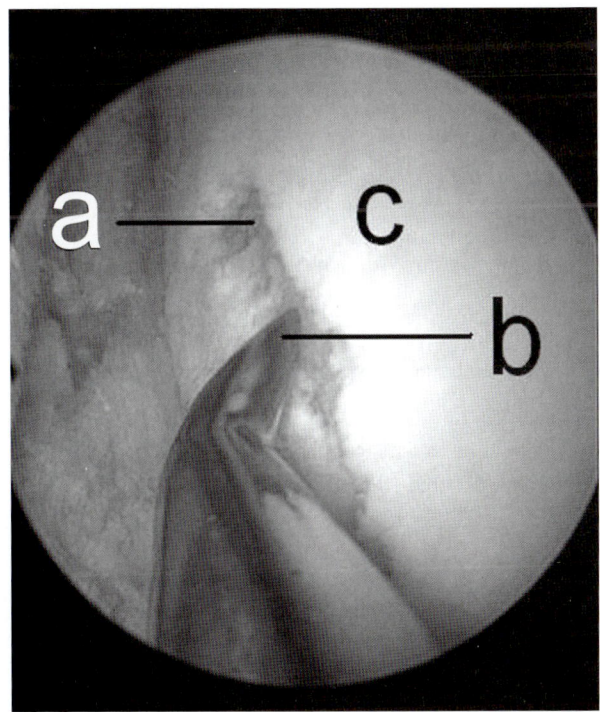

FIG. 25-5. Artroscopia de rodilla. a) Defecto subcondral de grado IV. b) Técnica de microfracturas. c) Cóndilo femoral.

Quirúrgico

 El mejor tratamiento es el que trata la causa y restaura la lesión del cartílago, con lo cual previene que un defecto condral evolucione a una artrosis avanzada. La edad, el tipo de activi-

dad y el estado funcional de la rodilla, así como la falta de respuesta a tratamientos previos, son factores importantes por considerar para indicar la intervención quirúrgica (**fig. 25-7**).
—

En los casos de una lesión focal del cartílago (condropatía), el tratamiento de elección es el método artroscópico con alguna técnica de reparación. En la gonartrosis incipiente pueden obtenerse buenos resultados de 1 a 5 años. En un paciente menor de 50 años con artrosis moderada de un solo compartimento, asociada a una deformidad angular vara o valga, la mejor opción es la osteotomía de alineamiento (tibial o femoral) sola o asociada a la artroscopia, en uno o dos tiempos. En pacientes mayores con artrosis avanzada, los mejores resultados funcionales se obtienen a través del reemplazo de la superficie articular dañada por una prótesis que recubre la superficie.

Podemos clasificar estos tratamientos en tres grandes categorías:

- Procedimiento de reparación biológica.
- Procedimientos de alineamiento.
- Procedimientos de sustitución o reemplazo articular.

Procedimiento de reparación biológica

Consiste en la intervención del cirujano sobre los tejidos con el fin de coadyuvar o propiciar su reparación mediante la participación del organismo afectado. Dentro de este tipo de tratamiento existen las técnicas que se describen a continuación.

Artroscopia con limpieza articular

Es una técnica invasiva mínima, en la cual, a través de dos portales estándares, se realiza una visualización y exploración estática y dinámica con gancho palpador de las estructuras internas de la rodilla; permite percatarse del estado de las diferentes estructuras y llevar a cabo la limpieza y el lavado de la articulación.

El procedimiento también permite realizar, con diferentes técnicas, los tratamientos de las lesiones condrales (condroplastia), meniscales (sutura o remodelación) y ligamentarias (reconstrucción del LCA). De esta manera, se previene la rápi-

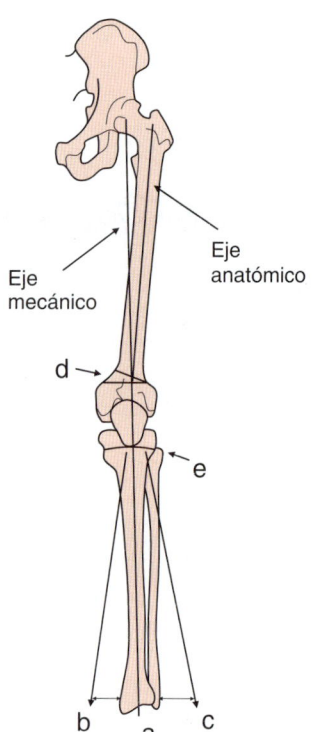

FIG. 25-8. Ejes mecánico y anatómico de miembro inferior izquierdo. a) Eje mecánico. b) Deformidad vara. c) Deformidad valga. d) Cuña para osteotomía varizante. e) Corte de osteotomía valguizante curviplana.

da evolución a la artrosis que comúnmente causan estas lesiones cuando no son tratadas (**fig. 25-8**).

Técnicas de reparación del cartílago

Durante la limpieza articular, en caso de encontrar la lesión madre de la artrosis, que es la lesión condral, será de gran beneficio aplicar alguna de las técnicas que se describen.

- **Microfractura:** consiste en desbridar la lesión condral y, posteriormente, perforar el hueso subcondral a fin de establecer una comunicación entre la médula ósea y la zona de lesión para permitir la migración de células multipotenciales que rellenarán el defecto con una especie de cicatriz de tejido fibrocartilaginoso que tiene propiedades mecánicas inferiores al cartílago original (**fig. 25-9**).
- **Trasplante osteocondral autólogo o de cadáver:** en caso de defectos condrales de alrededor de 4 cm², estos pueden rellenarse con un trasplante (mosaicoplastia/OATS) de uno o más cilindros osteocondrales, tomados de una zona de no carga de la articulación y colocados en la zona lesionada (transporte autólogo).

  También puede utilizarse un aloinjerto de cadáver fresco, que está indicado para grandes pérdidas osteocondrales (defecto mayor o pérdida osteocondral por fractura).
- **Implante de condrocitos:** actualmente, en defectos condrales de moderados a mayores, puede usarse esta técnica moderna que consiste, en un primer momento, en la toma de una biopsia de cartílago, con la cual se realiza el cultivo de células de condrocitos, que luego son colocadas en la zona del defecto cartilaginoso. Su sofisticada tecnología y su elevado costo la hacen accesible solo en centros especializados.

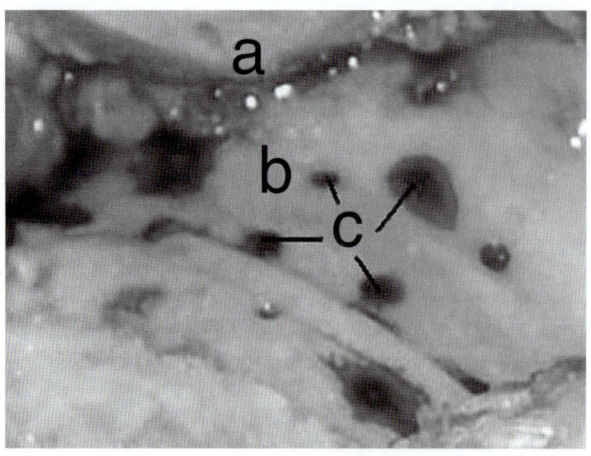

FIG. 25-7. Artrosis patelofemoral con microfracturas. a) Patela. b) Surco troclear con deformidad y exposición ósea. c) Microfracturas. (Véase esta figura en **Láminas en color**).

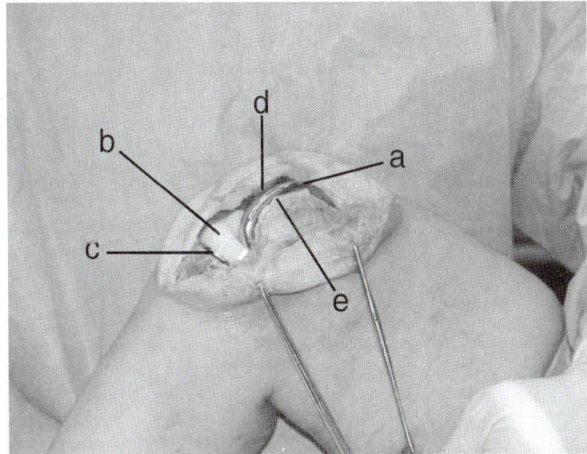

FIG. 25-9. Prótesis total de rodilla (PTR) derecha. a) Componente femoral. b) Inserto móvil. c) Componente tibial. d) Componente patelar. e) Cemento. (Véase esta figura en **Láminas en color**).

Procedimientos de alineamiento

Osteotomía tibial o femoral: en caso de deformidades angulares sintomáticas, asociadas a gonartrosis con rodillas varas o valgas, está indicada la osteotomía de alineación, que dará buenos resultados en pacientes jóvenes y menores de 50 años. El objetivo es corregir la deformidad angular en el plano frontal, cambiando la carga y la presión excesivas del compartimento femorotibial afectado al compartimento sano (**fig. 25-10**).

La deformidad angular en varo (*genu varum*) se corrige con una osteotomía valguizante en tibia, que puede ser:

- De apertura interna, interponiendo injerto óseo
- De cierre externo con resección de una cuña ósea
- Curviplana, deslizando la tibia distal hacia afuera.

Las tres ameritan un método de fijación: grapas, placa o fijadores externos.

La deformidad angular valga (*genu valgum*) se corrige con una osteotomía varizante en fémur, con resección de una cuña ósea interna, y se fija con una placa que puede colocarse medial o externa.

Las osteotomías se realizan en la zona metafisaria para favorecer la consolidación y buscan el alineamiento de la extremidad entre 3° y 6° de valgo. Se obtienen mejores resultados con una discreta hipercorrección que con una corrección insuficiente. Cuando se realiza una osteotomía, debe tenerse en cuenta que el paciente será candidato a una prótesis articular, por lo que la cirugía (abordaje y técnica) se planifica para evitar dificultades y complicaciones en la cirugía protésica.

Procedimientos de sustitución o reemplazo articular

Estas técnicas tienen indicación cuando han fracasado los tratamientos previos. Consisten en el recubrimiento parcial o total de la superficie articular con un implante (prótesis).

Reemplazo de rodilla unicompartimental

 La tendencia actual en caso de artrosis de grados III y IV que afecta un solo compartimento de la rodilla es la sustitución de

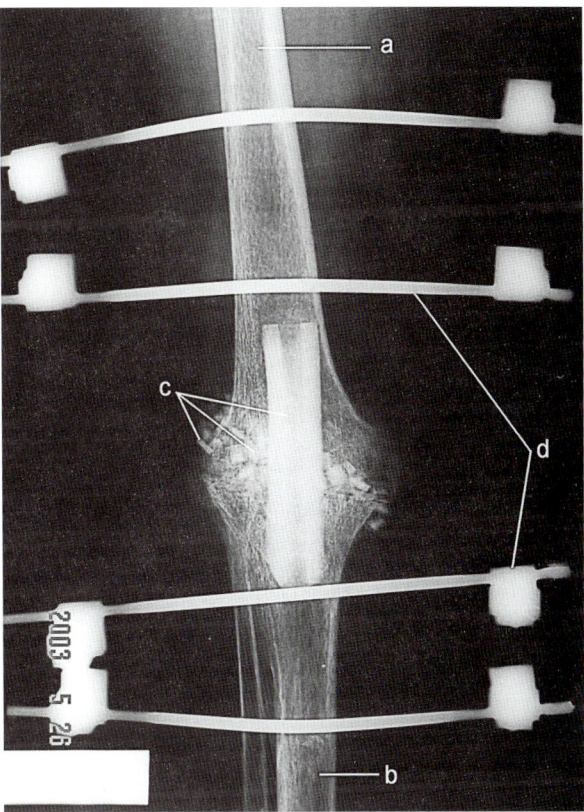

FIG. 25-10. Artrodesis de rodilla derecha. a) Fémur. b) Tibia. c) Injerto de Banco de Hueso. d) Fijador externo.

la superficie del compartimento afectado mediante la colocación de una prótesis unicompartimental.

Se respetan, sin sustituir, los compartimentos de la articulación que se conservan sanos o con artrosis de grados I o II, asintomáticas. Para esto se diseñaron y se mejoraron las características de las prótesis unicompartimentales, que tienen su principal indicación en el caso de desgaste del compartimento femorotibial medial y más rara vez del femorotibial lateral.

 Está contraindicada en artritis de causa inflamatoria, porque está afectada toda la articulación (p. ej., AR), y cuando existe deformidad angular de más de 10° en varo o 5° en valgo, porque la corrección exagerada del mal alineamiento produce sobrecarga en el implante.

Lo anterior limita su uso (menos del 10% de los pacientes que requieren una prótesis de rodilla). Sin embargo, con un buen diseño de prótesis, técnica quirúrgica exacta y correcta indicación, puede proporcionarse una sobrevida de alrededor de 10 años, con menor riesgo de complicaciones y mejores resultados que una osteotomía.

Reemplazo total de rodilla

A partir de la década de 1970, la artroplastia total de rodilla obtuvo los mejores resultados funcionales y supervivencia satis-

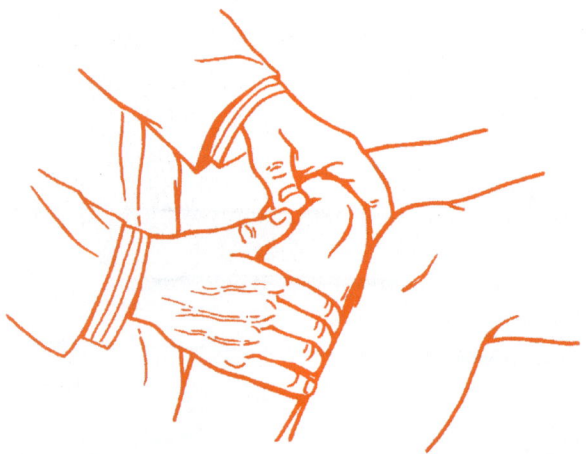

FIG. 25-11. La maniobra de reproducir el dolor rotuliano es la compresión y el desplazamiento de la rótula hacia el lado interno. El desplazamiento externo provoca el signo de la "aprensión", en el cual el cuádriceps se contrae para evitar una luxación.

factoria de alrededor del 95% a 15 años, por lo que se consolidó rápidamente como el tratamiento de elección para la gonartrosis de grados IIII o IV, en un paciente mayor de 60 años, cooperativo, sin sobrepeso y con actividad sedentaria.

Actualmente, el procedimiento consiste en colocar una prótesis de tipo modular, que recubre las superficies articulares afectadas y que cuenta con un componente femoral anatómico (metálico), que debe posicionarse a 6° de valgo en el fémur. También cuenta con un componente tibial (charola o plato

metálico), que se coloca perpendicular al eje de la tibia, con una inclinación anatómica posterior a 5° y apoyado sobre las corticales de la tibia; un inserto de polietileno que no debe medir menos de 10 mm de espesor y que se ajusta sobre la charola tibial, fijo (platillo fijo) o móvil (platillo móvil), que gira sobre su eje (rotación interna y externa: mejor cinemática) y un componente patelar anatómico (polietileno), que debe quedar ligeramente medializado y conservar una reserva ósea en la rótula entre 12 y 14 mm de espesor (véase **fig. 25-9**).

Artrodesis

Se considera un procedimiento último, cuando han fracasado los tratamientos anteriores y hay persistencia de dolor con limitación funcional incapacitante. Consiste en la fijación de la rodilla en una posición funcional, con flexión de 10° a 15° (véase **fig. 25-10**).

RÓTULA LUXABLE

La inestabilidad de la rótula depende de factores óseos, capsuloligamentarios, de la desalineación de los ejes y del aparato extensor de la rodilla; es causa de dolores (gonalgia) y hasta de bloqueo articular.

Los distintos factores: óseos (p. ej., hipotrofia del cóndilo externo), capsuloligamentarios (p. ej., retracción del retináculo externo), por desalineación de ejes (p. ej., *genu* valgo), etc., pueden actuar aisladamente o combinados entre sí.

El dolor puede ubicarse en la cara anterior de la rodilla y hasta en la interlínea interna y confundir con un síndrome meniscal. A veces se presenta al sentarse con las rodillas flexionadas (signo del cinematógrafo).

La luxación es fácilmente percibida por el paciente quien, junto con el intenso dolor, observa la situación anormal externa de la rótula.

La inestabilidad o "rótula luxable" se pone en evidencia con una prolija semiología (**fig. 25-11**).

Es importante determinar el ángulo del cuádriceps (Q) (**fig. 25-12**), así como el diagnóstico radiográfico: la línea de Blumensaat (**fig. 25-13**) o las mediciones de Insall-Salvati (véase explicación en la figura) y, desde luego, las proyecciones axiles (técnica de Laurin, **fig. 25-14**) o la técnica de Merchant con sus mediciones respectivas (**figs. 25-15** y **25-16**).

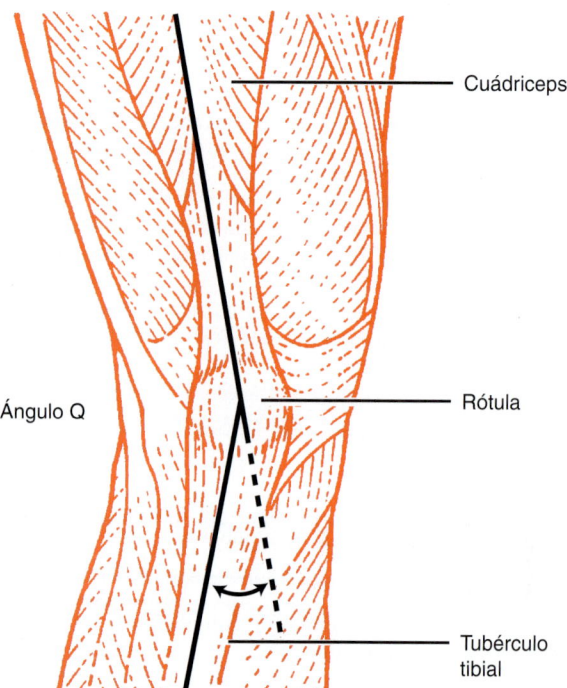

FIG. 25-12. El ángulo del cuádriceps está formado por el tendón del cuádriceps y el ligamento rotuliano.

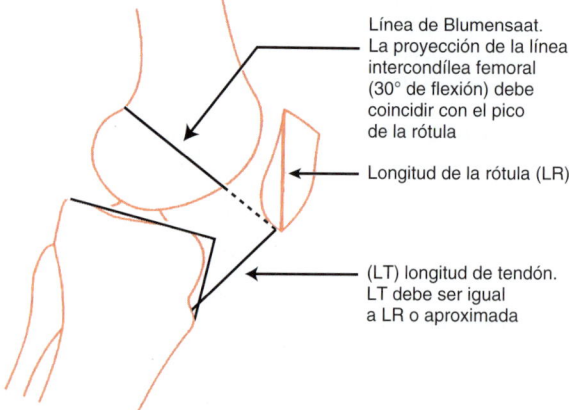

Línea de Blumensaat. La proyección de la línea intercondílea femoral (30° de flexión) debe coincidir con el pico de la rótula

Longitud de la rótula (LR)

(LT) longitud de tendón. LT debe ser igual a LR o aproximada

FIG. 25-13. Línea de Blumensaat y mediciones de Insall-Salvati para diagnosticar la rótula alta.

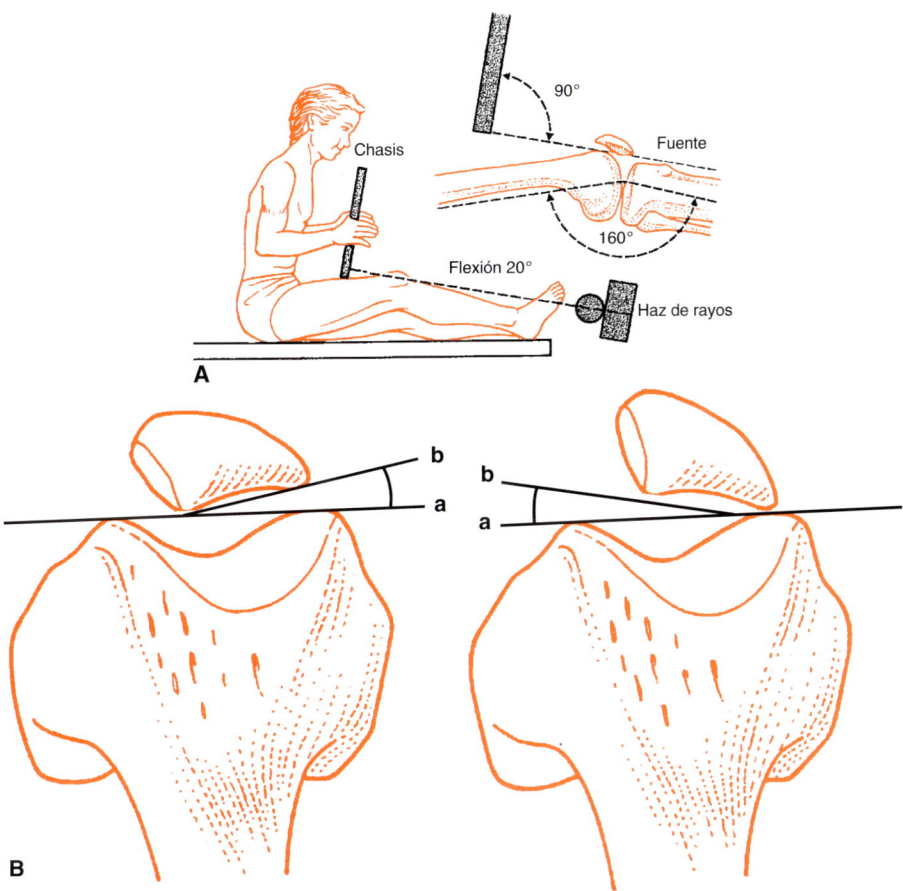

FIG. 25-14. A. Técnica de Laurin. **B.** En rodillas normales, el ángulo formado por las líneas a y b se abre lateralmente; en la subluxación recidivante, el ángulo formado se abre medialmente.

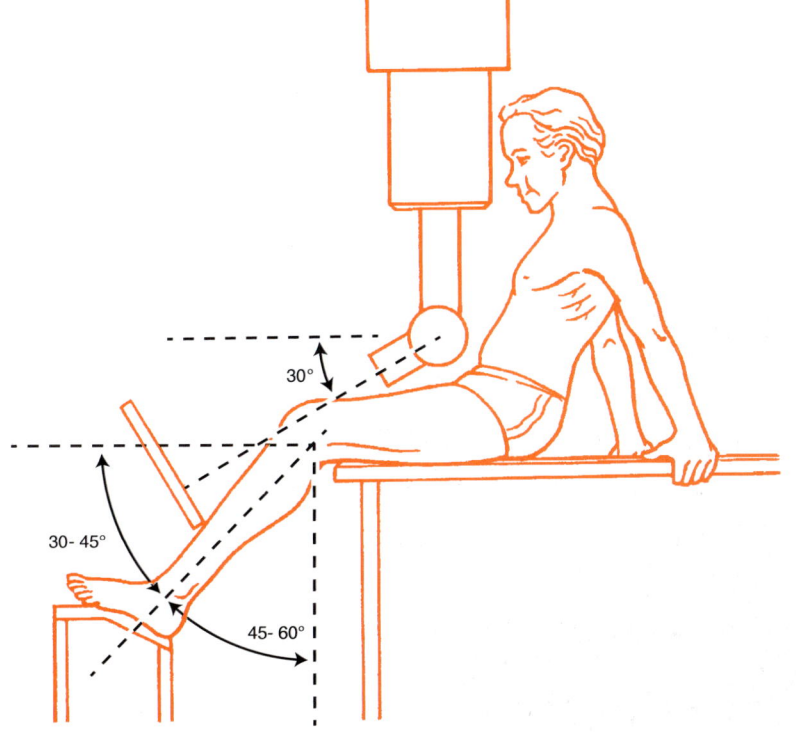

FIG. 25-15. Técnica de Merchant.

El tratamiento depende de la relevancia de los síntomas, del grado de inestabilidad y de la importancia de las lesiones articulares provocadas: puede ser un tratamiento fisiokinésico de rehabilitación del aparato extensor o puede llegar a ser quirúrgico, destinado a corregir alguno o varios de los factores causales enumerados al comienzo.

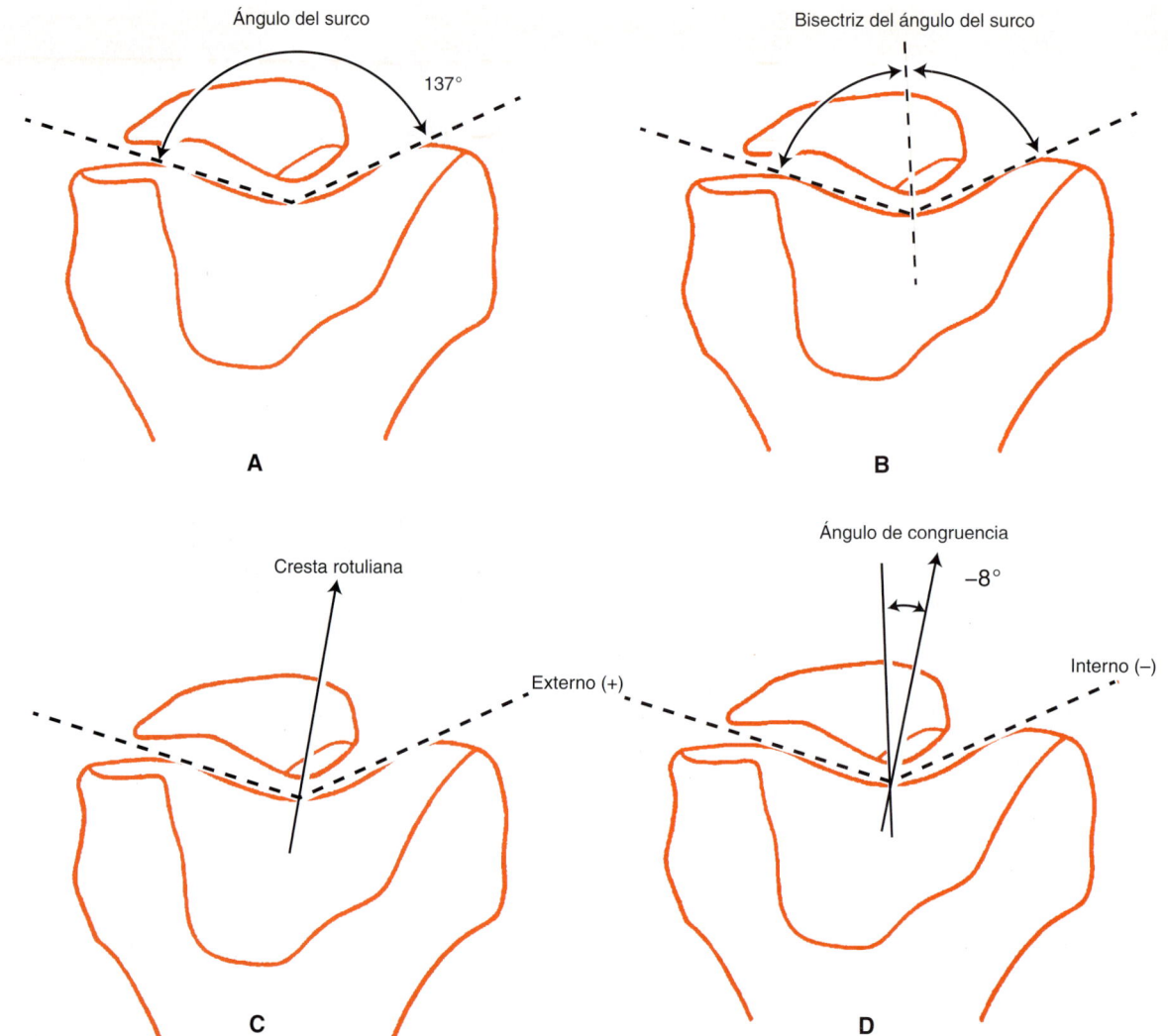

FIG. 25-16. Mediciones de Merchant. **A.** El ángulo del surco se mide formando el punto más profundo y el más alto. **B.** Se traza la bisectriz del ángulo del surco. **C.** Se dibuja una línea desde el vértice del ángulo del surco hasta el punto más bajo de la cresta rotuliana. **D.** El ángulo formado por la bisectriz y la línea que pasa a través de la cresta rotuliana es el ángulo de congruencia. Su valor normal es –8°.

SÍNTESIS CONCEPTUAL

– La rodilla es la articulación más voluminosa del cuerpo humano.
– Los principales grupos musculares que le dan movilidad (cuádriceps crural, bíceps crural y tríceps sural) se hallan entre los más poderosos de la economía.
– La artrosis de rodilla o gonartrosis es la alteración de la superficie articular de uno o más de los tres compartimentos que componen esta articulación.
– La enfermedad es, por lo general, lentamente progresiva y la progresión de la desviación en varo o valgo favorece la destrucción de las superficies articulares.
– Pueden prescribirse analgésicos y antiinflamatorios no esteroides y asociar terapia kinésica con aplicación de calor local (onda corta, ultrasonido, láser) y rehabilitación muscular.
– Ante la falta de respuesta al tratamiento conservador, existen diversas posibilidades quirúrgicas con grados crecientes de complejidad como artroscopia, osteotomías, artroplastias o reemplazos totales.

26

AFECCIONES ORTOPÉDICAS DEL PIE

ALBERTO MACKLIN VADELL Y ENZO SPERONE

EMBRIOLOGÍA, ANATOMÍA, BIOMECÁNICA Y EXPLORACIÓN DEL PIE

El miembro inferior comienza a aparecer entre la 3.ª y 4.ª semana de vida intrauterina, pero su diferenciación se hace alrededor de la 9.ª a la 11.ª semanas.

El proceso de maduración comienza en la vida fetal y continúa hasta la adolescencia (**fig. 26-1**).

El feto se encuentra en la cavidad uterina con las piernas cruzadas y los pies en equino-varo.

La epífisis inferior de la tibia se suelda entre los 16 y 19 años de edad. La epífisis inferior del peroné entre los 18 y 20 años. La apófisis posterior del calcáneo a los 16 a 20 años. La epífisis de los metatarsianos entre los 16 y 18 años y las epífisis de las falanges entre los 13 y los 20 años de edad.

En cualquier momento durante la vida intrauterina hasta la maduración esquelética, cualquier acción de agentes intrínsecos o extrínsecos o de ambos puede afectar el crecimiento y desarrollo del pie.

El pie es una unidad, íntimamente vinculado a la pierna, con el tobillo como elemento común, e integrado en forma indisoluble durante la marcha a la biomecánica de todo el aparato locomotor.

Está constituido por 28 huesos dispuestos en tres segmentos: tarso (astrágalo, calcáneo, escafoides, cuboides y tres cuneiformes); metatarso y falanges (**fig. 26-2**), articulados entre sí y movilizados por dos grupos miotendinosos, uno extrínseco, originados en la pierna, y otro propio del pie o intrínseco (**fig. 26-3**).

El eje del pie va desde el punto medio del espacio intermaleolar, pasa por el 2.º metatarsiano y termina en el 2.º dedo. Los ejes de ambos pies deben unirse por detrás del talón y para mantener el equilibrio en la bipedestación; la línea de gravedad debe caer dentro del "área de sustentación", que es el espacio comprendido entre ambos pies.

A los fines didácticos podemos establecer que el pie, aunque sea un complejo osteo-músculo-ligamentoso, está constituido por una serie de arcos, ejes y ángulos que, al alterarse, originan diversas consecuencias agravadas por el apoyo o el calzado o ambos, que pueden provocar afecciones dolorosas, no siempre corregibles.

Es útil considerar que el pie apoya en un trípode de sustentación constituido hacia atrás por la tuberosidad del calcáneo, hacia adelante y adentro, por la cabeza del primer metatarsiano y adelante y afuera, por la cabeza del quinto metatarsiano (**fig. 26-4**). De esta manera quedan constituidos principalmente el arco longitudinal interno y el arco metatarsal o anterior.

El pie, dentro de la mortaja tibioperonea, conforma con el astrágalo una articulación troclear (flexión plantar, accionada por el tríceps sural, mediante el tendón de Aquiles, que termina insertándose en la parte inferior de la tuberosidad posterior del calcáneo, y extensión o flexión dorsal, accionada por los músculos de la cara anterior de la pierna). Con estos dos movimientos, el pie realiza, durante la marcha, la acción del despegue, por la flexión plantar que eleva el talón, y, después del avance del miembro, la fase de apoyo por dorsiflexión del pie, apoyando primero el talón antes que el resto del pie.

En menor escala, pero importante para su dinámica, las restantes articulaciones permiten que el pie no sea rígido y se adapte a las irregularidades del terreno.

La inversión-eversión se realiza principalmente en la articulación subastragalina (o astrágalo-calcánea) y está accionada respectivamente por los músculos inversores que han llegado desde el canal retromaleolar interno y por los músculos eversores (peroneos laterales, largo y corto) que han llegado desde el canal retromaleolar externo o peroneo (véase **fig. 26-3**).

En la articulación mediotarsiana (Chopart), tendrían lugar la aducción y la abducción del antepié.

El pie, el tobillo y la pierna son partes fácilmente accesibles para la exploración física. En la mayoría de los casos, el diagnóstico de los cuadros dolorosos frecuentes se alcanza con un adecuado examen semiológico, ayudado por las pruebas de diagnóstico complementarias.

Para la exploración y el estudio, dividimos el tobillo y el pie en tres regiones o segmentos: tobillo y retropié, mediopié y antepié (véase **fig. 26-2**).

Es importante, durante el examen médico, evaluar el pie en formas estática y dinámica; observarlo no solo en reposo, en decúbito y en sedestación, sino también durante la marcha y en bipedestación (**fig. 26-5**). Es útil también observar el tipo de calzado y su desgaste.

Se describen distintos tipos de pies, según la longitud de los dedos y su fórmula metatarsal.

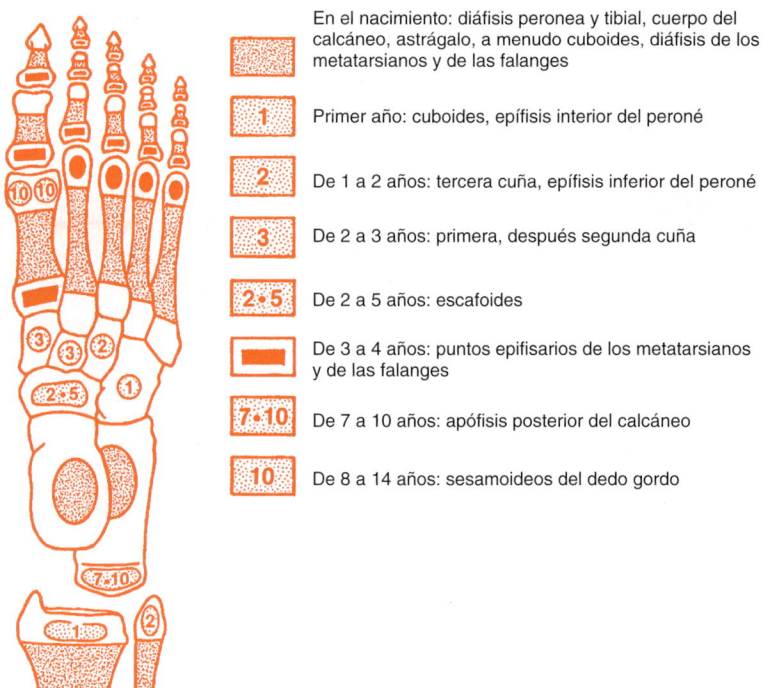

En el nacimiento: diáfisis peronea y tibial, cuerpo del calcáneo, astrágalo, a menudo cuboides, diáfisis de los metatarsianos y de las falanges

1 Primer año: cuboides, epífisis interior del peroné

2 De 1 a 2 años: tercera cuña, epífisis inferior del peroné

3 De 2 a 3 años: primera, después segunda cuña

2·5 De 2 a 5 años: escafoides

De 3 a 4 años: puntos epifisarios de los metatarsianos y de las falanges

7·10 De 7 a 10 años: apófisis posterior del calcáneo

10 De 8 a 14 años: sesamoideos del dedo gordo

FIG. 26-1. Tobillo y pie. Puntos de osificación.

DEFORMIDADES CONGÉNITAS

Las deformidades congénitas del pie pueden producirse por alteraciones genéticas o por acción de agentes externos durante el desarrollo intrauterino.

 Las presentaciones más frecuentes son el pie varo-equino-congénito, el metatarso varo o aducto, el pie talo valgo, el astrágalo vertical, el pie cavo y el pie plano.
—

Describiremos en esta sección el pie plano en sus dos presentaciones (**flexible** y **rígido**), ya que las demás entidades congénitas son tratadas en el capítulo correspondiente.

Pie plano

Se denomina pie plano la pérdida de altura del arco longitudinal medial del pie, en el cual también están presentes otras alteraciones anatómicas: posición en valgo del talón, eversión del calcáneo, subluxación leve de la articulación astrágalo-escafoidea con desplazamiento medial y plantar de la cabeza del

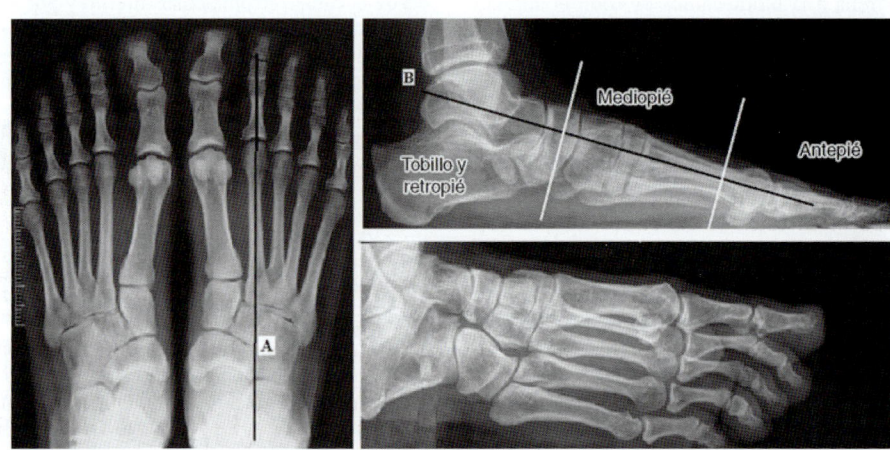

FIG. 26-2. Radiografías anteroposterior, lateral y oblicua del pie. **A.** Eje longitudinal. **B.** Línea de Méary (eje del astrágalo y eje del primer metatarsiano).

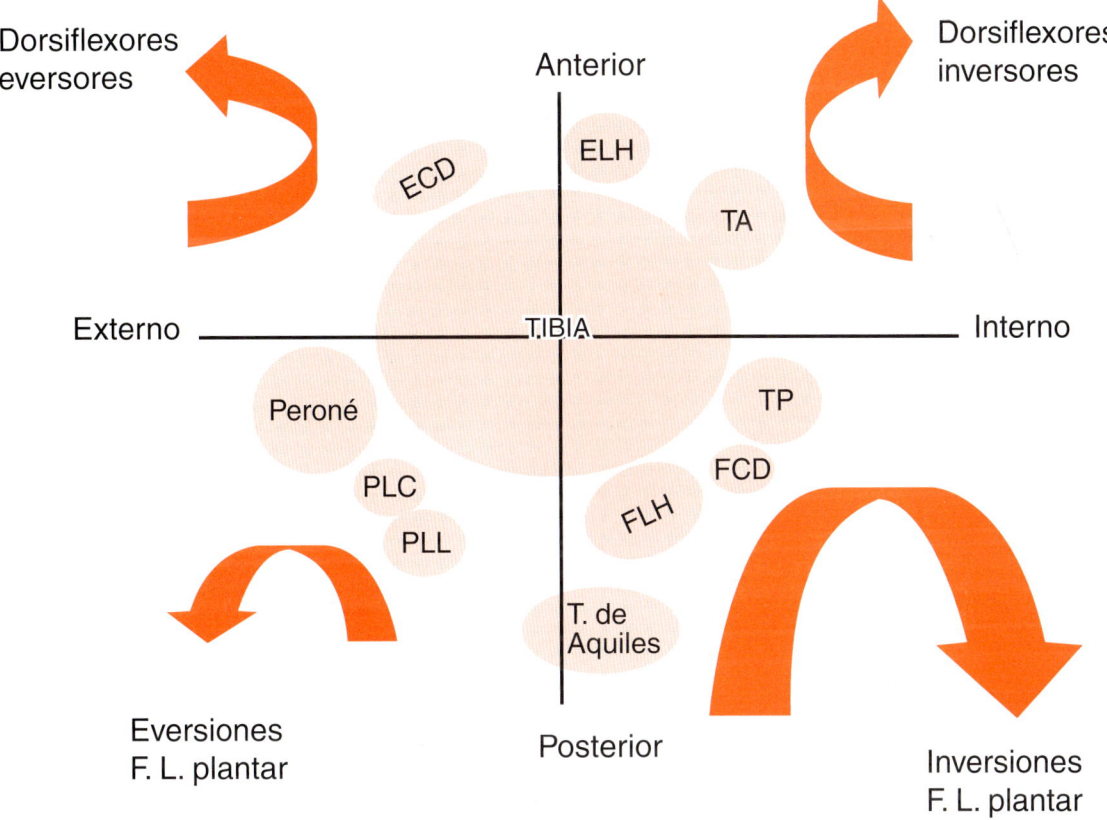

FIG. 26-3. Músculos extrínsecos del pie y sus funciones. ECD: extensor común de los dedos; ELH: extensor largo del halux; TA: tibial anterior; TP: tibial posterior; FCD: flexor común de los dedos; FLH: flexor largo del halux; PLL: peroneo lateral largo; PLC: peroneo lateral corto.

astrágalo, desviación en abducción del mediopié y supinación del antepié. El tendón de Aquiles suele estar acortado, lo que incrementa la desviación en valgo del retropié (**fig. 26-6**).

Al nacer, todos los niños tiene cierto grado de pie plano, y el arco normal termina de desarrollarse alrededor de los 7 a 10 años de edad.

Entre el 15 y el 20% de los adultos tienen pie plano; la mayoría de ellos, asintomáticos.

En el niño, lo primero que llama la atención es la desviación en valgo del retropié; más adelante puede observarse la pérdida de altura del arco longitudinal medial y la prominencia del astrágalo y del tubérculo del escafoides, más aún cuando se asocia a escafoides accesorio u *os tibialis* (centro de osificación independiente de la tuberosidad del escafoides presente en un 5 a 10% de la población, generalmente asintomático) (**fig. 26-7**).

El pie plano puede ser blando o flexible, es decir que se presenta durante el apoyo; en estos casos, cuando el niño no apoya, tiene un arco longitudinal de características normales. En cambio, si no se forma un arco longitudinal medial cuando el niño está en reposo o sin apoyo, se denomina pie plano fijo o rígido.

En el pie plano blando, la movilidad pasiva está conservada y es indolora; en cambio, en el pie plano rígido, el pie es una sola pieza que duele al intentar movilizarlo o con el apoyo.

Para el estudio radiográfico es necesario tomar radiografías anteroposteriores y laterales con el paciente en bipedestación y radiografías oblicuas, para valorar la magnitud de la deformidad y la eventual presencia de trastornos osteoarticulares.

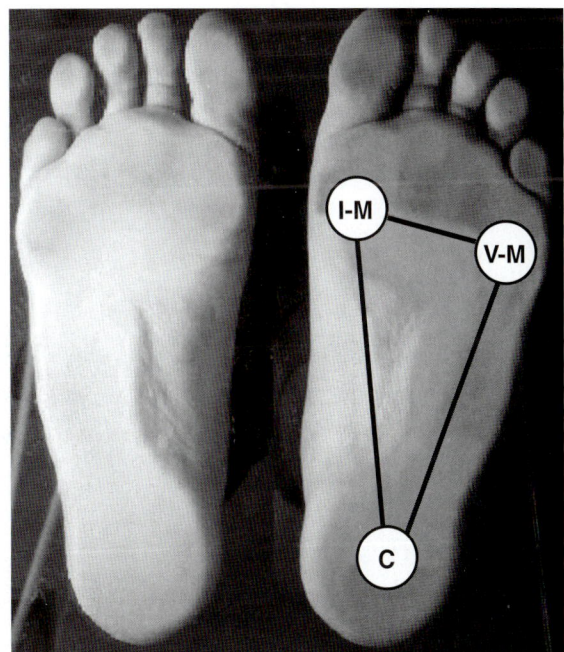

FIG. 26-4. Vista plantar del pie. Trípode de sustentación. I-M: primer metatarsiano; V-M: quinto metatarsiano; C: hueso calcáneo. (Véase esta figura en **Láminas en color**).

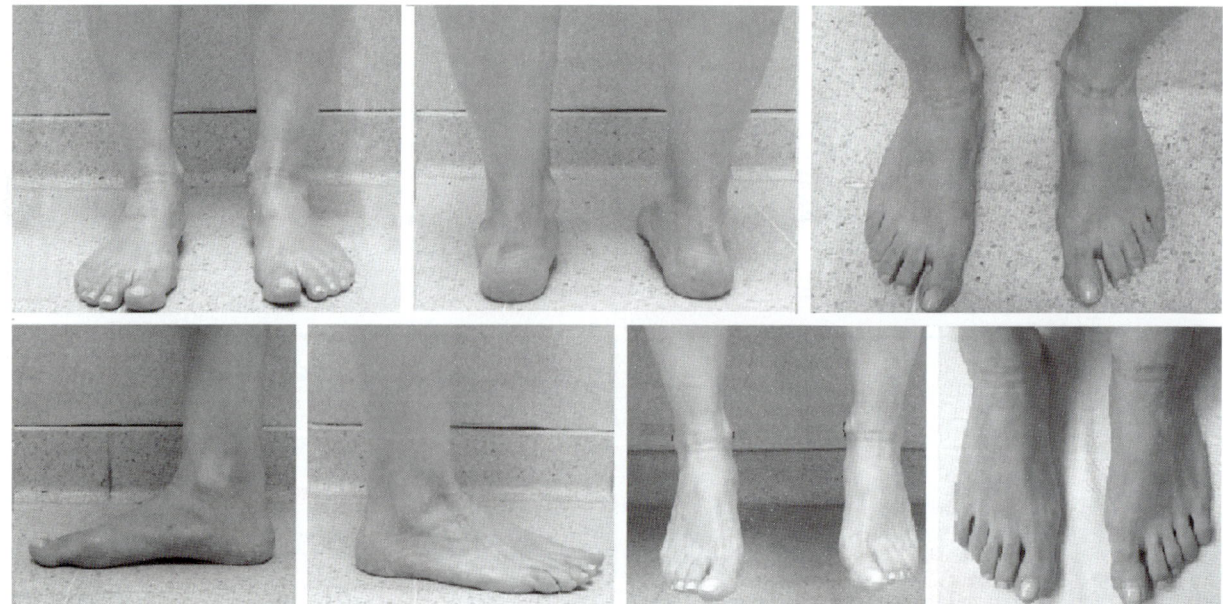

FIG. 26-5. Vistas del pie en el examen físico. (Véase esta figura en **Láminas en color**).

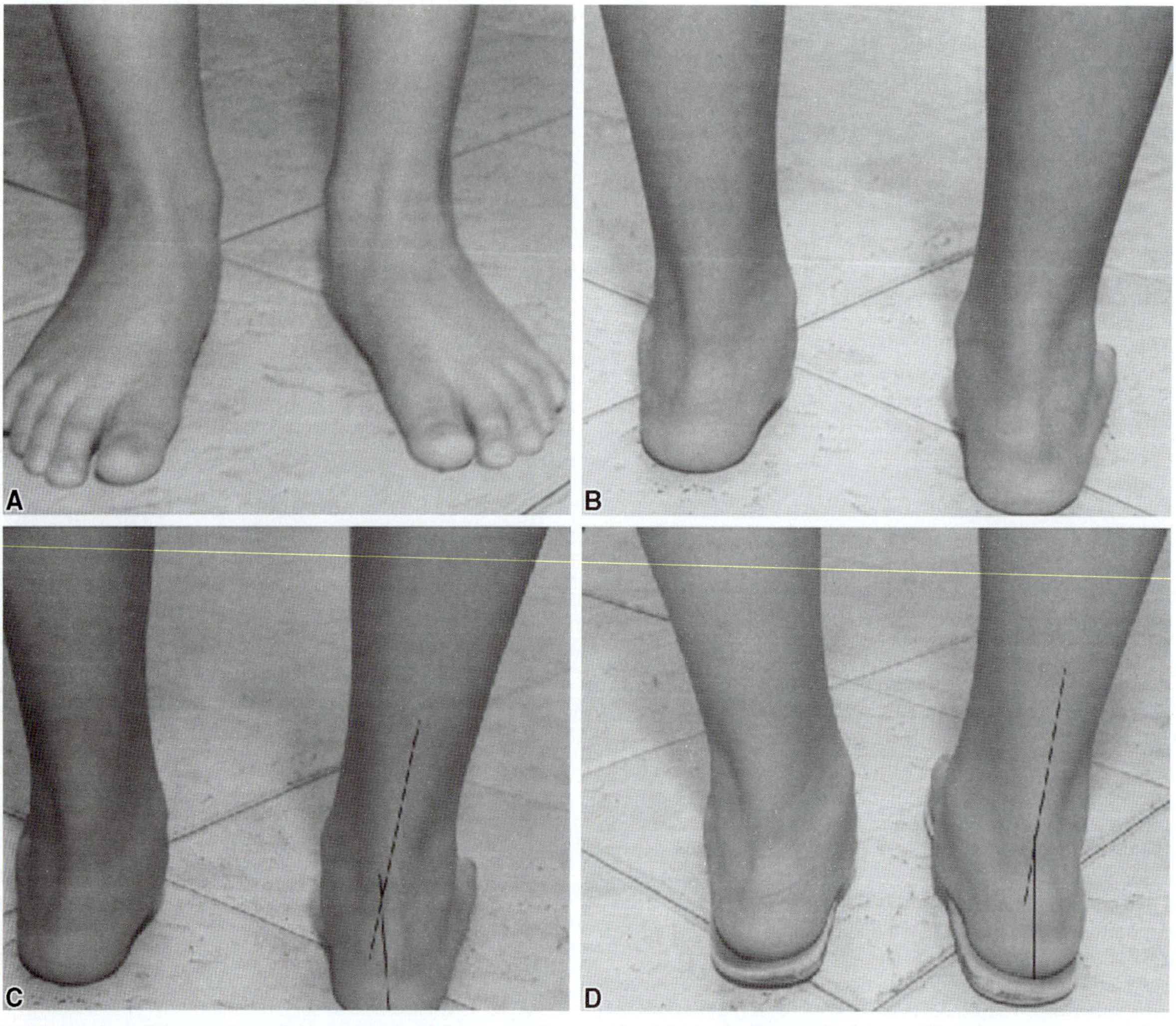

FIG. 26-6. Pie plano. **A.** Vista anterior. **B.** Vista posterior. **C.** Vista posterior, eversión del retropié. **D.** Eversión del retropié corregida con soporte plantar. (Véase esta figura en **Láminas en color**).

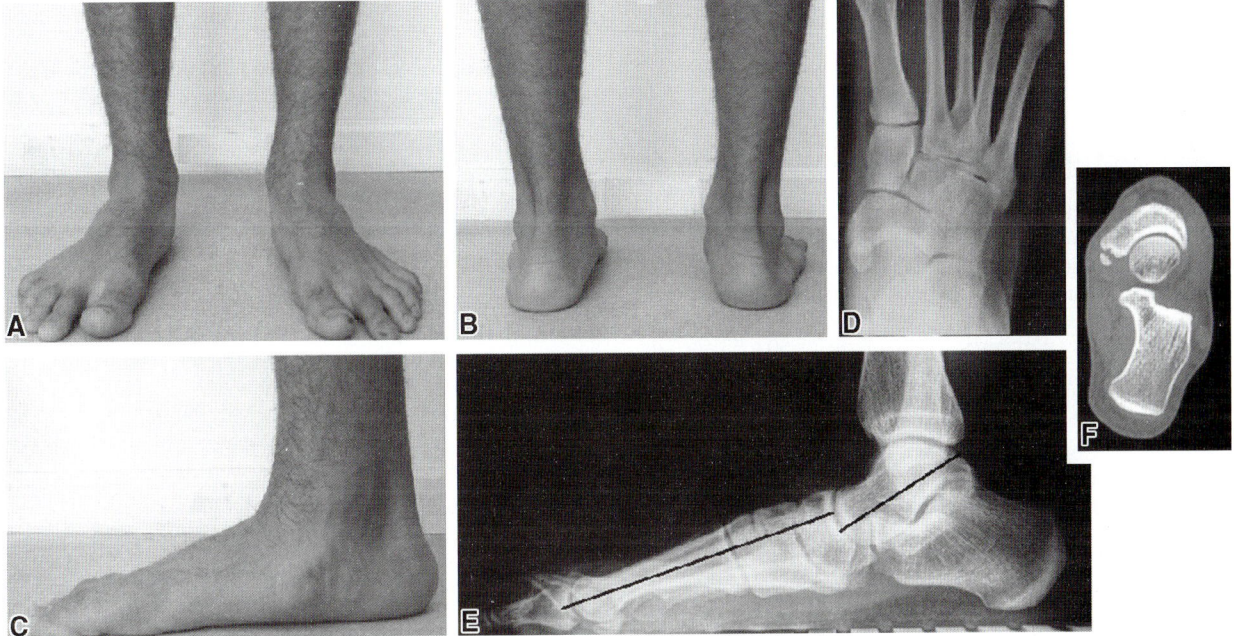

FIG. 26-7. Pie plano. Escafoides accesorio. **A, B** y **C.** Presentación clínica. **D** y **E.** Imágenes radiográficas (obsérvese en E la pérdida de la Línea de Méary). **F.** TC en la que se observa el escafoides accesorio. (Véase esta figura en **Láminas en color**).

Pie plano rígido. Sinostosis del tarso. Coalición tarsiana

Sinostosis significa unión entre dos huesos, pero este capítulo se refiere a la falta de segmentación embriológica o falta de separación entre dos huesos, que puede ser incompleta (sincondrosis) o completa (puente o "barra" ósea).

Las coaliciones o sinostosis más frecuentes son la calcaneoescafoidea (**fig. 26-8**) y la astragalocalcánea. Existen otras menos frecuentes, entre ellas la astragaloescafoidea, calcaneocuboidea, escafocuboidea y escafocuneiforme.

Cualquiera de las sinostosis puede determinar un pie rígido o contracturado, y a veces resulta difícil precisar su existencia y su localización, para lo cual es necesario conocer las distintas incidencias radiológicas.

En presencia de un pie rígido es menester buscar una sinostosis del tarso.

Tratamiento

El tratamiento del pie plano es controvertido. En el pie plano blando se prefiere tratamiento conservador, aunque sus resultados hayan sido poco beneficiosos (hay quien sostiene que el tratamiento está dirigido a satisfacer la ansiedad de los padres).

Hasta los 3 a 5 años de edad no se recomienda la realización de costosas modificaciones en el calzado ni el uso de plantillas ortopédicas, a menos que exista antecedente familiar de pie plano severo persistente hasta la edad adulta.

En los niños mayores y hasta la adolescencia se indica el uso de soportes plantares (véase **fig. 26-6 D**), que tratan de modelar los arcos, especialmente el longitudinal interno y el transverso metatarsal, agregando, según las circunstancias, cuñas correctivas (supinadora posterior o pronadora anterior o ambas) ya sea en los soportes o en el propio calzado.

Hay quienes aconsejan el tratamiento quirúrgico de los pies planos flácidos considerando razones estéticas (deformidades del calzado, etc.), por causas dolorosas (escafoides accesorio) o porque se desea prevenir efectos secundarios (p. ej., desalineamiento de los ejes que ocasionen artrosis a largo plazo).

Las operaciones propuestas pueden ser: 1) de partes blandas, entre ellas transferencias tendinosas; o 2) óseas, con osteotomías especialmente del calcáneo.

En cambio, la mayoría de los autores aconsejan el tratamiento quirúrgico del pie plano rígido sintomático. Algunos prefieren la resección de las "barras óseas"; otros, en cambio, sugieren esperar hasta la madurez esquelética para hacer la artrodesis triple (fusión articular subastragalina y mediotarsiana).

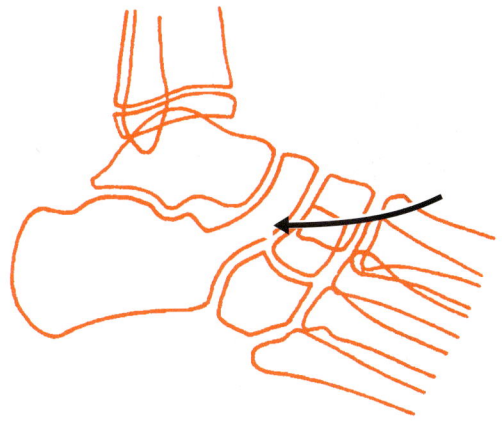

FIG. 26-8. Sinostosis calcaneoescafoidea (barra ósea).

TRASTORNOS DEL APOYO DEL PIE

Pie plano adquirido del adulto o disfunción del tendón tibial posterior

El pie plano adquirido del adulto abarca un amplio abanico de deformidades que varían en su localización, intensidad y grado de progresión.

Se produce por una insuficiencia tendinosa (disfunción del tendón tibial posterior) asociada a fallo de los ligamentos que soportan el arco plantar; esto provoca a menudo una deformidad progresiva del pie.

Es más común en mujeres, alrededor de los 50 a 55 años de edad. La etiología es multifactorial: se lo asocia a trastornos degenerativos intratendinosos, pie plano preexistente y obesidad.

La presentación varía según la etapa en que se encuentre, desde dolor y tumefacción medial retromaleolar interna en estadios iniciales, dolor más deformidad flexible en estadios intermedios, hasta dolor asociado a rigidez o deformidad fija en estadios avanzados.

Para el diagnóstico es suficiente una buena exploración clínica y radiografías simples del pie y tobillo en bipedestación. La ecografía y la resonancia magnética pueden confirmar la afección tendinosa pero no son necesarias.

Se recomienda inicialmente tratamiento conservador, el cual consiste en inmovilización con bota ortopédica o yeso desmontable durante 3 a 6 semanas en el paciente con síntomas inflamatorios intensos, asociado a fármacos antiinflamatorios, seguido de apoyo con dispositivo ortopédico u ortesis plantar con soporte del arco longitudinal medial y cuña medial para talón. Puede agregarse fisioterapia luego de la desaparición de los síntomas dolorosos iniciales para estiramiento del tendón de Aquiles, inversión y fortalecimiento del flexor común de los dedos más ejercicios de propiocepción.

Si las medidas antes mencionadas no mejoran los síntomas o si la deformidad progresa, se indica el tratamiento quirúrgico, el cual consiste según el estadio en: tenosinovectomía, transferencias tendinosas, osteotomías correctivas y artrodesis.

Pie cavo

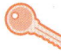 El pie cavo se caracteriza por una elevación anormal del arco medial del pie en carga. Es resultado de un equino relativo del antepié con respecto al retropié, que determina una mayor prominencia dorsal del tarso (giba tarsal). La deformidad cavo-varo es la presentación más común.
—

La valoración neurológica es un componente crítico de estos pies, ya que comúnmente se asocian a etiologías neuromusculares o medulares que producen un desequilibrio muscular que altera el sinergismo entre músculos intrínsecos y extrínsecos.

Entre otras causas se mencionan traumatismos (síndrome compartimental, seudoartrosis del cuello de astrágalo), pie rígido residual e idiopático.

Entre las etiologías neurológicas se destacan neuropatías hereditarias sensitivo-motoras (enfermedad de Charcot Marie-Tooth), parálisis cerebrales, daño cerebral (infarto), lesiones medulares o enfermedad de las células de las astas anteriores (lesión de las raíces espinales).

El varo del retropié produce sobrecarga lateral e hiperqueratosis dolorosa del talón; puede producir inestabilidad lateral de tobillo, tendinitis peronea y fracturas por estrés.

La mayor tensión de la fascia plantar puede resultar dolorosa.

El equino o descenso del antepié puede provocar hiperpresión del metatarso con consiguiente dolor en dicha zona (metatarsalgia).

Las articulaciones sobrecargadas pueden desarrollar cambios artrósicos.

Sin diagnóstico de enfermedad neurológica, o aun en presencia de ella, el pie debe ser tratado inicialmente de forma sintomática.

A veces es suficiente el uso de un soporte plantar que, modelando bien el arco excavado, evite la tensión plantar dolorosa. Puede ser de utilidad también el uso de calzado especial para permitir mayor espacio para el arco plantar y dar mayor estabilidad al tobillo.

Otras veces es necesario hacer corrección quirúrgica del pie cavo para disminuir los puntos de hiperpresión (transferencias tendinosas, osteotomías correctivas, artrodesis)

Metatarsalgia

Es èl dolor ocasionado en la zona plantar del arco transverso anterior (constituido por la cabeza de los metatarsianos).

La metatarsalgia de los metatarsianos centrales (**metatarsalgia central**) es la más frecuente. Es ocasionada habitualmente por la hiperpresión provocada por el descenso de los referidos metatarsianos, acompañada de desaparición de la almohadilla del tejido celular subyacente que la separa de la piel, la que por otra parte reacciona generando hiperqueratosis.

El tratamiento en las primeras etapas apunta a agotar las medidas ortopédicas conservadoras mediante el uso de soportes plantares, modificaciones en el calzado, etcétera.

Se describen distintas intervenciones quirúrgicas, tanto de partes blandas como óseas o combinadas para tratar de modificar el apoyo (osteotomías, remodelación del arco metatarsal), para conservar una fórmula metatarsiana armónica y evitar desalineaciones.

 El *neuroma de Morton o neuritis interdigital* es una metatarsalgia ocasionada por una neuropatía por compresión con fibrosis perineural del nervio interdigital, como consecuencia de su atrapamiento entre las cabezas metatarsianas y el ligamento intermetatarsiano transverso (más frecuente en el 3.er espacio intermetatarsiano).
—

Su tratamiento consiste en la resección quirúrgica del neuroma si la sintomatología no cede con medicación antiinflamatoria y las correspondientes modificaciones del calzado o la utilización de ortesis plantares o ambas.

DEFORMIDADES Y CUADROS DOLOROSOS FRECUENTES

Hallux valgus

 Es una compleja deformidad del pie, que aparece como consecuencia de un trastorno arquitectónico del apoyo normal, principalmente del arco anterior o metatarsiano.
—

En la **figura 26-9** se describen los componentes del *hallux valgus*.

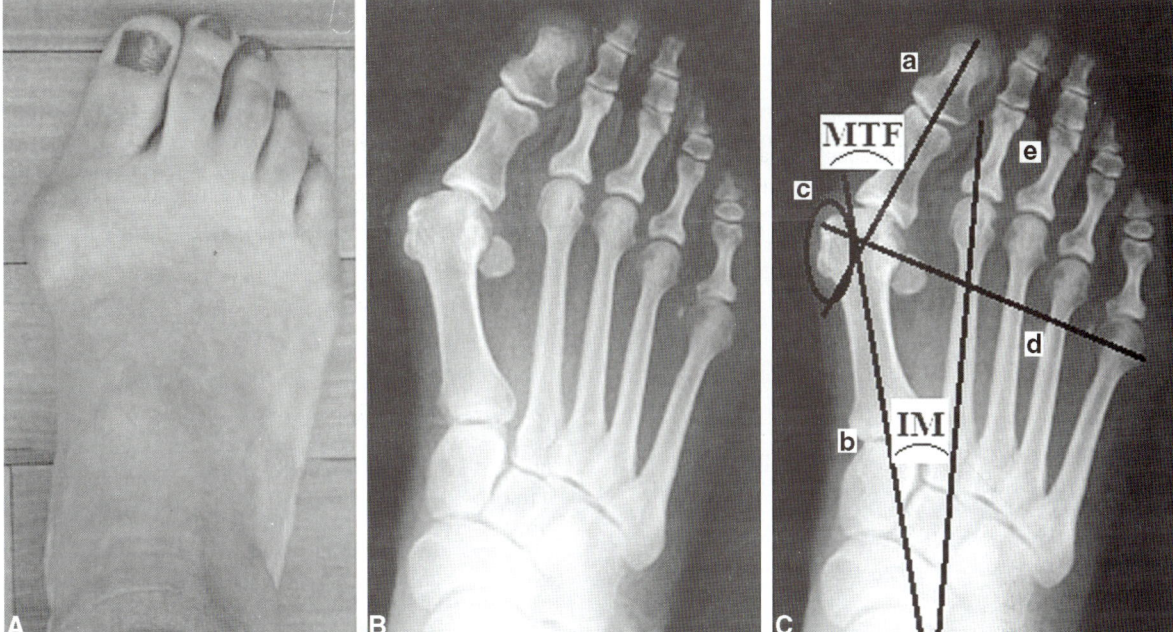

FIG. 26-9 *Hallux valgus* **(A-C)**. Componentes: valgo del *hallux* (desviación lateral del dedo gordo). **a.** Varo (desviación interna) del primer metatarsiano. **b.** Exostosis (bunio) de la cabeza del primer metatarsiano. **c.** Aplanamiento del arco anterior, aumento del ancho del pie. **d.** Hiperqueratosis (callosidades) plantares; metatarsalgia; deformidad de los dedos menores (dedos en garra, en martillo o ambos) (**e.**). IM: ángulo intermetatarsiano; MTF: ángulo metatarsofalángico. (Véase esta figura en **Láminas en color**).

Aparece con predominio en el sexo femenino, en estrecha relación con el tipo de calzado, aunque existen también otros factores desencadenantes (hereditarios, pie plano, primer metatarsiano corto o largo, trastornos neuromusculares, hiperrelasticidad articular, contractura del tendón de Aquiles).

El motivo de consulta puede ser dolor sobre la eminencia medial asociado a hiperqueratosis plantar difusa con eventual deformidad de los dedos menores, o simplemente se suele consultar por la incomodidad o disconformidad estética que la deformidad produce.

El estudio radiográfico debe incluir radiografías de frente y perfil con apoyo, y asociar la proyección axial de sesamoideos para evaluar la relación de estos con la cabeza del primer metatarsiano.

Según el grado de desplazamiento los podemos clasificar en normal, leve, moderado y grave (**cuadro 26-1**).

El tratamiento conservador o no quirúrgico implica la utilización de calzados amplios, blandos y cómodos con el objetivo de disminuir las presiones sobre el bunio y las callosidades; es útil también asociar plantillas para corregir defectos del apoyo.

La indicación quirúrgica primaria es el dolor.

Existen numerosos procedimientos quirúrgicos y estarán determinados por el grado de deformidad, los componentes asociados, el tipo de paciente (edad, demanda funcional y expectativas) y la preferencia del cirujano.

Podemos agrupar las diferentes técnicas quirúrgicas para el tratamiento del *hallux valgus* en:

- Queilectomía (resección y regularización del bunio o juanete).
- Procedimiento sobre tejidos blandos.
- Osteotomías (correcciones óseas):
  - sobre el metatarsiano (distal, proximal o diafisaria).
  - sobre la falange.
- Procedimientos combinados.

A su vez, estos procedimientos pueden realizarse a cielo abierto o con cirugía mínimamente invasiva o percutánea.

Recordamos que no existe un único procedimiento para todos los pies, y el tratamiento deberá ser específico para cada individuo según el grado de deformidad, la presencia de patología asociada, presentación clínica, demanda funcional, edad y la experiencia y familiaridad del cirujano con la técnica elegida, y que el éxito posoperatorio reside en la adecuada selección del procedimiento.

CUADRO 26-1. GRADOS DE DESPLAZAMIENTO EN EL *HALLUX VALGUS*. IM: INTERMETATARSIANO; MTF: METATARSOFALÁNGICO

Grado de desplazamiento	Ángulo MTF	Ángulo IM
Normal	< 15°	< 9°
Leve	15° a 20°	9° a 13°
Moderado	20° a 40°	14° a 20°
Grave	> 40°	> 20°

Hallux rigidus

Se denomina *hallux rigidus* un cuadro doloroso de la primera articulación metatarsofalángica del pie, secundaria a artrosis y asociada a disminución de la movilidad articular, principalmente la dorsiflexión.

Es la segunda causa de dolor metatarsofalángico después del *hallux valgus*.

El tratamiento no quirúrgico incluye fármacos antiinflamatorios no esteroides, modificaciones del calzado y disminución de la actividad deportiva o sobrecarga. Si no resuelve con las medidas conservadoras, se describe como tratamiento quirúrgico la queilectomía (resección de la exostosis dorsal), asociada o no a osteotomías para mejorar la excursión dorsal del *hallux* y descomprimir la articulación artrósica. En casos graves se indica la artrodesis metatarsofalángica.

DEFORMIDADES EN DEDOS MENORES (DEDOS EN MARTILLO, EN GARRA, EN MAZA)

Las deformidades de los dedos menores del pie pueden presentarse en forma aislada o asociadas a otras deformidades o cuadros dolorosos del pie (p. ej., *hallux valgus*, pie cavo).

Se atribuyen con frecuencia al calzado inadecuado, aunque también pueden ser secundarias a trastornos congénitos y neuromusculares.

- El **dedo en martillo** simple afecta la articulación interfalángica proximal (IFP) y presenta las falanges media y distal flexionadas sobre la falange proximal. En el dedo en martillo complejo, la falange distal se presenta en extensión con respecto a la falange media.
- El **dedo en maza** afecta la articulación interfalángica distal (IFD) y presenta una falange distal flexionada sobre la falange media.
- El **dedo en garra** consiste en deformidad en martillo de la IFP asociada a flexión dorsal o extensión de la articulación metatarsofalángica (MTTF).

La presentación varía desde deformidades leves y flexibles (fácilmente corregibles) hasta complejas deformidades severas y rígidas.

Pueden afectar a uno o varios dedos del mismo pie y son más frecuentes en sociedades que utilizan calzado.

El tratamiento conservador incluye modificaciones en el calzado y dispositivos ortopédicos para disminuir la presión o irritación en la zona. En casos refractarios al tratamiento conservador se indicará la corrección quirúrgica.

Juanetillo de sastre

El juanetillo de sastre se caracteriza por una prominencia dolorosa lateral de la cabeza del quinto metatarsiano asociado a desviación en varo del quinto dedo y en valgo del quinto metatarsiano. Además de la bursitis y la prominencia lateral dolorosa, puede asociarse a hiperqueratosis lateral o lateral y plantar.

—

El tratamiento conservador está dirigido a evitar la utilización de calzado holgado o bien apretado que provoquen en la zona afectada compresión o irritación, respectivamente; además comprende la terapéutica local de la hiperqueratosis. En casos graves se indicará la cirugía.

Osteocondritis. Osteonecrosis

En el pie, como en el resto del esqueleto, existen estos procesos que hacen referencia a un cuadro inflamatorio vinculado a un proceso de crisis vascular de núcleos epifisarios (necrosis avascular), en especial durante la niñez o la adolescencia, y que puede dejar secuelas en el adulto.

Aunque no es un diagnóstico muy frecuente en el pie, los más conocidos son:

- La osteonecrosis del astrágalo (comúnmente secundaria a evento traumático [fractura del cuello del astrágalo]).
- La escafoiditis tarsiana (enfermedad de Kohler en la población pediátrica y enfermedad de Müller-Weiss en el adulto).
- La epifisitis de las cabezas metatarsianas (enfermedad de Freiberg). Puede lesionar la cabeza de cualquier metatarsiano, pero lo hace con más frecuencia en el 2.º.
- La apofisitis posterior del calcáneo (enfermedad de Sever).

El tratamiento es sintomático, apunta a calmar el dolor, evitar los roces del calzado o el apoyo, según el caso. La afección es transitoria y la reosificación y la curación son la regla. Puede quedar como secuela, en el adulto, alguna deformidad que ocasione bursitis y dolor y que requiera tratamiento quirúrgico.

Talalgia (dolor del talón)

Hace referencia a cualquier cuadro doloroso alrededor del talón; puede ser plantar o posterior.

La talalgia plantar es producida, a menudo, por cambios inflamatorios crónicos degenerativos de la inserción proximal de la fascia plantar, asociado a microtraumatismos repetidos. Se presenta con dolor e inflamación palpable a nivel del tubérculo medial del calcáneo, que aumenta con los primeros pasos de la mañana o con la bipedestación prolongada. La radiografía, por lo común, es normal o suele mostrar una consecuencia del padecimiento, que es el espolón calcáneo plantar. Aunque habitualmente se utiliza el término espolón calcáneo para referirse a este cuadro, hoy se acepta que el espolón calcáneo puede acompañar a la fascitis plantar (en un 50% aproximadamente) pero no son la causa de esta.

El tratamiento debe procurar agotar las medidas ortopédicas conservadoras (soportes plantares con descarga para el apoyo del calcáneo, antiinflamatorios no esteroides, ejercicios específicos de estiramiento de la fascia plantar, infiltraciones con corticosteroides, etc.) antes de llegar a la indicación quirúrgica.

La talalgia posterior se produce por bursitis retrocalcánea y está generalmente provocada por el roce del calzado contra la prominencia posterosuperior del calcáneo (enfermedad de Haglund).

Se intentará adaptar el calzado para evitar el roce. El último recurso es el tratamiento quirúrgico.

SÍNTESIS CONCEPTUAL

– El pie normal apoya en el "trípode de sustentación" (hacia atrás, tuberosidad del calcáneo, y hacia adelante, en las cabezas de los 1.os y 5.os metatarsianos).
– Deformidades congénitas frecuentes: pie en equino-varo, metatarso aducto, pie talo valgo, astrágalo vertical, pie cavo y pie plano.
– El pie plano puede ser flexible o rígido.
– En el pie cavo debe hacerse una valoración neurológica.
– La metatarsalgia puede deberse al descenso del arco metatarsal.
– Es procedente señalar que la búsqueda del neuroma de Morton corresponde al estudio de la metatarsalgia.
– En el *hallux valgus* (o juanete), la indicación quirúrgica primaria es el dolor.

PIE EQUINOVARO CONGÉNITO. TRATAMIENTO DEL PIE BOT CON EL MÉTODO DE PONSETI

ERIC J. HARB PEÑA, RAÚL SIERRA CAMPUZANO, SILVIA RECINIELLO, MARIO LAMPRÓPULOS Y HÉCTOR MALVAREZ

27-1. PIE EQUINOVARO CONGÉNITO
ERIC J. HARB Y RAÚL SIERRA

DEFINICIÓN

 Los nombres "pie bot" o "pie equinovaro congénito" (PEVAC) se dan de forma descriptiva a la deformidad en la cual el pie adopta una posición de flexión plantar, inversión-supinación y aducción (**fig. 27-1-1**).

SINONIMIA

Se lo nombra de diferentes formas: *bot* proviene del sánscrito *Badh*, que significa "golpeado" y del cual derivan otras denominaciones como la francesa *boot*, la alemana *Butt* y la danesa *Bat*, que significa "obtuso o truncado"; *zambo, talipes equinovarus* o *clubfoot* es la manera como denominan esta patología en idioma inglés y como mayormente se encuentra mencionada en la literatura.

ETIOLOGÍA

Se han propuesto numerosas teorías etiológicas sin que hasta la actualidad se explique claramente la causa del problema. Existe evidencia convincente de un modelo etiológico multifactorial que incluye factores genéticos y ambientales (**cuadro 27-1-1**).

Incremento en la presión intrauterina

Es la más antigua de las teorías, originalmente informada por Hipócrates, posiblemente el primero en describir el pie equinovaro; esta teoría no explica por sí sola las alteraciones estructurales en huesos, ligamentos y tendones, por lo que no puede considerarse como un factor mayor.

Existe un pie con actitud equinovaro al nacimiento, ocasionado por haber adoptado esa postura durante la etapa intrauteri-

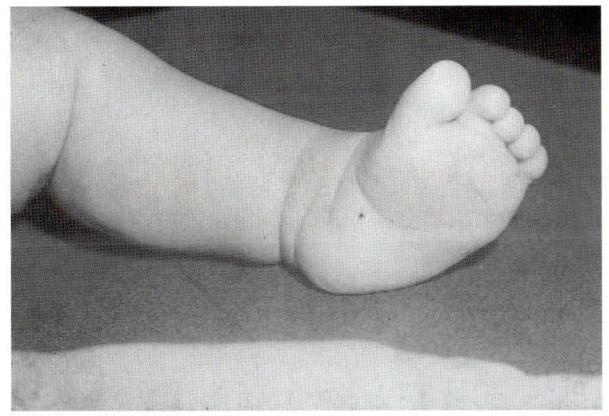

FIG. 27-1-1. Posición de flexión plantar, inversión-supinación y aducción, característica del "pie bot" o "pie equinovaro congénito" (PEVAC). (Véase esta figura en **Láminas en color**).

CUADRO 27-1-1. FACTORES ETIOLÓGICOS

Factores extrínsecos (ambiente intrauterino)	Factores intrínsecos (genotipo)
Compresión intrauterina	No hay estudios de genética molecular
Ambiente caluroso	Cromosomas: ¿2,3,4,7,13,18?
Consumo de: – Alcohol – Tabaco – Drogas	25-30% con historia familiar
Radiación electromagnética	No ligado al sexo (cromosoma Y)

na, pero que es flexible y reductible a la normalidad mediante ejercicios, y no presenta cambios estructurales.

INCIDENCIA

Constituye, con la displasia del desarrollo de la cadera, el problema ortopédico congénito más común, con una prevalencia entre 0,64 y 6,8 cada 1000 nacidos vivos.

El sexo masculino se ve más afectado que el femenino, a razón de 2:1. El compromiso es bilateral en el 50% de los casos, sin que exista clara preferencia por alguno de los lados en el 50% restante.

FISIOPATOLOGÍA

El PEVAC representa una **displasia local primaria** de todos los tejidos afectos por debajo de la rodilla. Esta afirmación se basa en la histórica incapacidad terapéutica para revertir la deformidad y lograr un pie normal.

Ippólito y Ponseti en 1980 y, posteriormente, Zimny en 1985 encontraron un incremento de las fibras de colágeno y fibroblastos en ligamentos y tendones. Los músculos son más pequeños de tamaño y más cortos que en un pie normal, lo que provoca una tracción excesiva del tibial posterior, sóleo y gemelos, tibial anterior y flexores largos de los dedos. Los ligamentos posteriores y mediales del tobillo y del tarso están engrosados y rígidos, por lo que mantienen el calcáneo y el escafoides en aducción e inversión. El astrágalo se encuentra en flexión plantar grave y su cuello está deformado hacia medial y plantar con la cabeza en forma de cuña. El escafoides se desplaza medialmente llegando a tocar el maléolo tibial. La parte anterior del calcáneo está debajo de la cabeza del astrágalo.

CUADRO CLÍNICO

La deformidad es aparente a primera vista y la intensidad es variable. Aunque los huesos del tarso están en estricta interdependencia mecánica y la deformidad es multiplanar, se describen en forma independiente, para su fácil comprensión.

- **Equino:** deformidad del retropié, en la que este adopta una posición en flexión plantar; la punta desciende y el talón asciende.

- **Varo:** es una desviación compleja que consiste en aducción e inversión del calcáneo por debajo del astrágalo; esto da como resultado que se eleve el borde interno del pie y baje el externo. Este movimiento tiene su asiento principal en la articulación subastragalina y arrastra consigo al cuboides y escafoides.
- **Aducto:** desviación del antepié hacia la línea media del cuerpo, teniendo el eje de movimiento en las articulaciones tarsometatarsianas. Si se observa la planta del pie, se ve que este adopta forma de riñón.
- **Torsión tibial interna:** rotación de la porción distal de la tibia en el plano transverso, que hace que el maléolo peroneo se adelante con respecto al tibial.

En resumen, el retropié mantiene posición de flexión plantar e inversión y el antepié se coloca en aducción y pronación con respecto al retropié.

CLASIFICACIÓN

Ha sido particularmente dificultoso clasificar el PEVAC, debido a que la rigidez, o falta de flexibilidad, que presentan los pies es muy individual, incluso cuando se presenta de forma bilateral.

- **Flexible:** pie fácilmente corregible mediante manipulación, llamado prenatal o postural por supuesta posición anómala durante los últimos meses del embarazo.
- **Rígido:** presenta cambios estructurales que –se supone– tienen un trasfondo primario genético.
- **Embrionario o teratógeno:** asociado a enfermedades neuromusculares y síndromes.

DIAGNÓSTICO DIFERENCIAL

La falta de corrección es lo que diferencia el verdadero pie equinovaro congénito del **pie equinovaro postural**. Este último se puede llevar a una total alineación mediante maniobras pasivas, y es producto de una posición forzada *in utero*, sin que muestre cambios estructurales ni los profundos pliegues de flexión.

El pie equinovaro que se presenta como secuela de enfermedades neuromusculares, como la **poliomielitis**, **el mielomeningocele y la parálisis cerebral infantil**, es producto del desequilibrio muscular que ocasiona contracturas, y podría considerarse como benigno en cuanto al tratamiento.

El pie equinovaro que acompaña a –o forma parte de– síndromes como los **de Möbius**, **de Freeman-Sheldon**, **de Streeter**, **de Larsen** la **artrogriposis** y las **displasias óseas** es particularmente rígido, requiere técnicas quirúrgicas de resección ósea y tiende a la recurrencia.

RADIOLOGÍA

El estudio radiológico del pie equinovaro congénito viene a complementar la evaluación clínica y nos da en detalle las relaciones que guardan entre sí los diferentes componentes óseos. Su principal utilidad no es la diagnóstica, sino la de evaluar los resultados mediante la comparación entre pretratamiento y postratamiento (**fig. 27-1-2**).

- **Proyección dorsoplantar**, con corrección máxima: en el pie sano, el eje del calcáneo concuerda con el eje del cuboides y el quinto metatarsiano, así como el eje del astrágalo concuerda con el del primer metatarsiano. El astrágalo y el calcáneo se superponen de un tercio a un medio, y la divergencia de sus ejes es de 20 a 40°.

En el PEVAC, el cuboides y el quinto metatarsiano, así como el escafoides y el primer metatarsiano, se desplazan medialmente con relación al calcáneo y astrágalo, respectivamente. El calcáneo se desplaza medialmente, superponiéndose al astrágalo, lo que disminuye su ángulo de divergencia a menos de 40°.

- **Proyección lateral, con corrección máxima:** en el pie sano, el eje de la tibia con el astrágalo es de 90°, el eje tibio-calcáneo es de 130° y el eje calcáneo-astragalino es de 40°. La disminución de cualquiera de estos ángulos indica equino del retropié.

TRATAMIENTO

El objetivo del tratamiento es dejar un pie plantígrado, equilibrado, indoloro y funcional.

Conservador

La mayoría de los ortopedistas concuerdan en que el tratamiento debe iniciarse tan pronto como sea posible y, al co-

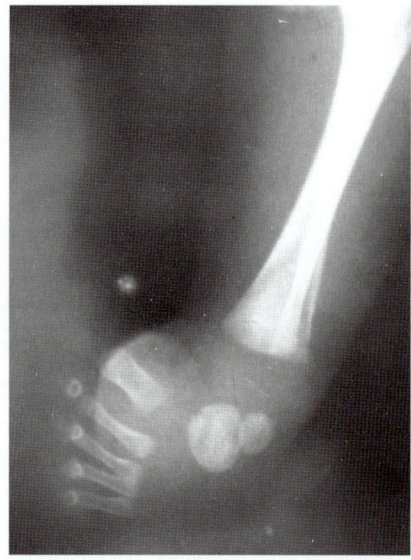

FIG. 27-1-2. Radiografía en proyección anteroposterior de un pie equinovaro congénito.

mienzo, debe ser conservador. Se basan en que los ligamentos son pasibles de ser elongados. En caso de deformidad postural, los padres participan activamente mediante manipulaciones y, al lograrse la corrección, el pie se mantiene con ortesis tales como la Denis Browne.

En los casos irreductibles se utilizan yesos dirigidos a corregir la desviación en varo y la aducción, sin forzar la corrección del equino, para evitar la producción de un pie en mecedora.

La llamada escuela francesa, a partir de 1900, y posteriormente Kite (1924) y Ponseti (1963) han sido los más decididos impulsores del tratamiento incruento, el cual, mediante sus particulares métodos de manipulación e inmovilización, procura paso a paso el estiramiento progresivo de las partes blandas y la consiguiente alineación armoniosa de huesos y articulaciones (**fig. 27-1-3**).

Quirúrgico

Cuando el tratamiento conservador es estacionario o fracasa, está indicado el tratamiento quirúrgico. El momento sugerido para realizarlo va de los 4 a los 12 meses de edad. Cabe señalar que el método de Ponseti considera el manejo del equino a través de una tenotomía percutánea del tendón de Aqui-

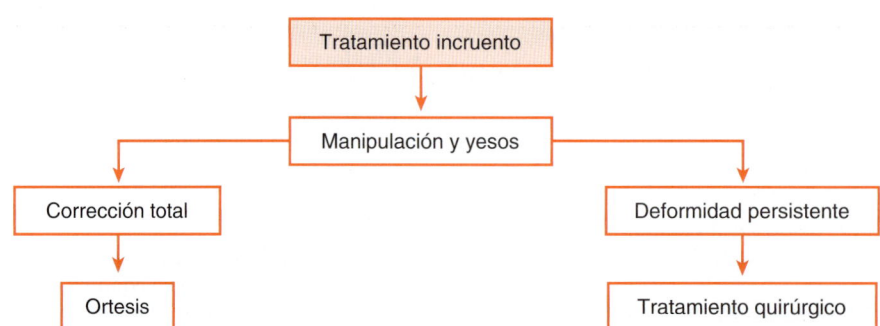

FIG. 27-1-3. Algoritmo de tratamiento incruento.

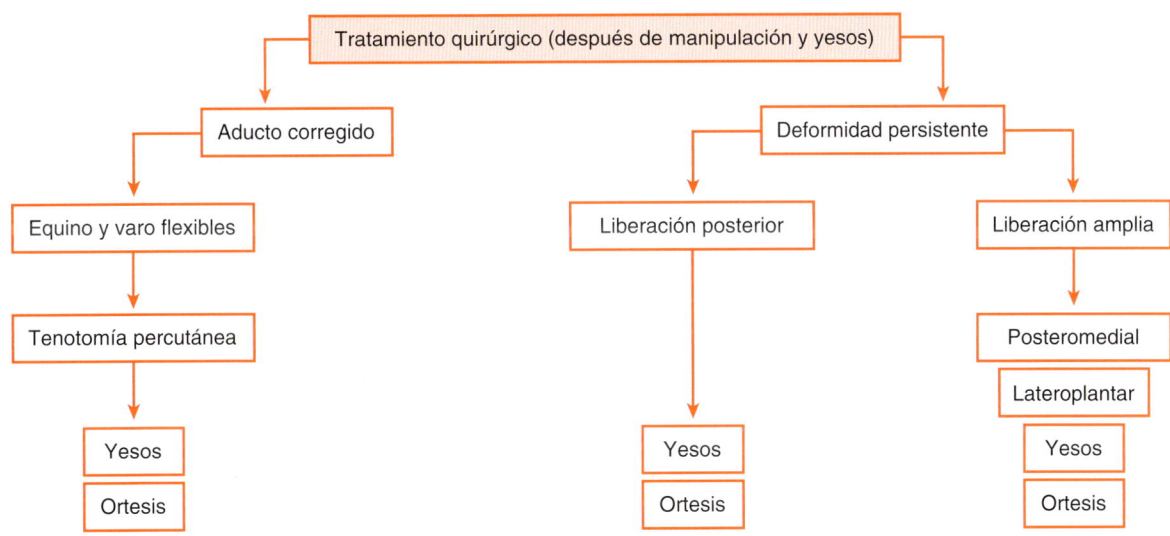

FIG. 27-1-4. Algoritmo de tratamiento quirúrgico.

les, procedimiento que se realiza al haber logrado corregir las demás deformidades.

Se ha diseñado una considerable variedad de técnicas quirúrgicas que pueden englobarse en dos grupos: liberación posterior y liberación posteromedial. Entre las más conocidas y practicadas están las de Turco 1971, Carroll 1978, McKay 1983, Simona 1985 y Bensahel (a la carta) 1987. La liberación quirúrgica de las estructuras deformantes abarca tendones, ligamentos y cápsula de retropié, mediopié y antepié.

Después de la cirugía, el tratamiento continúa con uso de zapato pronador de horma recta durante el día y barra de Denis Browne nocturna, al menos durante dos a tres años, aunque debe mantenerse un control periódico hasta el final del creci-miento por la alta posibilidad de recidivas que, de presentarse, lo hacen entre el año y los cinco años. Un buen porcentaje se resuelve satisfactoriamente con nuevas manipulaciones o cirugías complementarias, entre las que se incluyen transferencias musculares, osteotomías o artrodesis (**fig. 27-1-4**).

PRONÓSTICO

En primer lugar, los padres deben aceptar que el pie nunca será totalmente normal; habrá hipotrofia de pantorrilla, pie de menor tamaño que el contralateral y limitación de la movilidad.

La causa más común de falla es la cirugía insuficiente.

SÍNTESIS CONCEPTUAL

– El pie equinovaro congénito (PEVAC), llamado también pie bot, constituye, con la displasia del desarrollo de la cadera, el más común problema ortopédico congénito.
– Suele ser bilateral con predominio en los varones a razón de 2:1.
– El tratamiento conservador debe iniciarse lo antes posible, pero, cuando no se logra tempranamente una corrección satisfactoria, se debe realizar una corrección quirúrgica.

27-2. TRATAMIENTO DEL PIE BOT CON EL MÉTODO DE PONSETI

SILVIA RECINIELLO, MARIO LAMPRÓPULOS Y HÉCTOR MALVAREZ

INTRODUCCIÓN

El pie bot o equinovaro supinado es un defecto congénito que, si no se trata, es devastador desde el punto de vista físico, psicológico, social y financiero para los pacientes y sus fami-lias, más allá de la incapacidad física que genera. **fig. 27-2-1** y **fig. 27-2-2A-D**.

Se estima que nacen anualmente en el mundo unos 120 000 niños con pie bot. El 80% de los casos ocurre en países en desarrollo. La mayoría queda sin tratamiento o mal tratado.

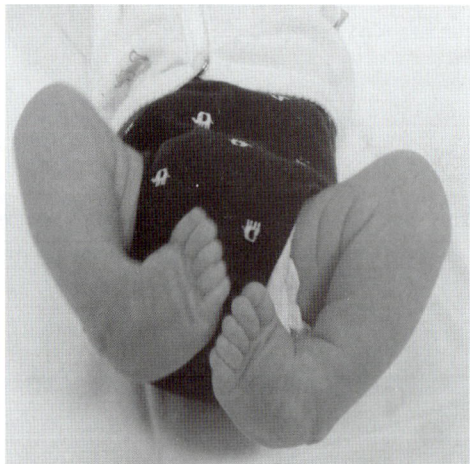

FIG. 27-2-1. Paciente de 1 mes de edad con severo equinovaro supinado bilateral (congénito). (Véase esta figura en **Láminas en color**).

En países desarrollados se tratan con cirugías correctivas muy extensas. Aunque el pie presenta un buen aspecto después de la cirugía, a menudo se muestra rígido, débil y doloroso. Después de la adolescencia, el dolor aumenta y llega a ser incapacitante.

 El tratamiento de Ponseti es un método que, tanto para pacientes con pie bot de origen idiopático como para los de origen neurológico, puede corregirlo en 2 meses aproximadamente, mediante manipulaciones y enyesados y sin necesidad de cirugías extensas, solo mínimas.

—

Este método ha sido corroborado con estudios de 35 años de seguimiento y fue confirmado en diferentes establecimientos alrededor del mundo.

El pie zambo no es una deformidad embrionaria. Un pie que se está desarrollando normalmente se vuelve zambo en el segundo trimestre de embarazo. Mediante ultrasonido, se descubre muy raramente el pie zambo antes de las 16 semanas de gestación.

En el pie zambo, la parte anterior del calcáneo está debajo de la cabeza del astrágalo. Esta posición causa el varo y el equino del retropié. La pronación del pie zambo siguiendo este eje imaginario aumenta la pronación del antepié, con lo que empeora el cavo y hace que la tuberosidad anterior del calcáneo choque con la cabeza del astrágalo. Como resultado de esta maniobra se tuerce el pie quedando el varo del talón sin corregir.

Cualquier intento de llevar el calcáneo en eversión sin abducirlo empotrará el calcáneo en el astrágalo y no permitirá corregir el varo del talón. El desplazamiento del calcáneo lateralmente a su posición normal debajo del astrágalo corregirá el varo del talón.

La deformidad de un pie zambo ocurre principalmente en el tarso. Los huesos del tarso, que son en su mayor parte cartilaginosos al nacer, están en una posición extrema de flexión, aductos.

 El método de Ponseti es útil en pies artrogripóticos, en mielomeningocele y en otros síndromes como el de Larsen o bandas de constricción.

—

Los resultados no son tan buenos como en los casos de pie zambo idiopático pero hay muchas ventajas con este método. La primera es que, si bien el pie parece muy rígido al principio, se mejora con el tratamiento y en la mayoría de los casos se consigue un pie plantígrado. Además, si solo se consigue una corrección parcial, ello permitirá una cirugía mucho más limitada y una sutura de la herida quirúrgica sin tensión, lo cual reduce el número de complicaciones.

El pie artrogripótico es, quizás, el más difícil de corregir. A menudo, la tenotomía del Aquiles solo permite llevar al pie a neutro. Sin embargo, este es un resultado muy funcional. En tales casos siempre se debe considerar y explicar a los padres la posibilidad de cirugía.

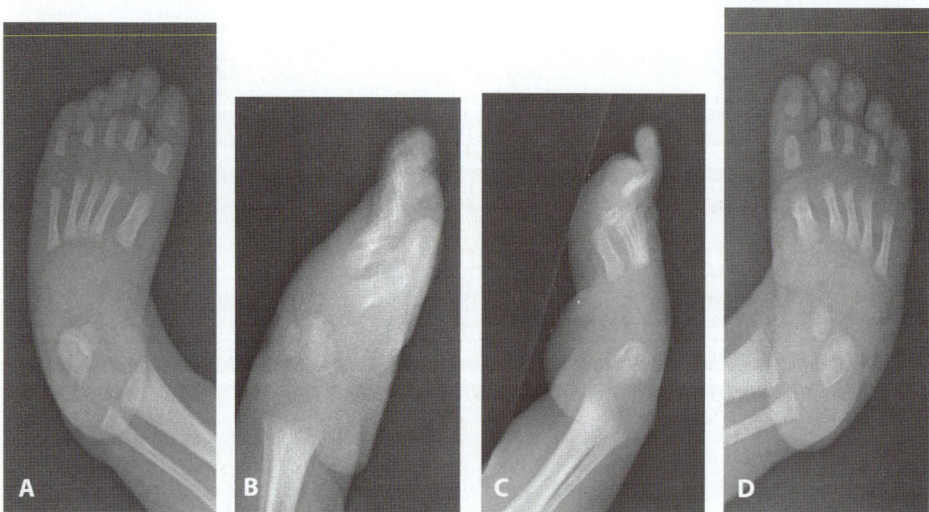

FIG. 27-2-2. A-D. Radiografías iniciales de frente y perfil de ambos pies del mismo paciente de la **fig. 27-2-1**.

La mayoría de los pies zambos puede corregirse mediante manipulaciones y enyesados seriados (**figs. 27-2-3** a **27-2-5**). Después de 4-5 yesos, el cavo, el aducto y el varo quedan corregidos. Una tenotomía percutánea del Aquiles es necesaria en la mayoría de los pies para corregir el equino. El último yeso se mantiene 3 semanas. La corrección obtenida se mantiene después mediante el uso de una férula nocturna hasta la edad de 4 años. Los pies tratados con este método son flexibles, fuertes, no dolorosos y sin callosidades, dando lugar a una vida normal.

Se debe empezar tan pronto como sea posible. Hay que procurar que la familia y el niño estén cómodos. Los juguetes con música suave calman al niño. Se puede permitir que este tome el biberón durante la manipulación y el enyesado, que debe ser hecho por el cirujano.

REDUCIR EL CAVO

El primer elemento de la técnica es corregir el cavo mediante la supinación del antepié en relación con el retropié. El cavo resulta de la pronación del antepié con relación al retropié. El cavo es normalmente corregible en el recién nacido mediante la supinación del antepié para obtener un arco longitudinal normal. En otras palabras, se supina el antepié hasta que la forma del arco longitudinal adquiera una apariencia normal: ni mucho ni poco arco. La alineación del antepié con el retropié es esencial para poder realizar la abducción y corregir el aducto y el varo.

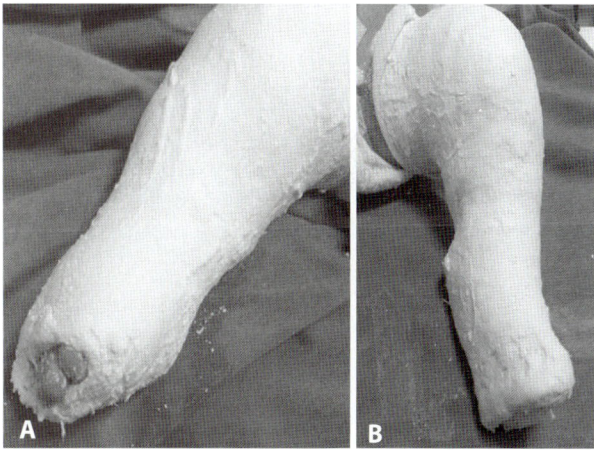

FIG. 27-2-3. A y **B.** Inicio de la manipulación y aplicación de yesos correctores. (Véase esta figura en **Láminas en color**).

Estas tres deformidades comienzan a corregirse con:

Estabilizar el astrágalo

Poner el pulgar en la cabeza del astrágalo. La estabilización del astrágalo es el punto central alrededor del cual se abduce

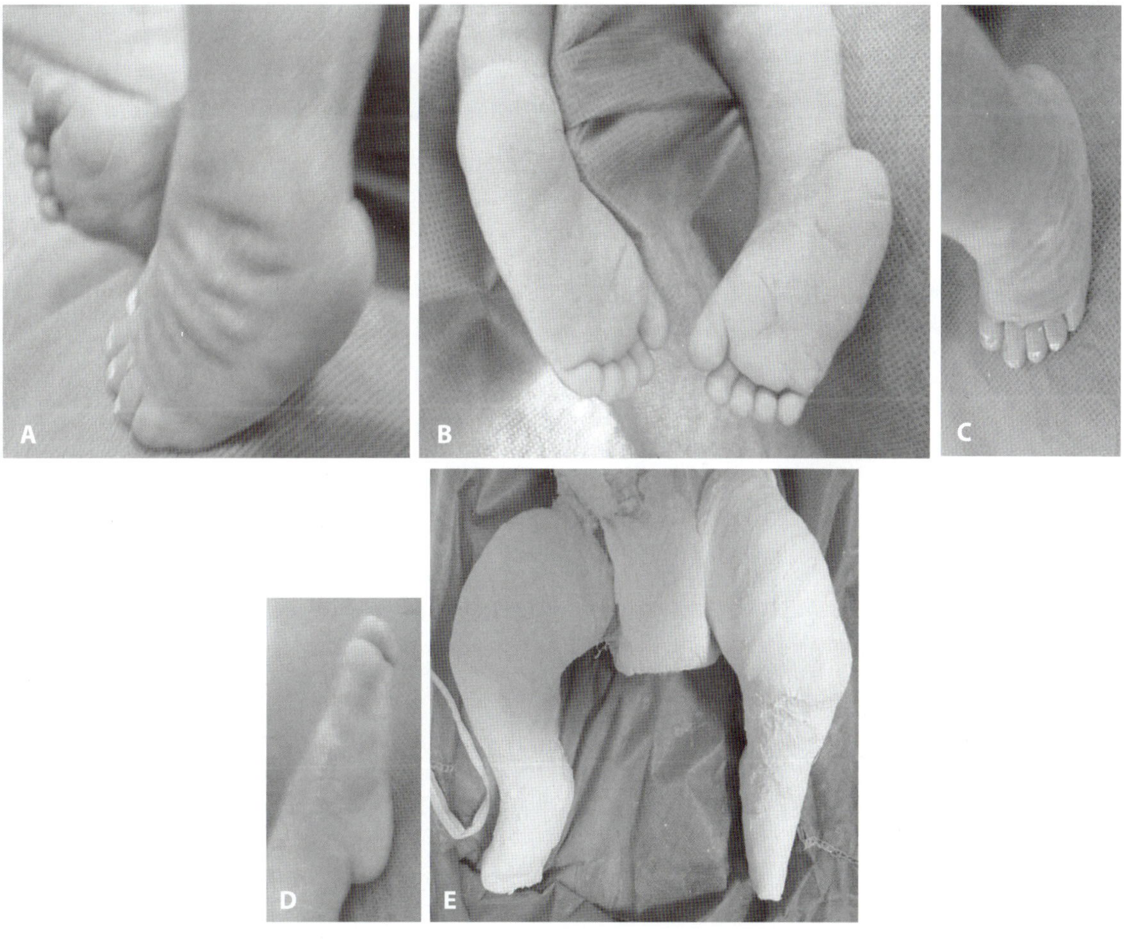

FIG. 27-2-4. A-E. Etapa intermedia. Nótese la mejoría en la actitud de ambos pies. (Véase esta figura en **Láminas en color**).

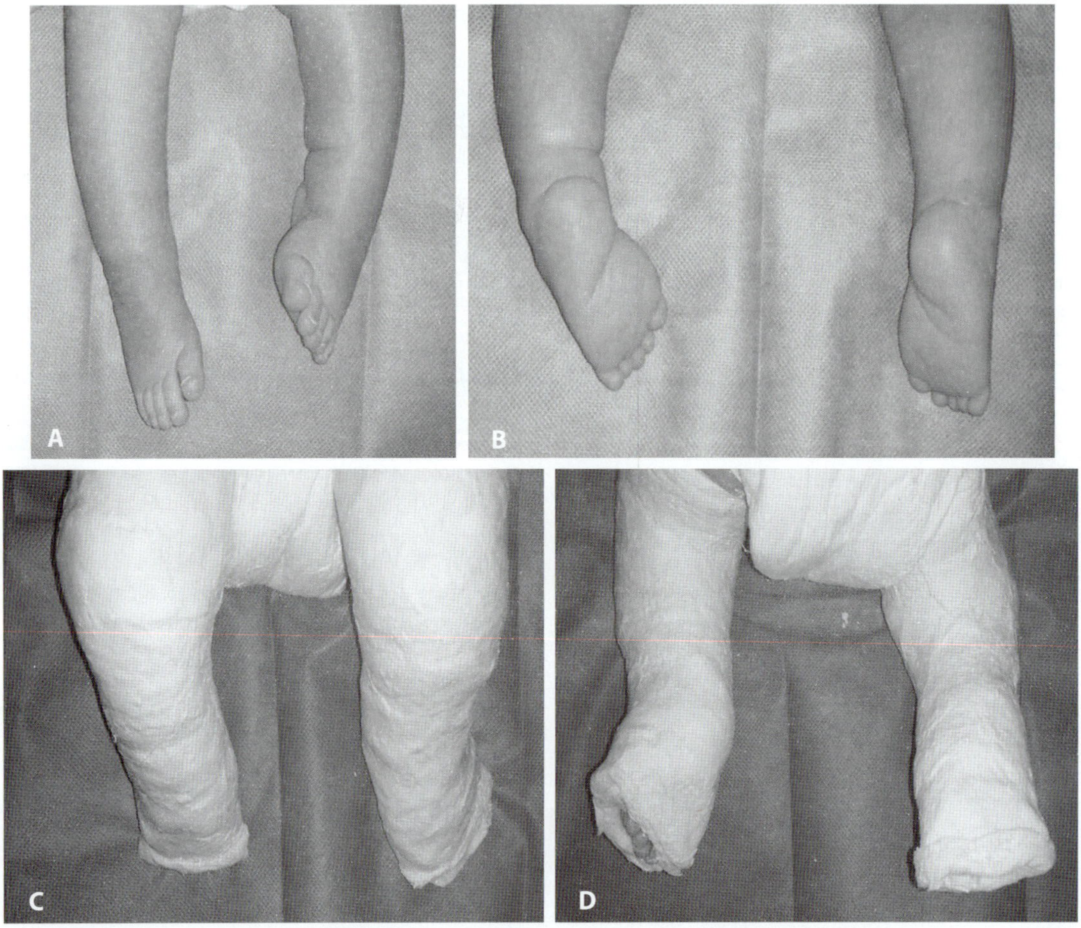

FIG. 27-2-5. A-D. Control enyesado. (Véase esta figura en **Láminas en color**).

el pie. El índice de la misma mano debe ponerse detrás del maléolo externo. Esto ayuda a estabilizar la articulación del tobillo y previene el desplazamiento posterior del maléolo externo.

Manipular el pie

El paso siguiente es abducir el pie en ligera supinación estabilizando la cabeza del astrágalo con el pulgar y sin causar

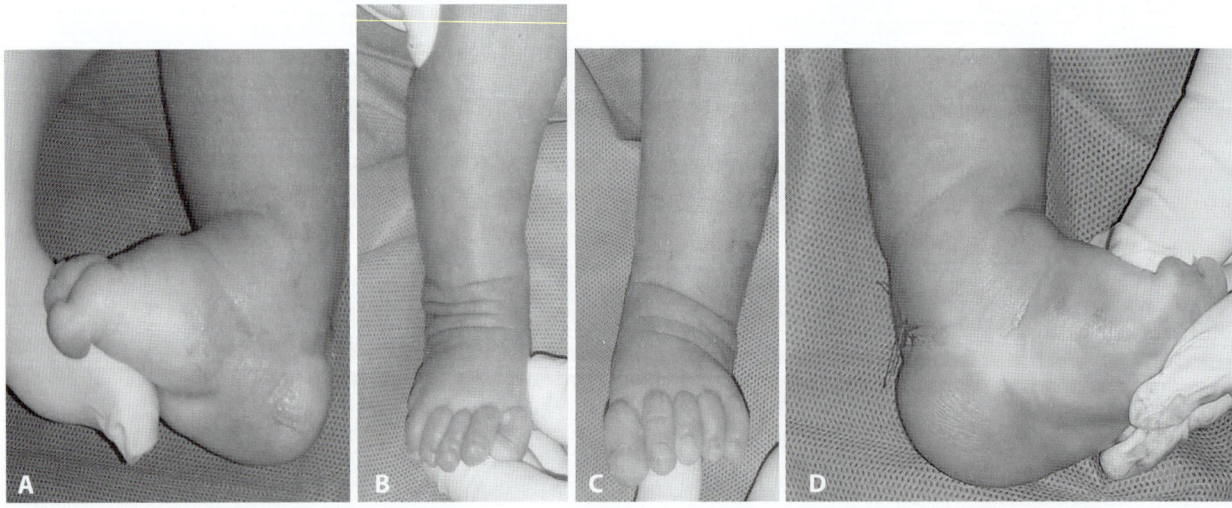

FIG. 27-2-6. A-D. Tenotomía percutánea del Aquiles para corregir equinismo. (Véase esta figura en **Láminas en color**).

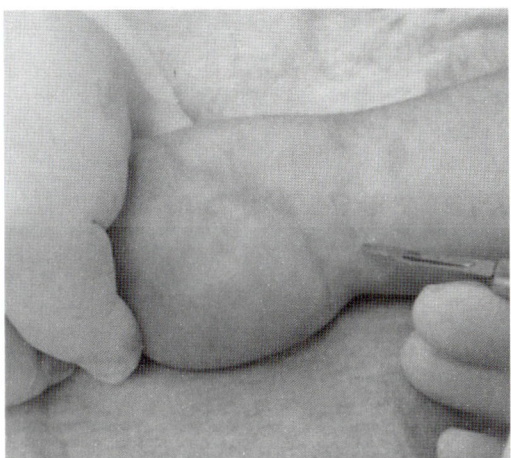

FIG. 27-2-7. Detalles de la técnica de tenotomía percutánea del Aquiles. (Véase esta figura en **Láminas en color**).

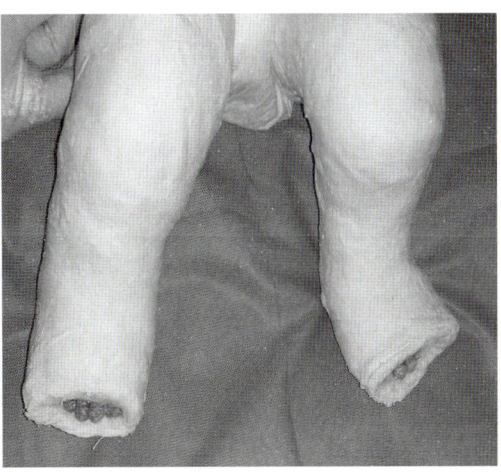

FIG. 27-2-8. Yesos posteriores a la tenotomía. (Véase esta figura en **Láminas en color**).

dolor al niño. Mantener la corrección máxima por unos 60 segundos y relajar. El desplazamiento lateral del escafoides y del calcáneo aumenta a medida que se corrige la deformidad. El pie nunca se prona.

Segundo, tercero y cuarto yesos

Durante esta fase del tratamiento, el cavo, el aducto y el varo se corrigen simultáneamente. La distancia palpable entre el maléolo tibial y el escafoides revela el grado de corrección del escafoides. Cuando el pie está corregido, esa distancia debe ser de 1,5 a 2 cm. El grado de desplazamiento de la tuberosidad anterior del calcáneo bajo la cabeza del talo indica el grado de corrección del varo del talón.

CON CADA YESO SE VE UNA MEJORA

- **Aducto y varo:** con el primer yeso se demuestra la corrección del cavo y del aducto. El pie se mantiene todavía en equino. Los yesos evidencian corrección completa del aducto y del varo (véanse **figs. 27-2-3A** y **B, 27-2-4A-E** y **27-2-5A-D**).
- **Equino:** la deformidad del equino mejora gradualmente a medida que se corrige el aducto y el varo. Esta mejoría se debe a que el calcáneo dorsiflexiona cuando es abducido por debajo del astrágalo. No se debe intentar la corrección completa del equino hasta que el varo del talón haya sido corregido.

APARIENCIA DEL PIE DESPUÉS DEL CUARTO YESO

Se logra una corrección completa del aducto, el cavo y el varo. El equino está mejorado, pero no completamente corregido, por lo que se necesita una tenotomía del tendón de Aquiles (**figs. 27-2-6A-D**, **27-2-7** y **27-2-8**). En los pies más flexibles, el equino se puede corregir con más yesos manteniendo el pie en dorsiflexión. Sin embargo, si se tienen dudas, es mejor realizar una tenotomía para evitar demasiada presión sobre el astrágalo con una dorsiflexión forzada.

SÍNTESIS CONCEPTUAL

- El pie bot o zambo es una defecto congénito que se caracteriza por ser equinovaro y supinado.
- En las imágenes radiográficas, el médico puede visualizar un paralelismo astrágalo-calcáneo.
- Según el método de Ponseti debe tratarse tempranamente con yesos seriados, manipulaciones y tenotomía del Aquiles.
- Luego de haber realizado los yesos y obtener una buena reducción del pie, se indica el uso de una ortesis de Denis Browne. Esta se llevará durante tres meses las 24 horas, y luego se usará a la noche, solo para dormir, por cuatro años.
- Es importante detectar el pie bot de forma temprana para realizar un tratamiento precoz y evitar recidiva y deformidades óseas.

28

METATARSO VARO, PIE TALO VALGO Y ASTRÁGALO VERTICAL

JORGE A. GROISO Y RICARDO ALLAN

METATARSO VARO

También llamado antepié aducto, es la deformidad congénita más frecuente del pie (uno cada 1000 nacidos vivos). El antepié se desvía en dirección medial en el plano transversal, con un componente de varo en el plano frontal (los metatarsianos están en aducción con un leve grado de inversión y supinación). La planta del pie tiene forma de riñón con un pliegue plantar medial. El borde externo del pie es curvo. El talón es normal, sin equino, lo que lo diferencia del pie equinovaro supinado verdadero.

Esta deformidad se debe a la posición del pie y la tibia del feto en el interior del útero. Podría corresponder a un desequilibrio muscular, condicionado por factores genéticos. El 50% se presenta como bilateral.

En general, la curación espontánea de la deformidad ocurre en un 85-90% de los casos. Esto lleva a que un 10 o un 15% de la totalidad de los enfermos presenten una deformidad residual significativa si no se realiza un tratamiento adecuado.

 Entre las deformidades asociadas se encuentra la displasia del desarrollo de la cadera. Es obligatorio buscarla ante todo pie con antepié aducto.

—

El tratamiento comienza ni bien se hace el diagnóstico y consiste en manipulaciones y botas de yeso. El resultado final es exitoso en la gran mayoría de los casos y es excepcional la indicación quirúrgica (artrolisis-liberación de la articulación de Lisfranc o, en casos graves, fijación de esta).

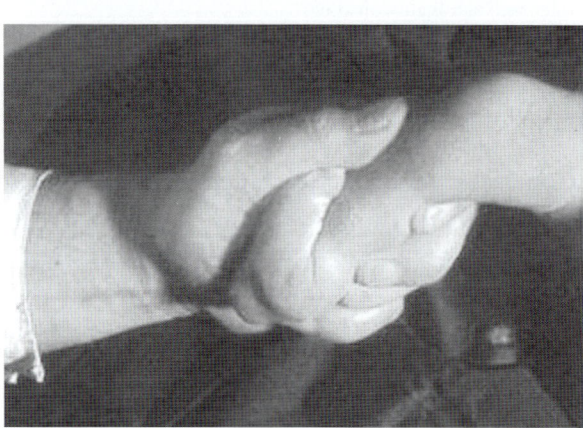

FIG. 28-1. Pie talo valgo.

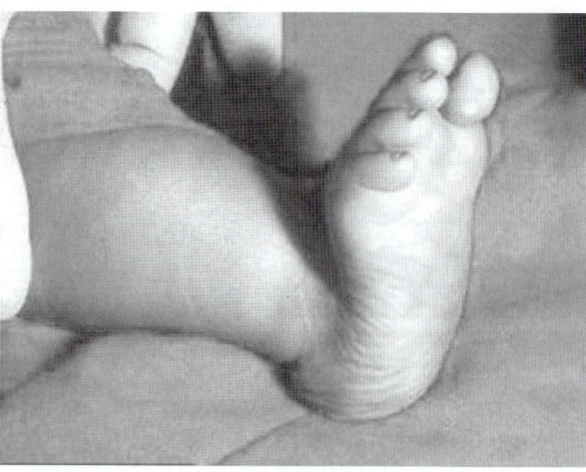

FIG. 28-2. Astrágalo vertical.

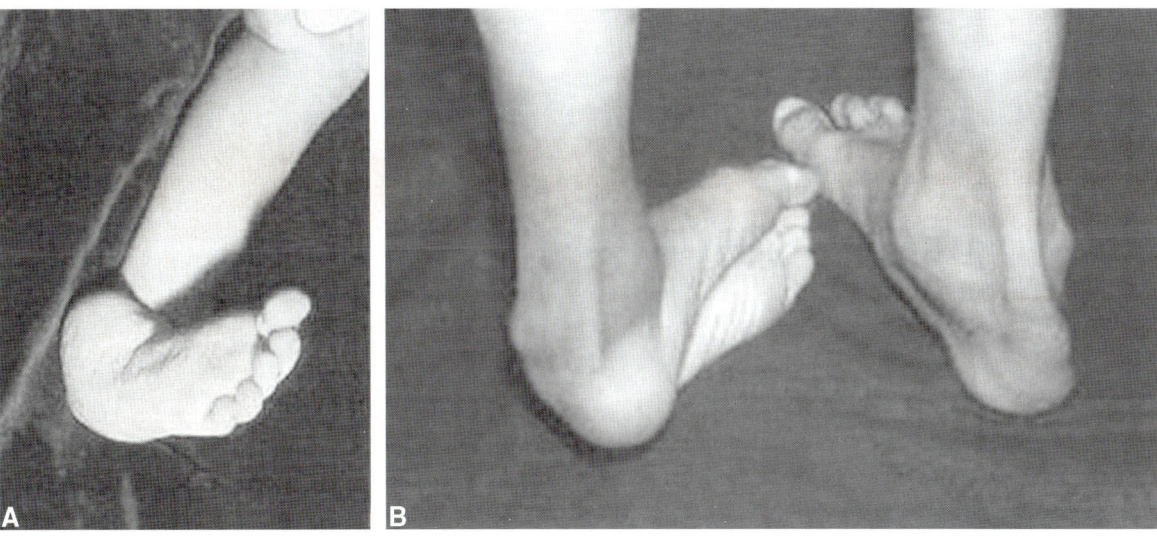

FIG. 28-3. A y **B**. Severo varo del retropié. Frecuentemente se acompaña de otras malformaciones.

PIE TALO VALGO

Esta deformidad se caracteriza por la desviación permanente del pie en flexión dorsal (talo) y valgo del talón.

En la mayor parte de los casos es producido por un vicio de posición en la vida intrauterina, aunque también se lo ve asociado a otras malformaciones congénitas (**fig. 28-1**).

El tratamiento consiste en la aplicación de férulas en la cara anterior de la pierna, que van llevando paulatinamente el pie a la posición de flexión plantar.

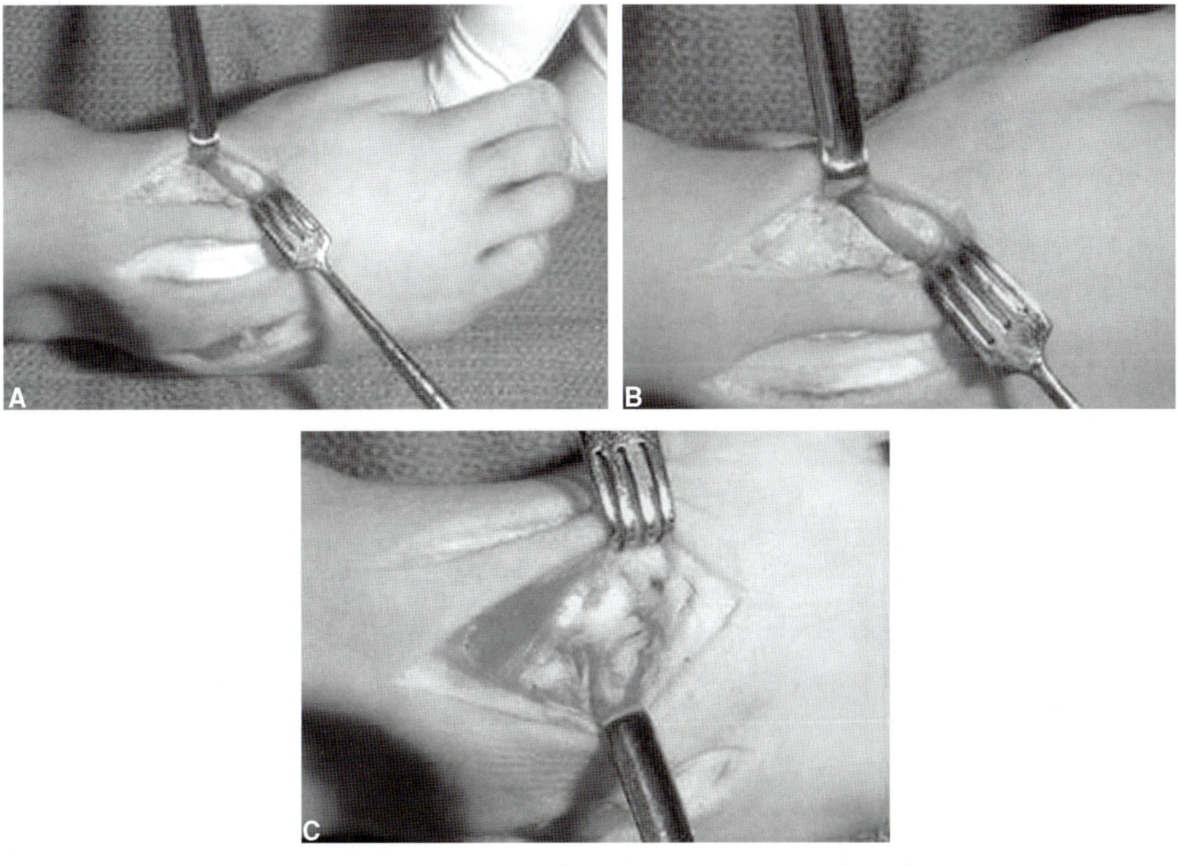

FIG. 28-4. A, **B** y **C**. Operación de Heyman-Herndon (para antepié aducto). El tratamiento quirúrgico debe realizarse antes de que el niño comience la deambulación. (Véase esta figura en **Láminas en color**).

ASTRÁGALO VERTICAL

También llamado **pie plano convexo congénito**, es una malformación caracterizada por la posición verticalizada del astrágalo, acompañada de equino del calcáneo (**fig. 28-2**).

El pie se presenta sin bóveda plantar y se observa una convexidad en la planta. El talón es alto y el dorso del pie se encuentra próximo a la pierna por la retracción de los músculos extensores.

Puede presentarse como deformidad aislada, pero frecuentemente se acompaña de otras malformaciones (**fig. 28-3 A** y **B**).

El tratamiento ortopédico con yesos no da resultado. El tratamiento quirúrgico debe realizarse antes de que el niño comience la deambulación, y consiste en la liberación del astrágalo que permita restablecer las relaciones normales con los demás huesos del tarso, a lo que se adiciona la elongación de los tendones retraídos (extensores y tríceps sural) (**fig. 28-4 A-C**).

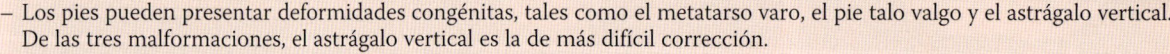

SÍNTESIS CONCEPTUAL

– Los pies pueden presentar deformidades congénitas, tales como el metatarso varo, el pie talo valgo y el astrágalo vertical. De las tres malformaciones, el astrágalo vertical es la de más difícil corrección.

– El tratamiento debe comenzarse lo antes posible.

CAPÍTULO 29

OSTEOMIELITIS

OSCAR VARAONA, PABLO SIERRA, ROSANA CORAZZA,
NÉSTOR PETRI, PRIMITIVO BURGO Y MARCIA QUERCI

29-1. OSTEOMIELITIS BACTERIANA
OSCAR VARAONA, PABLO SIERRA, ROSANA CORAZZA, NÉSTOR PETRI Y PRIMITIVO BURGO

—

29-2. OSTIOMIELITIS FÚNGICA
MARCIA QUERCI

29-1. OSTEOMIELITIS BACTERIANA
OSCAR VARAONA, PABLO SIERRA, ROSANA CORAZZA, NÉSTOR PETRI Y PRIMITIVO BURGO

INTRODUCCIÓN

La infección ósea puede ser de dos tipos, según su etiología:

- Inespecífica o piógena, ocasionada frecuentemente por cocos (*Staphylococcus aureus*, 60-90% de los casos).
- Específica, ocasionada por el bacilo tuberculoso, el bacilo de Hansen, el gonococo de Neisser, etcétera.

DEFINICIÓN

Se define como una infección purulenta del hueso que involucra la médula ósea, la cortical y el periostio.

Conviene precisar la terminología que hemos de utilizar:

- Compromiso cortical: osteítis.
- Compromiso medular: mielitis.
- Compromiso perióstico: periostitis.
- Combinadas: osteomielitis u osteoperiostitis (o corticoperiostitis).

Dadas las características de este capítulo, haremos referencia a la etiología inespecífica (piógena), cuyo origen puede ser:

- Hematógeno.
- Por vecindad.
- Por inoculación.
- Iatrogénico.

En cuanto a la hematógena, tiene particularidades que señalaremos:

- Grupo etario más afectado:
  - Menores de 2 años.
  - Población entre 8 y 12 años.

La desnutrición se cuenta entre los factores predisponentes.

- Las localizaciones más frecuentes en orden decreciente son:
  - Metáfisis distal de fémur.
  - Metáfisis proximal de tibia.
  - Metáfisis proximal de fémur.
  - Metáfisis distales de radio y húmero.

ETIOLOGÍA

 El agente etiológico más frecuente de las osteomielitis agudas en todas las edades es *Staphylococcus aureus*. Este agente es responsable de más del 80% de los casos de osteomielitis hematógena.

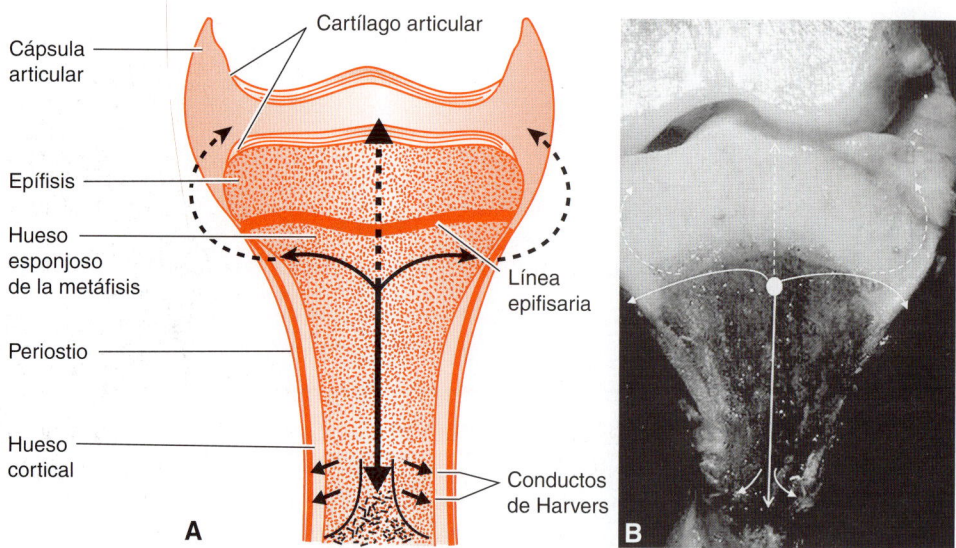

FIG. 29-1-1. A. Localización del émbolo séptico a nivel metafisario de la tibia proximal. **B.** Preparado anatómico que muestra las características de la tibia proximal. Nótese que la epífisis proximal aún no se halla osificada. (Véase esta figura en **Láminas en color**).

En los últimos años se ha constatado un incremento de infecciones ocasionadas por *Staphylococcus aureus* resistente a la meticilina de la comunidad (SARMC).

—

Este microorganismo presenta la particularidad de resistencia única a betalactámicos y es considerado un germen emergente en el mundo. Se caracteriza por producir una toxina denominada de *Panton Valentine* que le confiere alta toxicidad, por lo cual la mayoría de los cuadros asociados a este germen se desarrollan con sepsis grave.

Los bacilos gramnegativos son poco frecuentes, pero se asocian más comúnmnte a niños durante el período neonatal. *Haemophilus influenzae* debe ser considerado como patógeno potencial en niños menores de 2 años con esquemas de vacunación incompletos. En pacientes con comorbilidades tales como hemoglobinopatías o compromiso inmunitario por otras causas también deberán considerarse otras bacterias gramnegativas tales como especies de *Salmonella* y *Pseudomonas aeruginosa*, que es un germen poco hallable en osteomielitis hematógena pero deberá ser considerado como agente posible en aquellos casos de osteomielitis de calcáneo secundaria a heridas punzantes.

Streptococcus del grupo A y *Pneumococcus* son poco habituales, pero aparecen con mayor frecuencia relativa durante el período neonatal.

PATOGENIA

La llegada de los gérmenes a su localización clásica, a nivel de la zona de osificación primaria subcondral metafisaria de un hueso largo, produce la reacción inflamatoria inicial, con intensa congestión, edema y supuración (**fig. 29-1-1 A** y **B**).

En el inicio, esta inflamación afecta solamente la médula del hueso esponjoso. De no interrumpirse el proceso, a través de los conductos de Havers y de Volkmann, el exudado inflamatorio purulento se dirige a la superficie del hueso y separa el periostio que, en la inflamación, como dijimos, puede desprenderse.

De continuar el proceso, se extiende entre la cortical y el periostio y se constituyen los abscesos subperiósticos, que suelen avanzar hasta el punto en que el periostio está firmemente unido al cartílago de crecimiento y no se despega; de este modo se frena la propagación de la infección a la epífisis (**fig. 29-1-2**). (Debe tenerse en cuenta que en los primeros meses de vida la fisis no constituye una barrera, de allí la posibilidad de producción en esta etapa de la vida de osteoartritis).

Librado a su evolución, puede producirse una rápida alteración ósea, dado que la cortical metafisaria a ese nivel, en los niños, es delgada; ocurre, entonces, ruptura cortical y necrosis ósea al despegarse el periostio y privar al hueso subyacente de circulación. La ruptura de la cortical y del periostio permite además la formación de abscesos parostales y la fistulización (**fig. 29-1-3**).

El periostio, con buen aporte vascular del rico plexo que posee, continúa formando hueso que circunscribe la necrosis cortical (involucro), el que se halla fenestrado por múltiples fístulas óseas

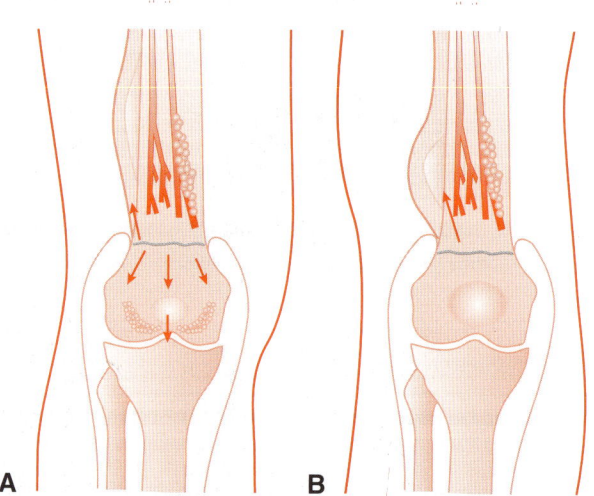

FIG. 29-1-2. A. Propagación a la articulación en el lactante que produce una osteoartritis. **B.** En la infancia, el periostio unido firmemente al cartílago impide la invasión articular por parte de los gérmenes.

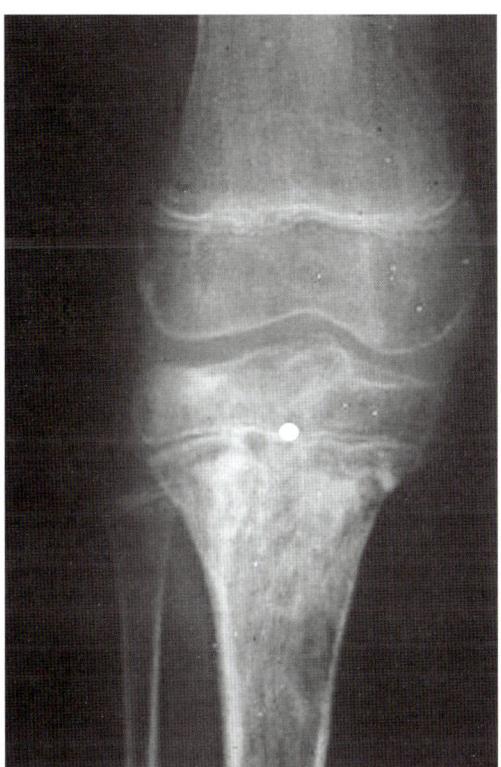

FIG. 29-1-3. Osteomielitis de la tibia proximal. Nótese la afectación metafisaria.

que se continúan con las de las partes blandas. Un mal tratamiento o un tratamiento inoportuno, o la alta virulencia del germen, pueden hacer que, de no sobrevenir complicaciones clínicas inmediatas, el proceso evolucione hacia la cronicidad.

Instalada la osteomielitis crónica, se caracteriza por:

- Persistencia de lesiones supurativas osteomedulares.
- Drenaje continuo de pus a través de fístulas cutáneas múltiples cuyas bocas se hallan circundadas por relieves de aspecto carnoso y fácilmente sangrante.

- Secuestros rodeados de abundante tejido de granulación.
- Activa neoformación corticoperióstica.

En la osteomielitis del adulto no hay abscesos periósticos ni parostales, así como tampoco involucros ni los típicos secuestros corticales.

Finalmente, aun curadas, persisten áreas irregulares de necrosis corticomedulares, frecuentemente detergidas, con secuestración, supuración y fistulización ósea y de partes blandas vecinas, que siguen drenando material maloliente (cloacas) durante muchos años y que se infectan secundariamente con gérmenes oportunistas (**fig. 29-1-4 A** y **B**). De ahí que puedan, además, complicarse con amiloidosis, carcinomas epidermoides en la piel circundante a las bocas fistulosas y, muy raramente, con transformación sarcomatosa secundaria del hueso reactivo.

CUADRO CLÍNICO DE LA OSTEOMIELITIS HEMATÓGENA AGUDA

Se registran antecedentes de otro foco séptico previo (una o dos semanas antes), como, por ejemplo, infección de garganta, cutánea, intestinal, etcétera.

- **Síntomas:**
  - Cuadro febril (hipertermia más escalofríos).
  - Impotencia funcional (p. ej., cojera antálgica).
  - Ausencia de derrame articular.
- **Signos:**
  - Dolor local (*one finger pain*).
  - Tumefacción, rubor (signos de inflamación).
  - Contractura muscular (espasmo de protección). El movimiento articular puede explorarse con suavidad al relajarse el paciente.

Este cuadro es atenuado en lactantes porque existe escasa alteración del estado general (ausencia de fiebre alta).

Otras formas clínicas

Osteomielitis subaguda: infección ósea de duración superior a dos semanas, sin evidencia de enfermedad aguda. Puede

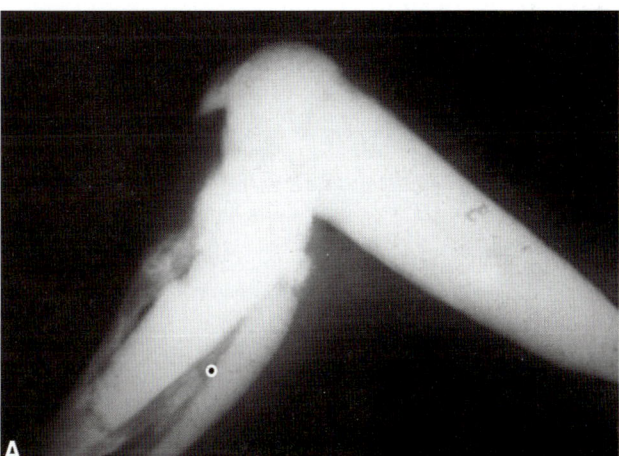
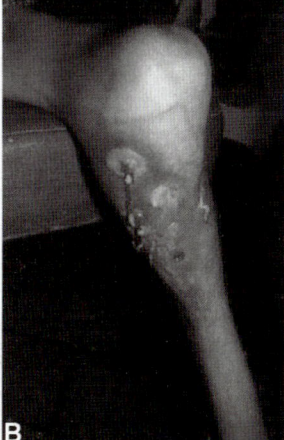

FIG. 29-1-4. Osteopetrosis. **A.** La radiografía muestra la afectación de la tibia proximal con un extenso secuestro. **B.** Trayectos fistulosos que acompañan el proceso óseo. (Véase esta figura en **Láminas en color**).

ser causada por resistencia del huésped aumentada, bacterias de escasa virulencia o antibióticos suministrados tempranamente.

En el cuadro clínico, el síntoma dominante es el dolor. El recuento leucocitario es normal, la eritrosedimentación se eleva solo en el 50% de los casos. Los hemocultivos, por lo general, son negativos.

La punción-biopsia tiene una efectividad de 60%.

Osteomielitis crónica: la duración del cuadro excede el mes. Por lo común es continuación del cuadro agudo inicial o una reactivación del foco por distintas causas (ejercicio, traumatismos, disminución de las defensas, etc.).

Otros procesos crónicos: abscesos de Brodie (localización metafisaria o metafisodiafisaria en el adulto joven antes del cierre epifisario), osteomielitis esclerosante de Garré (engrosamiento óseo en adultos jóvenes o niños, carente de absceso).

EXÁMENES COMPLEMENTARIOS

Estudios por imágenes

- **Radiología convencional:** la radiología es positiva recién a los 12 días para la parte ósea (rarefacción y osteólisis); previamente solo se detecta tumefacción de partes blandas.
  Al progresar la enfermedad, se observan afectación variable de la diáfisis y aparición de secuestros (radiodensos) o cavidades.
- **Radiografías contrastadas** (p. ej., fistulografía): útiles para detectar trayectos fistulosos en cuanto a su extensión y para el posterior planeamiento de la conducta terapéutica (sinograma).
- **Tomografía computarizada (TC):** tiene ventajas respecto de las radiografías convencionales; mayor resolución en cuanto a densidad y posibilidad de realizar cortes axiales.
  Especialmente útil en caso de emplearse medios de contraste, pues permite catalogar con precisión los defectos óseos y delimitar claramente los secuestros. Importante, además, para el estudio de las fístulas (dimensiones y extensión).
- **Resonancia magnética (RM):** su sensibilidad es superior a la de la radiología convencional y de otros estudios morfológicos. Permite diferenciar tejido graso de exudado inflamatorio.
  Además, permite la obtención de imágenes en cualquier plano, siendo las longitudinales útiles para planificar la cirugía.
  Es menos útil para la detección de pequeños secuestros o engrosamientos periósticos.
  Es buena para dar detalles de abscesos intraóseos o cercanos al hueso (superando a la TC en ese aspecto) y permite eventualmente la evaluación de la vitalidad de las partes de los distintos segmentos del hueso afectado.

Laboratorio

Por lo común se obtienen los siguientes datos:

- Eritrosedimentación elevada.
- Aumento del recuento de leucocitos (neutrofilia más desviación del índice a la izquierda).

- Hemocultivo positivo en el 50% de los casos.
- Proteína C reactiva (PCR) aumentada.
- La eritrosedimentación y el recuento de leucocitos sirven como parámetros de control de evolución; no obstante, las alteraciones de la proteína C reactiva son más tempranas y más fiables.

Puede punzarse y aspirarse el sitio de máxima sensibilidad en el miembro afectado en busca de gérmenes, ya sea bajo el periostio o bajo la cortical. Esto arroja un 40-60% de positividad en cuanto al cultivo y determinación de sensibilidad a los antibióticos.

Radioisótopos

Las técnicas que utilizan tecnecio (difosfato) en tres fases revelan tempranamente la diferencia entre osteomielitis y celulitis, sobre la base de la combinación de flujo hemático aumentado y captación ósea persistente en imágenes retardadas (confirma un 90-95% de los casos).

Su especificidad puede aumentarse si otros estudios dan positivos, como los que emplean citrato de galio 77 y leucocitos marcados con indio 111.

Punción-biopsia

Con este estudio se logra el diagnóstico de certeza. Se realiza a través de piel sana y sin administrar antibioticoterapia (idealmente se suspende entre los 5 y 7 días previos).

DIAGNÓSTICO DIFERENCIAL

De osteomielitis aguda

Debe efectuarse con:

- **Fiebre reumática:** presenta dolor exquisito articular no metafisario, movilidad articular limitada por el dolor, fenómenos flogósicos máximos a nivel articular y no metafisario.
- **Artritis séptica:** afectación articular-derrame más flogosis, radiología que muestra distensión de sombras capsulares y aumento de tamaño de la interlínea articular y función articular positiva.
- **Celulitis: se observa p**iel roja e indurada, con bordes netos.
- **Leucemia.**

De osteomielitis subaguda

Debe efectuarse con el sarcoma de Ewing.

De osteomielitis crónica

Debe efectuarse con:

- Sarcoma de Ewing.
- Granuloma eosinófilo.
- Osteosarcoma.
- En cuanto al absceso de Brodie, debe diferenciarse del osteoma osteoide y la osteomielitis esclerosante de Garré así como de la enfermedad de Paget (que afecta a pacientes añosos).

PRONÓSTICO. EVOLUCIÓN ALEJADA

Dependen en general de la precocidad del diagnóstico, de las características del germen y del estado general y la respuesta inmunológica del paciente.

Según las formas clínicas

- **Aguda**
  - Curación con restitución *ad integrum*.
  - Evolución a las fases siguientes.
- **Subaguda**
  - Curación con lesiones mínimas.
  - Evolución a la cronicidad clínica (o subclínica): formas difusa y circunscrita.

Según la edad

- **Menores de 2 años**
  - La placa epifisaria actúa como barrera.
  - Cortical delgada que favorece la formación de un absceso subperióstico (**cuadro 29-1-1**).
  - Rara propagación diafisaria y formación de secuestros; por lo común no se cronifica.
  - Secuelas: deformidades angulares y acortamientos por lesión fisaria.
- **Mayores de 2 años**
  - La placa epifisaria actúa como barrera.
  - La cortical gruesa dificulta el drenaje subperióstico y favorece la propagación diafisaria y la alteración circulatoria endóstica, con formación de secuestros y pasaje a la cronicidad.
- **Después del cierre epifisario**
  - Cualquier localización.
  - Diseminación lenta.

COMPLICACIONES

- Mortalidad por septicemia.
- Destrucción del cartílago de crecimiento (niños pequeños).
- Compromiso de la metáfisis articular. Los niños pequeños tienen circulación metafisaria y epifisaria común, todo lo cual puede llevar a luxaciones o destrucciones osteoarticulares.

CUADRO 29-1-1. CORRELACIÓN ENTRE ANATOMÍA PATOLÓGICA Y RADIOLOGÍA

Anatomía patológica	Radiología
Localización metafisaria + extensión	A los 5-14 días: osteólisis
Abscesos subperióstico	Hueso neoformado en periostio
Necrosis óseas (secuestro)	Aspecto radiodenso (densidad conservada, osteopenia circundante)
Involucro	Nuevas capas de hueso neoformado (paralelas)
Cavidades	Imagen cavitaria
Fístulas	Radiografía con contraste (dimensión y extensión)

- Fracturas patológicas en adultos.
- Malignización de trayectos fistulosos (más frecuentemente carcinoma).
- Crecimiento excesivo (por incremento circulatorio), de rara observación.

TRATAMIENTO

Establecida la "sospecha fundada" de la existencia del foco osteomielítico (véase cuadro clínico), el tratamiento antimicrobiano debe ser temprano y sobre la base de antibioticoterapia de amplio espectro y gran inmovilización enyesada (p. ej., localización en metáfisis distal de tibia: bota alta; localización metafisaria proximal de tibia o distal de fémur: pelvipedio). Con el mismo fin pueden utilizarse ortesis termoplásticas.

Dado que *S. aureus* es el patógeno hallado con mayor frecuencia, el antimicrobiano empírico de elección es la cefalosporina de primera generación (cefazolina o cefalotina). En aquellos casos en los cuales se sospeche infección por SAMRC, dada la gravedad en la presentación clínica asociada se deberá asociar al esquema anterior clindamicina o vancomicina en forma empírica hasta obtener desarrollo en cultivos y antibiograma correspondiente al aislamiento dado.

La duración del tratamiento deberá ser de 4 a 6 semanas en los casos agudos y de 3 a 6 meses para aquellos de evolución crónica. Los tratamientos más cortos se han asociado a recaídas posteriores. El inicio del tratamiento debe ser siempre parenteral a fin de alcanzar altos niveles de antimicrobiano en el foco de infección. La duración del tratamiento parenteral no deberá exceder los 7 días para luego rotar el tratamiento a vía oral y cumplir el total de días programado.

El estado de las partes blandas puede controlarse a través de métodos alternativos, como el cambio de yeso, el bivalvado de este o la apertura de ventanas con sierra oscilante.

Es frecuente observar que, establecida la terapéutica "en tiempo", el proceso séptico puede abortarse tempranamente sin pasar a la cronicidad o aun sin dar manifestaciones radiológicas.

 El ortopedista no debe esperar la evidencia radiográfica de esta lesión que solo se manifiesta luego de 10 o 15 días de iniciado el cuadro, ni tampoco recurrir por cientificismo a esquemas sofisticados: actuar tempranamente evita secuelas.

—

En casos desfavorables (dependiendo de la virulencia del germen, las defensas del paciente, etc.), a pesar de las medidas enunciadas, la enfermedad puede continuar su evolución. Esto se manifiesta por la persistencia del síndrome febril, decaimiento general, dolor local, eritrosedimentación elevada, proteína C reactiva persistentemente elevada y recuento de blancos de características ya descritas. Por lo común, en esa etapa se puede apreciar, a nivel del foco, la formación de un absceso de partes blandas (metafisario), o al menos su exteriorización radiológica; ante estos hallazgos está indicado el tratamiento quirúrgico, esto es, el avenamiento amplio para permitir que se evacue el pus proveniente de las partes blandas o del espacio subperióstico. En ocasiones es necesario practicar perforaciones en el hueso (con sumo cuidado de no dañar la fisis), con mecha gruesa, completando luego esto con la apertura de una ventana ósea, la cual descomprime el área y se continúa con la colocación de drenajes *ad hoc*.

La identificación del germen y el antibiograma son siempre oportunos, ya sea obteniendo el material por punción en los

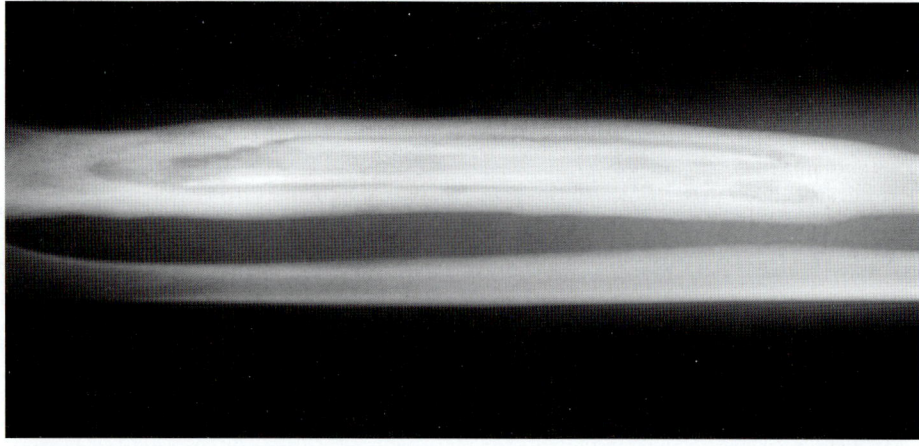

FIG. 29-1-5. Secuestro a nivel del cúbito que afecta tercio medio y, parcialmente, tercios distal y proximal.

primeros estadios o posteriormente si hay ocasión de efectuar las maniobras quirúrgicas ya descritas.

La evolución del tratamiento puede controlarse mediante la realización de PCR cuantitativa o eritrosedimentación o ambas. La ventaja de la primera sobre la segunda es su descenso temprano y que este no se ve influenciado por factores hematológicos asociados tales como la anemia, por lo cual presenta mayor especificidad en el seguimiento de esta patología. Habitualmente, los valores descienden en forma paulatina y se normalizan entre la segunda y tercera semana del tratamiento.

La osteomielitis crónica sustenta sus bases terapéuticas en algunos principios básicos: es habitual que, de forma consecutiva a una osteomielitis aguda previa, en menos del 5% de los casos sea secundaria a un proceso hematógeno. Es probable que presente un cuadro clínico de inicio subagudo con dolor recurrente y, en forma asociada, lesiones en piel y partes blandas contiguas al foco.

El tratamiento se basa en:

- Resección de trayectos fistulosos.
- Eliminación de cavidades cerradas.

- Provisión de buena cubierta cutánea (plástica, colgajos, etc.).*
- Extirpación de secuestros (**figs. 29-1-5** y **29-1-6 A** y **B**).
- Resecciones óseas masivas (aplanamientos, diafisectomías, etc.).
- Tratamiento antimicrobiano prolongado, preferentemente con aislamiento microbiológico a fin de orientar la terapia y posibilitar la adecuada elección del antimicrobiano, que deberá ser sensible al microorganismo aislado y con altas concentraciones óseas. Deberá tenerse en cuenta que, en estos casos, las dosis por utilizar serán superiores a las habituales a fin de lograr un poder inhibitorio adecuado (concentración en foco/concentración inhibitoria mínima –CIM– sobre el microorganismo) (**fig. 29-1-7 A** y **B**).

---

*Es oportuno señalar que la utilización de colgajos para mejorar la cubierta ósea brinda además dos características sustanciales: provee mejor oxígeno a los tejidos involucrados y actúa a modo de desbridamiento biológico.

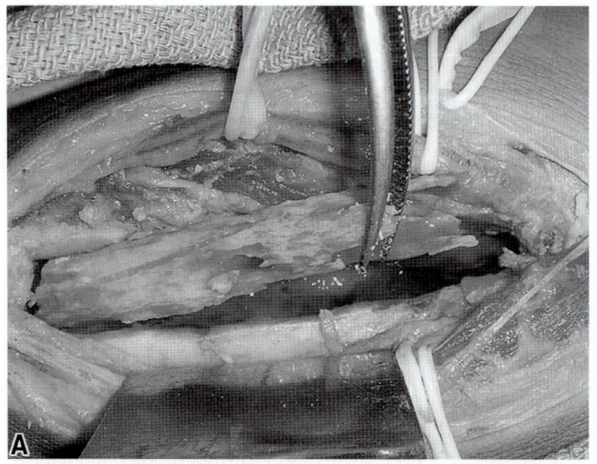
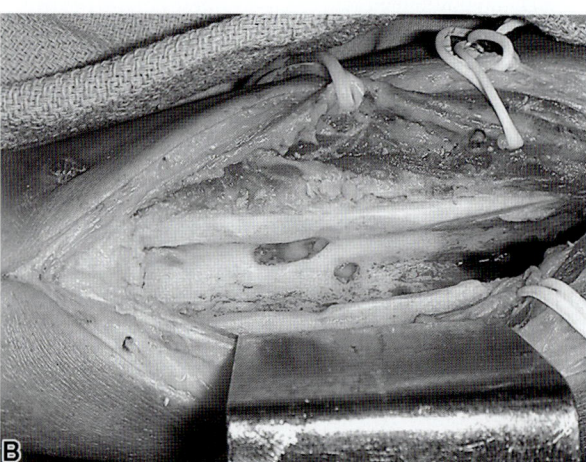

FIG. 29-1-6. A y **B.** Detalles de la resección del secuestro a través de una generosa ventana ósea. (Véase esta figura en **Láminas en color**).

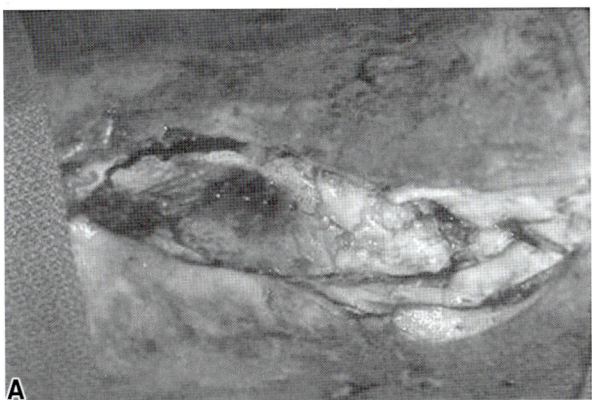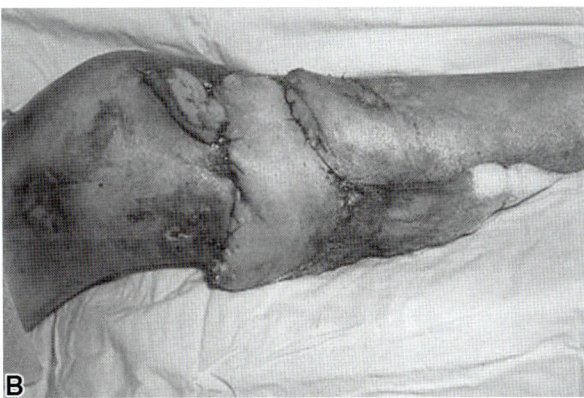

FIG. 29-1-7. A. Osteomielitis crónica en tercio proximal de pierna con fistulización. **B.** Colgajo rotatorio con función de cobertura y aporte de oxigenación local. (Véase esta figura en **Láminas en color**).

SÍNTESIS CONCEPTUAL

- Definición: infección purulenta que abarca la totalidad de las estructuras óseas, médula cortical y periostio.
- Desde el punto de vista etiológico, cabe distinguir dos modalidades:
  a) Inespecífica (60-90% de los casos), producida por gérmenes piógenos comunes.
  b) Específica, gérmenes tales como el bacilo de Koch, Hansen, etcétera.
- En la osteomielitis hematógena aguda, la localización primaria clásica es la metáfisis de los huesos largos; si el proceso se extiende por factores propios del individuo o por tratamiento inadecuado, los gérmenes llegan al periostio (abscesos subperiósticos) o a franquear la cortical (abscesos parostales).
- El hallar dolor localizado en un punto a nivel de una metáfisis en un niño (la más común es la proximal de tibia), con impotencia funcional y alteración del estado general, debe llevar inmediatamente a considerar la existencia de una osteomielitis hematógena aguda.
- Debe tenerse en cuenta que la punción y búsqueda de gérmenes tiene hasta 60% de eficacia y que la radiología convencional brinda hallazgos tardíos.
- La centellografía es temprana en cuanto a su positividad, pero solo la RM da diagnóstico de certeza en etapa inicial.
- El tratamiento de la osteomielitis hematógena aguda debe ser inmediato ante "sospecha fundada" e incluir inmovilización del segmento y antibioticoterapia, que, de no identificarse el germen, debe ser de amplio espectro. El drenaje de abscesos subperiósticos está contemplado de inmediato ante la detección de estos.
- La cronificación de la osteomielitis hematógena refleja un diagnóstico tardío o una terapéutica insuficiente. Su expresión clínica son los secuestros, cavidades y fístulas. El tratamiento raramente asegura curación definitiva y se incluye en esa etapa resección de hueso necrótico, cavidades y fístulas. El proveer una adecuada cubierta cutánea (colgajos) mejora radicalmente la oxigenación tisular y, por ende, las condiciones locales.

29-2. OSTEOMIELITIS FÚNGICA
MARCIA QUERCI

INTRODUCCIÓN

Las osteomielitis por hongos son infecciones poco frecuentes. No obstante, se han publicado diversos estudios observacionales e informes de casos.

Los factores de riesgo epidemiológico habituales y las características del huésped que favorecen la aparición de micosis suelen proporcionar los indicios acerca de la etiología fúngica (**cuadro 29-2-1**).

PATOGENIA

Las osteomielitis fúngicas se producen más frecuentemente por diseminación hematógena pero también pueden producirse por traumatismos con contaminación de la herida, lo que constituye un factor de riesgo para la infección por mohos que incluyen *Pseudallescheria boydii*, *Scedosporium prolificans* y especies de *Fusarium*. La inoculación directa también puede ocurrir durante la implantación de una pró-

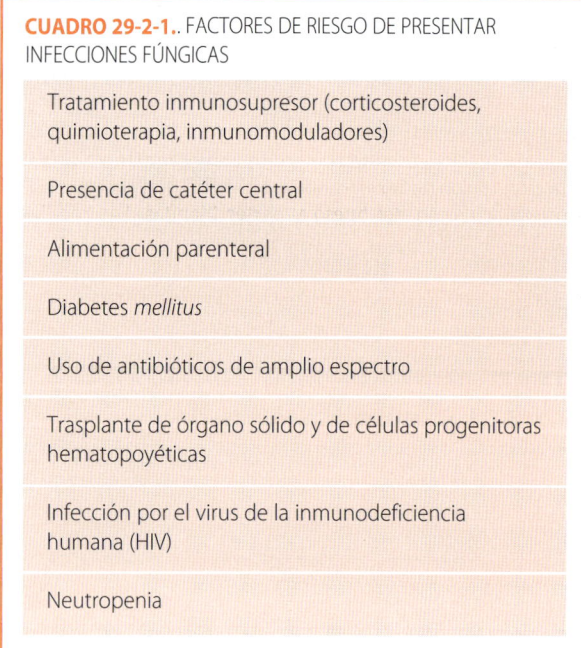

CUADRO 29-2-1.. FACTORES DE RIESGO DE PRESENTAR INFECCIONES FÚNGICAS

Tratamiento inmunosupresor (corticosteroides, quimioterapia, inmunomoduladores)
Presencia de catéter central
Alimentación parenteral
Diabetes *mellitus*
Uso de antibióticos de amplio espectro
Trasplante de órgano sólido y de células progenitoras hematopoyéticas
Infección por el virus de la inmunodeficiencia humana (HIV)
Neutropenia

tesis, artrocentesis o inyección intraarticular de corticosteroides.

MANIFESTACIONES CLÍNICAS

Los síntomas asociados con la inoculación directa aparecen generalmente dentro de las cuatro semanas del evento desencadenante, aunque –según algunos informes– pueden presentarse más tardíamente.

La presentación clínica varía ampliamente, desde un curso indolente hasta una rápida destrucción ósea. La osteomielitis puede ocurrir en el contexto de una enfermedad diseminada o en forma aislada. El síntoma más frecuentemente observado es el dolor localizado. Se detecta afección de cualquier articulación pero las articulaciones grandes que soportan peso como las rodillas son comúnmente más afectadas.

Es habitual que las osteomielitis hematógenas fúngicas presenten características clínicas de absceso frío y radiologías de una lesión osteolítica bien definida con abscesos en el tejido blando adyacente.

DIAGNÓSTICO

Los marcadores de repuesta sistémica como la eritrosedimentación y la proteína C reactiva pueden estar mínimamente elevados o normales en los casos de osteomielitis fúngica; por lo tanto es primordial obtener una buena anamnesis y un buen examen físico.

Los estudios de imágenes en la osteomielitis no permiten determinar la etiología fúngica. Pueden observarse lesiones líticas con poca formación de hueso nuevo, así como osteoporosis y erosiones óseas adyacentes.

El diagnóstico diferencial basado sobre la presentación clínica y las imágenes radiográficas incluye las osteomielitis de origen bacteriano, tuberculosis, sarcoidosis, sarcoma osteogénico, sarcoma de Ewing, histiocitosis de células de Langerhans y metástasis.

TRATAMIENTO

 El tratamiento de las osteomielitis fúngicas se basa en dos pilares fundamentales: el desbridamiento quirúrgico y el tratamiento antifúngico.

—

- **Tratamiento quirúrgico:** se debe realizar remoción de trayectos fistulosos, desbridamiento óseo y de partes blandas. El material protésico debería ser removido durante el desbridamiento quirúrgico, pero se aconseja evaluar cada caso en particular. En el caso de que existiera compromiso de la columna vertebral puede requerirse realizar, luego de la *toilette*, estabilización y artrodesis.
- **Tratamiento médico:** consiste en dar –según el patrón de sensibilidad– antifúngicos, como anfotericina B, fluconazol, equinocandinas, voriconazol, posaconazol o itraconazol.

La presentación clínica y el resultado terapéutico difieren según el patógeno fúngico y los factores del huésped.

PATÓGENOS MÁS FRECUENTES

Candida

Las especies de *Candida* son comensales comúnmente encontrados en el tracto gastrointestinal, en los genitales femeninos, en piel, esputo y orina. Estos microorganismos se asocian con infecciones oportunistas.

Cuando la dermis pierde la integridad, las especies de *Candida* ingresan fácilmente en los tejidos subyacentes. Varias especies de *Candida* han sido mencionadas como causa de osteomielitis fúngica, entre ellas *C. albicans, C. glabrata, C. guilliermondii, C. parapsilosis, C. tropicalis, C. lambica* y *C. krusei.*

La osteomielitis por *Candida* causa una morbilidad significativa si no es diagnosticada tempranamente o tratada eficazmente.

El compromiso óseo por especies de *Candida* ocurre a causa de diseminación hematógena, pero también puede producirse por inoculación directa o de un foco infeccioso contiguo como úlceras en el pie diabético.

En una revisión de 207 casos de osteomielitis por *Candida* se observó, en pacientes con candidiasis diseminada, el compromiso de más de dos huesos. En pacientes adultos con osteomielitis, los sitios de infección más frecuentemente involucrados fueron vértebras, costillas y esternón; por otra parte, en la población pediátrica, los huesos más afectados fueron, en este orden, el fémur, el húmero, las vértebra y costillas.

La mayoría de los pacientes se presentan con dolor localizado, de comienzo insidioso, con una duración de semanas a meses. El dolor ocurre frecuentemente sin síntomas constitucionales. La fiebre solo se presenta en una minoría de los pacientes (31%).

El recuento de glóbulos blancos, la eritrosedimentación y la proteína C reactiva suelen ser normales o moderadamente elevados.

Diagnóstico

El diagnóstico de osteomielitis por *Candida* no es fácil de realizar. Los hemocultivos son frecuentemente negativos y solo un 30 a 50% de las personas con candidiasis diseminada tienen hemocultivos positivos. Por lo tanto, un alto índice de sospecha debe ser tenido en cuenta sobre la base de las características del huésped o en aquellos pacientes con infecciones óseas sin repuesta a los antibióticos.

Las imágenes radiográficas asociadas con osteomielitis vertebral por *Candida* son indistinguibles de la infección bacteriana. Se observa destrucción de la placa superior de un cuerpo vertebral y de la placa inferior del cuerpo subyacente junto con estrechamiento del disco intervertebral. La tomografía y la resonancia magnética pueden ser útiles para descartar el compromiso de la médula espinal, los abscesos paravertebrales y el grado de afección del disco intervertebral o de la vértebra.

 Para identificar el microorganismo es necesario realizar biopsia ósea. En los casos de osteomielitis esternal, la punción con aguja percutánea ha resultado eficaz. En la osteomielitis de los huesos largos, se puede observar desmineralización y un patrón trabecular moteado.

—

Tratamiento

El tratamiento recomendado es fluconazol 400 mg (6 mg/kg) por día durante 6 a 12 meses o anfotericina liposomal 3-5 mg/kg por día durante 2 semanas seguido de fluconazol 400 mg diarios. Se aconseja también el desbridamiento quirúrgico.

Aspergillus

El género *Aspergillus* es ubicuo en todo el mundo. El microorganismo aparece en el suelo, el agua, los alimentos, el aire y es especialmente frecuente en la vegetación en descomposición. Las especies *A. fumigatus*, *A. flavus*, *A. niger* y *A. terreus*, son patógenos en el hombre.

Los pacientes que sufren una neutropenia prolongada y profunda presentan mayor riesgo de aspergilosis invasiva, también aquellos sometidos a trasplante de órgano y de médula ósea y los que reciben corticosteroides o terapias inmunodepresoras.

La aspergilosis invasiva se produce por diseminación hematógena, desde un foco pulmonar.

El compromiso óseo puede ocurrir en asociación o en forma aislada. Se ha descrito osteomielitis por especies de *Aspergillus* en vértebras, cráneo, esternón, hombro, tibia, rodillas y costillas. La columna lumbar es el sitio de afección más frecuentemente involucrado durante la diseminación, lo que produce afectación del cuerpo y del disco intervertebral.

Tratamiento

Se recomienda tratamiento combinado con antifúngicos y desbridamiento quirúrgico. Las opciones de antifúngicos utilizadas son voriconazol o anfotericina liposomal. La duración mínima del tratamiento es de 6 a 8 semanas para pacientes inmunocompetentes. Los pacientes inmunodeprimidos pueden requerir tratamiento supresivo o mientras dure su inmunodepresión.

Coccidioides immitis

La coccidiodomicosis es una micosis sistémica causada por la inhalación de esporas de *Coccidioides immitis* o *C. posadasii*.

El hongo se multiplica en suelos secos, arenosos o arcillosos, alcalinos y con vegetación xerófila. La infección es asintomática en el 60% de los casos, mientras que un 40% evoluciona a formas sintomáticas con cuadros respiratorios leves, que pue-

den progresar hasta formas diseminadas con metástasis en la piel, el sistema nervioso central, las articulaciones y los huesos. Estas últimas ocurren en menos del 1% de las personas infectadas. Las formas diseminadas graves se presentan en pacientes con sida, en tratamiento por cánceres, trasplantados o en mujeres embarazadas.

La progresión ósea puede ser lenta o producirse una destrucción rápida. Si no se trata, se forma un *pannus* con una fístula con invasión del hueso y partes blandas. Las rodillas se afectan más.

Las imágenes radiográficas muestran en estadio avanzado lesiones quísticas, erosiones del cartílago y lesiones líticas.

El diagnóstico definitivo se realiza por el examen directo, el cultivo y el serodiagnóstico. La reactividad cutánea a los antígenos de *C. immitis* es positiva en la mayoría de los pacientes.

Los anticuerpos IgM son positivos en el 75% de los casos en la primoinfección. Los anticuerpos IgG suelen aparecer en forma más tardía. Se considera que un título elevado de IgG ($\geq$ 1:32) es indicador de enfermedad diseminada. También puede manifestarse eosinofilia.

Tratamiento

El tratamiento consiste en desbridamiento quirúrgico y curso prolongado de anfotericina. El manejo debería ser individualizado sobre la base de la gravedad de la enfermedad y el estatus del paciente. El tratamiento puede comenzar con fluconazol pero se prefiere utilizar anfotericina B en lesiones rápidamente progresivas o compromiso de la columna vertebral.

Histoplasma capsulatum

H. capsulatum es un hongo dimórfico productor de esporas. La infección ocurre por inhalación de las esporas. En la histoplasmosis diseminada, en menos del 0,1% se puede producir un síndrome de poliartritis migratoria.

H. capsulatum es asociado con una artritis mediada por complejos inmunitarios caracterizada por proliferación sinovial. La osteomielitis puede presentarse con un engrosamiento cortical subperióstico, ensanchamiento del canal medular, osteopenia y destrucción ósea de la epífisis.

Las imágenes radiográficas pueden ser normales o mostrar atrofia de la superficie cortical.

Diagnóstico

El diagnóstico se realiza a través de la biopsia ósea, donde se pueden observar granulomas caseificantes o no caseificantes, con cultivo positivo para *H. capsulatum*.

Histoplasmosis africana

Endémico en África, el cuadro clínico producido por *H. capsulatum* variedad *duboisii* es muy diferente del producido por *H. capsulatum*, variedad *capsulatum*.

La piel y los huesos son los órganos más afectados. Los hallazgos cutáneos son úlceras, nódulos o lesiones psoriasiformes que pueden resolverse espontáneamente. Asimismo pueden producirse abscesos fríos.

Las lesiones osteolíticas aparecen hasta en el 50% de los casos. Los huesos afectados con más frecuencia son el cráneo y las costillas, seguidos de las vértebras. El microorganismo produce una inflamación granulomatosa ósea, que puede provocar la formación de cavidades y lesiones óseas quísticas.

Blastomyces dermatitidis

Es un hongo dimórfico que causa la enfermedad piogranulomatosa sistémica, denominada blastomicosis. Se transmite por inhalación o inoculación directa. Las manifestaciones extrapulmonares ocurren en un 25-40% de los pacientes. Los factores de riesgo son infección por el virus de la inmunodeficiencia humana (HIV) y pacientes trasplantados.

Aunque puede afectarse cualquier hueso, predominan los huesos largos, las vértebras y las costillas. La lesión típica es osteolítica y bien circunscrita. Los pacientes con lesiones óseas casi nunca presentan dolor óseo, sino abscesos del tejido blando contiguo o fístulas con supuración crónica. La enfermedad vertebral simula una tuberculosis, con afectación anterior del cuerpo vertebral, destrucción del espacio intervertebral y desarrollo de abscesos paraespinosos.

Diagnóstico

El diagnóstico definitivo requiere el crecimiento del microorganismo a partir de muestras clínicas. Puede realizarse un diagnóstico de presunción mediante la visualización de las levaduras en el pus o en los cortes histológicos.

Criptococcus

Criptococcus neoformans es un hongo heterobasidiomiceto encapsulado.

La presentación clínica puede ser muy variada, desde una colonización asintomática de las vías respiratorias hasta una diseminación de la infección a cualquier parte del organismo.

 En la mayoría de los pacientes con criptococosis diseminada sintomática se ha identificado una inmunodepresión subyacente. Las enfermedades de base más frecuentemente observadas son: sida, tratamiento prolongado con corticosteroides, trasplante de órganos, neoplasias malignas avanzadas, diabetes y sarcoidosis.

—

La osteomielitis puede ocurrir en el 5-10% de los pacientes con enfermedad diseminada. Las lesiones óseas suelen ser una

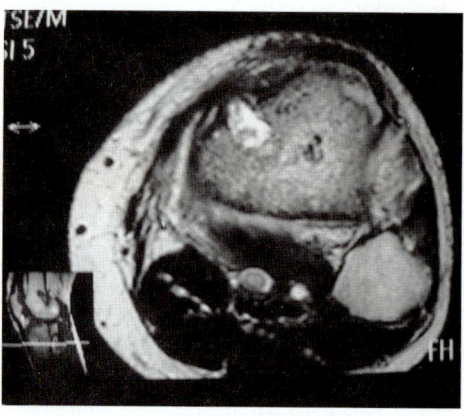

FIG. 29-2-1. Osteomielitis por especies de *Rhizopus*.

o más zonas osteolíticas de bordes bien definidos, en casi cualquier hueso, y pueden tener un absceso del tejido blando contiguo (absceso frío).

Diagnóstico

El diagnóstico definitivo requiere el crecimiento del microorganismo en muestra de tejido o drenaje del trayecto fistuloso. La anatomía patológica revela la formación de granulomas y células gigantes multinucleadas.

Tratamiento

El tratamiento requiere desbridamiento quirúrgico y terapia con antifúngicos.

Patógenos poco frecuentes

Otros microorganismos que pueden provocar osteomielitis fúngica son *Sporothrix schenckii*, *Acremonium* y especies de *Scedosporium*, *Peteriellidum boydii*, especies de *Rhizopus* (**fig. 29-2-1**) y *Trichophyton rubrum*.

SÍNTESIS CONCEPTUAL

– Las osteomielitis fúngicas son poco frecuentes.
– El diagnóstico se realiza con cultivo micológico del hueso y anatomía patológica.
– El objetivo del tratamiento consiste en erradicar el proceso infeccioso y prevenir las recurrencias.
– Los pilares del tratamiento son la terapia con antifúngicos acompañada del desbridamiento quirúrgico.
– Es fundamental que trabajen en conjunto el equipo de ortopedia y los infectólogos.

TUBERCULOSIS OSTEOARTICULAR

ANDRÉS PINTOS

INTRODUCCIÓN

La tuberculosis (TBC) es una de las enfermedades humanas más antiguas, pues existe desde hace 15 000 o 20 000 años. Está causada por micobacterias, generalmente del denominado complejo *Mycobacterium tuberculosis*, que incluye *Mycobacterium tuberculosis* o bacilo de Koch, *M. africanum*, *M. microti* y *Mycobacterium bovi*, la más antigua de las especies. De hecho, se han constatado indicios de su presencia en huesos humanos del Neolítico, aunque no es posible conocer su magnitud con anterioridad al siglo XIX. El término *tisis* (o *consunción*) aparece por primera vez en la literatura griega, alrededor del año 460 a. C. Hipócrates (siglo V a. C.-siglo IV a. C.) identificó la tisis como el mal más frecuente de su tiempo. Aristóteles (384-322 a. C.) opinaba que la enfermedad era contagiosa; otros autores griegos la creían hereditaria. Galeno la definió como una ulceración de los pulmones, tórax o garganta, acompañada por tos, fiebre y consunción del cuerpo por el pus. En 1770, el cirujano inglés sir Percivall Pott (**fig. 30-1**) describió la lesión vertebral que lleva su nombre y en 1882 un médico prusiano, Robert Koch, logró aislar el agente causante de la enfermedad, *Mycobacterium tuberculosis* o bacilo de Koch, en su honor. Las migraciones masivas y la pobreza dieron lugar a que, en 1993, la Organización Mundial de la Salud declarara a la tuberculosis "emergencia mundial". El HIV ha creado el terreno propicio para el rebrote de enfermedades en retroceso, como la tuberculosis.

TUBERCULOSIS OSTEOARTICULAR

La tuberculosis osteoarticular debe ser estudiada dentro de la infección general tuberculosa. Según Ollier, estos enfermos "no son tuberculosos por tener un mal de Pott o una coxalgia, sino que tienen estas afecciones porque son tuberculosos". La localización osteoarticular es, probablemente, la tercera en frecuencia de las tuberculosis extrapulmonares, después de la linfática y la pleural.

En este caso, la enfermedad asienta en articulaciones (mal de Pott, coxalgia, tumor blanco de la rodilla) o en la epífisis y metáfisis de los huesos largos ("espina ventosa") (**fig. 30-2**). Habitualmente, cuando las lesiones pulmonares primarias ya curaron, las esqueléticas siguen su evolución.

La tuberculosis osteoarticular es de origen hematógeno. Por diseminación en el período secundario se localiza en la médula roja y en linfoides subsinoviales.

—

El desarrollo de la lesión luego de esta siembra depende del estado alérgico del sujeto. Otras formas de origen son muy raras y discutidas, como la tuberculosis osteoarticular por continuidad (costal desde una lesión pleuropulmonar, renal desde un absceso) o por inoculación directa (espina ventosa en trabajadores con animales infectados).

Los tipos de lesiones que provoca son los mismos que en otras localizaciones:

- Necrosis y caseificación.
- Tejido de granulación específico tuberculoso formado por células epitelioides y gigantes.
- Acúmulo focal y perifocal de fibrina, leucocitos y exudados.

—

Este último tipo de lesión es poco frecuente en las tuberculosis del esqueleto. Las que predominan son las de tipo productivo y las de tipo necrosante, por lo que existe una osteítis caseosa y otra granulosa.

La tuberculosis osteoarticular puede tener comienzo óseo o sinovial, y en cada caso aparecer en su forma caseosa o granulosa.

—

Ambas pueden acompañarse de abscesos característicos, llamados osifluentes, fríos o caseosos. Estos abscesos tienen poca tendencia invasora. Avanzan por progresión de su pared, por zonas de menor resistencia como vainas musculares y perivasculares, y pueden manifestarse a distancia e incluso romper su conexión con el foco de origen.

En lo que respecta a la patocronía de la enfermedad, el diferente ritmo evolutivo hace que generalmente las lesiones pulmonares hayan curado y las esqueléticas sigan su curso, con otro signo alérgico porque el organismo adquirió inmunidad.

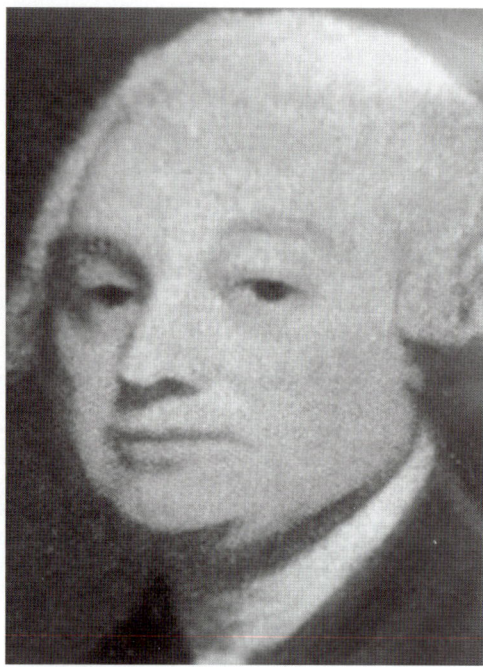

FIG. 30-1. Entre 1779 y 1783, Sir Percivall Pott, cirujano inglés, describió la lesión vertebral que lleva su nombre.

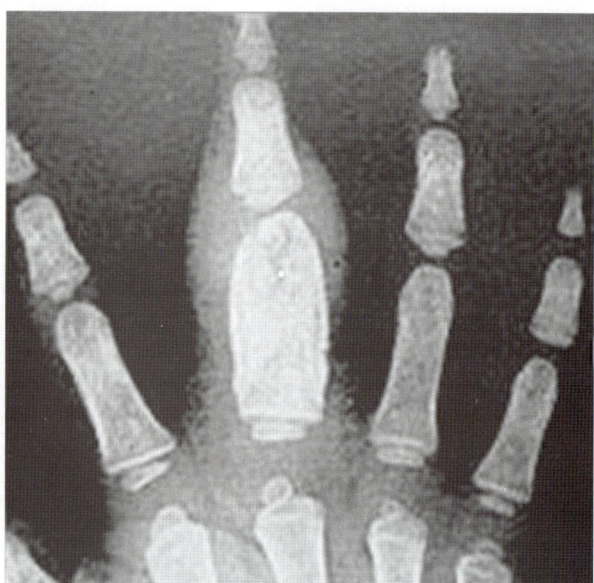

FIG. 30-2. Localización tuberculosa en epífisis y metáfisis de los huesos largos ("espina ventosa").

Sin embargo, en enfermos de tuberculosis osteoarticular con corto período de evolución pueden existir lesiones pulmonares activas (**fig. 30-3**) hasta en un 60% de los casos.

 Al contrario con lo que sucede con la tuberculosis pulmonar, la tuberculosis osteoarticular evoluciona espontáneamente hacia la cronificación.

Pueden darse generalizaciones, algo que ocurre principalmente en las formas caseosas. De persistir las lesiones puede haber un cambio alérgico y una tuberculosis terciaria local.

DESCRIPCIÓN COMÚN A TODAS LAS LOCALIZACIONES DE TUBERCULOSIS OSTEOARTICULAR

Antecedentes

Es importante investigar los datos epidemiológicos familiares y ambientales. Se constata un empeoramiento del estado general sin causa aparente, con febrícula vespertina, pérdida de peso, anorexia y fatiga. Clásicamente se describió la tuberculosis como una enfermedad de niños y jóvenes, pero las campañas de vacunación masiva han hecho que se incremente el número de adultos afectados. La tuberculosis osteoarticular es infrecuente en los ancianos, en quienes adquiere una gravedad particular. Esta variante comienza de forma solapada, lo que la diferencia de la osteomielitis aguda; en algunos casos incluso un absceso o una fístula pueden ser la primera manifestación.

Es necesario un examen especializado del aparato respiratorio, pues las lesiones esqueléticas recientes coinciden en un elevado número de casos con una lesión en pulmones, y las crónicas, con lesiones residuales en estos órganos.

Síntomas y signos

La sintomatología depende de la etapa en que la enfermedad es sospechada o detectada, por lo que pueden describirse tres períodos: a) período de invasión, b) período de estado y c) período de curación o secuelas.

• En el **período de invasión:** puede haber pérdida de peso, febrículas generalmente vespertinas, sudoración nocturna y

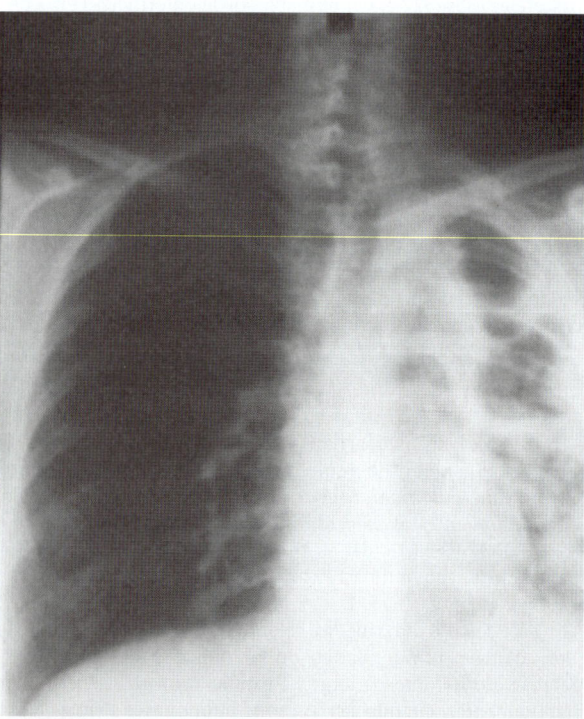

FIG. 30-3. Lesiones pulmonares activas hasta en un 60% de los casos.

dolor. El dolor suele tener la particularidad de calmarse con el reposo y exacerbarse con los movimientos, por eso la inmovilización adecuada lo disminuye notablemente. Clásicamente se describe un llanto nocturno en niños enfermos provocado por la relajación de la contractura, que coloca a los miembros en posiciones antálgicas (flexión, abducción y rotación externa de cadera, por ejemplo). De poder determinarse el foco, y ser accesible, la palpación y la percusión (vértebras) provocan dolor. La palpación cuidadosa puede también detectar adenopatías regionales.

- En el **período de estado:** los síntomas y signos son mayores y orientan más el diagnóstico. El dolor es más intenso y limita la movilidad de manera muy notable. La palpación es dolorosa, y pueden aparecer los abscesos fríos a nivel de la lesión o a distancia. Las articulaciones aumentan de tamaño adelgazando y volviendo blanquecina la piel que las recubre (tumor blanco de la rodilla). Pueden aparecer trastornos neurológicos, principalmente en tuberculosis de columna, que lleguen a causar paraparesias o paraplejias.

- En el **período de curación o secuelas:** mejora el estado general, el dolor se atenúa e incluso puede desaparecer, la piel sobre las articulaciones afectadas recupera su color y turgencia y las adenopatías disminuyen de tamaño o desaparecen. En esta etapa, cuando no hay un tratamiento adecuado, se instalan las actitudes viciosas (**fig. 30-4**), las deformidades y las rigideces articulares. A esto se añaden las cicatrices por avenamiento fistuloso que prácticamente ponen el sello a la enfermedad.

Complicaciones de la tuberculosis osteoarticular

El absceso es considerado por algunos autores como una de las principales complicaciones de esta tuberculosis, especialmente cuando se fistuliza al exterior y puede sobreinfectarse con otros gérmenes. La enfermedad puede migrar y tener nuevas localizaciones en riñones, pulmones, genitales y, la más grave, meníngea.

Pronóstico

La tuberculosis osteoarticular es grave.

El pronóstico se ensombrece por mal estado general, condiciones socioeconómicas y culturales desfavorables, concomitancia con otras patologías (como diabetes, alcoholismo, HIV), infecciones secundarias de los abscesos fríos y compromiso de otros órganos (riñones, pulmones, meninges).

—

Las articulaciones generalmente se destruyen y curan con rigidez y anquilosis. El tratamiento es largo, tedioso y costoso. A veces es necesario operar a pacientes con mal estado general mediante cirugías complejas y extensas.

La gravedad aumenta notablemente en niños y ancianos, en quienes puede ser causa de muerte. Las causas de óbito en la osteoartritis TBC se deben, generalmente, a meningitis TBC, compromiso pulmonar, diseminación miliar, caquexia y amiloidosis.

Diagnóstico

Frente a un cuadro clínico sospechoso de tuberculosis osteoarticular deben seguirse cuatro pasos: estudios de laboratorio, estudios por imágenes, biopsia (ósea, sinovial o ganglionar) y baciloscopia y cultivo para hallar el bacilo.

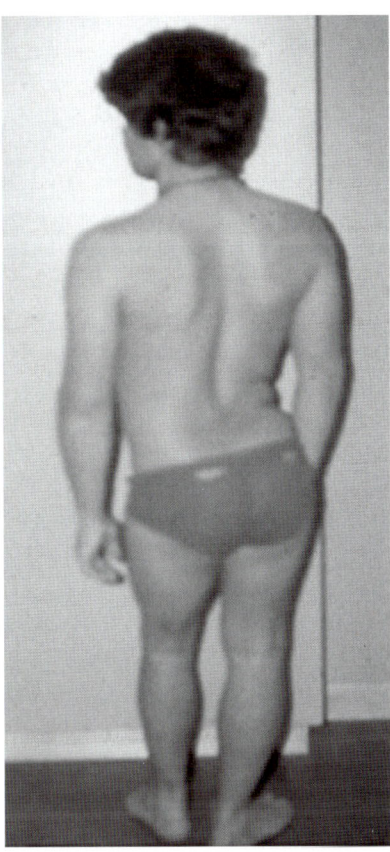

FIG. 30-4. Actitudes viciosas, deformidades y rigideces articulares (coxalgia).

En **laboratorio**, un hemograma puede revelar una anemia discreta con linfocitosis y sedimentación elevada (entre 40 y 100 mm en una hora). El derivado proteico purificado (PPD) ha perdido su utilidad en casos vacunados o hiperérgicos.

Últimamente se utiliza también la determinación de la reacción en cadena de la polimerasa, que da el resultado en un día.

—

El **estudio radiográfico** es de fundamental importancia, ya que las imágenes son bastante características. La evolución radiológica de una TBC osteoarticular pasa por las siguientes etapas:

- **Imagen normal:** al comienzo de la enfermedad, la radiografía puede ser normal, especialmente en niños. Frente a la sospecha clínica debe repetirse la radiografía en un plazo de 30 días.
- **Pinzamiento del espacio articular:** puede ser temprano; en las etapas más avanzadas está siempre presente (**fig. 30-5**). Representa la lesión del cartílago articular.
- **Osteopenia inicial y osteoporosis posterior de las epífisis:** son la traducción del proceso inflamatorio y la hiperemia articular.
- **Aumento de las partes blandas:** la mayor densidad radiológica de las partes blandas puede corresponder a inflamación sinovial, periarticular o derrame articular.

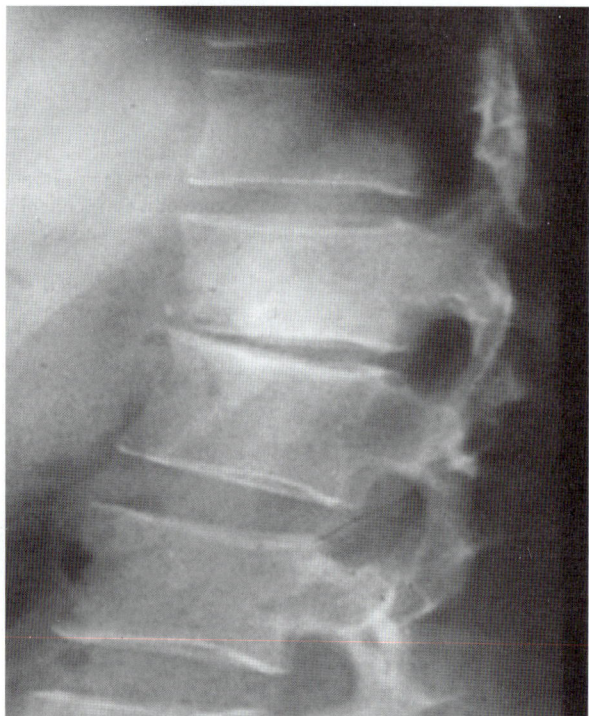

FIG. 30-5. Pinzamiento temprano del espacio articular; en las etapas más avanzadas de la tuberculosis osteoarticular siempre está presente.

- **Pérdida del contorno articular:** en etapas más avanzadas esto sucede en las rodillas, por ejemplo.
- **Aparición de erosiones o sacabocados en las superficies articulares, llamadas caries articulares:** en la práctica, una radiografía con estos signos orienta hacia sospecha clínica de tuberculosis osteoarticular.
- **Si el proceso tuberculoso continúa, aumenta la destrucción de las epífisis:** en la columna se manifiesta por aplastamiento vertebral, siempre con compromiso del disco intervertebral (espondilodiscitis), lo que sirve para diferenciarlo de los procesos destructivos tumorales o seudotumores que respetan el disco (véase **fig. 30-5**). En huesos cortos puede darse una lesión expansiva con destrucción trabecular y escasa reacción perióstica, llamada "espina ventosa tuberculosa" (véase **fig. 30-2**).

La tomografía computarizada (TC), la resonancia magnética (RM) y la ecografía son útiles para determinar presencia de líquido, engrosamiento sinovial y grado y extensión del proceso. La centellografía con tecnecio 99 puede mostrar el aumento del flujo sanguíneo local en la membrana sinovial séptica, si el hueso está metabólicamente activo, y la posible existencia de más de un foco de localización de la enfermedad. Los abscesos fríos paraespinales, de cresta ilíaca y región inguinal, en un 50%, solo son visibles con TC o RM.

La **punción-biopsia** con control radiográfico, intensificador de imágenes, TC o RM se hace buscando un granuloma proliferativo y celular (tubérculo) con células epitelioides y células que fagocitan el bacilo. También pueden encontrarse células de Langerhans gigantes con caseosis central. La biopsia por punción es especialmente utilizada en lesiones vertebrales (**fig. 30-6**), ya que la biopsia quirúrgica implica una cirugía espinal de envergadura. La biopsia también puede realizarse

mediante un abordaje quirúrgico amplio, como artrotomía de cadera, rodilla, etcétera. Se toman muestras para estudio histopatológico y para baciloscopia directa y cultivo del bacilo de Koch. La información del cultivo del bacilo demora 60 días. Puede identificarse la variedad del bacilo e inocular al cobayo. La biopsia de ganglios linfáticos y de serosas tiene también un alto rendimiento.

Otro método actualmente utilizado es la tinción con auramina y posterior examen con luz ultravioleta, que detecta los bacilos por fluorescencia.

Tratamiento

El tratamiento de la tuberculosis osteoarticular debe ser médico, ortopédico, quirúrgico e higiénico-dietético.

 El tratamiento médico adecuado se lleva a cabo con fármacos antituberculosos, y debe ser controlado por especialistas en infectología o tuberculosis o en ambas.
—

Actualmente existen medicamentos más eficaces, lo que ha disminuido el costo y la duración del tratamiento.

 El tratamiento ortopédico consiste fundamentalmente en la inmovilización, que sigue siendo obligatoria.
—

Está indicado el reposo en cama para las lesiones de columna vertebral y miembros inferiores con las articulaciones inmovilizadas por un yeso (corsé, pelvipédico, botas de yeso).

En lesiones de miembros superiores, el reposo podrá ser relativo pero siempre con las lesiones inmovilizadas también con yesos (toracobraquial, braquipalmar, antebraquial). El período de inmovilización es variable, aunque en general el mínimo es de dos a tres meses.

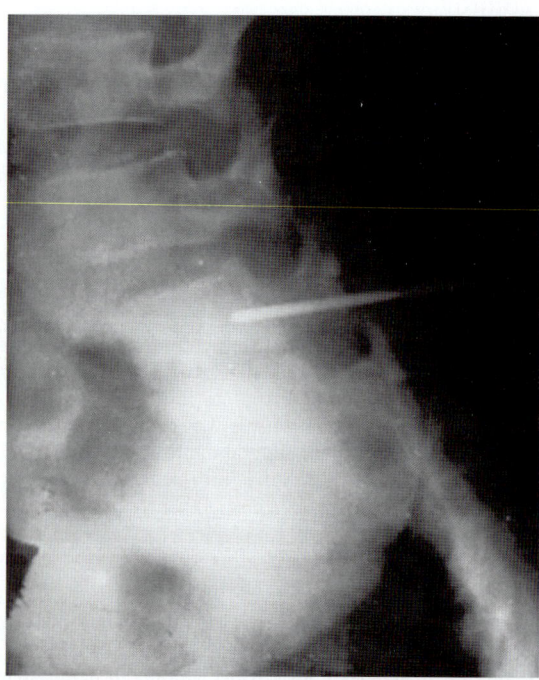

FIG. 30-6. Biopsia por punción del cuerpo vertebral.

El tratamiento quirúrgico tiene dos objetivos: como búsqueda del diagnóstico (biopsias a cielo abierto) y terapéutico.

 La eficacia del tratamiento con antibióticos y quimioterapia va haciendo cada vez menos necesaria la indicación quirúrgica en lesiones tuberculosas articulares.

—

Como procedimiento terapéutico está indicado para drenar abscesos fríos o *caseum*, resecar fístulas, realizar fijaciones quirúrgicas articulares (artrodesis) controladas, conseguir descompresión medular mejorando daños neurológicos, acortar plazos de internación, facilitar el reintegro laboral en menor tiempo y hacer que, en determinados medios, el paciente tome conciencia de la gravedad de su afección y se someta a los controles posteriores alejados.

 Es motivo de controversia plantear la posibilidad de realizar reemplazos articulares con endoprótesis, considerando los riesgos que tiene (reinfección, atrofia muscular crónica, etc.).

—

Las **medidas higiénico-dietéticas** están relacionadas con la alimentación (completa, hiperproteica, equilibrada), los hábitos (tabaco, alcohol), el reposo relativo en cuadros clínicos benignos o durante la recuperación, la higiene personal, el contacto con el aire fresco y el soporte psíquico.

LOCALIZACIONES MÁS FRECUENTES DE LA TUBERCULOSIS OSTEOARTICULAR

Cualquier articulación y, en menor medida, cualquier hueso pueden comprometerse. Las localizaciones más frecuentes son:

- Columna (espondilodiscitis tuberculosa o mal de Pott).
- Cadera (coxalgia).
- Rodilla (tumor blanco de la rodilla).
- Metacarpianos y falanges (espina ventosa).
- Articulaciones sacroilíacas.
- Tarso y carpo.
- Hombro.
- Codo.
- Tobillo.
- Trocanteritis.
- Osteomielitis tuberculosa del calcáneo (rara).

 Las localizaciones en columna vertebral, cadera y rodilla representan el 80%, y solo el mal de Pott comprende el 50% de los casos. Por eso es importante destacar sus particularidades.

—

ESPONDILODISCITIS TUBERCULOSA O MAL DE POTT

Es la localización más frecuente de la tuberculosis en el esqueleto. Ya Hipócrates describió la "coincidencia de una giba con abscesos difíciles de agotar en la ingle y espalda". Entre 1779 y 1783, Sir Percival Pott añadió la impotencia funcional de los miembros inferiores, pero fue solo en trabajos de Delpech Lyon y Nélaton, en 1819, que se establece el origen tuberculoso de las lesiones.

Cuando el proceso afecta los cuerpos vertebrales y el disco, se lo conoce como mal de Pott; en cambio, si ataca los arcos posteriores, lo cual es sumamente raro, se llama enfermedad de Lannelongue. Es causado generalmente por el bacilo de Koch humano. La colonización vertebral se produce por una bacteriemia a partir de un complejo primario pulmonar. El bacilo llega por la arteria vertebral posterior, compromete primero el disco intervertebral y luego el cuerpo vertebral con tendencia a respetar su estructura posterior.

Se pueden formar abscesos fríos u osifluentes, que se labran camino de acuerdo con los planos de clivaje anatómico y la gravedad. Así, pueden progresar hacia adelante, bajo el ligamento longitudinal común anterior generalmente en columnas dorsal y lumbar; a lo largo de las costillas en la columna dorsal, a lo largo de la vaina del psoas o al espacio retrofaríngeo en la columna cervical (**fig. 30-7**). Pueden aparecer en los triángulos de Scarpa y de Petit; también pueden emerger en la región glútea (**fig. 30-8**). Si progresan hacia atrás, pueden producir compresión medular o radicular, con la posibilidad de paraplejias, casi siempre de buen pronóstico con tratamiento adecuado.

El mal de Pott es más frecuente en niños, aunque la vacunación masiva modificó este concepto y hace que hoy se vea más en adultos jóvenes. Es rara la enfermedad en el anciano, en quien adquiere mucha gravedad.

Diagnóstico

Se puede establecer por los antecedentes, el cuadro clínico, los estudios por imágenes, los exámenes complementarios y el estudio anatomopatológico.

El **cuadro clínico** está signado por el dolor (dorsalgias, lumbalgias, cervicalgias) de instalación insidiosa y progresiva, vinculado al principio con la actividad; luego cede parcialmente con el reposo para persistir después, aun de noche. Raramente coexiste una tuberculosis pulmonar con una esquelética, por lo cual la sintomatología respiratoria casi no se manifiesta.

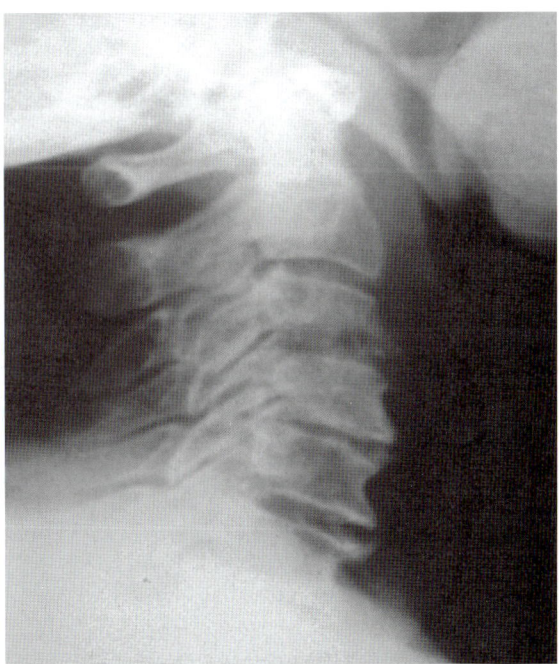

FIG. 30-7. Tuberculosis de la columna cervical, complicada con un absceso retrofaríngeo.

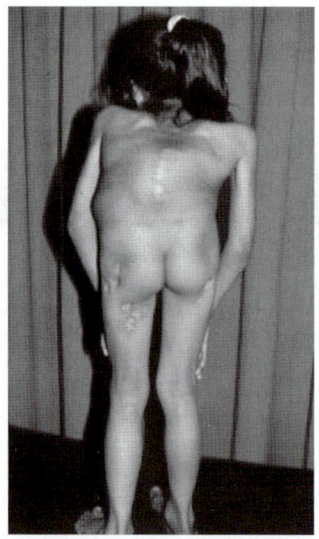

FIG. 30-8. Giba dorsal, cicatrices fistulosas en región glútea y femoral.

Un cuadro toxicoinfeccioso moderado suele acompañar a estos enfermos con afectación del estado general y adelgazamiento.

Si la enfermedad evoluciona espontáneamente, es frecuente la aparición de las deformidades características como la giba dorsal o lumbar, los trastornos neurológicos y los abscesos fríos, que tienen gran valor diagnóstico, por lo cual deben buscarse sistemáticamente por palpación del triángulo de Scarpa, de la región glútea, trocantérica o retrofaríngea. Las fístulas o sus cicatrices no son frecuentes, pero su presencia casi pone el sello a la enfermedad.

Los **estudios radiográficos** deben ser de rutina. En ellos se podrá apreciar tempranamente el pinzamiento discal (**fig. 30-10**); una desmineralización, presagio de la destrucción del cuerpo vertebral; interrupción de la cortical; geodas y aplastamiento angular anterior causante de la giba.

En placas digitalizadas actuales de buena calidad es posible ver el absceso osifluente: agrandando el espacio retrofaríngeo, en forma de huso en el mediastino (**fig. 30-11**), abombando y modificando el borde externo del músculo psoas, por ejemplo.

La mielografía usada años atrás ha perdido vigencia para ver secuestros óseos o discales, tejido de granulación y extensión del proceso. Ha sido reemplazada por la RM, no invasiva y que además brinda excelentes imágenes de partes blandas compro-

En el examen físico siempre está presente la rigidez del raquis de mayor o menor grado y de mayor o menor repercusión funcional hasta extremos como el tener que apoyarse en los muslos para permanecer medianamente erecto (**fig. 30-9**).

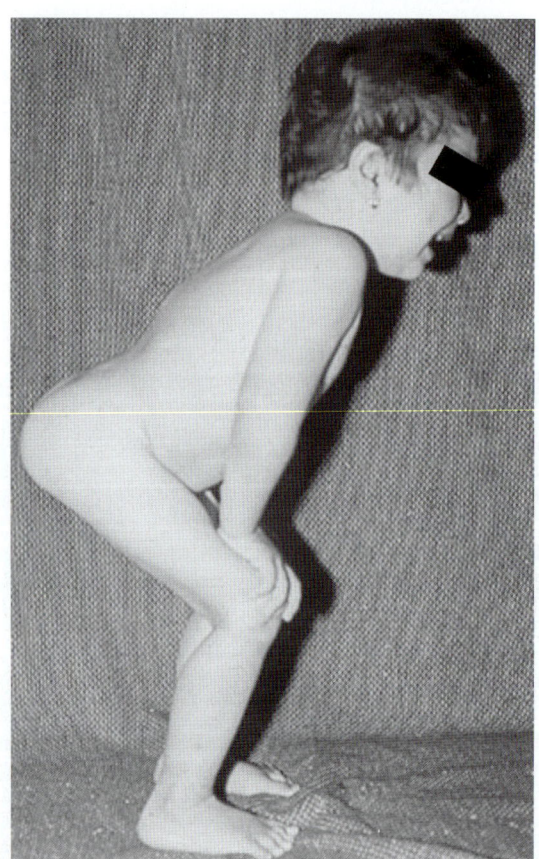

FIG. 30-9. Llanto por dolor, giba dorsal y necesidad de apoyarse en los muslos para estar de pie.

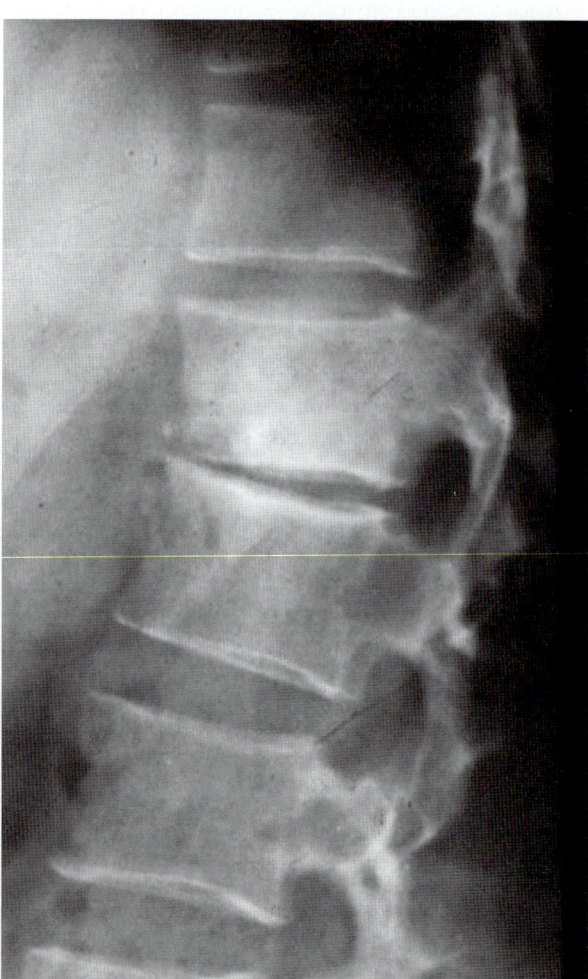

FIG. 30-10. Pinzamiento discal, desmineralización como presagio de la destrucción del cuerpo vertebral, interrupción de la cortical anterior, geodas y aplastamiento angular anterior.

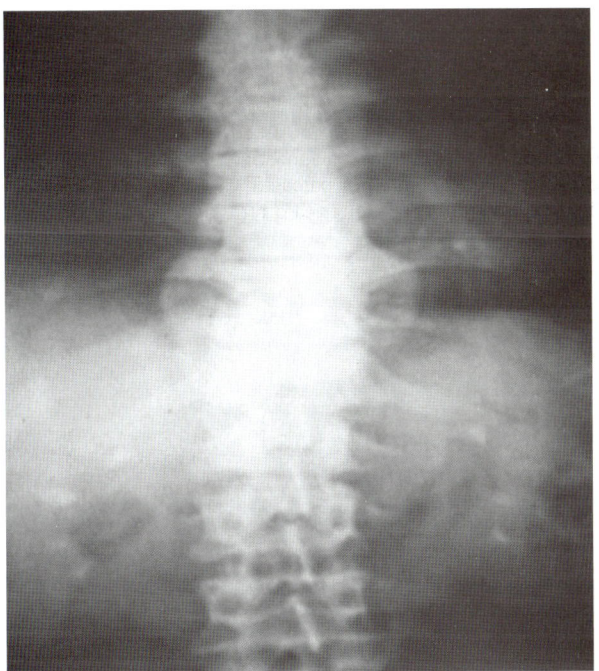

FIG. 30-11. Absceso osifluente en forma de huso en el mediastino.

metidas (**fig. 30-12**). La TC es útil para cuantificar el daño vertebral, determinar la extensión de la lesión ósea y para guiar punciones biopsia del cuerpo y disco intervertebral (**fig. 30-13**).

Las **pruebas de laboratorio, la biopsia y el estudio anatomopatológico** fueron ya descritos para el diagnóstico de tuberculosis osteoarticular en general (véase más arriba).

Tratamiento

El tratamiento médico adecuado se lleva adelante con esquema y medicación actualmente en uso para cualquier localización. También hay que tomar las medidas higiénico-dietéticas ya descritas.

En lo ortopédico, fundamentalmente se hace inmovilización con yesos, como ya fue explicado; en esta localización general-

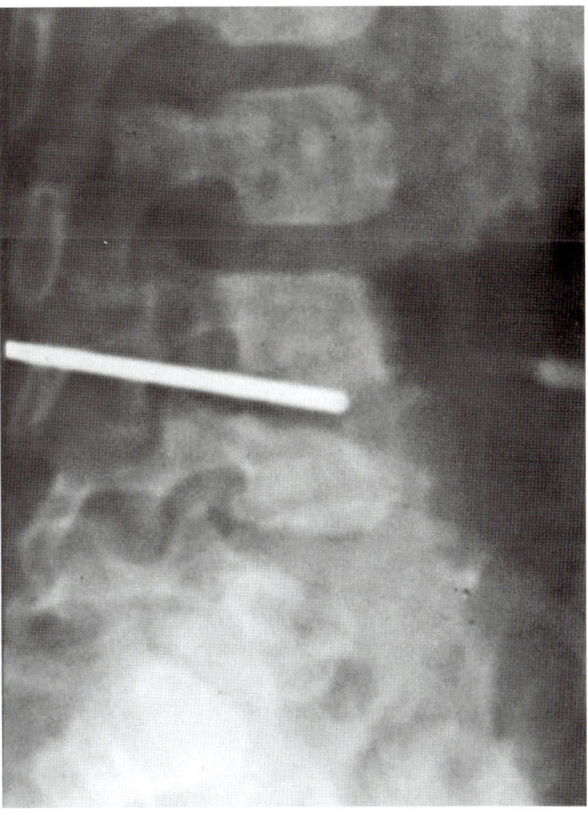

FIG. 30-13. Biopsia por punción del disco intervertebral.

mente se usa corsé. Dormir en una cama de yeso (lecho de Lorenz) ya no se aplica.

En cuanto a lo quirúrgico, también se aplica lo tratado en tuberculosis osteoarticular en general.

En esta localización sirve para drenar abscesos fríos o *caseum*, resecar fístulas, realizar fijaciones quirúrgicas (artrodesis) controladas, descompresión medular para mejorar daños neurológicos, etcétera.

Complicaciones

Deformidades del raquis (giba dorsal), abscesos osifluentes y sobreinfección y alteraciones neurológicas (paresias, parálisis, falta de fuerzas en miembros inferiores).

TUBERCULOSIS DE LA CADERA (COXALGIA)

Es la segunda localización en número de casos de la tuberculosis osteoarticular. Afecta generalmente a niños de 3 a 12 años y a adultos jóvenes. Compromete toda la articulación de la cadera: sinovial, cabeza, cuello y cotilo. La destrucción puede llegar a reducir la epífisis del fémur a un muñón (**fig. 30-14**), provocando luxación patológica. El pus forma abscesos que fistulizan anterior o lateralmente la articulación.

Diagnóstico

Se deben considerar los antecedentes, el cuadro clínico, los estudios por imágenes, los exámenes complementarios y el estudio anatomopatológico.

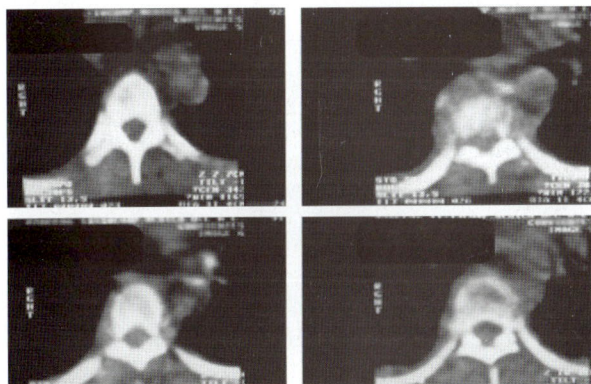

FIG. 30-12. TC Y RM no invasivas; excelentes imágenes de partes blandas comprometidas, cuantifican el daño vertebral y determinan la extensión de la lesión ósea.

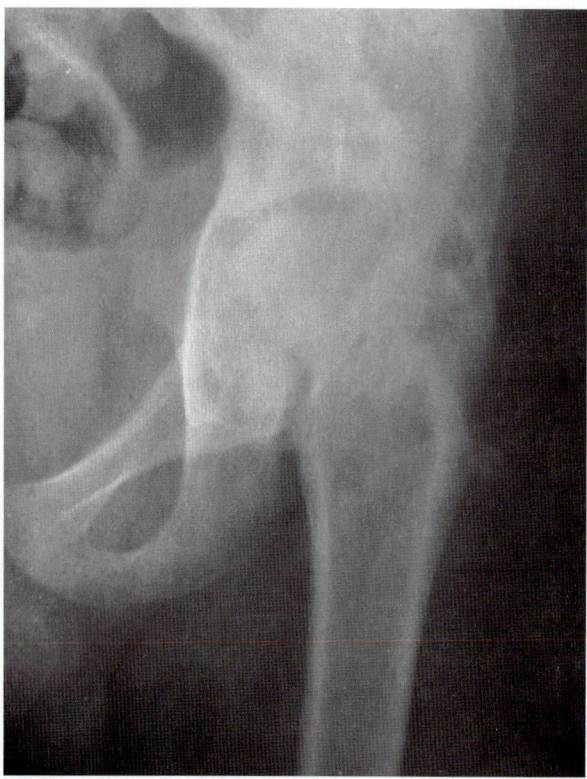

FIG. 30-14. Epífisis del fémur reducida a un muñón (coxalgia).

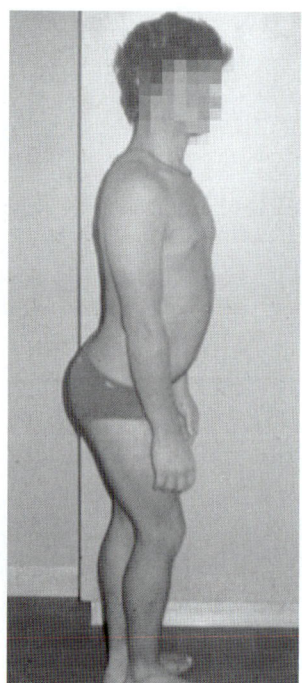

FIG. 30-15. Contractura en flexión de la cadera e insuficiencia de los glúteos, con aumento de la ensilladura lumbar compensatoria.

Los **antecedentes** son comunes a todo enfermo tuberculoso. El cuadro clínico está signado por el dolor, inicialmente soportable, lo que permite la deambulación corta. Este dolor puede irradiarse al muslo y la rodilla por las ramas de los nervios obturador y crural. Se describe como característico el dolor nocturno de aparición brusca al cambiar de posición con la musculatura relajada (grito nocturno de Ménard).

La cojera durante la marcha suele ser intermitente, antálgica, aunque también la presentan enfermos sin dolor, probablemente por contractura en flexión e insuficiencia de los glúteos, con aumento de la ensilladura lumbar compensatoria (**fig. 30-15**). Al examinar a estos pacientes se suele encontrar una maniobra de Thomas positiva por la actitud en flexión, rotación externa y abducción de la cadera (**fig. 30-16**). La limitación de la movilidad es temprana; lo que primero se limita es la extensión de la cadera.

Las **imágenes** tienen formas comunes a toda tuberculosis osteoarticular y algunas particularidades, como que la aparición de las lesiones no es temprana y puede tardar hasta un año en manifestarse. El pinzamiento de la luz articular se debe a adelgazamiento cartilaginoso y a la contractura. El núcleo de osificación de la cabeza aparece de mayor tamaño que el contralateral al principio. El arco de Shenton se interrumpe.

Los **exámenes complementarios** dan los resultados descritos en las generalidades de este capítulo, así como la biopsia y el estudio anatomopatológico.

Tratamiento

Se aplica el tratamiento médico, a cargo de infectólogos o especialistas en tuberculosis. También las medidas higiénico-dietéticas ya descritas.

En el capítulo **ortopédico**, fundamentalmente hay inmovilización en esta localización, con yesos pelvipédicos o calzón.

En lo **quirúrgico**, corresponde lo tratado anteriormente en el apartado sobre tuberculosis osteoarticular en general.

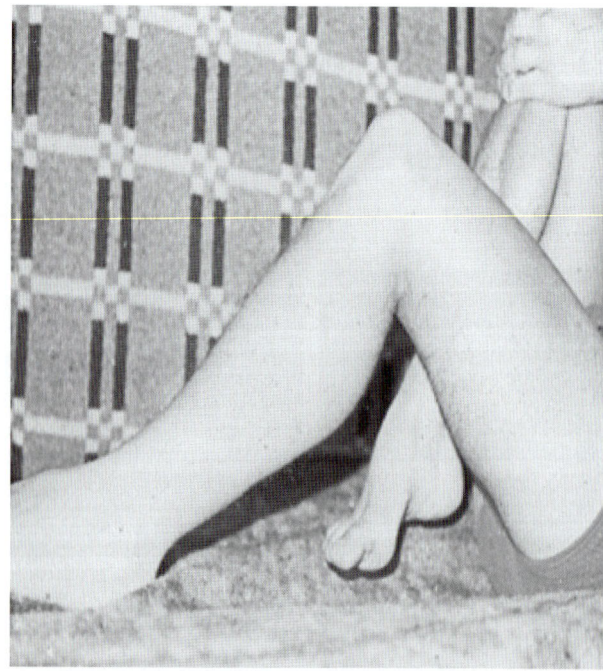

FIG. 30-16. Maniobra de Thomas positiva por la actitud en flexión, rotación externa y abducción de la cadera afecta.

La particularidad del tratamiento en la cadera consiste en colocar la articulación en buena posición e indolora, lo que se consigue en general, dada la edad de los pacientes, con la fijación quirúrgica de la articulación (artrodesis) (**fig. 30-17**).

Como ya fue dicho, para plantear reemplazos articulares con endoprótesis hay que considerar los riesgos (reinfección, atrofia muscular crónica, etc.), la edad de los pacientes y el tiempo transcurrido desde la desaparición de los signos y síntomas de la enfermedad con una baciloscopia reiteradamente negativa.

Complicaciones

Abscesos y fístulas (de aparición insidiosa o manifiesta), luxaciones patológicas de la cadera (tempranas dentro del primer año o tardías), cadera en inversión (postura del paciente en la cama) y coxa vara o coxa valga (por focos TBC en el cuello femoral).

TUBERCULOSIS DE LA RODILLA (TUMOR BLANCO DE LA RODILLA)

 La tuberculosis de la rodilla generalmente es de tipo granulomatoso a diferencia de las del Pott o la coxalgia, que frecuentemente son caseosas y, por lo tanto, de mayor capacidad destructiva.

—

El origen puede ser sinovial, en los fondos de saco; a veces llega a transformarse en un absceso frío intraarticular, que progresa hasta las partes blandas y la piel, u óseo: en el fémur, tibia o rótula con cavidades que albergan gérmenes y atacan incluso los ligamentos, pudiendo determinar subluxaciones y luxaciones con traslación de la tibia por detrás del fémur. La articulación aumenta de tamaño adelgazando y volviendo blanquecina la piel que la recubre (tumor blanco de la rodilla) (**fig. 30-18**).

 Es característica también la poca intensidad de los signos inflamatorios.

—

Diagnóstico

Clásicamente puede diferenciarse una hidrartrosis granulosa y el tumor blanco caseoso con derrame articular (pioartros). El dolor y la cojera son progresivos. La temperatura de la rodilla aumenta, hay limitación de la movilidad, la articulación adopta una actitud en flexión característica para aumentar la capacidad articular y albergar el derrame. Pueden encontrarse adenopatías regionales, y el signo del choque rotuliano es positivo. Si la evolución es crónica, se agrega atrofia muscular marcada del muslo y la pierna. Para confirmar el diagnóstico, como ya se ha dicho, es necesario realizar estudios complementarios, pruebas de laboratorio e incluso biopsia por punción o quirúrgica.

Tratamiento

Como ya se dijo, el pilar fundamental es el tratamiento médico a cargo de infectólogos o especialistas en el tratamiento de la tuberculosis en general. Además hay que aplicar las medidas higiénico-dietéticas ya descritas.

En lo ortopédico, fundamentalmente se recurre a la inmovilización en esta localización con yesos pelvipédicos, cruropédi-

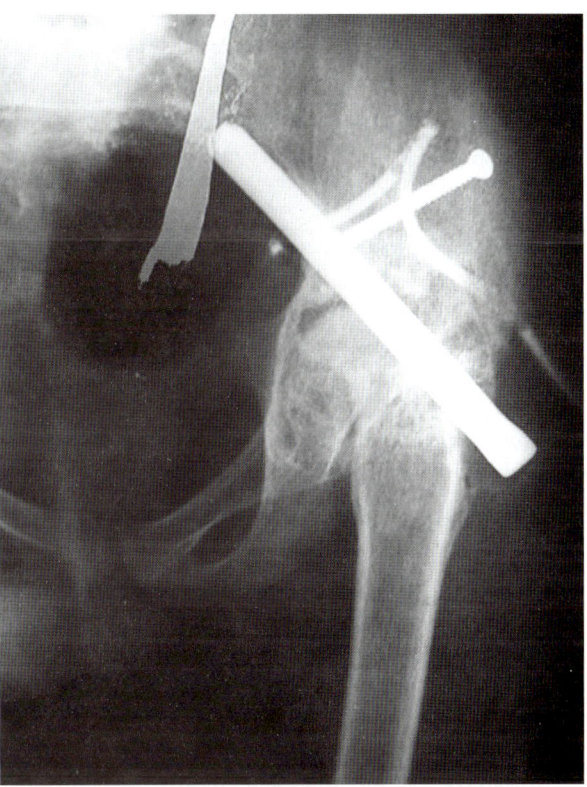

FIG. 30-17. Fijación quirúrgica de la articulación (artrodesis).

cos o calzas. Por la actitud en flexión de la rodilla afectada es frecuente tener que emplear previamente una tracción continua de partes blandas para neutralizarla.

El tratamiento quirúrgico es el mismo que en la tuberculosis osteoarticular en general. La particularidad del tratamiento en la rodilla también está relacionada con colocar la articulación en buena posición e indolora, lo que se consigue con la fijación quirúrgica de la articulación (artrodesis).

La amputación es actualmente un recurso extraordinario en pacientes que no pueden ser estabilizados por su estado gene-

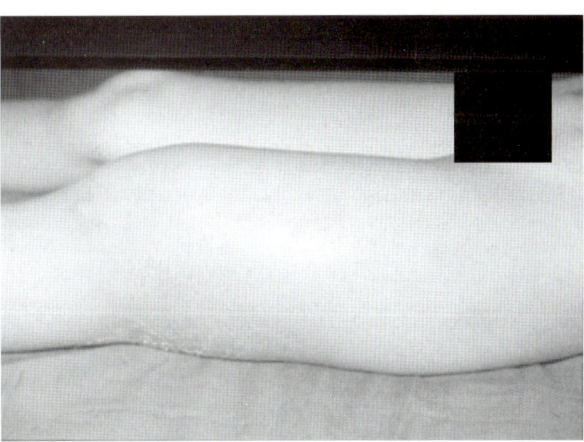

FIG. 30-18. Aumento de tamaño de rodilla y tercio inferior de fémur con piel adelgazada y blanquecina (tumor blanco de la rodilla).

ral, la multiplicidad de lesiones bacilares, en sobreinfectados o ante la resistencia del bacilo a los medicamentos.

Complicaciones

Estas adquieren mayor gravedad a medida que la edad avanza; en el niño, tiende a la curación o a la anquilosis espontá-nea, mientras que en el anciano las lesiones no tienen esa característica. Las anquilosis en posiciones viciosas son frecuentes en pacientes no tratados o en aquellos con mal seguimiento del tratamiento. Por lesión de los cartílagos de crecimiento en el niño pueden resultar diferencias de longitud del miembro afectado o alteraciones en sus ejes (*genu varum* o *valgum*).

SÍNTESIS CONCEPTUAL

- La tuberculosis es causada por micobacterias (generalmente, *Mycobacterium tuberculosis*). Es considerada una de las primeras enfermedades humanas. En 1779, sir Percivall Pott, cirujano inglés, describió la lesión vertebral que lleva su nombre. En 1882, un médico prusiano, Robert Koch, aisló por primera vez el agente causante de la enfermedad: *Mycobacterium tuberculosis*, o bacilo de Koch en su honor.
- La tuberculosis osteoarticular debe ser estudiada dentro de la infección general tuberculosa. Estos enfermos "no son tuberculosos por tener un mal de Pott o una coxalgia, sino que tienen estas afecciones porque son tuberculosos" (Ollier).
- Para la mayoría de las estadísticas, la localización osteoarticular es la tercera en frecuencia de las tuberculosis extrapulmonares, después de la linfática y la pleural.
- La tuberculosis osteoarticular puede asentar en articulaciones (mal de Pott, coxalgia, tumor blanco de la rodilla) o en las epífisis y metáfisis de los huesos largos ("espina ventosa").
- La tuberculosis osteoarticular es de origen hematógeno. Por diseminación en el período secundario se localiza en la médula roja y en linfoides subsinoviales. La enfermedad puede tener comienzo óseo o sinovial y en cada caso aparecer en su forma caseosa o granulosa.
- Una de las principales complicaciones de la tuberculosis osteoarticular es el absceso, principalmente cuando se fistuliza al exterior y puede sobreinfectarse con otros gérmenes. También puede migrar la enfermedad y tener nuevas localizaciones en riñones, pulmones, genitales y, la más grave, la meníngea.
- La tuberculosis osteoarticular es grave. El pronóstico se ensombrece por mal estado general, condiciones socioeconómicas y culturales desfavorables, concomitancia con otras patologías como diabetes, alcoholismo, HIV, infecciones secundarias de los abscesos fríos y compromiso de otros órganos (riñones, pulmones, meninges, etc.).
- La eficacia del tratamiento con antibióticos y quimioterapia hace cada vez menos necesaria la indicación quirúrgica en lesiones tuberculosas osteoarticulares.
- El tratamiento quirúrgico tiene dos objetivos: para diagnóstico (biopsias a cielo abierto) o terapéutico (drenar abscesos fríos o *caseum*, realizar fijaciones articulares en buena posición, mejorar daños neurológicos, etc.).
- Como procedimiento terapéutico está indicado para drenar abscesos fríos o *caseum*, resecar fístulas, realizar fijaciones quirúrgicas articulares (artrodesis) en posiciones controladas, descompresión medular a fin de mejorar los daños neurológicos, acortar plazos de internación, facilitar el reintegro laboral en menor tiempo y hacer que, en determinados medios, el paciente tome conciencia de la gravedad de su afección y se someta a los controles posteriores alejados.
- Cualquier articulación, y en menor medida cualquier hueso, pueden ser asiento de una tuberculosis osteoarticular, pero las localizaciones en columna vertebral, cadera y rodilla representan el 80% de todas ellas. A su vez, el mal de Pott comprende el 50% de los casos.

CAPÍTULO
31

ARTRITIS INFECCIOSA

FRANCISCO M. NACINOVICH, CLAUDIA A. PENSOTTI, CARLOS A. DI STEFANO
Y DANIEL STAMBOULIAN

CONCEPTOS GENERALES

Se denomina artritis infecciosa o séptica (AS) la inflamación del espacio articular producida por distintos agentes infecciosos. Es una enfermedad poco común (1a 12 casos/año) y la mayoría de los pacientes presenta algún factor de riesgo para desarrollar la enfermedad (alteración articular de base; antecedentes de traumatismos cerrados, abiertos, penetrantes; infecciones extraarticulares preexistentes, como la endocarditis infecciosa o la infección del tracto urinario); enfermedades subyacentes (diabetes *mellitus*, insuficiencia renal crónica, inmunodepresión) o adicción a drogas intravenosas. La posibilidad de infección al realizar una punción articular diagnóstica o terapéutica es rara, casi inexistente cuando se realiza en forma aséptica.

Las AS se pueden clasificar según el mecanismo fisiopatológico y los microorganismos causantes (**cuadro 31-1**).

La mayoría de las AS ocurren por diseminación hematógena a partir de un sitio distante; los microorganismos se adhieren al tejido sinovial, que es altamente vascularizado y carece de membrana basal, lo que lo hace susceptible al impacto bacteriano. En los procedimientos invasivos de la articulación o en los traumatismos penetrantes, los microorganismos acceden al espacio articular por inoculación directa.

—

MICROBIOLOGÍA

Aunque varía según la edad del paciente, el microorganismo más frecuentemente encontrado en todos los grupos etarios es *Staphylococcus aureus* (**cuadro 31-2**).

—

Entre los posibles agentes causales debe considerarse a cualquier edad la infección por *Streptococcus* del grupo A. En adolescentes y adultos jóvenes puede hallarse *N. gonorrhoeae*. En inmunodeprimidos, ancianos o personas crónicamente debilitadas las enterobacterias son causas relevantes de infecciones articulares. Otras causas posibles, pero menos frecuentes y referidas a un medio epidemiológico específico, se muestran en el **cuadro 31-3**.

Entre las causas virales de artritis aguda que pueden obligar al diagnóstico diferencial, se encuentran la rubéola, el parvovirus, la parotiditis urliana y la hepatitis B. Las micobacterias (*M. tuberculosis* o *M. atípicas*) son causa de artritis crónicas monoarticulares de características granulomatosas.

ASPECTOS FISIOPATOLÓGICOS

La infección en el espacio articular produce daño intenso en el cartílago y esto lleva al desarrollo de secuelas residuales.

Se estima que dentro de las primeras 48 horas de infección se pierde el 40% de los glucosaminoglucanos y para la tercera semana, el 50% del colágeno. Este daño se produce por acción directa de la bacteria o a través de liberación de metabolitos químicos celulares. Los estudios experimentales indican que una vez ocurrida la disminución de la matriz y por consiguiente el daño del cartílago, no se puede autorreparar ni regenerarse de ningún modo.

—

Por consiguiente, el diagnóstico y tratamiento precoz es la base para una evolución con secuelas mínimas o aun sin ellas. Por este motivo el tratamiento se considera una urgencia, dado que de la celeridad con que se inicie depende la óptima recuperación funcional de las articulaciones afectadas.

CUADRO CLÍNICO

El 90% de los pacientes padecen dolor, limitación del movimiento de la articulación afectada y fiebre o historia de episodios febriles, evidencias de flogosis local y signos de derrame articular (hallazgo de "choque rotuliano") (**figs. 31-1** y **31-2**). Las localizaciones más habituales de la AS son: rodilla, cadera, hombro, muñecas, tobillos y codos (**cuadro 31-4**).

—

El compromiso interfalángico es infrecuente, excepto cuando el agente causal es *N. gonorrhoeae* o *M. tuberculosis*, o cuando la AS se produce después de mordeduras de animales o seres humanos. En el 10% de los pacientes puede haber compromiso múltiple, especialmente en individuos con algún factor de riesgo.

Los signos de inflamación articular pueden ser mínimos en pacientes que reciben corticosteroides o cuando la articulación afectada es la cadera. El compromiso de la cadera siempre se debe tener en cuenta cuando se trata de niños que manifiestan fiebre, irritabilidad, flexión y abducción de la pierna. La enfermedad articular gonocócica tiene dos presentaciones clínicas:

- Artritis monoarticular con signos típicos de AS.
- Enfermedad sistémica, con poliartralgia migratriz, tenosinovitis (a veces supurativa) y dermatitis pustular.

DIAGNÓSTICO

El diagnóstico de AS es fundamentalmente clínico. Los datos que ofrece el laboratorio pueden ser de utilidad cuando se encuentran alterados, pero no excluyen el diagnóstico. La leucocitosis y la eritrosedimentación elevada son hallazgos usuales en pacientes con AS, como la proteína C reactiva cuantitativa.

 El estudio del líquido articular obtenido a través de una punción es el método diagnóstico de elección (**fig. 31-3** y **cuadro 31-5**).
—

Suele ser de aspecto turbio o purulento, aunque el 10-20% de los pacientes tienen líquido articular serohemático.

 Un recuento leucocitario mayor de 100 000/mm³ con más de 90% de leucocitos polimorfonucleares en la fórmula, una elevada concentración de proteínas y/o una concentración de glucosa baja (menor del 50% de la glucemia o menos de 40 mg/dL) es orientador pero no específico de AS.
—

Otras afecciones articulares, como la artritis reumatoide pueden presentar iguales parámetros. Con la evaluación microbiológica a través del Gram y el cultivo se puede confirmar el diagnóstico microbiológico de AS.

CUADRO 31-3. CARACTERÍSTICAS CLÍNICAS Y EPIDEMIOLÓGICAS ASOCIADAS A AGENTES INFECCIOSOS CAUSANTES DE AS

Condición	Agente etiológico
Adicción IV	S. aureus, P. aeruginosa.
Ingestión de productos no pasteurizados	Brucella spp.
Enfermedades de transmisión sexual	N. gonorrhoeae
Asociación con meningitis.	N. meningitidis
Mordedura de gato o perro	P. multocida, anaerobios de la boca
Mordedura humana	Organismos de la flora oral, Eikenella corrodens
Mordedura de rata	Streptobacillus moniliformis
Exposición a picadura de garrapatas	B. burgdorferi (enfermedad de Lyme)

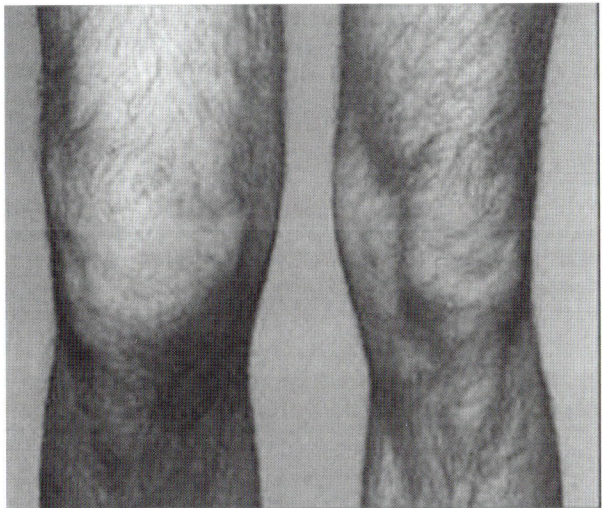

FIG. 31-1. Paciente de 35 años de edad que presenta dolor agudo e impotencia funcional en rodilla derecha. Obsérvese la asimetría en ambas rodillas por flogosis en la articulación derecha. (Véase esta figura en **Láminas en color**).

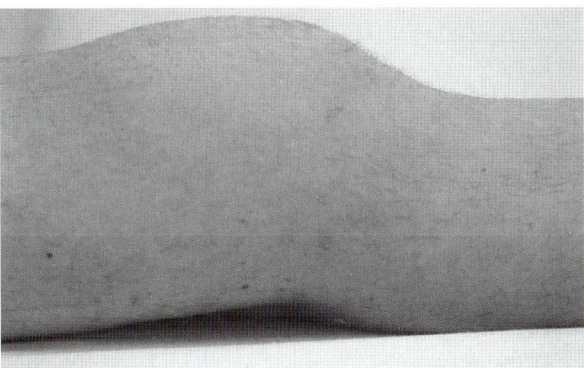

FIG. 31-2. Vista de perfil antes de la punción. (Véase esta figura en **Láminas en color**).

La técnica de Gram del líquido articular es positiva en el 50 a 75% y el cultivo en el 80 al 100% de los pacientes que no recibieron antibióticos previamente. Si la muestra obtenida no puede procesarse de inmediato, conviene colocar parte del líquido articular en frascos de hemocultivo. Las técnicas rápidas de diagnóstico, como la de látex, coaglutinación o contrainmunoelectroforesis, son útiles en casos de Gram o cultivo negativo. Detectan antígenos de *S. pneumoniae, H. influenzae* tipo b, estreptococo del grupo B y algunos serogrupos de *N. meningitidis*.

Es conveniente tomar siempre hemocultivos, ya que son positivos en más del 50% de las AS.
—

Los métodos por imágenes son útiles pero no definitorios para el diagnóstico. La radiología convencional muestra inflamación de partes blandas, ensanchamiento del espacio articular, destrucción del cartílago y estrechez del espacio. En un paciente con artritis reumatoide, el compromiso asimétrico o la rápida destrucción local pueden indicar un proceso infeccioso agregado. La ecografía, la TC y la RM son muy sensibles para demostrar colecciones, presencia de osteomielitis (TC y RM) y extensión extraarticular del proceso. Los centellogramas son útiles para demostrar artritis infecciosa en las articulaciones poco accesibles (p. ej., sacroilíaca).

MANEJO TERAPÉUTICO

La AS aguda es un trastorno grave que debe ser tratado con urgencia. Los objetivos iniciales son la esterilización de la articulación, la evacuación de los productos de la inflamación y la prevención de las eventuales secuelas como la deformidad y la rigidez articular; es decir, la restitución articular anatómica y funcional *ad integrum*. Como otras infecciones osteoarticulares, el manejo de la AS también es multidisciplinario y comprende el tratamiento quirúrgico, médico y kinésico.

Tratamiento quirúrgico

- **Punciones articulares:** es el procedimiento más sencillo en articulaciones accesibles y en manos experimentadas, cuando no es posible implementar otras estrategias. Deben repetirse diariamente, a veces hasta dos por día al inicio y, por lo general, hasta un total de 5 a 7 punciones. El líquido sinovial debe ser enviado para estudio con el fin de analizar la evolución del recuento de leucocitos y el cultivo, como forma de evaluar la respuesta al tratamiento antimicrobiano instituido. Es un procedimiento controvertido porque puede ser doloroso; si el material es espeso es de difícil aspiración y, si hay loculaciones, el drenaje puede ser parcial. Con el advenimiento y desarrollo de la técnica artroscópica ha sido desplazado y se emplea poco en la actualidad.
- **Artroscopia:** es el procedimiento de elección; permite el lavado y aspirado bajo visión, eliminación de bridas y loculaciones, disminución del inóculo microbiano y una limpieza más efectiva. También tiene valor diagnóstico. En general se realiza al inicio como primera estrategia o luego de punciones repetidas si con estas no se ha logrado una adecuada resolución del cuadro. Puede no ser necesaria para casos de artritis gonocócica. En ocasiones, puede ser necesario repetir el procedimiento.

CUADRO 31-4. ARTICULACIONES MÁS FRECUENTEMENTE COMPROMETIDAS EN AS NO GONOCÓCICAS

Articulaciones	Niños (%)	Adultos (%)
Rodilla	41	54
Cadera	23	16
Tobillo	14	7
Codo	12	3
Muñeca	4	7
Hombro	4	8

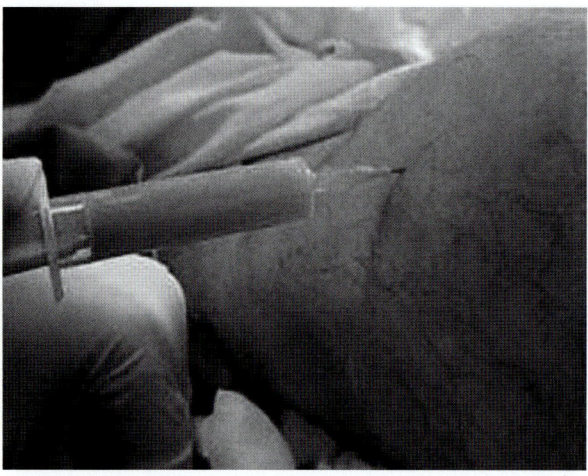

FIG. 31-3. Punción articular (rodilla) en la que se observa material purulento (cultivo: *S. aureus* sensible a la meticilina). (Véase esta figura en **Láminas en color**).

- **Artrotomía:** se utiliza en articulaciones de difícil acceso o con deformidades que impiden el empleo de la artroscopia.

Tratamiento antibiótico

La terapia antibiótica empírica inicial (TEI) es aquel tratamiento que se administra antes de conocer la etiología y una vez obtenidas las muestras para cultivo. Se basa en el conocimiento de las etiologías más probables según las edades y de acuerdo con el mecanismo fisiopatológico. Debe ser administrado por vía parenteral al menos durante los primeros 7 días y hasta contar con el resultado de los hemocultivos. En la Argentina, dada la frecuencia de infecciones por *S. aureus* resistente a la meticilina adquirido en la comunidad (SARM-AC), es conveniente considerar siempre este patógeno en el TEI de una AS. Para ello

pueden emplearse glucopéptidos (vancomicina, teicoplanina), daptomicina, clindamicina o trimetoprima-sulfametoxazol. Si existe la sospecha de la presencia de otros microorganismos como los bacilos gramnegativos, puede agregarse una cefalosporina de 3.ª generación (ceftriaxona, cefotaxima, ceftazidima), de 4.ª generación (cefepima), piperacilina/tazobactam, o una quinolona fluorada (ciprofloxacina, levofloxacina, moxifloxacina). La rifampicina (por su difusión hacia los tejidos, actividad en focos supurativos y acción frente a estafilococos) puede asociarse a cualquiera de los esquemas empíricos mencionados, independientemente de la edad del paciente; nunca debe administrarse sola pues desarrolla rápidamente resistencia.

Tratamiento dirigido

A las 48-72 horas de iniciado el TEI se deben evaluar los datos microbiológicos documentados y la respuesta clínica, de modo de pasar del TEI al tratamiento dirigido, que se adecuará según los hallazgos. Aunque inicialmente se indica siempre el tratamiento en forma parenteral, existe cada vez más consenso en pasar a la vía oral tan pronto se estabiliza al paciente y se conoce la sensibilidad del microorganismo con, al menos, 7-14 días de tratamiento inyectable, según el microorganismo aislado en los cultivos (**cuadro 31-6**). Dado que la mayoría de los antibióticos alcanza buenos niveles en el líquido articular, la administración por vía intraarticular ha caído en desuso y no debe emplearse. La duración total del tratamiento antibiótico debe ser de 4 a 8 semanas.

Tratamiento kinésico

¿Inmovilización con yeso o rehabilitación temprana?

La inmovilización genera cambios en la estructura del cartílago, alteraciones biomecánicas, proliferación de tejido conectivo, disminución del colágeno y, por último, modificaciones morfológicas intraarticulares que pueden favorecer el establecimiento de secuelas o deteriorar la función de la articulación (o

CUADRO 31-5. DIAGNÓSTICO DE AS: ESTUDIO DEL LÍQUIDO SINOVIAL

• **Laboratorio**			
Líquido articular			
– Células 100 000/mm^3 (25 000-250 000/mm^3) – > 90% polimorfonucleares – Glucosa < 40 mg/dL – Proteínas elevadas			Baja especificidad
• **Microbiología**			
Sensibilidad			
	Piógena	**Gonocócica**	
– Gram del líquido articular – Cultivo del líquido articular – Hemocultivos	50-75% 80-100% Variable	< 25% 50% 10%	Alta especificidad Confirmación del diagnóstico
• **Serología**	Detección de antígeno en líquido articular		

CUADRO 31-6. ANTIBIOTICOTERAPIA DE LAS AS SEGÚN ETIOLOGÍA

Microorganismo	Antibiótico
S. aureus	• Cefalosporinas de 1.ª generación • Glucopéptidos (vancomicina, teicoplanina), daptomicina, clindamicina, trimetoprima-sulfa-metoxazol (*) (**) • Cefalosporinas de 2.ª o 3.ª generación
H. influenzae	• Cefalosporinas de 3.ª o 4.ª generaciones, piperacilina/tazobactam, carbapenémicos, quinolo-nas fluoradas
Enterobacterias *P. aeruginosa*	• Quinolonas (ciprofloxacina), ceftazidima, cefepima, piperacilina/tazobactam, carbapenémicos
Streptococcus spp.	• Ampicilina, ampicilina/sulbactam, amoxicilina/ac. clavulánico, cefalosporinas, clindamicina

(*) En casos de resistencia a meticilina.
(**) Asociados a rifampicina si es sensible.

ambos) afectada especialmente en los pacientes con enfermedades articulares previas. La inmovilización debe ser transitoria (48 horas) para aliviar la contractura de defensa y el dolor. Por el contrario, la movilización posoperatoria pasiva asistida facilita la nutrición del cartílago y mejora el intercambio hístico de sustratos dentro de la articulación comprometida, evitando la lesión articular y favoreciendo la distribución antibiótica dentro del líquido articular, así como la liberación de bridas. En las AS nunca debe enyesarse la articulación afectada.

EVOLUCIÓN

Con el manejo convencional y multidisciplinario referido anteriormente, la evolución de la AS debe ser favorable (**cuadro 31-7**).

Existen factores de mal pronóstico bien reconocidos, que pueden verse en el **cuadro 31-8**.

CONSIDERACIONES EN ARTRITIS SÉPTICA POSARTROSCOPIA (ASPA)

Es una complicación infrecuente (0,04%-3,4%). La incidencia para los distintos procedimientos se observan en el **cuadro 31-9**.

La infección se adquiere durante el momento quirúrgico, en la mayoría de los casos. Se han comprobado brotes de ASPA a partir de la contaminación del artroscopio o de las cánulas que se utilizan durante el procedimiento. A diferencia de lo que sucede en el resto de las AS, la mayoría de las veces la ASPA se presenta como un cuadro solapado que requiere alta sospecha clínica para llegar al diagnóstico. Los pacientes manifiestan un gradual y progresivo aumento de la inflamación articular, con incremento del derrame posoperatorio y del dolor, con síntomas poco floridos y por lo general sin gran eritema local. Los síntomas sistémicos son escasos y la mayoría de los pacientes presenta registros de temperatura por debajo de los 38 ºC.

El intervalo entre la cirugía y la aparición de los síntomas es variable, depende del tipo de microorganismo en cuestión y se describen períodos que oscilan entre 10 y 30 días, pero pueden ser aún mayores (> 150 días). Es de suma importancia la obtención de muestras para la realización de una tinción de Gram y cultivos. La microbiología en estas situaciones es variable, ya que se trata de una infección nosocomial y depende de la epidemiología de la institución en donde se realizó la artroscopia, pero predominan *Staphylococcus aureus* y coagulasa negativo. Dado que estas AS no son de adquisición hematógena, raramente los hemocultivos son positivos.

La implementación del tratamiento no debe demorarse y, del mismo modo que sucede con la AS de adquisición hematógena, debe ser combinado: quirúrgico, clínico y kinésico.

En el caso de existencia de elementos de fijación (p. ej., plástica de ligamentos cruzados) se realiza el lavado y desbridamiento con conservación del implante, siempre y cuando este cumpla la función para la que ha sido colocado. La indi-

CUADRO 31-7. EVOLUCIÓN DE LA AS

	Sin secuela	Secuela leve	Secuela grave
Era preantibiótica	6%	19%	75%
Era posantibiótica	75%	25%	–
1990: tratamiento adecuado	> 90%	–	–

CUADRO 31-8. FACTORES DE MAL PRONÓSTICO EN AS

- Retardo en el inicio del tratamiento (> 4 a 7 días)
- Edad < 1 año o > 60 años
- Artritis reumatoide preexistente
- Infección de cadera y hombro
- Osteomielitis concomitante
- Algunos microorganismos: estreptococo betahemolítico grupos B o G
- Compromiso de más de cuatro articulaciones
- Cultivos positivos luego de 7 días de tratamiento adecuado
- Huésped inmunodeprimido

CUADRO 31-9. RIESGO DE INFECCIÓN SEGÚN TIPO DE CIRUGÍA ARTROSCÓPICA

Tipo de cirugía	Riesgo de infección (%)
Menisectomías	1,4
Reparación de ligamentos cruzados	0,3 a 4
Artroscopia de hombro	0,71

CUADRO 31-10. EJEMPLOS DE ANTIBIÓTICOS Y DOSIS RECOMENDADAS EN EL TEI DE LAS ASPA

Tipo de antibiótico	Dosis recomendadas
Vancomicina	1 g c/8-12 horas
Teicoplanina	10-15 mg/kg/día
Ceftazidima	2 g c/8 horas
Cefepima	2 g c/8-12 horas
Ciprofloxacina	400 mg c/8-12 horas
Levofloxacina	500-750 mg c/24 horas

cación de remoción del implante o el injerto o de ambos se limita a aquellos casos de recurrencia o persistencia de la infección luego del tratamiento inicial. Los antibióticos se administran, inicialmente, por vía parenteral (intravenosa [IV] o intramuscular [IM]) y se eligen para el TEI antibióticos de amplio espectro, que cubran las etiologías según la epidemiología de la institución. Un TEI adecuado debe cubrir los cocos positivos, incluidos los estafilococos resistentes a la meticilina y los bacilos gramnegativos resistentes intrahospitalarios (**cuadro 31-10**).

La duración total del tratamiento es de 4 a 8 semanas, a contar desde el último drenaje quirúrgico. Cuando existen colocados elementos protésicos de fijación y por analogía con otras infecciones osteoarticulares asociadas a implantes protésicos, creemos que es conveniente continuar con tratamiento supresivo, en lo posible por vía oral. Sugerimos una duración total del tratamiento de 3 meses, en estos casos.

CONSIDERACIONES EN ARTRITIS SÉPTICA EN PACIENTES CON ENFERMEDAD ARTICULAR PREVIA

Las enfermedades articulares crónicas que más frecuentemente se complican con AS son la artritis reumatoide y el lupus eritematoso sistémico. Le siguen con menor frecuencia la artritis reumatoide juvenil, la artritis psoriásica y la espondilitis anquilosante. El 15% de los pacientes con AS tienen artritis reumatoide como enfermedad predisponente (por lo general de larga duración, erosiva y seropositiva). Se estima que un 0,3% a 3% de los pacientes con artritis reumatoide presentarán una AS en algún momento de su evolución. La localización múltiple, en sitios inusuales (codo, muñeca, esternoclavicular), bursitis séptica previa o concomitante y la evolución tórpida son características sobresalientes de las AS en estos huéspedes.

El tiempo promedio entre el comienzo de los síntomas y la confirmación de la artritis séptica puede ser prolongado (rango de 2 a 240 días) por la dificultad que ofrece su diagnóstico.

El diagnóstico diferencial entre AS y reactivación de la artritis reumatoide constituye una gran dificultad. La mortalidad se eleva al 17-19% versus 5-7% en los pacientes sin artritis reumatoide. En la infección por *S. aureus* o compromiso múltiple aumenta la mortalidad a cifras superiores al 35% y 49%, respectivamente. Existe mayor incidencia de secuelas funcionales: 70% en los pacientes con artritis reumatoide frente a 35% en los sanos. Al igual que el aumento en la mortalidad, ambas situaciones se relacionan con el curso más tórpido y el diagnóstico tardío.

SÍNTESIS CONCEPTUAL

- La artritis séptica es una urgencia infectológica.
- Requiere alta sospecha clínica y análisis microbiológico del líquido sinovial.
- *S. aureus* es el microorganismo más frecuente.
- El tratamiento es combinado, médico-quirúrgico, y debe ser temprano y enérgico.

32

OSTEOCONDROPATÍAS

FRANCISCO J. GONZÁLEZ

INTRODUCCIÓN

Llamadas también osteocondrosis, osteocondritis del crecimiento, osteonecrosis asépticas juveniles, epifisitis, etcétera, se incluyen las osteocondropatías en un grupo de afecciones de la infancia y la adolescencia que asienta en los núcleos epifisarios de los huesos largos, en los núcleos secundarios de los huesos planos y cortos y en las apófisis. Su etiopatogenia no está bien dilucidada, aunque se considera que está vinculada con factores traumáticos, traumatismo directo o microtraumatismos, especialmente a nivel de los puntos de inserciones tendinosas, trastornos endocrinos relacionados con el crecimiento, causas infecciosas. No obstante, por lo general se considera que su origen es isquémico (necrosis avascular producida por embolias o trombosis).

Descritas por primera vez por Paget en 1870, sus distintas localizaciones son conocidas desde entonces con el nombre del autor o los autores que las describieron.

 Las osteocondropatías son afecciones autolimitadas y evolucionan por etapas: primero el núcleo de osificación se necrosa, luego se reabsorbe y posteriormente es restituido por hueso nuevo. Evolucionan durante el período del crecimiento y son habitualmente de buen pronóstico, pero pueden dejar secuelas deformantes de importancia (p. ej., osteocondritis de la cadera).

—

Seguidamente se describirán los cuadros más importantes, mientras que la localización de los restantes se aprecia en la **figura 32-1**.

LOCALIZACIONES EPIFISARIAS

Enfermedad de Perthes

Este nombre –o el de enfermedad de Legg-Calvé-Perthes– es el que se utiliza para referirse a la necrosis de la cabeza del fémur, que se describe en otra sección de la obra (**cap. 23**).

Enfermedad de Freiberg o Köhler II (fig. 32-2)

Así se denomina a la necrosis de la cabeza del 2.º metatarsiano. Fue descrita por primera vez por Frieberg en 1913, pero fue Köhler quien le atribuyó un origen isquémico (es llamada también enfermedad de Köhler II para distinguirla de la osteocondritis del escafoides tarsiano o enfermedad de Köhler I). Es más frecuente en las niñas, entre los 10 y los 17 años.

- **Clínica:** se manifiesta por dolor en el antepié, que se localiza sobre la cabeza de los metatarsianos segundo y tercero, y que aumenta con el apoyo. Se puede palpar un engrosamiento irregular a nivel de la articulación metatarsofalángica correspondiente. La movilización del 2.º o el 3.er dedo provoca dolor.
- **Radiología:** el examen radiológico es importante para el diagnóstico, pero sus signos van atrasados 2 a 3 meses respecto de la clínica. Al comienzo puede aparecer un contorno borroso de la cabeza del metatarsiano afectado y posteriormente se va observando la irregularidad de la epífisis con destrucción progresiva, aplanamiento y fragmentación de esta, con alteración de la superficie articular. Como consecuencia de la deformación y el aplastamiento, el metatarsiano se hace más corto que los demás. En etapas avanzadas se observan signos de artrosis como secuela de las deformaciones sufridas por la cabeza del metatarsiano.
- **Tratamiento:** en los períodos iniciales se indican soportes plantares con descarga del metatarsiano, complementando con fisioterapia y restricción del apoyo, que deberá proseguirse mientras dure el período doloroso. En el estado de secuela, el tratamiento quirúrgico con resección y remodelación de la cabeza del metatarsiano puede dar buen resultado.

LOCALIZACIONES EN HUESOS PLANOS Y CORTOS

Enfermedad de Köhler I (fig. 32-3)

Recibe este nombre la escafoiditis tarsiana descrita por Köhler en 1908; es –como la mayoría de estos procesos– más común en los varones entre los 3 y los 10 años, a veces bilateral. Es una necrosis del escafoides tarsiano ligada al crecimiento óseo del pie.

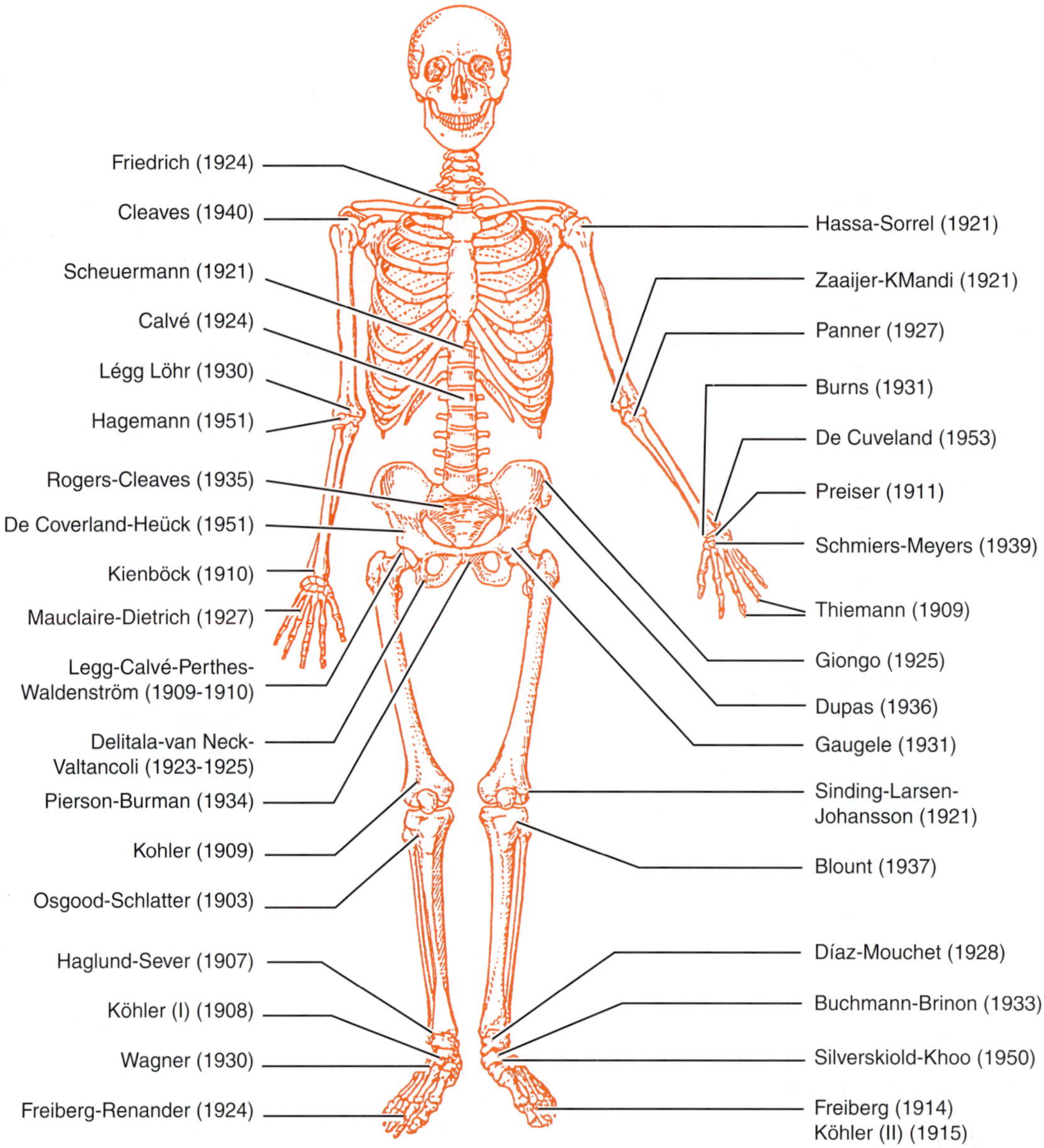

Friedrich (1924)

Cleaves (1940)

Scheuermann (1921)

Calvé (1924)

Légg Löhr (1930)

Hagemann (1951)

Rogers-Cleaves (1935)

De Coverland-Heück (1951)

Kienböck (1910)

Mauclaire-Dietrich (1927)

Legg-Calvé-Perthes-
Waldenström (1909-1910)

Delitala-van Neck-
Valtancoli (1923-1925)

Pierson-Burman (1934)

Kohler (1909)

Osgood-Schlatter (1903)

Haglund-Sever (1907)

Köhler (I) (1908)

Wagner (1930)

Freiberg-Renander (1924)

Hassa-Sorrel (1921)

Zaaijer-KMandi (1921)

Panner (1927)

Burns (1931)

De Cuveland (1953)

Preiser (1911)

Schmiers-Meyers (1939)

Thiemann (1909)

Giongo (1925)

Dupas (1936)

Gaugele (1931)

Sinding-Larsen-
Johansson (1921)

Blount (1937)

Díaz-Mouchet (1928)

Buchmann-Brinon (1933)

Silverskiold-Khoo (1950)

Freiberg (1914)
Köhler (II) (1915)

FIG. 32-1. Representación esquemática de las osteocondropatías.

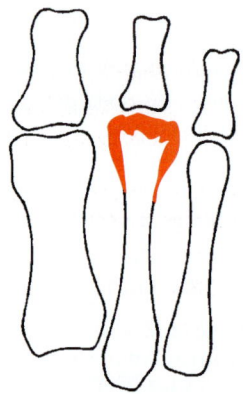

FIG. 32-2. Enfermedad de Freiberg.

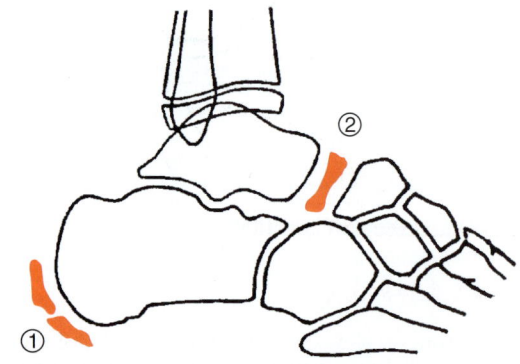

FIG. 32-3. Enfermedad de Haglund (1) y enfermedad de Köhler I (2).

- **Clínica:** se manifiesta por dolor, localizado en la zona del escafoides, y claudicación en la marcha; los movimientos del pie provocan dolor. Evoluciona por períodos y en aproximadamente 1 a 2 años se cura clínica y radiológicamente de forma completa.
- **Radiología:** en los primeros estadios se observa el escafoides con mayor densidad y con forma de lentilla biconvexa; posteriormente aparece una fragmentación irregular y termina con la restitución de la forma anatómica normal al cabo de uno o dos años.
- **Tratamiento:** reposo en los períodos dolorosos con inmovilización del pie, seguida de soportes plantares.

LOCALIZACIONES APOFISARIAS

Enfermedad de Osgood-Schlater (fig. 32-4)

Se denomina así a la osteocondritis de la tuberosidad anterior de la tibia (TAT). El asiento de la necrosis aséptica en la TAT fue descrito por estos autores en 1903 como una fractura parcelar de la tuberosidad. Se la podría considerar como una tendinitis del tendón rotuliano, con calcificaciones heterotópicas en su inserción en la tibia, provocada por el estiramiento excesivo del tubérculo tibial. Se la observa entre los 10 y 15 años de edad, con predominio en el sexo masculino (2 a 1), pudiendo ser bilateral en el 20% de los casos.

- **Clínica:** se presenta con dolor y tumefacción localizada en la TAT; puede existir antecedente traumático o de uso excesivo de la rodilla (deportes de salto, por ejemplo). La percusión de la TAT provoca dolor que aumenta con los movimientos de extensión de la rodilla. Ocasionalmente pueden existir signos inflamatorios locales sin afectar la articulación.
- **Radiología:** muestra aumento de la densidad y prominencia irregular de la tuberosidad seguida de fragmentación de esta. Cura espontáneamente hacia los 15 años con la fusión de la

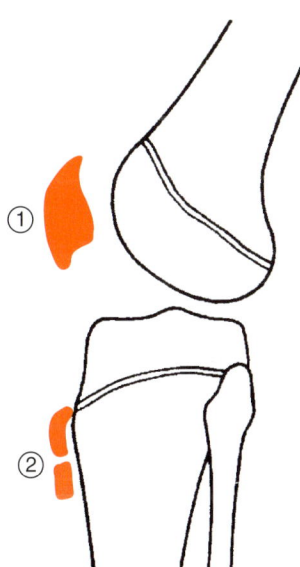

FIG. 32-4. Enfermedad de Sinding-Larsen (1) y enfermedad de Osgood-Schlatter (2)..

tuberosidad a la tibia, pero puede quedar como secuela una hipertrofia de la tuberosidad con bursitis reiterada.
- **Tratamiento:** es conservador, con reposo e inmovilización enyesada (calza de yeso), en los períodos de dolor. En los casos rebeldes se han propuesto las perforaciones de la tuberosidad.

Enfermedad de Haglund o de Sever (fig. 32-3)

Es una apofisitis del calcáneo. Con cierta frecuencia aparece en el núcleo secundario de osificación posterior del calcáneo un proceso de osteonecrosis que provoca dolor. El paciente, generalmente varón, entre los 8 y los 15 años, se queja de dolor en uno o ambos talones que le provoca cojera.

- **Clínica:** el examen descubre tumefacción y a veces enrojecimiento de la zona de inserción del tendón de Aquiles. Su percusión provoca dolor.
- **Radiología:** imagen de esclerosis e irregularidad del núcleo de osificación de la apófisis, que puede acompañarse de fragmentación de esta.

 Dado que esas imágenes pueden presentarse también en calcáneos normales, el diagnóstico debe hacerse cuando se acompañe del cuadro descrito en pacientes jóvenes.

—

- **Tratamiento:** cura sin secuelas en poco tiempo, requiriendo a veces reposo e inmovilización enyesada de acuerdo con la intensidad del dolor.

Osteocondritis disecante

Es la necrosis del hueso subcondral, relativamente pequeña, con lesión del cartílago articular que lo cubre. Puede desprenderse y enclavarse en la articulación. Afecta a adolescentes y adultos jóvenes, más frecuente en los varones, siendo a veces bilateral. Cuando asienta en el cóndilo interno del fémur se la conoce como enfermedad de König; provoca dolor con episodios de hidrartrosis, bloqueos articulares (rata articular) y puede simular una lesión meniscal. La presión sobre la cara inferior del cóndilo femoral interno provoca dolor (signo de Axhausen). La artroscopia se impone para su diagnóstico y tratamiento (extirpación del cuerpo libre y eventual curetaje hasta sangrado de la zona del desprendimiento).

Cuando asienta en el cóndilo humeral se la conoce como enfermedad de Panner.

Enfermedad de Scheuermann

Se denomina así a la osteocondritis vertebral o dorso curvo juvenil. Es una cifosis que se presenta en adolescentes entre los 10 y los 15 años. Las lesiones de acuñamiento con irregularidad de los platillos superiores e inferiores y ensanchamiento anteroposterior de los cuerpos presentan las características de una osteonecrosis. El paciente refiere sensación de cansancio y dolor en la zona dorsal. Al principio, la deformidad se corrige activa y pasivamente pero se va endureciendo en los períodos más avanzados. El tratamiento se basa en ejercicios posturales y de elongación en los períodos iniciales, por lo cual se debe recurrir a corsés correctores en los períodos avanzados.

La vértebra plana de Calvé está más ligada a un granuloma eosinófilo que a una necrosis aséptica.

Enfermedad de Kienbock: osteocondritis del semilunar

Es una verdadera necrosis del semilunar, pero la edad de aparición no corresponde habitualmente a la común de las osteocondritis; es infrecuente por debajo de los 15 años. El antecedente traumático existe en la mayoría de los casos. Clínicamente hay dolor en la muñeca, que se acentúa con los movimientos y con la presión de la cara dorsal sobre el semilunar.

Las radiografías muestran la evolución típica de una necrosis con los períodos de condensación, fragmentación y deformidad del hueso. El tratamiento conservador está indicado en los casos con poca sintomatología, pero debe recurrirse a la cirugía en los casos avanzados (extirpación; la sustitución con prótesis o la artrodesis puede ser una solución).

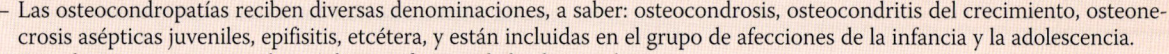

SÍNTESIS CONCEPTUAL

– Las osteocondropatías reciben diversas denominaciones, a saber: osteocondrosis, osteocondritis del crecimiento, osteonecrosis asépticas juveniles, epifisitis, etcétera, y están incluidas en el grupo de afecciones de la infancia y la adolescencia.
– Estas lesiones asientan en los núcleos epifisarios de los huesos largos.

TUMORES ÓSEOS PRIMARIOS

MARÍA L. GONZÁLEZ, DOMINGO L. MUSCOLO, OSVALDO VELAN
Y EDUARDO SANTINI ARAUJO

INTRODUCCIÓN

Los tumores óseos primarios son infrecuentes (aproximadamente el 2% de todos los tumores); dos de cada tres son formadores de tejido óseo o cartilaginoso, pero predominan los cartilaginosos en una proporción de 2:1.

Los tumores óseos primarios benignos más frecuentes son el osteocondroma y el condroma. Entre los malignos primarios, la mayor incidencia le corresponde al mieloma, el osteosarcoma, el condrosarcoma y el sarcoma de Ewing.

Siempre debe tenerse en cuenta que, a diferencia de los tumores óseos primarios, las metástasis (carcinoma metastásico en el esqueleto) son la causa más frecuente de una lesión tumoral ósea. Además, en el hueso pueden localizarse lesiones seudotumorales.

El diagnóstico definitivo de un tumor óseo se basa en una tríada constituida por la clínica, el diagnóstico por imágenes y la anatomía patológica.

A continuación se describirán las características de las principales lesiones tumorales primarias junto con las indicaciones terapéuticas.

TUMORES FORMADORES DE HUESO

Osteoma

Es una "lesión benigna constituida por tejido óseo maduro y bien diferenciado con una estructura predominantemente laminar y de crecimiento muy lento" (Organización Mundial de la Salud, OMS).

Según su localización en el hueso se clasifica en osteoma yuxtacortical (parostal) de la superficie externa ósea y osteoma medular (enostoma).

- **Características clínicas:** en general son asintomáticos o se manifiestan por la aparición de una tumoración de lento crecimiento en el caso de los yuxtacorticales. Las localizaciones en senos paranasales pueden producir proptosis u obstrucción del *ostium* (orificio) del seno.
- **Diagnóstico por imágenes:** en las radiografías simples se presenta como una masa radiodensa redondeada o lobulada.

- **Características anatomopatológicas:** son masas óseas densas, lobuladas, constituidas histológicamente por hueso compacto cortical y gruesas trabéculas de hueso maduro.
- **Tratamiento:** consiste en la resección quirúrgica, indicada solamente en pacientes con síntomas clínicos o por razones estéticas.

Osteoma osteoide

Es una lesión osteoblástica benigna, caracterizada por su tamaño pequeño (por lo general, menor de 1 cm), bordes claramente delimitados y la presencia habitual de una zona periférica esclerosa de neoformación ósea reactiva.

- **Características clínicas:** el síntoma más frecuente es el dolor de predominio nocturno que calma con la ingesta de aspirina. En la localización vertebral puede producir escoliosis antálgica. Predomina en varones, en la segunda década, a nivel de fémur y tibia.
- **Diagnóstico por imágenes:** en las radiografías se manifiesta como una pequeña lesión cortical radiolúcida (nido) rodeada por un área de esclerosis ósea. El nido puede presentar una osificación central. El área de esclerosis suele estar ausente cuando se localizan en la médula ósea (**fig. 33-1**).

    En la localización vertebral es de gran utilidad el centellograma con tecnecio 99, que muestra un foco hipercaptante, y la tomografía computarizada (TC), que ubica la lesión.
- **Características anatomopatológicas:** macroscópicamente al corte se visualiza un nido rojizo rodeado de hueso escleroso. La histología muestra el nido formado por trabéculas osteoides y óseas inmaduras con osteoblastos y células gigantes de tipo osteoclástico en su superficie. La médula que las separa es fibrosa, laxa y muy vascularizada. Cuando el osteoma osteoide se localiza en un hueso dentro de la cápsula articular, la sinovial puede presentar una sinovitis reactiva.
- **Genética:** solo tres casos fueron estudiados, todos ellos con número diploide de cromosomas, hallándose en dos compromiso de la banda cromosómica 22q13 y pérdida del extremo distal del brazo largo 17q.
- **Tratamiento:** su tratamiento puede ser quirúrgico con resección completa del nicho o la utilización (excepto en columna vertebral) de radiofrecuencia.

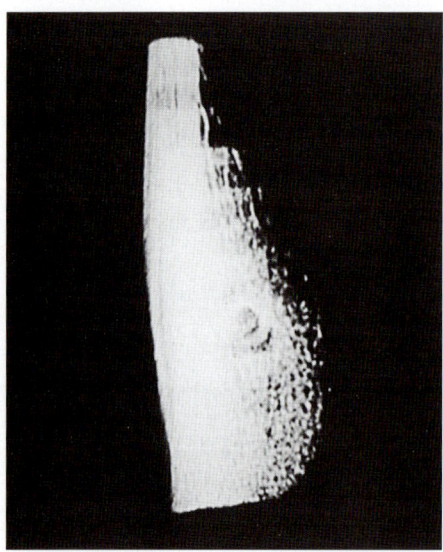

FIG. 33-1. Osteoma osteoide.

Osteoblastoma

Similar al osteoma osteoide, presenta un nido de más de 2 cm sin esclerosis periférica, con potencial de crecimiento progresivo.

- **Características clínicas:** dolor habitualmente de largo tiempo de evolución pero de menor intensidad que el del osteoma osteoide.
- **Diagnóstico por imágenes:** se presenta en las radiografías como una lesión osteolítica. En la mitad de los casos puede mostrar diversos grados de osificación.
- **Características anatomopatológicas:** macroscópicamente, la lesión es de color rojizo, friable y bien delimitada. Las características microscópicas son similares a las del osteoma osteoide.
- **Genética:** en comparación con el osteosarcoma, el número de alteraciones genéticas es muy bajo. De todas maneras hay indicios de que la desregulación del ciclo celular se correlacionaría con el potencial agresivo de estos tumores.
- **Tratamiento:** su tratamiento consiste en la resección marginal de la lesión. Con frecuencia es necesario colocar injertos óseos por su extensión y localización.

Osteosarcoma

Es un "tumor maligno caracterizado por la formación directa de tejido óseo u osteoide por las células tumorales" (OMS). Se clasifican en centrales y superficiales.

- **Características clínicas:** el síntoma clínico más común es el dolor en el sitio del tumor, que suele irradiarse a una articulación vecina. Luego se asocia, por crecimiento tumoral, una masa palpable. Es más frecuente en varones, en la segunda década. Aproximadamente el 50% de los tumores se localizan cerca de la rodilla (tibia y fémur).

Osteosarcoma central

- **Diagnóstico por imágenes:** entre los signos radiográficos (**fig. 33-2**) se incluyen los siguientes:

– Lesión metafisaria, que suele destruir la cortical, invadiendo las partes blandas. Si predomina la formación ósea es de tipo escleroso; si predomina la destrucción ósea es osteolítico; el más frecuente es el tipo mixto (mezcla de los anteriores).
– Espículas en rayo de sol (hueso perióstico reactivo); no es signo específico.
– Triángulo o espolón de Codman (hueso reactivo entre el periostio intacto y elevado, y la cortical). Tampoco es un signo específico.
– Calcificación amorfa de la masa extraósea.

La TC y la resonancia magnética (RM) son indispensables para evaluar la extensión tumoral, el compromiso extraóseo y el nivel de invasión.

- **Características anatomopatológicas:** la célula tumoral presenta distintas diferenciaciones que producen tejido fibrosarcomatoso, condrosarcomatoso y otros, particularmente tejido óseo y osteoide tumoral, los que permiten efectuar el diagnóstico de osteosarcoma. Esto explica su polimorfismo macroscópico y radiológico.
- **Inmunohistoquímica:** la ausencia de evidencias específicas minimiza el uso de la inmunohistoquímica ya que se ha demostrado inmunorreactividad para citoqueratinas y actina muscular lisa, así como también tinción intracitoplasmática para CD99 y osteocalcina y osteonectina para detectar osteoide.
- **Genética:** la mayoría de los osteosarcomas presentan aberraciones cromosómicas complejas que consisten en alteraciones numéricas y estructurales. Aunque no se ha descrito una translocación específica u otra alteración estructural, el compromiso de ciertas regiones cromosómicas es recurrente. Por análisis de hibridización genómica, la amplificación de 8q23 se observa en el 50% de los casos y es un signo de mal pronóstico. Con respecto a la genética molecular, las amplificaciones del 1q21-23 y de 17p son hallazgos frecuentes del osteosarcoma. En los osteosarcomas de alto grado, la amplificación del CDK4 sola o junto con MDM2 es la más

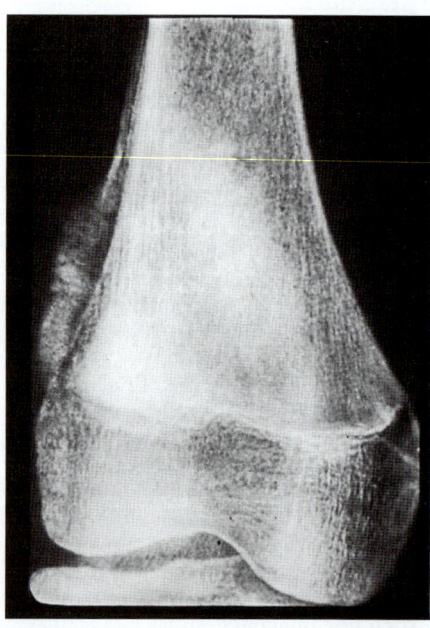

FIG. 33-2. Osteosarcoma.

frecuente de hallar. Por otro lado, las amplificaciones de 12p aparecen en 1 de 5 osteosarcomas de bajo grado en contraste con los 9 de 19 osteosarcomas de alto grado. La proteína 6 morfogenética ósea y el receptor 2 de la proteína morfogenética ósea se expresan en más del 50% de los osteosarcomas. Está demostrada la susceptibilidad genética a padecer osteosarcomas en los pacientes con retinoblastoma hereditario, síndrome de Li-Fraumeni y síndrome de Rothmund-Thomson.

- **Metástasis:** son muy frecuentes, en particular en pulmón y pleura. Se presentan como pequeños nódulos que pueden estar calcificados y en algunos casos producir neumotórax (**fig. 33-3**). Estas metástasis pulmonares se evalúan con TC. Las metástasis óseas se evalúan con centellograma de cuerpo entero con tecnecio 99.
- **Tratamiento:** el tratamiento es combinado con quimioterapia y cirugía. La quimioterapia preoperatoria tiene tres objetivos: disminuir la masa tumoral a fin de posibilitar una cirugía de conservación del miembro, controlar potenciales metástasis y permitir evaluar la masa tumoral resecada para determinar la eficacia de los fármacos utilizados. Los protocolos más empleados incluyen metotrexato en altas dosis, adriamicina, ifosfamida y cisplatino.

Luego de algunos ciclos de quimioterapia neoadyuvante se estadifica el tumor por medio de imágenes y se determina la posibilidad de resecarlo conservando el miembro o la necesidad de una amputación. Aproximadamente en un 80% de los pacientes en la actualidad es posible conservar el miembro. La pérdida de sustancia ósea puede ser reemplazada por un trasplante óseo masivo alogénico de banco, por una prótesis o por una artrodesis con hueso autólogo en algunas circunstancias.

La quimionecrosis debe ser evaluada histopatológicamente en el espécimen quirúrgico y es el principal índice pronóstico. Los pacientes considerados "buenos respondedores" deben tener un porcentaje de necrosis tumoral del 95%.

Las toracotomías con resección de metástasis pulmonares permiten en algunos pacientes larga sobrevida y eventuales curaciones. La perspectiva global de sobrevida libre de enfermedad a los cinco años con estos protocolos oscila entre 50 y 70%.

Osteosarcoma parostal

Es un tumor menos frecuente que el osteosarcoma central. Se caracteriza por presentarse en la superficie externa de un hueso y por su alto grado de diferenciación estructural. Son más frecuentes en mujeres que en hombres y en la 3.ª década. Su crecimiento es lento y tiene mejor pronóstico que el osteosarcoma central.

- **Diagnóstico por imágenes:** las localizaciones más frecuentes son la cara posterior del tercio inferior del fémur y el tercio superior del húmero. Son masas radiodensas lobuladas (**fig. 33-4**).
- **Características anatomopatológicas:** el tumor está caracterizado por masas lobuladas de límites bien definidos; histológicamente se observa formación ósea de aspecto trabecular bien organizado constituido por hueso reticular en diferentes estadios de maduración. Están separadas por estroma con células fusiformes con escaso pleomorfismo y aisladas mitosis.
- **Tratamiento:** el tratamiento es quirúrgico, es decir, resección tumoral y reconstrucción esquelética con un trasplante óseo masivo alogénico de banco, prótesis o artrodesis con hueso autólogo.

TUMORES FORMADORES DE CARTÍLAGO

Condroma

Es un "tumor benigno caracterizado por la formación de cartílago maduro" (OMS).

Puede ser central (encondromas) o periférico. Los encondromas son más frecuentemente solitarios, pero pueden afectar varios huesos; en este caso constituyen una condromatosis (**fig. 33-5**).

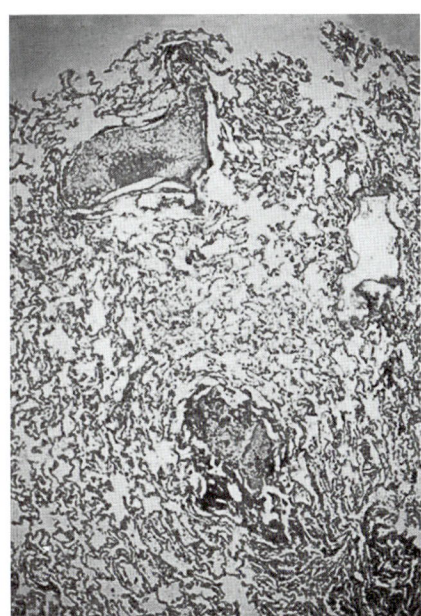

FIG. 33-3. Imagen histológica de metástasis en pulmón producida por un osteosarcoma. (Véase esta figura en **Láminas en color**).

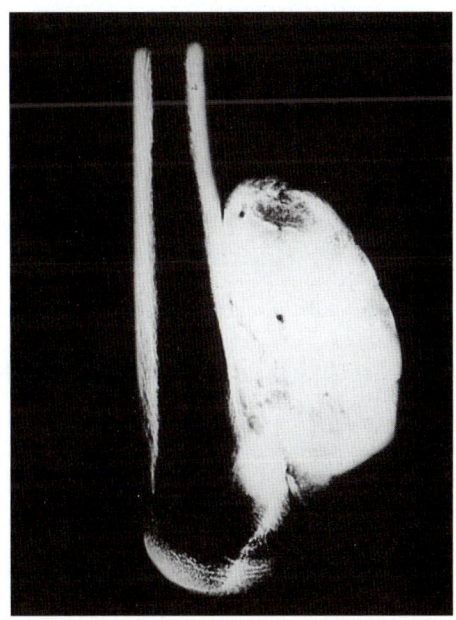

FIG. 33-4. Osteosarcoma parostal.

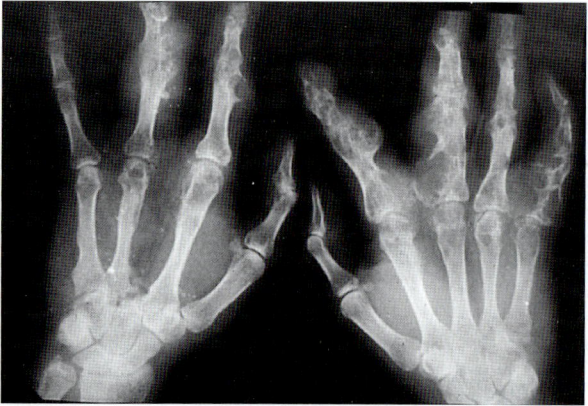

FIG. 33-5. Encondromatosis.

- **Características clínicas:** son frecuentemente asintomáticos y se diagnostican luego de una fractura patológica (especialmente en huesos de manos y pies) o en una radiografía tomada por otras razones. A veces producen dolor y tumefacción. La distribución por edad es amplia pero predominan en las décadas tercera y cuarta.
- **Diagnóstico por imágenes:** en las radiografías se presenta como una lesión metafisaria o diafisaria radiolúcida, expansiva, con calcificaciones moteadas en su interior.

- **Características anatomopatológicas:** macroscópica e histológicamente las lesiones son lobuladas.
  La matriz condroide presenta células tumorales con núcleos pequeños, uniformes, raramente dobles. Puede mostrar áreas de calcificación y osificación encondral.
  La posibilidad de desarrollo de una neoplasia maligna en las lesiones solitarias es excepcional, pero se debe tener en cuenta en los casos de encondromatosis múltiple (**fig. 33-6 A, B** y **C**).
- **Inmunohistoquímica:** como otras neoplasias cartilaginosas, se tiñe con proteína S-100; sin embargo, no es específica ni ayuda a diferenciarlo del condrosarcoma.
- **Genética:** anormalidades estructurales simples que comprometen particularmente los cromosomas 6 y 12.
- **Tratamiento:** en aquellos periféricos y con aspecto radiográfico de benignidad es aconsejable solo su observación. En aquellos proximales, con imágenes sugestivas de mayor actividad, es aconsejable una punción-biopsia o un curetaje con injerto óseo.

Condromatosis múltiple

Patología en la cual varios huesos están afectados por condromas.

La presencia de condromas múltiples –encondromatosis– es considerada generalmente como un trastorno congénito no hereditario. Existen tres tipos principales de encondromatosis: enfermedad de Ollier –el más frecuente–, síndrome de Ma-

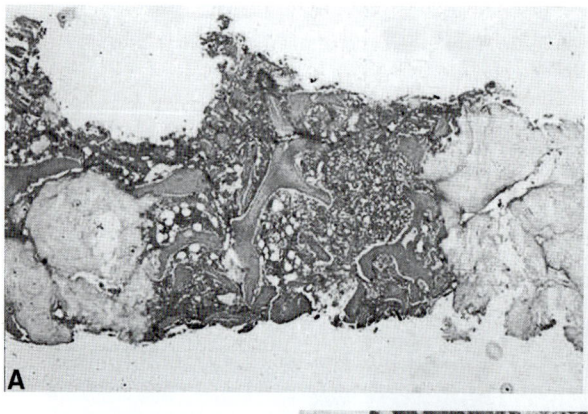

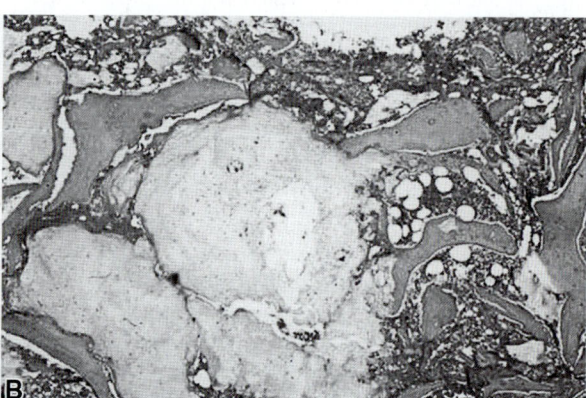

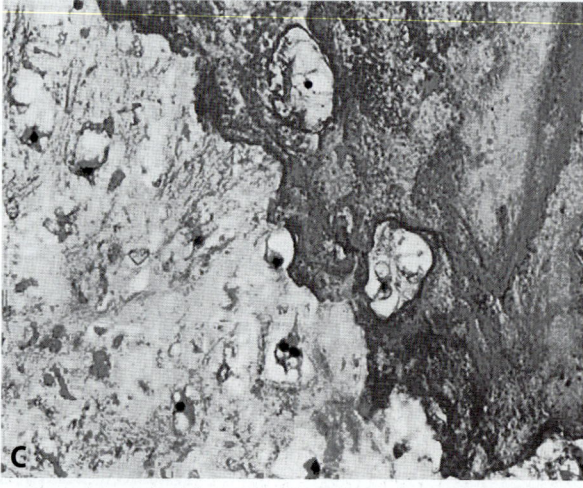

FIG. 33-6. Imagen histológica de un condroma. **A**, **B** y **C** corresponden a distintos aumentos. (Véase esta figura en **Láminas en color**).

fucci –donde los condromas óseos están asociados a hemangiomas de tejidos blandos– y un tercer tipo mal definido que
compromete especialmente huesos pequeños de la mano.

- **Características anatomopatológicas:** masas cartilaginosas
  con disposición multinodular. Histológicamente, el cartílago
  es hipercelular, con núcleos grandes y con frecuente binu-
  cleación, lo que puede confundir con un condrosarcoma.
- **Inmunohistoquímica:** como en otros tipos de condroma,
  existe expresión de S-100.
- **Genética:** un receptor mutante PTH/PTHrP tipo I (PTHR1)
  ha sido identificado en la encondromatosis (enfermedad de
  Ollier).

Osteocondroma

Es una "excrecencia ósea recubierta de cartílago que se desarrolla en la superficie externa de un hueso" (OMS). Probablemente el osteocondroma no sea una verdadera neoplasia, sino
más bien el producto de la osificación endocondral de un fragmento aberrante de cartílago de crecimiento. Es por esa razón
que el osteocondroma detiene su crecimiento una vez terminado
el crecimiento del individuo. Pueden ser sésiles o pediculados.

- **Características clínicas:** suelen ser asintomáticos. Se manifiestan por tumoraciones a veces dolorosas, sobre todo cuando
  se complican con bursitis, fracturas o compresión de vasos,
  nervios o tendones. Predominan en varones, en la 2.ª década.
- **Diagnóstico por imágenes:** son tumores metafisarios que
  pueden ser sésiles o pediculados. En ambos casos, la cortical
  y la medular del tumor se continúan con la cortical y medular del hueso afectado (**fig. 33-7**).
- **Características anatomopatológicas:** la lesión presenta
  una capa cartilaginosa superficial semejante al cartílago de
  crecimiento epifisario con un frente de osificación endocondral que desarrolla trabéculas óseas separadas por médula
  adiposa o hematopoyética. La medular de la lesión se continúa con la medular del hueso.
  El desarrollo de un condrosarcoma secundario es poco frecuente (menos del 1%).
- **Tratamiento:** la mayoría de estas lesiones pueden ser simplemente observadas. Aquellas sintomáticas por dolor, compresión de nervios o vasos, compromiso de los cartílagos de
  crecimiento con desviación del eje del miembro u otras alteraciones cosméticas son tratadas mediante resección tumoral en la base de la lesión.

Osteocondroma múltiple (exostosis hereditaria múltiple, osteocondromas múltiples)

Enfermedad hereditaria autosómica dominante.

- **Características anatomopatológicas:** no existen diferencias con la forma solitaria.
- **Genética:** las anormalidades que llevan a pérdida o reordenamiento de 8q24.1 o 11p11-12, los *loci* cromosómicos de
  los genes *EXT1 y EXT2*, han sido detectadas como aberraciones somáticas en osteocondromas hereditarios.

Condroblastoma

Es un "tumor cartilaginoso primario que asienta en las epífisis de los huesos largos en pacientes esqueléticamente inmaduros" (OMS).

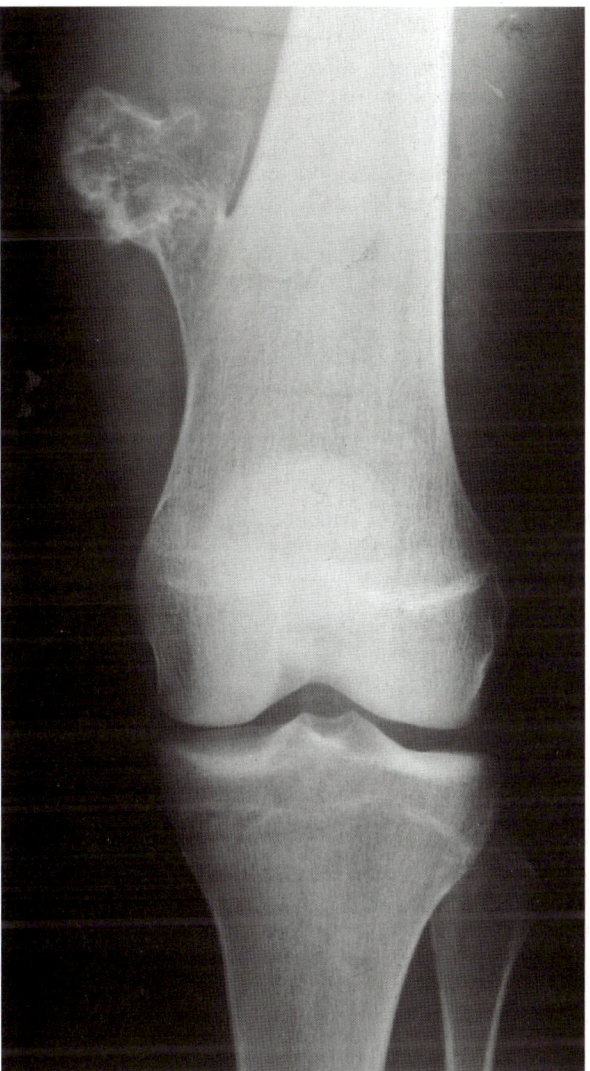

FIG. 33-7. Osteocondroma.

- **Características clínicas:** predomina en pacientes masculi-
  nos entre los 10 y los 25 años de edad.
- **Diagnóstico por imágenes:** compromete las epífisis de
  huesos largos, fémur, tibia y húmero y más infrecuentemente hueso temporal. Es una lesión radiolúcida rodeada de un
  borde reactivo escleroso.
- **Características anatomopatológicas:** consiste en una proliferación de células mononucleadas de tipo condroblástico
  y algunas células gigantes multinucleadas con producción de
  islas de cartílago, que puede ser focal o abundante. En un
  tercio de los tumores se observa una calcificación en fili-
  grana alrededor de los elementos condroides que le otorga el
  aspecto de "alambre de gallinero". Un tercio de los condro-
  blastomas presentan quistificación con contenido hemático,
  tipo del quiste óseo aneurismático secundario.
- **Inmunohistoquímica:** como se dijo respecto de otras lesiones condroides, expresan proteína S-100.
- **Genética:** la observación de anomalías estructurales recurrentes que comprometen los cromosomas 5 y 8 sugiere que
  estos cromosomas pueden estar preferentemente comprometidos.
- **Tratamiento:** el curetaje es el tratamiento de elección.

Fibroma condromixoide

Es un "tumor benigno constituido por lóbulos de células fusiformes y estrelladas con abundante material intercelular mixoide o condroide" (OMS).

- **Características clínicas:** pico de incidencia, segunda y tercera década con predominio masculino.
- **Diagnóstico por imágenes:** compromete más frecuentemente la metáfisis superior de la tibia. Radiográficamente es una lesión excéntrica, radiolúcida, lobulada en la metáfisis de un hueso largo.
- **Características anatomopatológicas:** presenta con baja magnificación un característico patrón de crecimiento lobulado, formado por una porción central de células estrelladas con escaso citoplasma eosinófilo inmersas en una matriz fibromixoide, y una porción periférica más celular con presencia de elementos gigantocelulares multinucleados.
- **Genética:** si bien los estudios citogenéticos efectuados en fibromas condromixoides son muy escasos, aparecen reordenamientos del brazo largo del cromosoma 6 en las bandas q13 y q25.
- **Tratamiento:** la escisión limitada es el tratamiento de elección.

Condrosarcoma

Es un "tumor maligno caracterizado porque sus células forman cartílago pero no tejido óseo". Se distingue del condroma por la presencia de un tejido tumoral más celular y pleomorfo y por el número considerable de células voluminosas con núcleos grandes o dobles. Las metástasis son poco frecuentes (OMS).

- **Características clínicas:** son tumores habitualmente de lento crecimiento que determinan dolor y tumefacción local. Predominan en varones en la vida adulta o de edad avanzada. Dos tercios de los condrosarcomas se localizan en la cintura pelviana y escapular y en el tercio superior del fémur y húmero.
- **Diagnóstico por imágenes:** las lesiones predominan en el esqueleto axial y en las metáfisis y diáfisis de los huesos largos. Más de la mitad presentan calcificaciones parciales. Existe erosión o destrucción de la cortical que a menudo está engrosada pero sin reacción perióstica significativa (**fig. 33-8**). Las lesiones voluminosas muestran extensiones a partes blandas que se estudian muy bien con TC y RM.
- **Características anatomopatológicas:** los tumores son lobulados, blancoazulados, con calcificación y osificación endocondral y áreas de aspecto mixoide. A la microscopia se caracterizan por un tejido condroide atípico con numerosas células de gran tamaño con núcleos únicos o múltiples y algunas mitosis; una característica de valor es el atrapamiento de las trabéculas óseas preexistentes. Esta lesión presenta un espectro que va desde tumores bien diferenciados de bajo grado de malignidad hasta lesiones anaplásicas de rápido crecimiento y alta malignidad (**fig. 33-9 A, B y C**).
- **Tratamiento:** no es sensible a la radioterapia o la quimioterapia en sus modalidades habituales. El tratamiento es quirúrgico y consiste en la resección tumoral con límites amplios reconstruyendo la pérdida de hueso con un trasplante óseo, prótesis o injerto autólogo. Cuando respetar esos límites implica sacrificar nervios o vasos mayores o extensa cantidad de partes blandas, puede estar indicada una amputación del miembro.

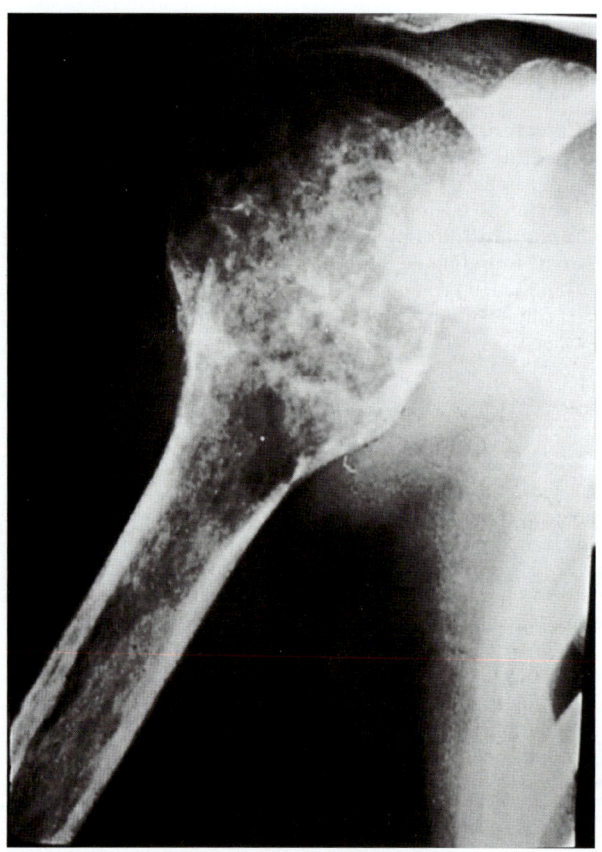

FIG. 33-8. Condrosarcoma.

Tumor de células gigantes

Es un "tumor agresivo, caracterizado por un tejido muy vascularizado, constituido por células ovoides o fusiformes y por la presencia de numerosas células gigantes de tipo osteoclástico uniformemente distribuidas por todo el tejido tumoral" (OMS).

- **Características clínicas:** dolor, tumefacción, limitación de la movilidad y fracturas patológicas son los hallazgos más frecuentes. El tumor predomina en mujeres entre los 20 y 40 años. Las localizaciones más frecuentes son la epífisis inferior de fémur, superior de tibia e inferior de radio.
- **Diagnóstico por imágenes:** en las imágenes aparecen como lesiones excéntricas, radiolúcidas sin borde escleroso, de límites mal definidos, que se localizan en las epífisis de los huesos, llegan hasta la región subcondral del cartílago articular y se extienden hacia la metáfisis (**fig. 33-10**).
- **Características anatomopatológicas:** macroscópicamente, el tumor es de consistencia blanda, color pardo oscuro con áreas amarillentas. Microscópicamente presenta dos componentes: las células gigantes multinucleadas (más de 20 núcleos) y las células mononucleadas que por fusión originan las primeras; estas muestran citoplasma eosinófilo con núcleos redondos u ovales. En la actualidad se considera que no puede predecirse el pronóstico del tumor basándose en sus características histológicas. La lesión puede recidivar luego de un curetaje y puede desarrollar caracteres de malignidad en aproximadamente un 10% de los casos. Debe considerarse la posibilidad de metástasis pulmonares sin degeneración sarcomatosa previa.

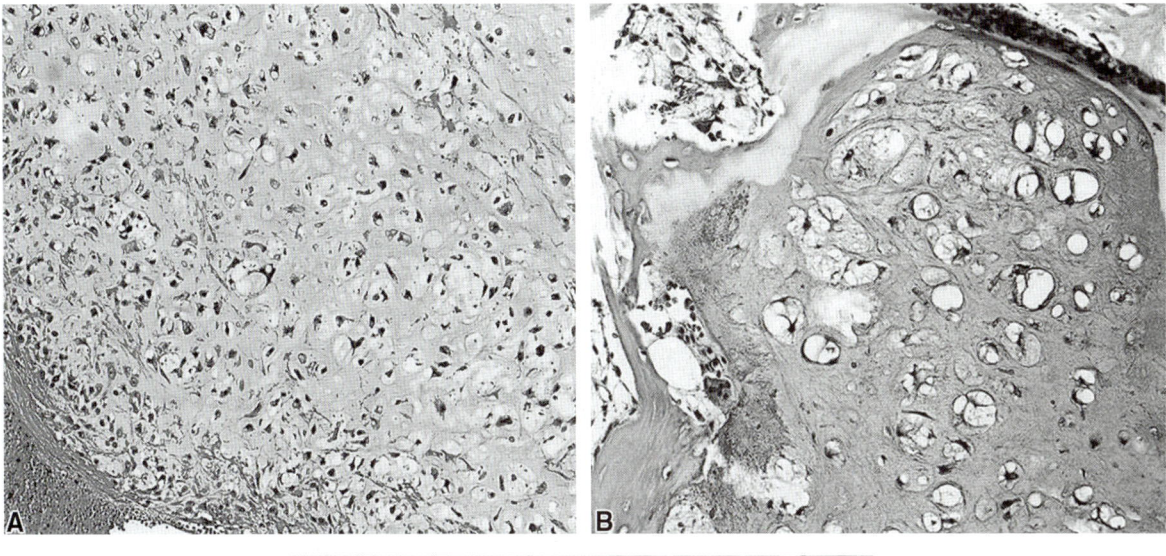

FIG. 33-9. Imagen histológica de un condrosarcoma. **A**, **B** y **C** corresponden a distintos aumentos. (Véase esta figura en **Láminas en color**).

- **Tratamiento:** el tratamiento es quirúrgico. La radioterapia debe ser reservada para aquellos tumores excepcionales de acceso quirúrgico extremadamente difícil debido al riesgo de posterior malignización.

  El tratamiento quirúrgico inicial en los tumores de baja o mediana agresividad radiográfica es el curetaje extenso, con fenolización y relleno con metacrilato. En aquellos de alta agresividad o recidivados se aconseja la resección marginal del tumor y reconstrucción con un trasplante óseo o injerto autólogo. Aproximadamente un 40% necesitan eventualmente una resección y un 5% desarrollan metástasis benignas que pueden requerir toracotomías.

Sarcoma de Ewing

Es un "tumor maligno caracterizado por un tejido de aspecto histológico uniforme constituido por pequeñas células dispuestas en conglomerados compactos con núcleos redondos y que muestran distintos grados de diferenciación neuroectodérmica" (OMS).

- **Características clínicas:** el dolor local es el síntoma más temprano y frecuentemente seguido de tumefacción. Predo-

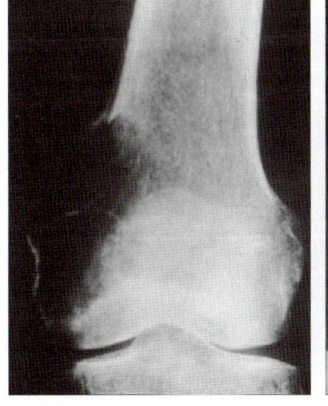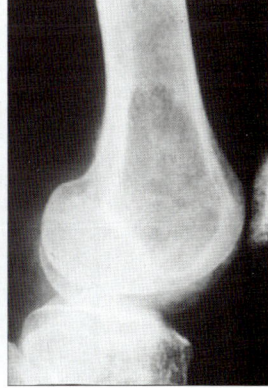

FIG. 33-10. Tumor de células gigantes.

mina en la primera y segunda década y afecta más las regiones diafisarias o metafisarias de los huesos largos.

- **Diagnóstico por imágenes:** el aspecto radiográfico es característico en los huesos largos y muestra destrucción ósea asociada a menudo con una reacción perióstica en forma de láminas paralelas al eje del hueso ("catáfilas de cebolla"). Este patrón es frecuente pero no patognomónico de la lesión, ya que se puede observar en otros tumores óseos o incluso en lesiones seudotumorales (granuloma eosinófilo) o infecciosas (osteomielitis) (**fig. 33-11**).

- **Características anatomopatológicas:** macroscópicamente, el tejido tumoral es blanquecino y la cortical está engrosada; en las piezas con quimioterapia preoperatoria, el tumor se encuentra reemplazado por una fibrosis. Histológicamente está constituido por una proliferación celular redondeada con elementos de escaso citoplasma que poseen habitualmente abundante glucógeno. La neoformación de hueso o cartílago tumoral está ausente. Metastatiza tempranamente en pulmones y otros huesos (**fig. 33-12**).

- **Inmunohistoquímica:** el CD99 es expresado en casi todos los casos a nivel de membrana, aunque no es específico. Además se observa positividad con vimentina y enolasa neuroespecífica.

- **Genética:** los tumores de la familia de los Ewing se caracterizan por una recurrente translocación cromosómica t(11;22) (q24;q12) detectable en aproximadamente el 85% de los casos (**fig. 33-13**).

- **Tratamiento:** al presentar metástasis (más frecuentemente pulmonares) en forma temprana, se comienza el tratamiento con quimioterapia (vincristina, actinomicina, ifosfamida, ciclofosfamida), con el objeto de necrosar y disminuir la masa tumoral principal y actuar sobre las metástasis.

Posteriormente se debe decidir si se basa en irradiar el tumor (5000 a 6000 rads), resecarlo quirúrgicamente o combinar ambas modalidades. La tendencia actual se basa en incluir la resección quirúrgica en el protocolo de tratamiento reconstruyendo el segmento con trasplante óseo alogénico, prótesis o injerto óseo autólogo. Algunas series refieren sobrevida de 40-50% a los 5 años.

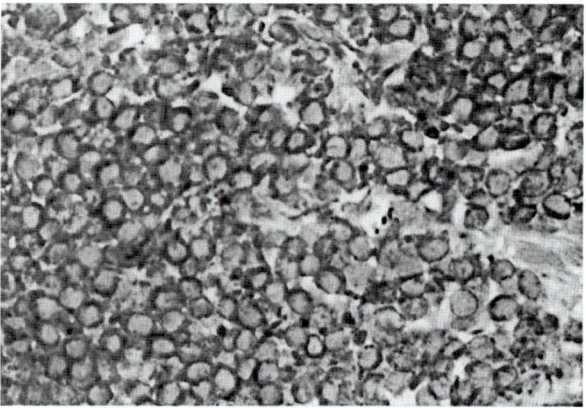

FIG. 33-12. Sarcoma de Ewing. Imagen histológica de elementos celulares característicos. (Véase esta figura en **Láminas en color**).

Mieloma

Es un "tumor maligno que habitualmente muestra compromiso óseo difuso o múltiple y que se caracteriza por la proliferación monoclonal de células plasmáticas con diversos grados de diferenciación, incluyendo formas atípicas" (OMS).

- **Características clínicas:** considerando los casos diagnosticados por hematólogos, el mieloma es la neoplasia ósea más frecuente. Predomina en hombres de entre 50 y 70 años. Se localiza en huesos que tienen médula ósea activa: vértebras, costillas, calota, pelvis, esternón y metáfisis de huesos largos.

Puede ser múltiple (más frecuente) o solitario, el cual habitualmente progresa a una mielomatosis múltiple después de un lapso variable.

Las células plasmáticas tumorales producen con alta frecuencia inmunoglobulina monoclonal.

Las complicaciones renales (calcinosis, proteinuria de Bence-Jones, pielonefritis, amiloidosis) pueden ser causa de muerte.

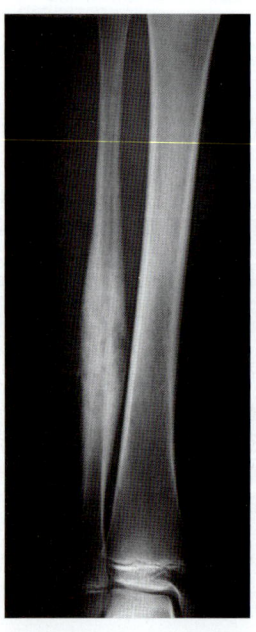

FIG. 33-11. Sarcoma de Ewing.

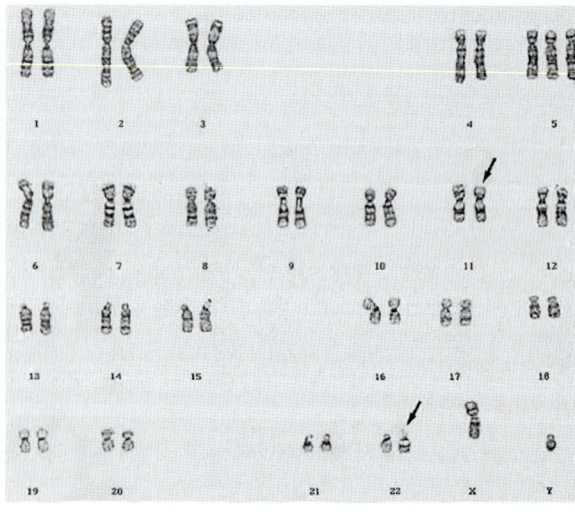

Fig. 33-13. Sarcoma de Ewing. Mapa cromosómico, en el que se observa la translocación característica.

- **Diagnóstico por imágenes:** radiográficamente, las lesiones se caracterizan por ser osteolíticas redondas u ovales, en sacabocado, sin bordes esclerosos perilesionales. En lesiones solitarias es más común el aspecto radiográfico localizado. La mielomatosis difusa presenta un aspecto radiográfico inespecífico de rarefacción ósea generalizada. El tipo escleroso de mielomas es excepcional.
- **Características anatomopatológicas:** existe una proliferación celular redondeada de elementos plasmáticos de núcleos excéntricos con grados de inmadurez variables. Con frecuencia existen depósitos de tejido amiloide (**fig. 33-14**).
- **Inmunohistoquímica:** las células plasmáticas son positivas para CD138 y presentan expresión monoclonal de Ig citoplasmática kappa o lambda.
- **Tratamiento:** el tratamiento básico es con quimioterapia. La radioterapia es eficaz para controlar lesiones localizadas o solitarias.

Las indicaciones quirúrgicas están orientadas a prevenir fracturas patológicas mediante fijaciones internas o laminectomías descompresivas en mielopatías compresivas con posterior estabilización quirúrgica de la columna.

Linfoma intraóseo primario

"Neoplasia compuesta por células linfoides malignas que se origina en el interior de un hueso sin otras lesiones ganglionares o extraganglionares" (OMS).

- **Características clínicas:** afecta generalmente a adultos mayores, con un predominio masculino. La localización más frecuente es el fémur distal.
- **Diagnóstico por imágenes:** lesión poco delimitada de crecimiento permeativo, que puede comprometer partes blandas.
- **Características anatomopatológicas:** presentan un crecimiento difuso (permeativo), llenando los espacios medulares entre las trabéculas nativas. La mayoría de los linfomas intraóseos primarios se clasifican como linfomas B de células grandes. Además, los linfomas pueden presentar artefactos por atrición –*crushing*– por el procedimiento de biopsia.
- **Inmunohistoquímica:** es necesaria para subclasificar los linfomas. La mayoría de los linfomas intraóseos primarios son linfomas de células-B (CD20 positivo), excepcionalmente pueden ser de células-T (CD3 positivo). El CD15 y el CD30 identifican las células de Reed-Sternberg (linfoma de

Hodgkin) y la mieloperoxidasa, mientras que el CD34 ayuda a identificar la diferenciación granulocítica.
- **Genética:** más del 80% de los linfomas no Hodgkin tienen anormalidades cromosómicas clonales. No existen anormalidades genéticas específicas para ningún subtipo.
- **Tratamiento:** quimioterapia.

Cordoma

Es un "tumor maligno de bajo a mediano grado caracterizado por una disposición lobular de las células que habitualmente son muy vacuoladas inmersas en un material mucoide intercelular" (OMS).

- **Características clínicas:** es un tumor limitado al esqueleto axial (se origina de remanentes notocordales). Los síntomas clínicos están relacionados con su localización y son tempranos en los intracraneales. Es más frecuente en hombres, después de los 40 años de edad. Sus localizaciones más comunes son el sacro y la región esfenooccipital.
- **Diagnóstico por imágenes:** en ellas se presentan como lesiones osteolíticas expansivas, muy a menudo a nivel sacrococcígeo y esfenooccipital; menos frecuentemente afectan otros sectores del raquis.

Por su localización pueden ser lesiones que pasan inadvertidas en el examen radiográfico convencional; los exámenes mediante TC y RM son de gran utilidad para su detección y la determinación de la extensión.
- **Características anatomopatológicas:** el tumor está formado por lóbulos y cordones de células poligonales con vacuolas citoplasmáticas (células fisalíferas) que contienen glucógeno y mucinas.
- **Inmunohistoquímica:** expresan positividad para EMA y S100; la proteína *brachyury* es un marcador altamente específico de cordoma.
- **Tratamiento:** el tratamiento es quirúrgico y consiste en la resección amplia del tumor. Las lesiones del sacro distal pueden ser resecadas sin mayor compromiso neurológico. Las que incluyen todo el sacro requieren complejas operaciones con graves secuelas neurológicas.

La radioterapia en altas dosis se indica en aquellos tumores con márgenes quirúrgicos contaminados o localizados en la región esfenooccipital.

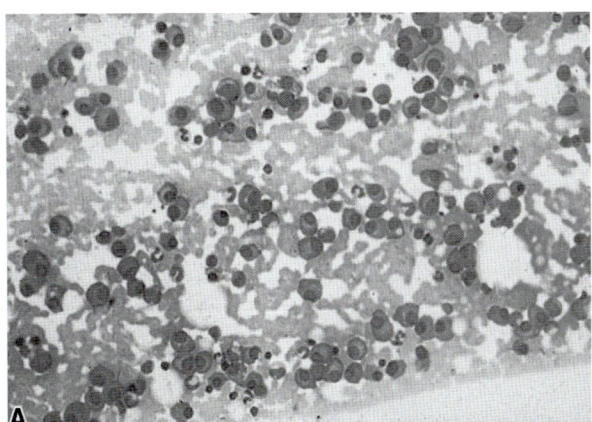
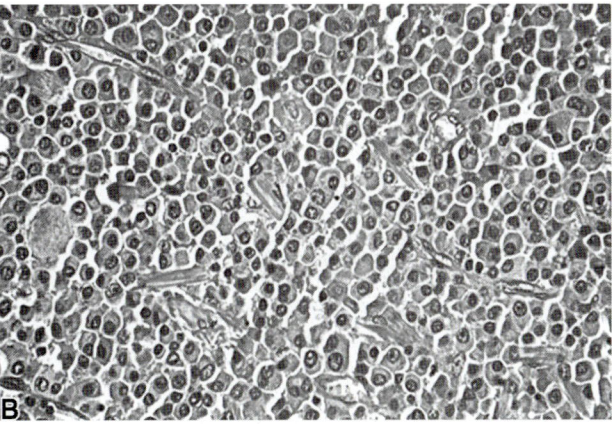

FIG. 33-14. Imágenes histológicas. **A.** Mieloma. Médula ósea con depósitos de amiloide. **B.** Mieloma. Infiltración de la médula ósea. (Véase esta figura en **Láminas en color**).

Adamantinoma

Es una "neoplasia de bajo grado con diferenciación epitelial y marcada predilección por originarse en la tibia" (OMS).

- **Características clínicas:** la mayoría de los pacientes son adolescentes o adultos jóvenes.
- **Diagnóstico por imágenes:** imágenes radiolúcidas, múltiples en la zona mediodiafisaria de tibia.

- **Características anatomopatológicas:** la proliferación consiste en nidos de células de diferenciación epitelial de aspecto basaloide o fusocelular.
- **Inmunohistoquímica:** expresan positividad para queratina.
- **Tratamiento:** es quirúrgico y consiste en la resección segmentaria con margen de seguridad.

SÍNTESIS CONCEPTUAL

- Los tumores óseos primarios son infrecuentes (2% de todos los tumores).
- Las metástasis de carcinoma son la causa más frecuente de una lesión ósea tumoral.
- Osteoma: lesión benigna constituida por tejido óseo maduro, asintomática.
- Osteoma osteoide: lesión osteoblástica benigna, menor de 1 cm, dolorosa, que predomina en varones en la segunda década, más frecuentemente en fémur y tibia.
- Osteoblastoma: lesión benigna con potencial de crecimiento progresivo de más de 2 cm de diámetro. Características similares a las del osteoma osteoide.
- Osteosarcoma: tumor maligno caracterizado por la formación de osteoide o tejido óseo. Predomina en varones en la segunda década, sobre todo en metáfisis de fémur y tibia. Las metástasis son frecuentes principalmente a pulmón. El más frecuente es el central convencional.
- Condroma: tumor benigno constituido por lóbulos de cartílago hialino maduro, generalmente asintomático. Es el tumor más frecuente en huesos de manos y pies. Puede ser único o múltiple.
- Osteocondroma: excrecencia ósea recubierta por cartílago que puede ser sésil o pediculada. Suele ser asintomática. Puede ser única o múltiple.
- Condroblastoma: tumor condral que asienta en la epífisis de los huesos largos y está constituido por células mononucleadas de tipo condroblástico y células gigantes, con producción de focos de cartílago.
- Fibroma condromixoide: tumor benigno metafisario lítico, constituido por lóbulos de matriz condromixoide con células mononucleadas y otras gigantes multinucleadas.
- Condrosarcoma: tumor maligno formador de cartílago, de lento crecimiento, que provoca dolor y tumefacción local. Presenta un espectro que va desde tumores de bajo grado hasta lesiones de alta malignidad. Predomina en varones adultos o ancianos.
- Tumor de células gigantes: tumor con potencial de agresividad local y ocasional capacidad de producir metástasis pulmonares. Es de localización epifisaria y está constituido por células mononucleadas que originan por fusión las células gigantes multinucleadas.
- Sarcoma de Ewing: tumor maligno constituido por una población de células redondas, CD99 positivas, que afecta la región metafisodiafisaria de los huesos largos, en la 1.ª y 2.ª décadas de la vida. Metástasis tempranas a pulmón.
- Mieloma: tumor maligno constituido por la proliferación monoclonal de células plasmáticas, positivas para CD138 y con expresión monoclonal kappa o lambda. Se presentan como lesiones osteolíticas.
- Linfoma primario intraóseo: tumor maligno constituido por células linfoides más frecuentemente de tipo B, sin otras localizaciones ganglionares o extraganglionares.
- Cordoma: tumor maligno, lesión osteolítica limitada al esqueleto axial, formado por lóbulos o cordones de células poligonales con vacuolas citoplasmáticas. Positivas para EMA, S100 y *brachyury*.
- Adamantinoma: neoplasia de bajo grado con diferenciación epitelial que se localiza casi exclusivamente en la tibia.

INTRODUCCIÓN

El carcinoma metastásico posee una elevada frecuencia y una incidencia cada vez mayor y en continuo crecimiento.

La incidencia exacta de metástasis ósea es desconocida, pero se estima que, de los 120 0000 casos nuevos de cáncer diagnosticados por año en los Estados Unidos, aproximadamente el 50% desarrollará metástasis óseas. Sin embargo, la tasa de sobrevida aumentó en pacientes oncológicos debido a las nuevas técnicas, elementos y avances en quimioterapia y radioterapia y también debido al avance en las técnicas para el tratamiento quirúrgico de estas lesiones, lo que predispone a un número aún mayor en la incidencia de esta enfermedad. Diversos estudios realizados en cadáveres revelaron que un 50% a un 80% de los pacientes con carcinoma tienen metástasis óseas al momento de su fallecimiento.

 Después de los pulmones y el hígado, el esqueleto es el sitio más común de enfermedad metastásica. El cáncer de próstata (36%), de mama (32%), de pulmón (14%), de riñón y de tiroides comprende más del 80% de todas las metástasis esqueléticas.

—

En hombres predominan el de la próstata (60%) y el del pulmón (25%), mientras que en mujeres el más frecuente es el de mama (70%), seguido por los de tiroides, útero y riñón.

Fémur, columna, húmero, pelvis, costillas y calota son las estructuras más afectadas.

Un punto importante para tener en cuenta en estos pacientes a la hora de decidir el tratamiento que se va a realizar es la consideración de factores tales como comorbilidades, características histológicas del tumor primario, expectativa de vida, nivel de actividad del paciente y dolor; todo esto porque la enfermedad metastásica ósea es uno de los principales causantes del gran deterioro en la calidad de vida de los pacientes con cáncer; causa dolor, riesgo de fracturas y fracturas patológicas, impotencia funcional y muchas veces puede estar asociada con alteraciones metabólicas considerables.

FISIOPATOLOGÍA

Las funciones normales del hueso son:

- Soporte estructural del organismo.
- Reserva y metabolismo de minerales (calcio, magnesio, fósforo y sodio).

- Producción de células sanguíneas en la médula ósea:
  - Glóbulos rojos.
  - Glóbulos blancos.
  - Plaquetas.

Cuando las células tumorales invaden el hueso, cualquiera de estas funciones puede resultar comprometida.

Se requieren ciertas condiciones para que una célula tumoral sea capaz de migrar y proliferar a distancia del tejido de localización primaria.

Para que las células tumorales se desprendan de una masa primaria, penetren en los vasos sanguíneos o linfáticos y produzcan colonias a distancia, deben pasar por una serie de fases.

Cada paso de esta cadena está sometido a múltiples influencias, lo que hace posible que las células mueran en cada uno de los eslabones.

 Solo algunos subclones del tumor poseen la combinación adecuada de productos genéticos que les permite completar todos los pasos para alcanzar el potencial metastásico.

—

La cascada metastásica puede dividirse en dos fases:

- Invasión de la matriz extracelular.
- Diseminación vascular y asentamiento a distancia:

 Las células tumorales no producen destrucción ósea directa. La destrucción ósea secundaria a metástasis es causada por diversos mecanismos, e implica la activación de los osteoclastos, que son los responsables de la degradación ósea y de causar las lesiones osteolíticas:

—

- Estimulación de los osteoclastos para la unión al hueso.
- Estimulación de los osteoclastos para la resorción ósea.
- Prolongación de la sobrevida de los osteoclastos.
- Aceleración de la formación de osteoclastos.

PRESENTACIÓN CLÍNICA

Los escenarios de presentación más comunes son los siguientes:

- Paciente oncológico con lesiones óseas múltiples.
- Paciente oncológico con dolores óseos y radiografías normales.

- Paciente sin historia de cáncer con dolor óseo o lesión ósea nueva (primario desconocido vs. tumor primitivo).

Estos últimos dos escenarios son los más complejos.

SÍNTOMAS

 Los pacientes con metástasis óseas generalmente se presentan con dolor. Este puede ser bien localizado o difuso.

—

Cuando la lesión es en un hueso largo, el paciente generalmente puede localizarla por ser el dolor lo suficientemente focal.

 El dolor de una lesión ósea maligna generalmente ocurre al descansar, por la noche.

—

Pero en un hueso que soporta carga, los pacientes usualmente se quejarán de dolor también durante la deambulación. Si el dolor al cargar peso es intenso se debe ser cauteloso y considerar la posibilidad de una fractura patológica inminente.

DIAGNÓSTICO DE LAS METÁSTASIS ÓSEAS

El estudio de una lesión metastásica se divide en dos instancias: la caracterización de la lesión y la estadificación del paciente. La primera es fundamental para poder determinar qué tipo de tratamiento local hará falta y la segunda es de vital importancia para que el oncólogo clínico pueda establecer el tratamiento sistémico más adecuado para el paciente.

Para cada una de estas etapas de diagnóstico existen distintos estudios específicos.

Caracterización

- Anamnesis y examen físico.
- Laboratorio.
- Radiografías.
- Tomografía computarizada (TC) y resonancia magnética (RM).
- Biopsia.

Estadificación

- Radiografía y TC de tórax.
- TC de pelvis y abdomen.
- Centellograma.
- Tomografía por emisión de positrones (PET-TC).

Laboratorio

Las pruebas de laboratorio pueden mostrar:

- Anemia.
- Plaquetopenia.
- Aumento de la enzima lactato deshidrogenasa (LDH).
- Aumento de ácido úrico.
- Aumento del calcio.
- Aumento de las fosfatasas alcalina y ácida (cáncer de próstata).
- Marcadores séricos específicos de diversos carcinomas.

Marcadores tumorales

 Un marcador tumoral clásico es una proteína, un gen específico u otra sustancia que puede estar presente en la sangre en una cantidad mayor que la normal ante la existencia de cierto tipo de cáncer.

—

Existen muchos diferentes marcadores tumorales. Algunos se asocian solamente con un tipo de cáncer, mientras que otros pueden presentarse en muchos tipos de cáncer.

Los marcadores tumorales por sí solos pocas veces son suficiente evidencia para demostrar la existencia del cáncer. Cuando se observe un incremento en el nivel de algún marcador tumoral, se lo considerará junto con el historial del paciente y su revisión física general, así como con los otros análisis de laboratorio y estudios de imágenes.

En años recientes se ha comenzado a desarrollar nuevos tipos de marcadores tumorales. Con los avances tecnológicos, los niveles de ciertos materiales genéticos (DNA o RNA) ya pueden ser medidos en la actualidad.

En el **cuadro 34-1** pueden observarse algunos de los marcadores típicos:

Radiografías

Características de las lesiones. Existen fundamentalmente tres tipologías de metástasis:

- Osteolíticas.
- Osteoblásticas.
- Mixtas.

CUADRO 34-1. CUADRO DE MARCADORES TUMORALES Y SUS ÓRGANOS DIANA

Marcador	Órgano
CEA	Colon, estómago, páncreas, mama, hígado, pulmón
CA 15.3	Mama
CA 19.9	Colon, estómago, páncreas
CA 125	Ovario, útero
CA 72-4	Estómago, hígado
β-HCG	Testículo, ovario
α-fetoproteína	Hígado
Calcitonina	Tiroides
PSA	Próstata
NSE	Carcinomas de células pequeñas
TPA	Vejiga

Metástasis osteolíticas

Aumentan la actividad osteoclástica y producen un déficit circulatorio con progresiva destrucción ósea y necrosis.

- Pulmón.
- Tiroides.
- Mama.
- Riñón.
- Sistema gastrointestinal.
- Neuroblastoma.

Metástasis osteoblásticas

Desarrollo de tejido osteoide inmaduro y reacción perióstica con producción de tejido óseo nuevo.

- Próstata.
- Mama.
- Vejiga.
- Estómago.

Metástasis mixtas

- Mama.

Biopsia

Sin dudas es vital su realización, tanto para obtener un diagnóstico definitivo como para permitir el estudio de factores tales como la expresión de distintos antígenos y receptores en la membrana de las células tumorales.

—

Esto último permitirá al oncólogo clínico evaluar el tratamiento sistémico más eficaz para el paciente en función de su posible respuesta.

Con respecto a lo que es el diagnóstico histológico, existen dos patrones predominantes:

- Histología que repite la del tumor primitivo.
- Histología que no identifica el órgano de origen.
  En este caso es fundamental el análisis inmunohistoquímico:
  – Citoqueratina, antígenos de membrana epitelial y receptores para estrógenos (mama).
  – Fosfatasa prostática ácida, PSA o antígeno prostático específico (próstata).

Las metástasis de carcinoma de riñón y tiroides suelen sugerir el órgano de origen con un análisis histológico convencional (H-E).

DIAGNÓSTICOS DIFERENCIALES

- Enfermedad ósea metastásica.
- Mieloma.
- Linfoma.
- Tumores óseos primitivos:
  – Condrosarcoma.
  – Fibrosarcoma/histiocitoma fibroso maligno.
  – Osteosarcoma.

ESTADIFICACIÓN

La etapa o estadio describe la extensión o gravedad del cáncer que aqueja a una persona. El conocer la etapa de la enfermedad ayuda al médico a planificar el tratamiento y a calcular el pronóstico del paciente.

El sistema TNM es uno de los sistemas de estadificación de mayor uso. Está basado en la extensión del tumor (T), el grado de diseminación a los ganglios linfáticos (N) y la presencia de metástasis (M) distante. Un número se añade a cada letra para indicar el tamaño o extensión del tumor y el grado de diseminación del cáncer:

—

- **Estadio 0, Carcinoma *in situ*.**
- **Estadio I, estadio II y estadio III.**

Los números más altos indican enfermedad más extensa: tamaño mayor del tumor o diseminación del cáncer –más allá del órgano en donde se formó originalmente– a los ganglios linfáticos vecinos o a los órganos adyacentes al sitio del tumor primario.

- **Estadio IV.**

El cáncer se ha diseminado a otros órganos.

TRATAMIENTO

Principios de tratamiento

Se debe realizar un abordaje multidisciplinario del paciente oncológico para lograr el tratamiento completo de la enfermedad. Es una enfermedad compleja que requiere un enfoque más global, que comprenda todas las variables afectadas en esta patología. Entre otros factores, será necesaria la participación de especialistas en las siguientes áreas:

- Oncólogo: quimioterapia, hormonoterapia, etcétera.
- Ortopedista: tratamiento quirúrgico.
- Radiólogo: biopsias guiadas por imágenes, embolizaciones, etcétera.
- Radioterapista: radioterapia.
- Cirujano general: cirugía del tumor primitivo.
- Anestesista: terapia del dolor.
- Psicólogo: terapia psicológica.

Objetivos del tratamiento

- Control del dolor.
- Mantener o mejorar la capacidad funcional.
- Deambulación independiente y autonomía funcional.

Bisfosfonatos

La resorción ósea por parte de los osteoclastos y no la destrucción directa por parte de las células tumorales como mecanismo productor de la lesión osteolítica es la base de la eficacia de los bisfosfonatos. Para evitar la destrucción ósea, estos actúan inhibiendo la actividad de los osteoclastos.

Radioterapia posoperatoria

La radioterapia posoperatoria en pacientes con metástasis óseas se ha estandarizado como tratamiento de rutina para minimizar la progresión de la enfermedad.

También ha sido estandarizado su uso en pacientes que hayan recibido tratamiento quirúrgico por fractura patológica o por riesgo de sufrirla. En estos casos, se realiza la radioterapia para evitar la posible falla del implante. Todas las áreas del hueso en las que haya implante (incluso aquellas libres de enfermedad) deberán ser irradiadas.

Cirugía

Consideraciones generales

- Si se detecta enfermedad metastásica, la primera consideración debería ser la contemplación de la cura.
- Si se trata de metástasis única, con un largo intervalo entre la eliminación del tumor primario y la aparición de la metástasis, que ha recibido quimioterapia u otras terapias adyuvantes de manera efectiva y que se encuentra en un sitio del que puede ser eliminada, las probabilidades de lograr la curación son mayores.
- Si, en cambio, se trata de metástasis múltiples y el potencial de cura es escaso, los servicios del cirujano ortopédico serán requeridos para el tratamiento con criterio paliativo. En este caso, puede requerirse tratamiento quirúrgico para una fractura patológica o en pacientes con riesgo de sufrirla.

Los objetivos de la cirugía son proveer control local del tumor (en lo posible) y permitir la carga de peso y la función inmediatas.

En general, la estabilización en lesiones metastásicas con riesgo de fractura o en fracturas patológicas ya establecidas implica técnicas y conceptos que difieren de aquellos utilizados en pacientes con fracturas traumáticas no patológicas. El hueso infiltrado por metástasis está debilitado y requiere implantes más durables o dispositivos protésicos que duren el resto de la vida del paciente, aunque ocasionalmente está indicado el tratamiento conservador.

—

Otro punto importante para tener en cuenta es que la terapia radiante se indica frecuentemente en el posoperatorio.

Tratamientos específicos

Metástasis únicas. Tratamiento con criterio curativo

La cura se produce con la completa eliminación de las células tumorales del sitio primario de lesión y de los sitios de metástasis. Puede alcanzarse con la resección completa del tumor o con resección incompleta y el uso de terapias adyuvantes locales (radioterapia, braquiterapia, etc.) para la eliminación del tejido tumoral restante.

Lesiones con riesgo de fractura patológica

Es necesario saber cuándo una lesión puede provocar una fractura patológica para poder intervenir a tiempo y evitarla. Es por ello que se han desarrollado diversos sistemas de clasificación y evaluación que, teniendo en consideración distintas características de dichas lesiones, pueden predecir cuándo se producirá la temida fractura.

Cada paciente debe ser evaluado individualmente.

Fractura patológica

Las opciones de tratamiento incluyen la fijación interna suplementada o no por el uso de cemento y el reemplazo protésico.

Fijación interna

Actualmente se recomienda el uso de clavos endomedulares para el tratamiento de estas fracturas. Se prefiere la utilización de clavos largos debido a la ventaja teórica de la profilaxis para posibles lesiones distales en todo el hueso.

Cuando el *stock* óseo es adecuado, se puede realizar la fijación "cerrada" y evitar el uso de cemento. Sin embargo, cuando el *stock* óseo se encuentra sustancialmente comprometido, debe considerarse la suplementación con cemento o el reemplazo protésico.

Reemplazo protésico

Cuando se opta por el reemplazo protésico para el tratamiento de fracturas patológicas, los dispositivos no convencionales son los de elección. Siempre se recomienda el uso de vástagos largos y el cementado de la prótesis.

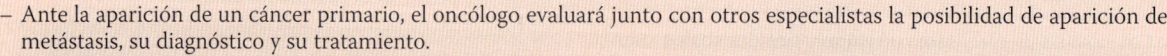

SÍNTESIS CONCEPTUAL

- Ante la aparición de un cáncer primario, el oncólogo evaluará junto con otros especialistas la posibilidad de aparición de metástasis, su diagnóstico y su tratamiento.
- La metástasis ósea no involucra al hueso solamente como estructura de soporte, sino que también repercute en el resto de sus funciones, el metabolismo de minerales y la producción de células de la médula ósea.
- En el caso de huesos largos, el paciente puede referir dolor tanto en la deambulación debido a la carga como en el reposo.
- El tratamiento dependerá del estado general del paciente y de la estadificación encontrada.
- En caso de requerirse una biopsia, el cirujano debe planificar la vía de abordaje preparando el sitio para una posible cirugía futura.

LILIANA G. OLVI, MARÍA L. GONZÁLEZ, DANIEL E. VAINERAS
Y EDUARDO H. SANTINI ARAUJO

DEFINICIÓN DE TEJIDOS BLANDOS

Se denominan así los tejidos extraesqueléticos no epiteliales con exclusión del sistema reticuloendotelial, la glía y el tejido conectivo de sostén de los órganos parenquimatosos. Son tejidos blandos los músculos voluntarios, los tejidos adiposo y fibroso y los vasos que los irrigan. Por convención, también se incluye bajo esta denominación el sistema nervioso periférico. Esto se debe a que los tumores que se originan en los nervios forman masas en los tejidos blandos y plantean problemas de diagnóstico diferencial y terapéuticos comunes a los de los otros tejidos.

CONCEPTOS GENERALES

Los tumores benignos y malignos de los tejidos blandos se presentan como una masa en las partes blandas y pueden acompañarse de dolor y trastornos en la función.

En casi todos los casos, los estudios por imágenes ayudan a planificar la biopsia. Existen diversas técnicas de biopsia: puede efectuarse por punción con aguja fina o trocar (que permiten obtener cilindros de la masa) o a cielo abierto, a través de una biopsia incisional (obtención de una muestra quirúrgica de la lesión) o escisional (por resección quirúrgica completa de la masa tumoral).

 La biopsia por punción con trocar es el método diagnóstico de elección, porque a pesar de que las muestras tienen menor tamaño que las obtenidas mediante una biopsia incisional, las probabilidades de contaminación son menores (**fig. 35-1**).

La biopsia escisional tiene su indicación únicamente en aquellos casos en que los estudios por imágenes muestren una lesión superficial, menor de 3 cm, de características homogéneas y bien delimitada.

En general, los tumores sólidos o heterogéneos ubicados en profundidad, cuyo tamaño exceda los 5 cm, no deben ser resecados sin una biopsia previa (por punción o incisión) porque tienen una alta probabilidad de ser malignos.

Los tumores de tejidos blandos deben ser evaluados por un equipo de especialistas en patología musculoesquelética.

Este equipo debe estar formado por oncólogos, ortopedistas oncológicos, especialistas en diagnóstico por imágenes y anatomopatólogos con entrenamiento específico en tumores musculoesqueléticos.

El estudio anatomopatológico permitirá efectuar un diagnóstico definitivo, sea benigno o maligno, con su grado histológico y descripción detallada de los márgenes quirúrgicos. Junto con los datos clínicos, estos elementos permitirán estadificar la enfermedad y establecer un pronóstico.

CLASIFICACIÓN DE TUMORES DE TEJIDOS BLANDOS

Los tumores de los tejidos blandos son muy numerosos y su clasificación es una de las más extensas, con más de doscientas entidades y subtipos. En este capítulo se describen los más frecuentes y se agrupan en tumores lipomatosos, fibroblásticos, fibrohistiocíticos, de músculo liso, de músculo esquelético, vasculares, de la vaina neural periférica y de origen desconocido (**cuadro 35-1**).

TUMORES LIPOMATOSOS

Benignos

Lipoma

- **Definición:** es considerado el tumor más común de tejidos blandos. Muchos de ellos no son tratados y la gran mayoría no son informados. Hay dos tipos de lipomas: el superficial o subcutáneo, que es el más frecuente, y el profundo, que comparativamente es menos frecuente que el superficial pero llega a adquirir tamaño mucho mayor que el de este.
- **Edad:** es un tumor frecuente en los adultos sin predilección por sexo.
- **Localización:** la más común es el tronco, región cervical, seguida por las extremidades en su región proximal (hombro).
- **Sintomatología:** se manifiesta como una masa.
- **Macroscopia:** es una formación bien delimitada por una delgada cápsula fibrosa, multilobulada, de color blanco-amarillento (**fig. 35-2**).

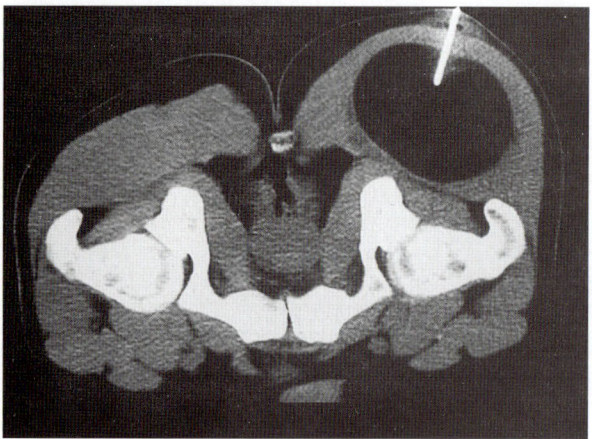

FIG. 35-1. Biopsia por punción guiada bajo tomografía computarizada (TC) de una masa tumoral proximal del muslo.

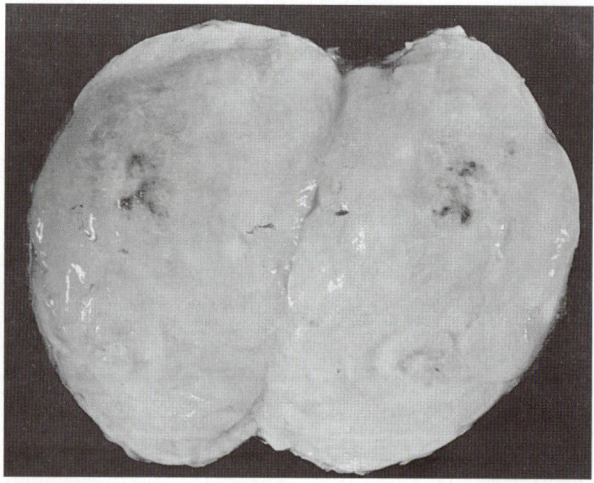

FIG. 35-2. Lipoma. Se observa una masa tumoral bien delimitada, con superficie de corte amarillenta. (Véase esta figura en **Láminas en color**).

- **Microscopia:** es similar a la grasa madura normal pero de mayor tamaño. Algunos lipomas pueden tener un estroma fibroso y ser llamados fibrolipomas o tener una vascularización más prominente y llamarse angiolipomas (**fig. 35-3**).

Lipoblastoma

- **Definición:** es un tumor benigno, localizado o difuso que remeda el tejido adiposo fetal.
- **Edad:** es más común en los primeros tres años de vida.
- **Localización:** las extremidades son las más frecuentemente comprometidas, aunque se lo describió en cualquier localización.
- **Sintomatología:** masa o nódulo bien circunscrito, superficial o profundo, de lento crecimiento.
- **Macroscopia:** masa de 2 a 5 cm, de superficie amarillenta con áreas gelatinosas.
- **Microscopia:** proliferación de adipocitos separados en lóbulos por septos fibrosos. Los adipocitos son maduros e inmaduros; estos últimos –llamados lipoblastos– muestran distintos grados de maduración. Suelen observarse además cambios mixoides y vascularización plexiforme, lo que lleva a efectuar el diagnóstico diferencial con el liposarcoma mixoide, patología sumamente infrecuente en menores de 10 años.
- **Genética:** el rasgo característico es el reordenamiento 8q11-13.

Malignos

Liposarcoma

- **Definición:** es el tumor maligno de los tejidos blandos más frecuente, cuyos elementos remedan el tejido adiposo.
- **Edad:** compromete a individuos adultos; es muy infrecuente en las primeras dos décadas de la vida.
- **Localización:** las extremidades, especialmente las inferiores; el retroperitoneo, la cavidad abdominal y el mediastino.
- **Macroscopia:** masa tumoral de gran tamaño que puede llegar a superar los 20 cm; no encapsulado, de superficie de corte amarillento a blanquecino, mixoide y hemorrágico dependiendo del grado de diferenciación y la cantidad de tejido adiposo; mixoide; necrosis y hemorragia en los menos diferenciados.

- **Microscopia:** teniendo en cuenta los distintos grados de diferenciación se clasifica en:
  - Liposarcoma bien diferenciado
  - Liposarcoma mixoide-redondocelular
  - Liposarcoma pleomorfo.

Liposarcoma bien diferenciado

Es el liposarcoma de bajo grado (grado I histológico), ya que tiene una gran semejanza con el tejido adiposo normal. Esto lleva a que algunos autores prefieran el término "tumor lipomatoso atípico" para estos tumores cuando se encuentran en las extremidades y nunca producen metástasis. El término "liposarcoma bien diferenciado" puede quedar reservado a los localizados en retroperitoneo. La complicación infrecuente de estos liposarcomas es la desdiferenciación hacia otro tipo de tumor de mayor agresividad con posibilidad de metástasis. Genéticamente presentan un reordenamiento 12q14-15 que incluye el gen *MDM2*.

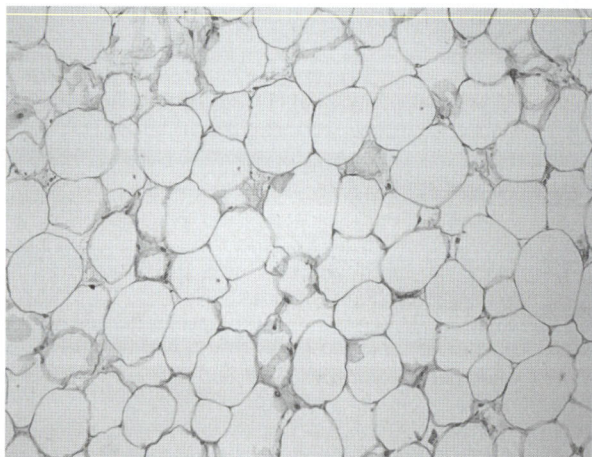

Fig. 35-3. Lipoma. Proliferación uniforme de adipocitos. (Véase esta figura en **Láminas en color**).

CUADRO 35-1. CLASIFICACIÓN DE LOS TUMORES DE TEJIDOS BLANDOS

Tumores lipomatosos	
Benignos	Lipoma
	Lipoblastoma
Malignos	Liposarcoma – bien diferenciado – mixoide-redondocelular – pleomorfo

Tumores fibroblásticos	
Benignos	Fascitis nodular
Intermedios	Fibromatosis (tumor desmoide extraabdominal)
Malignos	Fibrosarcoma

Tumores fibrohistiocíticos	
Benignos	Fibrohistiocitoma
	Tumor de células gigantes de la vaina tendinosa
Intermedios	Dermatofibrosarcoma protuberans
Malignos	Sarcoma pleomorfo indiferenciado

Tumores de músculo liso	
Benignos	Leiomioma
Malignos	Leiomiosarcoma

Tumores de músculo esquelético	
Benignos	Rabdomioma (no compromete el sistema esquelético)
Malignos	Rabdomiosarcoma

Tumores vasculares	
Benignos	Hemangioma
Malignos	Angiosarcoma

Tumores de la vaina neural periférica	
Benignos	Schwannoma
	Neurofibroma
Malignos	Tumor maligno de vaina neural periférica (schwannoma maligno)

Tumores de origen desconocido	
Sarcoma sinovial	
Sarcoma epiteloide	

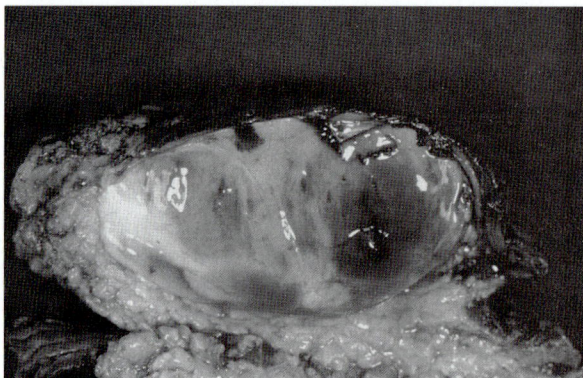

FIG. 35-4. Liposarcoma mixoide "redondocelular". La imagen macroscópica muestra una superficie de corte de aspecto gelatinoso. (Véase esta figura en **Láminas en color**).

Liposarcoma mixoide-redondocelular de mediano y alto grado de diferenciación, respectivamente (grados histológicos II-III)

Son los dos extremos de un espectro de tumor (**fig. 35-4**). Cuando predomina el componente mixoide con lipoblastos atípicos y marcada vascularización de grado II y, cuando predomina el componente redondocelular (por lo menos en un 40% del tumor), de grado III y tiene gran capacidad de metástasis y recidiva local (**fig. 35-5**).

Esta variante de liposarcoma presenta un cariotipo característico t(12;16) (q13;p11).

Liposarcoma pleomorfo (grado histológico III)

Presenta muy escasos signos de diferenciación adipocítica, como la existencia de vacuolas únicas o múltiples en células con marcada atipia y pleomorfismo nuclear. Su identificación es muy difícil aun con las técnicas de rutina; las técnicas de inmunomarcación no resultan de ayuda en estos tumores.

TUMORES FIBROBLÁSTICOS

Benigno

Fascitis nodular (fascitis seudosarcomatosa)

- **Definición:** esta entidad fue descrita por Konwaler en 1955. Si bien se desconoce la causa de la fascitis nodular, se postula una lesión local como probable disparador de una proliferación fibroblástica. Es un proceso reactivo de crecimiento autodelimitado compuesto por fibroblastos y miofibroblastos.
- **Edad:** es más común en adultos de entre 20 y 40 años.
- **Localización:** aunque puede aparecer en cualquier sector del cuerpo, lo hace más frecuentemente en miembro superior (antebrazo).
- **Sintomatología:** se presenta como un nódulo de crecimiento rápido.
- **Macroscopia:** es una masa redondeada u oval, bien delimitada, de 2 cm aproximadamente. Se distinguen un tipo subcutáneo, un tipo fascial y uno intramuscular.
- **Microscopia:** consiste en una proliferación de fibroblastos de aspecto inmaduro, núcleo grande, vesiculoso, con nucléolo prominente. Estos elementos fusiformes se encuentran dispuestos en fascículos cortos, con escaso colágeno intercelular y cantidad variable de material mucoide. Otros elementos que podemos encontrar son linfocitos, hematíes, células xantomizadas, macrófagos cargados con hemosiderina y numerosas imágenes mitóticas (**fig. 35-6**).
- **Genética:** es una lesión diploide.
- **Diagnóstico diferencial:** debido a las características de rápido crecimiento, la celularidad y las numerosas figuras mitóticas, es una de las lesiones que más comúnmente se diagnostica erróneamente como sarcoma.

Intermedio

Fibromatosis agresiva (desmoide extraabdominal)

Se conoce como fibromatosis un grupo de proliferaciones de tejido fibroso cuya conducta biológica es intermedia entre las lesiones fibrosas benignas y el fibrosarcoma. Nunca produce

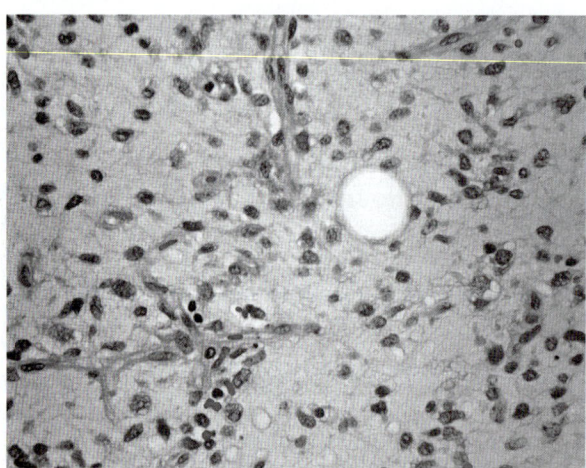

FIG. 35-5. Liposarcoma mixoide "redondocelular". La imagen microscópica muestra un fondo mixoide acelular, vascularización plexiforme y lipoblastos. (Véase esta figura en **Láminas en color**).

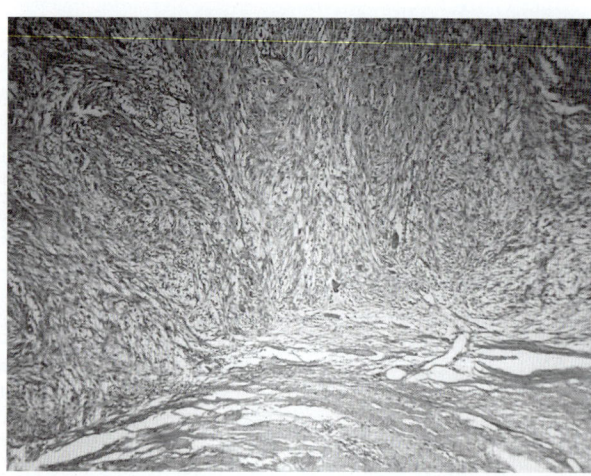

FIG. 35-6. Fascitis nodular. La imagen microscópica muestra una proliferación fusocelular benigna. (Véase esta figura en **Láminas en color**).

metástasis, pero tiene un crecimiento infiltrativo y alta tasa de recidiva.

- **Edad:** mayor incidencia en pacientes adolescentes y adultos jóvenes.
- **Localización:** principalmente en cintura escapular; pared torácica, dorsopelviana; cabeza y cuello.
- **Clínica:** crecimiento lento, no doloroso.
- **Etiología:** genética (en pacientes con síndrome de Gardner), endocrino y traumático.
- **Macroscopia:** masa firme, de color blanco brilloso, con aspecto de tejido cicatrizal, mal delimitada. Mide entre 5 y 10 cm (**fig. 35-7**).
- **Microscopia:** proliferación de elementos fibroblásticos de núcleos fusiformes, uniformes, en un estroma de colágeno.
- **Pronóstico:** alto porcentaje de recidiva. En algunos casos lleva a la muerte por compromiso de estructuras aledañas, como cabeza y cuello.

Maligno

Fibrosarcoma

Es un tumor maligno de origen fibroblástico o miofibroblástico, primario o secundario a –por ejemplo– tratamiento con radioterapia. Histológicamente se gradúa en I, II o III según la diferenciación (bien, moderada o pobremente diferenciado).

- **Edad:** representan el 3% de los tumores malignos.
- **Localización:** los sitios más comunes son las extremidades (60% de los casos), seguido por tronco y cabeza y cuello.
- **Sintomatología:** al igual que otros tumores de partes blandas se presenta como una masa solitaria de un tamaño que puede superar los 10 cm, de crecimiento rápido y que en pocos casos se manifiesta con dolor.
- **Macroscopia:** el tumor consiste en una masa solitaria, redondeada o lobulada, de bordes expansivos.
- **Microscopia:** se trata de una proliferación fusocelular cuyos elementos varían poco de forma y tamaño y se disponen en fascículos que adoptan un aspecto particular en "espina de pescado", separadas por una cantidad variable de fibras de colágeno. Presenta imágenes mitóticas típicas y atípicas.

La gradación histológica del fibrosarcoma está basada principalmente en el grado de celularidad, diferenciación o madu-

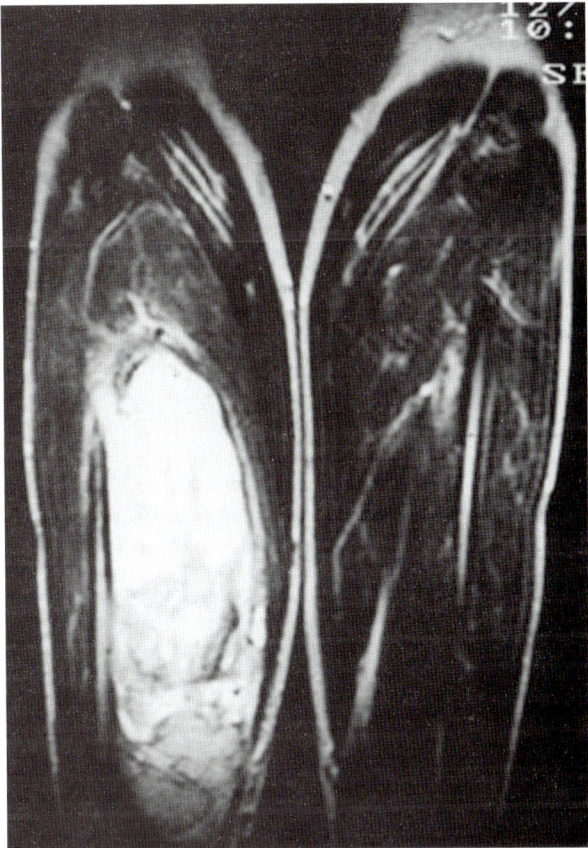

FIG. 35-8. Fibrohistiocitoma maligno (FHM). La resonancia magnética (RM) muestra una imagen tumoral grande, profunda y heterogénea. Corresponde a un sarcoma de alto grado.

ración con producción de colágeno por las células tumorales, conteo mitótico y necrosis. Así podemos graduar como bien diferenciados, de grado I o de bajo grado a aquellos muy poco celulares.

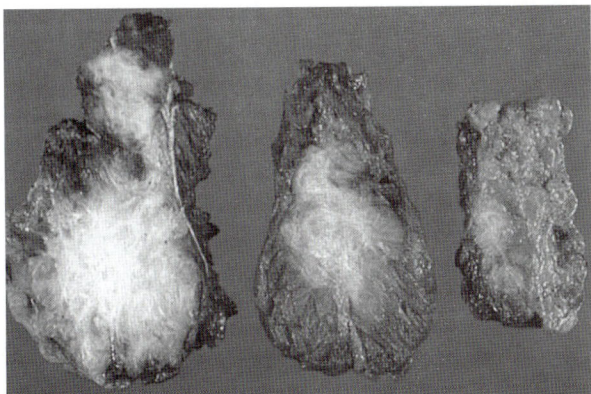

FIG. 35-7. Fibromatosis agresiva. La pieza macroscópica muestra bordes infiltrativos de color blanquecino, de tipo escirro. (Véase esta figura en **Láminas en color**).

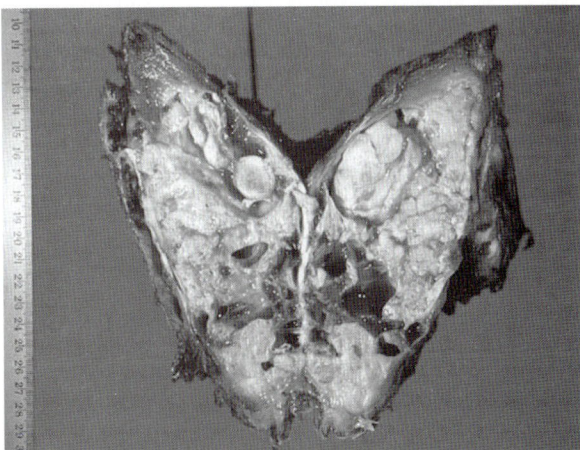

FIG. 35-9. FHM. Masa tumoral de grandes dimensiones y heterogénea, con focos de hemorragia y necrosis. (Véase esta figura en **Láminas en color**).

Los fibrosarcomas poco diferenciados, de grado III o de alto grado se caracterizan por ser más densamente celulares, presentar mayor hipercromasia nuclear y mayor número de mitosis, como también los focos de necrosis (**figs. 35-8** y **35-9**).

Los tumores que muestran características intermedias entre los dos grados descritos se consideran de diferenciación intermedia, de grado II o de mediano grado.

Las células presentan inmunorreactividad para vimentina.

- **Pronóstico:** producen metástasis por vía sanguínea.

TUMORES FIBROHISTIOCÍTICOS

Benignos

Fibrohistiocitoma benigno

- **Localización:** el fibrohistiocitoma benigno aparece generalmente en dermis y tejido celular subcutáneo y muy rara vez en tejidos profundos.
- **Clínica:** se presenta como un nódulo solitario o múltiple, generalmente en las extremidades, levemente elevado o pediculado, de milímetros a pocos centímetros, color amarillento o amarronado dependiendo de la xantomización y hemosiderina que contenga.
- **Microscopia:** está compuesto por una mezcla de fibroblastos e histiocitos dispuestos en un patrón arremolinado. Rodean la luz de pequeños vasos y se acompañan de elementos inflamatorios, células gigantes multinucleadas, histiocitos espumosos y sideráfagos.

Sinovitis nodular localizada (SNL) (granuloma histiocitario xantomatoso, xantoma sinovial, tumor de células gigantes de vainas tendinosas, sinovioma benigno)

- **Definición:** las numerosas denominaciones muestran el poco acuerdo acerca del origen de esta lesión. Algunos autores aún lo consideran una neoplasia, mientras que el término granuloma histiocitario xantomatoso sugerido por Schajowicz es el que consideramos más apropiado ya que no solo enfatiza la proliferación histiocítica predominante sino también porque concuerda mejor con el concepto de Jaffe. Proceso hiperplásico de probable origen reactivo e inflamatorio.
- **Edad:** compromete más frecuentemente a varones de entre 30 y 50 años.
- **Localización:** extraarticular y en vainas tendinosas, particularmente de los dedos de la mano.
- **Sintomatología:** tumefacción y nódulo palpable en un dedo, acompañada o no de limitación del movimiento articular. Estos nódulos pueden dejar una impronta en la superficie ósea subyacente y ser visibles radiográficamente.
- **Macroscopia:** el nódulo consiste en una masa sólida lobulada o multilobulada, de color blanquecino a amarillento hasta poder adquirir un color ocre amarronado, dependiendo de la cantidad de tejido xantomizado, fibroso o de pigmento hemosiderínico que contenga.
- **Microscopia:** proliferación de elementos histiocitarios con capacidad macrofágica ya sea de hemosiderina o lípidos, habitualmente colesterol con formación de células xantomizadas. Se observan además elementos gigantocelulares multinucleados, originados de la conglomeración de histiocitos mononucleares, y un cierto número de células inflamatorias.

Estos elementos se encuentran en algunos casos separados por bandas de colágeno.
- **Genética:** los estudios realizados muestran que las lesiones presentan cariotipo diploide. Una alteración que se repite es la t(1;2) (p11;q35-36).

Intermedio

Dermatofibrosarcoma protuberans (DFSP)

- **Definición:** el DFSP fue descrito, en 1924, por Darier y Ferrand y su histogénesis es desconocida. Presenta similitud histológica con el fibrohistiocitoma benigno, pero su crecimiento es infiltrativo y posee una alta capacidad de recidiva local.
- **Edad:** se presenta en la vida adulta.
- **Localización:** se localiza más frecuentemente en el tronco y las extremidades en su porción proximal.
- **Sintomatología:** una placa firme en la piel, de color rojo a azul, que se mantiene estacionada o crece y forma una masa nodular única o múltiple hasta protruir en su forma más manifiesta.
- **Microscopia:** proliferación de elementos fibroblásticos más o menos densa, entremezclados con áreas mixoides dispuestos en un patrón arremolinado similar al fibrohistiocitoma benigno, con aisladas figuras mitóticas. Una de las características más importantes de esta lesión es la forma de crecimiento desde la dermis hasta el tejido celular subcutáneo infiltrando los septos fibrosos y lóbulos de tejido adiposo, entre los que se interdigita con aspecto de panal de abeja.
- **Inmunohistoquímica:** la inmunomarcación para CD34 es positiva.
- **Diagnóstico diferencial:** se presenta con otras lesiones fibrohistiocíticas como el fibrohistiocitoma benigno y el fibrohistiocitoma maligno y los tumores de nervios periféricos como el neurofibroma difuso.

Maligno

Fibrohistiocitoma maligno (sarcoma pleomorfo indiferenciado)

- **Definición:** el fibrohistiocitoma maligno (FHM) era el sarcoma de partes blandas más común diagnosticado en el adulto hasta el empleo de la inmunohistoquímica (IHQ). Fue descrito en 1964 por Stout como de origen histiocítico. Actualmente se considera que es un tumor relacionado con fibroblastos facultativos.
- **Edad:** es un tumor que afecta principalmente a adultos, de etiología desconocida, con excepción de los secundarios a tratamiento radiante.
- **Localización:** extremidad inferior seguida por la superior.
- **Sintomatología:** se manifiesta como una masa profunda en las extremidades que no puede ser diferenciado de otros tumores. Puede medir 5 cm, generalmente cuando se lo diagnostica y llegar hasta tamaños considerables como 20 cm.
- **Microscopia:** el FHM se caracteriza por una morfología altamente variable. Se encuentra dominada por un patrón de crecimiento arremolinado o estoriforme. La población celular es fusiforme y con abundantes elementos gigantes atípicos, pleomórficos y bizarros sobre una matriz fibrosa densa o mixoide. Dependiendo de la combinación de estos elementos se han descrito varios subtipos: el estoriforme o pleomórfico, mixoide o mixofibrosarcoma, de células gigantes e inflamatorio, estos dos últimos muy poco frecuentes. La variante pleomórfica o estoriforme es la más frecuente. Sus

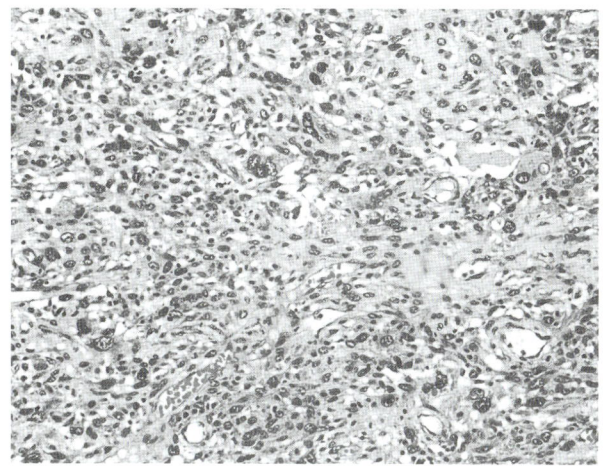

FIG. 35-10. FHM. Microscopia que muestra un sarcoma pleomorfo indiferenciado de alto grado. (Véase esta figura en **Láminas en color**).

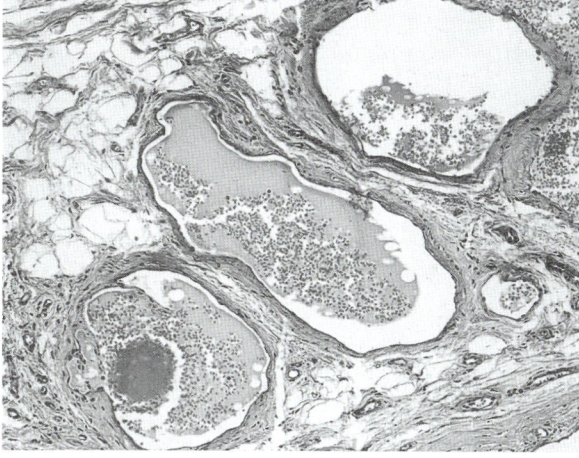

FIG. 35-11. Hemangioma. La imagen microscópica muestra una proliferación de luces vasculares dilatadas. (Véase esta figura en **Láminas en color**).

elementos fusiformes y altamente pleomórficos se disponen en forma fasciculada o más comúnmente arremolinada rodeando pequeñas luces vasculares; las figuras mitóticas atípicas son numerosas, así como también los focos de necrosis y hemorragia. Son tumores de alto grado (**fig. 35-10**).

- **Inmunohistoquímica:** la inmunomarcación en el FHM no ha demostrado ser específica.
- **Genética:** las anomalías incluyen pérdida de 2p24-pter y 2q32-qter.
- **Diagnóstico diferencial:** se presenta con otros procesos malignos pleomórficos como el liposarcoma pleomórfico; esto no origina un problema terapéutico porque el manejo de ambos es similar. La diferenciación con otros sarcomas pleomórficos puede realizarse utilizando técnicas de inmunomarcación.

TUMORES DE ORIGEN VASCULAR

Benigno

Hemangioma (angioma)

Los hemangiomas son tumores benignos muy frecuentes. Si bien la etiología es desconocida, algunos de los hemangiomas son congénitos y representan persistencia de tejidos embrionarios.

- **Edad:** es el tumor más frecuente en partes blandas en niños y adolescentes.
- **Localización:** los hemangiomas pueden localizarse a nivel cutáneo, subcutáneo e intramuscular y medir pocos milímetros o ser grandes y aun generalizados involucrando extensos sectores de la extremidad llamados angiomatosis.
- **Sintomatología:** pueden permanecer asintomáticos toda la vida. El síntoma que lleva a la consulta es el dolor, especialmente al practicar una actividad física debido a que el aumento del flujo sanguíneo durante el ejercicio origina una sensación dolorosa, así como también la fluctuación en el tamaño del tumor.
- **Microscopia:** está formado por la luces vasculares de distinto tamaño y espesor de su pared. Tipos: capilar, cavernoso o

arteriovenoso, que proliferan separando las fibras musculares (**fig. 35-11**).

Maligno

Angiosarcoma

- **Definición:** el angiosarcoma de tejidos blandos profundos es muy poco frecuente y por lo marcadamente hemorrágico es común que se lo confunda con un hematoma.
- **Microscopia:** puede ser bien diferenciado y formar canales vasculares que se anastomosan entre sí disecando las fascias y los lóbulos adiposos con mínima atipia nuclear. Los tumores de alto grado o pobremente diferenciados presentan un crecimiento sólido con marcado pleomorfismo y actividad mitótica, con formación de luces intracitoplasmáticas. Cuanto más profundo se localizan, los angiosarcomas adquieren rasgos epitelioides.
- **Inmunohistoquímica:** los marcadores inmunohistoquímicos sirven para establecer el origen vascular en los casos más pleomórficos; estos son el *Ulex europaeus*, Factor VIII, CD 34 y CD31.
- **Pronóstico:** es un tumor de alto grado con capacidad de recidiva local y metástasis.

TUMORES DE LA VAINA NEURAL PERIFÉRICA

Benigno

Schwannoma (neurilemoma)

Es un tumor benigno de vainas nerviosas encapsulado.

- **Edad y sexo:** el neurilemoma afecta a ambos sexos por igual, más frecuentemente entre los 20 y 50 años.
- **Localización:** tiene predilección por las superficies flexoras de las extremidades, en especial comprometiendo el trayecto de grandes nervios. Son tumores solitarios pero, en caso de asentar en pacientes con enfermedad de Von Recklinghausen, pueden ser múltiples (**fig. 35-12**).

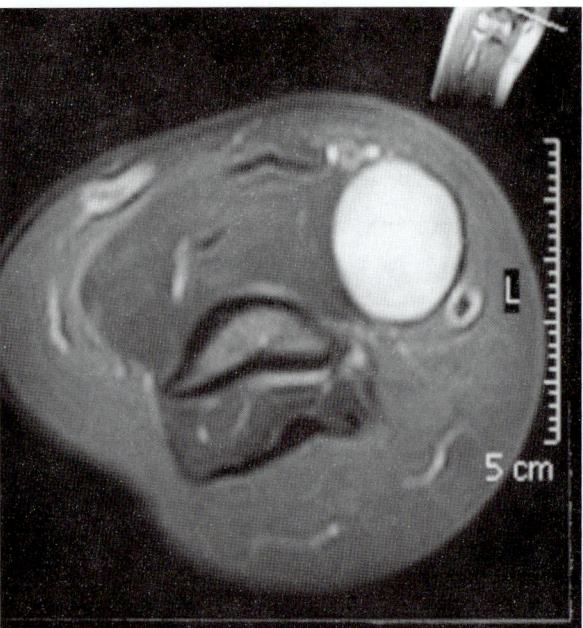

FIG. 35-12. Schwannoma. La RM muestra una imagen profunda, menor de 3 cm, bien delimitada.

- **Sintomatología:** se presenta como una masa de lento crecimiento móvil y muy doloroso al tacto.
- **Macroscopia:** es un nódulo encapsulado, blanco-amarillento, de menos de 5 cm. Con el transcurso del tiempo, la masa va creciendo y puede adquirir modificaciones secundarias como calcificación y quistificación (**fig. 35-13**).
- **Microscopia:** se observa una proliferación nodular rodeada por una cápsula fibrosa que consiste en restos de epineuro y fibras nerviosas residuales. El patrón histológico del neurilemoma presenta áreas Antoni A compuestas por células fusiformes compactas dispuestas en fascículos cortos y entrelazadas, cuyos núcleos pueden alinearse formando empalizadas llamadas cuerpos de Verocay. Las áreas Antoni B son menos celulares, más laxas, con cambios quísticos secundarios. Estos tumores expresan fuerte positividad para proteína S100 (**fig. 35-14**).

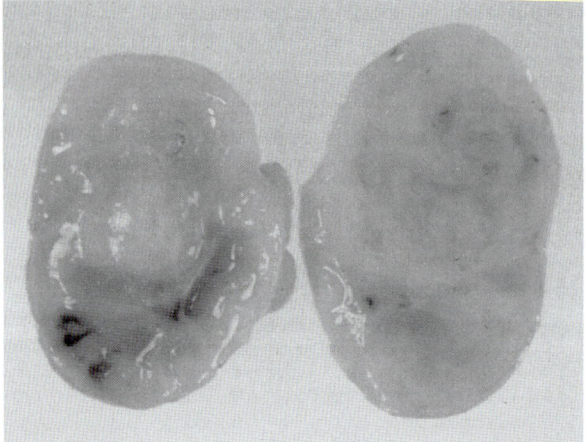

FIG. 35-13. Schwannoma. La macroscopia corresponde a una lesión pequeña, bien delimitada. (Véase esta figura en **Láminas en color**).

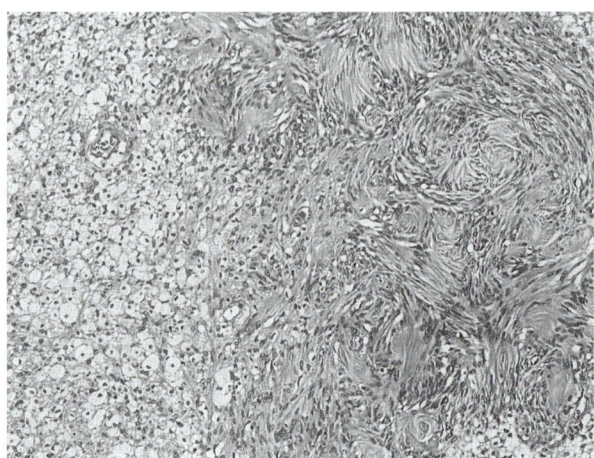

FIG. 35-14. Schwannoma. La microscopia muestra áreas de tipos Antoni A (derecha) y Antoni B (izquierda). (Véase esta figura en **Láminas en color**).

Maligno

Schwannoma maligno, neurofibrosarcoma

- **Definición:** es el tumor maligno originado en los elementos que rodean la vaina neural (células de Schwann, células perineurales, fibroblastos).

  Para que un tumor sea considerado un tumor maligno de la vaina neural de un nervio periférico (TMVNP) tiene que: a) originarse en el trayecto de un nervio, b) originarse en un tumor benigno de vaina neural periférico (neurofibroma), c) registrar evidencias inmunohistoquímicas o ultraestructurales de diferenciación schwánnica.
- **Edad:** pacientes adultos de 20 a 50 años. Los pacientes con neurofibromatosis tipo 1 (NF1) los desarrollan a una edad más temprana.
- **Clínica:** masa tumoral en el trayecto nervioso, generalmente en forma de huso. Los pacientes con NF1 tienen un 3 a 5% más riesgo de desarrollar un TMVNP. El aumento o cambio en las características de un tumor de varios años alerta hacia su transformación maligna.
- **Macroscopia:** masa ahusada, profunda, de más de 5 cm. En el trayecto nervioso con hemorragia y necrosis (**fig. 35-15**).
- **Microscopia:** es similar al fibrosarcoma, con presencia de empalizadas, o rasgos epitelioides. La celularidad es positiva con la marcación de la proteína S100 (**fig. 35-16**).
- **Pronóstico:** en su mayor parte son sarcomas de alto grado histológico. El pronóstico es más ominoso para los pacientes NF1.

TUMORES DE MÚSCULO LISO

Benigno

Angioleiomioma (leiomioma vascular, angiomioma)

- **Definición:** es un tumor benigno, superficial, compuesto por fibras musculares lisas maduras originado a partir de la pared muscular de los vasos.

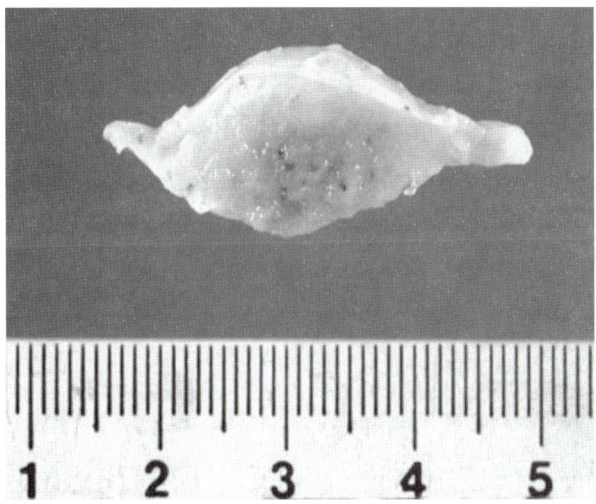
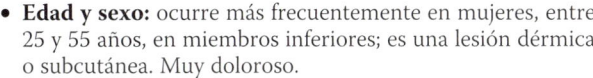

FIG. 35-15. Neurofibroma. La macroscopia muestra una formación tumoral bien delimitada en un trayecto nervioso. (Véase esta figura en **Láminas en color**).

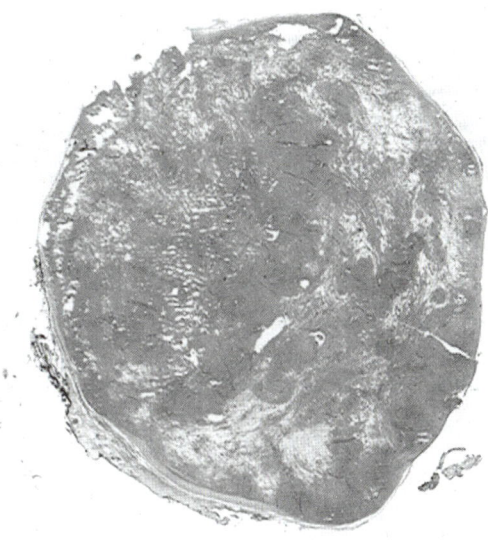

FIG. 35-17. Angioleiomioma. Tumor benigno de estirpe muscular lisa, bien delimitado. (Véase esta figura en **Láminas en color**).

- **Edad y sexo:** ocurre más frecuentemente en mujeres, entre 25 y 55 años, en miembros inferiores; es una lesión dérmica o subcutánea. Muy doloroso.
- **Macroscopia:** es una formación nodular bien delimitada redondeada, no mayor de 2 cm.
- **Microscopia:** es una proliferación de bandas de fibras musculares lisas que rodean luces de vasos arteriales, cavernosos y venosos de distintos diámetros (**fig. 35-17**).
- **IHQ:** muestra positividad con actina muscular lisa y desmina.

Maligno

Leiomiosarcoma

- **Definición:** es un tumor maligno compuesto por células que muestran rasgos distintivos de músculo liso.
- **Edad y sexo:** ocurre en personas de mediana edad y adultos. Los superficiales o cutáneos se originan de músculo liso

erector del pelo, mientras que los profundos se originan en las paredes vasculares. Se ubican en retroperitoneo y en extremidades.
- **Clínica:** se presenta como una masa que en retroperitoneo adquiere gran tamaño y sintomatología secundaria a compresión de estructuras adyacentes e infiltradas por el tumor.
- **Macroscopia:** es una masa carnosa de color blanco a amarronado dependiendo de los focos de hemorragias y necrosis (**figs. 35-18** y **35-19**).
- **Microscopia:** el patrón que caracteriza al leiomiosarcoma es un crecimiento en largos fascículos que se entrecruzan en forma perpendicular. Algunos fascículos se observan cortados longitudinalmente mientras otros se encuentran seccionados en forma transversal. Las células son fusiformes con

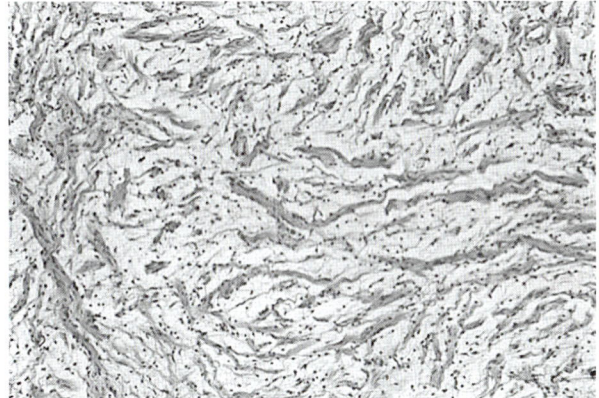

FIG. 35-16. Neurofibroma. La microscopia muestra células nucleadas y citoplasma "serpenteante" con fondo mixoide. (Véase esta figura en **Láminas en color**).

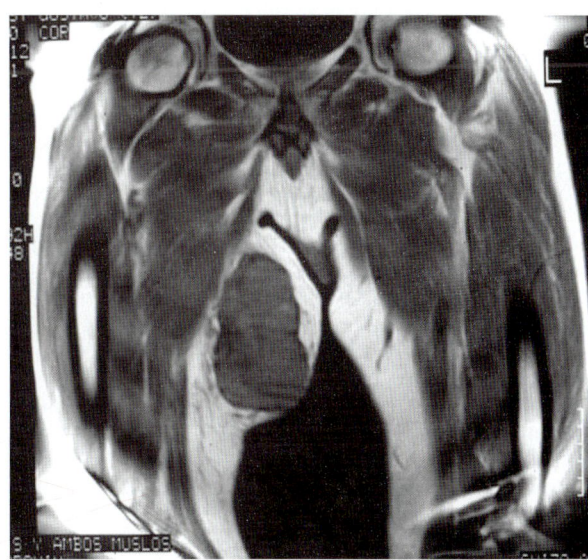

FIG. 35-18. Leiomiosarcoma. RM que muestra una masa tumoral en el tejido celular subcutáneo.

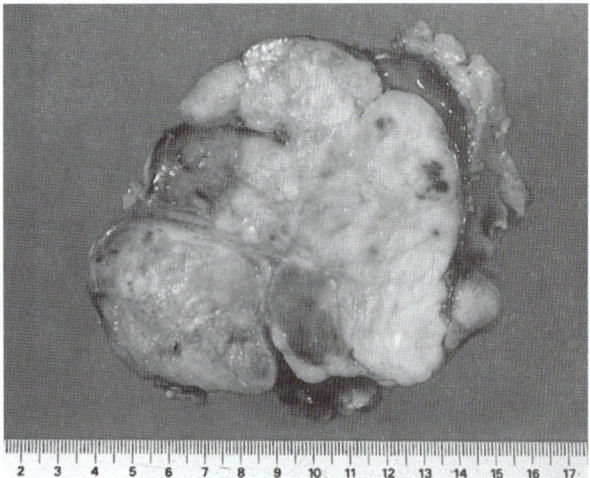

FIG. 35-19. Leiomiosarcoma. Pieza macroscópica con superficie de corte blanquecina y focos de hemorragia. (Véase esta figura en **Láminas en color**).

amplio citoplasma acidófilo y vacuola paranuclear. Los leiomiosarcomas de alto grado muestran elevado índice mitótico, necrosis y marcado pleomorfismo.

- **Pronóstico:** posibilidad de recidiva local y metástasis a distancia; las lesiones de bajo grado pueden desdiferenciarse.

TUMORES DE MÚSCULO ESTRIADO

Malignos

Rabdomiosarcoma embrionario

- **Definición:** es un sarcoma de partes blandas maligno, primitivo, que recapitula los rasgos fenotípicos y biológicos del músculo estriado embrionario. Presenta distintas variantes: embrionario, de células fusiformes, botrioide y anaplásico.
- **Edad y sexo:** es el sarcoma más frecuente de los niños; el 46% ocurren en niños menores de 5 años.
- **Localización:** se localiza en cabeza y cuello, seguido por el tracto genitourinario. El 9% se ubica en las extremidades.
- **Clínica:** el cuadro clínico varía sobre la base de la ubicación de la masa tumoral.
- **Macroscopia:** es pobremente circunscrito, carnoso, y comprime estructuras vecinas.
- **Microscopia:** está compuesto por células mesenquimáticas primitivas en varios estadios de miogénesis (rabdomioblastos). La celularidad varía de células estrelladas con núcleo oval, que es el extremo del especto más primitivo, hasta células de amplio citoplasma acidófilo de aspecto "raquetoide" con multinucleación y estriaciones transversales en el otro extremo del espectro. Estos elementos se encuentran en un estroma más o menos mixoide. A medida que la celularidad va diferenciándose hacia rabdomioblastos, la inmunomarcación adquiere mayor positividad para desmina, actina muscular sarcomérica, mioglobina, miosina, creatincinasa.
- **Biología molecular:** los análisis moleculares revelan la pérdida de un alelo en la región cromosómica 11p 15 en la mayoría de los rabdomiosarcomas embrionarios.

- **Pronóstico:** depende del estadio, la clasificación histológica, la edad y la localización.

Rabdomiosarcoma alveolar

- **Definición:** es un tumor maligno de células redondas que citológicamente remeda al linfoma y que muestra diferenciación parcial a músculo estriado.
- **Edad:** ocurre a cualquier edad, pero con un pico de incidencia en jóvenes. Es menos frecuente que el embrionario.
- **Localización:** el 39% se localiza en las extremidades. Puede también encontrarse en lugares similares a los del embrionario.
- **Clínica:** se presenta como una masa de crecimiento rápido.
- **Macroscopia:** es una masa expansiva, carnosa, con variable cantidad de fibrosis.
- **Microscopia:** la variante clásica de rabdomiosarcoma alveolar es la más frecuente. Está constituida por células redondas agrupadas en nidos rodeadas de tejido fibroso. Presentan como característica que la celularidad pierde la cohesión y se forman espacios de desprendimientos ("alvéolos"). Son células con núcleo redondo y nucléolo prominente. En forma aislada suelen observarse típicos rabdomioblastos.
- **Inmunomarcación:** es similar a la del rabdomiosarcoma embrionario.
- **Citogenética:** se ha demostrado translocación recurrente en la mayoría de los rabdomiosarcomas alveolares: t(2;13) (q35;q14).
- **Pronóstico:** son neoplasias de alto grado más agresivas que el embrionario.

Rabdomiosarcoma pleomorfo

- **Definición:** es un sarcoma de alto grado que ocurre casi exclusivamente en adultos. Consiste en una proliferación de células fusiformes, redondas y poligonales que muestran evidencias de diferenciación a músculo estriado.
- **Clínica:** ocurre en las extremidades y se presenta como una masa dolorosa profunda. Se evidencia como isointensa con el músculo esquelético en T1 y heterogénea en T2.
- **Macroscopia:** la masa usualmente mide entre 5 y 15 cm. Presenta marcada necrosis y hemorragia.
- **Microscopia:** está comprendido entre los sarcomas pleomorfos junto al liposarcoma, el leiomiosarcoma y el fibrohistiocitoma maligno con los que se debe efectuar diagnóstico diferencial basándose en la positividad de los marcadores de músculo estriado (desmina, mioglobina, MyoD1, miogenina, miosina).
- **Pronóstico:** es de muy mal pronóstico. En dos series, el 74% de los pacientes murieron de la enfermedad.

TUMORES DE HISTOGÉNESIS INCIERTA

Sarcoma sinovial

Es una entidad bien definida morfológicamente, no así desde el punto de vista de su histogénesis. Presenta una translocación X;18(p11.2;q11.2), característica universal del sarcoma sinovial.

- **Edad:** compromete más a varones adultos jóvenes en un pico de edad que va de los 15 a 40 años.

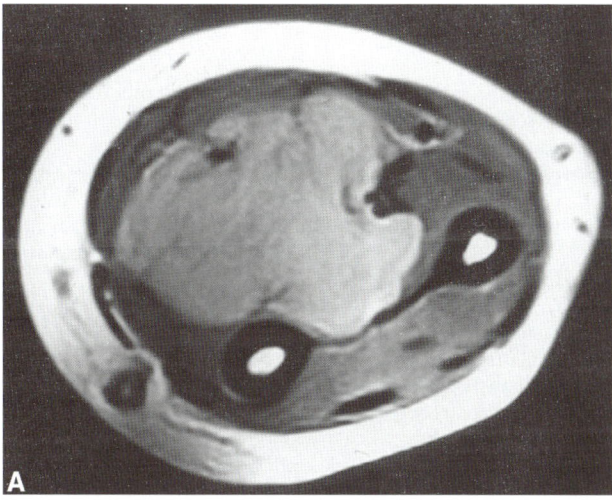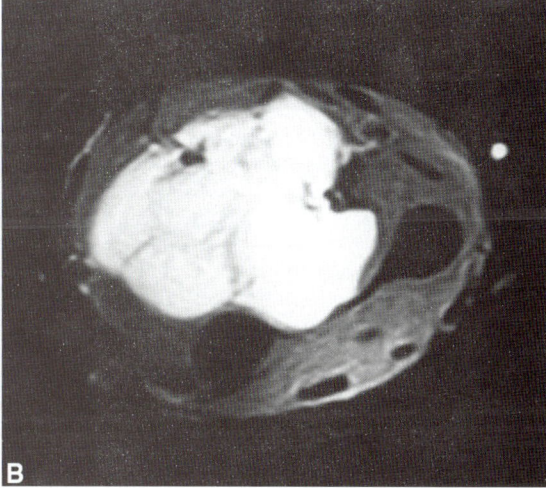

FIG. 35-20. Sarcoma sinovial. **A.** RM de una masa tumoral en el antebrazo. **B.** RM con técnica de supresión grasa.

- **Localización:** se localiza en las regiones paraarticulares de las extremidades (85 a 95%), en asociación con vainas tendinosas, bursas y aponeurosis, en la vecindad de grandes articulaciones; el miembro inferior (70%) en la región de la rodilla resulta el más afectado. Es extremadamente infrecuente dentro de una cavidad articular o en continuidad con la sinovial (menos del 5% de los casos) (**fig. 35-20**).
- **Sintomatología:** se presenta como una masa profunda palpable asociada a dolor en casi la mitad de los casos. Es de crecimiento lento.
- **Macroscopia:** es una lesión circunscrita, redondeada u oval con presencia de formaciones quísticas, consistencia fibrosa con sectores calcificados. Los focos de necrosis y hemorragia son frecuentes. El tamaño promedio es de 3 a 5 cm (**fig. 35-21**).
- **Microscopia:** puede presentar un patrón bifásico con células epiteliales y fusiformes en distintas proporciones, o un patrón monofásico ya sea de elementos epiteliales o fusiformes. Las técnicas inmunohistoquímicas revelan positividad para citoqueratinas y antígeno de membranas epiteliales (EMA) tanto en elementos fibrosos como epiteliales y para vimentina positiva en elementos fusiformes.
- **Pronóstico:** produce metástasis hasta diez años después del diagnóstico.

Sarcoma epitelioide

- **Definición:** es un tumor poco frecuente, de etiología desconocida, que comprende menos del 1% de los sarcomas de partes blandas. Si bien tiene un patrón de crecimiento distintivo, puede llevar a errores diagnósticos con lesiones benignas inflamatorias como el nódulo reumatoide y neoplásicas como el carcinoma.
- **Edad y sexo:** ocurre en un amplio rango etario. Tiene predilección por adolescentes y adultos jóvenes entre 15 y 35 años con una relación de 2:1 de hombres a mujeres.
- **Localización:** es el sarcoma más frecuente de la mano. Uno de los rasgos peculiares de esta neoplasia es su predilección por la extremidad superior, en especial la porción distal, comprometiendo estructuras profundas como tendón y aponeurosis.

- **Sintomatología:** se presenta como una masa o grupo de nódulos en dermis o tejido celular subcutáneo que crece lentamente, por lo general no dolorosa y que tiende a la ulceración.
- **Histología:** se caracteriza por una disposición nodular de células epitelioides con abundante citoplasma, intensamente eosinofílico y necrosis central de los nódulos. Las lesiones ubicadas en dermis frecuentemente se ulceran a través de la piel simulando un carcinoma de células escamosas, principalmente en lugares de escaso tejido celular subcutáneo como los dedos.
- **Inmunohistoquímica:** las células expresan positividad para vimentina, citoqueratinas y antígeno de membrana epitelial.
- **Diagnóstico diferencial:** se realiza con procesos inflamatorios granulomatosos necrosantes como necrobiosis lipoídica, granuloma anular o nódulos reumatoides. Entre los diferenciales neoplásicos se incluyen el carcinoma de células escamosas, el sarcoma sinovial y el melanoma maligno.

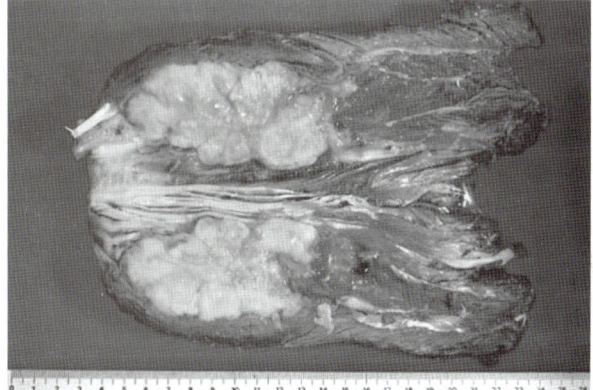

FIG. 35-21. Sarcoma sinovial. La macroscopia muestra íntimo contacto de la masa tumoral con las estructuras tendinosas. La superficie de corte tiene aspecto de "carne de pescado", en relación con una estructura tendinosa. (Véase esta figura en **Láminas en color**).

SÍNTESIS CONCEPTUAL

– La clasificación de los tumores de tejidos blandos es muy extensa y heterogénea, y se encuentra en continua modificación.
– Una masa en tejidos blandos tiene 200 a 1 más probabilidades de ser benigna que de ser maligna.
– Los tumores malignos de tejidos blandos son muy poco frecuentes.
– El diagnóstico por imágenes y el estudio en equipo ayudan a planificar los pasos para seguir ante un tumor de tejidos blandos.
– Una masa tumoral en tejidos blandos profunda, de más de 5 cm, sólida y heterogénea, tiene alta posibilidad de ser maligna.
– La biopsia por punción con trocar es el método de elección en la obtención de material para estudio histopatológico.
– El tumor benigno de tejidos blandos más frecuente es el lipoma.
– El patrón histológico con mayor número de entidades es el fusocelular.
– Los estudios de inmunomarcación son de utilidad para establecer el origen de la proliferación cuando esto no puede efectuarse con las técnicas de rutina; por ejemplo, en tumores fusocelulares, epitelioides y pleomorfos.
– Los estudios de inmunomarcación no son de utilidad en los tumores más frecuentes como son los de origen lipomatoso. Tampoco para establecer si un tumor de tejidos blandos es benigno o maligno.
– Es importante recordar que los tejidos blandos también pueden estar comprometidos por metástasis de carcinoma, metástasis de melanoma y linfomas que se presentan como masa tumoral, pero merecen tratamiento y presentan un pronóstico distinto de aquel de los tumores primarios de tejidos blandos.
– La gradación de los sarcomas en bajo, mediano y alto grados ayudan a establecer la posibilidad de metástasis a distancia.
– Los límites de la resección quirúrgica de un sarcoma de tejidos blandos son importantes en su determinación para la prevención de la recidiva.
– Para establecer el pronóstico del paciente se debe considerar, además del grado histológico y el tamaño del tumor, los datos aportados por el equipo de especialistas, como el compromiso local y la presencia de metástasis a distancia.

36

OSTEOPATÍAS. HEMOFILIA

HÉCTOR GALLARDO, FEDERICO FERNÁNDEZ PALAZZI[†] Y BEATRIZ MACCIONE

36-1. OSTEOPATÍAS

—

36-2. HEMOFILIA

36-1. OSTEOPATÍAS

INTRODUCCIÓN

 Las osteopatías son alteraciones del esqueleto que en algunos casos lo afectan en gran parte o en su totalidad, como ocurre con las osteopatías sistémicas (las que se manifiestan por una disminución de la masa ósea o bien por una condensación de esta), y en otros por manifestaciones focales únicas o múltiples (localizadas), con anomalías o deformidades morfológicas y funcionales, producto de la alteración –en ocasiones parcial– de los principales tejidos que componen el esqueleto (cartílago y hueso).

—

La clasificación de las osteopatías se expone en el **cuadro 36-1-1**.

De todas ellas, con un criterio práctico y con fines didácticos, solo describiremos las más relevantes por su frecuencia o importancia médica: la osteoporosis, la osteomalacia, las osteosis paratiroideas, la enfermedad de Paget, la enfermedad de Morquio, la acondroplasia, la condromatosis múltiple (encondromatosis), la osteocondromatosis (exostosis hereditaria múltiple), la picnodisostosis, la osteogénesis imperfecta, la osteopetrosis (enfermedad de Albers-Schonberg), la displasia fibrosa y la neurofibromatosis (enfermedad de Von Recklinghausen).

OSTEOPOROSIS

 La osteoporosis (**fig. 36-1-1**) no es una enfermedad sino un síndrome debido a múltiples causas –menopausia, alteraciones hormonales, falta de uso, etc.– que llevan a una menor producción de matriz ósea.

—

Es mucho más frecuente en las mujeres posmenopáusicas y, por encima de los 50 o 60 años de edad, está en una relación de tres a uno con los hombres.

Se manifiesta por dolores, generalmente dorsales o dorsolumbares, y se acompaña de fracturas, como las de cuello de fémur, y aplastamientos vertebrales que llevan a la cifosis.

Los exámenes de laboratorio son normales.

El tratamiento incluye la administración de bisfosfonatos, vitamina D y adecuado aporte de calcio, con los que parece mejorarse la producción de matriz ósea por el osteoblasto.

OSTEOMALACIA

Se ha definido la osteomalacia (**fig. 36-1-2**) como el raquitismo del adulto. Al igual que la osteoporosis, es un síndrome y no una enfermedad, que puede ser causado por distintos procesos que impiden una adecuada incorporación de vitamina D, como ocurre en ciertas alteraciones digestivas, operaciones con derivación gastroentérica, síndromes de malabsorción, etcétera.

La osteomalacia se debe, entonces, a una defectuosa incorporación de calcio con lo que, aunque se forme matriz ósea, esta no cuenta con el depósito mineral que le confiere la resistencia propia del esqueleto.

Generalmente se observa en adultos, en pacientes de ambos sexos, con menos frecuencia que la osteoporosis, y se manifiesta también por dolores óseos a nivel de pelvis y caderas. En estos sectores, el esqueleto reblandecido por la falta de calcio suele presentar deformaciones (pelvis en corazón de naipe) o fracturas (ramas ilioisquiopubianas o cuello femoral).

CUADRO 36-1-1. CLASIFICACIÓN DE LAS OSTEOPATÍAS MÉDICAS

	A. Por disminución de la masa calcificada de hueso (rarefacción ósea)	
	1. Relacionadas con disminución de la formación de hueso	**2. Relacionadas con aumento de la resorción de hueso**
	a. Defectos de la formación de la matriz ósea: – Osteoporosis – Hipovitaminosis	a. Osteosis paratiroidea (hiperfunción osteoclástica hiperparatiroidea activa): – Hiperparatiroidismo primario
	b. Defectos en la calcificación de la matriz ósea: – Osteomalacias: Hipovitaminosis D – Raquitismos	b. Distrofia ósea renal (por acidosis renal): – Hiperparatiroidismo secundario
SISTÉMICAS O GENERALIZADAS (Albright)		c. Osteodistrofia con reconstrucción ósea patológica: – Enfermedad de Paget
	B. Por aumento de la calcificación del hueso (condensación ósea)	
	1. Relacionadas con el aumento de la formación del hueso	**2. Relacionadas con la disminución de la reabsorción de hueso**
	a. Aumento de la formación de la matriz ósea: – Intoxicación por fósforo – Osteítis fibrosa generalizada curada – Osteomalacia curada (osteoesclerosis) – Gigantismo – Acromegalia	a. Hipoparatiroidismo con hipofunción osteoclástica (cataratas, calcificación del globo pálido)
	b. Metaplasia ósea de la médula ósea (osteomieloesclerosis)	
	A. Por trastornos de la producción condroide	
	1. Relacionadas con una maduración anormal de los condroblastos del cartílago de crecimiento	**2. Relacionadas con una proliferación heterotópica de condroblastos epifisarios**
LOCALIZADAS (Aegerter)	a. Mucopolisacaridosis: – Enfermedad de Morquio – Enfermedad de Hurler – Otras mucopolisacaridosis (Sanfilippo, Scheie, Hunter)	a. Encondromatosis (Ollier) b. Osteocondromatosis
	b. Idiopáticas: – Acondroplasia – Disostosis metafisaria (tipo Jansen, tipo Schmid, tipo Spahr)	c. Hiperplasia epifisaria (Fairbank)

(Continúa)

CUADRO 36-1-1. CLASIFICACIÓN DE LAS OSTEOPATÍAS MÉDICAS (*CONT.*)

B. Por trastornos en la producción osteoide	
1. Relacionadas con osificación epifisaria anormal	**2. Relacionadas con anormal osificación metafisaria y perióstica**
a. Enanismo polidistrófico (picnodisostosis o enfermedad de Maroteaux-Lamy)	a. Por deficiente producción osteoide: – Osteogénesis imperfecta
b. Displasia espondiloepifisaria	b. Por excesiva producción osteoide (o deficiente osteólisis): – Osteopetrosis (Albers-Schonberg) – Displasia metafisaria (enf. de Pyle) – Displasia diafisaria progresiva (de Camurati- Engelmann-Ribbing) – Melorreostosis – Osteopatía estriada (Voorhoeve) – Osteopoiquilia
c. Displasia epifisaria múltiple (Fairbank)	c. Por anormal producción osteoide: – Displasia fibrosa – Neurofibromatosis – Seudoartrosis
d. Condrodistrofia calcificante fetal (displasia epifisaria punctata)	
C. Otras	
a. Discondrosteosis (de Madelung)	
b. Síndrome de Marfan	
c. Síndrome de Apert	
d. Disostosis cleidocraneana	
e. Displasia condroectodérmica	
f. Otras afecciones asociadas con enanismo	

El síndrome de Milkman-Looser corresponde al hallazgo de fracturas simultáneas de cuello y ramas o isquiopubianas de un mismo lado.

El tratamiento consiste en la corrección de la causa, nutritiva o digestiva, utilizando terapéutica fundamentalmente vitamínica y mineral (vitamina D y calcio).

OSTEOSIS PARATIROIDEA

Cuando hay una hiperproducción hormonal de la glándula paratiroides (hiperparatiroidismo), esta puede ser primaria o secundaria.

En el primer caso (hiperparatiroidismo primario), la causa más frecuente (95%) corresponde a un adenoma paratiroideo hiperfuncionante, que se manifiesta por hipercalcemia y rarefacción ósea, más evidente en los rebordes alveolares dentarios del maxilar o en la cortical de las falanges de los dedos de la mano; en ocasiones, puede formar lesiones focales seudotumorales (tumor pardo). El tratamiento consiste en la extirpación del tumor hiperfuncionante.

En el segundo caso (hiperparatiroidismo secundario), las paratiroides son normales, pero se hallan funcionalmente estimuladas por alteraciones de la homeostasis cálcica, como puede ocurrir en la acidosis renal, el raquitismo, la insuficiencia renal tubular (síndrome de Fanconi) y otras.

La hiperfunción tiende a extraer el calcio del gran reservorio de ese mineral que es el esqueleto, para compensar su déficit en sangre, lo cual provoca alteraciones óseas como rarefacción y fracturas.

El tratamiento se basa en la compensación homeostática, por ejemplo, mediante diálisis renal en los casos de acidosis por insuficiencia renal (**fig. 36-1-3**).

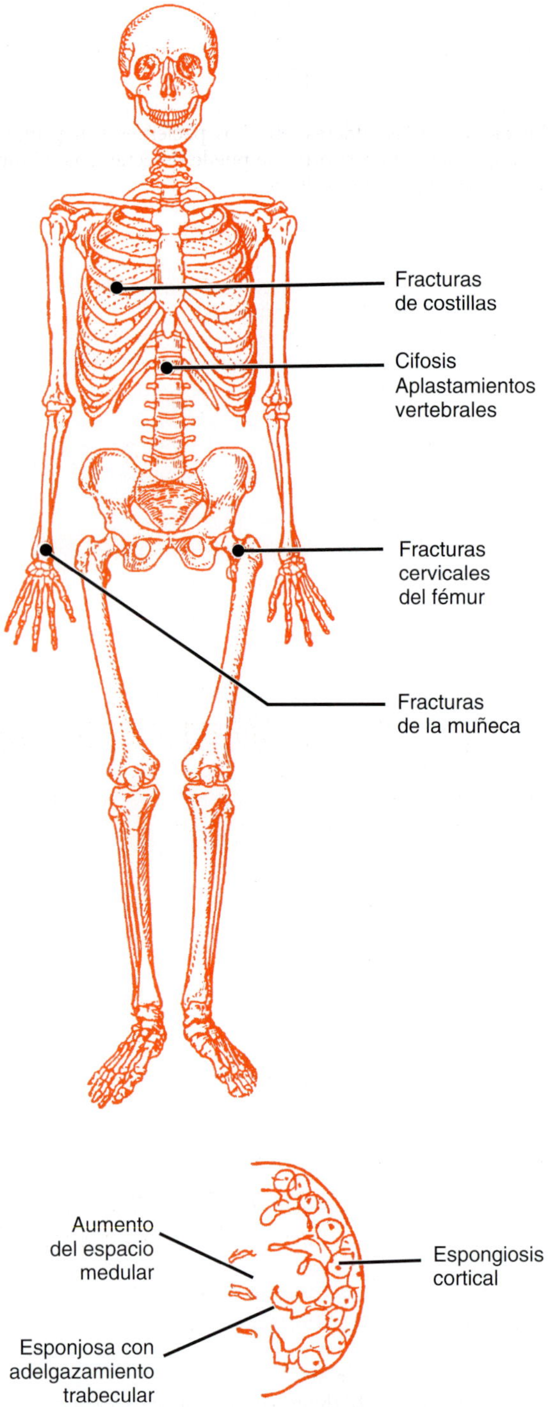

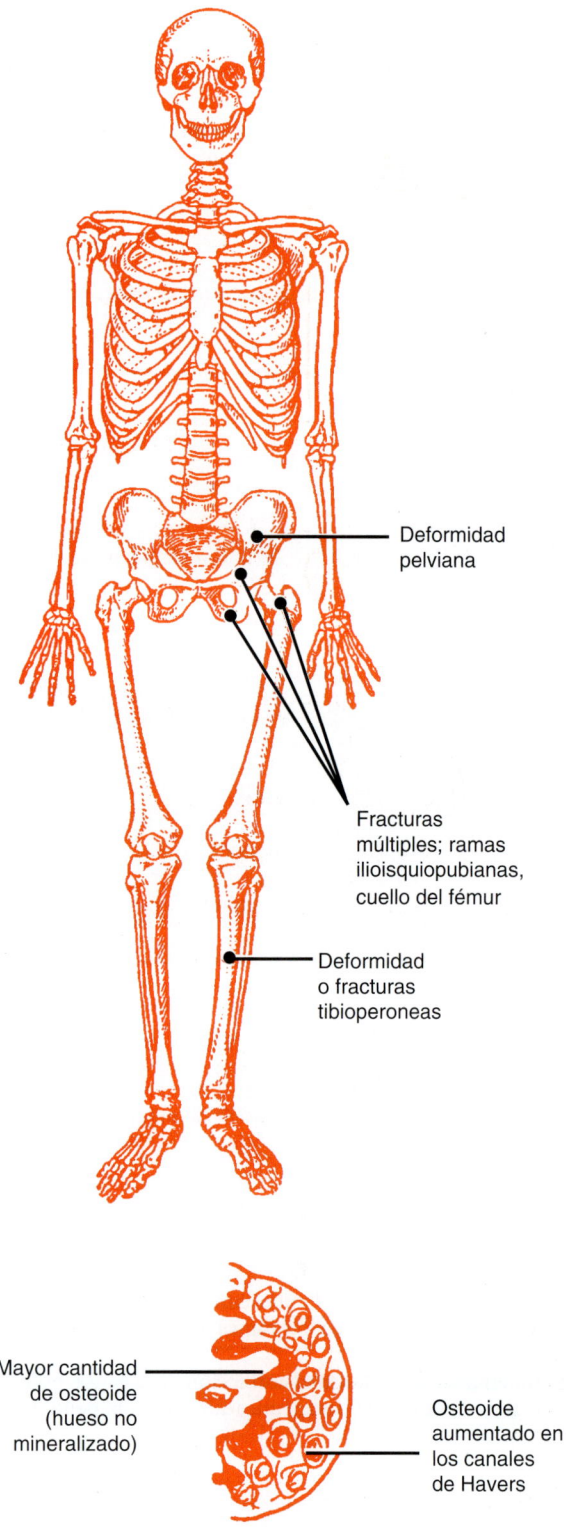

Fracturas
de costillas

Cifosis
Aplastamientos
vertebrales

Fracturas
cervicales
del fémur

Fracturas
de la muñeca

Aumento
del espacio
medular

Espongiosis
cortical

Esponjosa con
adelgazamiento
trabecular

FIG. 36-1-1. Osteoporosis.

Deformidad
pelviana

Fracturas
múltiples; ramas
ilioisquiopubianas,
cuello del fémur

Deformidad
o fracturas
tibioperoneas

Mayor cantidad
de osteoide
(hueso no
mineralizado)

Osteoide
aumentado en
los canales
de Havers

FIG. 36-1-2. Osteomalacia.

ENFERMEDAD DE PAGET

Descrita entre 1886 y 1889 por Sir James Paget, fue considerada durante mucho tiempo como una osteítis fibrosa. Es un proceso del adulto (50 años de edad o más), monostótico o poliostótico, que suele afectar fundamentalmente cráneo, columna, pelvis o fémur (véase **fig. 36-1-3**).

Es de etiología desconocida. Puede ser asintomática y descubrirse casualmente en estudios radiológicos, en donde se observa aumento del diámetro de los huesos, esclerosis cortical y perióstica, y estructura trabecular irregular y desorganizada. Lleva a la deformidad ósea, y provoca dolores al avanzar el proceso.

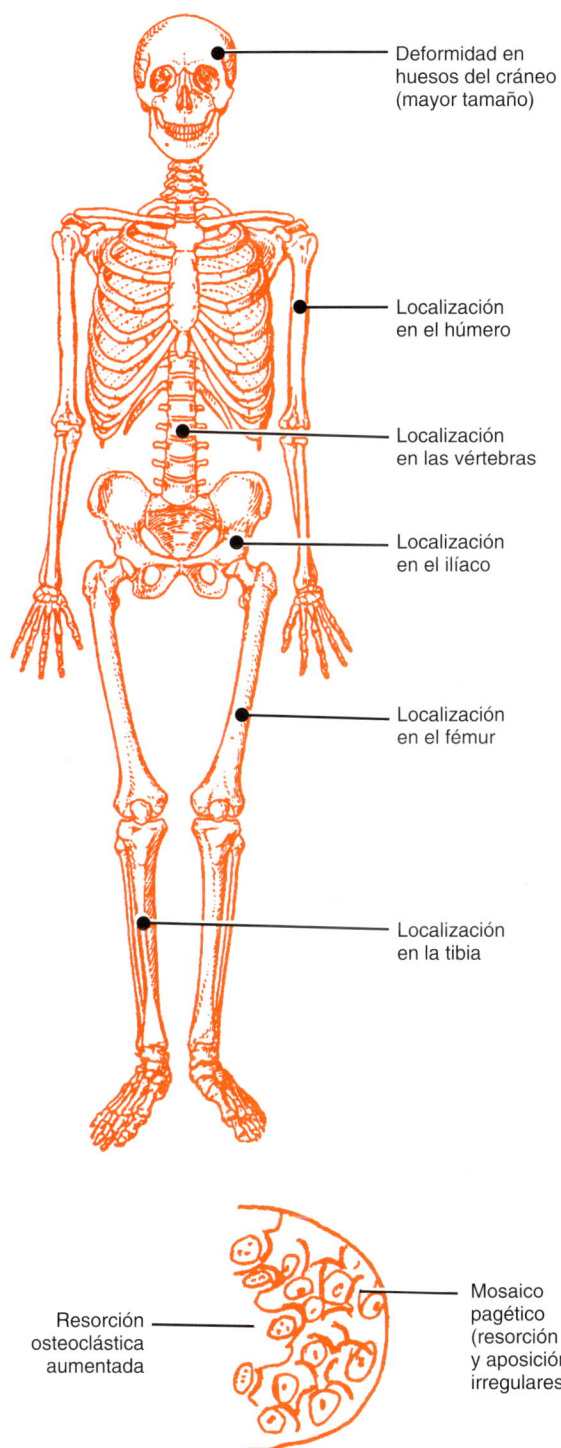

Deformidad en huesos del cráneo (mayor tamaño)

Localización en el húmero

Localización en las vértebras

Localización en el ilíaco

Localización en el fémur

Localización en la tibia

Resorción osteoclástica aumentada

Mosaico pagético (resorción y aposición irregulares)

FIG. 36-1-3. Enfermedad de Paget.

Histológicamente hay una alteración de la estructura por una aposición y resorción irregular, con gran actividad osteoclástica, hipervascularización y fibrosis medular, lo cual lleva a una mielofibrosis secundaria, con alteraciones de la hematopoyesis y eventualmente transformación maligna en un porcentaje no muy elevado de casos (1 a 3%); la transformación maligna más frecuente es en osteosarcoma.

ENFERMEDAD DE MORQUIO

En este proceso, los condroblastos epifisarios se hallan alterados y desordenados, lo que lleva a un déficit del crecimiento con enanismo, cifosis, aplastamiento y fragmentación epifisaria, subluxación de las caderas, etc. Los pacientes son psíquicamente normales y en la orina se puede detectar una eliminación anormal de queratosulfato.

ACONDROPLASIA

La acondroplasia es un proceso en el que existe un déficit de la proliferación y maduración del cartílago de crecimiento. Es hereditaria y familiar.

Los pacientes son de menor talla, con huesos cortos y anchos y cabeza grande, porque la osificación membranosa está conservada. Tienen una lordosis lumbar acentuada y la pelvis estrecha. Psíquicamente, son normales e inteligentes.

CONDROMATOSIS MÚLTIPLE (ENCONDROMATOSIS)

En este proceso, los pacientes muestran sectores metafisoepifisarios de los huesos largos tubulares de los miembros, de las manos (**fig. 36-1-4**) y de los pies reemplazados por encondromas múltiples que, cuando afectan predominantemente los segmentos óseos de una de las mitades del esqueleto, corresponden a la denominada enfermedad de Ollier.

Estas formaciones encondromatosas provocan generalmente fracturas, seguidas de reparación irregular con deformidades y alteraciones del eje; puede ser una predisposición mayor a la malignización (condrosarcomas) que en el caso de los condromas solitarios.

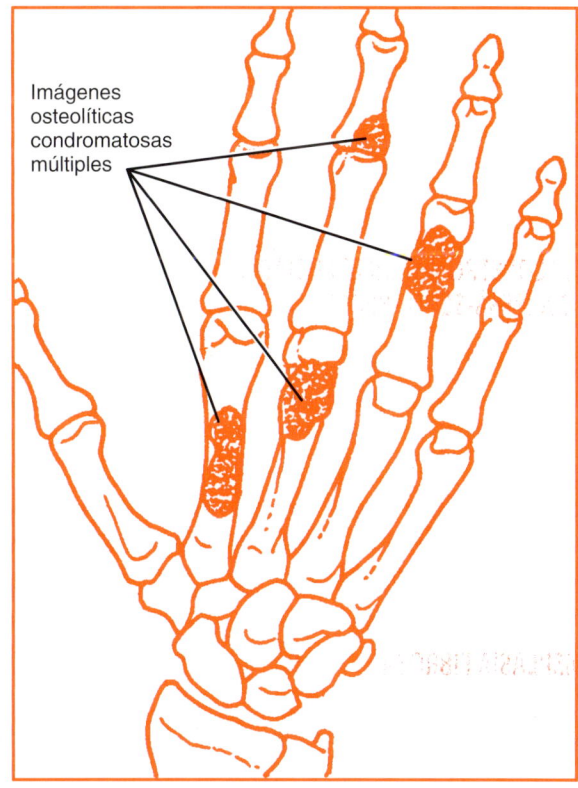

Imágenes osteolíticas condromatosas múltiples

FIG. 36-1-4. Condromatosis múltiple (encondromatosis).

OSTEOCONDROMATOSIS (EXOSTOSIS HEREDITARIA MÚLTIPLE)

En esta afección, los pacientes, a medida que crecen, en la etapa final de la primera infancia y en la adolescencia, desarrollan formaciones exofíticas metafisarias en los huesos largos de los miembros, como húmero, radio o cúbito, fémur, tibia y peroné, y en otras localizaciones (**fig. 36-1-5**).

Estas formaciones son similares al osteocondroma solitario y pueden llevar a alteraciones del crecimiento, además de los dolores que provoca la presión.

La posibilidad de trasformación maligna es mucho menor que la de la condromatosis múltiple y el tratamiento quirúrgico solamente se aplica en aquellos casos con alteraciones funcionales que lo justifiquen.

PICNODISOSTOSIS

Estos pacientes presentan déficit de las suturas craneanas, con aumento del tamaño de los huesos del cráneo (frontal y occipital); la rama mandibular es hipoplásica y se observan manos cortas que muestran osteólisis de las falanges terminales. El paciente es enano y la estructura del esqueleto se halla aumentada y esclerosa. No hay deficiencias psíquicas y se ha descrito aumento del condroitinsulfato urinario.

OSTEOGÉNESIS IMPERFECTA

Proceso causado por una defectuosa formación de matriz ósea, transmitido en general con carácter autosómico dominante y en el cual se observa enanismo, deformaciones y fracturas.

Se lo conoce también como enfermedad de Lobstein, que se describía como integrada por una tríada: fragilidad ósea, escleróticas azules y sordera, aunque no siempre se presenta con estas características. Por tal motivo, Sillence, Senn y Danks propusieron otra clasificación en cuatro tipos según que se hallen presentes todas estas alteraciones, transmitidas hereditariamente en forma autosómica dominante (tipo 1), autosómica recesiva, letal (tipo 2); autosómica recesiva con todas estas alteraciones pero escleróticas blancas (tipo 3), o bien autosómica dominante solo con fragilidad ósea y dentinogénesis anormal (tipo 4).

OSTEOPETROSIS (ENFERMEDAD DE ALBERS-SCHONBERG)

Es una enfermedad hereditaria, congénita y familiar, causada por la falta o la disminución de la resorción ósea. Los pacientes presentan fragilidad con huesos densos, menor crecimiento y alteraciones hematológicas (anemia).

La estructura esponjosa, que es muy evidente en los cuerpos vertebrales normales, desaparece, y en los huesos largos tubulares el canal medular es estrecho o filiforme. Este exceso de tejido óseo puede provocar compresiones neurológicas (nervio óptico o auditivo), y puede existir hiperesplenismo secundario a la anemia mencionada. El tratamiento es solamente sintomático.

DISPLASIA FIBROSA

Osteopatía de probable origen congénito, en la cual distintos sectores de huesos largos tubulares o planos son reemplazados

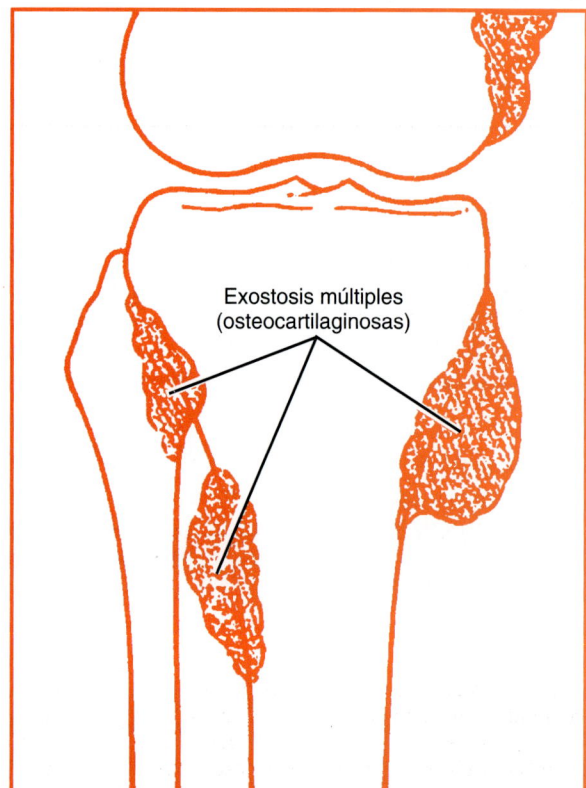

Exostosis múltiples
(osteocartilaginosas)

FIG. 36-1-5. Osteocondromatosis (exostosis hereditaria múltiple).

por un tejido fibroso en el que hay neoformación ósea inmadura trabecular que es resorbida al tiempo que se va formando, de modo que no llega nunca a madurar.

Puede ser monoostótica o poliostótica y, cuando predomina en una de las mitades del cuerpo con áreas de pigmentación cutánea y disendocrinia (pubertad precoz en el sexo femenino), se conoce como síndrome de Albright.

Las complicaciones más importantes son las fracturas y deformidades por incurvación del eje de los huesos afectados. No se maligniza, y los casos de malignización conocidos son secundarios a irradiación previa.

El tratamiento es solamente correctivo. En algunos casos se recurrió al curetaje y relleno con injerto en las lesiones de mayor tamaño, con peligro de fractura.

NEUROFIBROMATOSIS (ENFERMEDAD DE VON RECKLINGHAUSEN)

Anomalía congénita heredofamiliar con manchas pigmentarias cutáneas y tumoraciones formadas por neurofibromas múltiples, cutáneos, en las partes blandas o en el trayecto de los nervios.

Pueden existir alteraciones mentales y esqueléticas, como escoliosis, cifoescoliosis y seudoartrosis congénita de la pierna. En algunos casos, los neurofibromas pueden sufrir transformación maligna.

36-2. HEMOFILIA

INTRODUCCIÓN

El defecto de la coagulación en las hemofilias (déficit del factor VIII en la hemofilia A y factor IX en la hemofilia B o enfermedad de Christmas) y parahemofilias (factores V, VIII y XIII) da lugar a un sangrado anormal en músculos y articulaciones.

HEMARTROSIS

 La hemartrosis es el episodio más frecuente en el aparato locomotor.

—

Un 83% de los pacientes presenta hemartrosis.

Etiología

Este sangrado anormal proviene del plexo venoso subsinovial donde se ha demostrado la ausencia de actividad tromboplástica. Es un episodio intracapsular que, al aparecer, lleva a la articulación a la posición de máxima capacidad con una secundaria contractura muscular defensiva.

 Si la hemartrosis no es tratada correctamente, la contractura se hace fija y lleva a la articulación a una situación mecánica anormal que favorece la recurrencia de la hemartrosis y conduce a una destrucción progresiva de la articulación.

—

Fisiopatología

Existe un "fenómeno de cascada" que conduce a la hemartrosis recidivante. Con la hemartrosis aparecen dolor y distensión; esto da lugar a una contractura muscular con disminución de la actividad que lleva a hipotrofia muscular, disfunción mecánica, disminución del tono muscular y disfunción biológica con alteración de la nutrición del cartílago. Estos cambios, junto con el líquido sinovial alterado por los depósitos de hemosiderina (de la degradación de la sangre), favorecerán la recurrencia de la hemartrosis.

 Debido al acúmulo intraarticular de sangre, la hemartrosis recurrente produce durante la fase de hipertrofia pigmentaria una reacción sinovial con hipertrofia vascular y endotelial. Estos cambios favorecen la aparición de nuevos sangrados que acumulan más hemosiderina en los histiocitos y provocan una disminución de la celularidad y de los vasos por la fibrosis progresiva. Esta etapa se denomina hipertrofia fibrosa y, aunque presenta disminución de los sangrados, se acompaña de destrucción de la articulación.

—

Estas hemartrosis recidivantes, al actuar sobre huesos en crecimiento, dan lugar a geodas y osteoporosis, y a un anormal estímulo metafisario con crecimiento irregular, lo que da lugar a epífisis asimétricas y deformidades axiales.

—

Clasificación

Con fines prácticos hemos clasificado la artropatía hemofílica en grados, según la gravedad clínica de la artropatía.

- **Grado I o de sinovitis transitoria**, en el cual –después del episodio de hemartrosis– la articulación se recupera totalmente.
- **Grado II o de sinovitis permanente** con aumento del diámetro articular, engrosamiento de la sinovial y disminución del arco de movimiento.
- **Grado III o de artropatía crónica**, en el que, además de lo anterior, existirán deformidades axiales y rotacionales y atrofia muscular.
- **Grado IV o de anquilosis** fibrosa u ósea.

Clínica

La clínica de las hemartrosis en la hemofilia es igual a cualquier hemartrosis: dolor, distensión, contractura e impotencia funcional.

Tratamiento de la hemartrosis aguda

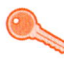 Primero, cubrir al paciente con factor antihemofílico (FAH) en cantidad adecuada y tiempo suficiente. A esta cobertura deben seguir medios ortopédicos.

—

Estos incluyen inmovilización blanda con vendaje de Robert Jones modificado; si es necesario, férula de yeso posterior en la posición de reposo; hielo y reposo que serán suficientes como tratamiento de la fase aguda.

Tratamiento de las hemartrosis recidivantes

Para prevenir las hemartrosis recidivantes, deberemos actuar sobre la sinovial ya sea por resección (sinovectomía) o mejor por fibrosis de esta (sinoviortesis), que fibrosa el plexo venoso subsinovial. Esta sinoviortesis se puede practicar con **ácido ósmico**, muy dolorosa y destructiva, y **rifampicina***, que actúa por su acción fibrosante y antifibrinolítica y produce esclerosis de la sinovial y estrangula los posibles vasos sangrantes. Últimamente se consideran los **coloides radiactivos** como el material de elección para practicar las sinoviortesis.

La sinovectomía quirúrgica, informada por primera vez respecto de la hemofilia por Storli en 1969, requiere como cualquier procedimiento quirúrgico gran cantidad de FAH para elevar el nivel, el día de la internación, al 100%, por encima del 50% la primera semana posoperatoria y por encima del 30% hasta la cuarta semana seguida de un período de rehabilitación intensiva para evitar rigideces y requiere por supuesto hospitalización. Los resultados comunicados de sinovectomías quirúrgicas en hemofilia dan un 80% de casos con ausencia o gran disminución de las hemartrosis, pero con grados más o menos variables de rigidez residual.

HEMATOMAS MUSCULARES

Es el segundo episodio en frecuencia y acontece en el 53% de los pacientes. La etiología de estos episodios está ligada a traumatismos que, aunque pequeños, darán lugar a equimosis más o menos extendidas y, al ser de mayor intensidad, originarán los típicos hematomas de distinta gravedad e importancia según la localización. Excepto el hematoma del psoas (una real emergencia), los hematomas no suelen recidivar por la acción fibrosante de la cicatrización que estrangula los vasos sangrantes. En casos de hemofilia grave, el hematoma puede ser espontáneo.

El dolor producido por el hematoma es de menor intensidad que el de la hemartrosis y varía según la tensión del músculo en su fascia. Cuando el músculo permite poca distensión, el dolor será más intenso y temprano que en aquellos músculos que puedan distenderse, y que, en consecuencia, toleran mejor las hemorragias de mayor tamaño.

Tratamiento de los hematomas musculares

El tratamiento irá encaminado a controlar el sangrado y disminuir el dolor, cosa que se consigue elevando el nivel de FAH a niveles terapéuticos por encima del 50-70% hasta ceder los síntomas agudos, generalmente 5 a 7 días, según la intensidad del sangrado muscular, y luego continuar la cobertura en niveles más bajos hasta que la recuperación total tenga lugar. Entonces deberemos mantener o recuperar la función venciendo las contracturas que conducirán a cambios crónicos articulares. Localmente colocaremos hielo en las fases agudas para dar lugar a una vasoconstricción y para el hematoma, pero luego habremos de aplicar calor, una vez que el hematoma esté establecido, para favorecer la reabsorción; esto lo podremos lograr con calor local, fomentos, ultrasonido, onda corta, etcétera. Deberemos lograr una cierta inmovilización con reposo, no uso de las articulaciones y, en el caso de los miembros inferiores, evitar el apoyo.

Por muy grande que nos parezca el hematoma, **nunca** se deberá aspirar.

QUISTES HEMOFÍLICOS

Primeramente descritos por Starker en 1918, pueden ser caracterizados como un reservorio encapsulado de sangre con tendencia a crecer y aumentar progresivamente de tamaño rápida o lentamente, y, dependiendo de su localización, pueden invadir tejidos vecinos, e imitar un tumor.

—

Es una patología característica de los hemofílicos que aparece más frecuentemente en la segunda y tercera década de la vida.

Se llaman quistes cuando son pequeños y poco trabeculados y seudotumores cuando son grandes, trabeculados e invasivos. Pueden ser espontáneos sin causa para el sangrado, en un espacio cerrado, y postraumáticos, los que aparecen después de un traumatismo. Se llaman "verdaderos" cuando se trata de un sangrado intraóseo y "falsos" cuando se originan en una inserción muscular con importante fascia o tendón.

Los quistes pueden aparecer en tejidos blandos, subperiósticos, yuxtaóseos e intraóseos. Más frecuentes en fémur y pelvis, seguidos de la tibia, huesos del pie y mano, húmero, mandíbula y radio.

—

Su localización dependerá de la maduración ósea. Así, en los niños, suelen ser de localización distal (antebrazo, pierna, manos y pies) y en los adultos más proximales (pelvis y epífisis proximales del húmero y fémur).

Clínicamente, el aumento de tamaño puede no acompañarse de dolor. En los quistes de rápido crecimiento existirá dolor acompañado de consistencia elástica y de agresividad expansiva.

Los quistes intraóseos son al principio duros pero, al romper la cortical en su crecimiento, se convierten en elásticos. El aspecto radiológico de estos quistes y seudotumores no es característico y puede ser confundido con otras patologías incluso tumorales. Los quistes situados en tejidos blandos se verán como áreas de densidad aumentada superponiéndose a tejidos vecinos.

Los subperiósticos o yuxtaóseos se verán como engrosamientos o elevaciones del periostio y la cortical del hueso. Se observarán signos de presión. Los intraóseos o quistes verdaderos tendrán un aspecto lobulado y trabeculado con lesiones osteolíticas que, al crecer, pueden destruir la cortical.

Tratamiento de los quistes hemofílicos

Su prevención es de suma importancia y consiste en tratar el hematoma muscular antes de que este se transforme en un quiste o seudotumor. Una vez presente, deberá cubrirse con alta dosis de FAH, radiaciones del orden de 1000 a 15 000 rads e inmovilización. La cirugía estará indicada solo si es de gran tamaño y de gran agresividad.

Hemos desarrollado, en conjunto con el doctor Horacio Caviglia de la Fundación de la Hemofilia de Buenos Aires, un nuevo método de tratamiento percutáneo de los quistes o grandes seudotumores no resecables quirúrgicamente.

El procedimiento consiste en previa localización del quiste con el intensificador de imágenes radiográficas y la introducción de un trocar para proceder al vaciamiento de la sangre del quiste. Se llena entonces este espacio a presión con "cola de fibrina" Tissucol® o Beriplast® y se retira el trocar. Esas preparaciones tienen propiedades hemostáticas, selladoras y cicatrizantes. La cantidad de cola de fibrina por inyectar es de 1 cm^3 por cada 4 cm^3 de sangre extraída del quiste.

ARTROPATÍA CRÓNICA

Después de un sangrado intraarticular, aparece una reacción inflamatoria con depósitos de hemosiderina y organización de los exudados intraarticulares dando lugar a tabicaciones y adherencias, engrosamiento de la sinovial y destrucción progresiva del cartílago articular, osteofitos, quistes subcondrales y rigidez articular.

—

Esta destrucción articular se pone de manifiesto en radiografías simples como una osteoporosis, aumento del diámetro condíleo (rodillas y codos), osteofitos y quistes subcondrales y alteraciones de la alineación en ambos planos sagital y coronal.

El tratamiento de esta artropatía crónica, una vez establecida y especialmente en niños y adolescentes, consistirá en un intenso plan de rehabilitación y fortalecimiento muscular para aumentar los rangos de movimiento, corrección de las contracturas por medio de tracción cutánea más yesos progresivos de estiramiento seguidos de ortesis larga con tornillo posterior sin fin para completar activamente la corrección de los últimos grados y, como método de recurso, la cirugía.

Debe tenerse en cuenta que la cirugía, en los miembros inferiores, debe lograr un apoyo correcto aun en detrimento de la movilidad. Como último recurso tomaremos en cuenta los reemplazos articulares totales. Estos reemplazos serán muy limitados en su indicación pues, además de los riesgos de fracasos inherentes a estos procedimientos tales como los aflojamientos y las infecciones, en caso de la hemofilia hay que considerar como otro gran factor de fracaso el sangrado que pueda ocurrir entre hueso y prótesis o cemento y hueso.

En adolescentes, una vez aparecida la progresiva destrucción de la articulación, existen algunos métodos no invasivos que ayudan a retrasar el deterioro articular. Entre ellos, el que ha dado mejores resultados es la inyección intraarticular de un corticosteroide de larga duración. Las inyecciones intraarticulares de corticosteroides han sido ampliamente recomendadas en artritis reumatoide y otros procesos no inflamatorios y degenerativos articulares, contrariamente a los informes acerca de su uso en la artropatía hemofílica, que son escasos. Es bien conocido el efecto destructor que los corticosteroides producen en el cartílago articular, pero –teniendo en cuenta la lenta destrucción diaria que producen la sinovitis crónica y los recurrentes sangrados– se ha propuesto el uso de este material como tratamiento paliativo de la artropatía por su acción antiinflamatoria en aquellos casos de artropatía de grados III o IV, en los que la destrucción articular no es tan avanzada como para indicar procedimientos del tipo reemplazo articular o artrodesis. Con este método se logra disminuir en forma importante el dolor causado por los cambios artrósicos y la grave sinovitis crónica de la articulación.

SÍNTESIS CONCEPTUAL

– Las osteopatías son alteraciones del esqueleto que pueden ser sistémicas o localizadas y de muy diferente naturaleza.
– La hemofilia es un defecto en la coagulación de la sangre que afecta el sistema osteoarticular en distintas etapas de la vida, sobre todo desde el nacimiento y durante el desarrollo.
– El estudio de los antecedentes familiares y las patologías osteoarticulares es fundamental para efectuar una detección temprana y establecer los tratamientos correspondientes.

CAPÍTULO

37

LA BIOPSIA EN ORTOPEDIA

RÓMULO CABRINI Y BLAS DIOS

INTRODUCCIÓN

La biopsia ósea es un procedimiento muy exacto para diagnóstico de una amplia variedad de lesiones osteoarticulares. Desde un punto de vista conceptual, la biopsia consiste en la extracción de un trozo de tejido de una zona problema para su ulterior análisis histopatológico.

Tanto el ortopedista como el mismo anatomopatólogo deben tener en claro que la biopsia es un método de muestreo y, por lo tanto, deben reconocer las ventajas y los inconvenientes y limitaciones de este procedimiento.

El primer punto para considerar es que solamente es posible hacer un diagnóstico histopatológico si el tejido es un representativo de la lesión o patología. Además, es muy importante que la lesión por diagnosticar tenga una histopatología definida y, si fuera posible, inequívoca.

Con respecto al primer punto, insistimos en que no solo es necesario proceder con una metodología precisa y bien reglada, sino que debe tenerse clara información de que el material remitido es justamente de la lesión que pretende diagnosticarse. Para ello el cirujano debe tener toda la información previa del caso.

 En particular debe disponer de las imágenes más representativas y, dentro de lo posible, un análisis tridimensional del lugar de la toma. Este último aspecto se ha facilitado enormemente debido a las nuevas metodologías de imágenes (tomografías computarizadas como guía de la obtención de la biopsia).

—

Un dato importante es saber reconocer el tejido patológico, en particular en la llamada biopsia quirúrgica. Por eso es recomendable que el cirujano tenga entrenamiento en la macroscopia de las lesiones posibles de ser biopsiadas. De este modo sabrá elegir la mejor área o muestra y eludir sectores vecinos a la lesión, donde pueden desarrollarse cuadros reaccionales secundarios (p. ej., áreas inflamatorias vecinas a procesos tumorales) y también focos de necrosis, en los cuales el estudio histopatológico no es posible o tiene un gran margen de error.

Con relación al segundo comentario, es decir, que la lesión tenga una imagen histopatológica diagnóstica, es necesario que el ortopedista (o el cirujano) posea información detallada acerca de qué tipo de lesiones son realmente diagnosticables por su histopatología.

Sin ser exhaustivos en este punto, conviene recordar que las lesiones que tienen un cuadro más característico son los procesos tumorales, en particular los malignos. Otro tipo de patologías, como los procesos inflamatorios y las alteraciones sistémicas, son más difíciles de evaluar.

TIPOS DE BIOPSIA DE HUESO Y PARTES BLANDAS

Biopsia quirúrgica

Este tipo de biopsia implica llegar de forma quirúrgica al sector preciso de la lesión, lo cual –de alguna manera– está condicionado por los estudios previos clínico y de imágenes. El cirujano debe llegar a la zona problema y reconocerla sobre la base de sus conocimientos de macroscopia, lo que implica una experiencia anterior en patología a nivel macroscópico. Es importante, por lo tanto, que los cirujanos especialistas tengan un entrenamiento de base en macroscopia a través de la asistencia a los laboratorios de patología osteoarticular especializados.

 Cuando se obtiene la biopsia quirúrgica, debe resecarse un sector de tejido representativo de algún volumen (centímetros) y tenerse un especial cuidado en no lesionar el tejido de la muestra, dado que su manipulación inadecuada lleva a la destrucción de los tejidos, lo cual puede imposibilitar un diagnóstico adecuado.

—

Muchas veces, cuando se llega a una lesión compleja (p. ej., una zona quística), se detectan diferentes situaciones macroscópicas, por lo cual, y con criterio, se deciden tomas distintas. En este caso, y para no perder información esencial, es menester identificar cada toma; esto puede hacerse con la ayuda de distintos frascos o en algunos casos mediante una identificación por hilo de sutura, que es fácil de obtener en cualquier ambiente quirúrgico.

Biopsia por punción

Aunque en patología general la biopsia por punción es poco frecuente (con excepción de estudios linfohematopoyéticos), en los sectores osteoarticulares tiene un especial uso y significado. Aquí debemos mencionar que la escuela ortopédica argentina, gracias a la influencia del profesor Schajowicz, llegó a ser pionera en este tipo de biopsias.

 La biopsia por punción es, en esencia, una toma de tejido que se hace por un sistema de punción, habitualmente una aguja o una trefina. Deben distinguirse dos modalidades que en este momento tienen indicaciones distintas: la biopsia por punción aspirativa y las biopsias con agujas especiales o trefinas (**fig. 37-1**).
—

NECESIDAD DE UNA ESPECIALIZACIÓN EN LA REALIZACIÓN DE LA PUNCIÓN ÓSEA DIAGNÓSTICA

Dada la dificultad y lo compleja que es la toma biópsica en una zona de tejido óseo y la necesidad de que, por otra parte, el estudio histopatológico represente efectivamente el cuadro buscado, se ha desarrollado en los últimos años una especialización médica basada habitualmente en médicos radiólogos que se han denominado "intervencionistas", quienes, asociados a anatomopatólogos especializados, llegan a realizar tomas de material representativo de las lesiones buscadas y que permita alcanzar por lo tanto diagnósticos positivos.

El intervencionista deberá operar en estrecha relación con el cirujano ortopedista y el anatomopatólogo especializado en patología osteoarticular de forma tal que constituyan un equipo que debería actuar en forma simultánea para llegar a un diagnóstico certero. El plano de abordaje debería ser cuidadosamente planificado con el objeto de no dañar regiones anatómicas contiguas (espacios intercompartamentales, articulares, territorios vasculonerviosos, etc.)

La biopsia por punción aspirativa consiste en introducir una aguja con mandril para llegar al lugar que se desea estudiar. Posteriormente, con la ayuda de una jeringa, se efectúa una

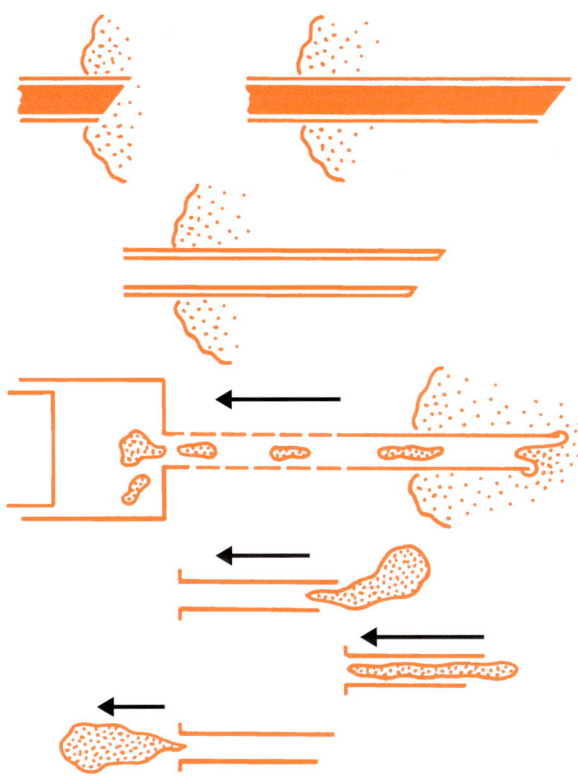

FIG. 37-2. Mecanismo de aspiración.

aspiración que tiene por objeto hacer que el tejido vecino al extremo de la aguja penetre en su interior (**figs. 37-2** y **37-3**).

Otro tipo de punción es el que se realiza con agujas de acero especial con una capacidad de corte excepcional y que puede introducirse con facilidad en el hueso hasta llegar a definir "cilindros" de material óseo. Para este tipo de biopsia se introduce la aguja con el mandril hasta la zona problema, luego se lo retira y se hace avanzar la aguja hasta el punto de interés. Al retirar la aguja, como se ha definido un cilindro de hueso (o tejido) y como la zona terminal de la aguja está levemente estrechada en su diámetro (esto le da un carácter retentivo), el tejido de la toma queda en la aguja. Para su extracción (no puede realizarse como en el caso anterior con una jeringa) es necesario introducir un mandril que viene con la aguja, en forma tal que penetre por la punta y no por la base, debido a la estrangulación ya mencionada.

El diámetro de este tipo de agujas es muy variable; en un principio eran de 3 mm, pero hoy se tiende a usar diámetros mayores (5 a 7 mm), que permiten una muestra más representativa.

Por último, un comentario sobre el uso de las trefinas. Estos instrumentos quirúrgicos son semejantes a una aguja, pero tienen un borde de corte aserrado, lo cual facilita la introducción cuando se las hace girar. Un inconveniente importante de la trefina es que, cuando el borde aserrado no es perfecto y los dientes no están perfectamente orientados, puede destruirse la parte periférica del hueso al intentar avanzar. Además, todos los fragmentos que se forman pueden ser incorporados a la toma al penetrar en los espacios medulares en forma de detritos; esto en patología se llama aserrín óseo y dificulta el análisis de los espacios medulares.

El uso de las trefinas, a nuestro criterio y con las reservas ya mencionadas, debe restringirse al estudio de los procesos metabólicos del tejido óseo.

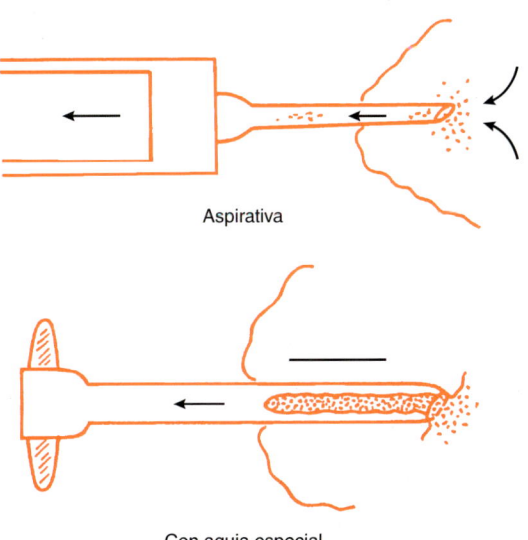

Aspirativa

Con aguja especial

FIG. 37-1. Biopsia por punción.

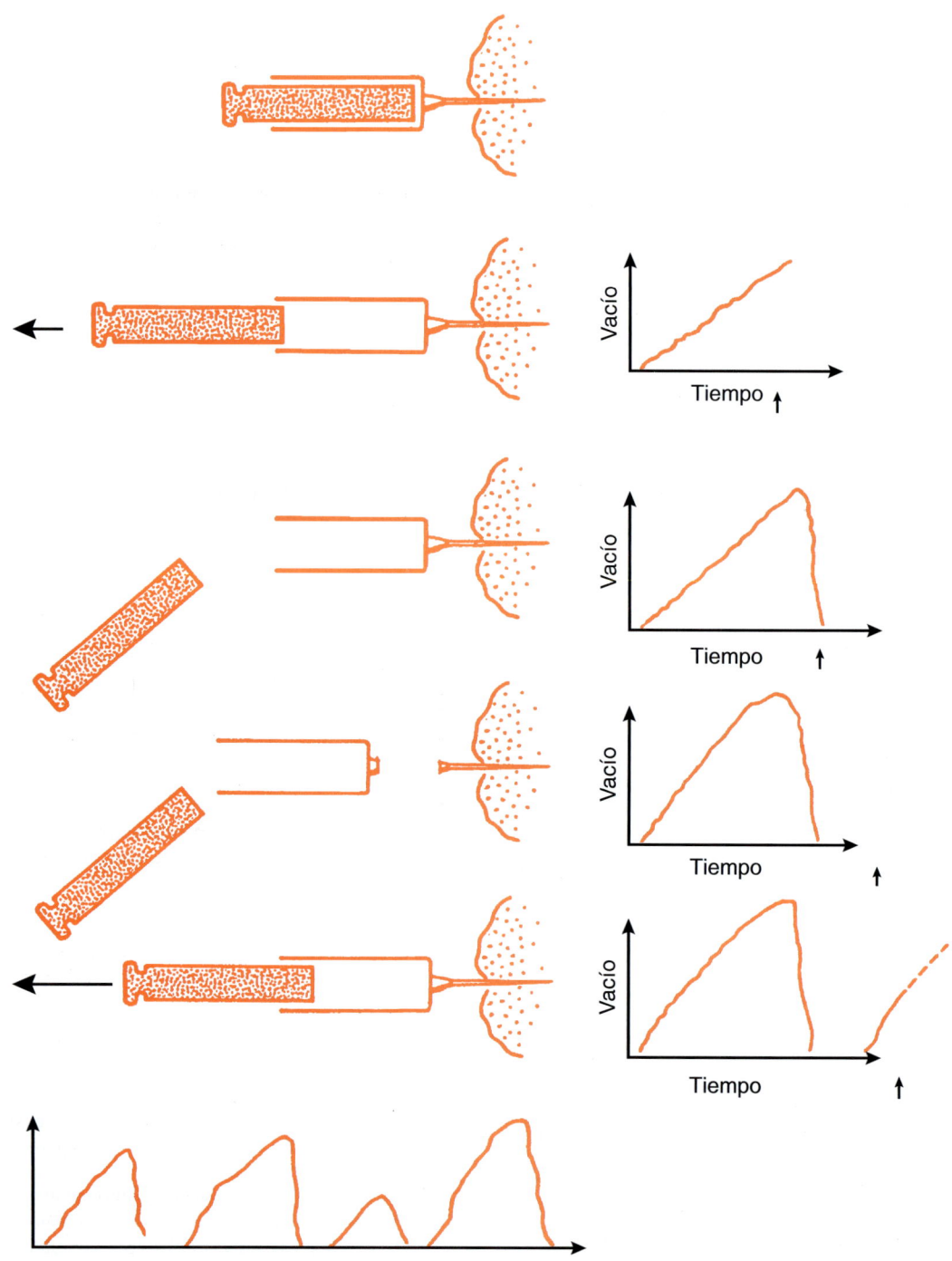

FIG. 37-3. Aspiración repetida.

ESTUDIO DE LAS PIEZAS QUIRÚRGICAS

Una vez realizada la biopsia, suele ser necesario hacer una intervención de cierta magnitud que da por resultado la resección de una parte importante de tejido enfermo y que se llama genéricamente pieza quirúrgica.

Conviene que este material también sea estudiado por el anatomopatólogo. Si se trata de un caso de cierto interés, es útil en ese momento hacer una toma fotográfica. Esto es importante, dado que los colores naturales de los tejidos se pierden cuando son fijados en formol.

Otra buena práctica es obtener una radiografía de la pieza quirúrgica, dado que este tipo de tomas suele dar resultados muy superiores a los que se obtienen de los procesos *in situ*.

Por supuesto que, de la misma manera que para la biopsia quirúrgica o la punción, el médico debe enviar todos los datos y la documentación del caso.

Cabría preguntarse el objetivo de este envío de material quirúrgico, en particular cuando hay previamente una biopsia quirúrgica o una punción, donde se ha llegado a un diagnóstico. El estudio de la pieza permite efectuar mejores tomas para el estudio histológico y también hacer un análisis espacial de las lesiones, muy importante en patología ósea.

Desde el punto de vista diagnóstico, el estudio de la pieza operatoria ofrece la posibilidad no solo de verificar el diagnóstico, sino también de mejorar el análisis del proceso, hecho importante en algunos casos, como en los tumores. Para definir la malignidad final de un tumor es importante evaluar áreas extensas, dado que la más atípica es la que caracteriza al tumor. Un dato relevante del estudio del material quirúrgico para el caso de los tumores malignos y agresivos es analizar con cuidado los planos quirúrgicos de la pieza operatoria para descartar la posibilidad de una infiltración tumoral, lo cual puede llevar al cirujano a una nueva intervención o a detectar en qué zonas pueden esperarse las recidivas.

También, y para el caso de tratamientos previos de tipo oncológico, puede ser de gran utilidad determinar la magnitud de las áreas de necrosis, que de alguna manera estiman la eficacia de la terapéutica utilizada.

—

CONTROLES BACTERIOLÓGICOS

Muchas veces los diagnósticos diferenciales en patología osteoarticular representan un problema entre procesos tumorales, lesiones displásicas y cuadros puramente inflamatorios. En caso de que los datos clínicos se orienten a la posibilidad de cuadros inflamatorios, es conveniente que el estudio histopatológico se acompañe de un estudio bacteriológico simultáneo.

—

Para ello es necesario comunicarse con el laboratorio microbiológico que debe proporcionar el material para la toma y también las indicaciones precisas para hacerla en forma adecuada. Por supuesto, los cuidados de esterilidad deben ser solo para este tipo de tomas dado que, en patología, la fijación con formol destruye prácticamente todo elemento microbiano o virósico.

CUIDADOS PARTICULARES EN EL MANEJO DEL MATERIAL

Es fundamental enfatizar que el material biópsico de cualquier origen (biopsia quirúrgica, punción o pieza operatoria) debe manejarse con las normas de seguridad impuestas últimamente por el sida. En particular, no hay que olvidar que estos materiales son en muchas ocasiones muy ricos en sangre. Si se da el caso de enfermos infectados con el virus de la inmunodeficiencia humana (HIV), el material debe estar identificado con las regulaciones que sean habituales en el centro donde se ha realizado la biopsia, de modo que el anatomopatólogo también pueda tomar los cuidados pertinentes.

ENVÍO DEL MATERIAL AL LABORATORIO DE PATOLOGÍA

Una vez realizado el procedimiento quirúrgico, queda una parte muy importante para ejecutar y es la de cumplir con todas las recomendaciones para su envío al laboratorio de patología. A veces los cirujanos delegan esta misión a ayudantes que, aunque tengan buena voluntad, carecen de la información necesaria para cumplimentar una tarea que es muchas veces tan importante como la biopsia misma.

BIOPSIA ÓSEA METABÓLICA

En los últimos años se está generalizando un tipo de biopsia ósea llamada "metabólica", la cual no está orientada a descubrir una lesión focalizada, sino a estudiar el estado metabólico de todo el esqueleto, para obtener de esta manera una orientación sistémica.

Un objetivo primario de este tipo de estudios es hacer una estimación cierta de la relación entre hueso trabecular y espacios medulares, lo cual se llama genéricamente densidad ósea.

Esos datos son de valor para estudiar las osteoporosis y las osteoesclerosis. También, y con estudios complementarios, es un método ideal (casi único) para la estimación cierta de las osteomalacias y también para osteodistrofias paratiroideas o renales.

Además de este primer dato (densidad ósea), mediante tal tipo de estudios pueden evaluarse superficies en formación, reabsorción y reposo. Estos datos son importantes en relación con la densidad ósea y de gran utilidad para algunas lesiones (p. ej., osteomalacia o disfunción renal o paratiroidea).

Utilizando marcadores de tejido óseo (se usan especialmente las tetraciclinas) puede estimarse qué cantidad de hueso se ha formado en un determinado período y, de esta manera, hacer un avance dinámico del estado metabólico del esqueleto.

Técnica de la biopsia ósea metabólica

Este tipo de biopsia implica obligatoriamente la mejor conservación de trabéculas y espacios medulares. También debe ser lo menos cruenta posible, dado que frecuentemente se trata de enfermos lábiles. Por tal motivo, estos estudios se hacen con las agujas de acero especial que ya fueron mencionadas, o también con las trefinas. Hay una tendencia a la utilización de agujas de gran diámetro (del orden del medio centímetro).

Con respecto al lugar de la toma, la mayor parte de los estudios metabólicos se hacen en la cresta ilíaca por su rápido acceso y porque está poco inervada, lo cual es ventajoso para el enfermo.

En estas biopsias suelen usarse fijadores especiales y también un método de preparación del material que implica una impregnación con resinas acrílicas y el corte en equipos especiales que lo realizan sin que sea necesaria la descalcificación.

SÍNTESIS CONCEPTUAL

– La biopsia por punción es un método que ofrece diversas ventajas:
  Pueden muestrearse lesiones de localización profunda.
  Se pueden obtener muestras de la lesión en diferentes puntos y en diferentes profundidades en un mismo procedimiento.
  Su obtención produce habitualmente un menor sangrado.
– Es menos traumática que la toma quirúrgica.
– Representa un riesgo mínimo al paciente y con menores complicaciones.
– Puede realizarse con anestesia local.
– Puede realizarse con una guía radioscópica, ultrasonográfica o topográfica o de ambas modalidades.
– Requiere un menor costo que un procedimiento quirúrgico.
– Puede repetirse sin mayores problemas.
– No es excluyente de la biopsia quirúrgica.

CAPÍTULO

38

BANCO DE HUESOS

JOSÉ M. VARAONA Y MARIELA BASSO

INTRODUCCIÓN

La utilización de injerto óseo en la cirugía traumatológica y ortopédica es una de las técnicas quirúrgicas más empleadas en la actualidad.

 Son muchas las enfermedades y trastornos cuyo tratamiento requiere injertos óseos. Se pueden mencionar los tumores, las lesiones seudotumorales, los defectos de consolidación, las seudoartrosis, las malformaciones congénitas, las artrodesis de columna, los defectos óseos y las revisiones protésicas, entre muchas otras.

—

El injerto ideal para solucionar todos estos problemas es el autólogo (proveniente el mismo paciente) debido a que no trae aparejados trastornos de tipo inmunitarios de respuesta del huésped contra el injerto donado, así como también se evita el riesgo de transmisión de enfermedades.

Sin embargo, en la práctica diaria ciertas cirugías precisan una cantidad de hueso superior a la que se puede extraer del mismo paciente. Para estos casos, se justifica el empleo del homoinjerto o aloinjerto (obtenido de un individuo y trasplantado a otro de la misma especie).

La necesidad de mejorar las técnicas y los métodos terapéuticos de las diferentes subespecialidades de patologías del aparato locomotor fomentaron la creación de bancos de huesos, que han hecho eclosión a partir de la década pasada.

Los bancos de huesos son organizaciones encargadas de realizar la detección y selección del potencial donante; la obtención de los injertos, su procesamiento, almacenamiento, y finalmente la distribución del producto final.

Su objetivo principal es suministrar todos los tipos de tejidos del sistema musculoesquelético, a fin de proporcionar un injerto de alta calidad.

Podemos diferenciar dos clases de bancos de huesos:

- **Domésticos:** que obtienen y preservan aloinjertos de donantes vivos. No realizan operativos de ablación cadavérica. Sus actividades están orientadas al autoabastecimiento y

generalmente funcionan dentro del servicio de ortopedia y traumatología.
- **Regionales:** tienen una infraestructura compleja, pueden o no funcionar dentro de una institución hospitalaria. Realizan operativos de ablación cadavérica intrahospitalarios y extrahospitalarios.

 Existen estándares o normas para el buen funcionamiento de los bancos de tejidos. En los países más desarrollados, las normas surgieron de las asociaciones creadas para este propósito, como la American Association of Tissue Banks (AATB, Asociación Estadounidense de Bancos de Tejidos) y la European Association of Tissue Banks (EATB, Asociación Europea de Bancos de Tejidos), entre otras; en otros casos, mediante regulaciones y controles hechos por dependencias oficiales (como, por ejemplo, en la Argentina, el Instituto Nacional Central Único Coordinador de Ablación e Implante [INCUCAI], la Administración Nacional de Medicamentos, Alimentos y Tecnología Médica [ANMAT], etc.).

—

TIPOS DE INJERTOS ÓSEOS

Pueden ser clasificados según sus características, según la relación donante-receptor y según su origen.

Según sus características

- **Injerto molido corticoesponjoso:** pueden obtenerse tanto de donantes vivos (cabeza femoral) como de donantes cadavéricos (cóndilos femorales, platillos tibiales). Se emplean para relleno de cavidades.
- **Injerto masivos:** su principal fuente es el donante cadavérico. A su vez se los puede dividir en cuatro tipos:
  - **Osteoarticulares:** conservan la superficie articular.
  - **Intercalares:** no preservan las superficie articular. Sirven para reconstruir defectos diafisarios o metafisodia-

fisarios. Pueden utilizarse combinados con una prótesis (aloprótesis), o para reemplazar huesos planos (omóplato, hemipelvis).
– **Injertos osteotendinosos.**
– **Tablas o anillos corticales.**

Según la relación donante-receptor

- **Autoinjerto (injerto autólogo):** es el hueso resecado de un sector del esqueleto de una persona u organismo y transferido a otro lugar del mismo individuo. Es considerado el más eficaz y carece de riesgo de transmisión de enfermedades. Su mayor ventaja es la conservación del poder osteogenético por preservar células viables. Entre las desventajas podemos nombrar: el mayor tiempo de cirugía y por ende de anestesia, la mayor pérdida sanguínea, dolor en la zona dadora, riesgo de infección, lesión vasculonerviosa y fractura en la zona dadora, entre otras.
- **Aloinjerto (homoinjerto):** es el tejido óseo obtenido de una persona diferente de quien va a ser injertado. Estos individuos son de la misma especie pero no son genéticamente idénticos. La virtud de este tipo de injerto es que se puede ablacionar y almacenar en cantidades importantes.

Según su origen

- **Injerto de donantes vivos:** son fragmentos óseos que se resecan de un donante vivo con fines terapéuticos (cabezas femorales obtenidas en el transcurso de una artroplastia de cadera, etc.).
- **Injerto de donantes cadavéricos:** se puede obtener gran cantidad de hueso (huesos largos, crestas ilíacas, vértebras), partes blandas (tendones, fascia lata), o la combinación de estos (hueso-tendón-hueso).

PROPIEDADES DE LOS INJERTOS ÓSEOS

- **Osteogénesis:** es un fenómeno fisiológico propio de los huesos autólogos, ya que conservan viables las células osteoblásticas formadoras de hueso.
- **Osteoinducción:** propiedad del injerto fresco, no procesado. La BMP (*bone morphogenetic protein* o proteína morfogenética ósea en español) estimula e induce la transformación de células mesenquimales en condroblastos (formadores de cartílago que luego se transformará en hueso) u osteoblastos capaces de generar hueso por ellos mismos.
- **Osteoconducción:** es una propiedad del aloinjerto óseo congelado. Durante este proceso, el hueso injertado es invadido por capilares que parten del lecho receptor, revascularizándolo para luego reabsorberlo y formar en su lugar un nuevo hueso (sustitución gradual).

ACTIVIDADES DEL BANCO DE HUESOS

Existen cuatro actividades fundamentales que desarrolla un banco de huesos: la procuración, el procesamiento, la conservación o almacenamiento y la distribución del injerto óseo. Se debe propender a que estas se realicen en forma no interrumpida.

Procuración

Se divide a su vez en tres etapas: identificación y selección del donante, evaluación de este y ablación de tejidos.

Identificación y selección del posible donante

Con respecto al consentimiento de donación existen dos prácticas legales diferentes:

- **Consentimiento informado (*opting-in*):** en este toda persona que desee donar sus órganos o tejidos tiene que expresar su intención de hacerlo o en su defecto sus familiares cuando este fallece.
- **Consentimiento presunto (*opting-out*):** todo sujeto es donante a menos que haya expresado legalmente la negación de serlo. En este caso, el fallecido debió haber manifestado expresamente en vida su objeción a la donación. Esta forma rige actualmente en la Argentina.

Evaluación del donante

La historia clínico-médica y social del donante es una de las herramientas más valiosas para asegurar la calidad de los tejidos.

Criterios clínicos de exclusión

- Edad: no hay establecido un límite rígido de edad para hueso que será fragmentado y que no se utilizará como estructura de carga. Para los injertos estructurales o masivos, se debe descartar la osteoporosis y las epífisis deben estar cerradas (mayor de 18 años).
- Infecciones bacterianas, virales y micóticas.
- Neoplasias malignas.
- Enfermedades autoinmunitarias.
- Enfermedades neurológicas, degenerativas y debilitantes.
- Hemofilia.
- Enfermedades inflamatorias sistémicas (artritis reumatoide, lupus, poliartritis nudosa, etc.).
- Riesgo de padecer enfermedades de transmisión sexual.
- Ingestión o exposición a sustancias tóxicas o químicas o a ambas.
- Uso de drogas o estupefacientes.
- Tratamiento con hormona de crecimiento derivada de pituitaria humana.
- Pacientes dependientes de corticosteroides.
- Enfermedades producidas por prion (enfermedad de Creutzfeldt-Jakob, etc.).
- Criterios serológicos (anticuerpos, Ac) o antigénicos (Ag) de exclusión: Ac anti-HIV I y anti-HIV-II y positividad de P24; Ac anti HTLV I y II; VDRL; HBsAg; Ac anti-HB o anti-HC; Ac antibrucelosis o reacción de Hudlesson positiva; látex para Chagas o ELISA positivos; IgM o IgG anti-CMV; IgM e IgG antitoxoplasmosis.

Ablación de los tejidos

La procuración de los tejidos puede realizarse en forma estéril (dentro de un quirófano) o en forma no estéril (en sala de guardia, morgues o funerarias). En la Argentina solo puede realizarse de forma estéril. Se deben tomar muestras para estudios bacteriológicos mediante punción ósea, hisopados o resección de pequeños fragmentos.

Procesamiento

Una vez que los tejidos ablacionados llegan al banco, se almacenan de forma transitoria en *freezers* a −20 °C.

El director debe evaluar la historia médico-social del donante, controlar las pruebas serológicas y analizar los resultados de los cultivos realizados durante la ablación. Si estos son satisfactorios, se puede comenzar con la etapa de procesamiento.

Las piezas son llevadas al sector de máxima asepsia del banco (sala de procesamiento); allí se procede a realizar la remoción de partes blandas y extracción de residuos de sangre y médula ósea, para luego cortar y moler el hueso (si eso se requiere). Posteriormente se continúa con las etapas de lavado.

Antes del envasado final se toman muestras para repetir estudios de microbiología y, finalmente, los tejidos son rotulados y envasados.

La esterilización es el proceso por el cual todos los microorganismos son inactivados para su reproducción o son completamente eliminados. Existen diversos métodos de esterilización, pero actualmente el más fiable y seguro para tejidos es la radiación.

Conservación y almacenamiento

El método más utilizado es el congelamiento a −80 °C, que conserva de forma viable los tejidos durante años.

Distribución

La Ley Nacional 24 193 establece que los tejidos no se compran ni se venden (principio universal), ya que se trata de la donación voluntaria, solidaria y no remunerada de partes del cuerpo humano.

Tienen prioridad los pacientes con diagnóstico de tumores de alta malignidad y los niños y adolescentes.

DESARROLLOS FUTUROS EN LA OPERACIÓN DE BANCO DE HUESOS

En la actualidad están en pleno desarrollo las técnicas de cultivo de condrocitos autólogos, factores de crecimiento, células madre hematopoyéticas y mesenquimales.

Las BMP, el PDGF (*platelet-derived growth factor*, factor de crecimiento derivado de plaquetas) y el FGF (*fibroblast growth factor*, factor de crecimiento de los fibroblastos), entre otros, son factores de crecimiento importantes en la consolidación ósea. Intensifican y aceleran la cicatrización de fracturas en una variedad de modelos animales. Sin embargo, su aplicación terapéutica en seres humanos no se ha logrado enteramente.

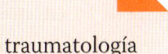

SÍNTESIS CONCEPTUAL

- La donación y utilización de tejidos del sistema osteoarticular es parte importante de la terapéutica de la traumatología actual.
- La decisión del médico tratante acerca de la utilización de injerto óseo de cualquier tipo debe estar acompañada de vigilancia y tratamiento del paciente.
- Los bancos de tejidos deben cumplir con la legislación nacional de cada país y las normativas nacionales e internacionales correspondientes para brindar a los pacientes injertos que cumplan con los estándares de calidad.

INTRODUCCIÓN

La artritis reumatoide (AR) es una enfermedad sistémica, autoinmunitaria, que se caracteriza por presentar un proceso inflamatorio crónico. Dicho proceso tiene una localización preferencial a nivel articular y asimismo presenta manifestaciones extraarticulares.

A largo plazo, si no se logra controlar, de acuerdo con su evolución puede dar grados variables de incapacidad. Al mismo tiempo manifiesta elevados costos para el paciente y la sociedad.

Afecta al 0,5-1% de la población general, pero es más frecuente en mujeres con una proporción de 3:1. La edad promedio de aparición ocurre en plena actividad productiva: lo hace entre los 30 y los 50 años, aunque puede comenzar a cualquier edad.

Se estima que la mortalidad es el doble de aquella correspondiente a la población general.

ETIOPATOGENIA

La AR es una enfermedad autoinmunitaria de etiología desconocida; existirían factores ambientales, genéticos, infecciosos. Es posible que estos factores originen el inicio y la progresión de la patología. Genéticamente se ha descubierto una asociación de AR con tipos específicos del antígeno leucocitario humano (HLA) del complejo mayor de histocompatibilidad (CMH), especialmente con antígenos HLA de clase II como el HLADR4. Posteriores avances demostraron una secuencia de aminoácidos denominados "epítopo compartido", que puede ser portado por diferentes alelos, que confieren una susceptibilidad especial para padecer AR, asociado asimismo a la presencia de factor reumatoide (FR) y anticuerpos (Ac) anticitrulina.

Desde hace varios años existe la hipótesis de que un agente infeccioso pueda ocasionar el desarrollo de la AR (dada su capacidad de desarrollar cuadros similares a AR). Hipótesis fortalecida por la presencia de títulos de anticuerpos a diferentes microorganismos, más elevados en la AR que en la población sana. Se ha involucrado a los siguientes virus: Epstein-Barr, parvovirus B19, citomegalovirus, *Escherichia Coli*, entre otros. También se han considerado la participación de micobacterias, micoplasmas y enterovirus.

Los linfocitos T (LT) y, por otro lado, los linfocitos B (LB) proliferan y se rediferencian en células plasmáticas secretoras de anticuerpos; entre estos destacamos los FR. El FR se une a inmunoglobulinas formando inmunocomplejos que activan distintos sistemas como el complemento.

Por su parte, las células presentadoras de antígeno activan los LT estimulando la producción de citocinas (interleucinas, factor de necrosis tumoral α [TNF-α], interferón [IFN]). En conjunto, esta interacción produce factores solubles que perpetúan la inflamación originando el daño osteoarticular a través de la liberación de enzimas proteolíticas. El daño óseo, a su vez, también está causado por otro componente que interviene en la osteoclastogénesis.

La sinovial reumatoide presenta una estructura distinta de la normal. Adopta un color rojo por la hipervascularización. Hay un incremento en su volumen en relación con el edema y la proliferación del tejido en forma de pliegues y vellosidades.

Desde el punto de vista histopatológico existe un daño microvascular, con edema subsinovial, hiperplasia e hipertrofia de los sinoviocitos, hipertrofia sinovial, formación de vellosidades, y lo más importante es el desarrollo de un tejido sinovial hiperplásico denominado *pannus* (con predominio de células mononucleares, plasmáticas y macrófagos y nutrido por neoangiogénesis) que tiene la capacidad de dañar el cartílago y el hueso, siendo responsable de la destrucción osteoarticular y las deformidades (**fig. 39-1**).

FORMAS DE INICIO Y FORMAS CLÍNICAS (cuadros 39-1 y 39-2).

Manifestaciones articulares

Una de las primeras manifestaciones puede ser una sinovitis de interfalángica proximal (IFP) o metacarpofalángica (MCF) habitualmente 2.ª y 3.ª (**fig. 39-2**), expresada como tumefacción a nivel de dichas regiones.

El proceso sigue avanzando y compromete el resto de las articulaciones de la mano y el carpo, aunque respeta siempre las interfalángicas distales (IFD). También codos, hombros, caderas, rodillas, tobillos y pies. En la **figura 39-3** observamos la típica desviación cubital de MCF o *coup de vent* o "manos en ráfaga".

También se pueden producir "dedos en cuello de cisne", por la flexión de la IFD y la hiperextensión de la IFP (**fig. 39-4**), o la "deformidad en ojal" o dedos en *bouttonière* por la hiperextensión de la IFD y la flexión de la IFP (**fig. 39-5**).

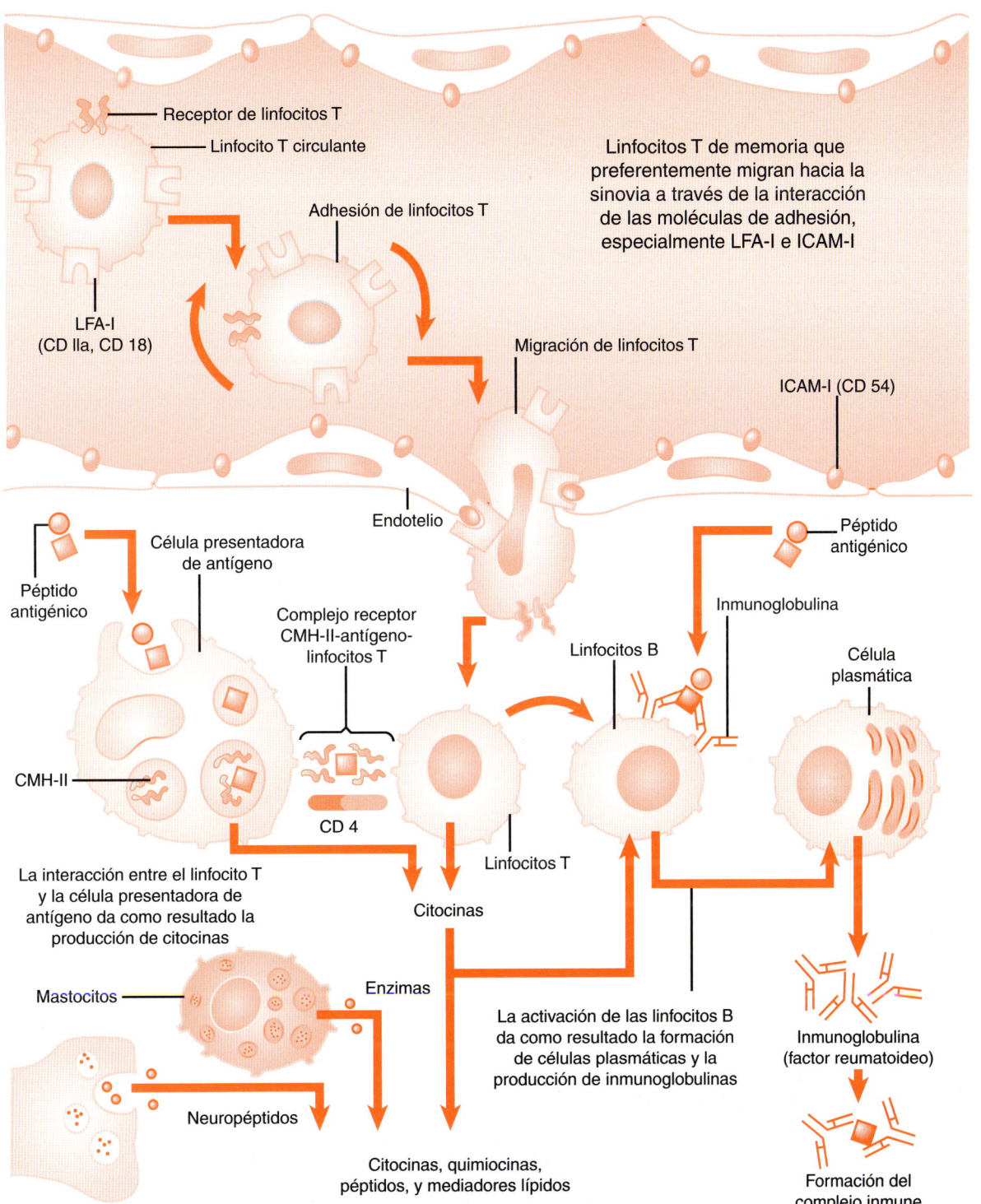

FIG. 39-1. Mecanismo celular del desarrollo de un tejido sinovial hiperplásico denominado *pannus*. (Véase esta figura en **Láminas en color**).

Una alteración que provoca gran incapacidad funcional es la llamada "manos en telescopaje" producida por la reabsorción ósea a partir de la región distal de las falanges. Hay acortamiento de los dedos, la piel forma pliegues y los dedos se alargan como si fueran un telescopio, por eso dicha denominación (**fig. 39-6**).

La inflamación de las vainas sinoviales provoca una tenosinovitis, causante con frecuencia de las roturas tendinosas. Aparece de forma repentina, indolora, notando el paciente la imposibilidad de flexionar o extender los dedos afectados.

A nivel del raquis es muy importante el compromiso cervical, dado que se puede producir una subluxación atlantoaxoidea.

CUADRO 39-1. FORMAS DE INICIO

Lenta y gradual	Oligoarticular o poliarticular	50% al 80%
Aguda	Sistémico con/sin manifestaciones articulares	15% al 20%
Atípicas	Monoarticular, palindrómico	

CUADRO 39-2. FORMAS CLÍNICAS

Formas clínicas		
Poliarticular	Pequeñas articulaciones de manos y pies	60%
	Grandes articulaciones	30%
	Grandes y pequeñas articulaciones	10%
Monoarticular	Rodilla	50%
	Hombro Muñeca Cadera Tobillo Codo	50%
Oligoarticular	4 articulaciones o menos	
Sistémica	Por ejemplo, se inicia con pleuritis, pericarditis, síndrome febril, etcétera	

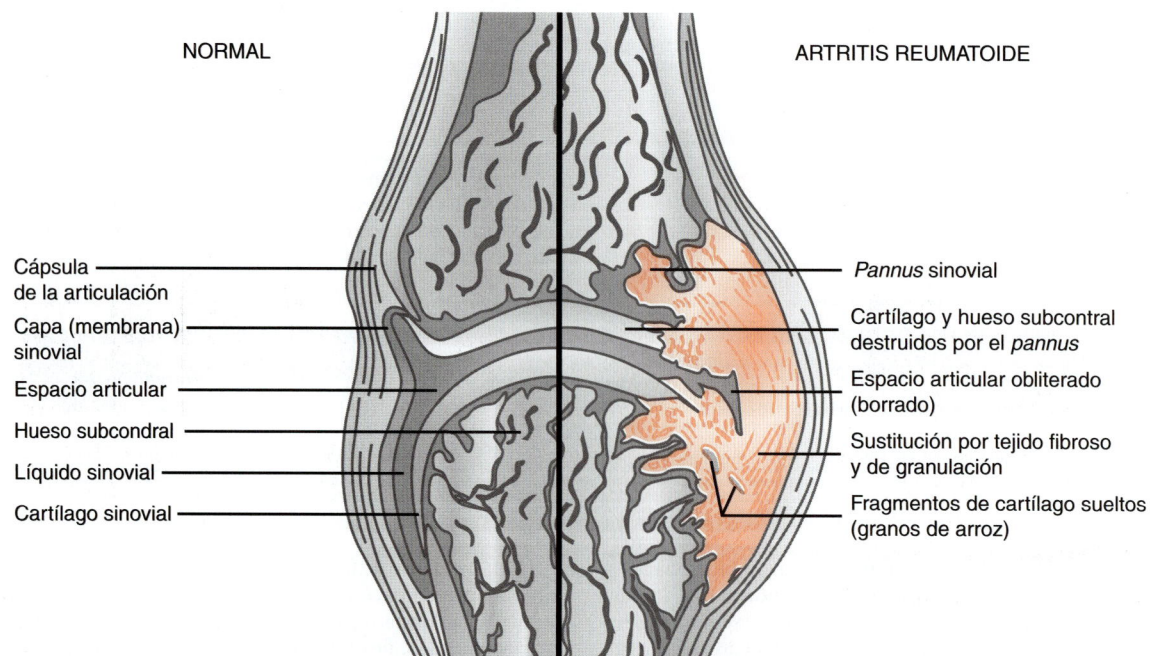

NORMAL   ARTRITIS REUMATOIDE

Cápsula de la articulación — *Pannus* sinovial

Capa (membrana) sinovial — Cartílago y hueso subcontral destruidos por el *pannus*

Espacio articular — Espacio articular obliterado (borrado)

Hueso subcondral — Sustitución por tejido fibroso y de granulación

Líquido sinovial — Fragmentos de cartílago sueltos (granos de arroz)

Cartílago sinovial —

FIG. 39-2. Esquema comparativo de elementos en una articulación normal y las manifestaciones articulares en la AR. (Véase esta figura en **Láminas en color**).

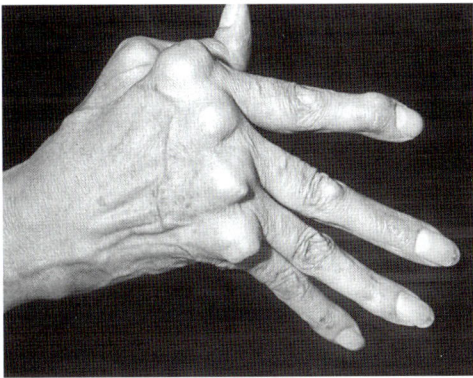

FIG. 39-3. Típica desviación cubital de MCF o *coup de vent* o "manos en ráfaga". (Véase esta figura en **Láminas en color**).

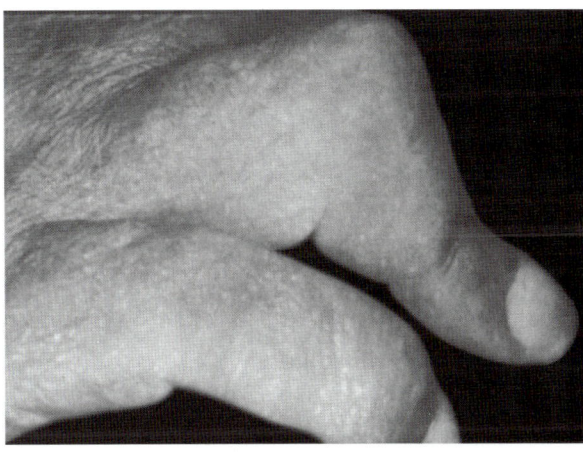

FIG. 39-5. "Ojal de botón" o *bouttonière*, por la hiperextensión de la IFD y la hiperflexión de la IFP.

Manifestaciones extraarticulares

Es una enfermedad sistémica, por consiguiente podemos ver afectados otros órganos. El 40% puede expresar manifestaciones extraarticulares.

Manifestaciones cutáneas

Nódulos reumatoides: observados en formas graves de la enfermedad, con títulos elevados de FR, ubicados en tejido celular subcutáneo, vainas tendinosas, bursas y en áreas de presión o traumatismo (codos, tendón de Aquiles, región occipital, sacra, etc.) (**fig. 39-7**).

Pueden presentarse úlceras isquémicas en miembros inferiores como expresión de vasculitis.

Manifestaciones pulmonares

Con más frecuencia se observa pleuritis con derrame pleural o sin él. Los nódulos reumatoides pulmonares son poco frecuentes y pueden ser únicos o múltiples. Se ubican en lóbulos superiores o región subpleural. Habitualmente se plantea el diagnóstico diferencial con neoplasias pulmonares, metástasis o tuberculosis (TBC).

Manifestaciones oculares

La más frecuente es la queratoconjuntivitis seca asociada a un síndrome de Sjögren.

Las formas más graves de escleritis pueden perforar la esclera.

Manifestaciones neurológicas

 Puede observarse una mielopatía cervical por compromiso articular atlantoaxoideo. Esto obliga siempre a solicitar estudios por imágenes para descartarla, especialmente en el caso de un paciente que se someta una intervención quirúrgica y deba ser intubado.
—

La neuropatía por atrapamiento es otra complicación, especialmente del nervio mediano, que constituye el síndrome del túnel carpiano.

La mononeuritis múltiple puede aparecer relacionada con un proceso de vasculitis sistémica.

Menos frecuentemente se observan manifestaciones cardíacas, como la pericarditis, y nefritis intersticial entre las manifestaciones renales relacionadas con la ingesta de AINE.

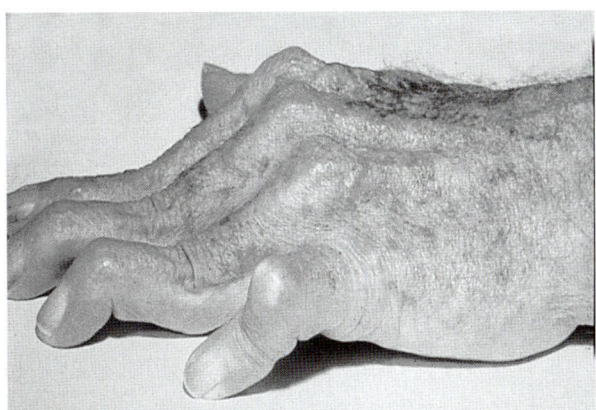

FIG. 39-4. Dedos "en cuello de cisne" por la hiperflexión de la IFD y la hiperextensión de la IFP. (Véase esta figura en **Láminas en color**).

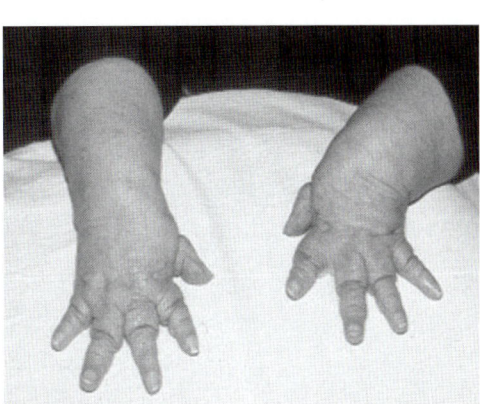

FIG. 39-6. Los dedos se alargan como si fueran un telescopio. (Véase esta figura en **Láminas en color**).

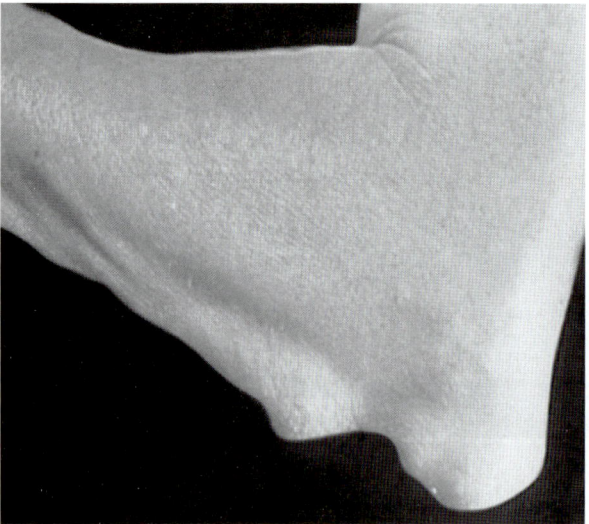

FIG. 39-7. Nódulos reumatoides.

LABORATORIO

Se pueden observar elevados los reactantes de fase aguda como la eritrosedimentación (ERS) y la reacción en cadena de la polimerasa (PCR). También una anemia de los trastornos crónicos, habitualmente normocítica normocrómica.

El reactor reumatoide suele ser de clase IgM, aunque también pueden detectarse isotipos IgG, IgA e IgE. Su presencia no certifica la enfermedad, ya que es un criterio más entre los criterios de clasificación del American College of Rheumatology (ACR, Colegio Estadounidense de Reumatología).

 Los anticuerpos antipéptidos cíclicos citrulinados (anti-CCP) incorporados en los últimos años aparecen en las AR tempranas presentando una especificidad del 96%.
—

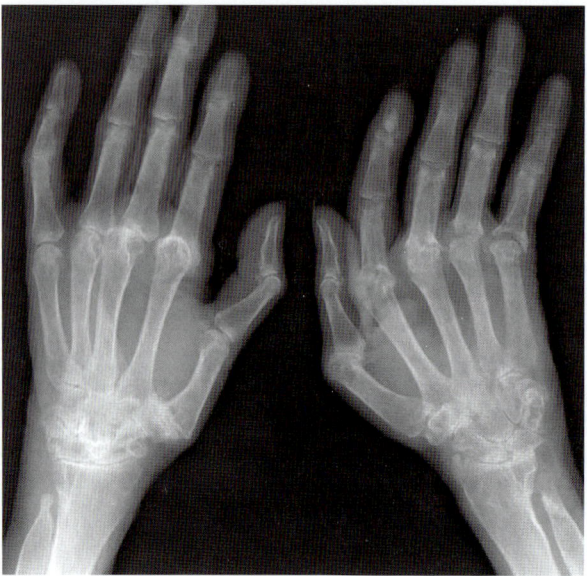

FIG. 39-8. Osteopenia generalizada, subluxaciones, pinzamientos, erosiones, anquilosis.

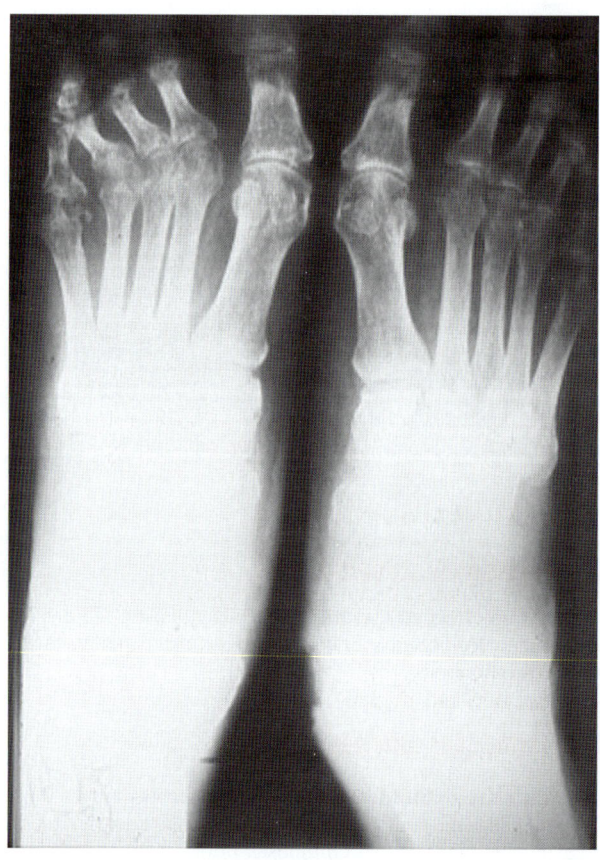

FIG. 39-9. Lesiones erosivas metatarsofalángicas a nivel de 5.ª , observadas tempranamente en ocasiones.

DIAGNÓSTICO POR IMÁGENES

Radiológicamente podemos observar: tumefacción de partes blandas, osteopenia yuxtaarticular o subcondral, pinzamientos, subluxaciones, erosiones y, en etapas más avanzadas, anquilosis articular (**figs. 39-8** a **39-10**).

La ultrasonografía (ecografía), el Doppler, el Power Doppler y la resonancia magnética (RM) permiten detectar tempranamente las lesiones inflamatorias: edema óseo y sinovitis.

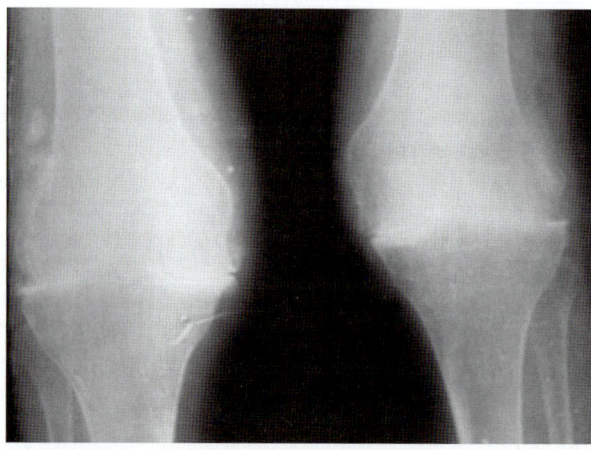

FIG. 39-10. Anquilosis de rodillas.

EVALUACIÓN DE LA ACTIVIDAD INFLAMATORIA

Se utiliza el *Disease Activity Score* (DAS28). Es un índice compuesto integrado por varios parámetros: recuento de 28 articulaciones dolorosas y tumefactas, la eritrosedimentación (o la proteína C reactiva) y la evaluación global de la propia salud realizada por el paciente en una escala analógica visual (VAS).

La capacidad funcional se evalúa a través de un cuestionario: *Health Assessment Questionnaire* (HAQ) de autoevaluación. Consta de 20 preguntas sobre actividades de la vida diaria.

CRITERIOS DE CLASIFICACIÓN Y DIAGNÓSTICO

En 1987, el Colegio Estadounidense de Reumatología (ACR87) publicó los siguientes criterios de clasificación y diagnóstico de la AR:

– Rigidez matinal > 1 hora.
– Artritis de 3 o más áreas articulares (IFP, MCF, muñeca, codo, rodilla, tobillo y metatarsofalángicas (MTF).
– Artritis de las articulaciones de las manos MCF o IFP.
– Artritis simétrica.
– Nódulos reumatoides.
– Factor reumatoide.
– Alteraciones radiológicas.

Cuatro o más criterios orientan al diagnóstico de AR.
Los cuatro primeros criterios deben estar presentes durante 6 semanas.

En 2010, el ACR y la European League Against Rheumatism (EULAR, Liga Europea contra el Reumatismo) publicaron los nuevos criterios de clasificación y diagnóstico con el objetivo de detectar tempranamente pacientes con AR, cuyos parámetros se incluyen en el **cuadro 39-3**.

A partir de una puntuación (*score*) de ≥ 6 puntos se establece el diagnóstico de AR.

 El concepto de artritis reumatoide temprana (ART), así como también el de ventana de oportunidad, que se explicará en el apartado de tratamiento, consiste en la detección precoz de pacientes con AR y el empleo temprano de terapias potentes para reducir al mínimo la probabilidad de incapacidad y mortalidad.
—

ARTRITIS REUMATOIDE TEMPRANA

- Poliartritis de menos de 12 semanas de duración.
- 3 o más articulaciones, con compromiso de MCF/MTF.
- Rigidez matinal > 30 minutos.
- ERS acelerada o PCR aumentada.
- Factor reumatoide.

TRATAMIENTO

Ventana de oportunidad y premisa de tratamiento dirigido al objetivo

La AR es una enfermedad inflamatoria crónica que, de no mediar un diagnóstico y tratamiento temprano con fármacos o drogas modificadoras de la AR (DMAR), conduce a la des-

---

CUADRO 39-3. NUEVOS CRITERIOS ACR-EULAR AÑO 2010 DE CLASIFICACIÓN Y DIAGNÓSTICO CON EL OBJETIVO DE DETECTAR DE FORMA TEMPRANA PACIENTES CON AR

Compromiso articular	1 articulación grande	0 punto
	2 a 10 articulaciones grandes	1 punto
	1 a 3 articulaciones pequeñas	2 puntos
	4 a 10 articulaciones pequeñas	3 puntos
	> 10 articulaciones pequeñas	5 puntos
Serología	FR y anti-CCP (–)	0 punto
	FR o anti-CCP (+) en títulos bajos (< 3 veces MLN)	2 puntos
	FR o CCP (+) en títulos altos (> 3 veces MLN)	3 puntos
Reactantes de fase aguda	ESD y PCR normales	0 punto
	ESD o PCR elevadas	1 punto
Duración	< 6 semanas	0 punto
	≥ 6 semanas	1 punto

FR: factor reumatoideo; anti-CCP: anticuerpos antipéptido citrulinado cíclico; ESD: eritrosedimentación; PCR: proteína C reactiva; MLN: mayor que el límite normal.

trucción articular, al deterioro de la capacidad funcional, la afectación de la calidad de vida y el aumento de la morbimortalidad.

 Por eso, es clave evaluar y tratar al paciente con AR lo más tempranamente posible. Se ha demostrado que los pacientes evaluados y tratados tempranamente con DMAR tienen mejor pronóstico funcional y menor progresión del daño erosivo que aquellos que son evaluados y tratados en forma tardía.

—

Una demora de tan solo 3 meses en iniciar un tratamiento adecuado baja la posibilidad de remisión de la enfermedad. Surge así el concepto de **ventana de oportunidad**, que es un lapso corto entre el inicio de los síntomas y el inicio del tratamiento apropiado con el fin de cambiar el pronóstico.

Las pautas tendientes a aumentar la eficacia de la terapéutica de la AR se denominan "tratamiento dirigido al objetivo".

Factores de mal pronóstico en AR

- **Factor reumatoide (FR) positivo:** la positividad del FR en altos títulos se asocia con mayor daño estructural articular y con mayor frecuencia de manifestaciones extraarticulares.
- **Sexo femenino:** la mayoría de los estudios coinciden en un peor pronóstico de la AR en mujeres.
- **Genotipo HLA:** la presencia del epítopo compartido se asocia con mayor susceptibilidad para la enfermedad.
- **Actividad inflamatoria elevada:** el número de articulaciones tumefactas mayor de 20 o un índice de actividad compuesto como el *Disease Activity Score* (DAS) se asocia con peor pronóstico. La persistencia de valores elevados de reactantes de fase aguda (ERS, PCR) se asocia con mayor daño estructural.
- **Compromiso igual o mayor de dos grandes articulaciones.**
- **Compromiso de articulaciones de las manos.**
- **Tiempo de evolución de la artritis al inicio del tratamiento (≥ 3 meses).** El retraso en el inicio de tratamiento con DMAR tiene peor pronóstico funcional.
- **Detección temprana de erosiones radiológicas:** la aparición de las erosiones dentro de un lapso menor de 2 años se asocia a peor pronóstico.
- **Grados elevados de discapacidad:** la discapacidad funcional predice desempleo, cirugía de reemplazo articular y mortalidad.
- **Manifestaciones extraarticulares:** por ejemplo, vasculitis reumatoide y nódulos.
- **Bajo nivel socioeconómico:** el bajo nivel de educación se vio asociado con un peor pronóstico.
- **Presencia de otros anticuerpos:** los anticuerpos antipéptidos citrulinados cíclicos (anti-CCP) tienen alta especificidad para la AR de reciente comienzo. Se observan asociados al desarrollo y la progresión de erosiones, y con un curso grave de la enfermedad.

Tratamiento farmacológico

Antiinflamatorios no esteroides (AINE)

Los AINE tienen indicación solamente para el control de la inflamación y el dolor en la AR pues son superiores a los analgésicos puros.

Se recomienda el uso de los AINE de forma conjunta con DMAR, como tratamiento sintomático para controlar el dolor hasta que actúen las DMAR. Controlados los síntomas, se halla indicada la reducción de los AINE hasta suspenderlos, si la evolución lo permite.

La necesidad del uso continuado de AINE sindica la necesidad de replantear el régimen de DMAR.

Corticosteroides

Se debe administrar la **mínima dosis posible** y, dado que existen fármacos específicos para el tratamiento de la AR, se recomienda **intentar reducir la dosis hasta suprimirlos** una vez que se consigue mejorar la actividad clínica de la enfermedad.

Los corticosteroides intraarticulares constituyen una práctica difundida para aplicar en un número limitado de articulaciones. Se emplea en estrategias para colaborar en el control de la actividad de la enfermedad.

Fármacos modificadores de la enfermedad

 El tratamiento con DMAR debe ser enérgico y tan temprano como sea posible en el curso de la enfermedad (ventana de oportunidad/T2T). El metotrexato continúa siendo el fármaco de elección para iniciar el tratamiento.

—

La dosis de DMAR debe incrementarse rápidamente hasta lograr una buena respuesta terapéutica o hasta alcanzar dosis máximas. En caso de contraindicación o efectos adversos al metotrexato (MTX), la sulfasalazina (SFZ) o la leflunomida (LFN) es de elección para su reemplazo.

Agentes biológicos

Los así llamados son tratamientos modificadores de la respuesta biológica que surgieron a partir de técnicas de biología molecular e ingeniería genética (véase **cuadro 39-2**). El conocimiento de nuevas dianas terapéuticas permitió el desarrollo de estos antagonistas de las citocinas participantes en la patogenia de la AR.

La indicación de estos agentes exige amplia experiencia en el manejo de la AR, su uso y monitorización. El tipo de moléculas constitutivas incluye: proteínas de fusión y anticuerpos monoclonales quiméricos.

Tratamiento no farmacológico

Las medidas terapéuticas no farmacológicas complementan el tratamiento farmacológico de la AR. Su objetivo es colaborar en el control de la inflamación, contribuir a reducir o aliviar el dolor, prevenir o mejorar la movilidad articular y mantener una adecuada capacidad funcional en los pacientes con AR.

Reposo

Para disminuir el estrés del uso continuado de las articulaciones y facilitar que el paciente llegue a la noche con menos cansancio (descanso de 8 a 10 horas en cama durante la noche y alternar otro período de reposo de media a una hora al mediodía).

Rehabilitación

El objetivo de este tratamiento es el de preservar o mejorar la capacidad psicofísica de los pacientes con AR de acuerdo con sus posibilidades. Los pilares del tratamiento de rehabilitación son los ejercicios terapéuticos, la protección articular y la fisioterapia.

Ejercicios terapéuticos

Son fundamentales en todos los estadios de la enfermedad para preservar y recuperar la capacidad funcional al mejorar la movilidad articular, la fuerza muscular, la resistencia y la capacidad aeróbica. Deben ser indicados de acuerdo con la etapa evolutiva de la enfermedad.

Fisioterapia

Consiste en termoterapia (aplicación local de calor o frío o ambos).

La recomendación, basada en la experiencia clínica, es la de aplicar localmente frío para las articulaciones en el período agudo y calor para el compromiso articular crónico.

TENS (Transcutaneous Electrical Nerve Stimulation)

Ha demostrado reducir el dolor en pacientes con AR, principalmente en aquellos con neuropatía asociada.

Hidroterapia

Es una forma de calor superficial de elección para el paciente con artritis una vez superado el período de inflamación aguda, ya que su alta temperatura puede aumentar la inflamación.

Protección articular

Elementos ortésicos como valvas, férulas y plantillas permiten la protección de algunas articulaciones, manteniendo o mejorando la función articular.

Se usan en forma temporaria para mejorar el dolor y reducir la inflamación o en forma permanente para estabilizar y reducir el estrés articular.

SÍNTESIS CONCEPTUAL

- La artritis reumatoide (AR) es una enfermedad sistémica, autoinmunitaria, de etiología desconocida, que se caracteriza por presentar un proceso inflamatorio crónico.
- Genéticamente se ha descubierto una asociación de AR con HLA específicos del complejo mayor de histocompatibilidad, especialmente con antígenos HLA de clase II como el HLADR4.
- Los linfocitos T y, por otro lado, los linfocitos B proliferan y se rediferencian en células plasmáticas secretoras de anticuerpos; entre estos destacamos los FR. Este FR se une a inmunoglobulinas y forma inmunocomplejos que activan distintos sistemas como el complemento.
- El concepto de artritis reumatoide temprana (ART), así como también el de ventana de oportunidades, que se explicó en el apartado de tratamiento, postula la detección precoz de pacientes con AR y el empleo temprano de terapias potentes, reduciendo al mínimo la probabilidad de incapacidad y mortalidad.
- La AR es una enfermedad inflamatoria crónica que, de no mediar un diagnóstico y tratamiento temprano con fármacos modificadores de la AR (DMAR), conduce a la destrucción articular, al deterioro de la capacidad funcional, la afectación de la calidad de vida y el aumento de la morbimortalidad.
- La dosis de corticosteroides debe ser la mínima posible y, dado que existen fármacos específicos para el tratamiento de la AR, se recomienda intentar reducir la dosis hasta suprimirlos una vez que se consigue mejorar la actividad clínica de la enfermedad.
- El tratamiento con DMAR debe ser enérgico y tan temprano como sea posible en el curso de la enfermedad (ventana de oportunidad/T2T). El metotrexato continúa siendo el fármaco de elección para iniciar el tratamiento.
- Los llamados agentes biológicos son tratamientos modificadores de la respuesta biológica que surgieron a partir de técnicas de biología molecular e ingeniería genética. El conocimiento de nuevas dianas terapéuticas permitió el desarrollo de estos antagonistas de las citocinas participantes en la patogenia de la AR.
- La indicación de estos agentes exige amplia experiencia en el manejo de la AR, su uso y monitorización. El tipo de moléculas constitutivas incluye: proteínas de fusión y anticuerpos monoclonales quiméricos.

SISTEMA NERVIOSO CENTRAL, COMPLICACIONES ORTOPÉDICAS Y TRAUMATOLÓGICAS

ROBERTO E. SICA

INTRODUCCIÓN

Múltiples son las enfermedades del sistema nervioso central (SNC) que pueden acompañarse con manifestaciones que son resorte de la ortopedia y la traumatología. Con independencia de la enfermedad de la que se trate, las alteraciones en este campo están ligadas a determinadas expresiones clínicas de aquellas patologías neurológicas, fundamentalmente a la espasticidad, la rigidez y algunos de los distintos tipos de movimientos involuntarios.

La conceptualización anterior no niega que puedan ocasionarse alteraciones traumatológicas accidentales en enfermedades del SNC; tal es el caso de fracturas producidas en una caída a causa de una crisis de epilepsia o de un síncope o de la pérdida del equilibrio por daño cerebeloso o del tronco cerebral.

ESPASTICIDAD

Generalidades

El estado del tono muscular es un signo valioso que permite, en muchas oportunidades, individualizar el sitio de lesión del SNC en el que produjo el cambio.

 En el caso de la espasticidad, el tono muscular se eleva debido a la exaltación del reflejo miotático o de estiramiento.

Este reflejo, que se inicia y finaliza en el mismo músculo en el que es evocado por la tracción brusca de su tendón, tiene como receptor al huso neuromuscular, formación músculo-fibrosa donde se alojan 6 a 12 fibras musculares (**fig. 40-1**).
—

Las fibras musculares intrafusales son de dos tipos: el primero denominado fibras "en saco", abultadas en su centro, en el que se acumulan los núcleos y donde no existe tejido contrác-

til, y más delgadas en sus extremos en los que sí existen filamentos de miosina y actina que permiten la contracción de esos segmentos. El segundo tipo de fibra muscular intrafusal está constituido por células musculares alargadas, denominadas "fibras en tubo".

Ambos tipos de fibras están inervados por las neuronas situadas en el asta anterior de la médula, que son las que regulan su estado de tensión y, por ello, la sensibilidad del receptor al estímulo que lo activa (el estiramiento del músculo). La particularidad de las fibras musculares intrafusales "en saco" es que tienen capacidad para contraerse solo en sus extremos, no en su centro; justamente este se halla rodeado por las fibras Ia (véase **fig. 40-1**), que son los axones que llevan a la médula la información del estado de tensión de las fibras musculares intrafusales.

Los axones Ia, cuyas neuronas se alojan en el ganglio de la raíz posterior, una vez que han alcanzado la médula espinal hacen sinapsis directa con las motoneurona α, que son el origen de los axones que inervan a las fibras musculares esqueléticas extrafusales (**fig. 40-2**). Lo dicho anteriormente vale como concepto (véase **fig. 40-1**).

Por otra parte, las fibras Ia, además de hacer contacto monosináptico con las motoneuronas α del músculo del que han partido, envían prolongaciones a neuronas antagonistas que podrían oponerse al movimiento en ejecución (**fig. 40-3**); se llama a ello "inhibición recíproca", puesto que, mientras el músculo que ha sido estirado se contrae, su antagonista simultáneamente inhibe su contracción. Este circuito es el que hace que, al estirar bruscamente un músculo percutiéndolo con un martillo de reflejos, no solo se ocasione el estiramiento del músculo sino también el de los husos neuromusculares situados en él; dentro de ellos se distenderá la porción media de las fibras intrafusales "en saco", que no es contráctil y a cuyo derredor se arrolla la mayor proporción de las terminaciones de las fibras Ia. Ese cambio es suficiente para que se abran los canales de Na^+ y Ca^{++} en la terminal de los axones Ia y se gaste

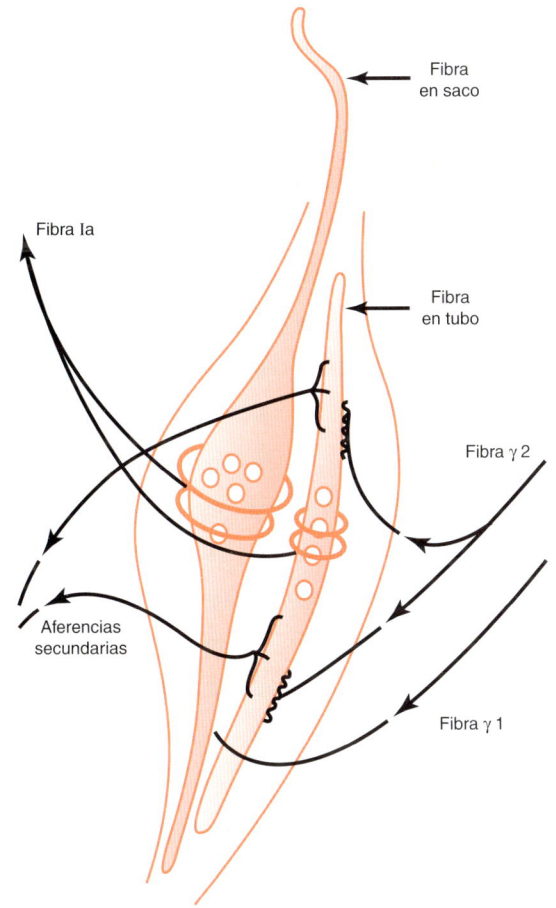

FIG. 40-1. Esquema simplificado del huso neuromuscular.

un potencial de acción que transcurrirá por las fibras Ia hasta alcanzar las motoneuronas α, a las que excitará y las que, a través de sus axones, harán que se contraigan las fibras musculares esqueléticas extrafusales (véanse **figs. 40-2** y **40-3**).

 La espasticidad se debe a la exageración de la respuesta refleja miotática y, al menos parcialmente, a la cocontracción de músculos agonistas y antagonistas.

Cuando el daño se asienta de manera predominante en la corteza cerebral, en las neuronas que son el origen de esas vías, la espasticidad predomina en músculos extensores; en esas circunstancias, los miembros superiores y los inferiores están extendidos a lo largo del cuerpo, mientras que el cuello y la cabeza se arquean hacia atrás.

Cuando la lesión se ubica en el transcurso de las vías de proyección motoras, la espasticidad es mayor en los grupos flexores de los miembros superiores en los que los antebrazos se flexionan sobre los brazos, las manos se cierran y se flexionan sobre los antebrazos y ambos miembros superiores tienden situarse sobre el pecho, en tanto que los miembros inferiores se mantienen estirados.

—

Estos estados se denominan de descerebración o de decorticación, respectivamente; sus causas son varias: las de mayor frecuencia son los traumatismos craneoencefálicos, los acci-

dentes cerebrovasculares extensos y el incremento de la presión intracraneal de cualquier origen.

 El grado de espasticidad depende de la celeridad del movimiento: cuanto más rápido sea el estiramiento del músculo, más en evidencia se pondrá aquella.

—

Semiológicamente, la valoración de la espasticidad depende de la velocidad con la que se estire el músculo en estudio; si se lo hace lentamente, el músculo se elongará con relativa facilidad; por el contrario, si se lo hace bruscamente, el músculo se contraerá oponiéndose al estiramiento. En la espasticidad marcada puede suceder que, al estirar el músculo, se alcance un momento en que ello ya no resulte posible debido a la resistencia que opone; en esas circunstancias puede acontecer que, súbitamente, se relaje y permita su total elongación; este fenómeno es conocido como el reflejo de "la navaja" y se debe a la activación de los husos tendinosos de Golgi (véase **fig. 40-2**). El umbral de excitación de los husos de Golgi es más alto que el de los husos neuromusculares; de allí, entonces, la secuencia: primero, la espasticidad por la activación de los husos neuromusculares (reflejo miotático) y luego la relajación muscular por la puesta en función de los husos de Golgi (reflejo de "la navaja").

Existen varias escalas clínicas capaces de evaluar el grado de espasticidad; la empleada más asiduamente, por su sencillez y el escaso tiempo que demanda su implementación, es la de Ashworth (**cuadro 40-1**).

Alteraciones ocasionadas por la espasticidad de interés en ortopedia y traumatología

Como se comprende, las causas de espasticidad son múltiples: las lesiones del parto; las perinatales; las enfermedades degenerativas primarias del SNC, tales como la paraplejia espástica hereditaria, la esclerosis lateral primaria, las atrofias multisistémicas, la esclerosis lateral amiotrófica y otras; las debidas a intoxicaciones, como el fabismo; las ocasionadas por infecciones, como las causadas por los virus HTLV I y II; las vasculitis y granulomatosis del SNC; la esclerosis múltiple, las meningitis; las alteraciones vasculares isquémicas o hemorrágicas; los tumores de encéfalo; los traumatismos craneoencefálicos; las lesiones de la médula espinal y otras. Todas ellas comprometen vías de proyección que manifiestan su daño mediante la espasticidad.

Desde el punto de vista de la ortopedia y la traumatología es posible definir patrones de espasticidad en miembros superiores e inferiores. Los más habituales son:

- **Hombro en aducción.** Cuando la lesión es bilateral y existe parálisis de los bíceps, los miembros superiores cuelgan a los costados del tórax y dan lugar al "síndrome del hombre en el barril".
- **Codo en flexión.** Se debe a la espasticidad del bíceps y de los supinadores.
- **Mano en flexión palmar.** Se debe a la espasticidad de los músculos flexores ubicados en el antebrazo; puede acompañarse con rotación del antebrazo por contracción sostenida de los pronadores. La mano tiende a cerrarse y a adoptar la posición en "garra".
- **Flexión de la cadera.** Los músculos que desempeñan el papel principal son el psoas-ilíaco, el cuádriceps y los aductores del muslo.
- **Rodilla en extensión o en flexión.** En la extensión, el músculo predominante espástico es el cuádriceps, aunque también participan otros músculos del muslo y de la cadera. En la fle-

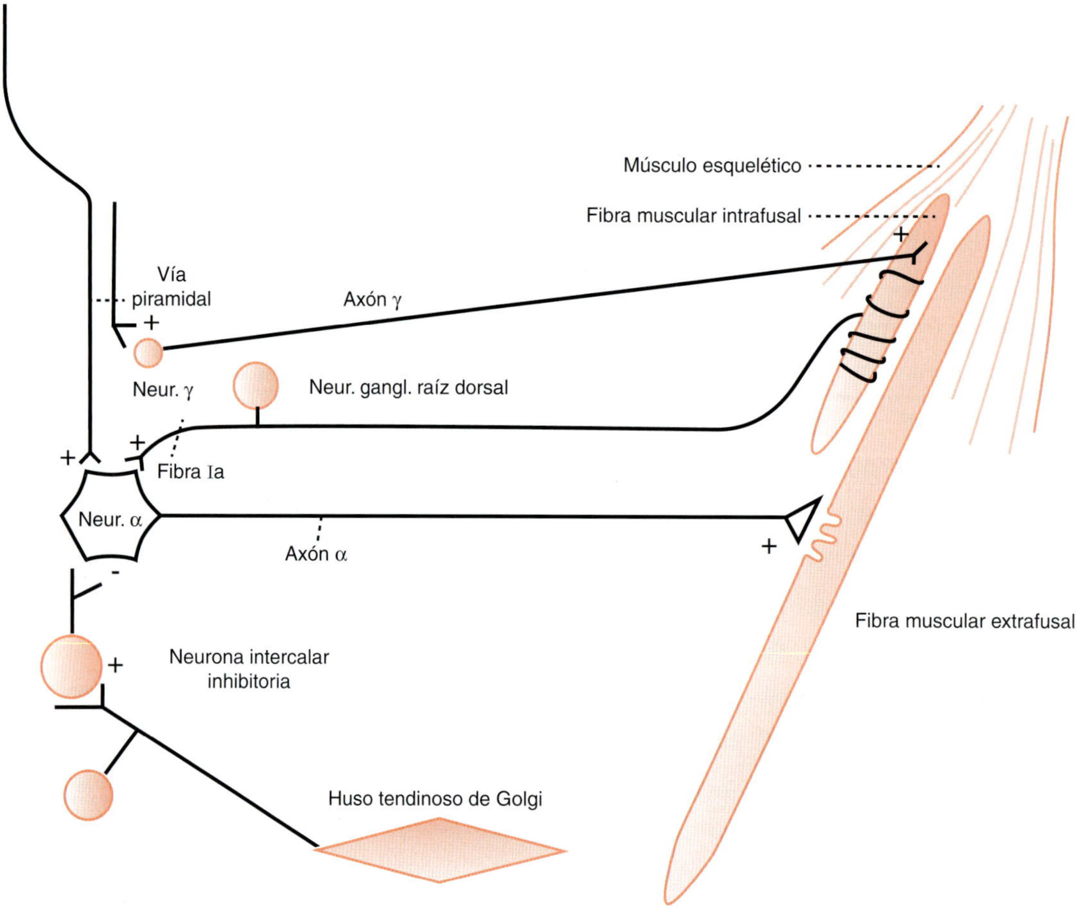

Músculo esquelético ············

Fibra muscular intrafusal ··········

Vía piramidal

Axón γ

Neur. γ

Neur. gangl. raíz dorsal

Fibra Ia

Neur. α

Axón α

Fibra muscular extrafusal

Neurona intercalar inhibitoria

Huso tendinoso de Golgi

FIG. 40-2. Esquema simplificado del reflejo miotático y del reflejo de "la navaja". El signo (+) significa excitación, el signo (–) señala inhibición.

xión, los músculos principalmente comprometidos son los isquiotibiales y el tríceps sural.

- **Pie en flexión dorsal.** Está dado por la espasticidad del tríceps sural.

Enfoque terapéutico

La terapéutica de la espasticidad es compleja. Necesita combinar procedimientos médicos, fisiátricos y quirúrgicos.

La **terapéutica farmacológica** emplea drogas denominadas genéricamente como antiespásticos. Tres son las principales, el baclofeno, la tizanidina y el dantroleno.

El **tratamiento fisiátrico** buscará rehabilitar posturas y funciones, empleando la kinesioterapia, las ortesis que fueren necesarias y utilizando los métodos de inhibición de espasticidad (Kabat, Bobath, etc.).

El **tratamiento quirúrgico** tratará de alinear segmentos de los miembros que se hayan deformado. La elongación tendinosa quirúrgica es la técnica de empleo más habitual; también es posible recurrir a la tenotomía o a la neurectomía con la finalidad de hacer menor la tensión muscular. Otras medidas son la transferencia tendinosa y la relocalización de articulaciones que se hubieren deformado. La osteotomía correctora destinada a alinear un eje desviado y las artrodesis que prevengan la progresión de la deformación son otras opciones. La artrodesis no debe ser la primera opción.

Ingresan, también, dentro del área quirúrgica terapéutica la fenolización de raíces y la rizotomía selectiva posterior; estos dos últimos procedimientos tienen por finalidad interrumpir el arco del reflejo miotático. Otras opciones son la colocación de electrodos de estimulación intratecales, ubicados sobre las meninges que cubren el cordón posterior de la médula espinal, y la implantación de la bomba de baclofeno.

RIGIDEZ

Generalidades

La rigidez es ocasionada habitualmente por alteraciones que afectan los núcleos de la base del cerebro, conocidas genéricamente como enfermedades extrapiramidales, o por el empleo prolongado de agentes psicotrópicos con efectos antidopaminérgicos, tales como el haloperidol.

—

Su causa es compleja; en esencia resulta posible decir que la reducción en la producción del mediador dopamina quiebra el equilibrio entre función dopaminérgica y colinérgica a nivel de los ganglios basales, y hace que esta última predomine.

Todas esas alteraciones se identifican por el incremento en el tono muscular que no depende del movimiento; por otra parte, a diferencia de la espasticidad, la rigidez afecta por igual

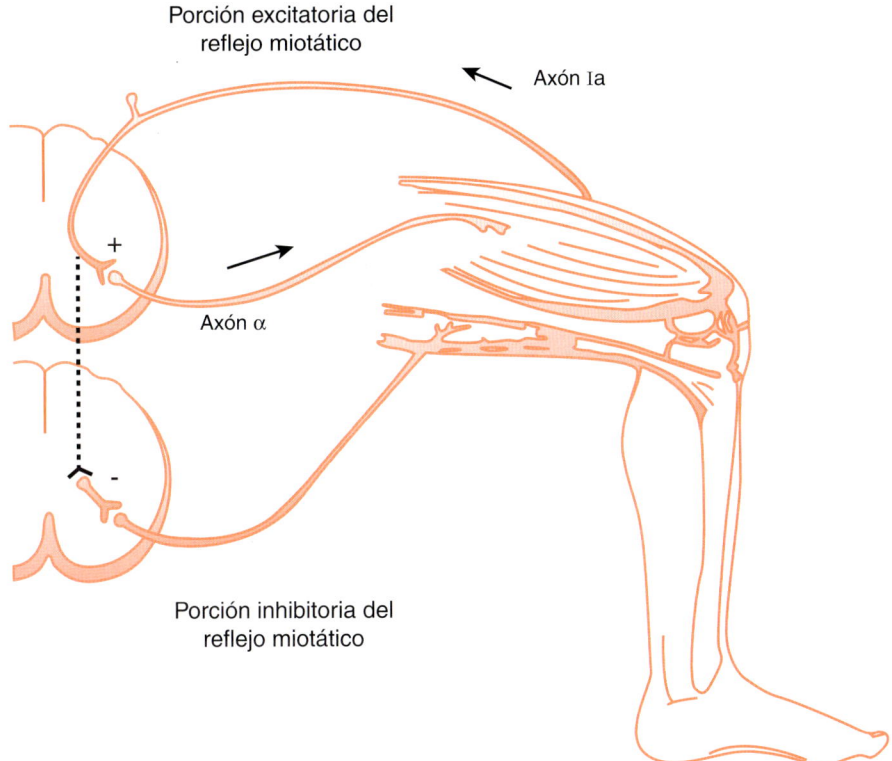

FIG. 40-3. Esquema simplificado del reflejo miotático. Sus porciones excitatoria e inhibitoria.

a grupos musculares flexores y extensores y no está relacionada con la celeridad del movimiento.

Su presencia puede, semiológicamente, ser mejor apreciada imponiendo al grupo muscular en estudio, de manera pasiva, una elongación lenta. Una de las características de la rigidez es que puede ser exacerbada por la producción de movimientos del miembro homónimo contralateral (signo de Froment) o por el del miembro remanente homolateral (signo de Noika).

En ocasiones, superpuesto a la rigidez, es posible hallar temblor o el fenómeno de la "rueda dentada" en muñeca y codo, particularmente en la enfermedad de Parkinson. Los movimientos voluntarios, todos ellos, son lentos y dubitativos; la marcha se hace a pasos cortos; la escritura es de letra muy pequeña y mal dibujada; la voz es de tono bajo. Todo ello configura el síndrome aquinético-rígido.

Varias son las enfermedades capaces de mostrar los signos y síntomas generales arriba señalados; las de más asidua presentación son:

- Enfermedad de Parkinson.
- Parálisis supranuclear progresiva.
- Atrofia multisistémica.
- Enfermedad de Huntington o corea mayor.
- Degeneración corticobasal.
- Multiinfarto cerebral.

CUADRO 40-1. ESCALA DE ESPASTICIDAD DE ASHWORTH

Escala de espasticidad de Ashworth	
Nivel 1	Sin aumento del tono muscular
Nivel 2	Ligero aumento del tono muscular que produce un sorpresivo freno en el movimiento, que rápidamente desaparece
Nivel 3	Mayor aumento del tono muscular que aún permite toda la excursión del movimiento
Nivel 4	Aumento considerable del tono muscular que hace difícil el estiramiento total del músculo
Nivel 5	Incremento del tono muscular que solo permite una corta elongación. Posibilidad de que se presente el reflejo de "la navaja"

- Enfermedad de Wilson.
- Calcificación o siderosis primaria o secundaria de los núcleos de la base.

El diagnóstico de todas las enfermedades listadas es básicamente clínico. En algunas de ellas, las imágenes, en particular la RM, pueden ser de alto valor; tal el caso de la enfermedad vascular cerebral que lleva al multiinfarto, el hidrocéfalo de presión normal y la calcificación o siderosis de los núcleos de la base.

El laboratorio sirve de ayuda en ocasiones; un ejemplo es la mensura de la concentración de la ceruplasmina en sangre en la enfermedad de Wilson. En las demás, las imágenes y el laboratorio pueden ser de utilidad pero no suficientes para la obtención del diagnóstico definitivo, que sigue reposando en la impresión clínica.

Alteraciones ocasionadas por la rigidez de interés en ortopedia y traumatología

Los trastornos de la postura son frecuentes en el síndrome aquinético-rígido; entre el 18 y el 41% de estos pacientes los padecen. La cabeza se inclina hacia adelante y el cuerpo tiende a encorvarse en el mismo sentido desarrollando una cifosis prominente acompañada de algún grado de escoliosis. Esta actitud da lugar a la aparición de la "camptocormia" o "síndrome de la columna arqueada" (SCA), que puede definirse como una flexión anormal del tronco en la posición erecta, que aumenta durante la marcha y desaparece en posición supina.

Entre las entidades caracterizadas por rigidez, el SCA es más frecuente en la de Parkinson, debido a la distonía axial que hace que los músculos paravertebrales (erectores de la columna) se vuelvan débiles frente al predominio de la acción de los músculos abdominales.

Finalmente, estos pacientes están sometidos a caídas frecuentes; es característico que sean hacia adelante o hacia los costados en la enfermedad de Parkinson y hacia atrás en la parálisis supranuclear progresiva.

Si bien el tratamiento médico y la administración de toxina botulínica, con la ayuda de la rehabilitación kinesiológica, son los argumentos terapéuticos de mayor valor en las alteraciones arriba señaladas, en oportunidades cualquiera de ellas puede requerir la ayuda de la ortopedia.

En las cifosis y en el SCA, la vigilancia de la médula espinal es de capital importancia debido al posible compromiso de ella o de sus raíces; aún más cuando al SCA se suman la existencia de canales vertebrales estrechados, cervical o dorsal, o protrusiones discales que puedan contribuir al desarrollo de compresión medular o radicular. Las deformaciones de los miembros, manos y pies, pueden resultar dolorosas, causar subluxaciones, fracturas o constituir la causa de lesiones tróficas de los tejidos blandos en la cercanía de articulaciones deformadas o en la palma de la mano o en los dedos del pie. Además, las caídas frecuentes pueden dar lugar a diferentes tipos de fracturas; en todas estas circunstancias, la intervención quirúrgica ortopédica correctora de, al menos, parte de la deformación, o reparadora de la fractura es capaz de mejorar la calidad de vida de esos enfermos.

DISTONÍAS

Generalidades

Las distonías pueden ser definidas como enfermedades en las que se establecen contracciones musculares sostenidas que frecuentemente causan torsiones de un miembro o del tron-

co y pueden acompañarse con movimientos repetidos y posturas anormales; pueden ser generalizadas o focales. La más frecuente de todas ellas es la cervical (tortícolis), que es capaz de formar parte de una distonía generalizada o estar limitada al cuello.
—

En neurología, el término "distonía" es amplio: puede emplearse para una forma específica de movimiento involuntario, puede definir un síndrome en el que participan diferentes signos y síntomas o utilizarse para individualizar una enfermedad particular.

Las distonías pueden ser agrupadas de la forma siguiente:

- **Primarias:**
  - Generalizadas (distonía musculorum deformans, distonía de torsión), hereditaria (herencia autosómica dominante), esporádica.
  - Focales: craneal (síndrome de Meige), tortícolis espasmódica, síndrome del escribiente.
- **Secundarias:**
  - Con defecto metabólico conocido (enfermedad de Wilson).
  - Con defecto metabólico no conocido adecuadamente (enfermedad de Hallevorden-Spatz, ataxia telangiectásica, necrosis de los ganglios basales, neuroacantocitosis, lipofucsinosis ceroidea, enfermedad de Leigh).
  - Enfermedades primariamente degenerativas del SNC (enfermedad de Parkinson, enfermedad de Huntington o corea mayor, atetosis, etc.).
  - Enfermedades secundariamente degenerativas del SNC (postraumatismo de cráneo, anoxia perinatal, multiinfartos cerebrales, tumores cerebrales, posencefalitis, esclerosis múltiple, empleo prolongado de neurolépticos).
- **Psicógenas:**
  - Alteraciones de la personalidad: conversiva, síndrome bipolar, esquizofrenia.
- **Enfermedades que simulan distonía:**
  - Ortopédicas: subluxación atlantoaxoidea.
  - Neurológicas: tumores de fosa posterior, hemianopsias, estrabismo.
  - Posturales: posición anormal intraútero, lesión muscular congénita del cuello.

El diagnóstico vuelve a ser fundamentalmente clínico. El laboratorio y las imágenes son de ayuda, aunque debe cuidarse meticulosamente el tipo de estudio que se requerirá, que debe ser guiado por la impresión clínica que se haya obtenido luego del examen puntilloso del paciente. Cobra valor la exploración genética en el caso de dolencias con conocida carga hereditaria, tal como acontece con la enfermedad de Huntington.

Alteraciones ocasionadas por las distonías de interés en ortopedia y traumatología

El tratamiento de estas enfermedades es, en la mayor parte de los casos, frustrante para el médico y el paciente. Algunas de ellas pueden ser mejoradas con tratamiento farmacológico adecuado; unas pocas lo son francamente, como la enfermedad de Wilson, empleando quelantes del cobre.

Las focales pueden ser aliviadas con la inyección de toxina botulínica en los grupos musculares afectados; sirvan de ejemplo la tortícolis espasmódica y el calambre del escribiente.

Los movimientos bruscos e intensos repetidos y las posiciones axiales o apendiculares viciosas pueden conducir a alteraciones articulares o de la columna vertebral, a la aparición de protrusiones discales, a luxaciones o subluxaciones vertebrales y de otras articulaciones, registrándose en casos extremos fracturas óseas, compresiones de la médula espinal o de las raíces que de ella emergen, todo lo cual requiere al ortopedista para su corrección.

En particular, es de suma importancia tener presente la posibilidad del daño medular y radicular traumático, que es de presentación relativamente frecuente en este tipo de patología, sobre todo en la torticolis espasmódica, enfermedad de mayor prevalencia dentro del grupo.

SÍNTESIS CONCEPTUAL

– Muchas enfermedades del SNC pueden acompañarse de manifestaciones en el aparato musculoesquelético y deben ser tratadas por distintas especialidades, entre ellas, la ortopedia y la traumatología.
– Las expresiones clínicas de algunas patologías neurológicas pueden presentar espasticidad, rigidez y algunos de los distintos tipos de movimientos involuntarios e incluso accidentes traumatológicos
– La espasticidad presenta características musculares y celulares particulares. También, dependiendo de los grupos musculares involucrados, pueden identificarse patrones.
– El grado de la espasticidad se mide con la escala de Ashworth.
– La terapéutica de la espasticidad combina procedimientos médicos, fisiátricos y quirúrgicos.
– Las rigideces son conocidas genéricamente como enfermedades extrapiramidales y afectan por igual a grupos musculares flexores y extensores.
– Para el cuidado del paciente, es relevante la vigilancia de la médula espinal si se asocia a canal estrecho cervical o dorsal durante el SCA.
– Las distonías son enfermedades en las que se reconocen contracciones musculares sostenidas que pueden ocasionar torsiones generalizadas o focales, como la cervical o tortícolis.
– Es de suma importancia la vigilancia del posible daño medular o radicular.

MIELOMENINGOCELE

SILVIA RECINIELLO Y MARIO LAMPRÓPULOS

DEFINICIÓN

Es una malformación congénita que consiste en un defecto en los arcos vertebrales y de la médula espinal, que se caracteriza por falta de fusión de los arcos mencionados con displasia de la médula misma.

Patología que surge de un defecto en el desarrollo del tubo neural. Literalmente, un mielomeningocele (MMC) es una estructura similar a un "saco" con contenido de líquido cefalorraquídeo (LCR) y tejido nervioso en su interior.

 El meningocele es un cuadro de falta de los arcos vertebrales con un saco meníngeo visible en el canal raquídeo. El sistema nervioso se encuentra afectado en el sector de la lesión y debajo de él.

Es una patología que no afecta al sistema nervioso únicamente, sino también a otros sistemas como el urinario, el intestinal y el musculoesquelético.

—

PATOGENIA

Con respecto al desarrollo embrionario, se forma a partir de una estructura tubular (neurulación) y el cierre de esa estructura se completa mediante el cierre del neuroporo caudal y craneal hacia los días 24.º o 26.º de gestación. La causa exacta del mielomeningocele se desconoce hasta la actualidad; no obstante, se postulan dos teorías.

La teoría "primogénita" hace referencia a la falta de cierre del tubo neural entre la 3.ª y la 4.ª semanas de gestación (teoría de falta de cierre).

En la actualidad, la teoría más firme describe que se produce la rotura de un tubo neural previamente cerrado a consecuencia de un desequilibrio entre la producción y el drenaje de líquido cefalorraquídeo con el aumento de la presión e hidrocefalia concomitante; esto ocurriría entre la 5.ª y 8.ª semanas de gestación (teoría de la ruptura).

INCIDENCIA

 El mielomeningocele es la segunda discapacidad motora funcional en los niños, luego de la parálisis cerebral, y el segundo defecto congénito, luego del síndrome de Down.

—

En recientes publicaciones se ha observado en los Estados Unidos una frecuencia de 1,22 pacientes por cada 1000 nacidos vivos. En la Argentina no hay cifras actualizadas, pero los últimos estudios mostraron 0,97 por cada 1000 nacidos vivos.

Se ha comprobado que la incidencia entre hermanos es significativamente mayor que en el resto de la población y presenta un patrón de herencia multifactorial.

Se encontró una correspondencia entre un riesgo aumentado de padecer la enfermedad y niveles bajos de folato en la sangre de la madre, por lo que la Food and Drugs Administration (FDA, Administración de Fármacos y Alimentos de los Estados Unidos) recomienda la suplementación con ácido fólico antes de la concepción y en las primeras semanas del embarazo.

También existe una relación entre la patología y el embarazo gestado por padres maduros, así como el primer embarazo en una madre muy joven.

CLASIFICACIÓN ANATOMOPATOLÓGICA DE LA LESIÓN

Desde el punto de vista anatomopatológico, el paciente puede presentar: espina bífida oculta, menigocele o menigomielocele.

- **Espina bífida oculta:** defecto de formación del arco posterior vertebral sin manifestaciones clínicas, que ocasionalmente puede presentar –en el nivel de la lesión– lipomas, manchas cutáneas e hipertricosis localizada. Consiste en la falta de unión de los arcos vertebrales posteriores, que no se acompaña de hernia de la médula ni sus envolturas. Generalmente es un hallazgo radiológico.
- **Meningocele:** es una displasia de los arcos posteriores con protrusión de las meninges a través de la brecha ósea, dando lugar a una masa voluminosa en la línea media dorsal, generalmente revestida por piel normal. Excepcionalmente da síntomas neuromusculares, urinarios y gastrointestinales (**fig. 41-1 A** y **B**).
- **Mielomeningocele:** en este caso, la falta de unión de los arcos posteriores se asocia con la hernia de las meninges de la médula y de las raíces nerviosas. La pared del saco herniario está formada por médula y los nervios paraespinales adheridos a las meninges y la piel. La lesión en muchos casos se encuentra revestida por una fina membrana y en otros casos la médula se encuentra al descubierto.

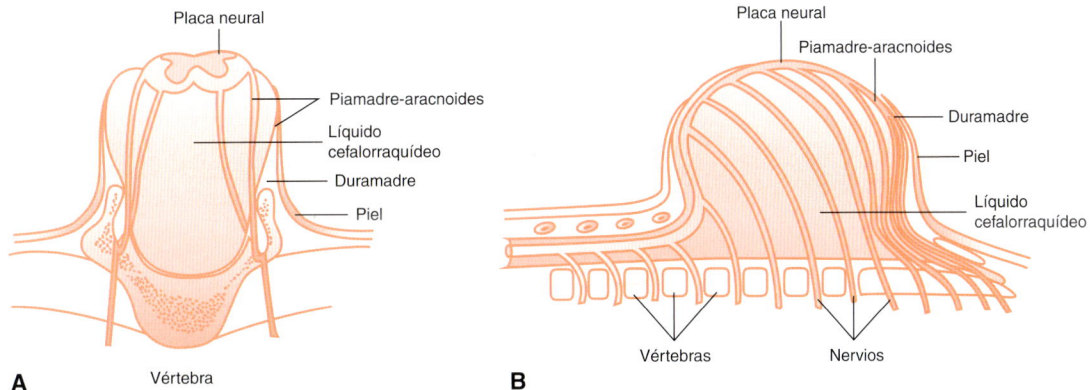

FIG. 41-1. Esquemas de la formación del MMC y sus componentes. **A.** Vista transversal. **B.** Vista longitudinal.

DIAGNÓSTICO PRENATAL

El diagnóstico prenatal puede ser hecho por ecografía y determinación de alfafetoproteínas (AFP), primero en el suero de la madre y luego en el líquido amniótico obtenido por amniocentesis. También es de valor diagnóstico la determinación de acetilcolinesterasa en el líquido amniótico.

Al realizarse la amniocentesis se debe investigar el cariotipo en búsqueda de alteraciones, dada la frecuente relación de esta enfermedad con otras patologías congénitas.

Por ecografía longitudinal y transversa a menudo se verifica el defecto de los arcos vertebrales y el saco del meningocele.

Con ambas técnicas combinadas se obtiene el diagnóstico de certeza en un 94%.

LESIONES ASOCIADAS

Esta enfermedad se asocia frecuentemente a otras patologías.

Malformación de Arnold-Chiari

Es un hallazgo común y la malformación del tipo II con desplazamiento del bulbo raquídeo en el canal medular cervical es la más común. Cursa con lesión de los pares craneales bajos.

Generalmente, la derivación ventrículo-peritoneal deja al paciente asintomático haciendo innecesaria la descompresión quirúrgica para resolver la hidrocefalia.

Médula anclada

Ocurre en pacientes en quienes la médula espinal queda adherida al tejido que la rodea. Al crecer el niño, la médula se estira con su consiguiente daño neurológico.

La cirugía de desanclaje deberá realizarse lo antes posible para disminuir el daño neurológico futuro.

TRATAMIENTO

Las deformidades de la cadera se relacionan con el nivel neurológico de la lesión. Antes, las alteraciones en la cadera a menudo eran sobretratadas.

Las deformidades de la cadera que podemos encontrar son contractura en flexión, contractura en aducción, contractura en rotación externa, contractura en abducción e inestabilidades de esta (**fig. 41-2 A** y **B**).

La contractura en flexión fija de cadera aumenta con el tiempo y puede requerir cirugía.

Las luxaciones de cadera son comunes en esta patología, por el desequilibrio muscular que presenta, pero esto no afecta para caminar.

 Las indicaciones quirúrgicas incluyen la displasia de cadera y oblicuidad pélvica que hacen difícil sentarse e inmanejable el cuidado de la piel.

—

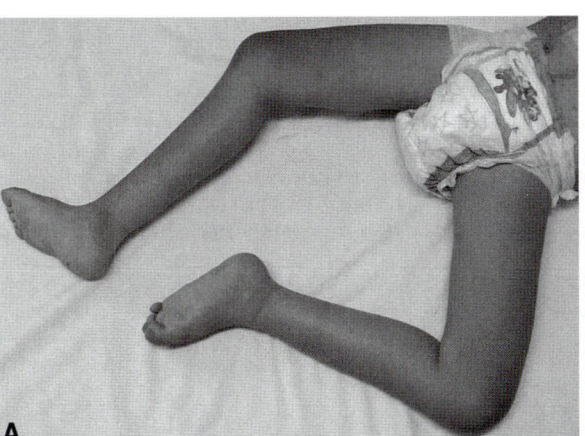
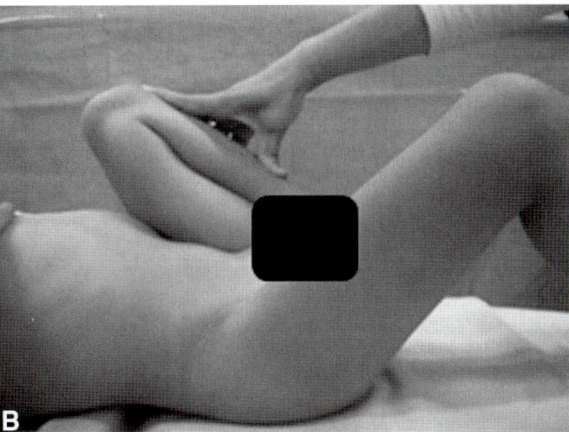

FIG. 41-2. A y **B.** Deformidades de la cadera. (Véase esta figura en **Láminas en color**).

Son frecuentes las complicaciones quirúrgicas, que incluyen deformidades recidivantes, rigidez, fractura patológica y úlceras superficiales.

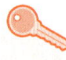 La rodilla es probablemente la articulación clave para la marcha y, por lo tanto, sus deformidades tienen un gran efecto sobre la deambulación; las más frecuentes se producen en flexión (80%). —

La causa más común es la presencia de la flexión fija de cadera asociada a la posición fetal y a la exagerada tensión de la banda iliotibial y los isquiotibiales.

El tratamiento de este tipo de contractura consiste en la elongación fisiooterapéutica pasiva y el mantenimiento con unas ortesis largas o yesos seriados, lo cual es eficaz en niños pequeños o cuando la contractura es menor de 30°. En caso de no ser posible corregir o mantener, se indica liberación quirúrgica de todos los tendones y capsulotomía posterior; en ciertas circunstancias, cuando se trata de niños más grandes o de deformidades graves en flexión, se realiza la osteotomía femoral distal.

La contractura en extensión es otra deformidad de la rodilla, aunque aparece en porcentaje menor.

El tratamiento inicial consiste en movilizaciones pasivas y manteniendo con ortesis o yesos; si no es posible la reducción, se realizará elongación quirúrgica del tendón cuadricipital y sartorio.

 Las deformidades de los pies se manifiestan en forma frecuente (63%). Pueden presentarse como equinovaro supinado, talo valgo, astrágalo vertical y pie calcáneo, dependiendo en gran medida de los músculos paralíticos comprometidos. —

El objetivo del tratamiento es lograr un pie plantígrado para una correcta deambulación.

El tratamiento en los primeros meses de vida consiste en manipulaciones pasivas suaves y mantenimiento con ortesis de polipropileno o yesos seriados bien acolchados, teniendo cuidado con las úlceras por decúbito que pudieran aparecer por la falta de sensibilidad que estos pacientes presentan.

En el momento de la bipedestación, de no ser corregido, cuando la deformidad es importante se realizará el tratamiento quirúrgico correspondiente a cada deformidad.

En pacientes mayores es frecuente ver la deformidad en valgo del tobillo; se manifiesta con úlceras por decúbito en pacientes deambuladores en la zona cercana a los maléolos. Esta deformidad se debe a una deficiencia del músculo sóleo con el crecimiento ponderal y el consiguiente acortamiento del maléolo peroneo en relación con el maléolo tibial. En este caso debe ser tratado quirúrgicamente ya que la presencia de las lesiones ulcerosas así como la dificultad de utilizar un calzado adecuado le limitan la deambulación.

Tratamiento con ortesis

 Para que estos niños puedan deambular y tengan una vida independiente es necesario proveerlos de ortesis, pero para utilizarlas es importante que se encuentren libres de deformidades. —

Es requisito importante que el paciente presente un control normal de su cabeza, un balance del tronco y los miembros superiores con suficiente función para manejar bastones o andador dependiendo de los requerimientos del paciente; a su vez son necesarios un aceptable nivel intelectual y la colaboración de los padres.

La indicación de las ortesis depende del nivel neurológico del niño. En ocasiones, la indicación está influida por otros factores pero, en líneas generales, puede decirse que el nivel torácico requiere una ortesis reciprocadora: el nivel lumbar alto, ortesis largas con cinturón pélvico; el nivel lumbar bajo (L3, L4, L5), ortesis cortas por debajo de la rodilla; el nivel sacro igual que el anterior o calzado adecuado. Las ortesis se están confeccionando en materiales livianos para facilitar la deambulación. Pueden ser de polipropileno o de carbono, según los requerimientos de cada paciente, con las articulaciones de aluminio.

Es importante tener en cuenta que las ortesis no corrigen deformidades.

En la edad de crecimiento se utilizan ortesis nocturnas para mantener alineados los pies o las rodillas, o ambos, según cada paciente en particular. El uso de silla de ruedas debe desalentarse, salvo para trayectos muy largos. Esta debe ser ultraliviana y con ruedas autopropulsables para que el paciente tenga mayor independencia.

Las fracturas en estos pacientes son frecuentes (25%) ante traumatismos mínimos y maniobras intempestivas. El tiempo de inmovilización debe ser el más corto posible.

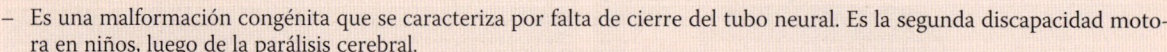

SÍNTESIS CONCEPTUAL

- Es una malformación congénita que se caracteriza por falta de cierre del tubo neural. Es la segunda discapacidad motora en niños, luego de la parálisis cerebral.
- Se asocia con la herniación de las meninges de la médula y de las raíces nerviosas. La lesión en muchos casos se encuentra revestida por una fina membrana; en otros, la médula se encuentra al descubierto, por lo que se debe hacer el cierre del defecto lo antes posible luego del nacimiento.
- Pueden presentarse lesiones asociadas, como hidrocefalia, malformación de Arnold-Chiari y médula anclada.
- Según el nivel neurológico de la lesión, presentará lesiones en pie, rodilla y cadera.
- El objetivo del tratamiento es que el paciente sea funcional para deambular según el nivel neurológico afectado o se encuentre alineado en la silla de ruedas.
- El paciente debe realizar desde el nacimiento tratamiento de rehabilitación kinesiológica y ser controlado por un equipo integrado de especialistas, desde pediatra como jefe del equipo hasta neurocirujano, urólogo, traumatólogo y ortopedista, kinesiólogo y ortesista.

PARÁLISIS CEREBRAL. POLIOMIELITIS ANTERIOR AGUDA

ALFREDO GUERRINI Y JUAN C. COUTO

42-1. PARÁLISIS CEREBRAL

DEFINICIÓN

Es la condición resultante de un daño producido a un sistema nervioso central (SNC) en desarrollo; esto produce alteraciones en los movimientos y la postura, las cuales son permanentes y modificables.

—

Globalmente referida como encefalopatía secuelar, se caracteriza por ser secundaria a una noxa, así como no progresiva.

HISTORIA

Descrita en 1862 por el Dr. William John Little en la presentación científica efectuada ante la Sociedad de Obstetricia de Londres, se refiere a la evolución natural de niños que sufrieron "... la influencia de una labor dificultosa, mal parto, prematurez y asfixia neonatal, en relación con las condiciones físicas, mentales y, especialmente, con sus deformidades...", descripción que caracterizó lo que sería llamada por mucho tiempo como "enfermedad de Little".

Luego, en 1897, Sigmund Freud la caracterizaría como trastornos visuales, epilepsia y retardo mental.

FRECUENCIA Y PRESENTACIÓN

Según estadísticas provistas por la OMS, la parálisis cerebral (PC) afecta a 2-5 por mil de nacidos vivos. Se reconoce un incremento de la frecuencia de su presentación pese a la mejor calidad de atención y al diagnóstico perinatal.

—

Presenta una relación directamente proporcional al menor peso y tiempo gestacional. Refiere que recién nacidos de menos de 1500 g presentan una frecuencia 25 a 30 veces mayor de posibilidades de desarrollar una encefalopatía secuelar con trastornos neuromotores.

CAUSAS ETIOLÓGICAS

Actualmente, la condicionante genética prenatal se considera la causa etiológica más determinante.

PRESENTACIÓN CLÍNICA

Se caracteriza por un retardo en la adquisición de las pautas madurativas, y puede presentarse una hipotonía generalizada en los primeros meses de vida.

Con el tiempo, se desarrollan alteraciones del tono muscular y puede llegar a conformar un cuadro definido; por ejemplo, el más característico es el de espasticidad con signos de piramidalismo (con hiperreflexia, clonus y signo de Babinsky) o, en el del cuadro extrapiramidal, la expresión distónica.

Principales tipos y grado de compromiso

- **Encefalopatía secuelar de tipo espástica o piramidal:** condición resultante de una respuesta aumentada al fenómeno o reflejo de estiramiento, determinada por la flexoextensión pasiva a través de una articulación.
- **Diparesia:** mayor compromiso de los miembros inferiores que de los superiores.
- **Hemiparesia:** compromiso de un hemicuerpo.
- **Cuadriparesia:** compromiso generalizado.
- **Encefalopatía secuelar de tipo discinésica o extrapiramidal:** movimientos anormales que se evidencian cuando el enfermo inicia un movimiento.
- **Encefalopatías secuelares de tipo atáxicas:** son menos frecuentes.*
- **Formas mixtas:** pueden darse distintos grados de combinaciones.

FISIOPATOLOGÍA DE LAS DISFUNCIONES NEUROMUSCULARES

 La actividad neurológica inapropiada podrá expresarse con un tono muscular anormal, por ejemplo el de la espasticidad, con el característico desbalance muscular entre agonistas y antagonistas.
—

Tal variable del equilibrio agonista-antagonista llevará a una alteración del crecimiento muscular, el cual se expresa clínicamente con una movilidad articular limitada.

Además de trastornar la funcionalidad, esos acortamientos ejercen fuerzas anormales y deforman sus estabilizadores naturales, que son los huesos.

Estas deformidades óseas conllevan una inestabilidad articular progresiva, tal como la luxación neurológica de la cadera, forma más habitualmente reconocida por la posibilidad de evolución que, de no mediar tratamiento adecuado, evoluciona a una artritis dolorosa secuelar de muy difícil resolución.

 La interpretación del cuadro clínico determinará el criterio más adecuado de la habilitación funcional, que será efectuado priorizando la funcionalización global del paciente en forma multidisciplinaria por el equipo de neurorehabilitación.
—

EVALUACIÓN SEMIOLÓGICA

Errores en el diagnóstico resultan de una inadecuada recolección de datos, y sin diagnóstico adecuado, no hay propuesta válida de tratamiento.

---

* Ataxia: (del griego, desorden). Alteración de la coordinación motriz.

 Luego de efectuada la anamnesis, que hace referencia a los antecedentes tanto heredofamiliares como de la gestación, eventuales intercurrencias, duración, forma de nacimiento y características, peso, apgar, vitalidad, succión, pautas madurativas, tiene lugar el examen físico, para el cual debe crearse el entorno más adecuado posible ya que el estrés (frío, intimidación, ruidos, etc.) es el principal desencadenante del aumento de la espasticidad.
—

Objetivos del examen físico

- Evaluación de la capacidad del control y la fuerza muscular.
- Discriminación del tipo de tono muscular (espástico, discinético o mixto).
- Consideración del equilibrio y balance corporal.
- Evaluación del grado de limitación funcional y deformidad articular.
- Reconocimiento de las deformidades de los huesos largos.

Información buscada

- Grado de extensión y tipo neurológico del compromiso.
- Capacidad de deambular o no.
- Grado de retracción tendinomuscular.

Ejemplo típico

Niño de 8 años de edad, con antecedentes de prematurez y bajo peso de recién nacido. Presenta retraso en el desarrollo madurativo. Comenzó a caminar a los 2 años y medio (cuando lo normal es desde los 11 a los 16 meses de edad). Se constata un aumento del tono muscular en los miembros inferiores, con clínica de espasticidad y que al caminar presenta equinismo de ambos pies, con rodillas y caderas en flexión (**fig. 42-1-1**).

Evaluación radiológica

Debe indicarse desde la primera consulta y mantenerse una frecuencia de control hasta determinar el riesgo de desarrollar alteraciones de congruencia articular.

Si bien el compromiso neuromotor es generalizado, el control radiológico estará enfocado en las zonas de mayor riesgo, tal como caderas, columna y pies.

En el caso de la cadera, la mensuración del porcentaje de epífisis no cubierta o de migración de Reimers es la forma habitual de referir su estabilidad articular. El valor normal referido es hasta el 25%.

Durante los primeros años de vida, el riguroso control radiológico de las caderas es una rutina obligatoria, ya que posibilita el reconocimiento temprano de una complicación habitual y grave, tal como la luxación progresiva.

CONCEPTO DE TRATAMIENTO EN LA PARÁLISIS CEREBRAL

Dada la característica sistémica de la patología permanente e irreversible, debe tratarse en forma multidisciplinaria. La consulta permanente entre las disciplinas tratantes facilitará el logro del objetivo, el cual dependerá del grado y el tipo de compromiso.

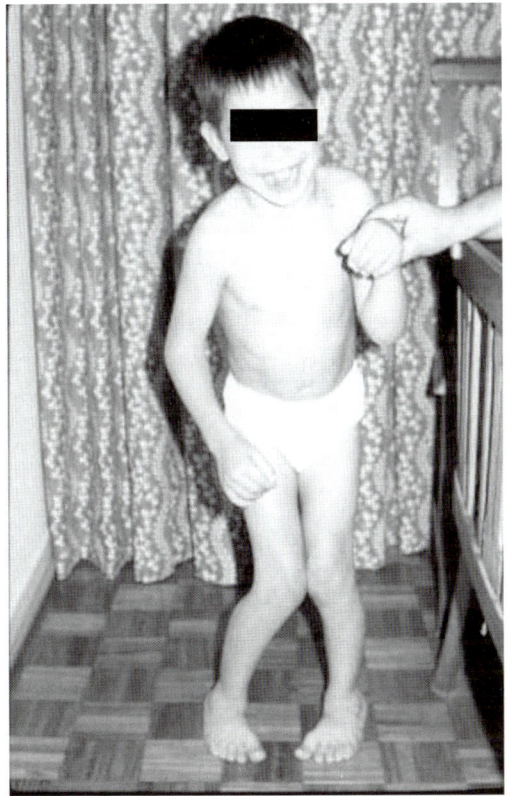

FIG. 42-1-1. Niño con una encefalopatía secuelar no evolutiva. Se observa aumento del tono muscular en miembros inferiores, equino de ambos pies, con rodillas y caderas en flexión.

ratorio, así como de la seguridad de disponer de las ortesis o férulas necesarias para mantener las correcciones obtenidas.

Es preciso efectuar todas las correcciones quirúrgicas consideradas en un mismo acto operatorio, lo cual disminuirá la morbilidad relacionada con ellas y facilitará la rehabilitación en forma funcional y simétrica, alternativas de gran beneficio para el paciente y su entorno.

Ante la deformidad por disfunción muscular pura, es necesario reconocer el grupo comprometido pensando en la disfunción o deformidad desarrollada (**fig. 42-1-2** y **42-1-3**).

En los casos de acortamiento o retracción tendino-muscular, caben las técnicas de liberación o alargamiento, así como en algunos casos es posible considerar las transferencias tendinosas. Estas técnicas requieren el criterio basado en la funcionalidad regional y la recuperación del equilibrio agonista-antagonista.

 La falta de la oportuna corrección de tales desbalances neuromusculares evolucionan naturalmente hacia la deformidad ósea, y para su corrección se requieren técnicas quirúrgicas de mayor complejidad, como lo son las osteoplastias de realineación.

—

El oportuno reconocimiento de las deformidades óseas, tal como el aumento de la antetorsión femoral con la frecuente complicación de la subluxación progresiva de caderas, así como de la deformidad espinal o escoliosis neurológica, posibilita al equipo tratante evitar estas deformidades secuelares que, en sus grados avanzados, desarrollan complicaciones devastadoras (**figs. 42-1-4**, **42-1-5** y **42-1-6**).

Con la experiencia y el conocimiento de la evolución natural, se confirma la regla de que el mejor tratamiento es la prevención de las deformidades.

 Desde el comienzo, los pilares del tratamiento son la orientación terapéutica para el adecuado desarrollo de las pautas madurativas y funcionales, y la prevención de las deformidades estructuradas.

—

La participación del ortopedista es constante desde los primeros estadios. Es el responsable del reconocimiento y la corrección de las disfunciones o deformidades en forma precoz, y así se previene el agravamiento de estas.

Objetivo del tratamiento

Es lograr la mayor eficiencia biomecánica del sistema locomotor, entendiendo como tal aquello que con menor esfuerzo logra mayores logros.

Tratamiento ortopédico

 La oportunidad del tratamiento quirúrgico neuroortopédico debe contar con el soporte adecuado del equipo de neurorehabilitación, con un plan de rehabilitación física pre y posoperatorio

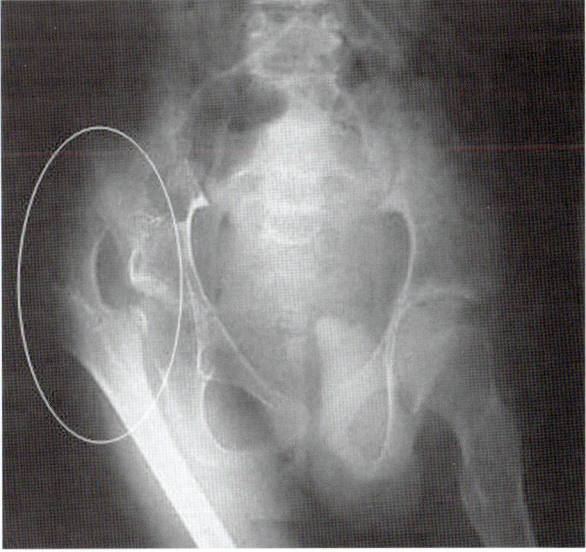

FIG. 42-1-2. Paciente de 12 años de edad que presenta luxación de cadera dolorosa sin tratamiento previo.

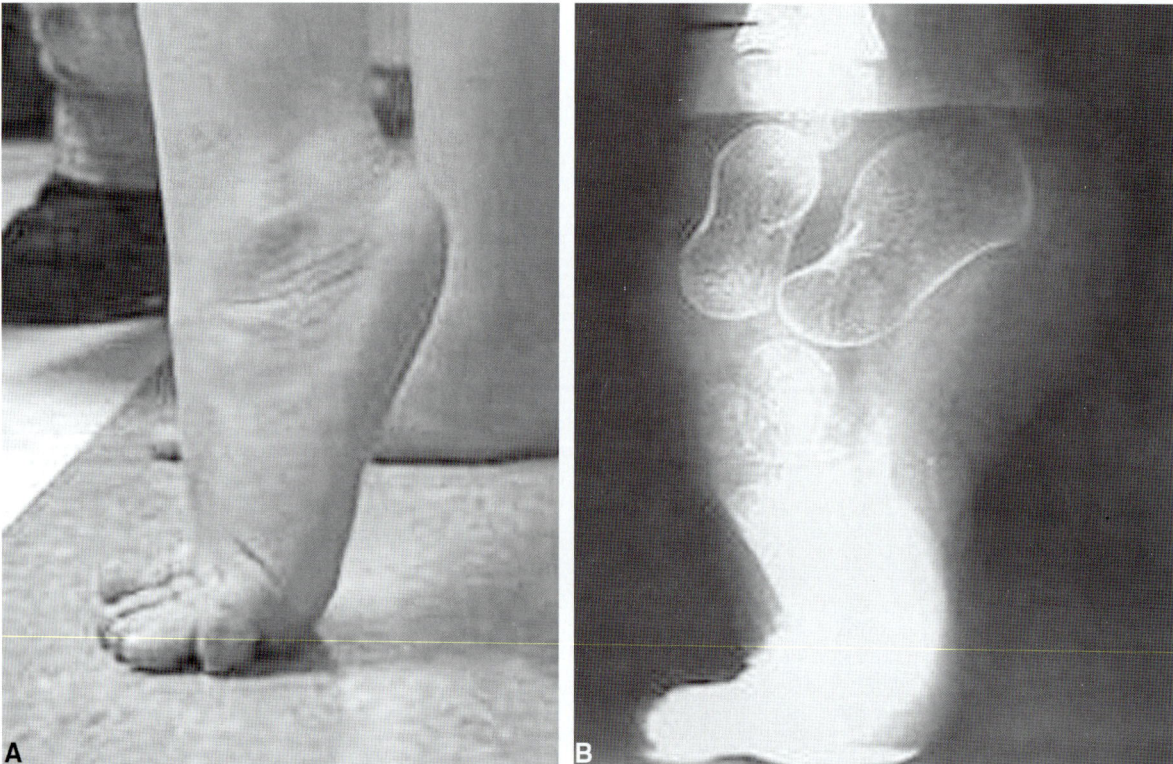

FIG. 42-1-3. Equinismo en un paciente afectado por poliomielitis aguda. **A.** La retracción del grupo gastrocnemio-sóleo desarrolla equinismo. **B.** Radiografía de perfil.

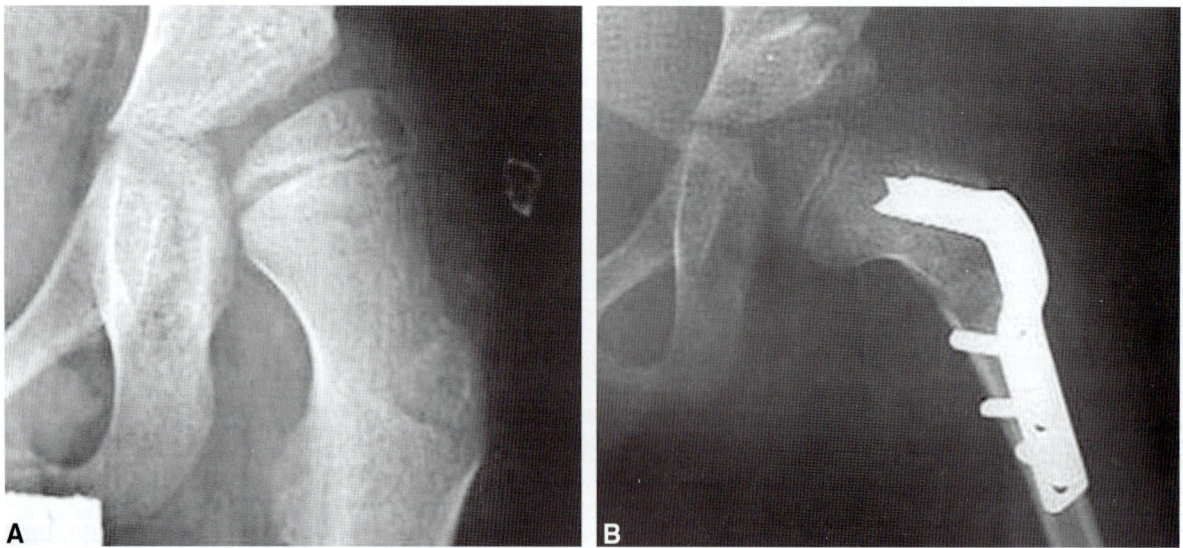

FIG. 42-1-4. Subluxación de cadera. **A.** Radiografía preoperatoria. **B.** Radiografía posoperatoria. Reducción.

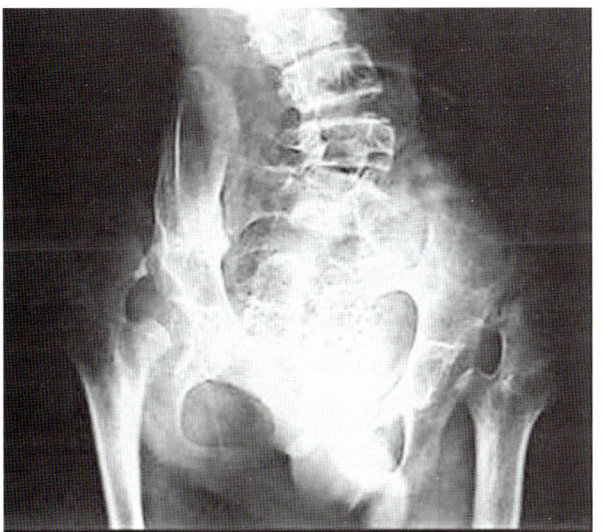

FIG. 42-1-5. Paciente de 13 años de edad con compromiso global (cuadriparesia espástica). Se observan luxación bilateral de caderas, oblicuidad pélvica y escoliosis neurogénica.

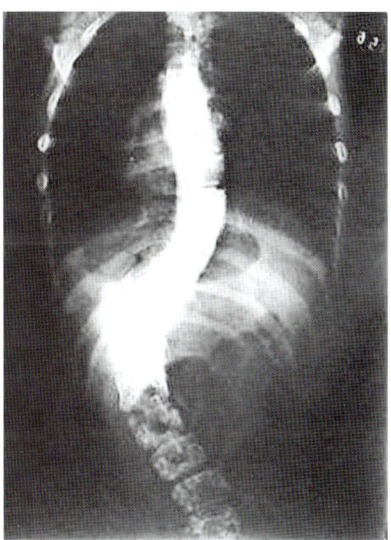

FIG. 42-1-6. Paciente de 13 años de edad con compromiso global (cuadriparesia espástica) y escoliosis neurogénica, que genera disfunción respiratoria restrictiva.

SÍNTESIS CONCEPTUAL

– Existe una relación directamente proporcional entre menor peso al nacer y tiempo gestacional, además de una genética predisponente.
– Aparece un retardo en la adquisición de las pautas madurativas, además de una hipotonía generalizada en los primeros meses de la vida, rigideces o distonías.
– Las correcciones ortopédicas deben realizarse en un mismo acto quirúrgico.
– El reconocimiento a tiempo de las deformidades óseas (p. ej., aumento de la antetorsión femoral y consecuente subluxación progresiva de caderas, deformidad espinal o escoliosis neurológica) facilita al equipo médico tratante prevenir complicaciones mayores.

42-2. POLIOMIELITIS ANTERIOR AGUDA

GENERALIDADES

La poliomielitis anterior aguda (PAA) es una enfermedad prácticamente desaparecida, pero que hasta hace no muchos años constituía un terrible flagelo, determinante de graves epidemias como la ocurrida en la Argentina en 1956. Cabe mencionar que nuevos casos fueron observados después, por lo cual aún se atienden secuelas de importancia.

La PAA es provocada por un virus neurotrópico. Fue Charcot quien identificó la localización de dicho agente causal en las células motrices ganglionares de la médula espinal, acompañada por un infiltrado inflamatorio intersticial, lo cual, desde el punto de vista anatomopatológico, explica la lesión definitiva de las células anteriormente mencionadas y la recuperación de algunas parálisis al superarse el período agudo (el infiltrado intersticial es transitorio).

La enfermedad suele cursar en dos períodos: a) agudo, acompañado de sintomatología general (fiebre, malestar, etc.),

con aparición de parálisis a partir del tercer o cuarto día, y b) secuelar definitivo.

Sin embargo, las formas clínicas son variables. Hay algunas frustras con escasas manifestaciones paréticas y otras en las cuales la parálisis es la única manifestación; así, por ejemplo, en la forma bulbar (afectación de los IX, X y XI pares craneales) hay trastornos de la fonación, la deglución y parálisis respiratoria.

Corresponde a la ortopedia el tratamiento de las **secuelas**, es decir, de las parálisis definitivas y sus consecuencias: alinear y corregir los ejes, estabilizar las articulaciones y, en algunos casos, la ambiciosa meta de restituir la función (devolver la longitud a los miembros). Se consideran secuelas definitivas aquellas que persisten dos años después de haberse iniciado la enfermedad.

—

El examen físico del paciente es fundamental y debe realizarse en forma prolija, en ocasiones repetidamente antes de planificar la terapéutica definitiva.

Se debe hacer constar el momento de inicio de la enfermedad, la extensión de los músculos comprometidos en el período agudo, si ha usado ortesis y si se ha hecho rehabilitación. Es necesario establecer clínica y radiográficamente las alteraciones de los ejes y las actitudes viciosas y la eventual diferencia de longitud de los miembros inferiores. Finalmente, se hará constar en una planilla la evaluación muscular, ya sea por una prolija semiología de cada músculo o la de grupos musculares según su función (flexores, extensores, etc.).

La parálisis de los músculos del raquis conduce a la escoliosis paralítica (véase cap. Escoliosis).

Antes de los tratamientos quirúrgicos, se intentará evitar las actitudes deformantes (p. ej., el equinismo de los pies o la flexión de las rodillas, etc.), de modo que a veces una intervención quirúrgica está precedida por la utilización de una ortesis. En ocasiones, la ortesis es definitiva (p. ej., una ortesis de rodilla que evite que la articulación se flexione pasivamente con el apoyo), pero en general se tiende a eliminar los aparatos.

Las "transferencias" tendinosas se realizan después de los 6 años, con el fin de contar con la colaboración intelectual del paciente para su rehabilitación. Se debe tratar de utilizar músculos con buena valoración y de la misma fase; "la misma fase" significa que sean agonistas (y no antagonistas, como, por ejemplo, utilizar un extensor para actuar como flexor).

Las desalineaciones de ejes ("desejes") a veces se corrigen con operaciones de partes blandas, pero en ocasiones es necesario realizar intervenciones sobre el esqueleto y hasta sacrificar articulaciones (artrodesis). Se debe intentar efectuar estas operaciones después de alcanzada la madurez esquelética (de la adolescencia en adelante).

CUADRO CLÍNICO

La PAA es una enfermedad viral neurotrópica caracterizada por producir parálisis aguda, erradicada gracias a la vacunación. Esta enfermedad se presentó en forma de grandes epidemias, en especial en 1955 y 1956, y dejó un significativo número de discapacitados del aparato locomotor. Afectó predominantemente a niños, por lo que se denominó "parálisis infantil", y esto se atribuyó a la menor inmunidad a esa edad.

En el período agudo, el cuadro clínico se caracterizó por parálisis que involucraba músculos aislados (formas frustras), monoplejías, diplejías o cuadriplejías; en las formas de compromiso troncal, podían llegar al paro respiratorio. El paciente presentaba notorio quebrantamiento general y contracturas dolorosas, entre las que se destacaba la rigidez espinal (signo de Brudzinski).

 La lesión anatomopatológica abarca especialmente el cuerno anterior de la médula y otros componentes motores, como asimismo la sustancia reticular ascendente.

—

La afectación del hipotálamo sería la causal de fatiga y estrés posteriores; el medio diagnóstico era clínico y por punción lumbar para análisis del líquido cefalorraquídeo (LCR). Superados los cuadros agudo y subagudo, se entraba en el período crónico o de secuelas, acorde con la localización viral.

La afectación respiratoria en formas rápidamente ascendentes terminaba en defunciones o, no pocas veces, con dependencia de pulmotores a largo plazo.

El estado secuelar se valoraba luego de 2 años del comienzo de la enfermedad.

La evaluación en la etapa aguda la llevamos a cabo primeramente por el balance muscular reiterado, el que detectaba los grupos comprometidos y su estado de posible recuperación, así como la distribución de la atrofia, causada por la lesión de la neurona motora anterior. El tratamiento en agudo se realizaba con fomentos calientes (método Kenny), control postural, corporal y segmentario sobre la base de férulas y movilizaciones. En el período subagudo, se agregaba hidroterapia, reeducación vigorosa y uso de ortesis, y ayudas técnicas (bastones, muletas, etc.). El electromiograma (EMG) permitió clasificar los distintos grados de lesiones, objetivar la patología señalada por el balance muscular y emitir un pronóstico de cada músculo afectado.

 En el período secuelar, los pacientes se presentaban con graves escoliosis, deformidades paralíticas de caderas (luxaciones, valgo, varo), rodillas en flexión o *recurvatum*, tobillos en varo o valgo, pies aductos, en garra o péndulo, discrepancia en la longitud de los miembros, alteraciones de los ejes articulares.

—

Junto con el examen detallado antes más el goniométrico y radiográfico, se planificaban los tiempos quirúrgicos.

En el período secuelar, las terapéuticas quirúrgicas buscan evitar la progresión de la deformidad y mejorar la movilidad remanente a partir de trasplantes tendinosos, los que exigen ciertas condiciones del músculo que se va a transferir según su funcionalidad, la que solo puede hacerse con valores que permitan vencer la gravedad. En el período posoperatorio, era necesaria la facilitación del paciente y la familia. En parálisis de rodilla se usaron las transferencias de isquiosurales a rótula y fascia lata a rótula. En tobillo, transferencias de músculos tibiales, así como alargamientos tendino-musculares y combinaciones con extensor de *hallux* en el pie.

Entre los tratamientos secuelares óseos a partir de la adolescencia, fueron empleadas las estabilizaciones óseas de la función articular. Las artrodesis más frecuentes se realizaron en columna, tobillo y pie a fin de compensar las asimetrías musculares.

Los miembros atróficos, con tejido óseo deficitario, generaban acortamientos que requirieron alargamientos óseos para lograr un balance de la descarga y su repercusión articular.

SÍNDROME POSPOLIO

 En la actualidad, esta patología se presenta con un síndrome secundario secuelar denominado síndrome pospolio (SPP). Se trata de pacientes que, habiendo padecido la enfermedad en la infancia, entre los 30 y 50 años de edad notan un deterioro progresivo, déficit funcional, fatiga, con limitación de su independencia, dolor articular, atrofia muscular, que lleva a una menor autoestima y, en consecuencia, a menor calidad de vida.

—

Afecta al 30% de los enfermos que han sufrido poliomielitis, muestra un predominio femenino de 3:1 y es el cuadro proporcional al agudo inicial.

La fisiopatología del SPP se atribuye a la incapacidad de sostén de la musculatura afectada, que aumenta desmedidamente la demanda en las articulaciones y ligamentos. En el EMG encontramos degeneración de unidades motoras de distinto grado, con su defecto de transmisión de carácter irreversible en determinados músculos.

La fuerza y la resistencia del enfermo afectado de SPP tienen un nivel de declinación gradual que se incrementa, además, con la edad. El costo energético para deambular es alto, en especial en los obesos. El dolor muscular y articular se encuentra presente y limita la marcha.

La fatiga puede evaluarse con diferentes escalas; está presente en el 75% de los casos y se le adjudica un origen central o periférico, o ambos. La disfunción muscular tardía se localiza en escala decreciente en el cuádriceps, el tríceps sural, el glúteo mayor y el bíceps sural. Resulta de difícil control y disminuye la actividad laboral y doméstica del paciente.

Habiendo padecido un cuadro episódico respiratorio en agudo, se ha mostrado a distancia el déficit de la musculatura ventilatoria, lo que compromete el riesgo anestésico en intervenciones quirúrgicas mayores.

El grado de declinación de la fuerza es lento, con pronóstico no bien definido, y se asocia además con fracturas que aumentan la incapacidad.

Así como el diagnóstico es multidisciplinario, su estado actual y el pronóstico condicionan las terapéuticas amplias, que abarcan el reposo, la mejoría respiratoria, el balance nutricional, las tareas laborales apropiadas, en busca de la mejor calidad de vida en todo su potencial, con medidas de prevención secundaria.

El tratamiento temprano identificará el área comprometida; en ocasiones, se hace necesario el uso de ortesis en el segmento afectado.

El abordaje de la terapia ocupacional, así como la relajación periódica diaria, tendiente a mejorar el estrés y a evitar la fatiga en todas las actividades, resulta un recurso apropiado. Están indicados la dopamina para la fatiga y los anticolinérgicos como medicamentos sintomáticos empleados en clínica.

SÍNTESIS CONCEPTUAL

– La PAA es una enfermedad viral que suele cursar en dos períodos: uno agudo, acompañado de sintomatología general con aparición de parálisis a partir del tercer o cuarto día, y otro secuelar definitivo.
– En ese período agudo, las parálisis pueden involucrar músculos aislados, monoplejías, diplejías o cuardriplejías.
– La afectación respiratoria en formas rápidamente ascendentes terminaba en defunciones o, no pocas veces, con dependencia de pulmotores a largo plazo.
– En el SPP, a partir de la tercera década de la vida aparecen un deterioro progresivo y una disminución de la calidad de vida.
– La atención multidisciplinaria de los pacientes contribuirá a la detección temprana del SPP y a la mejora de su pronóstico.

43

RESPONSABILIDAD PROFESIONAL DEL MÉDICO (MAL LLAMADA MALA PRAXIS) EN ORTOPEDIA Y TRAUMATOLOGÍA. ASPECTOS PREVENTIVOS EN EL ACCIONAR MÉDICO

PRIMITIVO BURGO, MARIO MALFATTI Y GUILLERMO VICARIO[†]

Fortalezcamos las energías del espíritu. Ellas nos dan fuerzas para luchar contra las adversidades y consolidar las esperanzas de reanudar, al comienzo de cada día, el milagro de vivir.

Guillermo P. Vicario

INTRODUCCIÓN

Comenzamos este capítulo recordando a Napoleón, quien dijo: "El destino de los grandes hombres es ser juzgados por los mediocres". Por ello, la calificación de "Mala praxis", adoptada por el uso ante un acto o práctica médica, pretende significar que no se respondió a las normas del buen arte de curar.

Disentimos con esta calificación apresurada, por cuanto condiciona a prejuzgar al profesional médico sin antes demostrar jurídicamente que su accionar estuvo incurso ya sea en impericia, negligencia, imprudencia o abandono de persona, como lo legisla en la Argentina el artículo 84 del Código Penal, que dice: "Será reprimido con prisión de seis meses a tres años e inhabilitación especial, en su caso, por cinco a diez años, el que por imprudencia, negligencia, impericia en su arte o profesión o inobservancia de los reglamentos o de los deberes a su cargo, causare a otro la muerte", y el artículo 94, que dice: "Se impondrá prisión de un mes a dos años o multa de mil a quince mil pesos e inhabilitación especial por uno a cuatro años, al que por imprudencia o negligencia, por impericia en su arte o profesión, o por inobservancia de los reglamentos o deberes a su cargo, causare a otro un daño en el cuerpo o en la salud" y el Art. 106, que dice: "El que pusiere en peligro la vida o la salud

de otro, sea colocándolo en situación de desamparo, sea abandonándolo a su suerte a una persona incapaz de valerse y a la que deba mantener o cuidar o a la que el mismo autor haya incapacitado, será reprimido con prisión de dos a seis años. La pena será de reclusión o prisión de tres a diez años, si a consecuencia del abandono resultare grave daño en el cuerpo o en la salud de la víctima. Si ocurriere la muerte, la pena será de cinco a quince años de reclusión o prisión", del Código Penal, o en el artículo 1109 del Código Civil de la Argentina, que dice: "Todo el que ejecuta un hecho, que por su culpa o negligencia ocasiona un daño a otro, está obligado a la reparación del perjuicio. Esta obligación es regida por las mismas disposiciones relativas a los delitos del derecho civil".

Por estas razones, y respondiendo a lo referido en el artículo 18 de la Constitución Nacional, preferimos calificar la mala praxis como responsabilidad médica.

 A nadie asiste el derecho de declarar culpable *prima facie* cuando a todo ciudadano se lo debe considerar inocente hasta que no se demuestre lo contrario.

Será el juzgador quien, en definitiva, sentenciará si hubo o no responsabilidad civil o penal en el accionar del médico.

—

Para ello deben respetarse las normas impartidas en los Códigos de Procedimiento en cualquiera de los fueros.

Se comienza con la denuncia y posterior **demanda** que dará origen al juicio, y el denunciante o demandante reclamará ante la Justicia sus pretensiones; es en esta circunstancia cuando se solicita al juez la medida cautelar del secuestro de la **historia clínica**.

Aquí comienza el peregrinar ante lo incierto y dudoso del acto o práctica médica. Se debe tener presente que el primer proceso tecnológico de gran importancia se inicia en la entrevista. No permitamos que el mundo globalizado nos arrastre al "Síndrome judicial del médico", con entrevistas de cinco a quince minutos solamente. Para tal efecto, debemos dar comienzo al acto médico con el espíritu que nos inspiró a abrazar esta profesión respetando cada una de las consignas que respondan a las normas del buen arte de curar.

Todos conducimos un automóvil, pero pocos nos detuvimos a leer la Ley de Tránsito, del mismo modo que ejercemos nuestra profesión y muy pocos nos interiorizamos de los contenidos de la Ley 17132, que rige el ejercicio de la profesión médica.

 Existe un vínculo jurídico entre el paciente y el médico y es de carácter contractual.

Este contrato se vincula por dos partes contratantes: el paciente que se compromete a pagar un honorario y el médico que está obligado a disponer de los medios idóneos para alcanzar la curación.

—

El contrato se rige por las voluntades de ambos como lo establecen los artículos 1137 y 1197 del Código Civil. A partir de entonces, se unen voluntades de curación y atención que deben consolidarse en la entrevista.

Debe tenerse en cuenta que esta relación **contractual** puede ser rescindida por el médico pero, a diferencia del paciente, no podrá apartarse en cualquier momento, especialmente cuando se suponga un abandono que **pueda poner en riesgo la vida del paciente**, como lo especifica el artículo 19, inciso 2, de la Ley 17132, que impone al profesional continuar con la atención del paciente hasta que pueda delegarla en otro médico o en un centro asistencial de complejidad adecuada.

 En cambio, pasa a ser una relación extracontractual en los casos de urgencia o emergencia, cuando el paciente halla limitada su voluntad de decisión y el facultativo debe actuar según las normas legales vigentes.

—

En este caso, el médico debe actuar obligadamente sin respetar condicionamientos de reglamentaciones subordinadas de carácter administrativo.

No resulta novedoso recordar que los médicos responden por sus actos como hombres y como profesionales. Cuando la conducta como hombre determina responsabilidad, el elemento subjetivo característico es la intención de causar daño; es el **dolo**.

 En el ejercicio de su actividad profesional, lo característico es la ausencia de una actitud intencional; sí, en cambio, debe responder por sus faltas en el ejercicio de su arte, a título de la llamada **culpa**.

La responsabilidad profesional de los médicos está tanto en el ordenamiento civil como penal; como toda persona, está obligado a responder por los daños que ocasione a terceros en el ejercicio de su arte, cuando actúa culposamente.

—

Desde hace tiempo, la doctrina es unánime al considerar que el ser médico no otorga privilegios y que este debe responder por las consecuencias que sus faltas determinen cuando no ha previsto lo previsible, o no ha actuado de acuerdo con las reglas del arte, o con la debida diligencia, prudencia o tino, o cayendo en la temeridad; en esas circunstancias, y cuando se ocasiona daño a un tercero, debe rendir cuentas acerca de ese daño.

La entrevista debe ser paciente, ordenada y sistematizada. Para ello es menester no excluir ninguno de sus componentes: escuchar, interrogar y examinar. Nuestra experiencia dictamina que, respetando esas consignas, no nos cabe duda alguna de que, en un gran porcentaje, los entrevistados nos acercan el diagnóstico en "bandeja de plata". El paciente es el que nos orientará al diagnóstico.

Además, si escuchamos atentamente, disponiendo del tiempo necesario, interrogamos en función de lo que nos relató el paciente y realizamos el examen clínico atentos a que el paciente debe ser considerado en forma integral, habremos obtenido los máximos elementos que limitarán la solicitud de estudios complementarios de diagnóstico innecesarios, que no logran otro objetivo que pérdidas de tiempo valioso y gravitar sobre el presupuesto de la salud.

Solicitar estudios complejos como medida preventiva para cubrirse de probables culpas, que permita justificar ante una demanda judicial el accionar médico, resulta estéril por cuanto, si examinamos correctamente al paciente y arribamos a un diagnóstico a través de fundamentos científicos, disponemos del arma necesaria para la defensa en juicio, siempre y cuando todo lo expuesto se halle debidamente consignado en la ficha asistencial de consultorio o en la historia clínica.

Recordemos a Hipócrates al referirse al galeno: "El médico, cuanto más filósofo es, más se acerca a los dioses". Ello indica que, en la medida en que el acervo cultural del médico se consolida en un espectro amplio del conocimiento general y no limitado al estrictamente técnico, mayor y mejor será el ejercicio de su profesión.

Cabe una reflexión en estos momentos en que la tecnología nos abruma convirtiéndonos en tecnócratas: ¿qué elegiríamos para nuestra atención: un médico culto o un técnico? La respuesta es que optamos por el médico culto, por cuanto ese acervo cultural le permite humanizar su conducta médica y reconocer sus limitaciones; en cambio, el técnico avasalla con el manejo de la tecnología de avanzada olvidando que detrás de todo ello hay un paciente que sufre y requiere que respetemos los principios deontológicos de justicia, beneficencia y autonomía.

- **Justicia:** el deber de obrar dentro de las normas legales que imperan en el ejercicio de la profesión médica.
- **Beneficencia:** la protección al que siente, sufre y enferma.
- **Autonomía:** respetar la decisión del paciente y, para tal efecto, estamos obligados a informar a través del consentimiento informado, el que debe ser sencillo, veraz y objetivo.

Para que todo ello se lleve a cabo en forma armónica, el punto de partida está en la entrevista, razón por la cual, reiteramos, es el primer proceso tecnológico importante que debemos implementar en el paciente.

Cuando todos esos parámetros se cumplen, nos alejamos cada vez más del riesgo al juicio.

Los médicos debemos llamarnos a la reflexión acerca de que esa relación armónica no se limita solamente a la de médico-paciente, sino que debe hacerse extensiva a nuestros propios colegas respetando las conductas éticas, a efectos de no generar suspicacias en el paciente que podrían ser motivo del comienzo de una demanda judicial. No debemos olvidar que detrás del juicio al médico, siempre hay otro médico.

Ha llegado la hora de hacer un alto en el camino y reflexionar al respecto, revirtiendo nuestras propias conductas desacertadas e instruir a los noveles para que no las implementen en el accionar cotidiano y, de ese modo, corregir los graves errores de la comunidad médica. Recordemos la máxima de Thomas Carlyle: "De nada le sirve al hombre lamentarse de los tiempos en que vive. Lo único bueno que puede hacer es intentar mejorarlos".

DEBERES DE LOS MÉDICOS

- Deber de obrar o de asistencia.
- Deber de obrar sin demora.
- Deber de obrar calificado.
- Deber de aconsejar la internación.
- Deber de abstenerse de asegurar un resultado.
- Deber de derivar al paciente.
- Deber de informar correctamente al paciente.
- Deber de advertencia.
- Deber de solicitar autorización para el tratamiento propuesto.
- Deber de denunciar delitos.
- Deber de certificar fallecimiento.
- Deber de confeccionar la historia clínica en pacientes ambulatorios o internados.

La historia clínica (HC) es la mejor defensa del médico ante una contienda judicial, en tanto y en cuanto se halle correctamente confeccionada con letra clara, como para ser leída por legos, sin siglas, respetando desde el encabezamiento o proemio –con todos los datos del paciente– los motivos de consulta y los antecedentes heredofamiliares o personales que dieron origen a dicha entrevista o a la internación o a ambas. Nunca se debe confeccionar una HC con el temor de que pueda dar origen a un juicio.

Del mismo modo, debe seguir una secuencia consignando día y hora en forma cronológica con firma y sello aclaratorio que permitan determinar e identificar al profesional actuante, especialmente cuando se confecciona en centros asistenciales de segundo nivel, de carácter público o privado, donde la participación es de varios profesionales.

Consignar el diagnóstico presuntivo, diferencial hasta alcanzar el de certeza, dejando asentada la participación de otros profesionales en carácter de interconsultores constituye un elemento probatorio, en el aspecto médico-legal y jurídico, de gran relevancia para el criterio del magistrado.

De ningún modo el médico debe sentirse disminuido ante el error diagnóstico inicial; por el contrario, los criterios deben orientar, en forma ordenada, al diagnóstico final. Tal procedimiento demuestra que, ante un caso complejo, se arbitraron todos los medios como para arribar a ese diagnóstico final esperado a efectos de instituir el tratamiento adecuado.

Recordando que el acto médico es una obligación de medios y no de resultados, si en el transcurso de la atención ocurre una complicación o un accidente o ambas circunstancias, el profesional actuante debe consignarlo claramente y evaluar probables complicaciones. Este accionar deja bien en claro la probidad, idoneidad y conducta ética con que se actuó en todo momento. Negar una complicación hace presumir la falta de idoneidad del profesional actuante con relación a sus pares en destreza, habilidad y conocimientos técnicos y científicos para el ejercicio del arte de curar.

Siempre debe tenerse presente que la historia clínica es un documento privado, que corresponde únicamente al paciente, no a las instituciones ni al médico, y que en cualquier momento puede traducirse en un instrumento público de relevancia institucional, razón por la cual no debe sufrir enmiendas ni modificaciones que no se condicen en forma cronológica.

Si en alguna circunstancia debió sufrir modificaciones o se omitió algún detalle relevante, esto debe ser salvado convenientemente para que, en todo momento, guarde la relación armónica de continuidad cronológica en su evolución. Dichas enmiendas deben estar acreditadas con firma y sello del profesional actuante y no deben existir espacios en blanco para evitar conspiraciones que permitan su adulteración.

Cabe recordar que, una vez iniciada la demanda, ante el temor y la incertidumbre de lo que pueda acontecer, se pretende corregir o agregar datos que eventualmente fueron omitidos o no debidamente consignados. Tal circunstancia es fácilmente detectable por los peritos de las partes actuantes, el abogado atento y por el mismo tribunal, constituyendo un agravante de magnitud para el profesional investigado.

La HC desordenada, mal foliada, sin continuidad cronológica, con registros y evoluciones deficientes refleja *prima facie* atención poco idónea e irresponsable, con lo cual pierde valor como prueba documental o instrumental en la etapa probatoria en el juicio.

En resumen, la historia clínica es el fiel reflejo del accionar médico; los registros y comentarios demuestran el empeño y la dedicación desplegados en las etapas de diagnóstico y tratamiento del enfermo.

Los peores enemigos son el apuro, la improvisación y la omisión de consignar datos en la historia clínica.

DE LAS INDICACIONES EN LA HISTORIA CLÍNICA

Las indicaciones deben guardar normas precisas: estar volcadas en el folio respectivo, con letra clara, fecha y hora en que se realizan; el tratamiento farmacológico debe consignar claramente el nombre comercial o farmacológico del medicamento, la dosis, la vía de administración y la frecuencia.

Nunca debe consignarse "Iguales indicaciones", aunque no sufra modificación el tratamiento instituido. Deben repetirse día tras día con la misma normatización. Si sufre algún cambio el tratamiento, debe estar consignado en el apartado de evolución que amerite los motivos del o de los cambios de plan terapéutico fundamentándolos.

Cabe la reflexión acerca de algunas experiencias que condujeron a complicaciones importantísimas con la muerte como resultado.

Caso 1. En un sanatorio de la ciudad de Buenos Aires, luego de una brillante operación realizada por un reconocido cirujano, este consignó en las indicaciones médicas **analgésico si hay dolor**. Como el paciente requirió la asistencia de la enfermera del piso y ella observó que se quejaba de dolor, por propia decisión le aplicó una ampolla de dipirona por vía intravenosa. Dado que el paciente era alérgico a este fármaco y este dato no se hallaba consignado en la HC, sufrió una reacción anafiláctica de tal magnitud que no alcanzó a llegar a la UTI y falleció en el camino.

Del análisis surge que se cometieron dos errores importantes:

- No se hallaba consignado en la HC que el paciente era alérgico a la **dipirona**.
- En forma empírica se indicó **analgésico si hay dolor**, sin especificar el tipo de fármaco mediante el nombre comercial o farmacológico, ni se indicó la vía de administración ni, tampoco, la frecuencia.

Caso 2. Paciente internado en un hospital provincial con plan de suero, sonda nasogástrica y vesical: el médico a cargo consignó en las indicaciones *Aludrox*® 5 cm³.

La enfermera cargó una jeringa de 5 cm³ y se lo inyectó al paciente por fleboclisis. El resultado fue la muerte.

La indicación fue incorrecta, más allá de la falta de idoneidad de la enfermera a cargo, por cuanto no se especificó la vía de administración.

Esto lleva implícito que las normas deben cumplirse en forma estricta por cuanto un error que, inicialmente pudo considerarse trivial, fue de tan considerable magnitud que no hubo ninguna posibilidad de argumentaciones como para sortear el embate jurídico. Ambos profesionales y auxiliares fueron procesados y sancionados penal y civilmente.

En síntesis, la HC es el fiel reflejo del accionar médico y los elementos consignados en ella, del mismo modo que los comentarios e interconsultas con especialistas, demuestran el empeño y la dedicación aplicados en las distintas etapas de diagnóstico y la implementación del tratamiento médico o quirúrgico.

CONSENTIMIENTO INFORMADO

> Se debe informar al paciente, con lenguaje claro adaptado a las circunstancias y al nivel intelectual, del diagnóstico o de las dificultades que se deban vencer para arribar a él, de las distintas soluciones terapéuticas y de los riesgos o secuelas que puedan acaecer en el tratamiento de las diversas patologías.
>
> —

La información se realizará en una charla tranquila, de ser posible con testigos que luego corroboren nuestros dichos y que, a su vez, los interpreten.

La expresión del consentimiento informado puede llevar a su documentación mediante un escrito que, firmado y refrendado por el paciente o su representante legal, da validez a lo anteriormente expresado; para ello se utilizará un formulario previamente impreso que deberá ser completado, pero que no libera al profesional interviniente de dar todas las explicaciones y aclaraciones correspondientes.

De no cumplirse con las consignas impuestas en el presente capítulo, nos veremos incursos en culpa médica. Esta surge de la responsabilidad profesional que requiere ciertos presupuestos: una labor médica caracterizada por culpa o negligencia, una relación causal entre dicha labor y la existencia de un daño emergente y el daño sufrido por el paciente.

> En caso de que el accionar médico muestre el deliberado propósito de producir un daño al paciente, el accionar es doloso. En cambio, si el daño es producto de impericia, negligencia o imprudencia, es culposo; no existió intención alguna de provocarlo.
>
> —

Por tales circunstancias, todo profesional médico está obligado a ejercer el acto o la práctica con la mayor idoneidad y cuidados solícitos, de modo tal que, cuanto más complejo sea el caso por tratar, más dedicación y cuidado se le requieren.

> La interconsulta a superiores o profesionales de mayor experiencia debe ser conducta de rigor.
>
> —

Los avances científicos y el accionar médico de la hora actual exigen la asistencia multidisciplinaria. Quien se aparte de estos principios se acercará aún más al error. Por tal razón nunca deben subestimarse las patologías por más simples que parezcan, ya que el actuar precipitado omitiendo consignas normatizadas conduce a la grave equivocación que, las más de la veces, se paga con el tributo de la muerte del paciente a nuestro cargo.

Transitamos el camino de una ciencia fáctica, lo cual indica que no siempre obtendremos los resultados deseados y, cuando esto ocurre, es menester implementar todos los esfuerzos del conocimiento probo y la promoción de consultas y opiniones oportunas que disipen todo tipo de dudas de nuestro accionar.

El mayor enemigo del éxito es la soberbia. Vale la pena recordar a Benjamin Franklin cuando expresó: "La experiencia es una gran escuela a la que los fatuos y soberbios no asisten". Confucio, sabiamente, dijo: "No enmendar un error que se ha cometido es caer en otro error".

Si respetamos estos principios, no nos precipitaremos en el abismo de la culpa que, muchas veces, nos deja como secuela una impronta que interfiere por mucho tiempo en nuestra práctica cotidiana, generando dudas e inseguridades que alteran el normal desenvolvimiento de nuestras obligaciones y nos conducen a eventuales nuevos errores.

EL MÉDICO TRAUMATÓLOGO Y LA LEY

El tratamiento de pacientes politraumatizados habitualmente crea obligaciones vinculadas con los aspectos jurídicos.
Son ejemplos:

- Los accidentes de trabajo, que determinan con frecuencia secuelas producto de esos traumatismos. Los pacientes inician acciones legales en busca de resarcimiento económico. La historia clínica es requerida por los tribunales como medio de prueba. Asimismo, el médico interviniente puede ser citado como testigo de esas incapacidades producto del accidente.
- Ser incriminado por mala práctica.
- Su opinión puede ser solicitada en forma independiente por la justicia como perito.

EXIGENCIAS

Los peores enemigos son el apuro y el omitir consignar los datos en la historia clínica.

Existe obligación de estar bien informado y actualizado, pero no se deben utilizar aquellos procedimientos novedosos leídos durante la última noche en el *Journal*.

La obligación de efectuar un diagnóstico acertado surge del celo, tino y diligencia puestos en esta etapa del diagnóstico. Si el error surge por haber seguido en forma inadecuada los pasos en el diagnóstico, hay negligencia; así, el hecho de no pensar en la existencia de lesiones asociadas en los politraumatizados puede originar responsabilidad, por ejemplo, caída desde un andamio con fracturas de ambos calcáneos y no investigar fracturas de columna dorsolumbar.

Se deben exigir radiografías amplias y completas y rechazar las insuficientes y de mala técnica solicitando nuevas placas. Asimismo, las interpretaciones erróneas de las radiografías pueden dar lugar a negligencia.

Por el contrario, los simples errores de diagnóstico en casos complejos y dudosos, cuando se demuestra que los pasos seguidos son correctos, no son punibles.

> Existe también la obligación de informar al paciente sobre los riesgos del tratamiento, y las potenciales complicaciones forman parte del consentimiento informado al que se hizo referencia anteriormente.
>
> —

Se debe pedir información médica sobre tratamientos anteriores en aquellos casos que no son de urgencia. Las indicaciones del posoperatorio deben hacerse por escrito, con instrucciones claras sobre adónde debe concurrirse en caso de urgencia, la fecha de la próxima consulta, etcétera.

Es necesario dejar constancia –en la HC o en la ficha de atención– de que esos datos han sido entregados, y es conveniente que se haga bajo firma del familiar o del mismo paciente, en carácter de recibo o documentación que realmente acredite que fueron entregados.

No dar altas apresuradas: el llamado "giro-día-cama" puede ser mal consejero para el médico. Si el caso es dudoso, el paciente debe permanecer en observación y, si se da el alta, es obligatorio el control domiciliario, aun para los pacientes de instituciones públicas o privadas.

No se debe olvidar que la responsabilidad es indelegable y que existe un contrato, de forma tal que los conflictos administrativos potenciales deben canalizarse por constancia escrita de las autoridades.

La carencia de medios es una constante de nuestra época. Estas faltas se deben comunicar y reiterar a las autoridades solicitando la inmediata evaluación de aquellos enfermos para quienes el lugar de atención no ofrezca las garantías mínimas, registrando hora y día del pedido y notificando al jefe inmediatamente.

La práctica en los hospitales lleva a delegar algunas responsabilidades en el equipo tratante; es aquí donde el cuidado del enfermo debe ser solícito y tener particular precaución respecto de lo expresado más arriba: la responsabilidad es indelegable.

Existe el deber de supervisar la administración de medicamentos con adecuado registro en la HC por parte del personal de enfermería. Si no consta que tal medicación fue suministrada, dejar constancia en la HC como, también, de las medidas implementadas para evitar la reiteración del problema; recordar que en este sentido la confianza es mala consejera.

El médico tiene el deber de atender al paciente cuando este lo requiere. En este punto se plantean distintas posibilidades si el médico tiene listados bajo su tutela. Por ejemplo: el Gobierno de la Ciudad de Buenos Aires y las obras sociales estarían obligados a la asistencia por su contrato; en el caso de que los enfermos no cumplan las consignas, esto debe estar acreditado en la HC y promover consultas. Si el paciente pertenece a sistemas prepagos, estos habitualmente notifican al médico que no tienen exclusividad, de modo que, en casos excepcionales, podrán declinar su atención.

En la práctica privada, y no tratándose de casos de urgencia o de riesgo de muerte, el médico está en libertad de aceptar o rechazar la atención de determinados enfermos.

Cuando el cirujano opera a un paciente, no puede delegar responsabilidades en otro médico, salvo expreso consentimiento del enfermo: el contrato es personal.

La enfermera tampoco debe practicar curaciones de las heridas operatorias, como con alguna frecuencia se observa en determinados servicios hospitalarios; de modo similar, el personal de enfermería no debe retirar drenajes, etcétera.

Finalmente, la previsibilidad de todas las consecuencias que el accionar o las complicaciones pueden determinar constituye una parte esencial de este complejo capítulo de la responsabilidad profesional.

CONDUCTA MÉDICA

La crítica por parte de los médicos y el personal auxiliar sobre el tratamiento que se efectuó a otro paciente, sin la debida constatación de las circunstancias y sin la presencia del médico responsable del tratamiento, es injusta y desleal y constituye una instigación para el camino de potenciales demandas. Las actitudes y los gestos forman parte del mismo problema.

RELACIÓN MÉDICO-PACIENTE

La masificación de la medicina implica la deshumanización de esta. La transformación del paciente en tiempo olvidando que es un ser humano, limita y deteriora la relación; ya no se trata de un proceso enriquecedor en el que médico y paciente intercambian información acerca del motivo de consulta y sus circunstancias, sino de un examen ligero acompañado de un frío papel que representa una prescripción o una orden; no se pregunta, no se responde; es entonces cuando se sumergen en un cono de sombra las circunstancias, los antecedentes, el buen examen y el saludable diálogo que ayuda a aventar posibles divergencias que generalmente se instituyen en la primera relación.

Deberemos sacrificar tiempo y descanso extendiendo nuestro diálogo a fin de enriquecer nuestro quehacer. El buen profesional no lo es solo por lo que sabe sino también por el sentido humano que le da a su profesión. Por su capacidad de comprender y adaptarse a las circunstancias que le toca enfrentar. En fin, por la preocupación y el celo que demuestra en cada uno de sus actos.

La humildad, unida a una gran carga de paciencia y tolerancia, permitirá comprender las desventuras y las angustias de quien acude a nosotros en busca de solución.

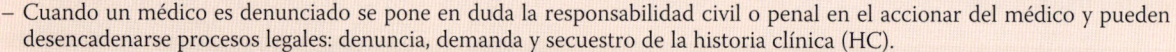

SÍNTESIS CONCEPTUAL

- Cuando un médico es denunciado se pone en duda la responsabilidad civil o penal en el accionar del médico y pueden desencadenarse procesos legales: denuncia, demanda y secuestro de la historia clínica (HC).
- La HC debe reunir toda la información del paciente debidamente organizada, escrita con letra clara y desarrollada con todos los datos del paciente, los motivos de consulta y los antecedentes heredofamiliares o personales que originaron la entrevista o la internación o ambas.
- El consentimiento informado es la herramienta que posee el médico para informar al paciente, con lenguaje claro, del diagnóstico o de las dificultades que se deban vencer para arribar a él, de las distintas soluciones terapéuticas y de los riesgos o secuelas que puedan acaecer en el tratamiento de las diversas patologías. La presencia de testigos y la firma del consentimiento son requisitos para avanzar en el proceso informativo al paciente.

TRAUMATOLOGÍA

44

GENERALIDADES DE TRAUMATOLOGÍA

GUILLERMO VÁZQUEZ FERRO[†]

INTRODUCCIÓN

Se denomina traumatología a la rama de la ciencia que se ocupa de conocimientos relacionados con los traumatismos y con los efectos que producen en el organismo. Traumatismo es un término general que comprende todas las consecuencias internas y externas provocadas por una violencia exterior.

El efecto de los agentes traumáticos se denomina lesión. Según las características y el tipo de tejido afectado hay varios tipos de las llamadas "lesiones fundamentales": contusiones, heridas, esguinces, luxaciones y fracturas.

CONTUSIÓN

Es la lesión consecutiva a la acción de un agente traumático en la cual la piel resiste pero los tejidos subcutáneos sufren desgarros y abrasiones de mayor o menor cuantía, según la intensidad de la fuerza que provoca el daño. El dolor local es el síntoma fundamental, mientras que el examen de la zona afectada suele mostrar edema y tumefacción a veces acompañados de extravasación sanguínea a los tejidos circundantes (hematoma).

—

El hematoma puede ser profundo y no observarse a simple vista, pero la acumulación sanguínea puede ponerse en evidencia a la palpación como una zona fluctuante, consecutiva al desarrollo de una colección hemática. En muchas ocasiones, esta sangre acumulada debe evacuarse ya sea por punción o por drenaje quirúrgico.

En general, las contusiones solo se tratan con reposo funcional, frío local en las primeras horas y prescripción de analgésicos y antiinflamatorios. La necesidad de inmovilización del segmento afectado dependerá de la magnitud de la lesión.

HERIDAS

Se denominan de esta manera las lesiones traumáticas acompañadas de solución de continuidad de la piel.

—

Existen diferentes tipos de heridas.

Las **heridas abrasivas**, también llamadas excoriaciones, son producidas por el raspado o desgaste de las capas externas de la piel. Son fácilmente infectadas por gérmenes que acompañan a los cuerpos extraños que se ponen en contacto con la superficie excoriada y, por lo tanto, exigen una perfecta limpieza con agua y jabón y la colocación de curaciones locales con todos los requisitos de la asepsia.

Las **heridas incisas** son ocasionadas por la acción de un objeto filoso cortante. Tienden a sangrar fácilmente por lesión de vasos subcutáneos, pero en general son más limpias y menos propensas a infectarse porque se introducen pocas sustancias extrañas en la herida y la misma hemorragia tiende a arrastrar a aquellas al exterior. Si es reciente (menos de 6 horas) y no hay elementos nobles comprometidos, puede cerrarse mediante sutura, previa inspección y limpieza de la zona circundante.

Las **heridas penetrantes** son originadas por instrumentos punzantes como clavos, agujas, etc. Estas lesiones ofrecen sitios propensos para el desarrollo de infecciones y abscesos, pues no suelen sangrar mucho, y el pequeño punto de entrada se cierra prontamente dejando en el fondo de la herida un lugar ideal para la propagación de agentes infecciosos; ante la evidencia de contaminación, se abrirá y escindirá el trayecto de la lesión.

Las **heridas desgarradas o laceraciones** son producidas por objetos romos, esquirlas de metralla o traumatismos violentos como los accidentes automovilísticos. Generalmente tienen bordes desgarrados y desiguales con grado variable de daño a los tejidos circundantes y trozos de estos desvitalizados proclives al esfacelo. Todo esto posibilita la instalación de un foco infeccioso y, cuando los daños son importantes, se las identifica como "heridas graves de los miembros". Estas heridas deben ser tratadas con toda la premura y toda la ortodoxia de las fracturas expuestas, las cuales, dada su relevancia, serán consideradas en un capítulo aparte.

ESGUINCES

 También denominados entorsis o, vulgarmente, torceduras, son lesiones provocadas por distensión del aparato capsuloligamentario que rodea a ciertas articulaciones.

—

Toda articulación tiene un rango de movimiento que está limitado por la puesta en tensión de los tejidos blandos periarticulares. Cuando una fuerza vulnerante excede la resistencia de estos tejidos, se produce su distensión, desgarro o rotura (esguince articular) o bien se arranca el fragmento óseo en el cual se hallan insertados (fracturas por avulsión); en ambos casos se produce localmente edema, tumefacción, dolor y, según la gravedad, equimosis local. La presencia de lesión ósea concomitante se descarta con la radiografía de frente y de perfil. Si no existe lesión ósea, la gravedad de la lesión ligamentaria puede ponerse en evidencia con una radiografía bajo estrés, que conviene efectuar con anestesia local infiltrativa. Bajo el efecto de ella se fuerza la articulación en el sentido del traumatismo y se toma una placa radiográfica en este momento. Si se visualiza una separación anormal entre las superficies articulares, se hace el diagnóstico de rotura ligamentaria pues dicha separación sería imposible con un ligamento indemne. Si el esguince es catalogado como de leve o mediana intensidad (distensión o desgarro leve), es pasible de ser tratado en forma incruenta mediante inmovilización con yeso funcional y luego fisioterapia, acompañada de medicación analgésica y antiinflamatoria. Si el esguince es grave (rotura ligamentaria) (**fig. 44-1**), el tratamiento en general es quirúrgico y el procedimiento variará según la articulación por tratar.

Los esguinces más comunes son los que afectan el tobillo, seguidos de los de la muñeca, la rodilla, el hombro, etcétera.

LUXACIONES

 Se denomina de esta manera la pérdida del contacto normal, parcial o total, entre las superficies articulares de una determinada articulación.

—

Las luxaciones se llaman puras cuando existe evidencia de lesión ósea concomitante, o fracturas luxaciones cuando se acompañan de arrancamiento óseo de alguno de los rebordes articulares. Si la pérdida de la relación articular no es completa se denomina subluxación. En general, las luxaciones traumáticas se producen por el mismo mecanismo de los esguinces articulares, pero en este caso se necesita un traumatismo más violento que venza la resistencia de los elementos de contención de las articulaciones. Por ello, para que una luxación sea posible, se requiere un importante desgarro del aparato capsuloligamentario periarticular.

Toda luxación traumática va acompañada de agudo dolor, deformidad articular característica, posición del miembro típica para cada tipo de luxación y acentuada impotencia funcional.

La mayoría de los casos se presentan con contractura muscular refleja. Muchas veces, la pérdida de la relación articular normal trae aparejadas compresiones vasculares, paresias o parálisis nerviosas. Si bien en muchos casos puede efectuarse el diagnóstico de luxación con el examen clínico, nunca debe

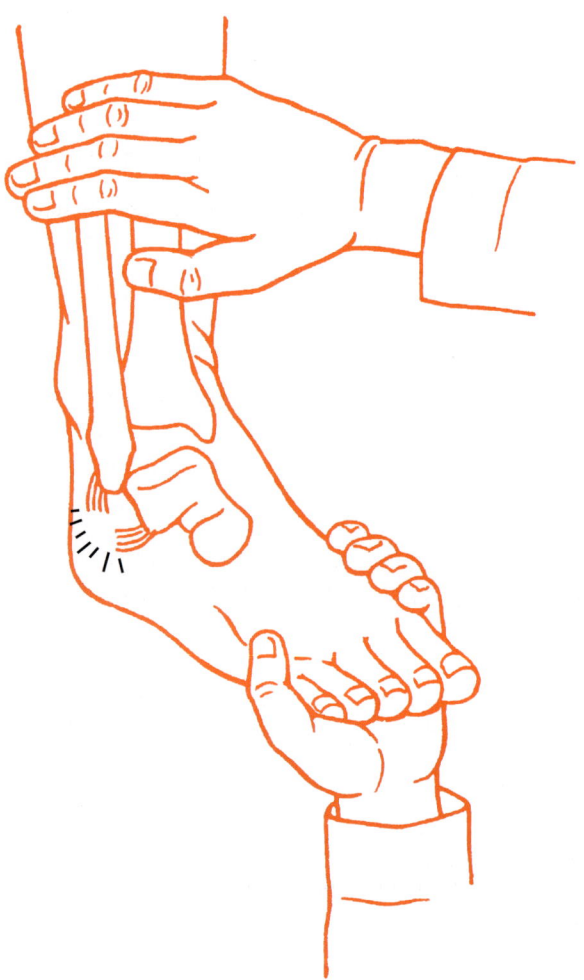

FIG. 44-1. Rotura ligamentaria puesta en evidencia con la posición forzada (maniobra de estrés).

omitirse el examen radiográfico, que confirma la lesión y pone en evidencia o descarta lesiones óseas concomitantes. De igual manera, se debe efectuar una radiografía posreducción para confirmar el retorno a la normal congruencia articular.

Si bien el tratamiento y la técnica de reducción de la luxación es particular para cada articulación, en términos generales puede decirse que la reducción debe efectuarse lo más tempranamente posible; de preferencia bajo anestesia general, no solo para eliminar el dolor, sino también para obtener una perfecta relajación muscular, indispensable para la eficacia de las maniobras de reducción. Las maniobras deben ser suaves evitando complicaciones traumáticas agregadas y tratando de hacer recorrer al extremo luxado el mismo camino en sentido inverso al que ha tenido que recorrer para luxarse. Una vez lograda la reducción, se deberá inmovilizar el miembro de la manera más conveniente según la articulación afectada, la edad del paciente y el posible riesgo de reluxación.

Las complicaciones inmediatas de las luxaciones se producen, en general, por compresión de elementos vasculares y nerviosos de la vecindad. Las complicaciones tardías más frecuentes son las rigideces articulares y la aparición de osificaciones periarticulares que también limitan la función articular. Cuando la luxación articular se reproduce con frecuencia por traumatismos cada vez menos intensos, estamos frente a una luxación recidivante, lo cual indica la persistencia de la ruptura o una desinserción capsuloligamentaria.

Además de las luxaciones traumáticas, que son las más frecuentes, también existe la luxación congénita que, como su nombre lo indica, se debe a alteraciones congénitas de las superficies articulares.

Las luxaciones patológicas se producen cuando las superficies articulares se hallan alteradas o destruidas por afecciones de variada etiología.

FRACTURAS

La fractura puede definirse como una solución de continuidad en un hueso producida bruscamente, ya sea por una violencia exterior o por una contracción muscular intensa.
—

Escaparían a esta definición las llamadas fracturas espontáneas que, como su nombre lo indica, se producen sin la mediación de un agente traumático. Estas lesiones presuponen la presencia de una importante alteración preexistente en el hueso, de variada etiología y que debilita de tal forma el tejido óseo que este es capaz de ceder frente a un traumatismo mínimo y aun sin existir traumatismo. En este caso, como la estructura del hueso es patológica, también se habla de fracturas patológicas; las más frecuentes son las que se producen sobre tumores óseos primitivos o sobre huesos afectados por lesiones metastásicas.

El ritmo agitado de la vida diaria, el aumento del tránsito vehicular en las grandes ciudades, la difusión de los deportes, la industrialización son las principales fuentes donde se producen los traumatismos que generan las fracturas de los huesos.

Clasificación de las fracturas

Según el mecanismo traumático que las origina, es clásico dividir a las fracturas en directas e indirectas.

Las fracturas por **causa directa** son las que se producen en la zona de aplicación del agente vulnerante (proyectil, bastonazo, coz de caballo) y son comunes en el cráneo, la cara y las falanges de los dedos.

Las fracturas por **causa indirecta** son las más frecuentes en los miembros y, en general, se producen en un punto distante de donde se aplica la fuerza vulnerante. Esta fuerza puede actuar en forma de flexión, de compresión, de torsión, de cizallamiento o de avulsión.

• En las fracturas por flexión, la fuerza actúa en forma de palanca, a veces rectificando o exagerando una curvatura ósea normal (frecuente en los huesos largos).
• En las fracturas por compresión, la fuerza puede aplicarse en zona distante y ciertos segmentos óseos comprimidos por estructuras vecinas pueden aplastarse dentro de sí mismos. Son comunes en huesos esponjosos y los ejemplos típicos son las fracturas de los cuerpos vertebrales y del calcáneo.
• En las fracturas por fuerzas de torsión, más comunes en huesos debilitados por osteoporosis, el trazo fracturario toma un recorrido helicoidal o espiroideo.
• El cizallamiento es la consecuencia de un esfuerzo cortante como se produce en ciertas fracturas del cuello femoral.
• La avulsión es una fractura por mecanismo de arrancamiento consecutivo a una contracción muscular abrupta y enérgica y se observa en ciertas apófisis óseas donde se insertan potentes grupos musculares (tuberosidad del calcáneo, trocánter menor, olécranon, etc.) (**fig. 44-2**).

Desde el punto de vista anatomopatológico, las fracturas pueden ser completas o incompletas.

Las **fracturas completas** afectan el hueso en todo su espesor, dividiéndolo en dos fragmentos si son de trazo único. Si los trazos son dos, existe un fragmento intermedio o tercer fragmento y se denominan fracturas segmentarias. Si los trazos son múltiples, las fracturas son multifragmentarias o conminutas (**fig. 44-3**). Las fracturas completas pueden ir acompañadas de diversos tipos de desviación o desplazamiento de los fragmentos. De tal manera, pueden observarse desviaciones angulares, desplazamientos laterales, acortamientos con cabalgamiento de fragmentos o con impactación de un fragmento en el otro (**fig. 44-4**).

Las **fracturas incompletas** son aquellas en las cuales el trazo fracturario no abarca todo el espesor del hueso. Es el típico caso de las llamadas fisuras, que al respetar la integridad parcial del hueso, no permiten comprobar una movilidad anormal en el foco.

Las denominadas **fracturas en tallo verde** son propias de los niños, debido a la elasticidad del tejido óseo. Se suele observar una inflexión en una de las corticales, mientras la otra cortical se mantiene intacta.

Las **fracturas subperiósticas** constituyen un tipo intermedio entre las completas y las incompletas. Si bien el hueso se fractura en todo su espesor, el periostio resiste y a modo de manguito mantiene el contacto de los fragmentos impidiendo su desplazamiento. Estas son también fracturas típicas de los niños en los cuales el periostio es grueso y resistente.

En los huesos largos, según su zona afectada, las fracturas pueden ser diafisarias, metafisarias o epifisarias. Estas últimas podrán ser articulares o extraarticulares, dependiendo de que afecten o no la superficie articular.

Otra forma de clasificar las fracturas, sobre todo las diafisarias de los huesos largos, es según la dirección que presenta el trazo fracturario.

Las **fracturas transversales** son aquellas en las cuales el trazo es perpendicular o casi perpendicular al eje longitudinal del hueso. En general, la superficie del trazo es irregular o dentellada. Los trazos transversales lisos suelen observarse en las fracturas patológicas.

Las **fracturas oblicuas** pueden ser cortas cuando la oblicuidad es menor de 45° y se comportan en forma similar a las transversales. Si la oblicuidad es muy amplia, se desplazan con facilidad, y cuando llevan casi la dirección del eje del hueso se denominan **longitudinales**.

Las **fracturas espiroideas** se caracterizan por tener un trazo de dirección helicoidal, se producen por mecanismo de torsión y afectan sobre todo la tibia, el húmero y el fémur (**fig. 44-5**).

Una diferencia fundamental debe establecerse entre las fracturas cerradas y las fracturas expuestas o abiertas. Toda fractura completa no se limita pura y exclusivamente a la lesión del tejido óseo. La fractura es siempre acompañada, en menor o mayor grado, de lesiones concomitantes de los tejidos blandos perifracturarios. Se hallan afectados el periostio con sus vasos, las masas musculares vecinas y, en ocasiones, vasos y nervios de las adyacencias. Las lesiones de los vasos medulares, periósticos y musculares traen como consecuencia la formación de un hematoma interfragmentario. Todos estos fenómenos de la zona de la fractura configuran lo que se ha dado en llamar foco de fractura.

En las **fracturas cerradas**, este foco fracturario se halla aislado del exterior por la integridad de los tegumentos. Cuando

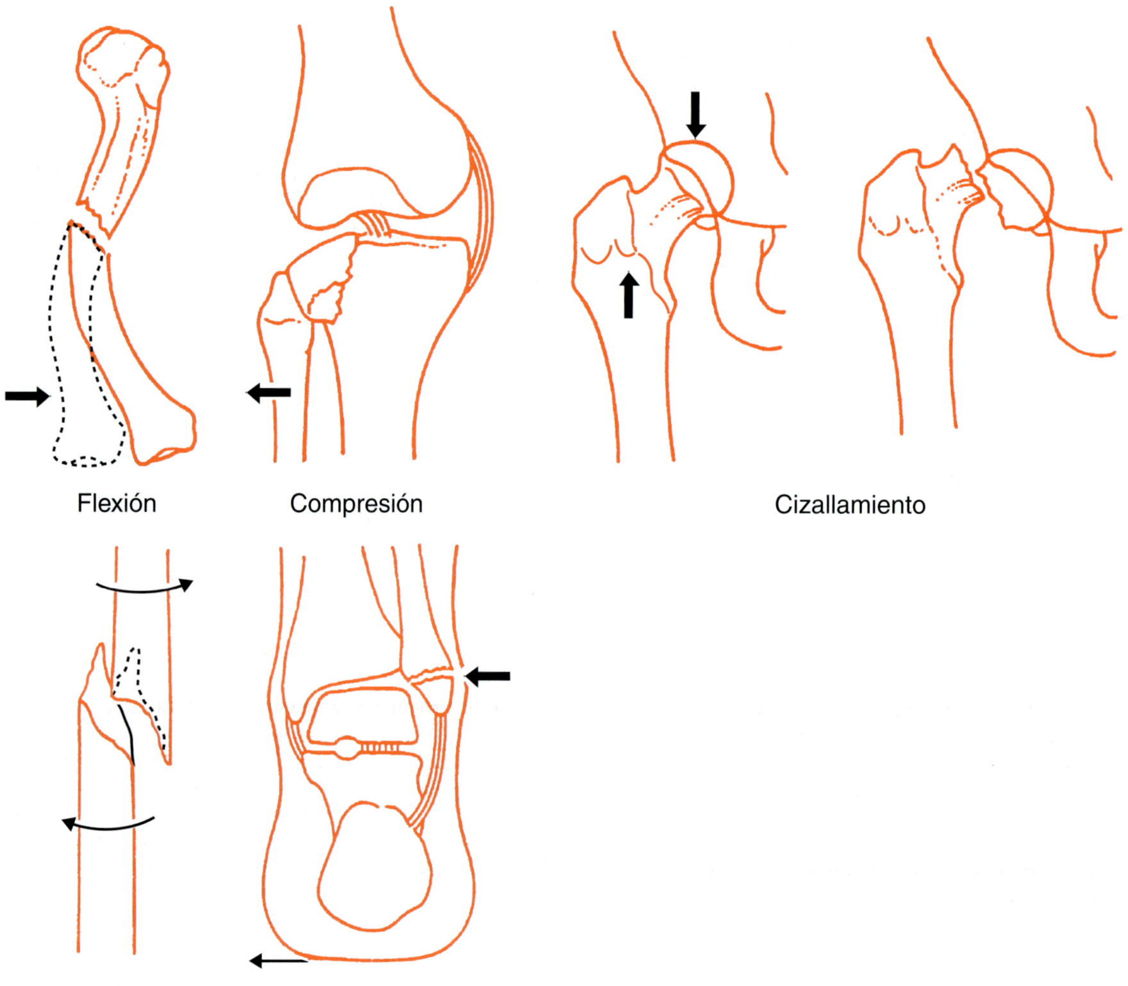

Flexión   Compresión   Cizallamiento

Torsión   Avulsión

FIG. 44-2. Mecanismos de fractura.

además existe una herida tegumentaria que permite la comunicación del foco de fractura con el medio exterior, estamos frente a una **fractura abierta o expuesta**, que puede tener diferentes grados de gravedad de acuerdo con el compromiso de las partes blandas. La urgencia y la minuciosidad de tratamiento que requiere este tipo de lesiones merecen que se las estudie en capítulo aparte (véase el concepto de lesión de alta energía en el capítulo Síndromes compartimentales).

Sintomatología y diagnóstico de las fracturas

El antecedente del traumatismo, su intensidad y demás características son datos valiosos para tener en cuenta. Si el traumatismo ha sido insignificante y no guarda relación con la magnitud de la lesión primitiva, hay que pensar en una fractura patológica.

El dolor es el síntoma primordial y es prácticamente constante. En general, es espontáneo pero se acentúa ante cualquier intento de movimiento.

Es común que el paciente refiera haber sentido un crujido o chasquido en el momento del traumatismo. La impotencia funcional está casi siempre presente, pero puede ser mínima en las fracturas incompletas.

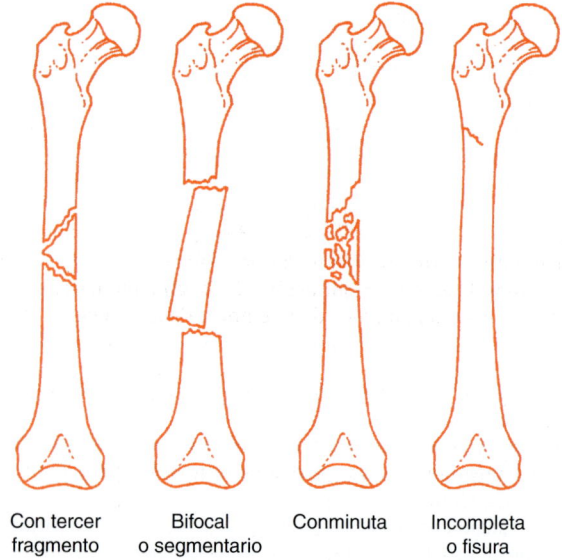

Con tercer   Bifocal   Conminuta   Incompleta
fragmento   o segmentario   o fisura

FIG. 44-3. Clasificación de las tres fracturas según el tipo de fragmentos.

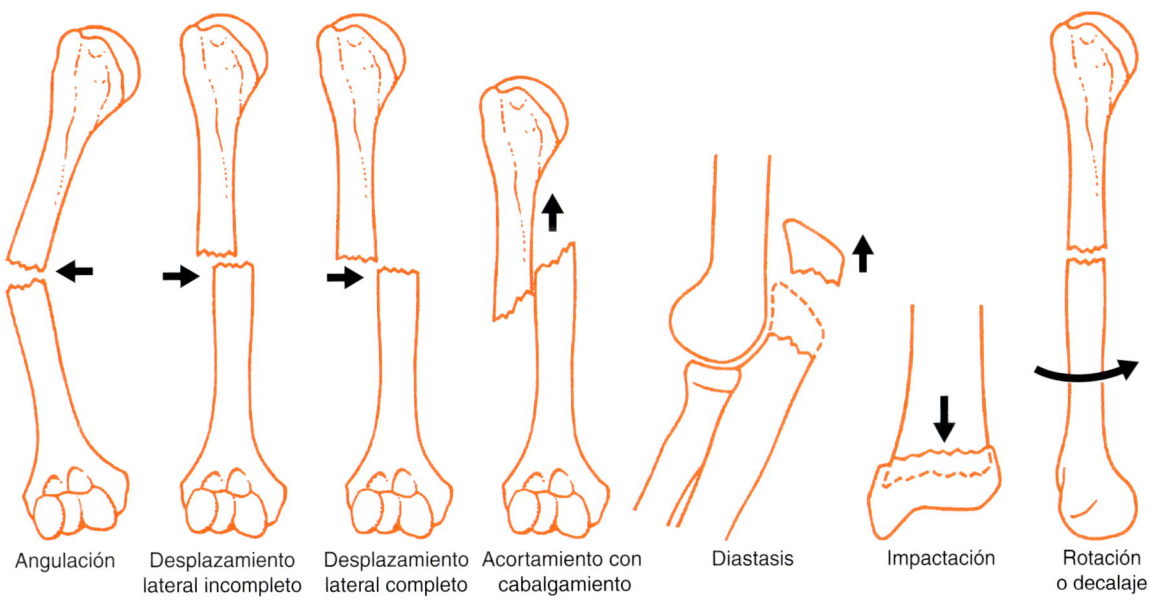

Angulación   Desplazamiento   Desplazamiento   Acortamiento con   Diastasis   Impactación   Rotación
              lateral incompleto   lateral completo   cabalgamiento   o decalaje

FIG. 44-4. Clasificación de las fracturas según el tipo de desplazamiento.

Objetivamente, al examinar al enfermo podemos observar una tumefacción en la zona del traumatismo que casi siempre va acompañada de equimosis o hematoma local. La equimosis puede ser inmediata y, en este caso, junto con excoriaciones y flictenas, es consecuencia de la acción local del agente vulnerante. No obstante, también pueden aparecer equimosis tardías, 4 o 5 días después del accidente, y en este caso están relacionadas con el hematoma del foco fracturario que se ha abierto paso a través de los tejidos y se manifiesta en la piel.

Las deformaciones, a veces fácilmente perceptibles, están en relación con el grado de desplazamiento de los fragmentos. Hay algunas que son típicas, como el acortamiento y la rotación externa en las fracturas del cuello del fémur y el dorso de tenedor en las fracturas de muñeca.

Clásicamente se describe una serie de maniobras locales para detectar las fracturas, como la búsqueda de movilidad anormal o de crepitación debida al frote de los extremos fracturarios, o la exploración del dolor provocado por presiones en diferentes puntos. La realización de tales maniobras despierta acentuadas molestias al paciente y los datos positivos que puedan obtenerse no tienen valor suficiente como para permitir prescindir del examen radiológico, cuya realización es de rigor ante la mínima sospecha de lesión fracturaria.

El estudio radiográfico no solo es útil para confirmar el diagnóstico de fractura, sino también permite observar las características de esta, como la dirección de los trazos, el número de fragmentos y su grado de desplazamiento. Con todo ello podremos diagramar mejor el plan de tratamiento para llevar a cabo. En los traumatismos de miembros debe obtenerse como mínimo el llamado par radiográfico, es decir, radiografías en dos planos del espacio, de frente y de perfil; además de estas dos proyecciones existen otras especiales en relación con las diferentes zonas para examinar.

En los traumatismos de los miembros en los niños, puede llegar a confundirse un probable trazo fracturario con la imagen de los cartílagos de crecimiento. En estos casos es conveniente sacar la misma radiografía del lado sano.

No hay que ser mezquinos y emplear placas radiográficas pequeñas limitadas a la zona más evidente del traumatismo. Las placas deben ser del tamaño necesario para abarcar la arti-

culación proximal y la distal al foco de la fractura. Así se evitará que pasen inadvertidas lesiones distantes, como la luxación de la cabeza del radio que puede acompañar a una fractura de la diáfisis del cúbito. Lo mismo sucede con los traumatismos de tobillo, que pueden asociarse a fractura del peroné en su extremo proximal. Además, una visión panorámica del hueso fracturado nos proporciona una noción cabal del eje, la angulación, el acortamiento, etc., del miembro.

En muchos casos en que el diagnóstico preciso de la lesión se torna más complicado (fractura de columna, de pelvis), existen variados métodos modernos de diagnóstico por imágenes que se utilizan en forma complementaria, como las radiografías contrastadas, las tomografías computarizadas y lineales, la centellografía, la resonancia magnética, las venografías, las artrografías, etcétera.

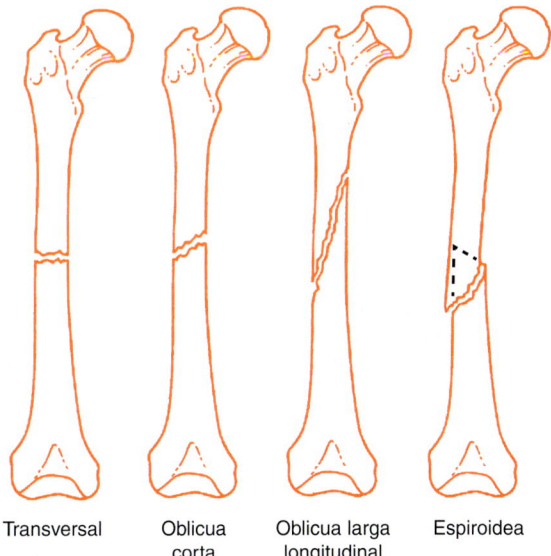

Transversal   Oblicua   Oblicua larga   Espiroidea
               corta   longitudinal

FIG. 44-5. Clasificación de las fracturas según el tipo de trazo.

Complicaciones de las fracturas

La fractura de un determinado hueso puede ser la única consecuencia de la acción de un traumatismo. Otras veces pueden ser múltiples (polifracturas) y, en ocasión de traumatismos violentos, de gran envergadura, como los producidos por accidentes de tránsito, puede existir un gran número de lesiones asociadas, ya sean de vecindad, ya sean distantes como en el cráneo, tórax, abdomen o pelvis. Hablamos en estos últimos casos de un politraumatizado, que debe ser atendido con suma urgencia por un equipo multidisciplinario entrenado, que determinará las pautas de manejo y las prioridades del tratamiento. El centro asistencial deberá contar con la infraestructura y el equipo básico necesarios para la atención de este tipo de pacientes.

Una de las complicaciones serias que suelen acompañar a los politraumatizados y a las fracturas expuestas graves es el shock. Generalmente es provocado por una brusca disminución de la volemia, ya sea por hemorragia externa o por extravasación dentro del organismo. El paciente se presenta pálido, con las extremidades frías, taquicárdico e hipotenso. Si hay evidencia de un vaso sangrante se debe cohibir de inmediato la hemorragia, reponer la volemia y poner en marcha todos los mecanismos de tratamiento del shock.

—

Las fracturas aisladas pueden tener complicaciones inmediatas o tardías. Las inmediatas pueden ser de orden general como la **embolia grasa**, que se produce por la penetración en el torrente sanguíneo de pequeñas gotas de grasa del foco de fractura. Estas gotas de grasa, al llegar a los capilares pulmonares, pueden desatar el cuadro de embolia pulmonar grasa con abundante expectoración hemoptoica y cianosis asociadas a petequiado facial y eventuales alteraciones del estado de conciencia.

Las complicaciones locales inmediatas son consecuencia de la lesión de elementos nobles de la vecindad, como vasos y nervios. Las **lesiones vasculares** más importantes son las arteriales, que pueden producirse por contusión y herida de la arteria por un fragmento óseo o en ocasiones por espasmos arteriales reflejos que, si son prolongados, pueden acarrear lesiones irreversibles.

Las **lesiones de los nervios** también pueden ser directas, debidas a compresión por los fragmentos, o producidas por mecanismo de isquemia.

Las complicaciones tardías de las fracturas pueden deberse al traumatismo en sí, como la **necrosis avascular** que suele verse en ciertas fracturas del cuello del fémur y del escafoides carpiano, o la **miositis osificante** postraumática, que es consecuencia de la osificación del hematoma extendido a partes blandas vecinas, o la **artrosis postraumática**, que se desarrolla cuando han sido afectadas las superficies articulares. Otras de las complicaciones tardías no son consecuencia directa del traumatismo sino aparecen después del reposo e inmovilizaciones prolongadas impuestas por ciertos tratamientos instituidos. Los pacientes confinados a largas permanencias en cama pueden desarrollar complicaciones de orden general, sobre todo los de edad avanzada, como las **escaras de decúbito**, que aparecen en la zona sacra y en otras zonas de prominencia ósea (trocánter mayor, isquiones, talones, etc.). En este tipo de pacientes también suelen observarse complicaciones a nivel pulmonar por estasis, que provocan congestiones e infecciones.

Las **trombosis venosas profundas** son consecuencia igualmente de reposos prolongados y a partir de ellas puede aparecer un cuadro embolígeno.

Las inmovilizaciones de segmentos de miembros, generalmente por aparatos enyesados, destinados a tratar un foco de fractura hasta su consolidación, también pueden acarrear ciertas complicaciones indeseables una vez retirados. Los trastornos más comunes son la **atrofia muscular**, diferentes grados de **rigidez articular**, cuya gravedad depende del tipo de articulación inmovilizada, y trastornos reflejos de origen simpático, en los que aparecen osteoporosis difusas, dolor, edema e impotencia funcional (atrofia de Sudeck), etcétera.

Toda esta serie de inconvenientes y consecuencias no deseadas de las largas inmovilizaciones y de la permanencia prolongada en cama retardan la recuperación funcional del enfermo y en ocasiones dejan secuelas permanentes. Por todos estos motivos existe una tendencia actual, en el tratamiento moderno de las fracturas, a utilizar procedimientos de osteosíntesis lo suficientemente estables como para prescindir de inmovilizaciones externas adicionales y permitir la aplicación de una rehabilitación funcional temprana iniciada mucho antes de que aparezca la consolidación ósea. Este tipo de tratamiento, además de evitar las complicaciones relatadas, posibilita que el enfermo, aunque sea en forma parcial, retome sus actividades habituales en un período temprano del tratamiento.

Reparación de las fracturas, foco de fractura, callo óseo

Desde el momento en que se produce una fractura hasta su reparación total se sucede una serie de fenómenos biológicos locales que se denominan proceso de consolidación.

—

La labor del traumatólogo y el objetivo que busca al encarar el tratamiento de una fractura se limitan a colocar el foco fracturario en las condiciones óptimas para que el organismo lleve a cabo su cometido.

Así como el cirujano frente a una lesión de piel realiza una sutura con el objeto de afrontar los labios de la herida traumática hasta que el organismo lleve a cabo la cicatrización, de igual forma debe actuar el traumatólogo frente a una fractura, colocando y manteniendo los fragmentos óseos en condiciones inmejorables mientras se produce la consolidación. ¿Cómo se logra? Cumpliendo con dos premisas básicas del tratamiento de las fracturas: **reducción** e **inmovilización**. El logro de estos objetivos puede ser relativamente simple, o bien tan complejo que lo obligue a emplear un sinnúmero de procedimientos técnicos, ya sea incruentos o cruentos, que la traumatología moderna pone a su alcance para que los utilice en cada circunstancia en especial.

Como hemos visto, en toda fractura, rodeando los extremos óseos fracturados, hay una serie de lesiones de partes blandas perifracturarias como el desgarro del periostio, atricciones y desgarros musculares, lesiones de vasos de la vecindad, etcétera, que configuran el foco de fractura.

La extravasación sanguínea consecutiva a la lesión de los pequeños vasos de los tejidos vecinos hace posible la formación de un hematoma que rellena el foco de fractura.

Como consecuencia del traumatismo se produce una hiperemia perifocal por vasodilatación, que también es mantenida por la acción de los catabolitos procedentes de la desintegración de los tejidos necrosados del foco. Esta hiperemia da comienzo a un proceso de reparación que se inicia con la organización del coágulo. Este es invadido por células conectivas que forman una malla de fibrina, la que a su vez actuará de soporte para la penetración de un tejido de granulación proveniente de los tejidos que rodean el área lesionada. A la par que la hiperemia interviene en la organización del coágulo descrita, también produce una descalcificación de los extremos óseos, mientras los pequeños fragmentos que quedan sin conexión perióstica o vascular son reabsorbidos por elementos osteoclásticos. Los osteoblastos de la vecindad van formando sustancia osteoide que va ocupando el espacio interfragmentario y une ambos extremos óseos con hueso esponjoso y blando, lo que constituye el callo primario o provisional que carece de la solidez necesaria para soportar la exigencia de la función. Este callo provisional sufre un proceso de transformación y remodelación durante el cual se refuerzan unas partes y se reabsorben otras, orientándose las trabéculas óseas en un sentido funcional según las líneas de fuerza; de esta manera se forma el callo óseo definitivo, se reabre el conducto medular y se refuerza el callo intermedio entre corticales.

El diagnóstico clínico de consolidación se sospecha, con una inmovilización adecuada, teniendo en cuenta el tiempo transcurrido desde el traumatismo, la desaparición del dolor, la ausencia de movilidad anormal y la restauración funcional.

Los signos radiográficos son los más fiables. Al principio comienzan a visualizarse áreas de calcificación en el callo interfragmentario que se van extendiendo a medida que avanza el proceso. También puede observarse un puente externo de callo que une los fragmentos. Cuando las fracturas ya están bien consolidadas, se observa un callo de mayor densidad que el hueso normal y calcificado de un modo uniforme. También aparecen trabéculas óseas continuas que atraviesan el foco uniendo uno y otro fragmento.

El tiempo necesario para que una fractura llegue a su reparación es variable. Hay diversos factores que influyen en la velocidad de consolidación. La edad del paciente es fundamental. Así, la fractura de un mismo hueso que en el recién nacido demandará de 2 a 3 semanas para consolidar, necesitará más tiempo en un adolescente, más en un adulto y más aún en un geronte.

Ciertas afecciones del estado general como la caquexia, o estados de carencia como las avitaminosis, la hipoproteinemia o la disminución del calcio sérico, demorarán la consolidación. No obstante, en fracturados sanos y en condiciones normales de alimentación, la administración de calcio, fósforo o vitaminas no influye en la velocidad de consolidación de la fractura. También existen variaciones individuales en los plazos de consolidación por efectos desconocidos.

Las condiciones locales del foco fracturario, así como los diferentes tipos de fracturas, modifican los plazos de consolidación. Una fractura de mucha oblicuidad o espiroidea tiene mayor área de contacto entre las superficies cruentas que una fractura transversal y, por ende, la consolidación se establece con mayor precocidad. También es sabido que en un foco de fractura hay fuerzas de impactación que aceleran la curación, y que esta es retardada por las fuerzas de tracción o diastasis.

Como hemos visto, en el proceso de reparación ósea intervienen la hiperemia focal y la proliferación vascular en el tejido de granulación; por lo tanto, para que el proceso se desarrolle normalmente, se requiere una irrigación suficiente de los fragmentos. Si uno de los fragmentos está poco irrigado, la consolidación es más lenta, y, si ambos están poco vascularizados, la lentitud es aún mayor. Por lo tanto, se debe evitar en lo posible toda maniobra o procedimiento quirúrgico que traiga como consecuencia una destrucción de la circulación de los fragmentos, pues se retardará la consolidación por causa iatrogénica.

 Los procedimientos quirúrgicos de estabilización de fracturas a cielo cerrado sin exposición del foco fracturario permiten una consolidación más rápida que los procedimientos a cielo abierto, donde inevitablemente se elimina el hematoma fracturario y en mayor o menor grado se lesiona la circulación perifracturaria.

—

La infección local es otra causa que retarda la curación del foco de fractura.

Consolidación viciosa

Cuando una fractura se inmoviliza sin realizar previamente una reducción adecuada, igual se llega a la consolidación, pero en este caso hablamos de fractura mal consolidada o de consolidación viciosa (**fig. 44-6**). Si se detecta el defecto de alineación cuando el callo es todavía blando o maleable, puede lograrse una corrección por medios incruentos, pero cuando la consolidación es total u ósea, la realineación solo es posible por medios quirúrgicos.

Retardos de consolidación

 Cuando una vez transcurridos los plazos habituales para que una determinada fractura consolide aún no se observan signos clínicos o radiográficos que evidencien la formación del callo óseo, hablamos de retardo de consolidación.

—

En los casos de consolidación retardada, el proceso biológico continúa activo y se mantiene la hiperemia del foco por un lapso más largo que lo habitual; esto provoca reabsorción de los extremos óseos, que se traduce radiográficamente por un ensanchamiento de la línea fracturaria y una descalcificación de los extremos del hueso. Esta es una etapa en la cual aún existe la posibilidad de llegar a la consolidación ósea, si se mantiene la inmovilización del foco de fractura por un período más largo que el habitual. En este período, si existe la evidencia de algún factor que esté perturbando la marcha hacia la consolidación, como un foco infeccioso, un secuestro óseo o la interposición de partes blandas en el foco, se debe actuar quirúrgicamente; de lo contrario, se debe mantener la inmovilización de la fractura durante un período adicional hasta tener la seguridad de que el foco de fractura o bien va en camino de una consolidación tardía, o bien evoluciona a una seudoartrosis, es decir, a la falta definitiva de consolidación.

Seudoartrosis

 Se llega a esta etapa cuando ha fracasado el proceso de formación de callo óseo que une los fragmentos fracturados.

—

En el foco se produce una serie de alteraciones locales que hacen que sea inútil prolongar el tiempo de inmovilización con la esperanza de llegar a la consolidación por dicho camino. Ha cesado la lucha biológica descrita en el proceso de consolidación de las fracturas y, por lo tanto, se ha interrumpido toda actividad osteogénica reparadora. Localmente han disminuido en forma apreciable el dolor a la presión y la tumefacción de las partes blandas vecinas. En el foco existe una movilidad anormal y la impotencia funcional será muy variable según el tipo y localización del foco de seudoartrosis. En ocasiones puede existir deformidad y acortamiento del segmento.

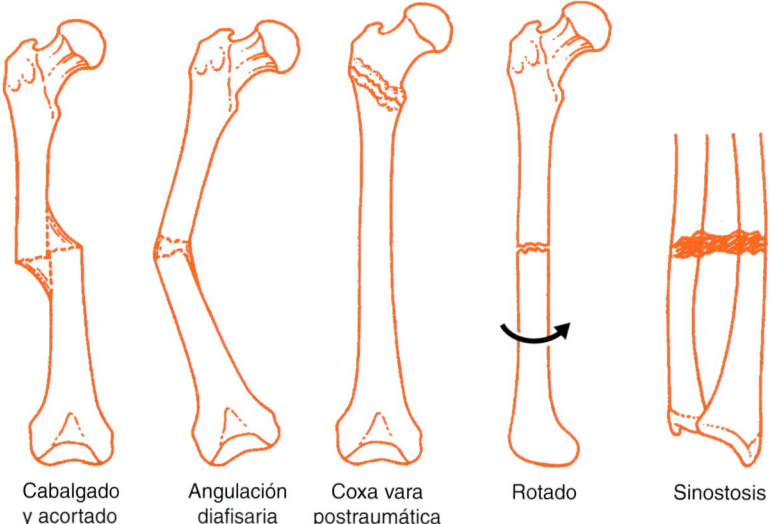

Cabalgado y acortado   Angulación diafisaria   Coxa vara postraumática   Rotado   Sinostosis

FIG. 44-6. Consolidaciones viciosas.

Radiográficamente, los contornos de los fragmentos están bien definidos y sus extremos, ensanchados en "pata de elefante", están constituidos por tejido óseo esclerótico y ebúrneo que oblitera los canales medulares; entre ambos fragmentos se observa una interlínea radiolúcida que está ocupada por tejido fibroso (seudoartrosis hipertrófica). Cuando existe cierta distancia entre los fragmentos consecutiva a pérdida de sustancia ósea, ya sea traumática o por eliminación quirúrgica de secuestros, se constata una amplia movilidad en todos los sentidos (seudoartrosis flotante) (**fig. 44-7**).

Ya dijimos que, cuando una seudoartrosis está establecida, continuar con la inmovilización es inútil ya que por sí sola no conducirá a la unión ósea. Hace muchos años que Watson Jones aseveró que la mayor parte de las fracturas que llegan a esta etapa son responsabilidad del cirujano y no se deben al fracaso de los osteoblastos. Afirma que todas las causas que tradicionalmente se invocan como factores etiológicos determinantes de seudoartrosis, influyen en la velocidad de consolidación, pero no son los responsables de esta. Así, la interposición de tejidos blandos, la diastasis por tracción, la insuficiencia de circulación sanguínea, la infección, las alteraciones seniles son todas condiciones que retardan la consolidación, pero esta se obtendrá casi siempre con una inmovilización adecuada en forma y en tiempo.

Pero si nos encontramos frente a una seudoartrosis establecida debemos actuar, salvo en los casos en que su ubicación y la edad del paciente determinen que la seudoartrosis será bien tolerada y traerá poca incapacidad funcional, en cuyo caso nos abstendremos de hacerlo.

La forma de actuar, en general, es mediante procedimientos quirúrgicos. En los últimos años han aparecido muchos trabajos sobre la acción de determinadas corrientes eléctricas locales como inductoras de la consolidación. Consideramos que estas serían más aplicables en la etapa de retardo de consolidación que en la de seudoartrosis franca.

El tratamiento quirúrgico se basa en la aplicación de un estímulo adecuado que sea capaz de reactivar el proceso biológico local adormecido, provocando una nueva hiperemia traumática y una nueva proliferación del tejido de granulación. Los procedimientos quirúrgicos para aplicar pueden ser varios. El viejo concepto de la necesidad de extirpar el tejido interpuesto entre los fragmentos óseos por considerarlo patológico y de realizar su limpieza quirúrgica antes de efectuar

osteosíntesis e injerto ha sido desterrado hace mucho tiempo. En 1918, el Dr. Pedro Chutro demostró que el tejido fibrocartilaginoso del foco de seudoartrosis no solo no es patológico, sino, por el contrario, es sumamente útil para la consolidación si se otorgan las condiciones biomecánicas locales que faciliten su metaplasia ósea.

La colocación de injerto óseo en el foco de seudoartrosis para que actúe como estimulante local de la consolidación es el procedimiento quirúrgico más difundido. Hay distintas formas de aplicar el injerto óseo. Una manera sería adosado a la superficie, superpuesto en el foco y fijado a ambos extremos del hueso con tornillos (*onlay graft* de los anglosajones). En lugar de uno pueden colocarse dos injertos adosados, uno de cada lado (*dual graft*). El injerto puede encastrarse previa prepara-

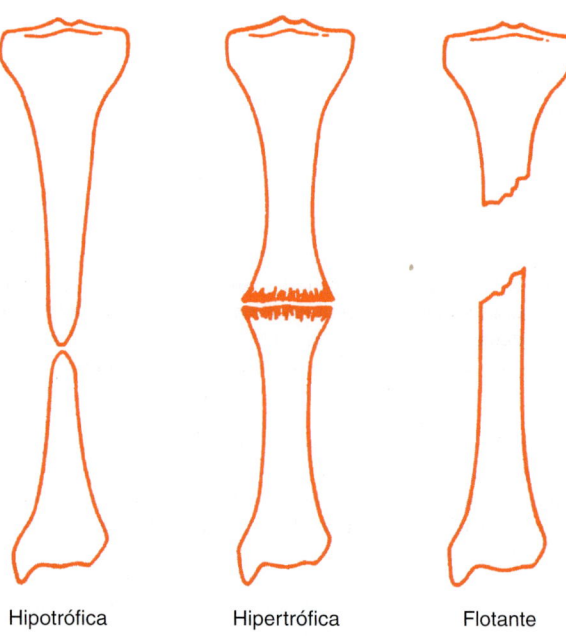

Hipotrófica   Hipertrófica   Flotante

FIG. 44-7. Clasificación de las seudoartrosis.

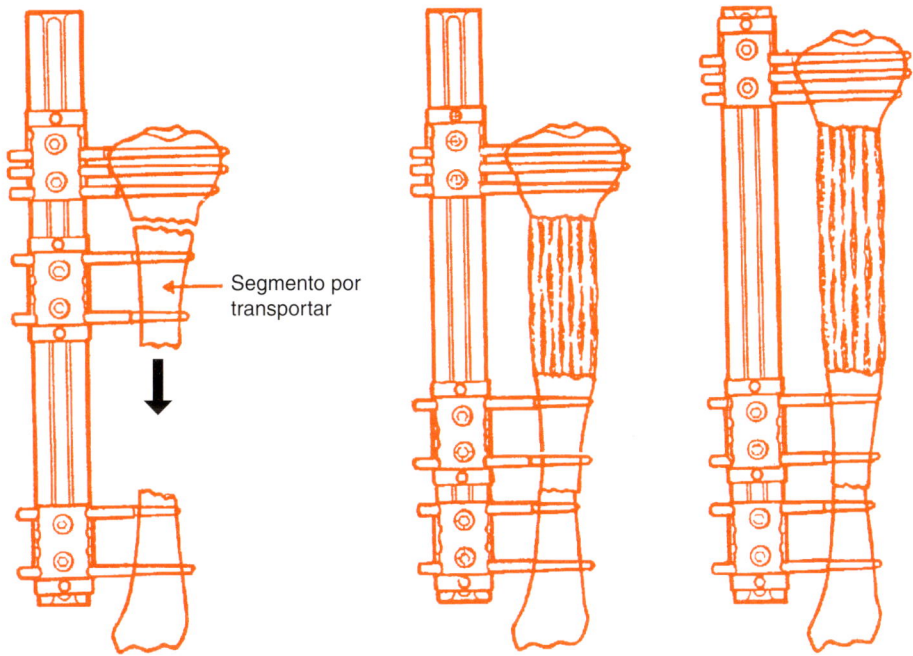

FIG. 44-8. Método del transporte óseo para el tratamiento.

ción de un lecho (*inlay graft*). El injerto encastrado puede ser obtenido de un sitio distante o bien se talla localmente en uno de los fragmentos y luego se desliza (injerto encastrado deslizante).

En enfermos traumatizados en la Primera Guerra Mundial, Pedro Chutro utilizó la colocación del autoinjerto en un bolsillo osteoperióstico del foco sin fijación adicional. Posteriormente, este método fue propiciado por David Phemister en los Estados Unidos y, más tarde, por numerosos autores.

Otros procedimientos propuestos fueron el peroné protibia en la pierna y las osteotomías parafocales. Los hermanos Judet crearon un procedimiento útil y eficaz que denominaron decorticación osteoperióstica. Consiste en desprender una fina capa ósea circularmente alrededor del foco de manera que este quede rodeado por un manguito de pequeños injertos óseos, que mantienen su adhesión a las partes blandas y, por lo tanto, la vascularización.

Cuando las seudoartrosis son diafisarias y los canales medulares se mantienen enfrentados, es muy útil el enclavado endomedular a cielo cerrado de Küntscher, previo fresado del canal. En este caso, el fresado produce el estímulo osteogénico necesario y el clavo otorga la suficiente inmovilidad para que la consolidación se lleve a cabo.

En el caso de que la seudoartrosis sea flotante y exista una pérdida de sustancia que hace que los extremos óseos estén alejados, hay que ocupar este espacio con un injerto masivo y, si no se lo puede obtener del propio enfermo, hay que recurrir a un injerto del banco de huesos. Últimamente, con el uso de fijadores externos más complejos y perfectos, se ha podido lograr lo que se denomina el trasporte óseo. Este consiste en desprender el extremo de uno de los fragmentos de varios centímetros de largo por medio de una osteotomía y en forma paulatina y progresiva ir transportándolo, mediante el fijador, hasta que se ponga en contacto con el otro extremo óseo (**fig. 44-8**).

SÍNTESIS CONCEPTUAL

- Los traumatismos pueden provocar: contusiones, heridas, esguinces, luxaciones y fracturas.
- Las fracturas pueden ser completas o incompletas; pueden ser diafisarias, metafisarias o epifisarias (articulares o extraarticulares).
- La clasificación de las fracturas puede hacerse desde diferentes puntos de vista:
  a) por el mecanismo de producción.
  b) por el número de fragmentos.
  c) por el tipo de desplazamiento.
  d) por el trazo fracturario.
- La fractura se repara por la formación del callo óseo. La demora en la formación del callo óseo se denomina retardo de consolidación. La falta de formación de callo óseo conduce a una seudoartrosis.

FRACTURAS EXPUESTAS Y LESIONES GRAVES DE LOS MIEMBROS. INFECCIONES POR MICROORGANISMOS ANAEROBIOS Y GANGRENA GASEOSA

ENRIQUE J. C. LAFRENZ, SERGIO FRANCO, PAULO R. BARBOSA LOURENZO Y BOJAN BATINIC

45-1. FRACTURAS EXPUESTAS Y LESIONES GRAVES DE LOS MIEMBROS

INTRODUCCIÓN

A pesar de los avances manifiestos en los conocimientos, la clasificación y el manejo terapéutico de las fracturas expuestas y en la prevención de su infección, estas continúan siendo un gravísimo problema.

Aproximadamente el 30% de los pacientes portadores de fracturas expuestas son víctimas de un politraumatismo, que han sufrido daño en dos o más sistemas del organismo, generalmente asociado a lesiones de alta energía, y en la mayoría de los casos debido a accidentes de tránsito. Según R. Lange, "una fractura expuesta de la tibia con lesión vascular agregada se asocia con una amputación en el 60% de los casos".

H. Tscherne habla de cuatro tiempos o etapas en el tratamiento de las fracturas expuestas:

- Conservación de la vida.
- Conservación del miembro.
- Prevención de la infección.
- Restitución de la función.

En la actualidad no se considera un buen resultado el simple logro de conservar un miembro si no hay preservación de la función, excepto en estos tres casos específicos:

- Destrucción de la articulación.
- Pérdida de un grupo muscular importante.
- Lesión irreparable de un nervio periférico.

DEFINICIÓN

 Se denomina fractura expuesta toda solución de continuidad de un segmento óseo en contacto con el medio exterior, sean visibles o no los extremos fracturarios (**fig. 45-1-1**).

—

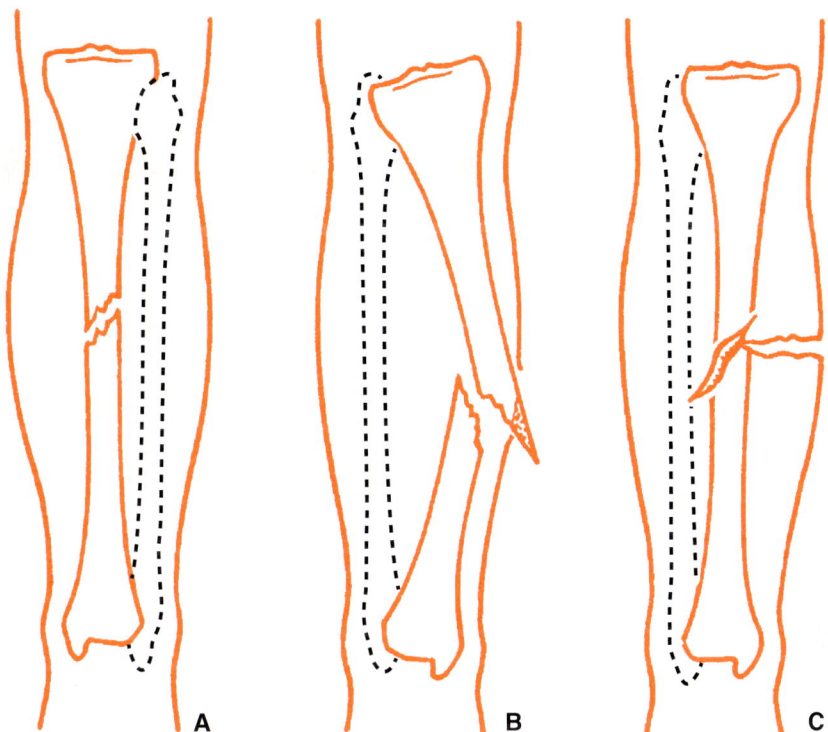

FIG. 45-1-1. A. Fractura cerrada. **B** y **C.** Distintos tipos de exposición fracturaria.

EVALUACIÓN DE LAS LESIONES DE PARTES BLANDAS

Desde siempre, los distintos autores han tratado de cuantificar el grado de lesión de las partes blandas, mediante distintas clasificaciones. Sin embargo, lo realmente importante es que el cirujano traumatólogo evalúe cada caso en particular, teniendo en cuenta la magnitud y el daño en su conjunto del complejo lesional del foco fracturario, tanto la piel, el tejido celular subcutáneo, las fascias aponeuróticas como los elementos neurovasculares, además por supuesto de las lesiones óseas.

Como dice R. Gustilo, "el tratamiento correcto y la reconstrucción temprana de los tejidos blandos son la clave para lograr el éxito en el tratamiento de las fracturas expuestas".

MECANISMO DE LESIÓN

Las lesiones de partes blandas y tejido óseo están relacionadas con un impacto de alta o baja energía entre el objeto y el segmento corpóreo que la disipa; esto es, en última instancia, el causante del grado de lesión.

Las causas de las fracturas expuestas pueden ser muy variadas y agruparse en tres grandes categorías:

- Un cuerpo detenido golpeado por un objeto en movimiento
- Un cuerpo en movimiento golpea un objeto detenido
- Un cuerpo en movimiento es golpeado por un objeto o cuerpo en movimiento.

CLASIFICACIÓN

En la literatura médica, desde hace tiempo, se ha tratado de clasificar las fracturas expuestas (Cauchoix, Duparc, Allgower, Gustilo, Tscherne, Lange, etc.).

 Hoy en día la clasificación más aceptada en la mayoría de los grandes centros de trauma es la de Gustilo-Andersson (1976-modif. 1984) (**cuadro 45-1-1**).
—

- **Tipo I:** herida cutánea causada por un mecanismo de adentro hacia afuera, menor de 1 cm, incisa y relativamente limpia, con lesión de partes blandas escasa a nula, y sin signos de aplastamiento. Se acompaña por una fractura de trazo simple, transversa u oblicua.
- **Tipo II:** herida cutánea mayor de 1 cm, sin colgajos, con contusión cutánea y lesión de partes blandas. Fractura conminuta moderada y una contaminación moderada. Una herida relativamente pequeña que asienta sobre una masa muscular muy importante debe considerarse dentro de este grupo.
- **Tipo III:** se caracteriza por una lesión extensa y grave de las partes blandas, que involucra piel, músculo y estructuras neurovasculares, con aplastamiento, pérdidas musculares y óseas, con grave desnudamiento perióstico. Presenta alto grado de contaminación. En la mayoría de los casos se debe a lesiones de alta energía, por lo cual coexisten grave conminución e inestabilidad del segmento óseo involucrado.

Este último tipo se divide en tres subgrupos:

- **III A.** Heridas graves, asociadas a fracturas conminutas graves o fracturas segmentarias y que, a pesar de presentar severas lesiones de las partes blandas asociadas (piel, celular subcutánea, aponeurosis, músculos, periostio, etc.), poseen cobertura adecuada del foco óseo.
- **III B.** Se caracteriza por una afección grave o pérdida de partes blandas o ambas, con severa fractura conminuta y exposición ósea o pérdida segmentaria. Masiva contaminación.

CUADRO 45-1-1. CLASIFICACIÓN DE LAS FRACTURAS EXPUESTAS SEGÚN GUSTILO Y ANDERSSON

Tipo	Herida	Contaminación	Lesión de partes blandas	Lesión ósea (fragmentos)
I	Menor de 1 cm	Limpia	Mínima	Simple
II	1 a 10 cm	Moderada	Moderada	Moderada
III A	Mayor de 10 cm	Contaminada	Grave con posible cobertura cutánea	Conminuta
III B	Mayor de 10 cm	Contaminada	Grave con pérdida de cobertura cutánea. Requiere colgajo	Conminuta
III C	Mayor de 10 cm	Contaminada	Lesión vascular	Conminuta

Luego del tratamiento de desbridamiento y descontaminación, necesita la realización de colgajos o de injertos de piel a fin de cubrir el foco óseo.

– **III C.** Se asocia a lesiones arterial y nerviosa, que necesitan reparación, independientemente del grado de lesión de los tejidos blandos adyacentes.

Lange y cols. (1985) modificaron la anterior clasificación agregando dentro de las III C el concepto de la amputación traumática.

 La lesión arterial en las fracturas expuestas que necesita reparación inmediata (ideal en las primeras 4 a 6 horas) es, junto con la sepsis, la causa más importante de amputación del miembro afectado.

—

La frecuencia de estas, según distintos autores, oscila entre el 30 y el 90%.

TRATAMIENTO

Los objetivos del tratamiento de una fractura expuesta son (Gustilo):

- Prevenir la afección.
- Consolidar la fractura.
- Restaurar la función del miembro.

 Las fracturas expuestas deben tratarse dentro de las 6 horas de producidas, salvo que mediaran circunstancias que no hayan permitido resolver los problemas sistémicos y que supongan un riesgo para la vida del paciente.

—

Antes de considerar el tratamiento específico e individual de cada caso, se deben analizar y evaluar las siguientes pautas:

- **Condiciones generales:** edad, estado general del paciente (shock, hemorragia, presión arterial y venosa, dolor, etc.) y gravedad de las lesiones.
- **Condiciones locales:** extensión del daño de partes blandas, tiempo transcurrido entre la lesión y el comienzo del tratamiento, tipo de fractura (estable o inestable, forma de trazo, etc.), existencia o no de lesiones vasculares o nerviosas periféricas asociadas o de ambas.

Principios de tratamiento

- Tratar toda fractura expuesta como una urgencia.
- Dirigir la evaluación inicial hacia el diagnóstico de otras lesiones que amenacen la vida del paciente.
- Instaurar una terapia antibiótica adecuada (**cuadro 45-1-2**).
- Desbridamiento y lavado mecánico de la herida.
- Estabilización de la fractura.
- Realizar un cierre diferido de la herida cutánea entre los 3-7 días si fuese necesario.
- Realizar un injerto temprano de hueso esponjoso (1 a 6 semanas) si fuera indicado, en caso de pérdida ósea.
- Decidir una amputación primaria o temprana.
- Prevenir y tratar el síndrome compartimental.
- Rehabilitar tempranamente el miembro comprometido.

Debemos considerar el tratamiento, en el lugar donde ocurre el accidente, durante el traslado y dentro de la institución actuante.

En el lugar del accidente

Los pacientes con fracturas expuestas sufren diversos grados de shock: por pérdida sanguínea fundamentalmente (shock hipovolémico) y por dolor (shock neurogénico) en forma secundaria. El tratamiento debe orientarse hacia los siguientes objetivos: inmovilizar la fractura y evitar la contaminación. De no contarse con férulas y apósitos estériles es conveniente recordar que para los miembros inferiores, el mejor tutor es el miembro opuesto, en el caso de que esté indemne, y para los miembros superiores, el tutor natural es el propio tórax del accidentado. La herida se cubrirá con el género más limpio que se tenga al alcance.

En ninguna circunstancia se intentará reintroducir los fragmentos o los extremos óseos expuestos o ambos, en esta etapa.

Durante el traslado

 Los equipos de emergencia deben contar con férulas neumáticas inflables con cierre de cremallera y radiotransparentes, de diversos tipos, según la región que se va a inmovilizar. Las heridas serán cubiertas con compresas estériles lo antes posible.

—

El vendaje estéril no debe retirarse hasta que el paciente se encuentre en el quirófano para su tratamiento definitivo.

CUADRO 45-1-2. TRATAMIENTO ANTIBIÓTICO ADECUADO SEGÚN EL TIPO DE FRACTURA EXPUESTA

Tipo	Antibiótico de elección	Antibiótica opcional
I II	Cefalosporina (1.ª generación)	Aminoglucósido
III A III B III C	Cefalosporina (1.ª generación) + Aminoglucósido	Cefalosporina (3.ª generación)
En área rural, campo o hacienda	Cefalosporina (1.ª generación) + Aminoglucósido + Penicilina	Cefalosporina (3.ª generación)

En fracturas expuestas no cubiertas con vendaje estéril se ha comprobado una tasa mayor de infección estadísticamente significativa, por lo cual se aplicará y mandendrá un vendaje estéril sobre las fracturas expuestas desde el lugar del accidente hasta el quirófano; incluso si es necesario un procedimiento de reanimación, el vendaje estéril no será retirado.

En la sala de emergencia

Una vez en esta, el primer paso es la estabilización del estado general del paciente.

- Obtener dos vías intravenosas, para reposición de fluidos y sangre si fuese necesario.
- Mantener las vías aéreas permeables.
- Realizar radiografía de tórax y del esqueleto, incluyendo radiografía de columna cervical.
- Recuento sanguíneo completo y análisis de orina.
- Grupo sanguíneo y pruebas cruzadas, gasometría, creatinina sérica y electrolitos en sangre.
- Solicitar otras radiografías, estudios complementarios y análisis de laboratorio específicos si fuere necesario.

En el quirófano

El primer gesto, luego de estabilizado el paciente, es la obtención de material para cultivo y eventual antibiograma de la herida cutánea. Debe indicarse antibioticoterapia profiláctica de acuerdo con el grado de lesión y probable contaminación antes de comenzar la cirugía. En estudios realizados en los últimos tiempos, la flora bacteriana de las fracturas expuestas ha pasado de ser predominantemente grampositiva a gramnegativa o a infecciones mixtas. También es de rigor efectuar la profilaxis antitetánica (toxoide y gammaglobulina antitetánica). La primera pregunta para responder es si en el miembro afectado es viable o no, lo cual depende en gran medida de si hay lesión vascular o no, de si esta última es reparable y del tiempo que puede llegar a emplearse en ella, sobre todo teniendo en cuenta que puede tratarse de un paciente politraumatizado en estado crítico. En consecuencia, si se tratase de un paciente politraumatizado grave, en estas circunstancias es fundamental evaluar el costo-beneficio de salvar un miembro.

Una vez cumplimentada esta etapa se procederá al tiempo de descontaminación, gracias al cual se transformará una herida contaminada en una herida quirúrgicamente limpia.

Limpieza mecánica

Es quizás el paso más importante en el tratamiento de una fractura expuesta, junto con el desbridamiento quirúrgico. Deben realizarse en condiciones estrictamente asépticas de lavado y cepillado profuso con jabón y solución fisiológica el tiempo que sea necesario. Luego se completa con el rasurado.

—

Si hay fragmentos óseos expuestos, se cepillan con solución de Ringer lactato y se efectúa luego un lavado a presión en forma abundante, con efecto de arrastre mecánico. Luego se aplica una solución antiséptica sobre la fractura.

Salvo que haya un vaso importante que sangre, está contraindicado el uso de manguito neumático. Es conveniente operar sin él, a fin de poder observar el sangrado de los tejidos sanos.

Desbridamiento quirúrgico

Consiste en la eliminación absoluta de todo tejido necrótico y potencialmente desvitalizado y contaminado. La amplitud de la limpieza depende del grado de lesión.

—

Si la herida es pequeña (tipo I) será necesario ampliarla a fin de realizar una correcta exploración de los tejidos profundos. Estas ampliaciones se realizarán siempre en el sentido del eje del miembro (**fig. 45-1-2**). Se eliminarán todos los cuerpos extraños que existieren (inorgánicos u orgánicos), resto de ropa sucia, restos de metralla, etc.). Se deben desbridar las siguientes estructuras: piel y celular subcutáneo, músculos y huesos.

Se debe resecar toda piel necrosada o contundida, hasta que sus bordes sangren al corte (**fig. 45-1-3**). Las fascias desvitalizadas pueden escindirse totalmente (**fig. 45-1-4**).

—

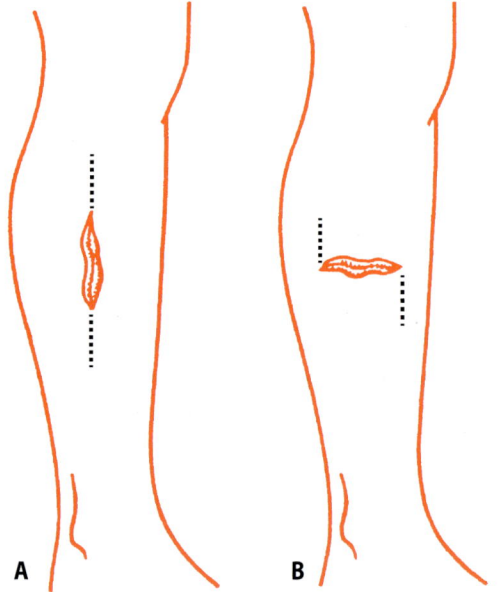

FIG. 45-1-2. Sentido de las ampliaciones quirúrgicas según la orientación del eje principal de la herida. **A.** Longitudinal. **B.** Transversal.

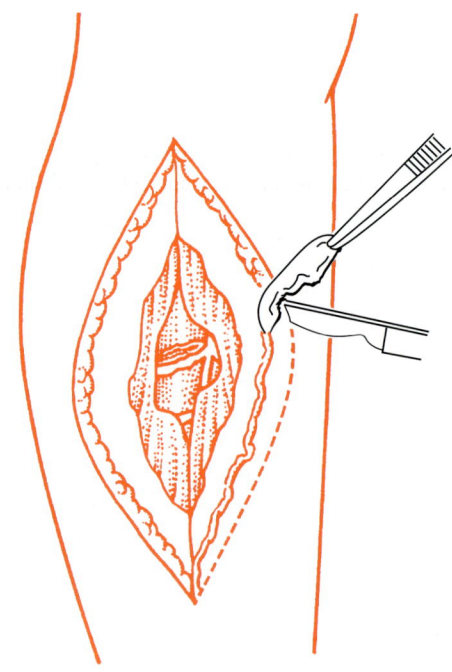

FIG. 45-1-3. Escisión de los bordes irregulares de la herida. La incisura alcanza a 1 o 2 mm.

Hay que preservar el peritenon, si queremos mantener la viabilidad de los tendones. En caso de ser necesaria su remoción, deben cubrirse los tendones ya sea con músculos, piel por cierre primario, o bien con colgajos o injertos de piel, a fin de conservar su viabilidad. Debe ser eliminado todo tejido muscular no viable o necrótico, en forma inexorable. En las fracturas grados II y III, se deberán extremar estas precauciones (**fig. 45-1-5**).

El grado de vitalidad del músculo estriado se reconoce a través de los cuatro criterios de Scully:

- **Consistencia:** un músculo vivo presenta una consistencia firme y elástica. Un músculo muerto es de consistencia friable y se fragmenta fácilmente.

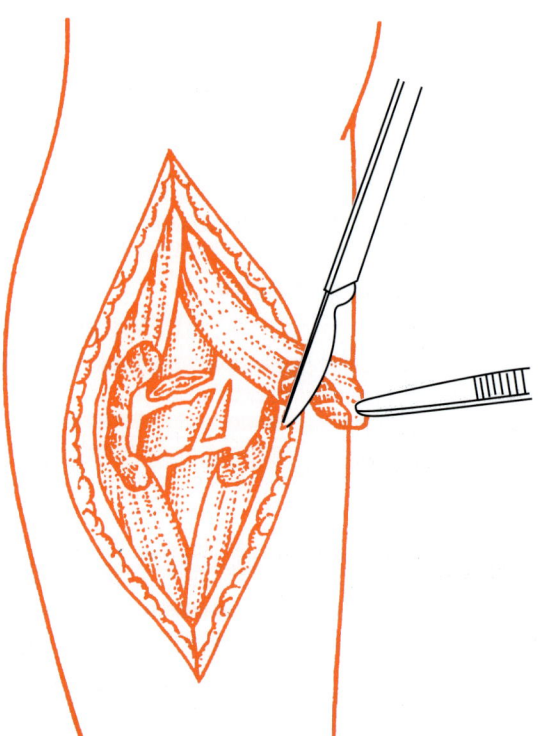

FIG. 45-1-4. Resección de aponeurosis y fascia contundidas.

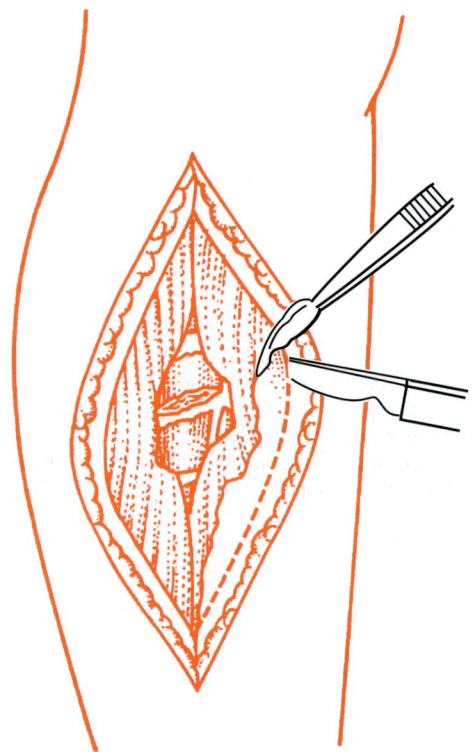

FIG. 45-1-5. *Toilette* de masas musculares necrosadas.

- **Contractilidad:** el músculo vivo tiene la propiedad de contraerse al estímulo mecánico o eléctrico.
- **Hemorragia:** el sangrado persistente del músculo al corte indica su viabilidad.
- **Color:** el músculo vivo presenta una coloración rosa o roja viva. El músculo muerto es de color oscuro. Para apreciar este criterio, se debe tener una muy buena fuente de iluminación.

Se deben eliminar todos los fragmentos óseos corticales, sean pequeños o grandes, mientras se hallen desvitalizados. Si existieran fragmentos óseos conectados con partes blandas o con periostio, limpiarlos bien y tratar de conservar su vitalidad. Los cabos óseos fracturarios deben ser limpiados adecuadamente, mediante cepillado y abundante lavado con solución fisiológica con dilución antibiótica, con efecto de arrastre mecánico (**fig. 45-1-6**).

En todas las fracturas tipo III y en algunas del tipo II, hoy en día es aconsejable realizar un nuevo desbridamiento quirúrgico a las 48-72 horas, a fin de eliminar restos de tejidos desvitalizados (*second look*). Esta táctica sistemática permite hacer descender las tasas de infección posfracturaria.

Es importante siempre tener presente la aparición de síndromes compartimentales y, por lo tanto, ante su sospecha es fundamental efectuar amplias fasciotomías en todos los compartimentos del miembro afectado. Es imprescindible realizarlas también en todos los casos en que hubo necesidad de reparación arterial (grado III C). Todas son, además, medidas de profilaxis impostergables, indicadas a fin de evitar la aparición de una gangrena anaeróbica.

Estabilización de las fracturas

Es de suma importancia, pues permite:

- Preservar la integridad de los tejido blandos y estructuras neurovasculares viables.
- Facilitar el cuidado de las heridas abiertas.
- Mantener los alineamientos de las fracturas.
- Asegurar la mejor profilaxis de la infección.
- Proporcionar comodidad al paciente durante su movilización.
- Comenzar tempranamente con un programa de ejercicios musculares isométricos y realizar una movilidad articular temprana.

Son variados los métodos de inmovilización en uso actualmente:

- **Valvas de inmovilización:** método aplicable a las fracturas estables de los tipos I y II. Permite seguir el control evolutivo de las lesiones de partes blandas.
- **Osteodesis mínimas y valvas:** en fracturas tipo I y con inestabilidad menor, se colocan clavos de Kirschner transfocales para estabilizar y se complementan con el uso de valvas.
- **Tracción esquelética:** método preconizado por Böhler desde principios del siglo XX, ha caído en desuso en los últimos años, reemplazado en los importantes centros de trauma por métodos de fijación interna o externa.

 Sin embargo, se sigue aplicando en medios donde no existe la suficiente complejidad quirúrgica. Es un método útil para la mayoría de las fracturas diafisarias de tipos I y II durante los primeros 15-20 días, para luego pasar a algún otro método de estabilización, luego de la cicatrización de las heridas.

—

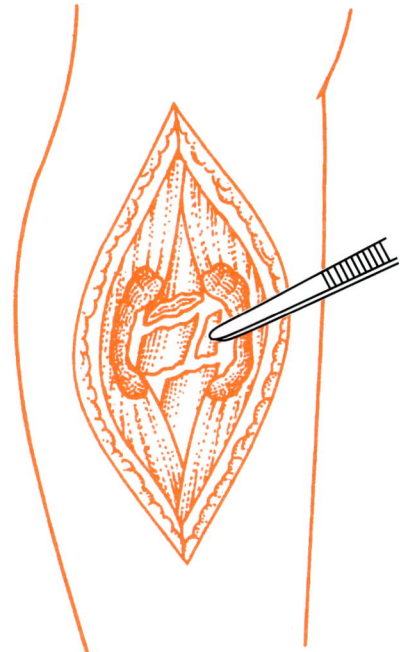

FIG. 45-1-6. Eliminación de fragmentos óseos desvitalizados.

Esta tracción esquelética preliminar favorece la reducción del proceso inflamatorio inicial y mantiene la reducción de la fractura, lo que posibilita planificar los siguientes pasos por seguir.

- **Fijación con implantes:** la fijación primaria con implantes, tanto interna como externa, asegura una muy buena estabilidad y está indicada en los siguientes casos:
  - Politraumatismos: facilita su pronta movilización y previene el shock pulmonar.
  - Lesiones masivas de tejidos blandos, que van a necesitar múltiples intervenciones quirúrgicas.
  - Rodilla flotante (fractura homolateral de fémur y de tibia, con o sin lesión ligamentaria de rodilla).
  - Lesión arterial que necesita reparación.
  - Fracturas metafisarias y articulares: se necesita restaurar la congruencia articular y una temprana movilización.
- **Fijación interna con osteosíntesis rígida (ORIF):** se emplean placas y tornillos. Hoy en día, de indicación precisa para fracturas articulares y desprendimientos epifisarios postraumáticos en los niños, permite restaurar una anatómica reducción de la superficie articular y una rápida movilización.
- **Clavos endomedulares:** su uso se ha extendido en los últimos años y abarca las fracturas diafisarias de tipos I, II y III A.

 Es aconsejable el uso de clavos no fresados, aunque den menor estabilidad, a fin de preservar la circulación endóstica.

—

Si fuera necesario lograr más estabilidad, una vez alcanzada la curación de las partes blandas, puede reconvertirse con un clavo endomedular fresado acerrojado.

- **Fijación externa:** se efectúa con los tutores externos. Aunque pueden usarse en toda fractura expuesta a partir de grado II, su indicación casi absoluta concierne a las fracturas grados III B y III C. Pueden ser tutores monoplanares, tubulares circulares o bien híbridos. Su uso permite un buen manejo y movilización del miembro afectado y un mejor control de las lesiones de partes blandas.

Reconversiones

Cada vez es más frecuente observar la indicación de reconversión de tutor externo a clavo endomedular. Se utiliza primariamente un tutor externo para estabilizar la fractura y luego, aproximadamente entre la 3.ª y la 6.ª semana, cuando la evolución de las heridas es favorable, se procede a su retiro y colocación de un clavo endomedular acerrojado. Debe constatarse la ausencia de infección en el trayecto de los clavos del tutor antes de la reconversión. Si hubiera infección, la reconversión está totalmente contraindicada.

Cobertura y cierre de las heridas

En la gran mayoría de los casos hay que dejar las heridas abiertas, cubriendo con las partes blandas los extremos óseos, y proceder a un cierre diferido entre los 5 y 7 días, de acuerdo con su evolución. Mientras tanto mantener las heridas con curaciones húmedas a fin de evitar la desecación de los tejidos blandos, periostio y hueso.

Los cierres diferidos nunca deberán hacerse con tensión. En caso de defecto de cierre cutáneo, proceder a cerrar con colgajos locales o bien con injerto de piel libre. En las fracturas tipos III B y III C con grandes pérdidas de partes blandas, realizar por lo menos dos o tres sesiones de desbridamiento y lavado antes de proceder a su cobertura definitiva. En la actualidad, en estos casos de gran pérdida de tejidos y con la finalidad de cubrir los extremos óseos, es recurso cada vez más frecuente el uso de colgajos musculares locales o bien, en manos muy especializadas, el uso de colgajos libres miofasciales o miocutáneos microvascularizados.

Las pérdidas óseas pueden reponerse con injertos de hueso esponjoso generalmente luego del tercer mes y ante la ausencia de formación de callo óseo radiográfico y siempre que descartemos la presencia de infección activa.

Cuando existen pérdidas segmentarias importantes, hoy es factible su corrección ulterior con técnicas de transportes óseos con callostasis** mediante tutores externos, en períodos alejados y cuando la curación de las partes blandas es definitiva.

LESIONES GRAVES Y AMPUTACIONES DE LOS MIEMBROS

Actuales y recientes avances en el manejo del traumatismo grave de los miembros y la aplicación de técnicas de reconstrucción vascular, los injertos libres de nervios y la transferencia de tejidos revascularizados con técnicas microquirúrgicas han ampliado en forma drástica la habilidad de los cirujanos, a fin de realizar el salvataje de miembros gravemente mutilados.

 Por ello, la decisión de realizar una amputación suele a veces ser muy difícil de tomar. Se ha descrito para ello un número de *scores* o índices predictivos o de pronóstico con la finalidad de evaluar la conveniencia del salvataje del miembro afectado o bien proceder a la amputación primaria. Uno de los más usados es el MESS (*Mangled Extremity Severity Score*) (**cuadro 45-1-3**). Si arroja 7 puntos o más, está indicada la amputación primaria.

—

CUADRO 45-1-3. PUNTAJE DE GRAVEDAD DE LA EXTREMIDAD MUTILADA (MESS, *MANGLED EXTREMITY SEVERITY SCORING*)

MANGLED EXTREMITY SEVERITY SCORING	Puntos
Lesión ósea/tejidos blandos	
– Baja energía. Fracturas estables heridas de armas civiles	1
– Mediana energía. Fracturas expuestas. Fracturas múltiples	2
– Alta energía. Aplastamiento. Heridas de armas de guerra	3
– Muy alta energía. A lo anterior se agrega grave contaminación	4
Isquemia del miembro*	
– Pulso perif. disminuido o ausente con perfusión normal	1
– Pulso perif. ausente. Relleno capilar disminuido	2
– Miembro frío, totalmente insensible	3
Shock	
– Presión sistólica mayor de 90 mm Hg	0
– Presión sistólica transitoriamente menor de 90 mm Hg	1
– Presión sistólica persistentemente menor de 90 mm Hg	2
Edad	
– Menor de 30 años	0
– Entre 30 y 50 años	1
– Mayor de 50 años	2

* Si la duración de la isquemia excede las 6 horas, debe asignársele doble valor.

** Callostasis: distracción progresiva del callo fracturario con fijador externo.

Criterios de amputación

Diversos autores han señalado criterios de amputación (Gustilo-Lange), que son:

Absolutos

- Fracturas tipo III C con pérdida total del nervio tibial posterior.
- Fracturas tipo III C con pérdida masiva de partes blandas, con gran contaminación, gran conminución ósea segmentaria o pérdida ósea masiva y que va a evolucionar hacia una mala función ulterior con grave incapacidad, y en las cuales es factible realizar una amputación por debajo de la rodilla.

Relativos

- Fractura tipo III C con más de 8 horas de evolución.
- Fractura tipo III C con politraumatismo severo asociado.
- Grave aplastamiento homolateral del pie.

Siempre es necesario evaluar todos los parámetros a fin de tomar la decisión de amputación o de salvataje, incluyendo edad, actividad y costo-beneficio.

 Está demostrado que a los dos años, casi el 50% de los miembros con múltiples y sucesivas cirugías de salvataje terminan en una amputación secundaria (Tscherne).
—

45-2. INFECCIONES POR MICROORGANISMOS ANAEROBIOS Y GANGRENA GASEOSA

INTRODUCCIÓN

La gangrena gaseosa es una infección muy grave y temida, con una mortalidad muy elevada, que por suerte no es muy frecuente. Las lesiones graves de aplastamiento, tanto cerradas como expuestas, pueden ser patrones favorecedores de la contaminación, sobre todo las producidas en el medio agrícola. También puede darse con posterioridad a una cirugía limpia (infección posoperatoria) y algunas cirugías primarias, es decir sin antecedentes ni traumáticos ni quirúrgicos.

Los agentes patógenos causales son microrganismos anaerobios, gram+, esporulados, del grupo *Clostridium*. Son microrganismos que residen en forma vegetativa o esporulada en el suelo; su característica es una alta resistencia a la desecación y a las condiciones adversas ambientales. Son saprófitos verdaderos y pueden encontrarse en el tracto gastrointestinal humano y de algunos animales.

El más común de todos ellos en la producción de la gangrena gaseosa es *Clostridium perfringens* (en algunos países sajones se sigue denominando *C. welchi*), pero también puede ser provocada por *C. septicum, C. hystoliticum, C. tertium, C. bifermentans*, etcétera.

Los tejidos necróticos y la sangre, ricos en catalasa, son medios óptimos para su desarrollo y crecimiento veloz, sobre todo cuando las esporas se transforman en formas vegetativas (formas activas). Son productores de potentísimas exotoxinas, que necrotizan rápidamente los tejidos blandos, con formación de gas y difusión rápida. Se ha demostrado que *C. perfringens*, el más común de ellos, produce nueve toxinas distintas, que son necrotizantes de tejidos y cardiotóxicas, y provocan una letalidad elevadísima (lecitinasa, hemolisina, colagenasa, etc.). La hipoxia tisular en el punto de entrada favorece la transformación de las esporas en formas vegetativas.

Las exotoxinas provocan rápidamente edema local por destrucción tisular y rápida destrucción de los tejidos circundantes con propagación veloz. Producen gases (sulfhídrico y dióxido de carbono), evidenciables en las radiografías. Pueden cursar en forma de cuadros de fascitis necrosante.

Una vez establecida la infección anaerobia, los resultados dependerán exclusivamente de su sospecha, de un diagnóstico temprano y de un tratamiento enérgico, con amplio desbridamiento de tejidos afectados, antibioticoterapia masiva y oxigenoterapia hiperbárica. A veces es necesaria la amputación del miembro como medida de salvataje de vida.

La antitoxina antigangrenosa de suero equino hiperinmunizado, tan en boga antaño, en la actualidad ha demostrado su ineficacia, por lo cual ha caído en desuso.

SIGNOS CLÍNICOS

- Herida que comienza con dolor, que rápidamente va en aumento.
- Edema zonal temprano, que comienza entre las 2-4 horas y se difunde rápidamente.
- Herida que a las 8-12 horas comienza a supurar abundantemente.
- Oscurecimiento de la piel a las 6-8 horas, con aparición de vesículas y flictenas, con crepitación subcutánea.
- Intensa hemólisis con aparición de hemoglobinuria.
- Necrosis tubular aguda con insuficiencia renal.
- Paciente en estado tóxico, con confusión mental, con shock hipovolémico y séptico.

TRATAMIENTO

Como ya señalamos, debe ser temprano e intensivo.

- Antibioticoterapia masiva.
- Desbridamiento quirúrgico temprano, con amplias fasciotomías y escisión de todo tejido necrótico y de dudosa vitalidad, remoción de coágulos, etc. Dejar siempre bien abiertas y amplias las heridas.
- Oxigenoterapia hiperbárica (en presencia de O_2 se inhibe la proliferación del microrganismo y, consiguientemente, la producción de las exotoxinas).
- Amputación o desarticulación del miembro afectado, cuando el compromiso de vida es grande; estas amputaciones deben realizarse por encima del nivel de edema y crepitación, y siempre deben dejarse abiertas (amputaciones a la turca).

SÍNTESIS CONCEPTUAL

– Las fracturas expuestas son las que quedan en contacto con el medio exterior.
– Son lesiones graves y existen varias clasificaciones, de las cuales la más aceptada es la de Gustilo-Andersson.
– Los objetivos del tratamiento son: prevenir la infección, consolidar la fractura y restaurar la función.
– Los cuidados deben extremarse en el momento del hallazgo de la fractura y durante el traslado y el tratamiento quirúrgico, cuando se decidirá el tiempo de la antibioticoterapia y la estabilización traumatológica.
– En el caso de déficits de cobertura de las heridas debe procederse con colgajos locales o injerto de piel libre.
– Cuando las técnicas de salvataje de los miembros mutilados no es suficiente de acuerdo con los *scores*, se recurre a la amputación.
– La gangrena gaseosa es una infección muy grave con una mortalidad muy elevada.
– Una vez establecida la infección anaerobia, los resultados dependerán de un diagnóstico temprano y de un tratamiento enérgico e intensivo.

CONSIDERACIONES GENERALES. HISTORIA

Por primera vez, en 1881, Volkmann describió las contracturas paralíticas y las vinculó a traumatismos e isquemia muscular.

Thomas observó contracturas paralíticas en contusiones graves del antebrazo sin fracturas ni vendajes ceñidos.

En 1914, Murphy informó que la hemorragia y el derrame en los músculos podrían generar presiones internas dentro del compartimento del antebrazo, con la consiguiente obstrucción del retorno venoso, y en 1928, Sir R. Jones formuló su teoría de que la contractura isquémica podría deberse a presión ejercida desde adentro, desde afuera, o en ambos sentidos simultáneamente.

En 1943-1945, Vogt y Horn describen por primera vez el síndrome del compartimento anterior de la pierna, que ellos observaron en soldados jóvenes sometidos a ejercicios violentos.

DEFINICIÓN. LOCALIZACIONES

Mubarak define el síndrome compartimental como la condición en la cual la elevada presión dentro de un espacio aponeurótico cerrado (compartimento muscular) reduce la perfusión capilar debajo del nivel necesario para la viabilidad tisular, pudiendo llevar a lesiones irreversibles.

—

Las localizaciones más comunes de estos síndromes son: en el miembro superior, el compartimento anterior del antebrazo; en el miembro inferior, el compartimento anterolateral de la pierna, y le sigue en frecuencia el posterior profundo.

Raramente se observan en el muslo y usualmente son consecutivos al ejercicio excesivo.

ETIOLOGÍA

Las causas más comunes del aumento de presión dentro de un compartimento se clasifican en internas, externas y mixtas (**fig. 46-1**).

- **Externas:** yesos demasiado apretados en fracturas de antebrazo o de la pierna, compresiones por superficies o bordes durante un tiempo prolongado en pacientes inconscientes o bajo el efecto de fármacos o alcohol.

- **Internas:** aplastamiento de miembros con graves lesiones musculares, fracturas graves o luxaciones (fractura supracondílea del codo, fractura supracondílea del fémur, luxación de rodilla), quemaduras, ejercicios violentos o prolongados o ambos en miembro inferior.

- **Mixtas:** debido a simultaneidad de factores, como fractura de pierna con gran complejo secundario inmovilizada con un yeso demasiado apretado, fractura supracondílea del húmero con gran desplazamiento reducida e inmovilizada de inmediato con yeso.

Se describen además causas farmacológicas (inyecciones intraarteriales de fármacos). Hoy en día, algunos autores señalan a) la creatinina en atletas, b) hematológicas (p. ej., hemorragias musculares en hemofílicos).

FISIOPATOLOGÍA

Como el tejido fascial que delimita el compartimento es inextensible, cualquier circunstancia compatible con sangrado o tumefacción dentro de él puede ocasionar un aumento progresivo de presión en su interior.

De tal modo, de existir una condición que produzca un aumento en el contenido o reduzca el volumen de dicha estructura anatómica, puede acarrear como lógica consecuencia la aparición de un síndrome compartimental.

—

Existen a raíz de lo descrito cambios histoquímicos y vasculares que explican la gravedad del cuadro (**fig. 46-2**).

El aumento de la presión dentro del compartimento, si se mantiene durante cierto tiempo, provoca lesiones irreversibles en el tejido muscular y nervioso.

—

La secuencia de acontecimientos se describe a continuación: a) en el músculo a los 10-15 minutos de isquemia se inicia el metabolismo anaeróbico y a las 4 horas sus cambios morfológicos son definitivos, b) el nervio produce cambios

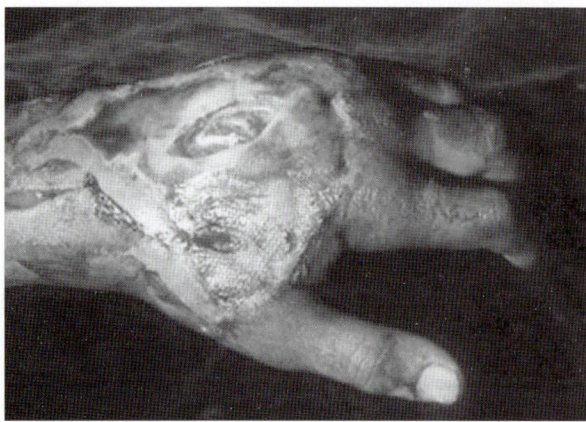

FIG. 46-1. Compresión provocada por yeso. Nótese que los fenómenos isquémicos han sido tan importantes y sostenidos que han provocado una extensa necrosis que incluye piel, subcutáneo y estructuras tendinomusculares. (Véase esta figura en **Láminas en color**).

progresivos en tres etapas (de acuerdo con la duración de la compresión): bloqueo fisiológico reversible, desmielinización y, finalmente, degeneración walleriana (**fig. 46-3**).

CLÍNICA. DIAGNÓSTICO

 Es necesario saber desde ya la importancia que tiene el diagnóstico precoz para instituir un tratamiento eficaz que rompa el círculo de este mecanismo fisiopatológico y evite lesiones irreparables. Cuatro horas son suficientes para establecer una lesión definitiva en la musculatura afectada.

—

Síntomas y signos

- Dolor desproporcionado a los hallazgos clínicos, exquisito, profundo, pobremente localizado y fuera de proporción con los hallazgos clínicos; se agrava por el estiramiento pasivo y no se alivia con los analgésicos de rutina ni con los opiáceos.
- Parestesias: se hallan en el territorio cutáneo de los nervios afectados (nervios mixtos motores y sensitivos).
- Tensión en el compartimento a la inspección y especialmente a la palpación.
- Cambios de coloración distal.
- Enlentecimiento del relleno capilar (se verifica al presionar sobre la uña y evaluar el tiempo de recoloración al dejar de presionar).
- Parálisis, de aparición algo más tardía.
- El pulso arterial es solo alterado en casos de lesión directa de arterias importantes, de lo contrario se conserva.

Algunos comentarios sobre estos ítems son de valor: la tumefacción o tensión palpable sobre un compartimento muscular suele ser el primer signo de alerta. El dolor es un síntoma común, siempre mayor al que podrían revelar los hallazgos clínicos, y que no cede con analgésicos comunes y, progresivamente, tampoco con opiáceos.

 Hoy en día se concede particular interés al dolor provocado por el estiramiento pasivo muscular, como el desencadenado cuando el examinador extiende en forma pasiva los dedos de

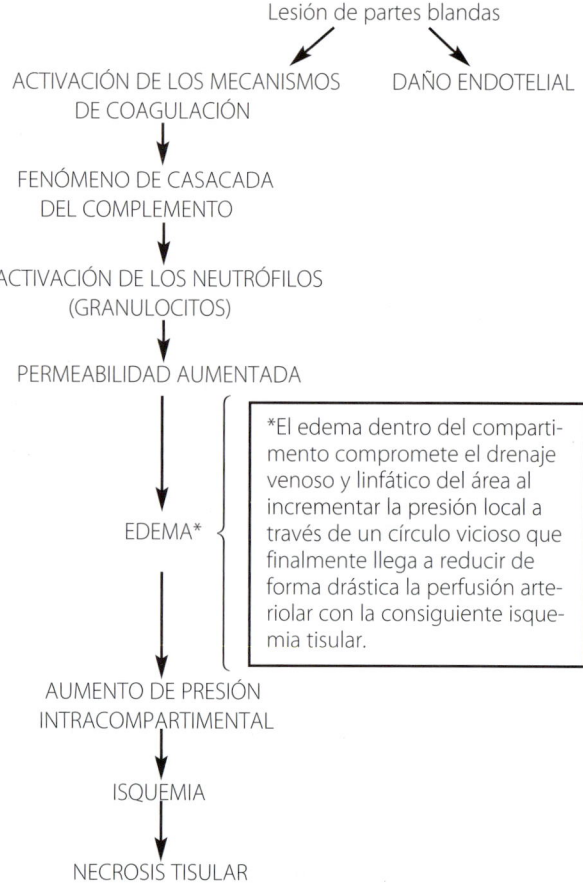

Lesión de partes blandas

ACTIVACIÓN DE LOS MECANISMOS DE COAGULACIÓN   DAÑO ENDOTELIAL

FENÓMENO DE CASACADA DEL COMPLEMENTO

ACTIVACIÓN DE LOS NEUTRÓFILOS (GRANULOCITOS)

PERMEABILIDAD AUMENTADA

EDEMA*

> *El edema dentro del compartimento compromete el drenaje venoso y linfático del área al incrementar la presión local a través de un círculo vicioso que finalmente llega a reducir de forma drástica la perfusión arteriolar con la consiguiente isquemia tisular.

AUMENTO DE PRESIÓN INTRACOMPARTIMENTAL

ISQUEMIA

NECROSIS TISULAR

FIG. 46-2. Esquema fisiopatológico del síndrome compartimental.

la mano en presencia de un síndrome compartimental de antebrazo.

—

La paresia es un signo de difícil interpretación; más fiable es el déficit sensitivo, pues cada compartimento de la pierna o del

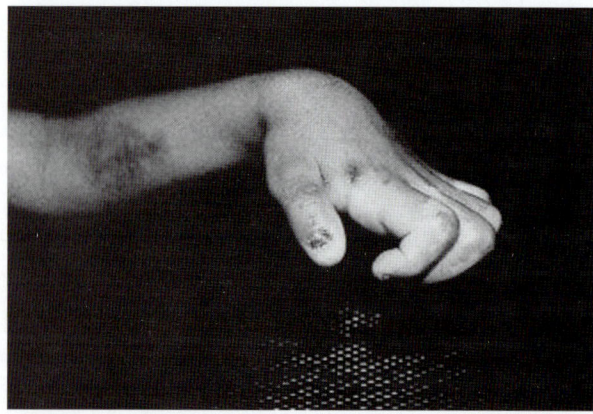

FIG. 46-3. Secuela de síndrome isquémico de Volkmann. Nótese una pequeña fasciotomía en antebrazo (insuficiente). Antebrazo en pronación, muñeca en flexión, cuatro últimos dedos en garra, pulgar aducto, hipoestesia grave en la mano. (Véase esta figura en **Láminas en color**).

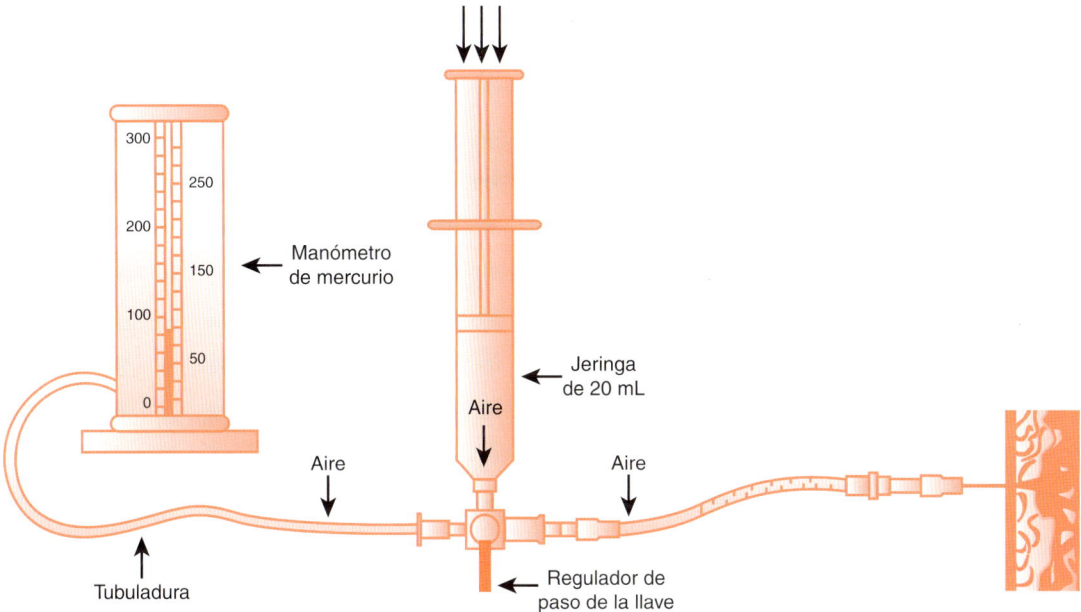

FIG. 46-4. Método de Whiteside.

antebrazo posee por lo menos un nervio que conduce fibras sensitivas y es pasible de ser explorado en busca de su déficit.

En la actualidad, se utiliza como método auxiliar de diagnóstico la medición de la presión intracompartimental a través de un catéter. La presión normal de un compartimento varía entre 0 y 8 mm Hg; cuando se acerca a 30 mm Hg o los supera, es indicación formal de fasciotomía. Constituyen indicaciones absolutas de medición de presión intracompartimental: pacientes en estado comatoso, pacientes no cooperativos y lesiones nerviosas asociadas a presunto síndrome compartimental.

En las figuras se muestran el método de Whiteside con la utilización de un tensiómetro y una llave de tres vías (**fig. 46-4**) y el método del denominado catéter explorador (Wickcatheter), este último de aparatología más sofisticada (**fig. 46-5**).

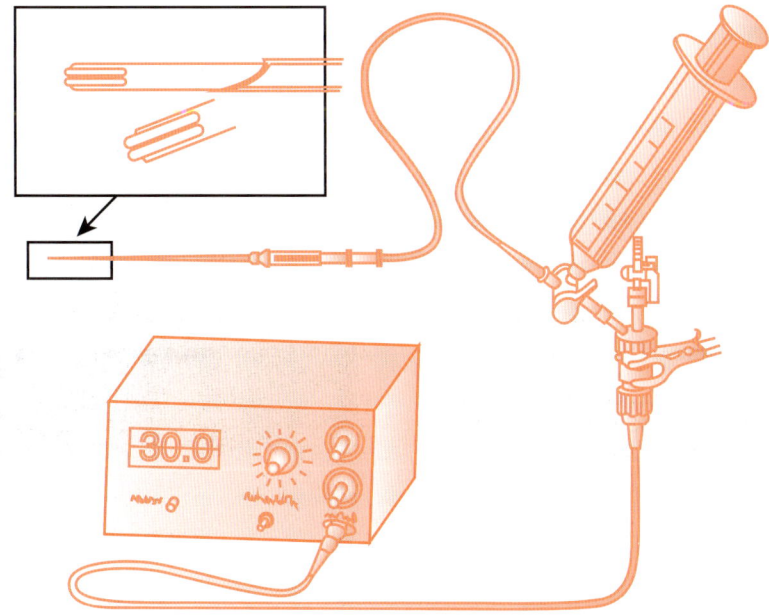

FIG. 46-5. Catéter explorador (Wickcatheter).

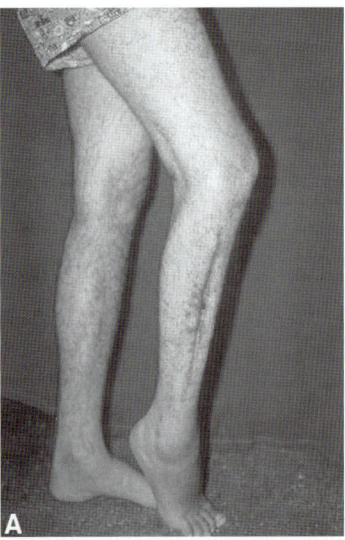
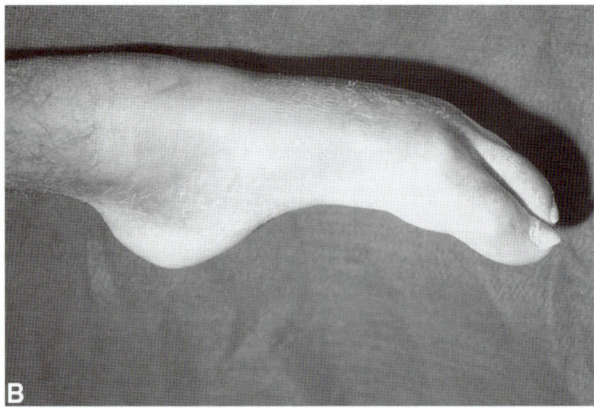

FIG. 46-6. A y **B.** Secuela de síndrome isquémico en miembro inferior. **A.** Fasciotomía efectuada tardíamente. **B.** Nótese el pie equinocavo con retracción de los músculos flexores largos de los dedos del pie. (Véase esta figura en **Láminas en color**).

Estudios complementarios

- Estudios de conducción nerviosa.
- Arteriografías o ecografías Doppler.
- Pruebas hemáticas: creatina fosfocinasa (CPK), aldolasa, potasio, urea en sangre.
- Pruebas urinarias: búsqueda de mioglobina.
- Determinación de flujo de la extremidad mediante radioisótopos.
- Medición de la concentración de oxígeno, pH y anhídrido carbónico en músculo.

Estos estudios deben ser indicados siguiendo el criterio del médico tratante y considerando el grado de complejidad con que cuenta la institución hospitalaria en la cual se realiza el tratamiento.

TRATAMIENTO DEL SÍNDROME COMPARTIMENTAL AGUDO

Para que el tratamiento sea verdaderamente eficaz es necesario un diagnóstico precoz de isquemia inminente. Para ello hay que pensar en su existencia frente a las causas etiológicas antes mencionadas y estudiar minuciosamente los signos clínicos y síntomas de sospecha.

El tratamiento fundamental consiste en aliviar la dificultad circulatoria provocada por:

- Un yeso o vendaje apretado.
- La compresión o atrapamiento arterial en un foco de fractura.
- Una laceración, rotura o trombosis de la arteria principal.
- El aumento de presión intracompartimental.

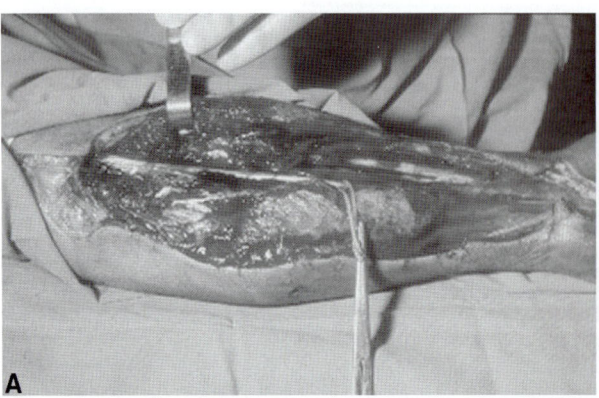
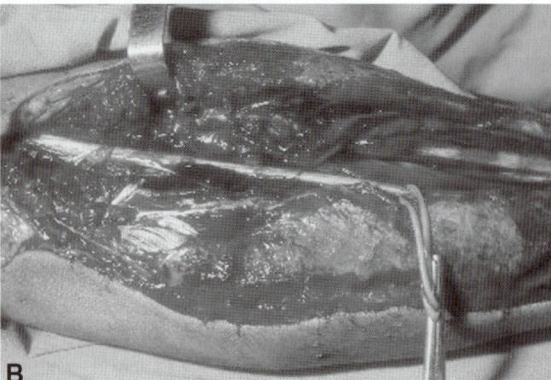

FIG. 46-7. A y **B.** Paciente afecto de contractura isquémica reintervenido por fasciotomía insuficiente. **A.** Nótese que la necrosis afecta principalmente el tercio proximal del antebrazo (plano flexor) a las estructuras profundas. **B.** Puede advertirse con mayor detalle, además, la liberación del nervio mediano entre los orígenes del músculo pronador redondo. (Véase esta figura en **Láminas en color**).

El primer punto es muy importante. A cualquier paciente con traumatismos, fracturas o en el posoperatorio que tenga un yeso en el miembro superior o inferior, y que presente dolor no habitual, con palidez, frialdad o parálisis en los dedos, se le debe abrir el yeso inmediatamente a lo largo y en toda su extensión hasta ver la piel. Si se dejara cualquier vendaje o algodón abajo, podría ser también motivo de compresión. Nunca se debe dudar, frente a estas situaciones, de la necesidad de actuar con prudencia, para evitar tener que enfrentarse más tarde a una gangrena o a una retracción isquémica de Volkmann (**fig. 46-6 A** y **B**), cuyo tratamiento es siempre difícil y de resultados aleatorios.

Frente a una fractura supracondílea del húmero o del fémur, cuya sintomatología y signología no ceden después de determinado tiempo de espera, es necesario el acceso quirúrgico, liberando la arteria o procediendo en consecuencia si está trombosada o dislacerada. También es necesario investigar un atrapamiento nervioso.

Si a ambas situaciones anteriores se agrega un aumento de la presión intracompartimental importante, comprobado clínicamente o a través de medidas de presión con catéter (esta debe superar los 30 mm Hg), se impone de inmediato la fasciotomía, que consiste en la apertura amplia de la aponeurosis de los compartimentos comprometidos, con el fin de disminuir la presión y cortar el círculo vicioso del que hablamos anteriormente (**fig. 46-7 A** y **B**).

SÍNTESIS CONCEPTUAL

- Se denomina síndrome compartimental al aumento significativo de la presión dentro de un espacio aponeurótico cerrado (compartimento muscular) que reduce la perfusión capilar por debajo del nivel necesario para la viabilidad tisular.
- Es clave la detección temprana. A las 4 horas de isquemia, los cambios en el tejido muscular son irreversibles. El nervio tolera mejor la isquemia prolongada.
- Localizaciones más frecuentes: miembro superior, compartimento flexor del antebrazo; miembro inferior, compartimento anterolateral de la pierna.
- En el examen clínico, el signo más importante es el dolor ante el estiramiento pasivo de los dedos. Puede haber pulsos distales conservados.
- En caso de medición de la presión intracompartimental, si esta supera los 30 mm Hg, está indicada la fasciotomía.

CAPÍTULO

47

POLITRAUMATISMOS

ENRIQUE M. CEBALLOS Y MARCOS MUSAFIR

DEFINICIÓN

Podemos definir como politraumatizado al paciente que presenta *lesiones graves en por lo menos dos regiones orgánicas y que, por su gravedad, cada una de ellas puede dar lugar a asfixia, shock o hemorragia.*

—

El gran aporte casuístico a las lesiones múltiples graves lo hacen los accidentes de tránsito (automotores y motocicletas), ferroviarios, las catástrofes (terremotos) y la guerra.

ACCIDENTES AUTOMOVILÍSTICOS

Un automóvil que avanza por un camino (y las personas que van en él) está dotado de una cantidad de energía cinética (EC) que es directamente proporcional al peso (M) por la velocidad al cuadrado (V) divididos por el doble de la gravedad (2G = $9,81 \text{m/s}^2 \times 2$, prácticamente 20 m/s²).

La velocidad es el factor esencial, ya que al aumentar en proporción geométrica, los pequeños aumentos de velocidad inciden en el valor de la EC mucho más que M (masa o peso). $EC = M \times M/2G$.

—

La energía cinética que lleva el vehículo (energía de movimiento, empuje, fuerza viva), respondiendo a la ley de la conservación de la energía, debe transformarse al chocar en otras formas de energía (calor, ruido, trabajos de deformación, lesiones en sus ocupantes, etc.).

Si el choque es brusco, por ejemplo de frente (70% del total de accidentes), el vehículo transforma gran parte de su energía cinética en trabajo de deformación y los ocupantes liberan la suya por impactos sobre los elementos interiores de la cabina determinándose todo tipo de lesiones.

Un choque con desaceleración brusca a 50 km/h equivale en sus daños orgánicos a una caída libre desde 10 m de altura; a 75 km/h desde 20 m, y a 100 km/h desde 40 metros.

Existen lesiones llamadas "típicas" en los sobrevivientes de un choque frontal de automóvil, según sea el conductor, el pasajero de al lado o los pasajeros del asiento trasero, que a su vez son distintas según lleven o no correaje de seguridad colocado.

Los choques desde atrás y de costado producen también algunas lesiones que siguen por lo general patrones definidos.

ACCIDENTES DE MOTOCICLISMO

La menor estabilidad sobre el terreno de este vehículo de dos ruedas respecto del automóvil determina mayores riesgos en su uso y hace que sea mayor en proporción la frecuencia de sus accidentes. Si el accidente se produce a mediana velocidad, no se cuenta aquí con la defensa que constituye la cabina del auto; se acostumbra a decir que la carrocería la pone el motociclista con su cuerpo. A velocidades superiores a los 80 km/h, las lesiones producidas suelen ser graves.

En estos infortunios casi siempre la moto y el conductor se separan en el momento del accidente. Al iniciarse esa brusca separación, el conductor suele sufrir lesiones traumáticas contra algún sector de la moto; pueden considerarse como lesiones primarias. Por otra parte, al ser despedido del vehículo, el conductor puede recibir otras lesiones contra un obstáculo que encuentra en su camino (poste, otro vehículo, etc.); o bien realiza un vuelo libre en el aire y sufre los efectos de la caída sobre el terreno, de allí tres tipos de lesiones: a) contra la moto al ser despedido; b) contra un obstáculo del camino y c) por caída libre sobre el terreno.

ASISTENCIA INICIAL AL POLITRAUMATIZADO. LO QUE TODO MÉDICO DE EMERGENCIAS DEBE EVALUAR

La normativa que ha producido mayor aceptación en los centros de derivación es aquella que corresponde al "método sistematizado de atención inicial del politraumatizado", denominado ATLS (*Advanced Trauma Life Support System*) y preconizado por la Academia Estadounidense de Cirujanos Ortopedistas (**cuadro 47-1**). Este método describe una secuencia de prioridades para lograr que:

—

- Las funciones vitales sean verificadas en orden de importancia.
- Se evite el agravamiento de las lesiones iniciales.

CUADRO 47-1. SOPORTE VITAL AVANZADO EN TRAUMA (ATLS, *ADVANCED TRAUMA LIFE SUPPORT*)

1   Evaluación primaria:
    Reconocer situaciones de riesgo, condiciones vitales y prever lesiones asociadas

2   Procedimientos de reanimación: restableciendo las funciones vitales

3   Evaluación secundaria:
    Una vez estabilizado el paciente con esta rutina:
    – Examen físico desde la cabeza a los pies, pesquisando el mecanismo lesional
    – Prescripción de exámenes complementarios

4   Cuidados definitivos:
    Diagnóstico, indicaciones terapéuticas y tratamiento

- Los procedimientos de salvataje sean rápida y eficazmente realizados en procura de estabilizar al paciente y definir una conducta terapéutica adecuada.

Evaluación primaria

Se inicia en el momento de la llegada del paciente al hospital y debe seguir una secuencia lógica basada en el Método Sistematizado, que considera el compromiso de las funciones vitales y el mecanismo causal de estas lesiones para prevención de otras patologías (**cuadro 47-2**).

La evaluación inicial deberá tomar la menor cantidad de tiempo posible y pasar de la **A** hasta la **E** para identificar alteraciones de riesgo de vida. Al identificar problemas en esta secuencia, se inician procedimientos de salvataje antes de seguir con la próxima letra (etapa). Todo el equipo debe estar equipado y protegido con delantal impermeable, guantes y gafas.

Estas prioridades no significan una atención en etapas sino simultánea. Se debe reconocer rápidamente la gravedad de las lesiones, para prevenir complicaciones, evitando el agravamiento de las condiciones del traumatizado.

CUADRO 47-2. SECUENCIA LÓGICA DE PRIORIDADES DE FÁCIL MEMORIZACIÓN

A	**A**pertura de las vías respiratorias y protección de columna cervical
B	**B**uena ventilación
C	**C**irculación garantizada y control de hemorragias
D	**D**éficit neurológico
E	**E**xposición, descubrir y conocer historia y mecanismo del traumatismo

¿Cómo proceder para mantener las funciones del politraumatizado?

A. Vías respiratorias (*airway*): verificar que estén permeables; en el caso de que estuvieran obstruidas, aspirar con un aspirador rígido y retirar cuerpos extraños con las manos cubiertas por guantes; elevar el mentón, colocar una cánula de Guedel y suministrar oxígeno suplementario. Eventualmente proceder a la intubación endotraqueal con laringoscopio y selección de tubo de 8,5 de diámetro interno (DI) con balón probado.

Para su confirmación, debe verificarse la expansión simétrica del tórax y auscultar el ruido pulmonar. Debe evitarse el uso de fármacos para preservar el nivel de conciencia.

Cricotiroidotomía: indicada en aquellos casos en los que la intubación no es posible.

B. Ventilación (*breathing*): los parámetros para evaluar la ventilación en casos de respiración comprometida son:
– Volumen de ventilación, inspección, palpación, percusión y auscultación del tórax. Radiografía de tórax, medición de gases en sangre, oximetría (el 85% necesitan procedimientos simples como toracocentesis, drenaje con tubo sellado bajo agua o pericardiocentesis).
Situaciones de riesgo en el tórax:

a) Neumotórax abierto.
b) Neumotórax hipertensivo.
c) Contusión pulmonar/tórax inestable.
d) Hemotórax con severo derrame.
e) Taponamiento cardíaco.

C. Circulación (*circulation*) y control de hemorragias: en un traumatismo grave se presenta con frecuencia el shock hipovolémico; por lo tanto, es necesario evaluar los signos vitales: pulso arterial (normal 65 a 80/min), relleno capilar (normal 2 s), color de la piel y sudor, y el débito urinario (adulto 30 a 50 mL). Corregir el déficit circulatorio, contener hemorragias y reponer volemia.

Metodología: en caso de hemorragia, compresión directa en circunstancia inicial, cohibir quirúrgicamente la hemorragia y reponer volemia.

a) Seleccionar dos accesos venosos periféricos y mantenerlos expeditos con catéter 14 o 16.
b) En caso de no obtenerlos, disecar vena safena MI.
c) Tomar muestra de sangre para agrupar.
d) Reponer volemia con 2000 mL de Ringer lactato o suero fisiológico 0,9%.
e) Reponer volemia con sangre. En caso de que no haya sangre del mismo tipo, emplear Rh (−).
f) Evitar la utilización de medicamentos vasoactivos, inicialmente en el shock hipovolémico.
g) Apósitos compresivos sobre heridas.

D. Déficit neurológico (*disability*): la evaluación primaria es rápida y da noción del nivel neurológico de la víctima.
Una forma de abordaje rápido es mediante el acrónimo "AVDI": **A**: alerta; **V**: respuesta al estímulo verbal; **D**: respuesta al dolor; **I**: inconsciente.
Luego de una estabilización rápida para evitar la hipooxigenación y la hipovolemia y prevenir lesiones cerebrales, es correcto utilizar la Escala de Coma de Glasgow, con el fin de

evaluar el grado de compromiso neurológico, atribuyendo puntos a las respuestas visuales, auditivas y motoras; el mínimo en la suma de conteo es 3 y el máximo, 15 puntos. Si el puntaje (*score*) se halla debajo de 8 es indicio de mal pronóstico.

E. Exposición y examen de las extremidades (*exposure*): luego de la identificación de las lesiones durante la evaluación inicial adecuada, debe describirse detalladamente lo encontrado y solicitar los exámenes complementarios de rutina en los politraumatizados: radiografías simples de columna cervical en perfil (ver en la base del cráneo hasta el espacio C7-T1), tórax en AP (de buena calidad) y pelvis en AP y exámenes de laboratorio: sangre: factor Rh, prueba cruzada, hematocrito, alcoholemia y prueba inmunológica para detectar embarazo.

Al finalizar estos ítems, el médico de emergencias debe cerciorarse de sus acciones, procediendo a una revisión de las etapas A, B, C, D y E. Entonces podrá realizar la evaluación secundaria más detallada de cada sistema para encontrar otras lesiones.

Evaluación secundaria

En esta fase se procede a un examen completo de todas las estructuras orgánicas, dañadas o no, en detallada pesquisa de otras lesiones, de la cabeza a los pies. Esta fase se caracteriza por 3 etapas distintas: observar, sentir y mover.

—

Al finalizar, tomar nota de lo hallado y realizar el resto de los exámenes complementarios necesarios. Citar la historia y el mecanismo del traumatismo.

Examen físico

En todo politraumatizado con lesión por encima de la clavícula debemos sospechar traumatismo raquimedular.

- **Cabeza:** lesiones en el cuero cabelludo (fracturas, laceraciones, hematomas).
- **Ojos:** para evaluar la dimensión de las pupilas, hematomas, hemorragias, lesiones del globo ocular, córnea, visión; heridas, deformidades (fracturas y luxaciones), etcétera.
- **Columna cervical:** palpar pulsos carotídeos, inspeccionar tráquea, dilatación de venas cervicales, cartílago cricoideo, alteraciones subcutáneas, y palpar apófisis espinosas y ligamentos, verificando dolor, alineación, crepitación, edema y deformidades.
- **Tórax:**
  - *Inspección:* heridas, expansión, deformidades, inhalación y exhalación.
  - *Palpación:* deformidades en la clavícula, esternón, arcos costales.
  - *Percusión:* hemotórax, sonido macizo; neumotórax, sonido hipertimpánico.
  - *Auscultación:* con estetoscopio, murmullo vesicular y ruidos cardíacos.
- **Abdomen:** pesquisar heridas, rigidez, distensión, dolor, peristalsis, hematoma.
- **Pelvis:** con mucha atención palpar apenas una vez en cada sentido para no agravar las posibles lesiones de órganos pélvicos o de parte ósea.

- **Recto:** tacto obligatorio para la pesquisa de sangre (fractura abierta de pelvis), próstata, tono del esfínter y crepitación.
- **Periné y vagina:** evaluación y palpación cuando es posible, lesiones, laceraciones, sangrado.
- **Miembro superior:** palpar todas las estructuras y mover todas las articulaciones para la pesquisa de alteraciones.
- **Miembro inferior:** ídem.

Todo politraumatizado debe ser monitorizado intensivamente para poder actuar rápidamente en caso de una complicación.

CUIDADOS DEFINITIVOS

- Con el diagnóstico deben establecerse prioridades de tratamiento:
  - Riesgo de vida.
  - Riesgo de órganos, extremidades o de la columna vertebral.
- Definir el seguimiento terapéutico indicando:
  - Quirúrgico.
  - En terapia intensiva.
  - Especializado en hospital con personal y recursos disponibles.

Etapa del tratamiento inicial en hospital

Puede procederse en el siguiente orden: 1) control de los "siete aspectos": conciencia, respiración, shock, hemorragia, complicaciones medulares, heridas y fracturas expuestas y traumatismos cerrados; 2) estudios complementarios urgentes que se requieran (radiología, análisis) y 3) establecimiento de "prioridades de tratamiento" (segundo triaje).

—

Control de los siete aspectos (conciencia y dos tríadas)

En épocas de catástrofes o de guerra, en las cuales existe una organización impuesta previendo numerosas víctimas, el accidentado llega con un tarjetón atado a él donde figura su diagnóstico y lo que se hizo; pero en nuestro ambiente habitual no ocurre así y la guardia hará bien en empezar desde foja cero.

1. **Conciencia:** investigar lo que debería venir controlado cada media hora: grado de conciencia, pulso, presión, temperatura, respiraciones; si hay midriasis, bradicardia, convulsiones, rigidez de descerebración, miembros rígidos o flácidos, Babinski. Si está lúcido, indagar las molestias que aquejan y todo otro dato de diagnóstico y tratamiento que sea útil (hora exacta del accidente, etc.).

   Los neurocirujanos se ajustan a una clasificación electroclínica (EEG y estímulos clínicos) del estado de inconsciencia. En forma muy simplificada diremos: grado I, puede despertarse por el estímulo; II, no se despierta pero reacciona al estímulo doloroso; III, no responde al dolor pero tiene reflejos; IV, no responde al dolor ni tiene reflejos.

2. **Respiración:** si hay dificultad respiratoria, repetir cuatro maniobras: a) colocar al paciente en decúbito semiprono; b) traccionar la lengua; c) retirar manualmente elementos que pudieran obstruir el paso de aire y d) aspirar secreciones. Para evitar mordeduras, ponerle la piel de la mejilla entre las dos arcadas dentarias. Investigar si el origen de la asfixia es alto o bajo. Controlar la oclusión de un neumotórax abier-

to o la compresión efectuada con motivo de una respiración paradojal; recordemos que el respirador es más útil para esta última que para la compresión.

El cirujano torácico será quien decida si solo se requiere tratar los "postigos" con vendajes compresivos, mediante tracción al cenit con pinza de campo o con fijación quirúrgica.

3 y 4. Shock y hemorragia: lo primero que debe hacerse es instituir dos cateterismos: a) cateterismo venoso para medir la presión venosa central; b) cateterismo vesical para medir la cantidad horaria de orina. Comenzar a administrar sangre y fluidos, expansores si es conveniente, vasodilatadores adecuados al shock. Controlar los vendajes compresivos y, sobre todo, que no se pasen por alto los peligrosos torniquetes (parálisis nerviosas, espasmos arteriales sostenidos, gangrenas, etcétera). Los signos vitales que ya se estaban tomando para contralor de conciencia sirven también para el control de 3 y 4.

5. Complicaciones medulares: buscar signos de parálisis postraumáticas; palpar las dos zonas críticas de las fracturas y luxaciones inestables. Ante la duda, seguir con las precauciones de sostener la posición horizontal y vendaje de Schanz.

6. Heridas y fracturas expuestas: renovar las curaciones, dictando un buen estado actual de cada herida (si no, no se sabe qué hay debajo de cada curación). Limpieza mecánica de las vecindades. Establecer las prioridades de urgencia en su tratamiento. En esta etapa sí conviene sacar la ropa.

7. Traumatismos cerrados: a) repetir el "examen sumario diagnóstico para inventariar lesiones", de modo que no se nos pasen por alto luxaciones de muñeca, fracturas de pie, etcétera, como es habitual. Radiografiar, pecando por exceso, ante toda duda; b) controlar todas las inmovilizaciones; si el estado de shock lo desaconseja, por lo menos controlar el estado de sensibilidad y circulación de los segmentos distales. Por debajo de las inmovilizaciones a menudo se disimulan heridas graves, cuando no un torniquete o vendaje constrictivo. Según el caso, se podrán reemplazar algunas inmovilizaciones provisorias por otras definitivas.

Estudios complementarios y urgentes que requiera

Radiografías, laboratorio, etcétera.

Prioridades de tratamiento

Ya aquí, en la guardia, se impone otro triaje:

- **Primera prioridad:** asfixia, shock y hemorragia.
- **Segunda prioridad:** lesiones asociadas de cabeza a tronco:
  – Torácicas, las más urgentes.
  – Abdominales.
  – Craneoencefálicas, urológicas con fractura de pelvis.

- **Tercera prioridad:** isquemias en miembros (tratar antes de las 6 a 8 horas); fracturas expuestas (operarlas antes de las 12 horas, aunque lo ideal serían 6 horas); luxaciones (reducir como máximo a las 24 horas).
- **Cuarta prioridad:** fracturas cerradas inmovilizadas. Otros traumatismos cerrados.

Un análisis de estas prioridades nos hace ver que el traumatólogo es solo uno de los integrantes del equipo médico del que es necesario disponer en estos casos. Recordemos que las estadísticas dicen que, en los accidentes de carretera, el 15% de los decesos se producen en el lugar del hecho, y el 70% en las primeras 48 horas de internación hospitalaria. En muchos casos, las fracturas quedan inmovilizadas transitoriamente sin tratar, mientras se resuelven las urgencias de otros sectores orgánicos por parte de los demás especialistas.

Las conductas concernientes a la traumatología son:

- Controlar o mejorar las inmovilizaciones de transporte.
- Detectar las complicaciones arteriales (isquemias, hemorragias), para dar intervención al cirujano vascular. Las isquemias deben ser operadas antes de las 8 horas de su aparición.
- Hacer todo lo posible para operar las fracturas expuestas y heridas graves de los miembros antes de las 12 horas.
- Reducir cuanto antes las luxaciones (24 horas); ante una luxación de cadera, por ejemplo, hay que mantenerse en expectación hasta que mejore el estado de shock y sea posible instituir una breve anestesia. A veces se aprovecha la anestesia realizada para operar en otros sectores.
- Recordar a los demás especialistas el fantasma de la complicación medular, si es previsible. A veces el anestesista moviliza imprudentemente el cuello, o no se respeta la movilización suave en los pasajes de camilla. Si se presenta cuadriplejia instalada, aplicar estribo de Anquín e instituir en colaboración con el fisiatra las medidas generales para estos casos (cambio de posición cada dos horas, cuidado de la piel, posiciones funcionales de las articulaciones, etc.).
- Apenas le sea permitido, reemplazar la inmovilización transitoria por la definitiva (yesos, tracciones esqueléticas). El yeso permite la más fácil movilización del enfermo para el traslado a otros servicios de diagnóstico o tratamiento; con la tracción continua es más engorroso.
- Cuando mejora el estado general, pedir estudios radiográficos esqueléticos lo más completos posible.
- Apenas se pueda, realizar osteosíntesis y otras operaciones que, al dar estabilidad segmentaria (placas con tornillos, clavos intramedulares, etc.), permiten al enfermo prescindir de tracciones o yesos grandes y de ese modo moverse en la cama y facilitar sus traslados. Pero lo habitual es que los tratamientos ideales deban realizarse más o menos tardíamente; por lo tanto, sus resultados en estos politraumatizados suelen ser mucho menos exitosos que cuando se trata de una fractura única, producto de un accidente domiciliario o deportivo, por ejemplo.

SÍNTESIS CONCEPTUAL

– El politraumatizado es, por lo general, un paciente con lesiones graves.
– Las prioridades ante un politraumatizado son:
  – Mantener abiertas las vías respiratorias.
  – Proteger la circulación y control de hemorragias.
  – Evitar complicaciones neurológicas.

HERIDAS DE GUERRA

BIENVENIDO O. PEDROSO CAROL Y JOEL GARAY ESPINOSA

INTRODUCCIÓN

Se producen por la acción de los distintos elementos bélicos y pueden afectar tanto a militares como a civiles (**fig. 48-1**).

Se clasifican en heridas penetrantes, quemaduras, lesiones por aplastamiento y lesiones por ondas expansivas.

HERIDAS PENETRANTES

- Heridas producidas por proyectiles primarios de fusil, ametralladoras, pistolas, etcétera.
- Heridas generadas por fragmentos, esquirlas o charnelas, producto de la detonación de proyectiles de artillería, bombas aéreas, granadas de mano o minas terrestres (**fig. 48-2 A** y **B**).

En estas heridas, la cantidad de energía transmitida al cuerpo es determinada en parte por la masa y el tamaño del proyectil, pero principalmente por su velocidad. Por eso los fusiles de asalto modernos poseen un pequeño calibre (5,56 mm) y una velocidad inicial que excede los 750 m/s; lo mismo sucede con los fragmentos o charnelas de las bombas y obuses modernos, que se desplazan a gran velocidad.

Los proyectiles, al penetrar en el cuerpo, liberan una gran cantidad de energía explosiva y crean un área de cavitación que puede alcanzar hasta 30 veces el volumen del proyectil y comprime los tejidos; en muy corto tiempo (milisegundos) se crea en la herida un vacío que aspira aire y toda clase de partículas extrañas así como microorganismos, sobre todo anaerobios, tanto en el orificio de entrada como en el de salida, lo que se conoce como proyectiles secundarios.

—

QUEMADURAS

- Térmicas, producidas por el napalm, los lanzallamas o incendios convencionales.
- Químicas, provocadas por las granadas o bombas de fósforo blanco o de magnesio o los gases vesicantes.

Pueden lesionar tanto los tegumentos externos como las vías aéreas.

Debe identificarse el agente causal pues en los casos del napalm, aunque se consideran quemaduras térmicas, sucede como con las químicas producidas por el fósforo blanco, que se mantienen en actividad en contacto con el oxígeno.

Se debe realizar valoración de la superficie corporal lesionada pues todos los pacientes con más de un 20% deben ser considerados como del grupo 2 del triaje.

—

Tener en cuenta que, en las quemaduras térmicas, se mantendrá la acción del calor hasta una hora después de controladas y en las químicas, hasta tanto se eliminen todas las partículas.

El tratamiento inicial debe realizarse en la primera etapa.

LESIONES POR APLASTAMIENTO (*CRUSH SYNDROME*)

Son las sufridas al derrumbarse edificios, puentes, árboles, al quedar atrapados en vehículos o entre los escombros.

Estos pacientes pueden presentar equimosis localizadas en el lugar de la lesión, síntomas de shock, deformidades de los miembros o aplastamiento de estos.

Estadísticamente se ha comprobado que en los últimos conflictos bélicos, como los de Vietnam, los Balcanes y Medio Oriente, la localización en porcentajes de las lesiones corresponderían a:

- Cabeza y cuello, 15%.
- Tórax, 7%.
- Abdomen, 6%.
- Extremidad superior, 18%.
- Extremidad inferior, 36%.
- Múltiples, 18%.

MEDIDAS INICIALES

Con estos heridos se deben seguir las normas determinadas por una doctrina única de tratamiento por etapas.

Primera etapa

Se procede al **triaje** o clasificación en grupos (del francés *triage*, término militar que significa "separar" o "clasificar").

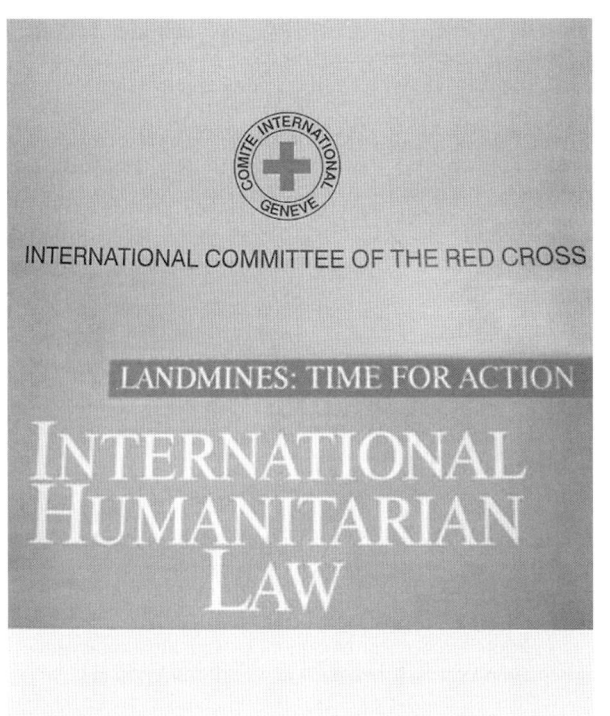

FIG. 48-1. Literatura provista por el Comité Internacional de la Cruz Roja sobre la ley humanitaria internacional en lo concerniente a minas (explosivos).

- Los que no necesitan tratamiento quirúrgico.
- Los que necesitan tratamiento quirúrgico de relativamente poca duración y que tienen buen pronóstico de supervivencia.
- Los que necesitan cirugía más extensa o complicada con pocas posibilidades de supervivencia, que no son necesariamente las más urgentes y deben esperar a que se realice el tratamiento a los clasificados en el 2.º grupo.

Al mismo tiempo, se realizan los primeros auxilios médicos:

1. Garantizar vías aéreas permeables mediante la intubación o traqueotomía.
2. Garantizar la respiración taponando cualquier herida torácica o succionante y, si es necesario, colocar un tubo torácico o una aguja gruesa en el tórax.
3. Detener cualquier hemorragia superficial mediante pinzado y ligadura, compresión o torniquete; este último, en casos extremos.
4. Garantizar una vía venosa clasificando simultáneamente el grupo sanguíneo y el factor Rh, y aportando los volúmenes necesarios.
5. Antibioticoterapia, reactivación de vacuna y administración de antitoxina tetánica.
6. Inmovilización de fracturas de extremidades con los medios disponibles para su traslado, vendaje de Velpeau para miembro superior, férulas metálicas o inflables, férulas de Thomas, la extremidad sana, el fusil del combatiente, un pedazo de madera, una frazada, etcétera; para el miembro inferior, debe evitarse la compresión vascular o nerviosa.
7. Medidas para prevenir el shock: analgesia, restituir volúmenes, protegerlo del frío o del calor, elevar las extremidades inferiores, etcétera.
8. Tratamiento de los quemados:
   - Desnudar completamente al paciente; en casos de quemaduras térmicas, irrigarlas; después, realizar exéresis de las vesículas y un lavado de por lo menos media hora; cubrir y mantener húmedas, en las químicas por fósforo blanco; recordar resecar todas las partículas pues estas se inflaman al contacto con el oxígeno por lo que es más imperativo cubrir adecuadamente y mantener húmedas.
   - Administrar un volumen de líquido adecuado, incluyendo coloides y cristaloides, para preservar la función renal, por vía intravenosa (IV).
   - Por vía oral aportar solución de Haldane (1 L de agua, con 3 g de sal de cocina, más 1,5 g de bicarbonato de sodio, añadiendo azúcar). Todo esto se puede sustituir por un litro de agua con dos cucharadas de azúcar, una cucharada de sal de cocina, sales de rehidratación, leche, refres-

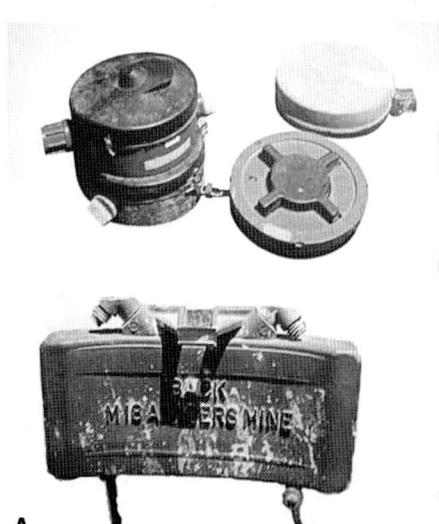

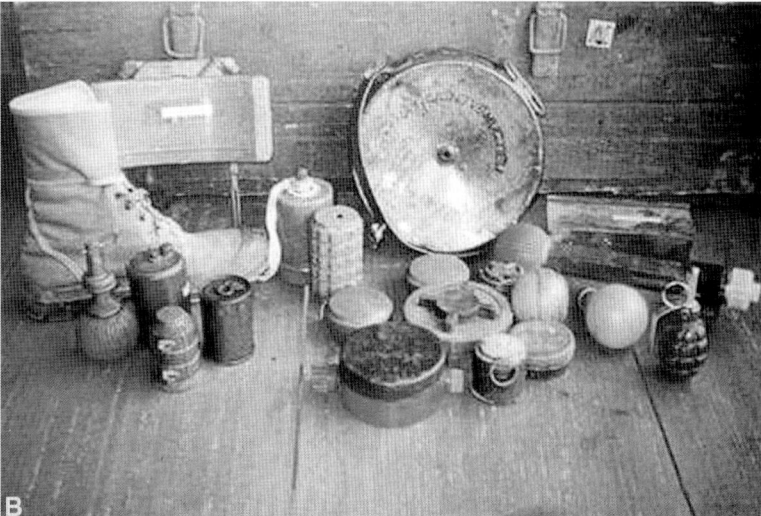

FIG. 48-2. A y **B.** Elementos bélicos que pueden afectar tanto a militares como a civiles. Ilustración provista por la Cruz Roja Internacional.

cos, todo en cantidades abundantes, pues es importante mantener una buena diuresis.

- Iniciar alimentación oral, si no hay lesión de las vías aéreas.

La analgesia antes expuesta debe administrarse por vía IV y los antibióticos, de ser posible, por vía oral.

Segunda etapa

Todas las heridas de guerra se consideran infectadas. Al realizar tratamiento quirúrgico, la mejor profilaxis de las infecciones es un amplio y exhaustivo aseo quirúrgico, resecando todo cuerpo extraño, fragmentos óseos libres o tejidos lesionados no viables.
Todas las heridas deben mantenerse abiertas.

—

Siguiendo el principio de limpieza inicial y cierre diferido, solamente se cerrarán las cráneo-cerebrales, de médula espinal, cara, cuello, cuero cabelludo, heridas **succionantes** de tórax, peritoneo y articulares, en las cuales solamente se cerrará la cápsula sinovial.

Las fracturas y lesiones articulares se inmovilizarán; el método más recomendado es la fijación externa o, cuando esté indicado, se procederá a la amputación de extremidades, **siempre abiertas**.

También se procederá a tratar quirúrgicamente las lesiones abdominales, torácicas y vasculonerviosas.

En las quemaduras por napalm, lanzallamas o convencionales, la regla es un exhaustivo aseo, recepción de las flictenas y de tejido necrótico.

En las quemaduras por fósforo blanco se deben retirar los vendajes, irrigar las quemaduras con agua tibia o solución de bicarbonato de sodio, después enjuagarlas con una solución de sulfato de cobre al 1%, y resecar todas las partículas de fósforo repitiendo el tratamiento cuantas veces sea necesario.

En todos estos pacientes es importante mantener un adecuado balance hidromineral.

El cierre de las heridas se realizará en cinco a siete días de no existir complicaciones y las curaciones de los quemados cuantas veces sea necesario hasta la realización de los procederes de cirugía reconstructiva en la tercera etapa.

Tercera etapa

Se realizarán los tratamientos definitivos de las fracturas, quemaduras, cierres de muñones de amputación, lesiones nerviosas, cirugía reconstructiva y etapa final de otras cirugías.

LESIONES POR ONDAS EXPANSIVAS

Las lesiones por ondas expansivas son resultantes de la explosión de proyectiles de artillería y bombas aéreas o submarinas, al chocar las ondas generadas con el cuerpo.

Según el Comité Internacional de la Cruz Roja, muchos países de Asia, África y Latinoamérica continúan afectados por minas antipersonales. Por lo general se trata de heridas graves, impregnadas con material extraño y muy contaminadas.

- **Tipos de minas:** minas direccionales y minas antipersonales (accionadas por presión del pie).
- **Tipos de lesiones por explosión** (**figs. 48-3** y **48-4**): las lesiones más frecuentes son las de oído, pulmones, abdominales y viscerales, con frecuencia sin lesiones externas.
  - En las lesiones de oído, rotura del tímpano con trastornos de la audición o el equilibrio.
  - A nivel del tórax, daño a la pared torácica, ruptura de alvéolo, hemorragia intraalveolar con shock, taquicardia, dolor torácico, hemoptisis espumosa, disminución de los

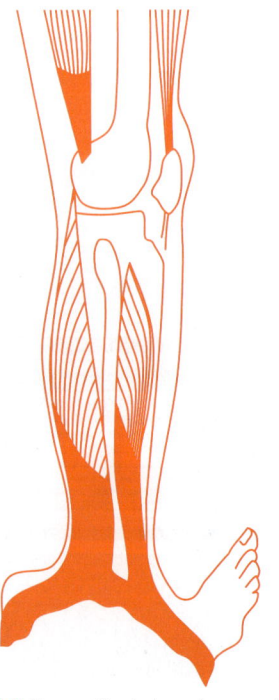
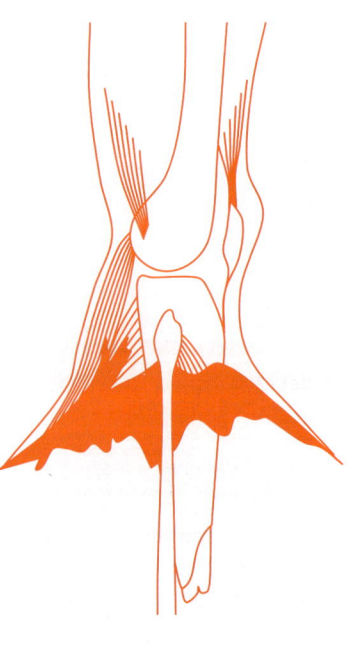
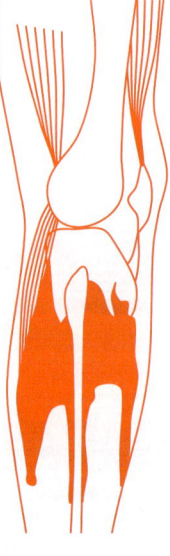

FIG. 48-3. Progresión de la onda expansiva sobre el miembro inferior al ser detonada una mina por el peso transmitido a través de la pisada.

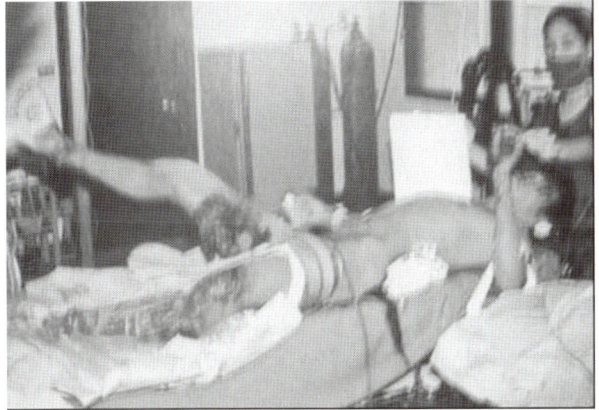

FIG. 48-4. Lesiones graves de partes blandas óseas por la detonación de una mina terrestre, como las que se muestran en la **figura 48-3**.

movimientos respiratorios, tos no productiva y estertores húmedos bilaterales.
– A nivel abdominal, el paciente refiere haber sentido una sensación parecida a una patada; puede presentar melena, hematuria, sangrado rectal, dolor de tipo cólico, parálisis de extremidades inferiores o anestesia de estas, constatándose borramiento de la matidez hepática, según la gravedad de la lesión si hay perforación visceral.

Fisiopatología

Las lesiones se clasifican en primarias, secundarias y terciarias.

- **Primaria:** la onda explosiva produce muerte por daño en los pulmones, sistema nervioso central (SNC), sistema cardiovascular (SCV) y abdomen.
- **Secundaria:** producida por objetos energizados que actúan como proyectiles (1800 m/s).

- **Terciaria:** cuando las víctimas son arrojadas contra el piso o al colapsar una estructura.

Evaluación inicial

El examen debe conducir a evaluar:

- Tipos y grados de lesión.
- Lesiones profundas o superficiales.
- Pequeñas heridas pueden ocultar lesiones internas extensas.
- Lesiones en glúteos, muslos o periné pueden asociarse a lesiones intraabdominales.
- Los fragmentos pueden ingresar por distintas direcciones.
- En heridas de la ingle, región poplítea, o hematomas: descartar lesiones vasculares.
- Estricto seguimiento para detección temprana de síndrome compartimental.

Exámenes auxiliares

Fundamentalmente: radiografías para evaluar daño óseo; Doppler o arteriografía para descartar daño vascular.

Clasificación

No hay una clasificación establecida, salvo las usadas en fracturas expuestas como las de Tscherne para lesiones abiertas o cerradas y la de Gustilo-Andersson, que pueden adecuarse a las lesiones por explosión.

¿Cuándo amputar? En el caso de lesiones muy graves, en politraumatismo y lesión vasculonerviosa; son importantes el criterio y la experiencia del cirujano. Es útil emplear los puntajes (*scores*) de MESS u otros (véase capítulo Politraumatismos).

Cirugía reconstructiva

Objetivos: lograr reconstruir los miembros a la mayor longitud posible, con buena cubierta y sensibilidad, no dolorosos y que permitan la carga y deambulación.

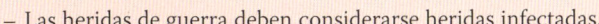

SÍNTESIS CONCEPTUAL

– Las heridas de guerra deben considerarse heridas infectadas.
– Pueden clasificarse en penetrantes, quemaduras o por aplastamiento.
– Penetrantes: el daño que ocasionan se vincula a la masa del proyectil o fragmento y su velocidad. El área de cavitación es hasta 30 veces mayor que la determinada por la masa del proyectil. Alta posibilidad de contaminación.
– Quemaduras: útil subdividirlas en térmicas y químicas.
– Aplastamiento: equimosis localmente visible; se acompañan de deformidades de los miembros y, eventualmente, de shock por lesiones orgánicas.
– Aconsejable en su tratamiento seguir la metodología por etapas:
  1. Triaje y primeros auxilios.
  2. Tratamiento de lesiones orgánicas con riesgo de vida: *toilette* de heridas. Estabilización de fracturas. En caso de quemaduras, manejarse de acuerdo con el agente etiológico.
  3. Tratamientos definitivos de fracturas o cirugía reconstructiva.
– Todas las heridas de guerra deben considerarse contaminadas.
– Las heridas de guerra deben dejarse abiertas (con mínimas excepciones mencionadas en el texto).
– Las lesiones por ondas expansivas son resultantes de la explosión de proyectiles de artillería y bombas aéreas o submarinas al chocar las ondas generadas con el cuerpo. Las más frecuentes son las de oído, pulmones, abdominales y viscerales, usualmente sin lesiones externas.

49

FRACTURAS Y LUXACIONES DE LA COLUMNA VERTEBRAL

ENRIQUE G. REINA Y RICARDO CALDARA

INTRODUCCIÓN

La columna vertebral humana, una ingeniosa estructura biomecánica, sirve a tres propósitos fundamentales: soportar carga, permitir movimientos de la cabeza y del tronco, y proteger la médula espinal y sus raíces.

Para cumplir con esta función se vale de una serie de elementos óseos, las vértebras articuladas entre sí por medio de los discos intervertebrales y las apófisis articulares. Este encadenamiento vertebral es completado por siete ligamentos que permiten, juntamente con el disco intervertebral, un rango de movimientos fisiológicos y la absorción de energía en situaciones en que la columna debe soportar una carga exagerada.

Estas estructuras son:

- El ligamento vertebral común anterior, potente cuerda que corre desde el occipital hasta el sacro por la cara anterior de los cuerpos vertebrales, y limita los movimientos de extensión de la columna.
- El ligamento vertebral común posterior, que corre por la cara posterior de los cuerpos vertebrales y tiene la mitad de resistencia que el anterior.
- El ligamento intertransverso, que une las apófisis transversas y que, dado su gran brazo de palanca con respecto al centro del movimiento vertebral, tiene un efecto estabilizador en los movimientos de lateralización y rotación axial.
- La cápsula articular, que recubre las articulaciones interapofisarias; tiene gran importancia en la estabilidad de la columna cervical y menos en el resto de la columna.
- El ligamento amarillo, que une las láminas vertebrales entre sí. Es el tejido del organismo con mayor contenido de fibras elásticas y esta característica, sumada a que se encuentra normalmente en estado de pretensión, le permite pasar de una máxima extensión a una máxima flexión sin modificar apreciablemente su espesor, evitando de esa manera protruir dentro del canal raquídeo.
- Los ligamentos interespinoso y supraespinoso, que unen las apófisis espinosas entre sí limitando la flexión vertebral.

La última estructura para analizar es el importante disco intervertebral, que por sí solo contribuye entre el 20 y el 33% a la altura total de la columna vertebral. Esta estructura viscoelástica está constituida por tres elementos: a) el núcleo pulposo, que ocupa el centro del disco y posee un altísimo contenido acuoso; este núcleo se encuentra rodeado por b) el anillo fibroso, formado por láminas concéntricas helicoidales que se fijan por arriba y abajo en los cuerpos vertebrales y que aportan la resistencia de la estructura, y finalmente c) las placas cartilaginosas, que separan el disco intervertebral de la cara inferior y superior de los cuerpos vertebrales suprayacentes e infrayacentes y a través de los cuales se nutre el disco. Esta estructura discal es el mayor componente "soporta-presiones" de la columna. Un disco sometido a una compresión axial pequeña ofrece poca resistencia a la deformidad, pero a grandes cargas aumenta sensiblemente la resistencia a esta.

Dos vértebras contiguas con el disco intervertebral interpuesto y el complejo ligamentario descrito constituyen la unidad anatomofuncional de la columna vertebral, la cual, desde el punto de vista biomecánico, se puede considerar como una estructura compuesta por múltiples segmentos móviles conectados en serie y en la cual el comportamiento total es una composición de los movimientos individuales de las distintas unidades.

—

La sumatoria de estas unidades, al constituir la columna vertebral, forma las curvas fisiológicas vertebrales (lordosis cervical y lumbar y cifosis torácica y sacrococcígea), que tienen la propiedad de aumentar la flexibilidad y resistencia de toda la estructura.

El conocimiento de las fuerzas traumáticas que pueden actuar sobre la unidad anatomofuncional descrita, las distintas lesiones que sobre ella pueden producir y la inestabilidad que pueden ocasionar constituyen la base racional para el tratamiento de las luxaciones y fracturas vertebrales.

CUIDADOS PRIMARIOS

Toda persona con traumatismo de columna debe ser considerada potencialmente portadora de una lesión medular. Los movimientos inoportunos en un accidentado de columna pueden producir más daño que el mismo traumatismo.

—

Debe comprenderse que una persona accidentada con una luxación o fractura de su columna puede "jugar" su destino según sea la calidad del cuidado primario que reciba en el lugar del accidente y de un eficaz traslado al centro asistencial.

La columna cervical debe ser inmovilizada con un collar ortopédico o de espuma de goma; si no se contara con ningún tipo de inmovilización, el personal auxiliar debe sostener la cabeza en posición neutra y cuidar de mantenerla de idéntica forma en los traslados del paciente.

En la columna toracolumbar, debe evitarse su flexión, y, de presumirse un traumatismo del raquis, jamás se debe tomar a la persona traumatizada por sus brazos y piernas para movilizarla ni transportarla sentada en un vehículo. Es preferible esperar la llegada de una ambulancia y de personal especializado para su traslado.

CONSIDERACIONES GENERALES SOBRE EL TRATAMIENTO DE LAS FRACTURAS DEL RAQUIS

Las zonas del raquis en las cuales se producen con más frecuencia lesiones traumáticas son aquellas de mayor movilidad, es decir, el segmento cervical y el toracolumbar (T10-L2). La columna torácica está menos expuesta al traumatismo debido a que las costillas, al formar la jaula torácica, aumentan la resistencia de aquella cuatro veces.

La columna lumbar baja también es una zona de pocas lesiones porque está parcialmente protegida por la pelvis.

—

Ante una lesión traumática del raquis, luego de la atención primaria y el cuidado de los signos vitales, es mandatorio realizar un examen neurológico completo para excluir la presencia de un daño medular o radicular o de ambos, para lo cual cabe utilizar la **escala de Frankel**:

a) Ausencia de funciones motora y sensitiva.
b) Ausencia de función motora, sensitiva presente (hipoestesia).
c) Función motora activa, no compatible con funcionalidad. Hipoestesia.
d) Función motora activa, compatible con funcionalidad (útil). Sensibilidad presente.
e) Funciones motora y sensitiva normales (persisten solo reflejos anormales y cierto grado de espasticidad).

De utilizarse esta escala, debe consignarse separadamente la función vesical y la rectal.

Si el traumatizado está inconsciente por un traumatismo craneoencefálico, debe asumirse la posibilidad de una lesión de columna cervical hasta que se concluyan los exámenes diagnósticos.

Ante todo traumatismo del raquis, la primera determinación para encarar el tratamiento es establecer si se trata de una lesión estable o inestable. El hecho de que presente daño neurológico, en la enorme mayoría de los casos, habla a favor de inestabilidad.

Una columna es estable cuando en posición erecta no duele, puede mantenerse sin colapsarse y no produce daño o

irritación neurológica. Por el contrario, una columna es inestable cuando bajo cargas fisiológicas hay pérdida de la capacidad de mantener las relaciones anatómicas vertebrales, produce daño o irritación a la médula o a sus raíces o a ambas, deformidad incapacitante o dolor debido a cambios estructurales.

—

Estas definiciones por sí no determinan el grado de estabilidad, pero dan una expresión dinámica del problema al referirse a posición erecta o bajo cargas fisiológicas. Con esto se pretende que el médico que observa el estudio radiográfico de un traumatizado vertebral –el cual estará obviamente tomado con el paciente acostado– entienda que tendrá que evaluar no solo lo que muestra la radiografía, sino cuál será la situación de esa columna cuando deba soportar nuevamente, en posición erecta, cargas fisiológicas.

La tomografía computarizada (TC) y la resonancia magnética (RM) son métodos complementarios de diagnóstico de gran ayuda para el traumatólogo, ya que permiten objetivar con gran precisión las lesiones y fundamentalmente la invasión de fragmentos óseos o discales dentro del canal raquídeo. En ausencia de estos métodos, puede utilizarse la mielografía.

El valor de una prolija evaluación clínica y de un estudio radiológico de buena calidad está más allá de toda controversia.

LESIONES TRAUMÁTICAS DE LA COLUMNA CERVICAL

Recordar que un tercio de estas lesiones se diagnostican tardíamente debido a que muchas veces se trata de pacientes politraumatizados y el médico focaliza lesiones más evidentes, o bien el accidentado está inconsciente y la lesión cervical pasa inadvertida. En todo paciente politraumatizado, es indispensable evaluar radiológicamente la totalidad de la columna vertebral.

Dadas las particulares características anatómicas del atlas y el axis con respecto al resto de las vértebras cervicales, las lesiones de las dos primeras se estudian por separado.

Lesiones traumáticas de la columna cervical superior (C1 y C2)

La primera consideración importante con respecto a estas lesiones es el porcentaje bajo de lesiones neurológicas asociadas. Esto se debe a dos factores: a) una lesión neurológica a ese nivel suele ser fatal de entrada y b) en la columna cervical superior, la proporción de canal raquídeo ocupada por el bulbo y la médula es significativamente menor que en el resto de la columna cervical, dado el gran diámetro del canal en este nivel.

Las lesiones más frecuentes de la columna cervical superior son:

- **Fractura de Jefferson:** se debe a una compresión axial del cráneo sobre el atlas que produce la ruptura de sus arcos anterior y posterior (**fig. 49-1**). Esta lesión no presenta daño neurológico y el tratamiento consiste en una inmovilización por medio de un halo-chaleco por el término de 8-12 semanas.
- **Fractura de la apófisis odontoides:** el mecanismo de producción suele ser una caída con golpe en la cabeza (zambullida) o bien el golpe de un objeto pesado sobre el cráneo. El diagnóstico radiológico se hace con una radiografía de perfil o transoral, y la TC constituye el complemento ideal. El tratamiento depende de si el trazo fracturario está a nivel del cuello de la apófisis odontoides o a nivel de la base de esta. En el primer caso, por la alta probabilidad de que se produz-

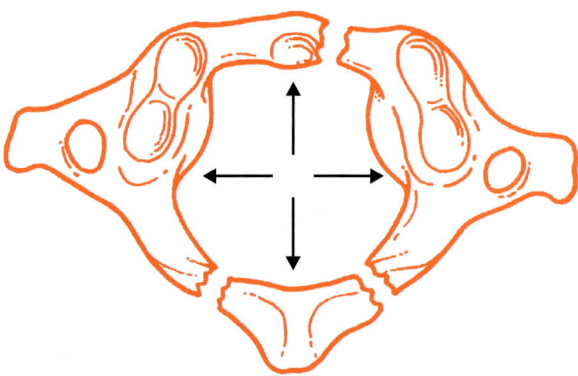

FIG. 49-1. Compresión axial del cráneo sobre el atlas que produce la rotura de sus arcos anterior y posterior.

ca una falta de unión ósea (seudoartrosis), la lesión debe ser tratada quirúrgicamente por medio de una artrodesis posterior atloideo-axoidea. En el segundo caso, el tratamiento es incruento y recurre a un halo-chaleco durante 3 o 4 meses.

• **Espondilolistesis traumática del axis (fractura del ahorcado):** llamada de esa manera porque fue descrita por primera vez en el estudio post mórtem de las lesiones producidas a nivel de la columna cervical en los condenados a la horca.

 En la actualidad, las causas más comunes son los accidentes automovilísticos por un mecanismo combinado de hiperextensión y compresión axial (golpe de la cara contra el parabrisas del coche), lo cual produce una fractura a nivel de los pedículos, pudiendo haber un desplazamiento del cuerpo vertebral del axis sobre el cuerpo de C3 (**fig. 49-2**).

—

Si el enfermo sobrevive al traumatismo, no hay daño neurológico y el tratamiento es casi siempre incruento por medio de un collar cervical (fractura sin desplazamiento) o del uso de un halo-chaleco (fractura con desplazamiento).

Lesiones ligamentarias de la columna cervical superior (C1-C2)

La más común es la ruptura del ligamento transverso, el cual mantiene normalmente la apófisis odontoides apoyada sobre la cara posterior del arco anterior del atlas; dicha ruptura produce una luxación atloideo-odontoidea. La causa más común es una caída con golpe sobre el occipital y el diagnóstico se realiza obteniendo radiografías de perfil en flexión, con el paciente despierto, en las que se puede apreciar la separación patológica de la apófisis odontoides del arco anterior del atlas. Es una lesión que frecuentemente puede provocar la muerte por compresión del bulbo raquídeo. En la fractura odontoidea no se produce una reducción significativa de la luz del canal raquídeo, ya que la odontoides fracturada acompaña el desplazamiento anterior del atlas. En la rotura del ligamento transverso, al no haber lesión ósea, solamente se produce el desplazamiento anterior del atlas; esto determina una disminución de la luz del canal raquídeo entre la apófisis odontoides no desplazada y el arco posterior del atlas que se encuentra luxado hacia adelante, y se produce la compresión bulbar (**fig. 49-3**).

El tratamiento de esta lesión es siempre quirúrgico y consiste en una reducción con alambrado de los arcos posteriores del atlas y del axis mediante una artrodesis a dicho nivel.

Lesiones traumáticas de la columna cervical inferior (C3-T1)

Es en esta región donde la presencia o no de daño neurológico desempeña un importante papel durante el tratamiento y donde el pronóstico de una lesión neurológica incompleta puede variar significativamente con un tratamiento adecuado. El principio fundamental ante una lesión cervical con daño neurológico incompleto debe ser alinear la fractura o luxación, descomprimir y estabilizar.

La alineación o reducción se obtiene mediante la tracción cervical, que bien puede ser por un estribo o halo cefálico. Lograda la alineación o reducción hay que determinar si no existen fragmentos óseos o discales que se encuentren dentro

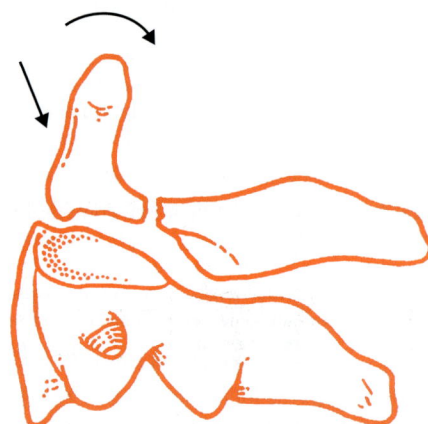

FIG. 49-2. Fractura a nivel de los pedículos del axis el atlas; la apófisis odontoides y el cuerpo del axis se desplazan en dirección anterior. Puede haber un desplazamiento del cuerpo vertebral del axis sobre el cuerpo de C3.

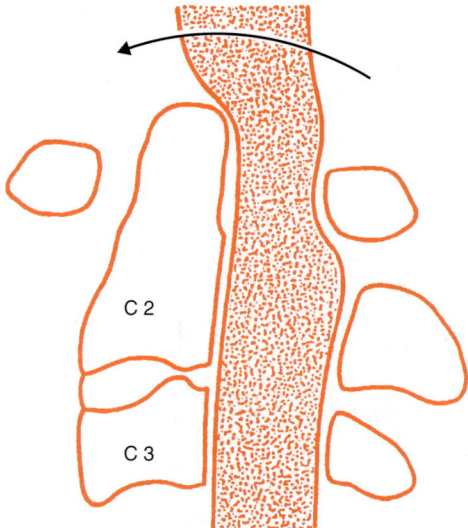

FIG. 49-3. Disminución de la luz del canal raquídeo entre la apófisis odontoides no desplazada y el arco posterior del atlas que se encuentra luxado hacia adelante, lo que produce la compresión bulbar.

del canal raquídeo, lo cual se puede determinar por medio de la TC o la RM. Si se trata de un paciente con daño neurológico, con fragmentos óseos o discales en el canal, está indicada la intervención quirúrgica para descomprimir el canal y estabilizar el segmento inestable vertebral por medio de una osteosíntesis y artrodesis (**fig. 49-4**).

Las luxaciones deben ser reducidas tratándolas primero en forma incruenta (tracción) o bien quirúrgicamente. Si hay marcada inestabilidad, se debe efectuar una artrodesis por vía posterior.

En el caso de que alguna de estas lesiones se encuentre acompañada de daño neurológico, se debe efectuar la resección del cuerpo vertebral lesionado, que está comprimiendo la médula, y efectuar una artrodesis. Si no hay daño neurológico, se debe inmovilizar la columna con un collar ortopédico o colocar un halo-chaleco, según la conminución que presente el cuerpo vertebral, hasta la consolidación de la fractura.

Nótese que, cuando las lesiones involucran los elementos posteriores, en caso de requerir un tratamiento quirúrgico se abordan por esa vía, y, en el caso de tratarse de una lesión de los elementos anteriores (cuerpo vertebral o disco o ambos), se abordan por vía anterior.

La necesidad de reducir, descomprimir y fijar la columna cervical en caso de que el paciente presente una lesión neurológica incompleta se debe a que de esa manera se brinda la posibilidad de una recuperación neurológica. En un traumatismo cervical, con una lesión neurológica completa, la necesidad de una estabilización quirúrgica es cuestionable.

LESIONES TRAUMÁTICAS DE LA COLUMNA TORÁCICA Y LUMBAR

Las lesiones de la columna torácica superior y media (T2 a T9) son poco frecuentes y en general su tratamiento consiste

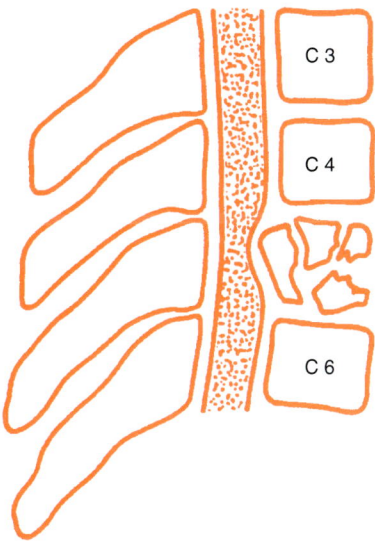

FIG. 49-4. Si se trata de un paciente con daño neurológico, con fragmentos óseos o discales en el canal, está indicada la intervención quirúrgica para descomprimir el canal y estabilizar por medio de osteosíntesis y artrodesis el segmento inestable vertebral.

en reposo en cama y el uso de corsés de yeso o plásticos, por un período variable de 3 a 6 meses.

En caso de daño neurológico se deben tomar todos los recaudos del tratamiento de un lesionado medular. Una estabilización quirúrgica puede estar indicada para retirar rápidamente al paciente de la cama y comenzar su rehabilitación.

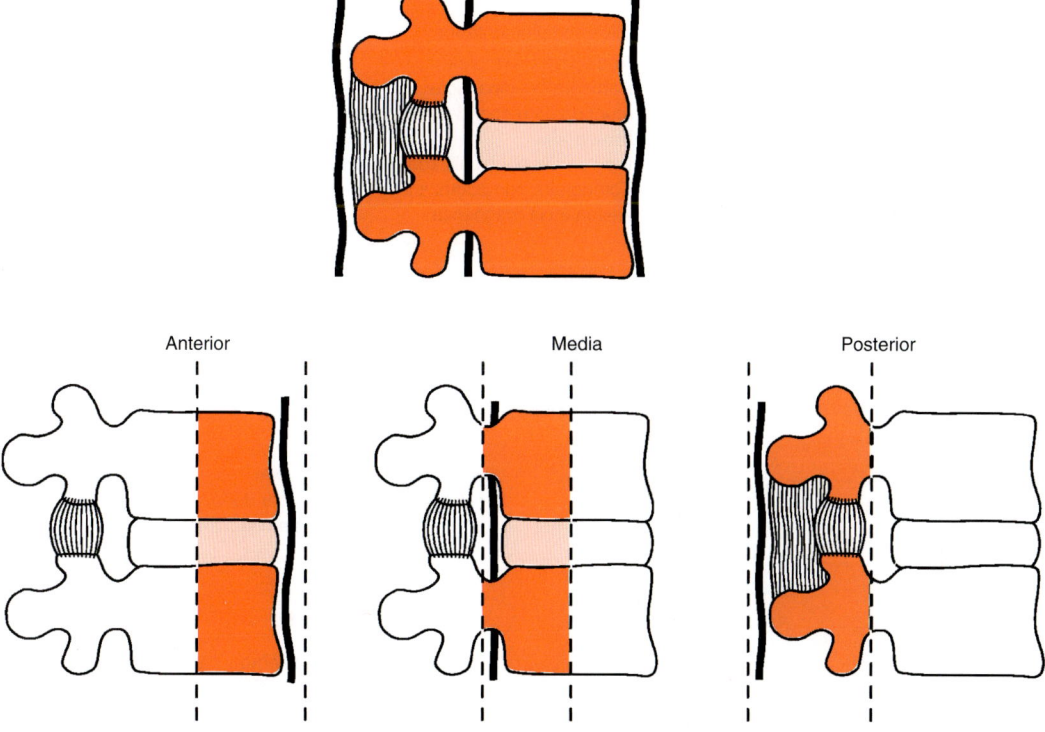

FIG. 49-5. Se utiliza la clasificación de Francis Denis para subdividir la unidad funcional raquídea en tres partes.

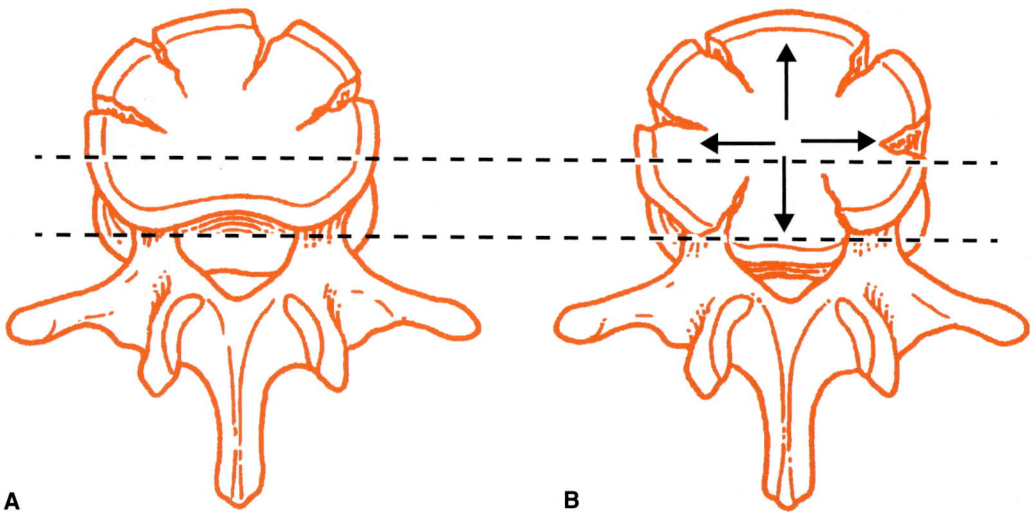

A   **B**

FIG. 49-6. A. Fractura por flexión o compresión: produce la fractura de la parte anterior del cuerpo vertebral, por lo cual no comprometen el canal raquídeo, no ocasionan daño neurológico y requieren tratamiento conservador. **B.** Fractura por estallido o compresión en el eje axial: reviste suma importancia efectuar la descompresión del canal raquídeo resecando el cuerpo vertebral lesionado y reemplazándolo por un injerto óseo.

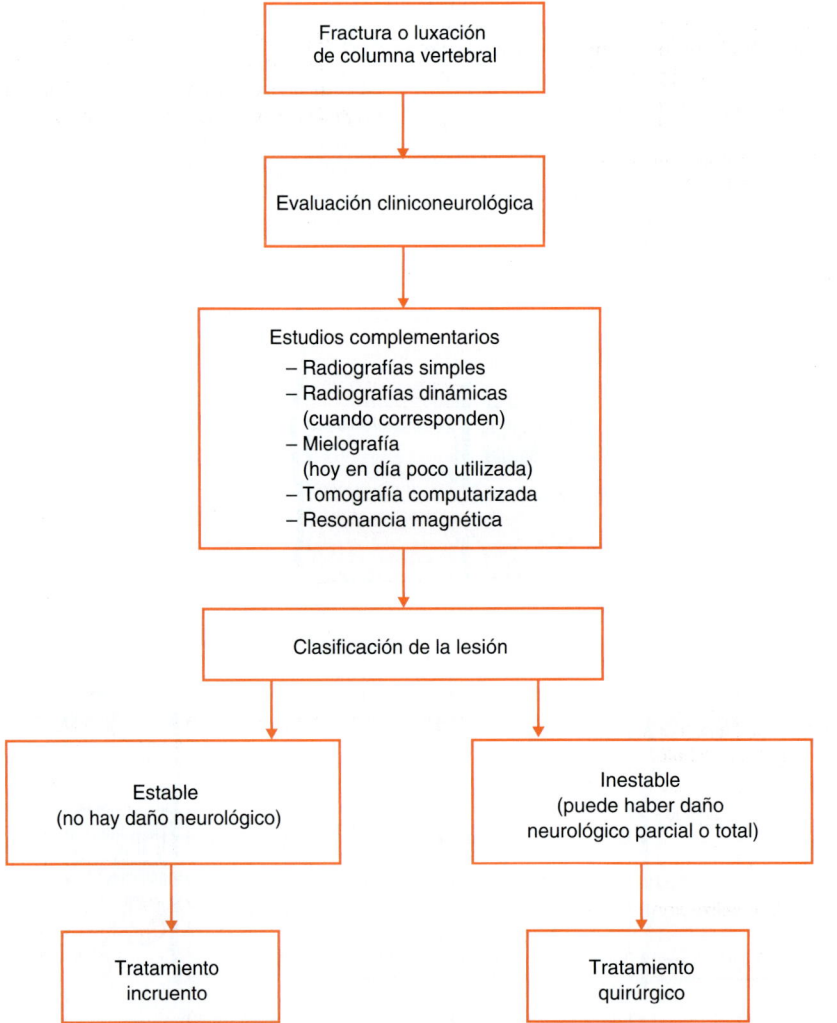

FIG. 49-7. Esquema general de evaluación y tratamiento de las lesiones de la columna vertebral.

Las lesiones de la columna toracolumbar (T10-L2) son las más frecuentes.

En relación con la columna lumbar de L3 a L5, la incidencia de fractura disminuye de cefálico a caudal.

Se utiliza la clasificación de Francis Denis para subdividir la unidad funcional raquídea en tres partes (**fig. 49-5**).

- **Columna anterior:** ligamento vertebral común anterior y disco, mitad del cuerpo vertebral anterior.
- **Columna media:** mitad del cuerpo vertebral posterior, anillo y disco posterior, ligamento vertebral común posterior.
- **Columna posterior:** pedículos y arco neural, cápsulas articulares, láminas, ligamentos amarillos, interespinoso, supraespinoso.

 Si dos de estas columnas se hallan lesionadas, la capacidad de soportar una carga fisiológica de ese segmento se reduce en un 70%, y esto provoca inestabilidad mecánica y la necesidad de que estabilice quirúrgicamente.

—

Mecanismos lesionales

Se reconocen cuatro grupos de mecanismos lesionales:

- **Por flexión o compresión:** producen la fractura de la parte anterior del cuerpo vertebral por lo cual no comprometen el canal raquídeo, no ocasionan daño neurológico y requieren tratamiento conservador (**fig. 49-6A**).
- **Por estallido o compresión en el eje axial (*burst fracture*):** son lesiones de las columnas anterior y media; un fragmento óseo puede desplazarse hacia el canal raquídeo produciendo un daño neurológico por compresión; esta lesión neurológica casi siempre es incompleta, por lo cual reviste

suma importancia efectuar la descompresión del canal raquídeo resecando el cuerpo vertebral lesionado y reemplazándolo por un injerto óseo (**fig. 49-6B**). Es aquí donde un tratamiento quirúrgico adecuado puede cambiar el pronóstico de una lesión neurológica.

 La mal llamada "laminectomía descompresiva", es decir, abordar estas lesiones por vía posterior y resecar la lámina vertebral o sus facetas articulares o ambas no produce la descompresión de la verdadera causa del daño neurológico y sí un aumento de la inestabilidad de la lesión. Por tal motivo, dicho tratamiento está totalmente contraindicado en estas lesiones.

—

Si presenta invasión de fragmentos óseos o discales en el canal raquídeo que supera un 50% de su diámetro con compromiso neurológico o se produce una cifosis regional mayor de 20°, el tratamiento es quirúrgico.

Si la fractura por estallido no produjo daño neurológico, el tratamiento consiste en reposo en cama durante un período de aproximadamente 3 o 4 semanas y luego permitir la deambulación con un corsé de yeso o plástico.

- **Por flexión-distracción (lesión de Chance):** se lesionan las columnas media y posterior, presentan una estabilidad mecánica variable (según el tejido lesionado). Puede estar comprometido el tejido óseo, consistir en una lesión discoligamentaria o corresponder a una lesión mixta.
- **Fracturas-luxaciones o por flexión-rotación:** son lesiones de las tres columnas, mecánica y neurológicamente inestables, cuyo tratamiento es quirúrgico.

La evaluación y el tratamiento de las lesiones de la columna vertebral se esquematizan en las **figuras 49-7** a **49-9**.

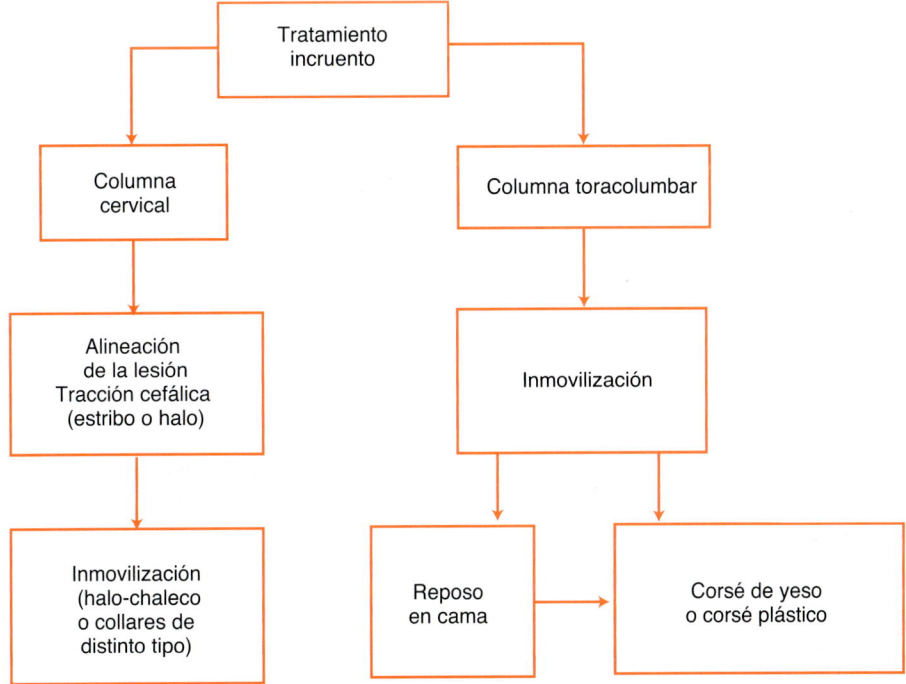

FIG. 49-8. Esquema de tratamiento incruento de las lesiones de la columna vertebral.

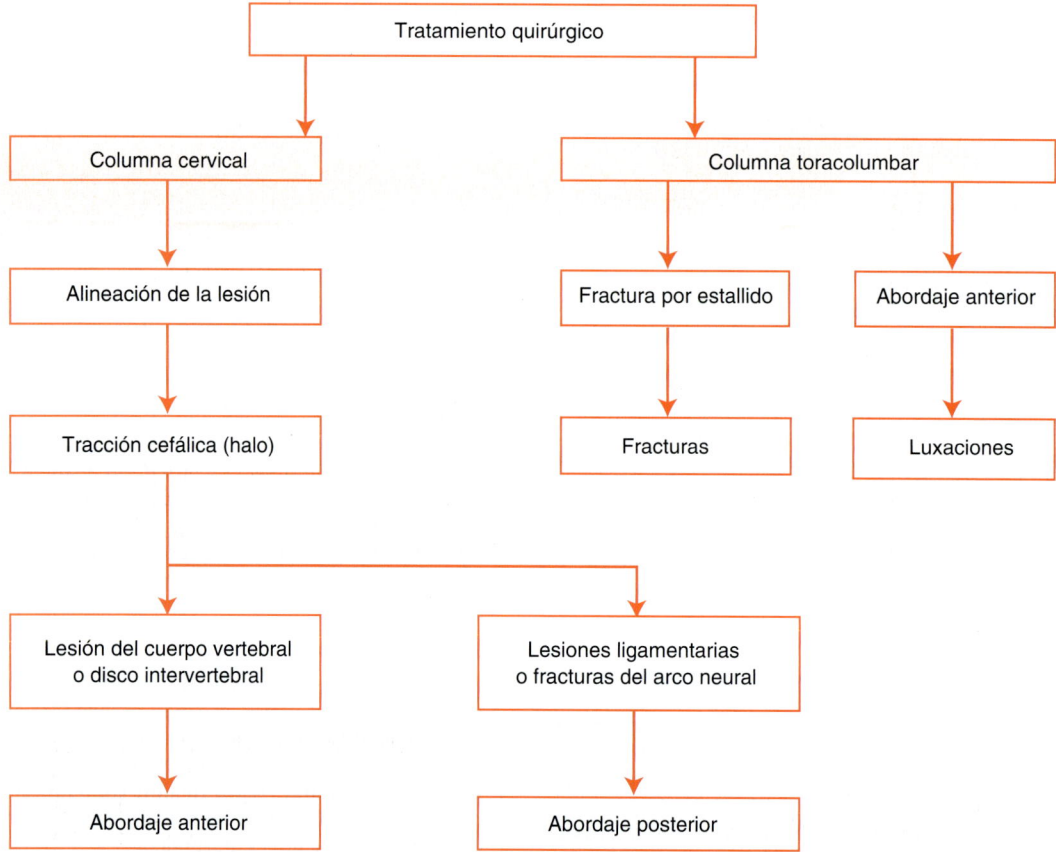

FIG. 49-9. Esquema de tratamiento quirúrgico de las lesiones de la columna vertebral.

SÍNTESIS CONCEPTUAL

– La columna vertebral es una estructura compuesta por una serie de elementos óseos (vértebras) articulados entre sí por los discos intervertebrales y las apófisis articulares. Los ligamentos facilitan, junto con los discos intervertebrales, movimientos fisiológicos cuando la columna debe soportar una carga exagerada.
– Ante un traumatismo sobre la columna vertebral, se debe poder determinar si la lesión es estable o inestable y la posibilidad de daño neurológico.
– El valor de una prolija evaluación clínica, neurológica y traumatológica apoyada en estudios por imágenes contribuirá al diagnóstico y el tratamiento.
– Según el nivel de la columna donde haya ocurrido el traumatismo, se observarán funciones vitales conservadas y se procederá con el tratamiento adecuado.

50

LESIONES MEDULARES TRAUMÁTICAS

JORGE L. OLIVARES CAMACHO Y GONZALO SANTIAGO TIPAC

DEFINICIÓN

El traumatismo raquimedular (TRM) es la lesión mixta del componente óseo y contenido neural (médula espinal y raíces) de la columna vertebral, que ocasiona alteración de las funciones motoras, sensitivas y autonómicas.

ETIOLOGÍA

La causa más frecuente de traumatismo raquimedular en los Estados Unidos son los accidentes automovilísticos (choques) en un 38,6%; las caídas principalmente en la edad adulta, el 23,2%; los actos de violencia ocupan el tercer lugar con un 22,5% entre los que predominan las lesiones por armas de fuego, los traumatismos deportivos en un 6,7% y el 9% restante por causas diversas.

Las causas por actos de violencia, principalmente por armas de fuego, se han incrementado un 70% en la década de 1990. La región anatómica más afectada fue la columna cervical en un 50%, seguida por la torácica y toracolumbar. La lesión completa de la médula espinal se observó en un 50% de los casos; la columna torácica fue la más afectada por sus características anatómicas (**cuadro 50-1**).

El TRM se presentó con mayor frecuencia en varones de 16 a 21 años. Se estimó un índice de mortalidad del 6% durante el primer año posterior a la lesión. La causa más común de muerte fueron las enfermedades respiratorias (neumonía).

En comparación con la población general, las muertes por septicemia en pacientes con TRM son 60 veces más frecuentes y por embolismo pulmonar 50 veces más frecuentes.

FISIOPATOLOGÍA

La lesión del tejido nervioso en el TRM consiste en dos procesos; la lesión primaria medular resultante de la fuerza mecánica que impacta en el tejido neural durante el accidente produce un grado de lesión que va desde la despolarización axonal hasta el daño neuronal y axonal; este daño primario se entiende, por lo general, que es irreversible y que puede disminuirse con medidas preventivas. El tejido adyacente a la lesión inicial no está dañado pero es vulnerable al proceso secundario patológico (cascada inflamatoria celular y bioquímica) que generan la lesión secundaria (**fig. 50-1**).

—

El primer evento consiste en la disrupción mecánica de la perfusión microvascular de la médula, que se presenta como hemorragias petequiales y trombosis intravascular en combinación con vasoespasmo y edema medular, de lo que resulta hipoperfusión e isquemia dentro de la médula. El efecto de hipoperfusión e isquemia se incrementa por la pérdida de autorregulación que deja vulnerable la médula por los cambios de presión arterial sin control.

Durante la fase de hipoperfusión y la subsiguiente reperfusión, se forman radicales libres; estas moléculas son altamente reactivas con lípidos, proteínas y DNA. La oxidación progresiva de los lípidos en la pared celular por los radicales libres (peroxidación lipídica) permite continuar la formación de más radicales libres, proceso que se repite hasta el colapso metabólico y la subsiguiente muerte o apoptosis de la célula. En esta fase de la médula espinal ocurre la liberación de glutamato, que actúa como receptor de membrana específico (N-metil-D-aspartato) y, cuando se activa, permite la entrada de calcio al espacio intracelular; este factor de calcio elevado opera como el detonante para la activación de enzimas líticas, la generación de radicales libres y la desregulación de la función mitocondrial que lleva a la muerte celular o apoptosis.

CUADRO CLÍNICO

Al paciente politraumatizado (accidente automovilístico, caída, etc.), debe realizársele una valoración inicial en el sitio del accidente.

—

CUADRO 50-1. ETIOLOGÍA DE LAS LESIONES DE LA MÉDULA ESPINAL

Causas	1980	1990
Accidentes de tránsito	47%	37%
Violencia	14%	27%
Caídas	15%	21%
Deportes	15%	7%
Otras	8%	8%

La exploración inicial incluye:

1. Valorar con rapidez la permeabilidad de las vías respiratorias, la ventilación y la circulación; si procede, comenzar con la reanimación (principios de ABC).
2. Inmovilizar el cuello con un collarín y la columna sobre una tabla, si no se ha hecho ya.

3. Anamnesis del paciente mediante la información que proporcione él, sus acompañantes o el personal de la ambulancia. Se evaluará:
   - Mecanismo de la lesión.
   - Dolor cervical o de espalda, debilidad, entumecimiento o parálisis en el momento del accidente.
   - Enfermedades previas, incluidas las alergias y la medicación recibida.
   - Hora a la que el paciente comió o bebió por última vez.
4. Comprobar si el paciente ha perdido el conocimiento, si muestra alteraciones del estado mental y si puede cooperar.
5. Explorar si hay contusiones o laceraciones faciales, craneales o cervicales que indiquen un posible traumatismo de la columna cervical.
6. Determinar la función neurológica, antes de explorar directamente la columna vertebral. Se explorarán:
   - Movimiento voluntario de las manos y pies.
   - Sensibilidad de ambos lados y en todos los dermatomas.
   - Normalidad de los reflejos.
   - Normalidad del tono anal y de la sensibilidad perianal en el tacto rectal.
7. Si existe déficit neurológico, determinar si la lesión es completa o incompleta. Si es completa valorar si existe choque medular evaluando el reflejo bulbocavernoso (contracción anal al apretar el glande o al tirar la sonda de Foley); si es

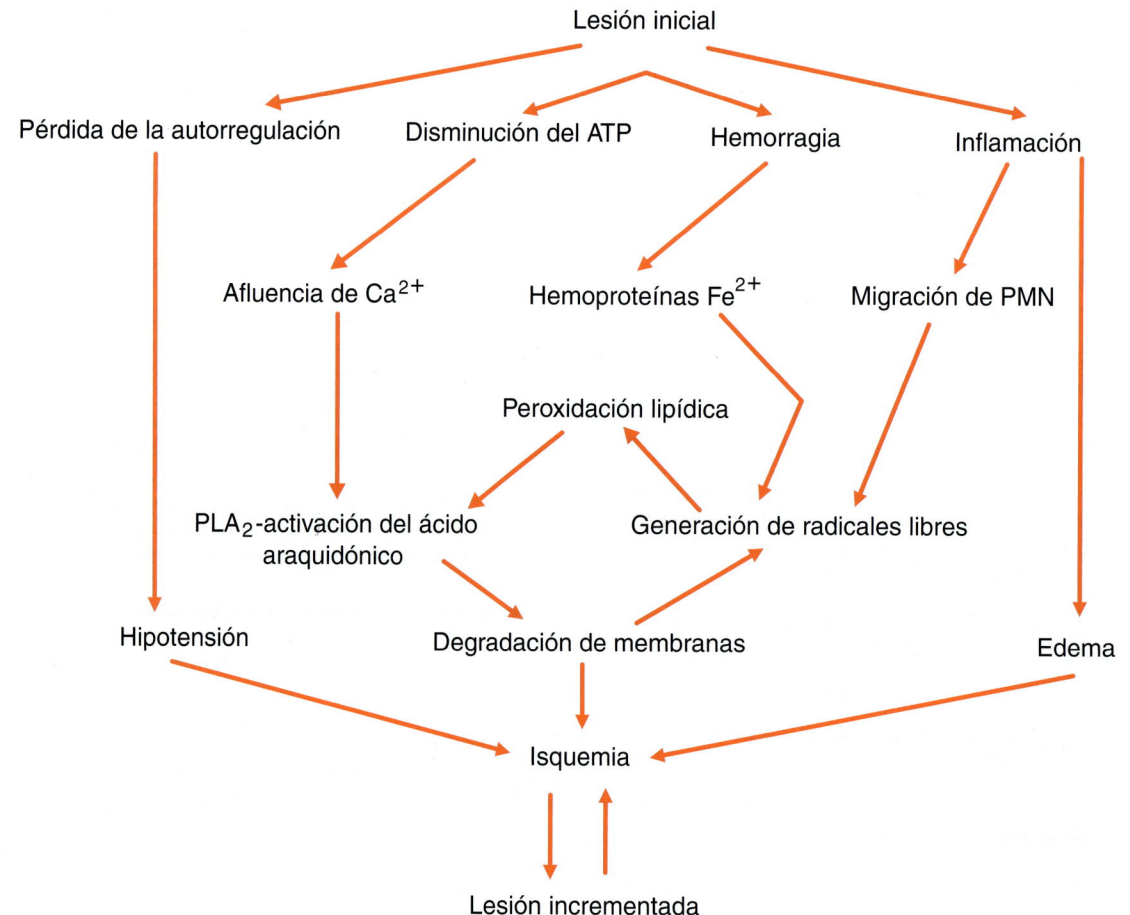

FIG. 50-1. Cascada inflamatoria celular y bioquímica posterior a la lesión primaria del traumatismo raquimedular (TRM). PMN: polimorfonucleares; PLA2: fosfolipasa A2.

positivo, indica el final del citado choque, que en promedio dura de 24 a 48 horas.

8. Registrar en la hoja de clasificación neurológica normalizada de la American Spinal Injury Association (ASIA) (**fig. 50-2**).

SÍNDROME DE BROWN-SÉQUARD O DE HEMISECCIÓN MEDULAR

Está asociado con frecuencia al traumatismo penetrante (arma de fuego o blanca).

Para comprender mejor el patrón de déficit neurológico es necesario revisar la anatomía medular local del nivel de la lesión (**fig. 50-3A**).

Los haces piramidales (función motora) y los cordones posteriores (propiocepción, presión profunda) se decusan a nivel craneocervical, mientras que los haces espinotalámicos (dolor y temperatura) se cruzan del otro lado de la médula espinal, dos a tres niveles por encima de su lugar de entrada; así pues, las lesiones unilaterales del cordón lateral determinan una parálisis de los músculos homolaterales por debajo del nivel de la lesión, acompañados de espasticidad, hiperreflexia, *clonus*, pérdida de los reflejos superficiales y signo positivo de Babinsky; las lesiones de los cordones posteriores presentan pérdida homolateral de propiocepción de las extremidades (orientación en el espacio), del sentido vibratorio y la discriminación táctil por debajo del nivel lesionado.

Las lesiones de los haces espinotalámicos causan una pérdida de la sensación del dolor y la temperatura en el lado contralateral del cuerpo que comienza uno o dos dermatomas por debajo del nivel lesionado.

Pronóstico

Es el mejor por la recuperación motora, la función vesical e intestinal y la capacidad para la deambulación. La mejoría es del 90% (**fig. 50-3B**).

SÍNDROME MEDULAR ANTERIOR

Es la afección de los dos tercios anteriores de la médula que reciben el aporte sanguíneo de la arteria medular anterior; los cordones posteriores están conservados. El mecanismo más frecuente de lesión es el de flexocompresión a nivel cervical.

La función motora distal al nivel afectado es escasa o nula; los músculos inervados a nivel de la lesión presentan parálisis flácida o fasciculaciones, mientras los que se encuentran por debajo de dicho nivel presentan parálisis espástica.

La lesión bilateral de los haces piramidales cruzados determina la pérdida de la sensibilidad al dolor y la temperatura. La sensación vibratoria y de presión profunda está conservada.

Pronóstico

Este síndrome tiene el peor pronóstico de recuperación funcional: solo el 16% de los pacientes experimenta alguna mejo-

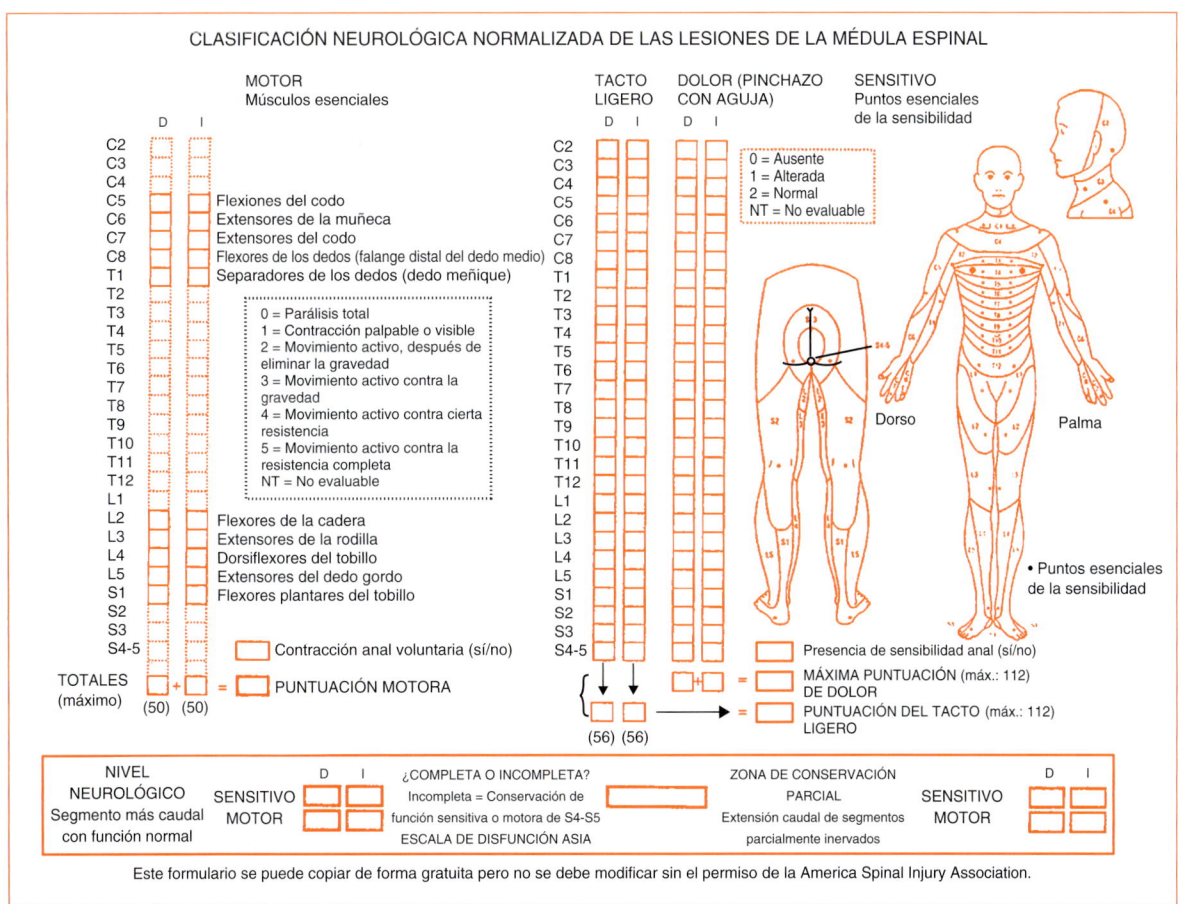

FIG. 50-2. Hoja de clasificación neurológica normalizada de la American Spinal Injury Association (ASIA).

ría neurológica (un nivel en la escala modificada de Frankel) (**fig. 50-3C**).

SÍNDROME MEDULAR CENTRAL

Existe una lesión de los segmentos centrales de la médula espinal. Se asocia con frecuencia a un mecanismo de extensión o hiperextensión de la columna cervical, que causa el pinzamiento de la médula a nivel de la lesión. Es más frecuente en ancianos que presentan estenosis cervical previa (espondilosis).

Clínicamente es más común la afección de las extremidades superiores (motora y sensitiva), parcial o total en los músculos proximales de las extremidades inferiores; la función motora distal de los miembros inferiores está conservada (el paciente puede, en ocasiones, deambular con cierto grado de espasticidad).

Este patrón de afección refleja la organización topográfica de la médula, en la que la función motora proximal se encuentra ubicada centralmente y la musculatura distal situada periféricamente. La sensibilidad perianal y el tono rectal están conserva-

dos; su recuperación neurológica se inicia en las extremidades inferiores y, por último, en las manos.

Pronóstico

Es el segundo lugar de las lesiones parciales de la médula espinal en la recuperación ambulatoria y de la función vesical e intestinal; la mayoría de los pacientes presenta mejoría funcional (**fig. 50-3D**).

SÍNDROME MEDULAR POSTERIOR

Lesión muy rara que afecta solo los cordones posteriores y respeta los dos tercios anteriores de la médula espinal.

Clínicamente, el paciente pierde la capacidad de distinguir la presión profunda, la vibración y la propiocepción (sensación de orientación de las extremidades en el espacio), y necesita ver para poder realizar la deambulación; un ejemplo de este tipo de afección es la tabes dorsal (sífilis) (**fig. 50-3E**).

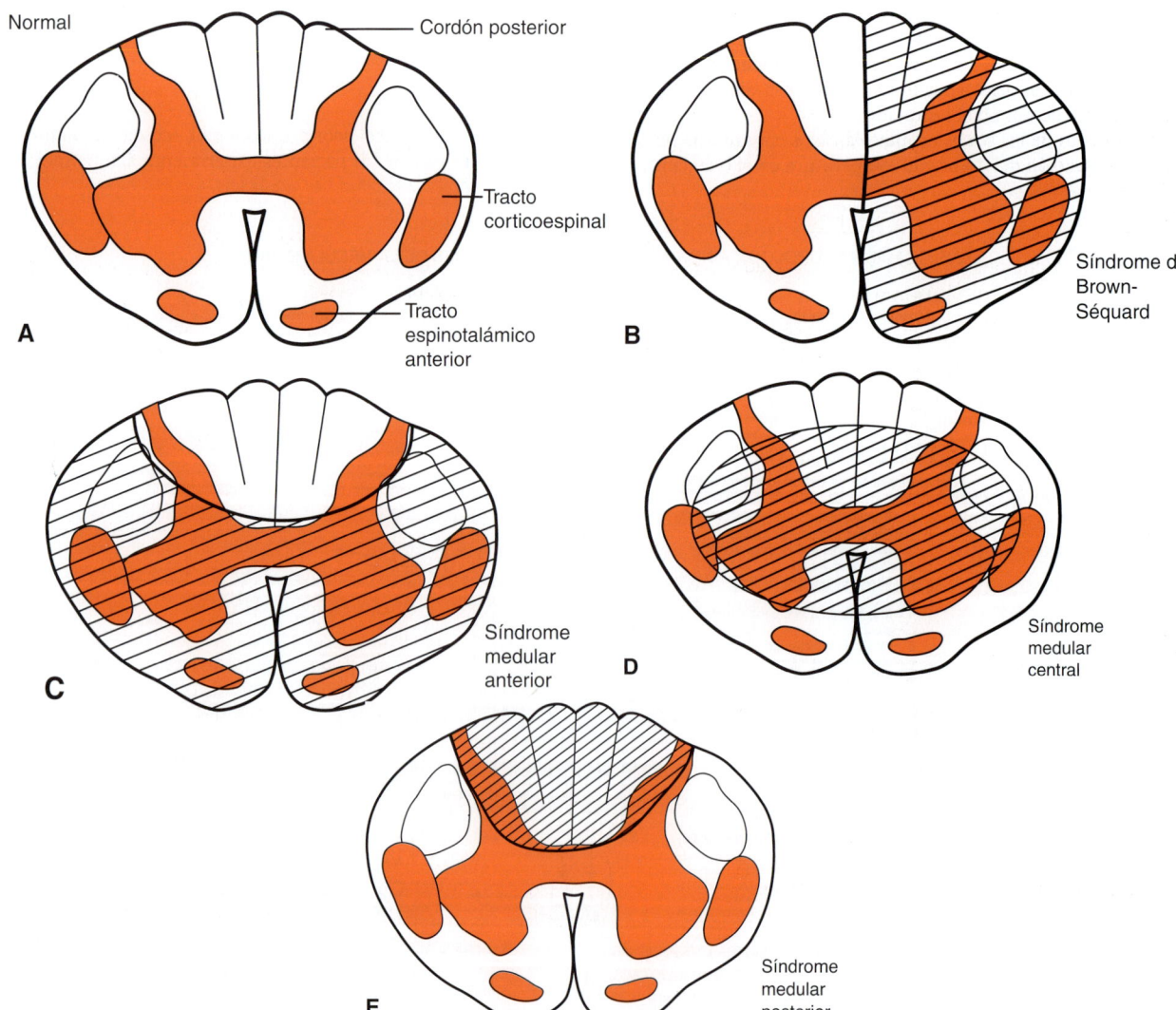

FIG. 50-3. A. Anatomía medular local del nivel de la lesión. **B.** Síndrome de Brown-Séquard. La mejoría es del 90%. **C.** Síndrome medular anterior. Solo el 16% de los pacientes experimenta alguna mejoría neurológica. **D.** Síndrome medular central. La mayoría de los pacientes presenta mejoría funcional. **E.** Síndrome medular posterior. Tabes dorsal (sífilis).

SÍNDROME DEL CONO MEDULAR

Lesión más frecuente a nivel toracolumbar (D11-L1) que produce lesión de la médula sacra (cono medular) y de las raíces lumbares.

 Clínicamente con déficit motor de extremidades inferiores, el déficit sensitivo puede ser variable; en algunos casos, el único signo de lesión incompleta puede ser la preservación de la sensibilidad perianal (hipoestesia en silla de montar); asimismo se presenta arreflexia vesical e intestinal.

—

Pronóstico

Malo para la recuperación de la función vesical e intestinal.
Con la exploración clínica completada se puede clasificar la lesión de acuerdo con el **cuadro 50-2** de la ASIA.

SÍNDROME DE COLA DE CABALLO

Las lesiones por debajo del nivel L1-L2 pueden provocar compromiso de la cauda equina; pueden presentarse como completas o incompletas. Las fibras motoras son más susceptibles al traumatismo por lo que, en los casos de lesión incompleta, hay preservación de la sensibilidad con compromiso motor o sin él; el grado de compromiso esfinteriano es variable.

Las lesiones de la cauda equina tienen mejor pronóstico de recuperación funcional neurológica que las lesiones medulares, debido a que las motoneuronas inferiores presentan mayor resistencia al traumatismo con menor cantidad de mecanismos de lesión secundaria y mayor capacidad regenerativa.

 Uno de los síndromes de cauda equina más peligrosos es el asociado con una hernia de disco central aguda de L4-L5 o L5-S1, que causa un daño grave a las raíces sacras ubicadas en posición central dentro del saco dural; pueden estar completamente respetadas las raíces lumbares e incluso S1, por lo que puede haber preservación completa de la fuerza en los miembros inferiores y solo presentarse disfunción esfinteriana completa y anestesia perianal.

—

Pronóstico

Malo para la recuperación esfinteriana, principalmente vesical.

SÍNDROME MEDULAR AGUDO SIN EVIDENCIA RADIOLÓGICA DE TRAUMATISMO (SCIWORA)

Es más frecuente en la población pediátrica. Los niños con síndrome medular agudo sin anormalidad radiográfica (SCIWORA, *spinal cord injury without radiographic abnormality*) suelen tener mejor pronóstico que aquellos con lesión radiológica demostrada; su incidencia ha disminuido desde la utilización de la resonancia magnética para evaluar traumatismos raquimedulares.

Los niños son más susceptibles a este tipo de lesiones debido a la laxitud de los ligamentos espinales y la debilidad de los músculos paraespinales.

En el adulto es más frecuente el síndrome medular agudo sin evidencia radiográfica de traumatismo (SCIWORET, *spinal cord injury without radiologic evidence of trauma*), en el que el paciente tiene diferentes anormalidades radiológicas (espondilosis cervical, espondilitis anquilosante, etc.) sin evidencia radiológica de traumatismo.

TRAUMATISMO RAQUIMEDULAR PEDIÁTRICO (TRMP)

 La región más afectada en los niños es la columna cervical hasta en un 80%. Un tercio de las lesiones cervicales presentan déficit neurológico y el 76% son lesiones incompletas; en largas series de lesiones cervicales traumáticas publicadas, el 35% presenta lesión medular y el 50% no presenta alteraciones radiológicas.

La mortalidad es muy alta en pacientes pediátricos con luxación atlantooccipital.

La etiología más frecuente del TRMP en menores de 10 años son los accidentes por vehículo de motor (pasajero, peatón, ciclista) seguido en frecuencia por las caídas.

—

En niños mayores de 10 años, por frecuencia, son los accidentes automovilísticos seguidos por lesiones relativas al deporte (fútbol, clavados, lucha libre, hockey y gimnasia).

CUADRO 50-2. ESCALA DE LESIÓN DE LA *AMERICAN SPINAL INJURY ASSOCIATION* (ASIA; MODIFICADA POR FRANKEL)

Grado de lesión	Características
A = completa	Ausencia de función sensitiva y motora en los segmentos sacros S4-5
B = incompleta	Preservación de la función sensitiva, pero no de la motora, por debajo del nivel neurológico; afecta a los niveles sacros S4-5
C = incompleta	Preservación de la función motora por debajo del nivel neurológico; más de la mitad de los músculos principales por debajo del nivel neurológico muestran una función de grado menor de 3
D = incompleta	Preservación de la función motora por debajo del nivel neurológico; al menos la mitad de los músculos principales por debajo del nivel neurológico muestran una función de grado 3 o superior
E = normal	Función sensitiva y motora normal

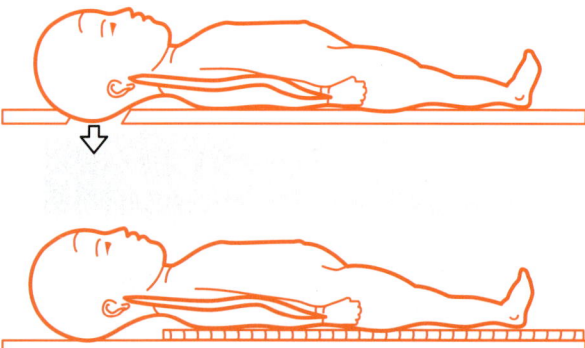

FIG. 50-4. Tablas de traslado para niños.

En el manejo inicial, cuando se sospecha traumatismo de columna cervical o lesión medular en niños, se debe inmovilizar en posición neutra, debiendo colocar un aumento extra en el cuerpo (**fig. 50-4**) o colocarlo sobre una tabla inmovilizadora con agujero occipital de tal manera que el meato auditivo externo coincida con la línea media del hombro; posteriormente de aplican los principios del ABC de reanimación (*Advanced Trauma Life Support System* [ATLS]).

 Los estudios radiológicos iniciales se hacen en proyección anteroposterior, lateral y transoral; posteriormente se valorará realizar resonancia magnética en pacientes con persistencia del dolor o presencia de déficit neurológico, ya que existe un grupo (40-70%) con datos medulares sin presencia de alteraciones radiológicas (SCIWORA).

—

Es importante tener en cuenta la hipermovilidad de la columna cervical en niños, ya que en las radiografías se observa seudoluxación C2-C3 con un desplazamiento en la radiografía lateral dinámica de hasta 4 mm, asimismo en el espacio atloideo-axoideo, que mide hasta 4,5 mm en la misma proyección. Se recomienda la valoración por especialista en cirugía de columna para decidir el manejo que se va a seguir.

Diagnóstico diferencial

El traumatismo craneoencefálico con daño cerebral puede presentar diversos cuadros de déficit neurológico en pacientes inconscientes, lo que dificulta el diagnóstico definitivo.

Puede existir patología diferente del traumatismo medular que provoque un cuadro clínico de déficit neurológico, como es el caso de los aneurismas abdominales con hipotensión arterial (shock vascular) que ocasionen isquemia medular; puede ocurrir lesión de los nervios periféricos con el subsiguiente déficit regional (p. ej., sección traumática del nervio ciático a nivel glúteo); también deben descartarse mielitis transversa, esclerosis múltiple y síndrome de Guillain-Barré.

Del mismo modo, descartar fracturas patológicas con compromiso medular provocadas por procesos tumorales, primarios o metastásicos, principalmente los de origen sanguíneo como el mieloma múltiple (plasmacitoma), los linfomas o leucemias y los tumores de otra etiología de acuerdo con la edad y el sexo, como cáncer de próstata, mama, tiroides y pulmón.

Asimismo, descartar procesos infecciosos como la discitis y la osteomielitis de origen fímico o bacteriano, siendo los más frecuentes los producidos por estafilococos.

Estudios complementarios

En la etapa de revisión y tratamiento secundarios (*Advanced Trauma Life Support System*, ATLS), con el paciente estabilizado hemodinámicamente, se procede a realizar estudios radiológicos iniciales de tórax, pelvis y de columna cervical (anteroposterior, lateral y transoral), teniendo cuidado en la proyección lateral (con tracción de hombros) de visualizar desde la primera vértebra cervical hasta la primera vértebra torácica; si no es posible la valoración de C7-T1, se tomará otra radiografía con técnica de posición de nadador u oblicuas (**fig. 50-5**). El 85% de los traumatismos de la columna cervical se detectan en la proyección lateral.

Cuando el paciente se encuentra desorientado o presenta una lesión de la médula espinal, se tomarán imágenes de toda la columna.

La alineación sagital de la columna se valorará atendiendo a tres líneas imaginarias (véanse **figs. 50-6** a **50-8**).

La tomografía computarizada (TC) se utiliza para visualizar fracturas de los elementos posteriores y del arco vertebral, que no son bien valorados en las radiografías simples (**fig. 50-9**). Los fragmentos que se proyectan hacia el canal medular y que comprometen la médula espinal son correctamente definidos en las reconstrucciones axiales. El diagnóstico de hematomas también es posible. La reconstrucción en tercera dimensión permite descubrir lesiones, lo que con otros estudios no sería posible.

La TC sigue siendo el estudio de imagen más sensible para evaluar las fracturas de la columna vertebral, pues muestra una sensibilidad del 90% y una especificad del 100% en la detección de las lesiones cervicales.

La mielo-TC es un estudio según el cual es posible definir con alto grado de precisión tanto las fracturas como los sitios de compresión medular (**fig. 50-10**). Aunque no se indica para todos los pacientes con traumatismo medular, brinda opciones para mejorar el diagnóstico y planificar el tipo de acceso quirúrgico.

La resonancia magnética (RM) nos proporciona información valiosa para establecer un manejo médico o quirúrgico.

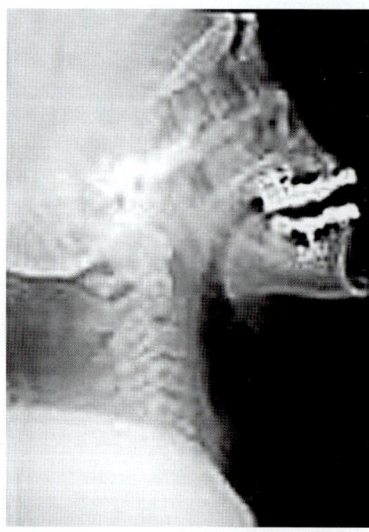

FIG. 50-5. Radiografía lateral de columna cervical de un hombre de 70 años que sufrió un accidente automovilístico y tuvo una fractura-luxación de C7-T1. En este caso, no se observan dichas vértebras y es fácil que la lesión pase inadvertida.

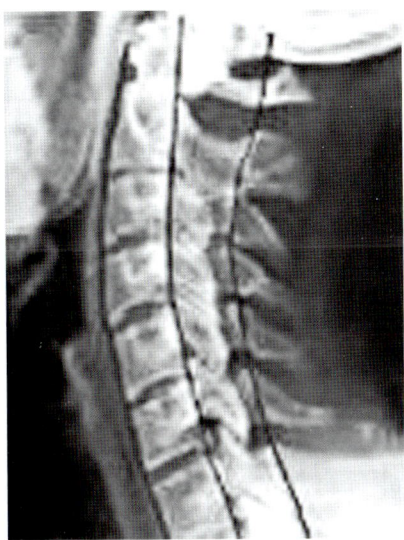

FIG. 50-6. La alineación sagital de la columna se valorará atendiendo a tres líneas imaginarias. De izquierda a derecha se muestra una primera línea que va del arco anterior C1 y pasa por el borde anterior de los cuerpos vertebrales. La segunda línea se inicia en el *clivus* y pasa por cada margen posterior de cada una de las vértebras cervicales, y la tercera línea se inicia en el labio posterior del agujero magno y continúa por la línea interlaminar de C1 a C7.

Visualiza con nitidez el disco intervertebral, los ligamentos y la médula espinal. Se puede valorar el edema medular, hemorragia y el grado de compresión. Es indispensable para el manejo ideal del lesionado raquimedular.

Este estudio, en general, consta de dos secuencias *spin*-eco ponderadas en T1 y en T2. En ambas secuencias, la señal del hueso y los ligamentos se manifiesta hipointensa (**fig. 50-11**). Los tejidos blandos son isointensos en T1 y en T2 van de isointensos a grados variables de hiperintensidad. En T1, el edema medular se observa isointenso o hiperintenso (**fig. 50-12**). La hemorragia se ve hiperintensa en T1 y se observa mejor des-

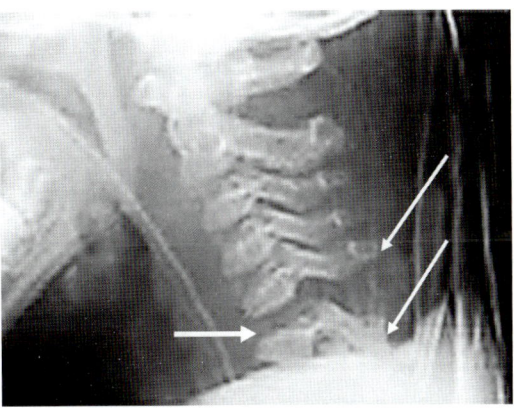

FIG. 50-8. Radiografía lateral de la columna cervical de un niño de 6 años que sufrió una lesión por flexodistracción. Si bien no hubo una lesión ósea, sí se produjo una lesión ligamentaria. La flecha gruesa indica aumento del espacio C5-C6 y las flechas finas señalan aumento de la distancia interespinosa de las mismas vértebras.

pués de 72 horas de traumatismo. La hemorragia en T2 puede ser isointensa o hipointensa.

Pero la RM está contraindicada en pacientes con heridas por proyectil de armas de fuego con déficit neurológico, por el riesgo potencial de migración de fragmentos de metal, y en pacientes con implantes metálicos (marcapasos, prótesis, etc.).

TRATAMIENTO

El tratamiento se inicia en el sitio del accidente siguiendo los principios de reanimación cardiorrespiratoria (ABC) y la inmovilización adecuada, especialmente de la columna cervical, en

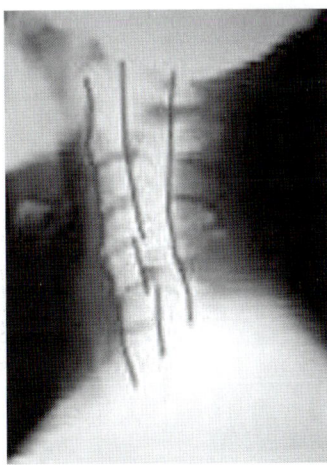

FIG. 50-7. Radiografía lateral donde se observan las líneas que muestran irregularidad en la columna cervical. En el nivel C5-C6 se ve un deslizamiento de la quinta vértebra cervical sobre la sexta vértebra cervical.

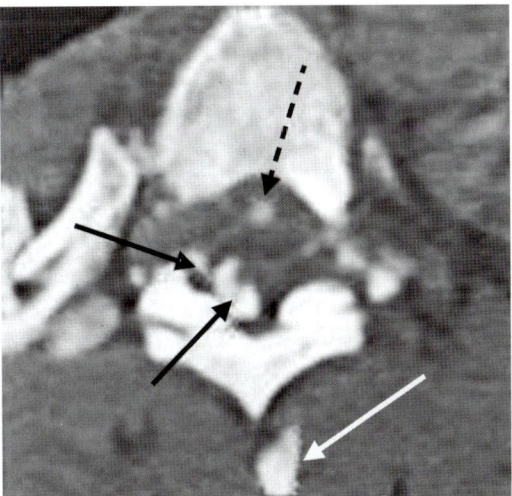

FIG. 50-9. La TC se utiliza para visualizar fracturas de los elementos posteriores y del arco vertebral, que no son bien valorados en las radiografías simples. En este caso, TC de T5. La flecha blanca indica fractura de la apófisis espinosa, mientras que las flechas negras muestran fragmentos óseos que invaden el conducto raquídeo. Un hematoma en la región anterior de la médula espinal es señalado por la flecha punteada.

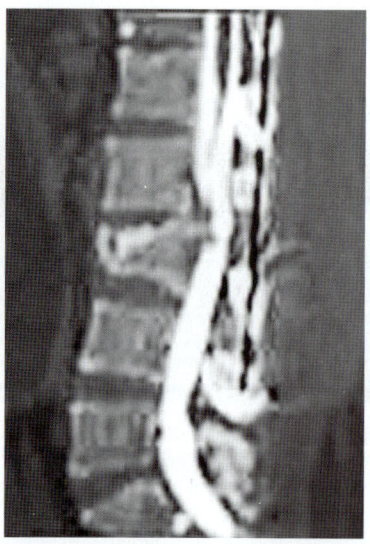

FIG. 50-10. Imagen de mielotomografía de columna lumbar en corte sagital. Se trata de un paciente masculino de 26 años que sufrió un accidente automovilístico que muestra una retrolistesis de L3 cuyo margen posterosuperior comprime los elementos nerviosos cono medular y cauda equina.

pacientes con traumatismo craneoencefálico, con pérdida del estado de conciencia, traumatismo facial, etc., de acuerdo con los protocolos del ATLS del Colegio Estadounidense de Cirujanos.

—

Se recomienda mantener la presión arterial media entre 85-90 mm Hg los primeros 7 días posteriores a la lesión para protección de la médula espinal, usando vasopresores para evitar la sobrecarga de líquidos por el choque neurogénico (hipoten-

sión y bradicardia), que difiere del choque hipovolémico que se caracteriza por hipotensión y taquicardia y que responde a la administración de líquidos.

El tratamiento farmacológico para el edema medular de acuerdo con los estudios del NASCIS con metilprednisolona (MP) (**cuadro 50-3**) se estudió en tres etapas:

- **NASCIS I:** en 1984 se comparó la eficacia de 100 vs. 1000 mg por día de succinato de metilprednisolona (MP). Los resultados no mostraron ninguna diferencia entre los dos grupos ocasionando pérdida de credibilidad en el uso de esteroides como tratamiento de las lesiones medulares agudas.
- **NASCIS II:** en 1990, tomando en cuenta los resultados del NASCIS I, se realizó un estudio comparativo entre MP, naloxona y un placebo. Se comprobó que, cuando el tratamiento se instauró en las 8 horas siguientes al traumatismo, la MP mejoró la recuperación sensitiva y motora medida después de 6 semanas, 6 meses y un año en comparación con la naloxona y el placebo. No obstante, en este grupo se refirió un mayor índice de infecciones de la herida (7,1%). Este estudio estableció el papel neuroprotector de los esteroides en las lesiones medulares agudas.
- **NASCIS III:** en 1997 se comparó la administración de MP a 24 y 48 horas de manejo con mesilato de tirilazad. Los resultados indicaron que, con independencia del grupo terapéutico, los pacientes que recibieron tratamiento farmacológico las primeras 3 horas mostraron una recuperación neurológica similar; el tratamiento con MP durante 48 horas se asoció a un mayor índice de septicemia grave (2,8%) y de neumonía (5,8%).

 La recomendación actual para todos los pacientes adultos que sufren una lesión medular aguda y no penetrante (a pesar de continuar en controversia su uso), es administrar 30 mg/kg de MP en bolo dentro de las primeras 3 horas posteriores a la lesión, seguidos de 5,4 mg/kg/h las siguientes 23 horas. Cuando el manejo con MP se inicie entre 3 y 8 horas después del accidente, la infusión continuará hasta por 48 horas.

—

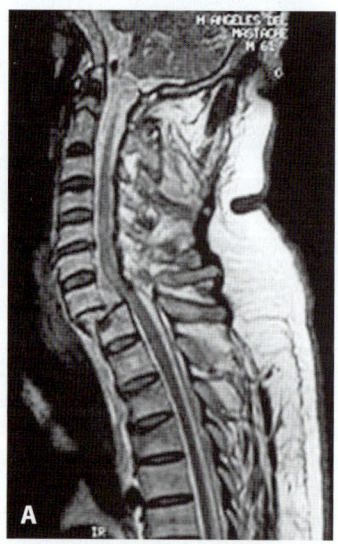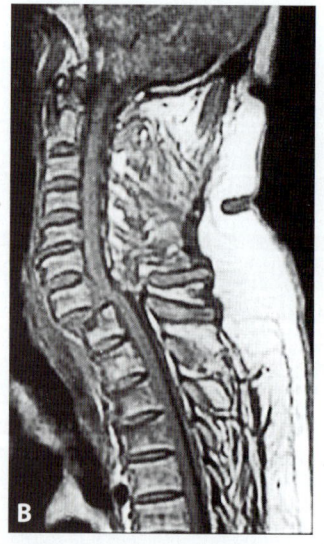

FIG. 50-11. La RM consta de dos secuencias *spin*-eco ponderadas en T1 (**A**) y en T2 (**B**). En ambas secuencias, la señal del hueso y los ligamentos se manifiesta hipointensa. Se trata del mismo paciente de la **figura 50-8**.

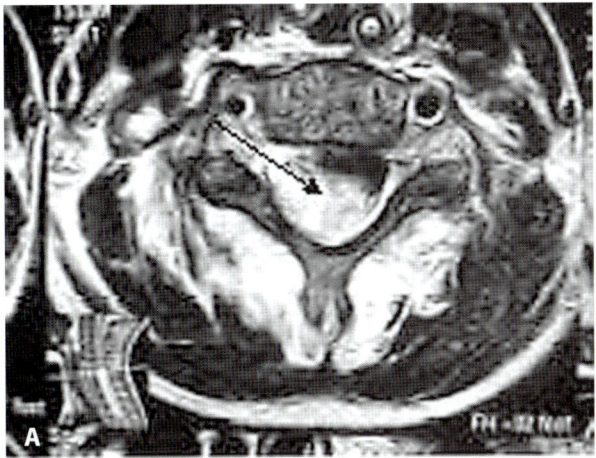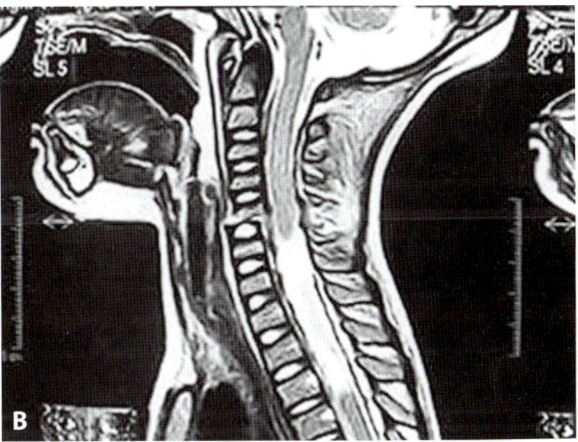

FIG. 50-12. RM en corte axial (**A**) y sagital (**B**). En T1, el edema medular señalado se observa isointenso o hiperintenso.

Se ha experimentado con gangliósidos, un grupo de glucoes-fingolípidos que contienen ácido siálico, que se encuentra en concentraciones elevadas en la pared celular del sistema nervioso central. Se ha demostrado que es un neuroprotector que mejora el tiempo de recuperación con mejoría de la función vesical e intestinal en pacientes con lesión incompleta, comparada con la de pacientes que recibieron placebo.

Los grados significativos de inestabilidad se determinan habitualmente mediante los criterios descritos por White y Panjabi, donde se evalúan criterios clínicos y radiológicos (**cuadro 50-4**).

Tratamiento específico de las lesiones de columna vertebral o lesiones medulares

Los siguientes algoritmos se dividen en lesiones de la columna cervical y toracolumbar, que a la vez se dividen en lesiones de la columna vertebral y lesiones de la médula espinal.

Estos protocolos pueden ser empleados en lesiones combinadas.

Sospecha de lesión de la columna cervical (fig. 50-13)

 Para los pacientes neurológicamente íntegros con síntomas relacionados con el cuello, la inmovilización de la columna debe ser rígida con collar tipo Filadelfia o SOMI y mantenerse durante la evaluación y toma de radiografías simples en proyección lateral y anteroposterior.

—

Si estas son normales, será necesario contar con la proyección oblicua y transoral para visualizar la apófisis odontoides; si estos estudios adicionales no muestran fractura, el paciente

---

CUADRO 50-3. FUNDAMENTO CIENTÍFICO PARA EL USO DE LA METILPREDNISOLONA

1. Tiene efecto neuroprotector

2. Estabiliza la membrana celular

3. Aumenta el flujo sanguíneo a la médula

4. Reduce entrada de $Ca^{2}+$

5. Atenúa la liberación de aminoácidos excitadores

6. Inhibe lesiones celulares oxidativas causadas por radicales libres reactivos y la peroxidación lipídica

7. Reduce la permeabilidad vascular y edema medular

CUADRO 50-4. CLASIFICACIÓN DE INESTABILIDAD DE WHITE Y PANJABI

Lesión	Puntos
Lesión de elementos anteriores	2
Lesión de elementos posteriores	2
Prueba de estiramiento (*stretch test*)	2
Traslación en el plano sagital + de 3,5 mm	2
Rotación en el plano sagital + de 11 grados	2
Lesión medular	2
Lesión radicular	1
Carga anticipada	1
Disminución espacio discal	1
Total de 5 o más puntos = inestabilidad	

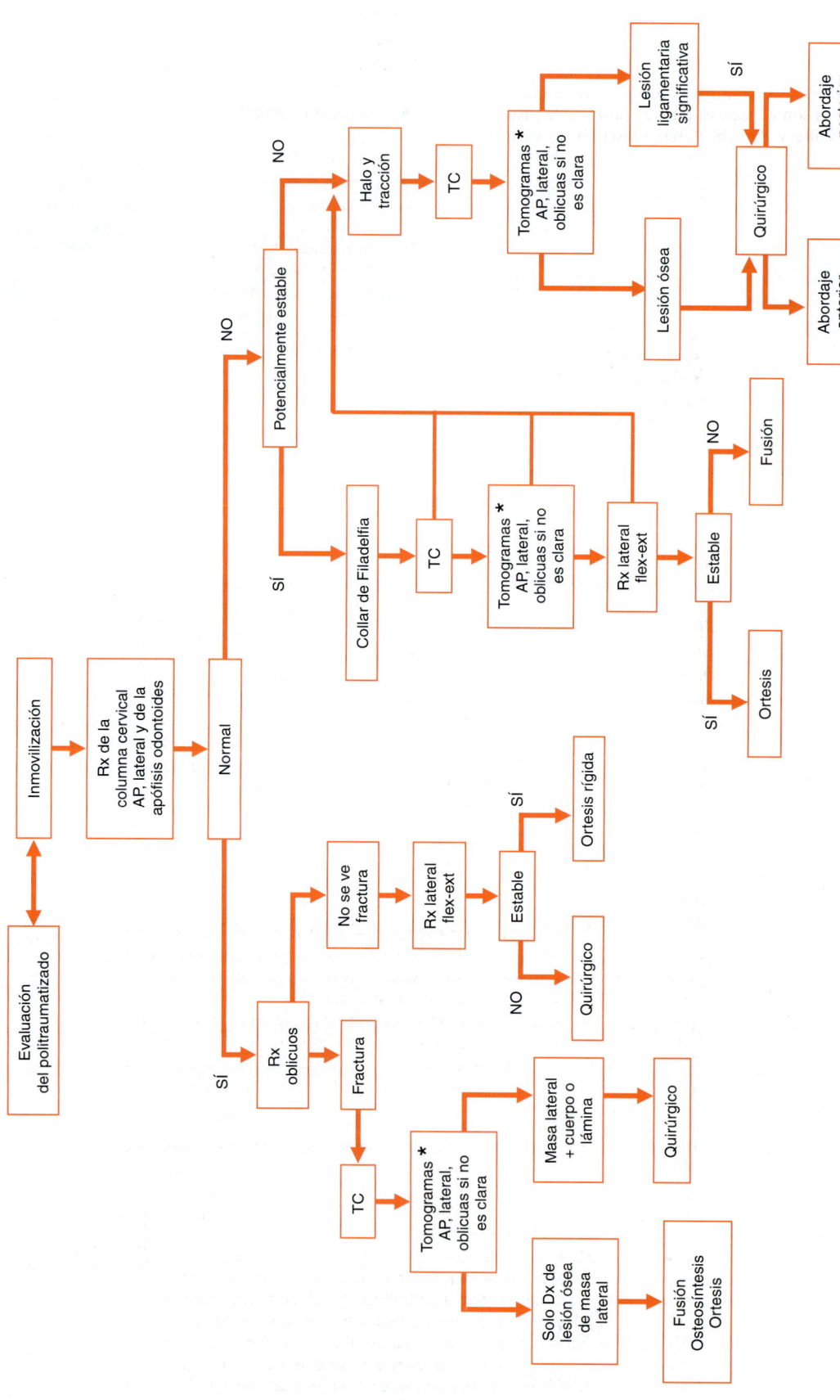

FIG. 50-13. Algoritmo para el manejo del paciente con lesión cervical sin déficit neurológico. Anteroposterior (AP); diagnóstico (Dx); en flexión y en extensión (flex-ext); radiografías simples (Rx) y tomografía computarizada (TC). *Tomograma: radiografía o serie de radiografías obtenidas mediante tomografía.

debe ser inmovilizado con un collar tipo Filadelfia durante 24 a 48 horas o hasta que ceda el espasmo muscular. Entonces se realizarán las radiografías dinámicas en flexión y extensión en forma correcta.

Si persiste la sospecha de lesión cervical y las radiografías estáticas y dinámicas son negativas, puede realizarse la prueba de *stretch* de White y Panjabi (*stretch test*). Si no existe inestabilidad, el paciente puede ser tratado con un collar blando.

En caso de encontrar inestabilidad en ausencia de fractura (criterios de White y Panjabi, con más de 5 puntos), la lesión es ligamentaria y generalmente requiere tratamiento quirúrgico (**fig. 50-14**). La técnica y vía de abordaje dependerán del tipo de lesión según la clasificación de Allen y Ferguson.

En casos de fractura, luxación o fractura-luxación, la anatomía de la lesión debe ser adecuadamente definida y la estabilidad de la lesión determinada antes de decidir la terapéutica. Si las anormalidades anatómicas de la lesión sugieren inestabilidad, se complementará con otros estudios como TC, RM y tomografía lineal.

El tratamiento quirúrgico está indicado después de que el paciente ha sido estabilizado hemodinámicamente.

Lesiones raquimedulares de la columna cervical (fig. 50-15)

 En el paciente con déficit neurológico, lo más importante es determinar la presencia de una lesión ósea y prevenir daños secundarios.

—

Los pacientes con lesión medular cervical deben ser evaluados en forma completa mientras el diagnóstico se establece y durante el período agudo de estabilización; utilizar siempre un collar rígido durante la evaluación.

CUADRO 50-5. CLASIFICACIÓN DE ALLEN Y FERGUSON

- Flexocompresión
- Compresión vertical
- Flexodistracción
- Extensión-compresión
- Extensión-distracción
- Flexión lateral

En la evaluación secundaria del traumatismo, se toman radiografías simples de columna cervical y toracolumbar en proyección anteroposterior y lateral.

Posteriormente a la exploración física general y evaluación radiográfica del paciente con lesión raquimedular cervical, se aplica tracción esquelética con halo cefálico o pinzas de Gardner. Si la lesión no requiere reducción, la TC puede obtenerse directamente con el paciente en decúbito e inmovilizado; si la lesión requiere reducción, debe complementarse la valoración con una RM o mielografía.

Una vez lograda la reducción es necesario corroborar nuevamente mediante radiografías simples y, si existe déficit neurológico, posteriormente valorar la probable invasión del disco hacia canal con RM o mielografía (**figs. 50-16** y **50-17**).

El tratamiento quirúrgico debe ser planificado basándose en el tipo de lesión (Clasificación de Allen y Ferguson (**cuadro 50-5**), el grado de inestabilidad de White y Panjabi (véase **cuadro 50-4**), la vía de abordaje y el tipo de implante.

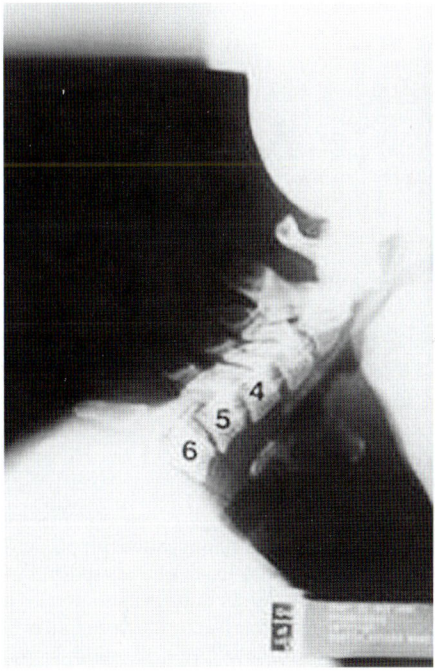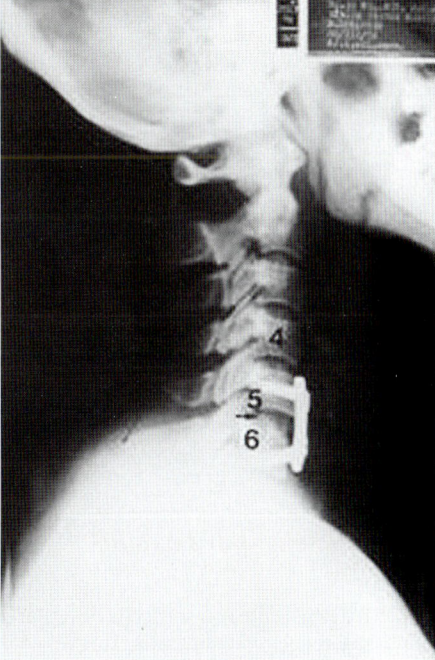

FIG. 50-14. Lesión por flexodistracción a nivel C5-C6 con lesión del disco. Se realizó abordaje anterior con aplicación de placa.

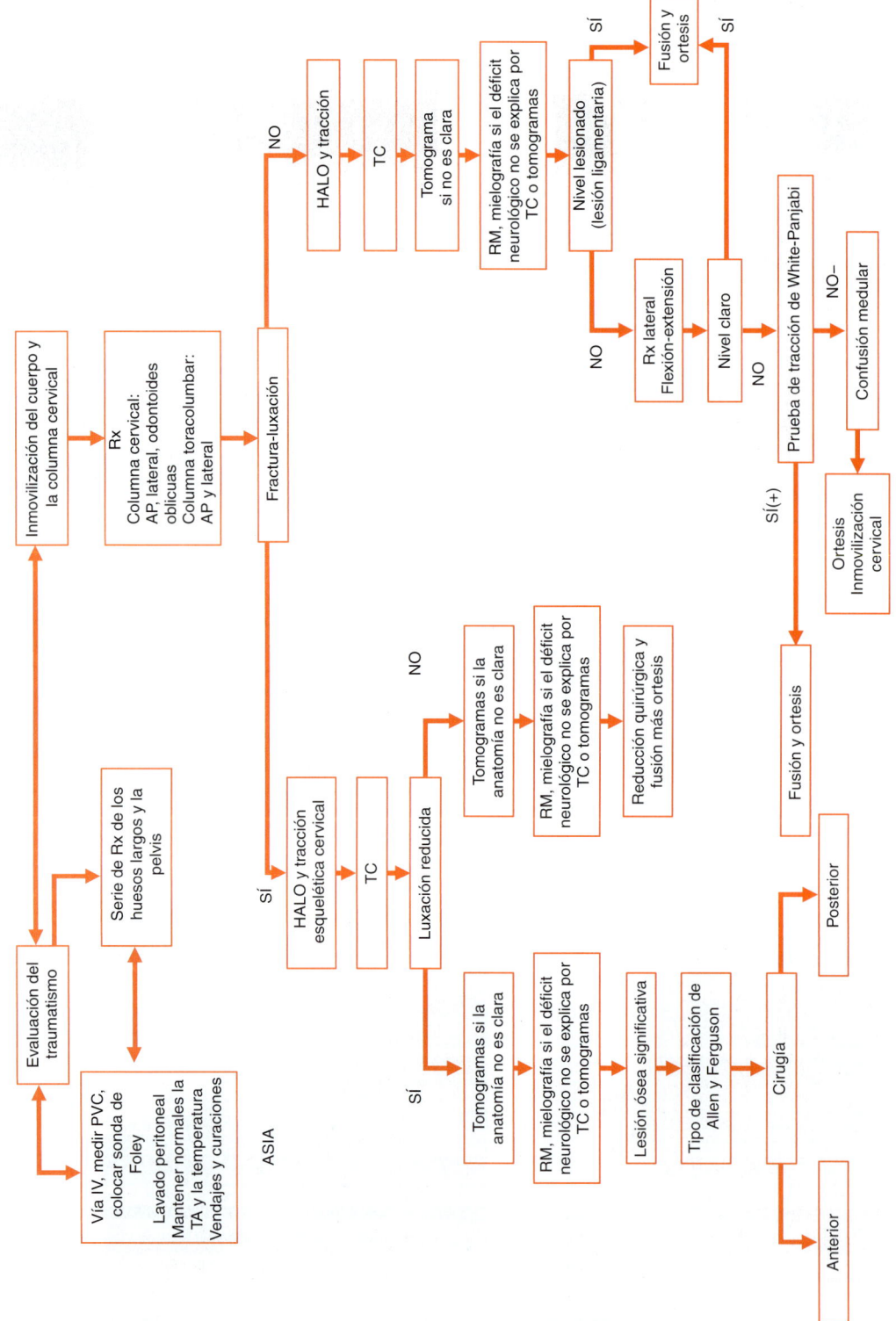

FIG. 50-15. Algoritmo para el manejo del paciente con lesión cervical con déficit neurológico. Anteroposterior (AP); American Spinal Injury Association (ASIA); intravenosa (IV); presión venosa central (PVC); resonancia magnética (RM); tensión arterial (TA).

Sospecha de lesión toracolumbar sin déficit neurológico (fig. 50-18)

Para la evaluación inicial del paciente con sospecha de lesión de columna toracolumbar, se requieren radiografías simples en proyección anteroposterior y lateral. En caso de no observarse fractura o luxación se deben tomar radiografías oblicuas. Si estos estudios resultan negativos, el paciente debe mantenerse en reposo absoluto hasta que el espasmo muscular disminuya y puedan tomarse las radiografías laterales en flexoextensión.

En caso de existir fractura o luxación, el objetivo es determinar la anatomía de la lesión, el grado de inestabilidad, y prevenir un futuro daño secundario. Los estudios más relevantes son la TC, que nos permite clasificar e identificar el tipo de lesión,

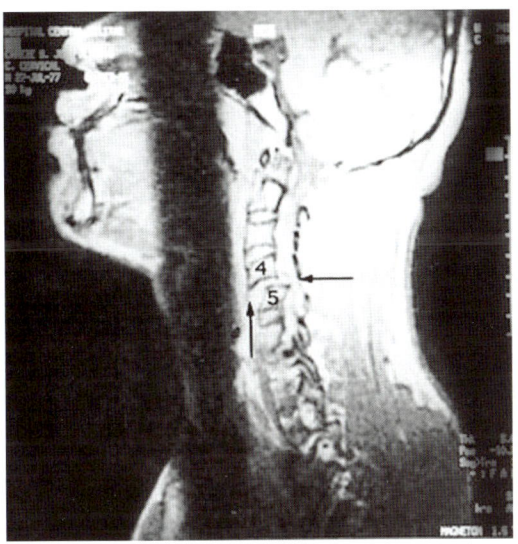

FIG. 50-16. La TC, en conjunto con las radiografías simples, generalmente es suficiente para determinar el diagnóstico y planificar el tratamiento y el abordaje quirúrgico. Las flechas indican lesión por flexodistracción con afectación del disco.

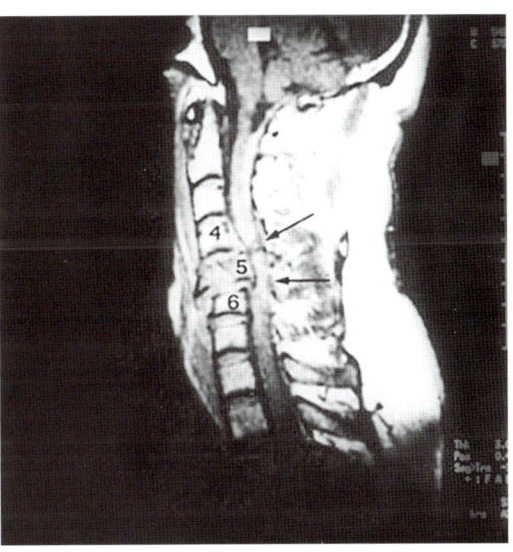

FIG. 50-17. Imagen donde se señala lesión por flexocompresión con estallido del cuerpo vertebral C5 que invade el conducto medular (flechas).

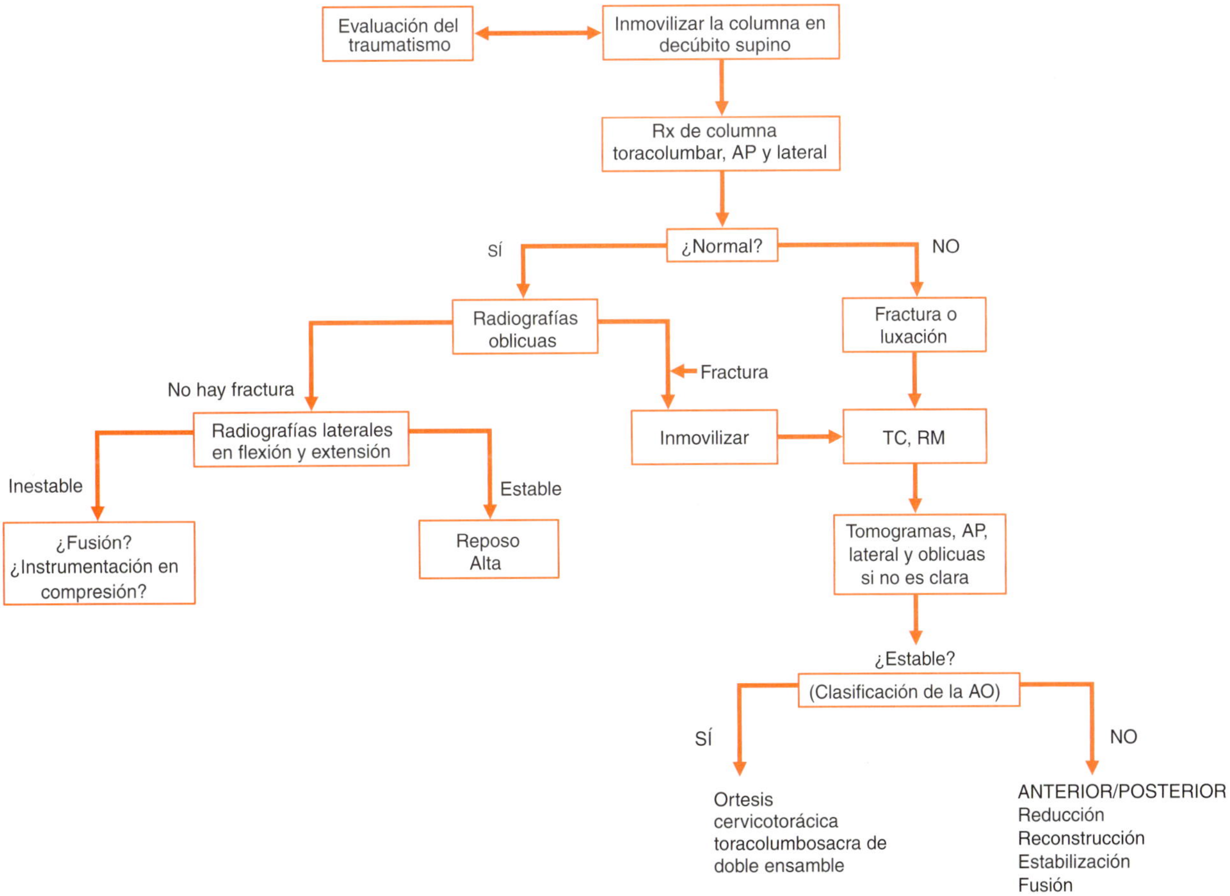

```
┌─────────────────┐         ┌──────────────────────┐
│ Evaluación del  │ ◄─────► │ Inmovilizar la columna│
│ traumatismo     │         │ en decúbito supino    │
└─────────────────┘         └──────────────────────┘
                                       │
                            ┌──────────────────────┐
                            │ Rx de columna         │
                            │ toracolumbar, AP y     │
                            │ lateral                │
                            └──────────────────────┘
                                       │
              SÍ            ┌──────────────────┐           NO
           ┌────────────────│    ¿Normal?      │────────────────┐
           │                └──────────────────┘                │
  ┌──────────────────┐                              ┌──────────────────┐
  │  Radiografías     │                              │  Fractura o       │
  │  oblicuas         │◄─── Fractura                 │  luxación         │
  └──────────────────┘                              └──────────────────┘
   No hay fractura │                                          │
  ┌──────────────────────────┐        ┌──────────────┐  ┌──────────────┐
  │ Radiografías laterales    │        │ Inmovilizar  │─►│   TC, RM     │
  │ en flexión y extensión    │        └──────────────┘  └──────────────┘
  └──────────────────────────┘                                  │
   Inestable │        │ Estable                        ┌──────────────────┐
  ┌──────────────┐ ┌──────────────┐                   │ Tomogramas, AP,   │
  │ ¿Fusión?     │ │  Reposo      │                   │ lateral y oblicuas│
  │ ¿Instrumenta-│ │  Alta        │                   │ si no es clara    │
  │ ción en      │ └──────────────┘                   └──────────────────┘
  │ compresión?  │                                            │
  └──────────────┘                              ┌──────────────────────┐
                                                │     ¿Estable?         │
                                                │ (Clasificación de la AO)│
                                                └──────────────────────┘
                                   SÍ                                 NO
                          ┌──────────────────┐            ┌──────────────────┐
                          │ Ortesis          │            │ ANTERIOR/POSTERIOR│
                          │ cervicotorácica  │            │ Reducción         │
                          │ toracolumbosacra │            │ Reconstrucción    │
                          │ de doble ensamble│            │ Estabilización    │
                          └──────────────────┘            │ Fusión            │
                                                          └──────────────────┘
```

FIG. 50-18. Algoritmo para el manejo del paciente con sospecha de lesión de columna toracolumbar sin déficit neurológico. Asociación para el Estudio de las Osteosíntesis (Arbeitsgemeinschaft für Osteosynthesefragen) (AO); anteroposterior (AP); resonancia magnética (RM); radiografías simples (Rx) y tomografía computarizada (TC).

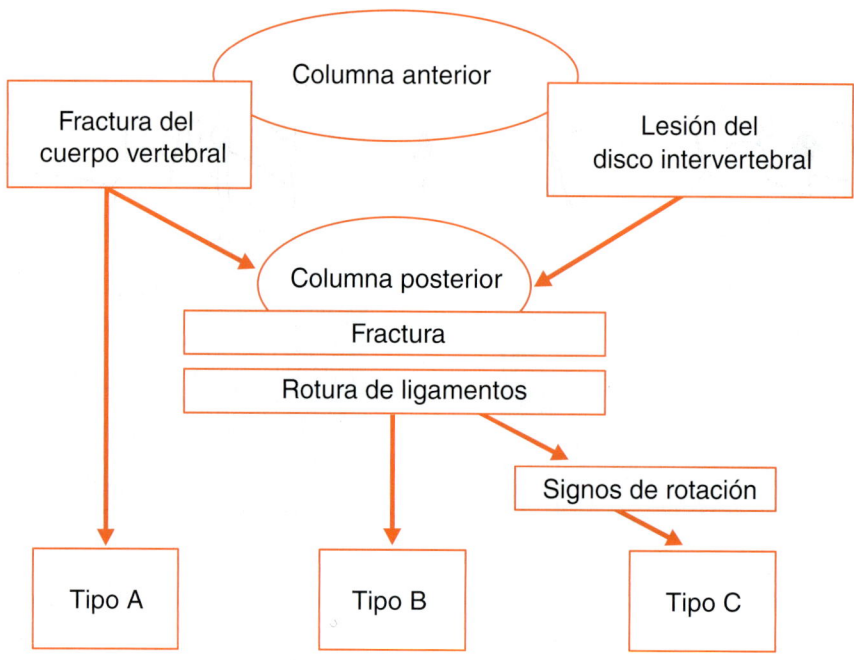

FIG. 50-19. Diagrama explicativo de fracturas toracolumbares por mecanismos de compresión, distracción y rotación A, B y C, respectivamente.

y la TC en conjunto con las radiografías simples, que generalmente son suficientes para determinar el diagnóstico y planificar el tratamiento y el abordaje quirúrgico (**figs. 50-19** a **50-22** y **cuadro 50-6**).

En algunos casos será necesario realizar una tomografía lineal o una RM o los dos estudios, para determinar el tipo de lesión de tejidos blandos (ligamento y disco) como en las lesiones por flexodistracción.

Lesiones raquimedulares toracolumbares (fig. 50-23)

El paciente con déficit neurológico a nivel toracolumbar debe permanecer inmovilizado en una superficie rígida, continuar con manejo hemodinámico establecido y complementar con estudios del protocolo del ATLS de la evaluación secundaria, para determinar el grado y tipo de lesión neurológica, que puede incluir lavado peritoneal, diagnóstico si está indicado y radiografías de las estructuras óseas que se encuentren involucradas en el traumatismo.

Si la fractura-luxación no se visualiza en los estudios radiológicos iniciales, se complementa con una TC del sitio de sospecha de la lesión, sugerida por el déficit neurológico. Si no se demuestra lesión en las radiografías simples o la TC, está indicada la realización de una RM o mielografía.

Al no existir lesión ósea o compresión medular se practican radiografías en flexoextensión, las cuales deben ser realizadas de 7 a 10 días después de la lesión; si estas muestran una significativa inestabilidad ligamentaria, debe implementarse el tratamiento quirúrgico.

Si no existe inestabilidad en el sitio de la lesión, se recomienda el tratamiento conservador por medio de un corsé toracolumbosacro de polipropileno de doble ensamble. Si en las

CUADRO 50-6. CLASIFICACIÓN AO PARA FRACTURAS TORACOLUMBARES

A. Compresión del cuerpo vertebral

B. Lesión de elementos anteriores y posteriores con distracción

C. Lesión de elementos anteriores y posteriores con rotación

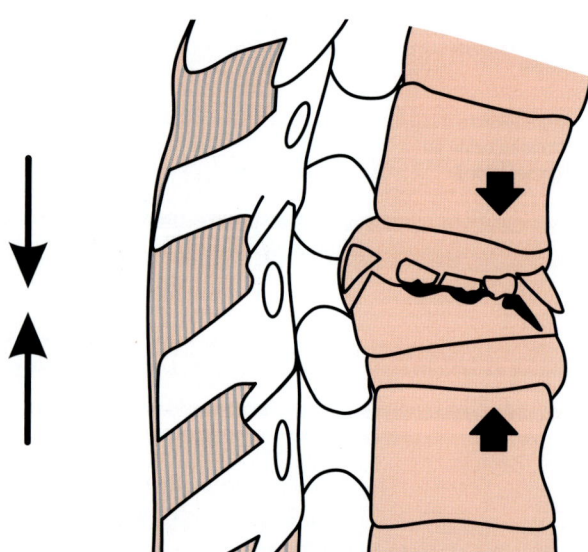

FIG. 50-20. Tipo A. Fractura por compresión del cuerpo vertebral (AO).

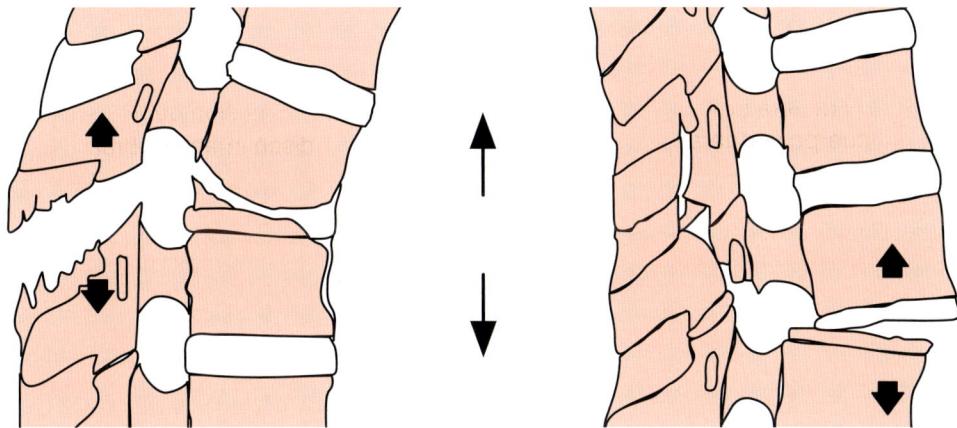

FIG. 50-21. Tipo B. Fractura por flexodistracción de elementos posteriores y anteriores (AO).

radiografías iniciales aparece fractura con déficit neurológico, se complementan con TC y RM del sitio de la lesión. Una vez integrado el diagnóstico, se clasifica (según AO) y, con el apoyo de los criterios de McCormack (**fig. 50-24**), se decide la vía de abordaje anterior o posterior.

Usando este sistema cuantitativo de 3 puntos, los tres factores incluidos en la clasificación sumarán cada uno un total mínimo de 3 puntos y un total máximo de 9.

El análisis prequirúrgico de la fractura puede ser útil para determinar exitosamente los candidatos para intervención vía

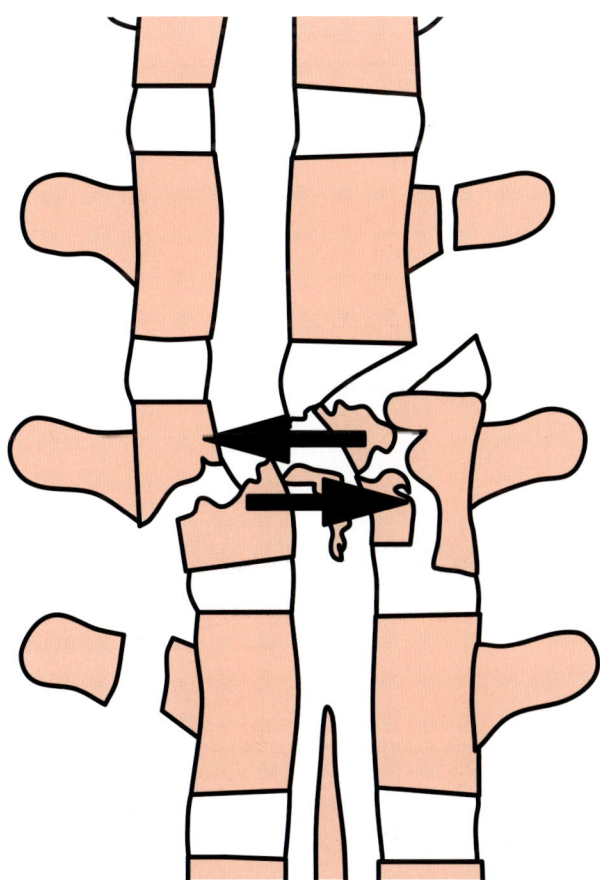

FIG. 50-22. Tipo C. Fractura con lesión de elementos anteriores y posteriores con rotación (AO).

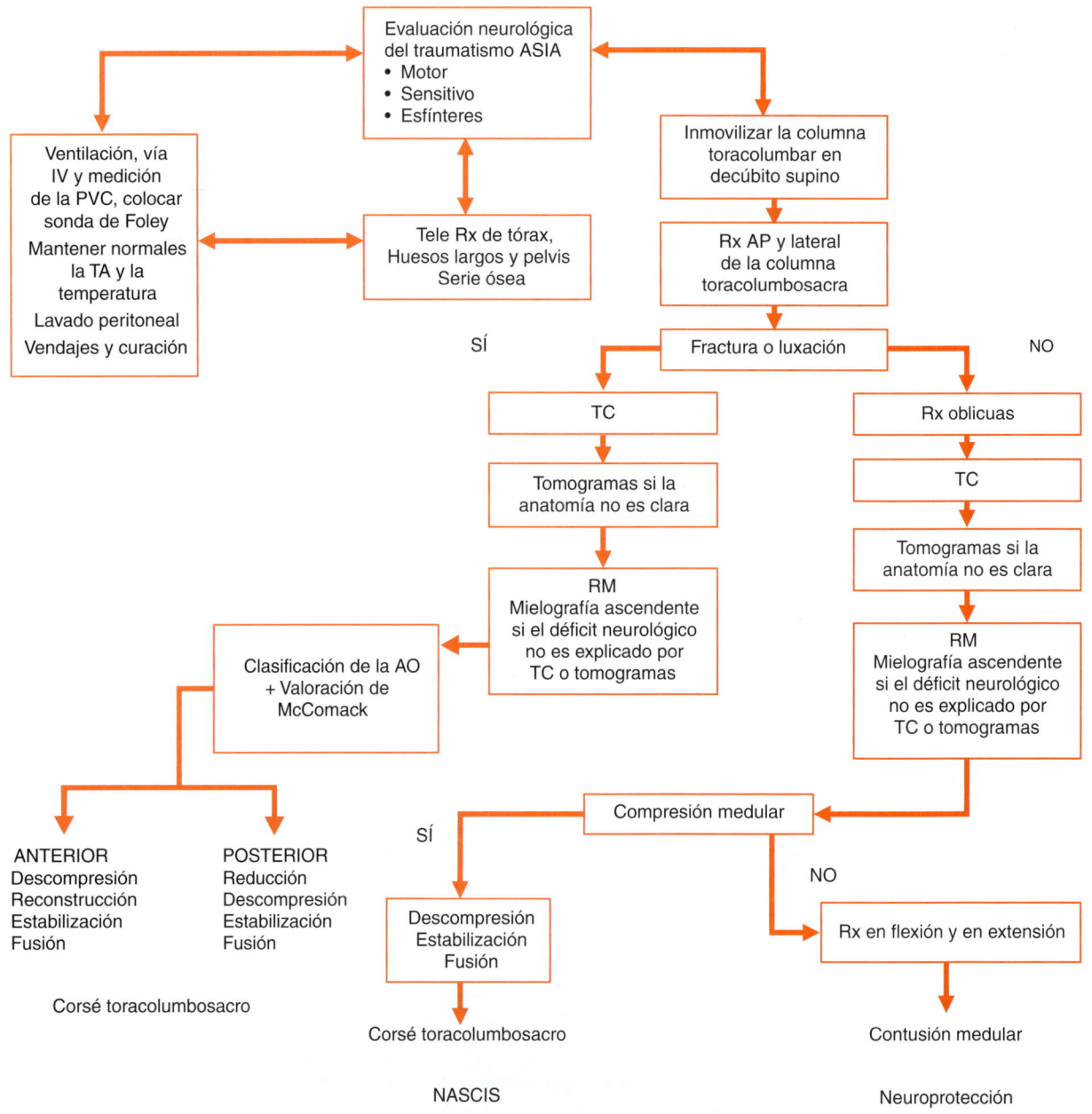

FIG. 50-23. Algoritmo para el manejo del paciente con sospecha de lesión de columna toracolumbar con déficit neurológico. Asociación para el Estudio de las Osteosíntesis (Arbeitsgemeinschaft für Osteosynthesefragen) (AO); American Spinal Injury Association (ASIA); presión venosa central (PVC); radiografías simples (Rx); tensión arterial (TA) y tomografía computarizada (TC); anteroposterior (AP); resonancia magnética (RM); radiografías simples (Rx) y tomografía computarizada (TC).

posterior de segmento corto y fusión con tornillos transpediculares. Los mejores candidatos son aquellos pacientes con lesiones por flexodistracción o fracturas con entallamientos mínimos con una puntuación total de 6 o menos.

Los malos candidatos son los pacientes con fractura por estallamiento o fractura-luxación con conminución grave del cuerpo vertebral y una puntuación total de 7 o más, a los cuales se aborda por vía anterior o mixta.

De esta forma, el análisis prequirúrgico de la anatomía de la fractura puede ser muy útil en determinar los candidatos adecuados para la instrumentación posterior de segmento corto y fusión con tornillos transpediculares.

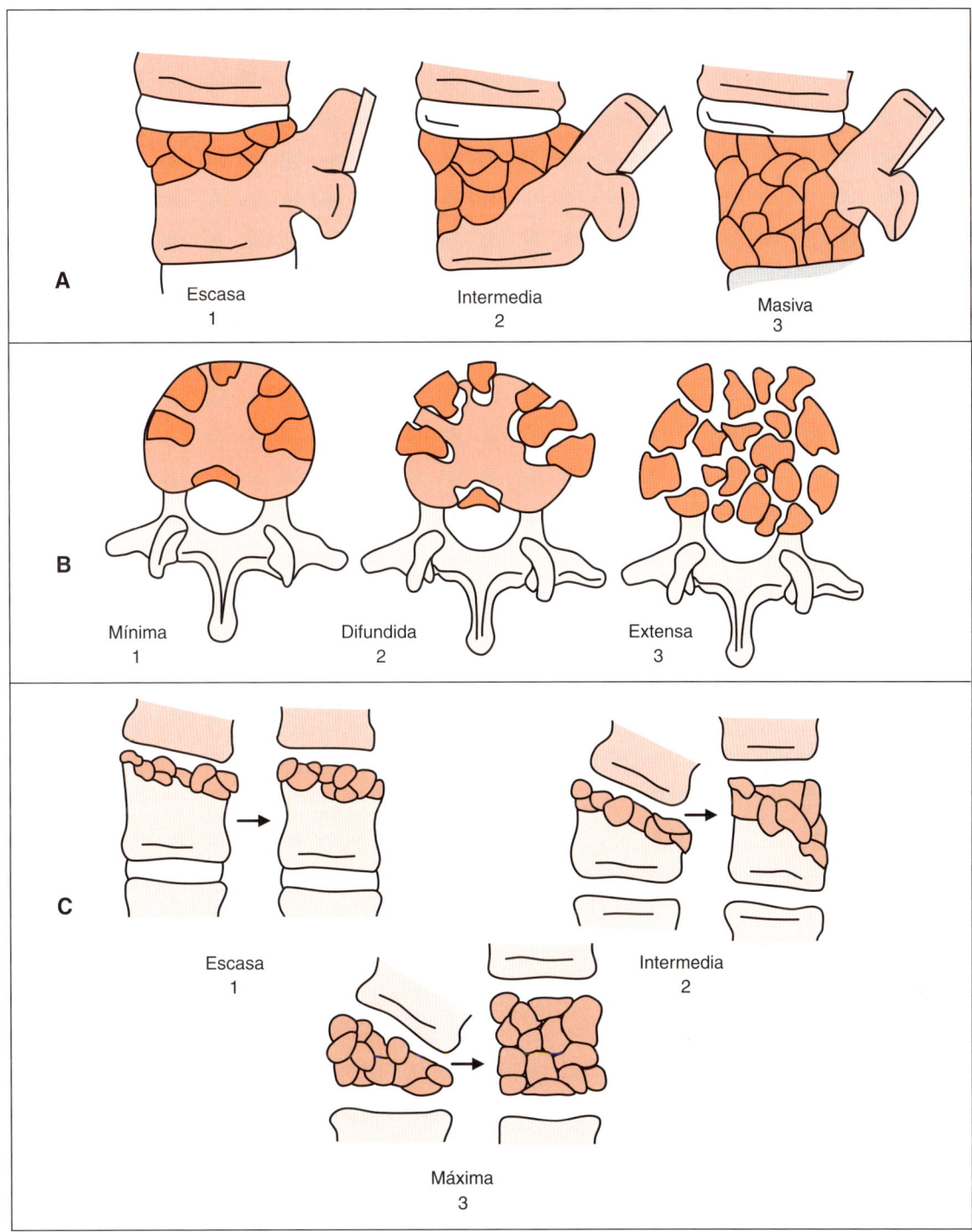

FIG. 50-24. Clasificación de transmisión de carga de McCormack y Gaines.

SÍNTESIS CONCEPTUAL

– El manejo integral del lesionado raquimedular debe ser realizado por un equipo multidisciplinario integrado por personal médico ortopedista, cirujano de traumatismo, neurocirujano, médico intensivista, psiquiatra, personal de rehabilitación y trabajo social, etc., desde el momento de la lesión hasta su rehabilitación total. El objetivo final será reintegrarlo a la sociedad como un individuo útil y productivo.
– No es posible para un solo profesional abordar todas las etapas de manejo y las complicaciones propias de este tipo de pacientes.

TRAUMATISMOS TORÁCICOS

HUGO ESTEVA

INTRODUCCIÓN

La variedad y la combinación de lesiones a las que pueden dar lugar los traumatismos torácicos dificultan exponerlos de manera unitaria. Se oscila entre la contusión intrascendente y el gran traumatismo, capaz de provocar la muerte instantánea.

 Los traumatismos torácicos pueden subdividirse en abiertos o cerrados. Se entiende por abiertos los que implican pérdida de continuidad de la pared torácica: heridas por arma blanca o arma de fuego o provocadas por otros objetos capaces de atravesar la pared. En los cerrados, el contenido de la cavidad no ha tomado contacto con ningún objeto exterior; pueden deberse a un traumatismo directo, a compresión o, en los accidentes producidos a alta velocidad, a desaceleración brusca.

Hay además un variado conjunto que combina ambos tipos.

—

LESIONES TORÁCICAS

Lesiones óseas

- **Claviculares:** la fractura clavicular se resuelve habitualmente fijándola con un vendaje "en ocho". Lo importante es tener presentes y tratar las lesiones de los vasos subclavios y del plexo braquial que pueden acompañarla.
- **Esternales:** son graves porque suelen implicar traumatismo cardíaco. Pueden provocar inestabilidad de la pared torácica y requerir fijación.
- **Costales:** son las más comunes. Las fracturas únicas o múltiples que solo comprometen a cada costilla en un punto, se tratan con reposo y calmando el dolor. Este suele ser intenso y contribuye a la mala función ventilatoria. En general, no convienen los vendajes torácicos porque dificultan la respiración. En enfermos con buena condición respiratoria, pueden usarse los semicirculares para disminuir el dolor, nunca los circulares.

Las dobles o triples fracturas de los arcos costales provocan inestabilidad de la pared cuando abarcan varias costillas.

 A raíz del juego de las presiones intratorácicas, la porción fracturada se deprime con la inspiración y sobresale con la espiración; esta situación es conocida como tórax móvil, bamboleante o inestable, con respiración paradójica (**fig. 51-1**), y puede desembocar en la insuficiencia respiratoria.

—

El mejor modo de tratarlo ha sido largamente discutido. Tal discusión se centra en la definición de la causa de la insuficiencia respiratoria. En general, se acepta hoy que esta se debe más a las lesiones del parénquima pulmonar asociadas que a la inestabilidad de la pared en sí. A raíz de esto y del perfeccionamiento de los respiradores mecánicos de volumen se ha popularizado la "fijación interna", que consiste en ventilar al enfermo hasta que la pared se solidifique por organización de los hematomas acompañantes, desaparezca el movimiento paradójico y mejore la situación del parénquima.

 No es imprescindible la fijación de todas las fracturas costales; basta asegurar las suficientes como para devolver la estabilidad general a la pared.

Los traumatismos abiertos con grandes pérdidas de sustancia de la pared torácica requieren rápida solución quirúrgica.

—

En la emergencia es preciso taponar la brecha –mediante la propia ropa del enfermo si no se cuenta con otros medios– para evitar el colapso pulmonar y el bamboleo mediastínico hasta llegar al hospital (**fig. 51-2**).

Lesiones pulmonares

La laceración o desgarro del parénquima pulmonar es la más común de las heridas viscerales en los traumatismos abiertos. También puede deberse a la irrupción de fragmentos costales en la cavidad torácica en los traumatismos cerrados. El desgarro implica ruptura de la pleura visceral y provoca un grado variable de hemotórax y neumotórax.

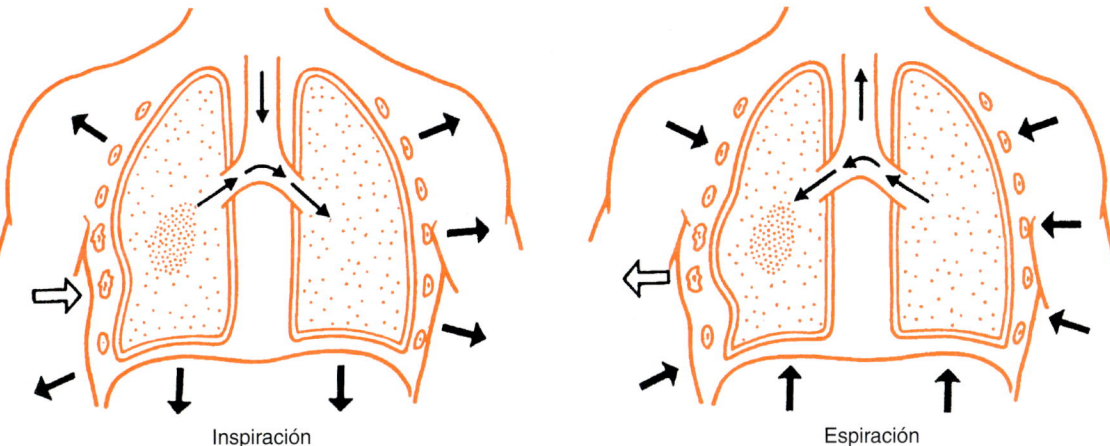

Inspiración   Espiración

FIG. 51-1. La zona de fracturas múltiples realiza movimientos inversos a los del resto de la pared torácica durante el ciclo respiratorio (respiración paradójica). Aunque el valor fisiopatológico de esta situación suele discutirse, es preciso fijar por compresión la zona móvil durante el traslado del enfermo y hasta que reciba el tratamiento definitivo.

 Si el hemoneumotórax es hipertensivo debe ser avenado de emergencia en el lugar del accidente.
—

El movimiento continuo (ciclos respiratorio y cardíaco) al que está sometida la cavidad torácica provoca que la sangre que se vierte libremente en ella –si no lo hace de manera masiva– se vaya desfibrinando. La fibrina se deposita en la superficie de la cavidad y el sobrenadante (en realidad suero con glóbulos) no coagula. Tal condición de incoagulabilidad asegura que la sangre que se obtiene en una punción pleural proviene de la cavidad y no de un vaso de la pared. El depósito de fibrina sobre la pleura "atrapa" el pulmón y forma una malla que reduce su expansibilidad a medida que se organiza.

Si el hemoneumotórax no descompensa hemodinámicamente al enfermo, el tratamiento consiste en el avenamiento con dos tubos de la cavidad torácica. Uno, anterior, debe llegar

a las cercanías del vértice torácico para recoger el aire. El otro tiene que estar colocado en una posición más baja y posterior para recoger la sangre de las zonas más declives (**fig. 51-3**).

Si el hemotórax ha descompensado hemodinámicamente al enfermo o si el débito por los drenajes supera los 200 mL por hora, o los 500 mL en cuatro horas, es imprescindible explorar la cavidad torácica para establecer la hemostasia del sitio de sangrado.

Se ha hecho clásico señalar que, cuando un traumatizado de tórax presenta un hemotórax que llega a la altura del 4.° arco costal anterior en la telerradiografía de tórax de frente (tomada de pie), puede ser tratado mediante avenamiento con tubo, realizado bajo anestesia local (**fig. 51-4**). También hay consenso en que si el nivel llega a la altura del 2.° arco costal anterior, es precisa la exploración quirúrgica.

La exploración se ha hecho tradicionalmente a través de una toracotomía amplia. El desarrollo reciente de la videotoracos-

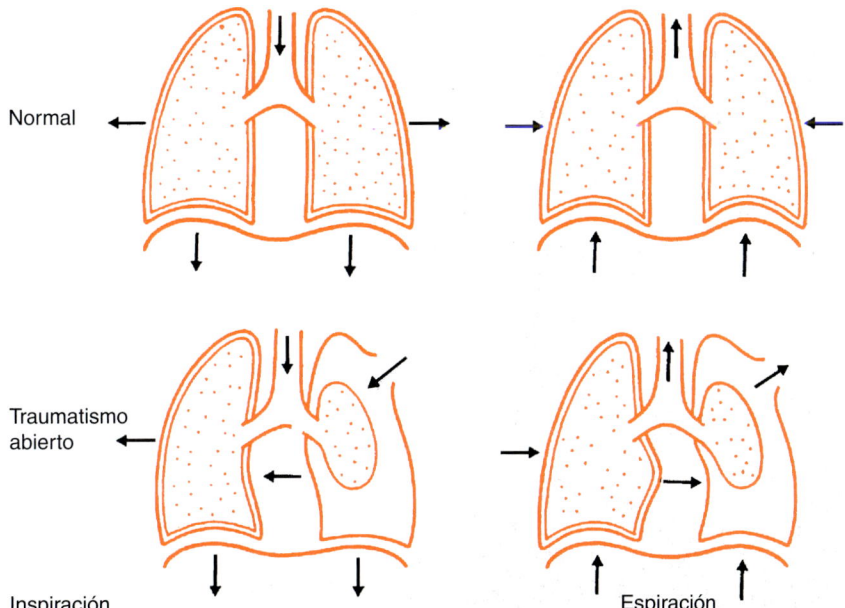

Normal

Traumatismo abierto

Inspiración   Espiración

FIG. 51-2. Los traumatismos abiertos con pérdida amplia de sustancia en la pared no solo producen colapso pulmonar, sino también bamboleo mediastínico que dificulta la función contralateral.

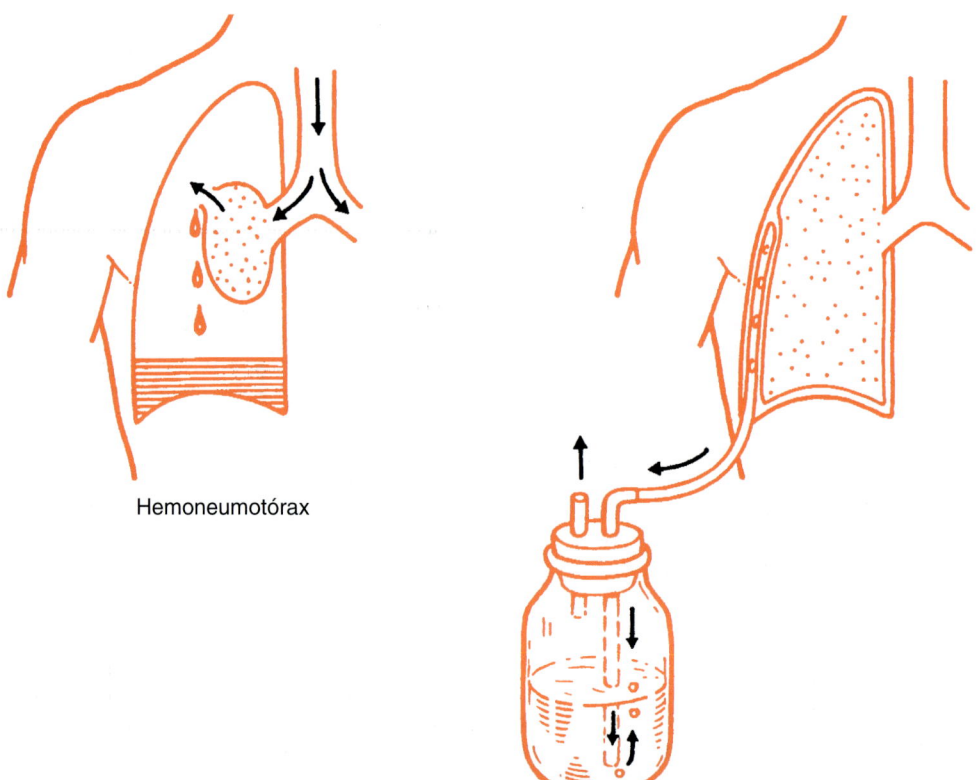

Hemoneumotórax

FIG. 51-3. Las tendencias contrapuestas de las elasticidades pulmonar y torácica provocan presión intrapleural subatmosférica (negativa). Cuando una lesión pulmonar causa hemoneumotórax, este debe ser avenado con tubos conectados bajo trampa de agua (frasco tipo Balau). En la figura esquemática se representa un solo tubo, pero por lo común se emplean dos.

copia promete facilitar el examen de muchos enfermos por medio de este método de bajo riesgo y escasa repercusión funcional que, además, permite resolver distintas lesiones en buen número de casos. Para el resto, y para los que presentan hemotórax masivo, quedará la toracotomía.

Las lesiones del parénquima pueden estar acompañadas por enfisema subcutáneo. Habitualmente este no requiere tratamiento de por sí, pero conduce a considerar la resolución de la brecha que da lugar a la pérdida de aire. Por otra parte, la aparición de neumomediastino o enfisema mediastínico (**fig. 51-5**) debe hacer pensar en una herida traqueobronquial o del esófago. En el primer caso suele haber hemoptisis.

La sospecha de herida de la tráquea o de los bronquios gruesos obliga al examen broncoscópico. Estas lesiones son capaces de provocar neumotórax bilateral, que puede ser hipertensivo. Su reparación es quirúrgica la mayoría de las veces.

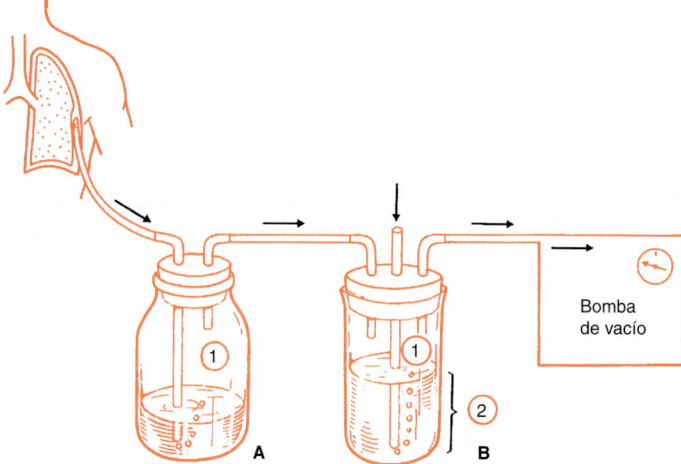

FIG. 51-4. Para facilitar la reexpansión pulmonar y la reparación de la brecha pulmonar se emplea la bomba de vacío. Utilizando un dispositivo de acuerdo con el esquema, la presión de aspiración negativa (1) del frasco A será igual a la altura de la columna de agua (2) del frasco B y nunca mayor.

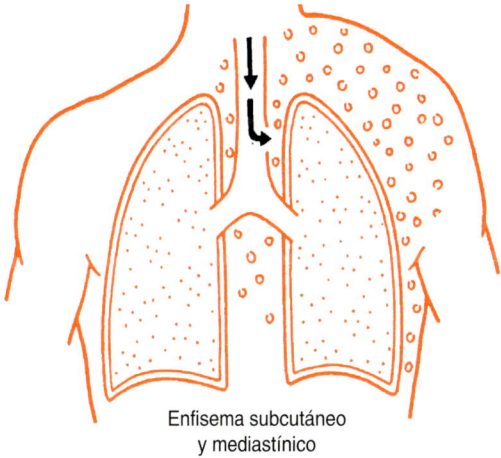

Enfisema subcutáneo
y mediastínico

FIG. 51-5. Las lesiones de las vías aéreas altas —laringe, tráquea y grandes bronquios— y, en menor grado, las del esófago pueden provocar escape de aire hacia el tejido celular del mediastino y el subcutáneo.

En pocas ocasiones, la laceración pulmonar da lugar a embolización aérea de la gran circulación a raíz del establecimiento de una fístula entre un bronquio y una rama de las venas pulmonares. Como consecuencia, pueden producirse embolias cerebrales o coronarias rápidamente sintomáticas y graves.

Lesiones vasculares

- **Grandes vasos:** tanto el traumatismo directo o por desaceleración pueden producir soluciones de continuidad en las paredes de los grandes vasos del mediastino. El carácter masivo de la hemorragia hace que pocos de estos enfermos lleguen con vida al hospital. Sin embargo, de acuerdo con el tipo de herida, la magnitud de la pérdida y la velocidad de transporte, una parte de ellos puede ser resuelta.
- **Corazón:** El espesor de la pared ventricular, particularmente del izquierdo, y la envoltura pericárdica permiten que parte de los enfermos que sufren heridas cardíacas dé margen para intentar su reparación. Es preciso reconocer el hemopericardio, que da lugar generalmente a taponamiento cardíaco.

Lesiones esofágicas

No son comunes en los traumatismos del tórax, pero es básico su diagnóstico temprano dada la gravedad de la mediastinitis subsiguiente. La presencia de enfisema subcutáneo o mediastínico (neumomediastino) o de ambos es importante, pero no ocurre siempre.

El dolor intenso característico de la contaminación del mediastino puede confundirse con los otros del traumatizado. Habitualmente se produce derrame pleural. Por eso es fundamental la sospecha, que obliga al estudio radiográfico del esófago con medio de contraste hidrosoluble. Hecho el diagnóstico temprano, la herida esofágica debe suturarse.

Lesiones diafragmáticas

Los traumatismos abiertos (por lesión directa) y los cerrados (por aumento brusco de la presión intraabdominal o desgarro por una costilla fracturada) pueden causar heridas al diafragma. Cuando son grandes, dan lugar al inmediato pasaje de vísceras abdominales hacia el hemitórax correspondiente. Pero cuando son pequeñas pueden pasar inadvertidas hasta que se desarrolle, con el tiempo, una herida o –dicho con propiedad– una eventración diafragmática.

CONDUCTA

La complejidad y la naturaleza de las lesiones descritas obligan a trazar grandes líneas para guiarse frente a los traumatismos torácicos de consideración. Se describen en el orden en que conviene tomarlos para brindar la mayor seguridad en el tratamiento.

A partir de los diagnósticos obtenidos, se abrirán diferentes caminos terapéuticos.

Evaluación de la superficie respiratoria

Aunque se trata de medidas íntimamente ligadas con las que siguen, su incidencia en las causas de muerte rápida obliga a considerarlas prioritariamente.

- **Permeabilidad de la vía aérea:** las lesiones neurológicas asociadas, la eventual pérdida de la conciencia, las hemorragias y contusiones por heridas (de cráneo, cara o cuello) y la retención de secreciones en el árbol respiratorio son situaciones comunes que obligan a asegurar una correcta permeabilidad de la vía aérea.

La medida inicial debe ser la intubación orotraqueal o nasotraqueal con tubo de manguito inflable, que permita el empleo eventual de respiradores mecánicos. Si esto no es inmediatamente factible por las condiciones del enfermo o del medio, o por la falta de práctica de quien lo atiende, el uso de una cánula orofaríngea, como el tubo de Mayo, y el apoyo respiratorio temporario mediante una máscara de oxígeno es más seguro que únala azarosa intubación orotraqueal o nasotraqueal intentada por alguien inexperto (**fig. 51-6**).

Es imprescindible insistir en que la mayoría de las muertes tempranas que pueden evitarse entre los traumatizados torácicos se debe a la insuficiente ventilación por mala permeabilidad de la vía aérea. Esto es también lo que con mayor rapidez puede provocar la muerte. Otros componentes, aun siendo más complejos, dan más tiempo. Teniendo en cuenta que la permeabilidad de la vía aérea se puede recuperar, en ocasiones, con medidas tan sencillas como una buena aspiración de la sangre, secreciones o cuerpos extraños contenidos en la boca o en la faringe, se verá de qué grado es la responsabilidad de actuar correcta y velozmente al tomar estas primeras medidas.

- **Gases en sangre:** aunque la insuficiencia respiratoria es fácilmente reconocible en la clínica, las mediciones de las presiones parciales de gases en sangre y de las variaciones del medio interno son el modo más exacto de valorarla y de decidir las modalidades de su corrección. La extracción de sangre arterial para tales exámenes debe hacerse sin demora.

Evaluación hemodinámica

A la valoración indirecta de la presión arterial y al pulso puede agregarse, si es necesario, la medición directa por punción arterial.

 Es preciso obtener una o más vías venosas para reponer la volemia en caso de hemorragia y medir la presión venosa central.

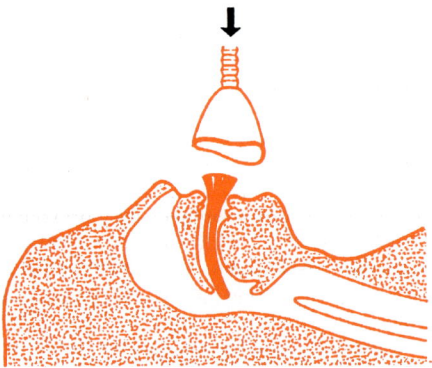

Tubo orofaríngeo (tipo Mayo) y máscara

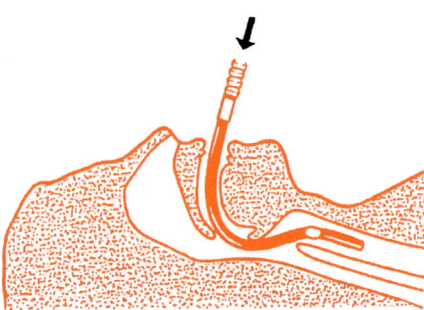

Tubo endotraqueal con manguito

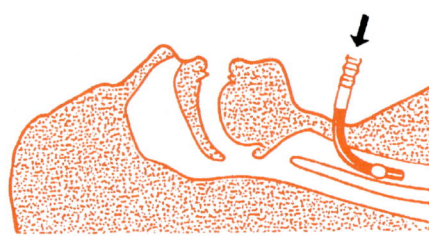

Cánula de traqueostomía con manguito

FIG. 51-6. La permeabilidad de la vía aérea puede ser asegurada temporariamente con un tubo orofaríngeo y, por períodos prolongados, mediante tubo orotraqueal o nasotraqueal o mediante traqueostomía. En estos últimos casos, el balón inflable o manguito permite la ventilación mecánica sin fugas de aire.

Algunas situaciones más complejas podrán requerir monitorización hemodinámica.

El diagnóstico de shock hipovolémico en un traumatismo de tórax debe hacer pensar en lesión cardíaca o de los grandes vasos o en hemorragia intraabdominal asociada, o en las tres entidades.

Colocación de sonda nasogástrica y vesical

Es fundamental obtener la evacuación completa del estómago en enfermos que, de lo contrario, corren el riesgo de aspirar el contenido gástrico y contraer una bronconeumonía, muchas veces mortal. Esto significa no solo colocar una sonda nasogástrica, sino asegurar su correcto funcionamiento.

—

En los pacientes con traumatismos graves, en los que presenten shock o lesiones lumbares o abdominales o ambas, la colocación de una sonda vesical permitirá evaluar el ritmo diurético y descartar una hematuria que pudiera indicar lesión del aparato genitourinario.

DIAGNÓSTICO

- **Clínico:** en el examen clínico es necesario buscar especialmente los signos de fracturas, de crepitaciones que indiquen enfisema en el tórax o el cuello, o los hematomas o equimosis que puedan indicar sitios de hemorragia. Especialmente importante es el examen del abdomen, en busca de lesiones viscerales asociadas con el traumatismo torácico. Otro tanto sucede con otros estudios neurológicos.
- **Radiografía de tórax:** la radiografía frontal de tórax forma parte indispensable del estudio de los traumatismos, aun los mínimos. Debe tomarse de pie, o en la posición más erecta posible. La radiografía de perfil suele no ser útil.
  La emergencia o el medio en que se actúe pueden obligar a colocar tubos de avenamiento y aun a operar sin tomar antes radiografías, pero no es lo mejor.
- **Electrocardiografía y monitorización cardíaca:** al control del ritmo cardíaco hay que agregar la búsqueda de signos de contusión cardíaca o derrame pericárdico.
- **Punción pleural:** es útil cuando se trata de definir situaciones límite. Pero en un traumatismo no es imprescindible realizarla frente a un derrame obvio, que necesariamente va a ser drenado con tubos o toracotomía. En cambio, la punción inmediata de un neumotórax hipertensivo puede ser salvadora.
- **Broncoscopia:** la presencia de una zona de hipoventilación o atelectasia, la mala entrada de aire en un hemitórax o derrame evidentes y la comprobación de enfisema mediastínico o cervical obligan a realizar una broncoscopia (preferentemente broncofibroscopia) que permita determinar si hay lesiones u obstrucciones de la vía aérea.
- **Radiografía con contraste:** si se sospecha de una lesión esofágica es necesario realizar un esofagograma con contraste hidrosoluble. Eventualmente puede precisarse una angiografía para estudiar lesiones vasculares.
- **Tomografía computarizada:** la tomografía computarizada puede aclarar imágenes en enfermos complejos. Es particularmente útil para estudiar las lesiones mediastinales dudosas, los grandes vasos y el mediastino.

TRATAMIENTO

Solo después de una correcta evaluación diagnóstica debe iniciarse el tratamiento, con excepción de las medidas de sostén vital inmediato que se han puntualizado. Este será el que específicamente se indicó más arriba para cada tipo de lesión.

No obstante, la mayor parte de los traumatismos torácicos que llegan a un hospital general pueden resolverse con el adecuado control de la vía aérea, la estabilización hemodinámica y la colocación de tubos de drenaje.

—

Los procedimientos quirúrgicos más complejos solo son necesarios en un porcentaje pequeño de los casos.

COMPLICACIONES

Las principales son:

- **Enfisema subcutáneo:** puede vérselo secundariamente en enfermos ya drenados. Suele entonces tener origen en la mala posición de los tubos. De no corregirse movilizándolos, puede estar señalando que el drenaje es suficiente y hacer necesaria la exploración de la cavidad torácica.
- **Dificultad respiratoria aguda (distrés):** corresponde a la insuficiencia respiratoria postraumática. Requiere habitualmente asistencia respiratoria mecánica y estricto control de los ingresos de líquidos y electrolitos.
- **Atrapamiento pulmonar:** se trata de una complicación tardía por drenaje insuficiente. La fibrina del derrame pleural hemático o serohemático se deposita en las superficies pleurales y es luego invadida por fibroblastos que forman una membrana (o *peel*) que atrapa al pulmón e impide su correcta expansión. Se trata mediante la exéresis de esa pleura engrosada (decorticación pulmonar).
- **Empiema pleural:** por lo general, es consecuencia de la retención de material serohemático que luego se infecta, de modo que la manera de evitarlo es un correcto avenamiento inicial. El mejor tratamiento es una toracotomía lo más temprana posible que controle la infección y provoque la desaparición de la cavidad empiemática (decorticación temprana, a veces factible por videotoracoscopia). De no producirse esta en ocasiones, una toracoplastia.

Estas dos últimas situaciones implican tiempo y riesgo. Se hace entonces necesario insistir sobre el buen tratamiento inicial, capaz de evitarlas.

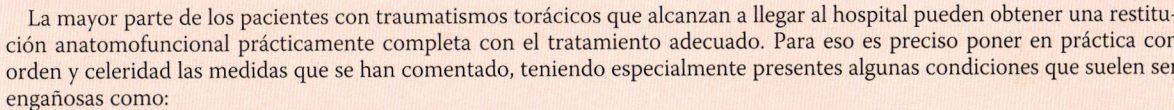

SÍNTESIS CONCEPTUAL

La mayor parte de los pacientes con traumatismos torácicos que alcanzan a llegar al hospital pueden obtener una restitución anatomofuncional prácticamente completa con el tratamiento adecuado. Para eso es preciso poner en práctica con orden y celeridad las medidas que se han comentado, teniendo especialmente presentes algunas condiciones que suelen ser engañosas como:

- La obstrucción de la vía aérea.
- El taponamiento cardíaco.
- El neumotórax de expresión tardía.
- La lesión esofágica inadvertida.
- Las lesiones abdominales asociadas.

52

FRACTURAS Y LUXACIONES DEL HOMBRO Y ECOGRAFÍA DE LAS ROTURAS DEL MANGUITO ROTADOR

MICHAEL OETTINGER, ANTONIO GOSAK, JUAN P. SIMONE Y GUILLERMO AZULAY

52-1. FRACTURAS Y LUXACIONES DEL HOMBRO
MICHAEL OETTINGER, ANTONIO GOSAK Y JUAN P. SIMONE

—

52-2. ECOGRAFÍA DE LAS ROTURAS DEL MANGUITO ROTADOR
GUILLERMO AZULAY

52-1. FRACTURAS Y LUXACIONES DEL HOMBRO
MICHAEL OETTINGER, ANTONIO GOSAK Y JUAN P. SIMONE

FRACTURAS DE LA CLAVÍCULA

La clavícula es uno de los huesos que se fractura con más frecuencia. Es muy común en los niños, en los que, en general, es incompleta o en tallo verde, sin desplazamiento o con angulación mínima.

En los adultos, en cambio, casi siempre es completa y con un desplazamiento constante de los fragmentos (el proximal se desplaza hacia arriba traccionado por el esternocleidomastoideo y el distal hacia abajo debido al peso del brazo) (**fig. 52-1**).

 Son fracturas que en general consolidan rápido y con algún desplazamiento residual que no produce alteraciones funcionales.

El tratamiento es fundamentalmente ortopédico: se utilizan vendajes que lleven el hombro hacia arriba y atrás; el más usado es el vendaje en 8, que algunos refuerzan con vendas de yeso (**fig. 52-2**).

—

 En las fracturas con gran desplazamiento, en especial aquellas en las cuales los fragmentos óseos determinan compresión plexual, está indicada la reducción quirúrgica, a veces inmediata. Otra indicación de osteosíntesis de urgencia la constituye la lesión vascular por idéntico motivo (arteria o venas subclavias).

—

La seudoartrosis de clavícula es infrecuente pero debe ser tratada mediante cirugía, de no haber contraindicaciones generales en el paciente.

FRACTURAS DEL EXTREMO SUPERIOR DEL HÚMERO

Estas fracturas son frecuentes en niños (el hueso resiste menos que los ligamentos) y en adultos de edad avanzada por la osteopenia regional.

Las luxaciones, en cambio, son más frecuentes en los adolescentes y adultos jóvenes.

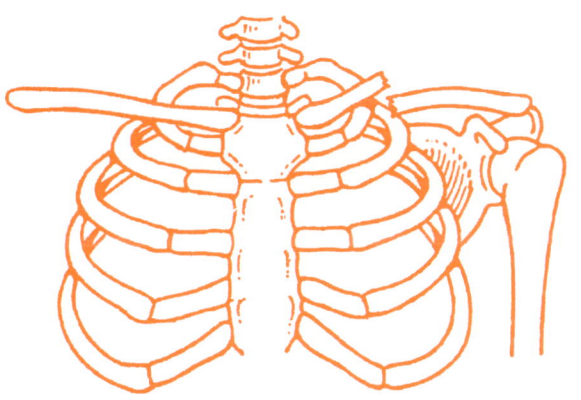

FIG. 52-1. Fractura de clavícula. Se observa el desplazamiento del fragmento proximal hacia arriba y el del distal hacia abajo.

La clasificación más difundida y, por ende, la más utilizada, es la de Neer (uno de los grandes maestros en la cirugía del hombro). Se basa en la cantidad de fragmentos (**fig. 52-3**).

También se emplea la clasificación de de Anquin, que se basa en la división del extremo superior del húmero en tres regiones: 1) porción intracapsular, 2) porción tuberositaria y 3) cuello quirúrgico (**fig. 52-4**).

La mayoría de las fracturas del extremo superior del húmero son impactadas o enclavadas (85%); en ellas el muñón diafisario se introduce dentro de la esponjosa de la cabeza humeral; en estos casos no hay desplazamientos o solo angulaciones mínimas que, en el hombro debido a la gran movilidad que posee, pueden llegar a 40° sin necesidad de reducción.

Las fracturas con desplazamiento mayor de 1 cm o con mayor angulación requieren reducción, que puede efectuarse con maniobras ortopédicas o con cirugía.

Las fracturas que no requieren reducción se tratan con un simple cabestrillo o con un yeso colgante, que mantiene tracción continua, calmando el dolor, y dejan libre el hombro, posibilitando su movimiento temprano con la finalidad de prevenir la rigidez postraumática (**fig. 52-5**).

 Las fracturas muy desplazadas o aquellas en las que no se consigue una buena reducción ortopédica deben ser tratadas en forma quirúrgica e inmovilizadas en el mismo acto con algún elemento simple de osteosíntesis (clavijas, alambres, tornillos).

—

No es necesario colocar elementos más complejos (**figs. 52-6 y 52-7**).

Las fracturas conminutas y las fracturas luxaciones son muy graves e incapacitantes; el tratamiento es siempre quirúrgico y variable para cada caso en particular.

LUXACIÓN DE HOMBRO (ESCAPULOHUMERAL)

Es la luxación más frecuente, debido a la escasa contención que brinda la glenoides a la cabeza humeral, y a la gran movilidad del hombro.

Según hacia dónde se luxa la cabeza del húmero, las luxaciones se clasifican en:

- **Anterior:** la más frecuente de todas, producida por un traumatismo con el brazo en abducción y rotación externa.
- **Posterior:** producida por un mecanismo inverso a la anterior (aducción más rotación interna).
- **Luxación inferior o erecta:** producida por un mecanismo que lleva el brazo en abducción pura; la cabeza queda enganchada en el reborde inferior de la glenoides y el brazo hacia arriba (erecto). Es la más rara de las tres (**fig. 52-8**).

El paciente con una luxación anterior se presenta con un cuadro clínico de dolor e impotencia funcional, pero tiene además dos signos característicos: a) el codo separado de la parrilla costal, a diferencia de las fracturas del húmero, en las que el enfermo viene con el brazo junto al tórax para aliviar el dolor, y b) el signo de la charretera, debido a que la cabeza humeral se desplaza hacia adelante y adentro, por lo que el hombro se achata y el acromion sobresale hacia arriba, simulando la charretera de una camisa militar (**fig. 52-9**).

Hecho el diagnóstico clínico, se deberá tomar una radiografía de frente. Hay que recordar que la luxación posterior puede

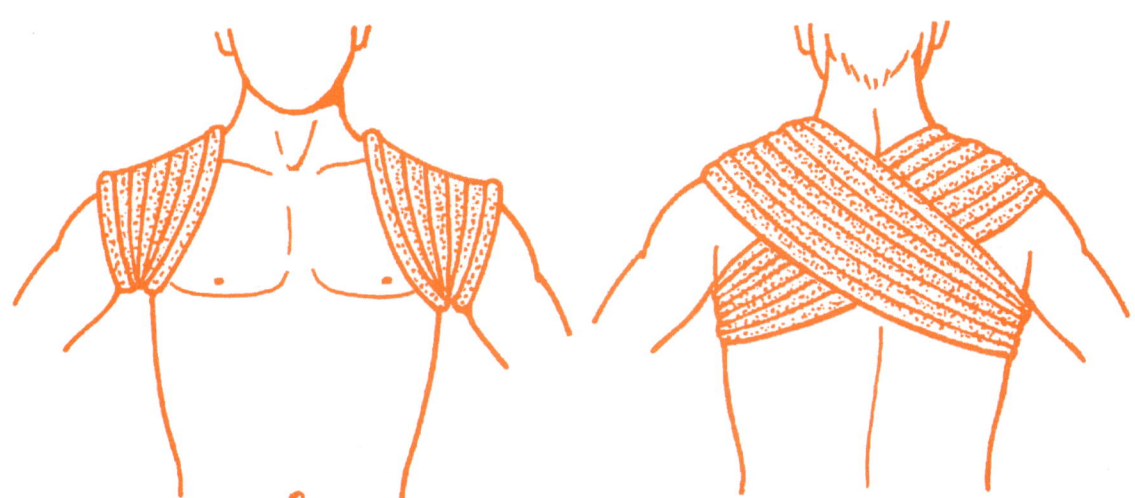

FIG. 52-2. Vendaje en ocho.

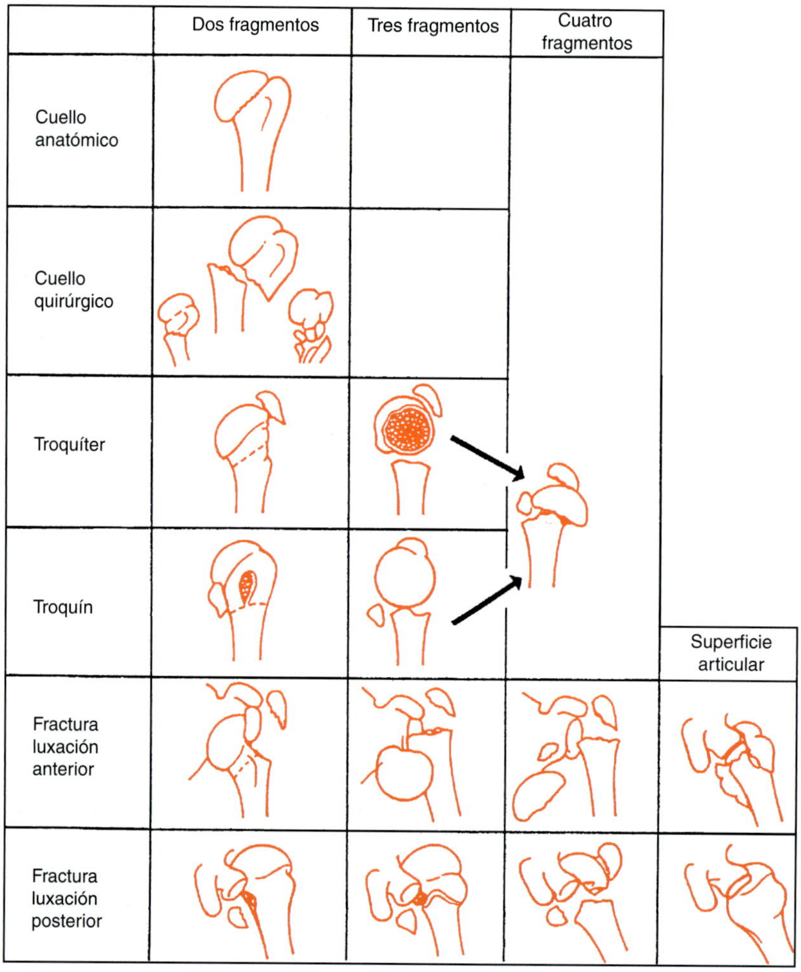

Dos fragmentos
Tres fragmentos
Cuatro fragmentos
Cuello anatómico
Cuello quirúrgico
Troquíter
Troquín
Superficie articular
Fractura luxación anterior
Fractura luxación posterior

FIG. 52-3. Clasificación de Neer de las fracturas del extremo superior del húmero.

Zona intracapsular
Zona tuberositaria
Cuello quirúrgico
Fracturas intracapsulares
De la cabeza
Del cuello anatómico
Fractura transtuberositarias
Fracturas del cuello quirúrgico
a) Subtuberositaria
a) Metafisodiafisaria

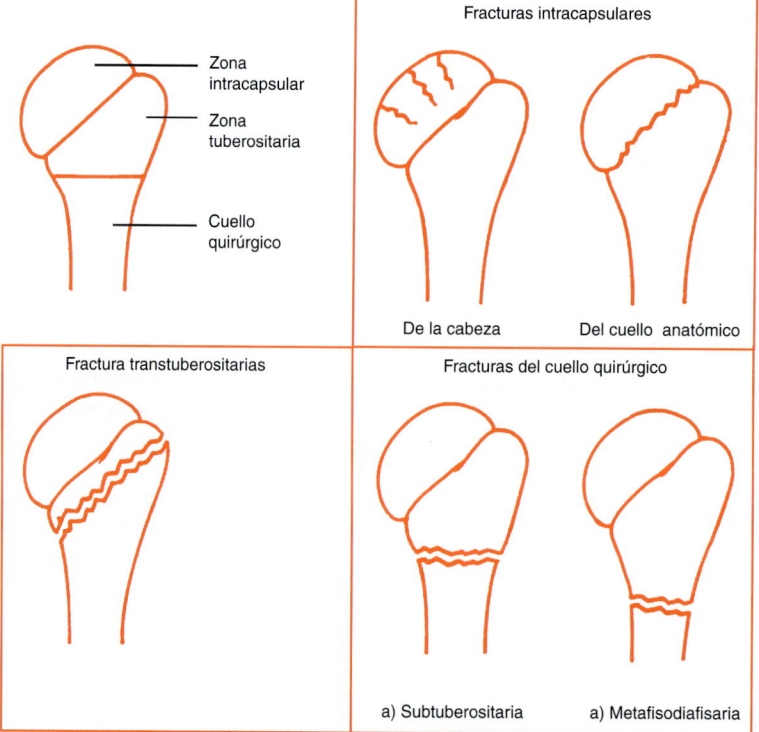

FIG. 52-4. Clasificación de de Anquin de las fracturas del extremo superior del húmero.

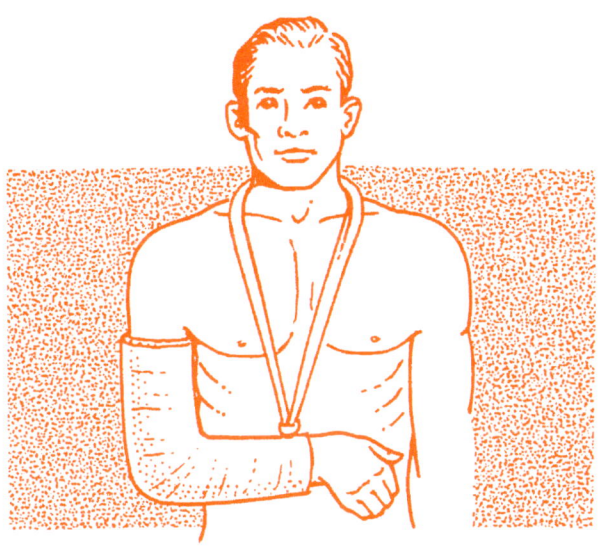

FIG. 52-5. Yeso colgante utilizado en las fracturas que no requieren reducción.

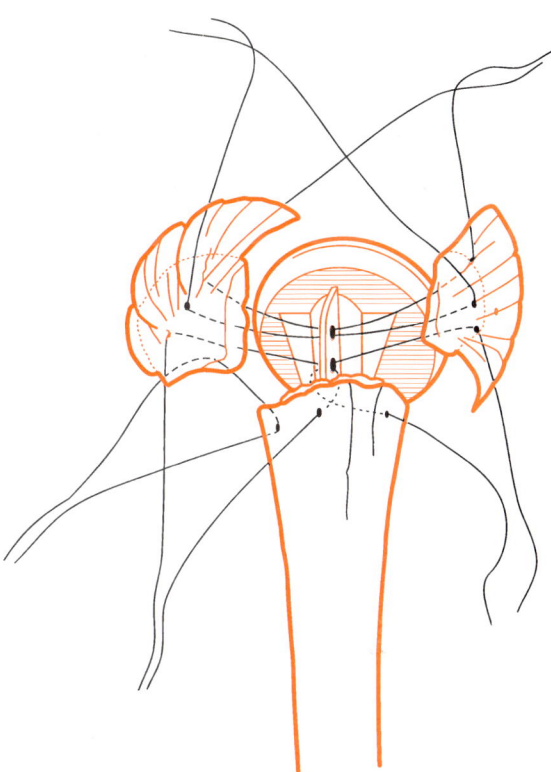

FIG. 52-7. Artroplastia parcial de hombro. Nótese la manera de reinsertar las tuberosidades.

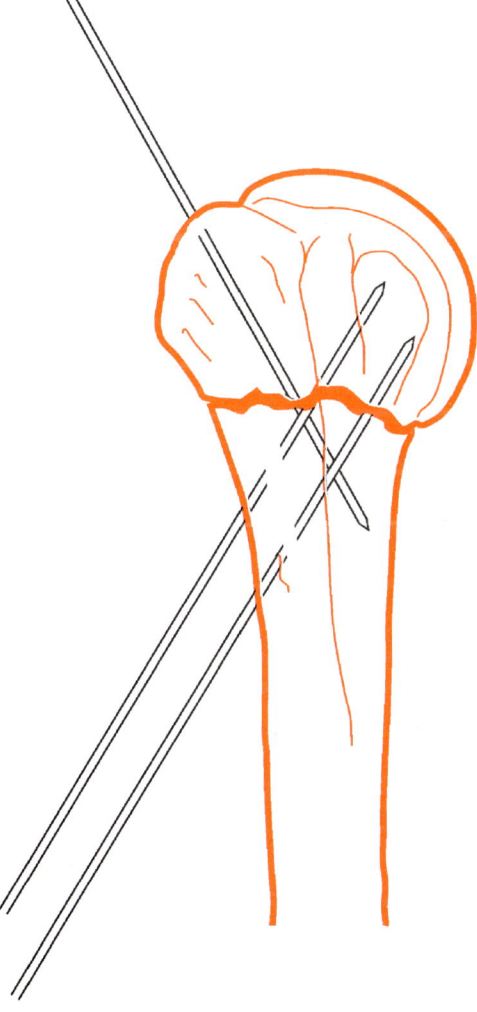

FIG. 52-6. Reducción quirúrgica con osteosíntesis de fractura en tres fragmentos de la extremidad proximal del húmero.

pasar inadvertida en la proyección anteroposterior, por lo que, en caso de dudas, se debe pedir una radiografía con foco axilar (o "en vuelo de pájaro") (**fig. 52-10**).

 La luxación del hombro es una urgencia que debe reducirse, de preferencia, con anestesia general, aunque pueden usarse relajantes, anestesia local o nada, dependiendo de cada paciente.

—

Las maniobras más conocidas son:

- **Maniobra de Hipócrates:** consiste en hacer tracción de la muñeca del paciente, y contratracción, colocando el pie en el hueco de la axila (**fig. 52-11**).
- **Maniobra de Mothes:** haciendo tracción de la muñeca, y contratracción pasando una sábana o una faja por debajo de la axila.
- **Maniobra de Kocher:** la indicamos solamente en casos con más de 24 horas de evolución. Debe realizarse con suavidad y precaución, porque puede agravar la luxación con una fractura del húmero o aumentar las lesiones ligamentosas y óseas producidas por la luxación. Consta de 4 pasos: a) tracción en el sentido del eje del brazo; b) rotación externa; c) aducción, llevando el codo hacia la línea media y d) rotación interna, llevando la mano hacia el hombro sano (**fig. 52-12**).

Luego de la reducción, la inmovilización se realiza con un vendaje de Velpeau o un simple cabestrillo.

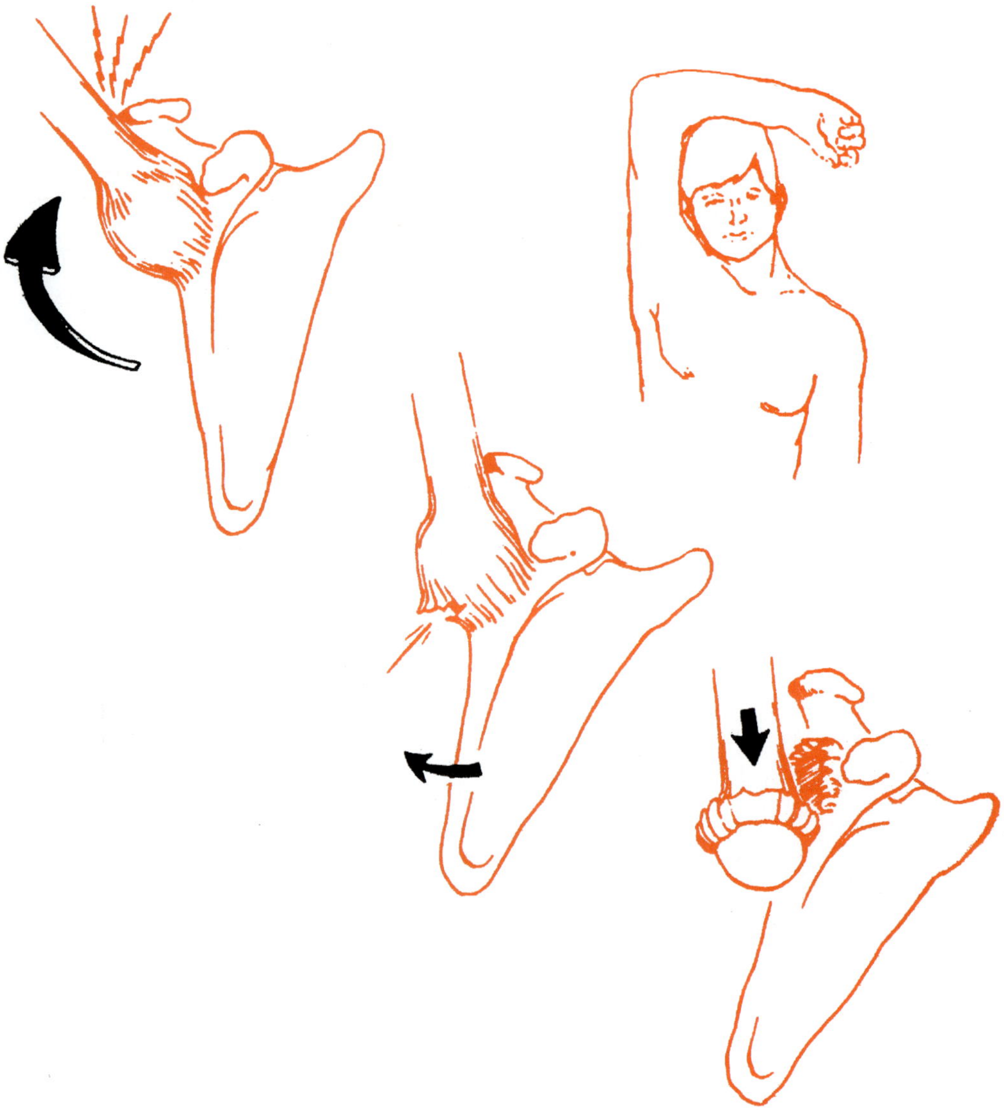

FIG. 52-8. Luxación erecta glenohumeral.

La luxación del hombro puede acompañarse de:

- Fractura del troquíter o troquín (en la luxación posterior).
- Roturas del tendón del supraespinoso.
- Lesión nerviosa, usualmente del circunflejo y en menor proporción del musculocutáneo.

La primera produce parálisis del deltoides con la consiguiente impotencia para la abducción activa; la segunda, parálisis de la flexión activa del codo. Siempre deben investigarse estas lesiones nerviosas, antes de reducir la luxación; para ello probamos la sensibilidad de la piel en la zona deltoidea, que está inervada por la porción sensitiva del circunflejo; o bien, en el caso del musculocutáneo, se solicita la flexión del codo y se explora la sensibilidad en el borde externo del antebrazo (**fig. 52-13**).

Las complicaciones alejadas son: 1) el hombro doloroso, producido por una inflamación de los tendones periarticulares, sobre todo el supraespinoso, que puede llegar al hombro rígido o congelado; 2) la luxación recidivante del hombro (la luxación

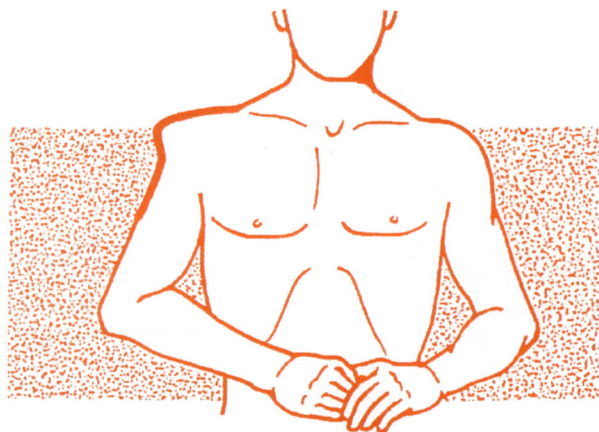

FIG. 52-9. Signo de la charretera.

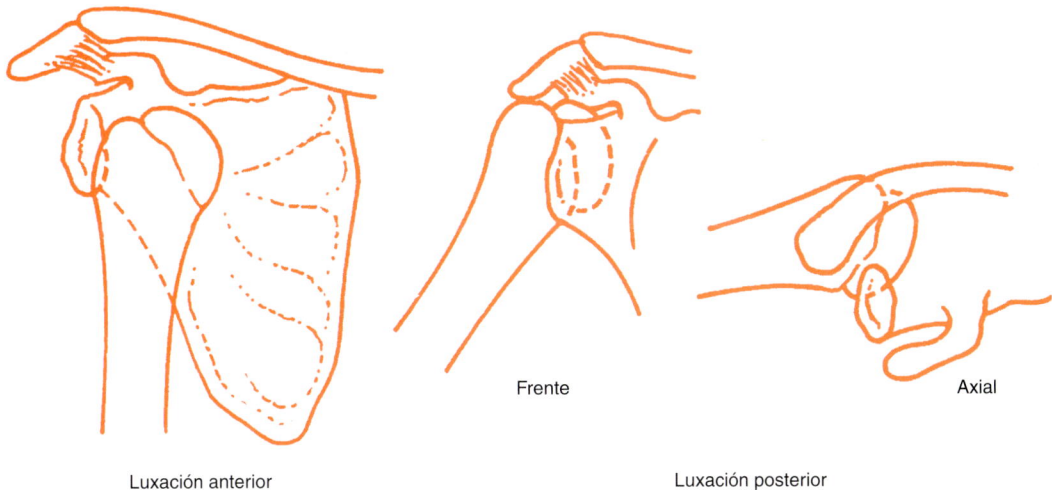

Frente   Axial

Luxación anterior   Luxación posterior

FIG. 52-10. Estudio radiográfico de la luxación del hombro. Obsérvese la importancia de la proyección axial o "en vuelo de pájaro" en el diagnóstico de la luxación posterior.

se vuelve a producir varias veces, incluso sin traumatismos) y de solución eminentemente quirúrgica, con reparación de partes blandas (rodete, cápsula, etc.) y de partes óseas (reborde glenoideo, muesca de la cabeza humeral). La luxación recidivante es siempre de tratamiento quirúrgico.

LUXACIÓN ACROMIOCLAVICULAR

Como consecuencia de una caída y de acuerdo con las lesiones ligamentarias y el grado de desplazamiento que se produzcan, tendremos: 1) subluxación acromioclavicular, con leve desplazamiento de la clavícula hacia arriba producida por la rotura de los ligamentos acromioclaviculares (**fig. 52-14**) y 2) luxación completa, con mayor desplazamiento de la clavícula, reductible presionándola hacia abajo como la tecla de un piano (signo de la tecla), y producida por la rotura de los ligamentos acromioclaviculares y coracoclaviculares (conoide y trapezoide) (**fig. 52-15**).

 En el caso de la subluxación es suficiente la colocación de un vendaje compresor para reducir la clavícula; en la luxación completa está indicado el tratamiento quirúrgico (plásticas ligamentosas, clavijas reduciendo la luxación, etc.). En los

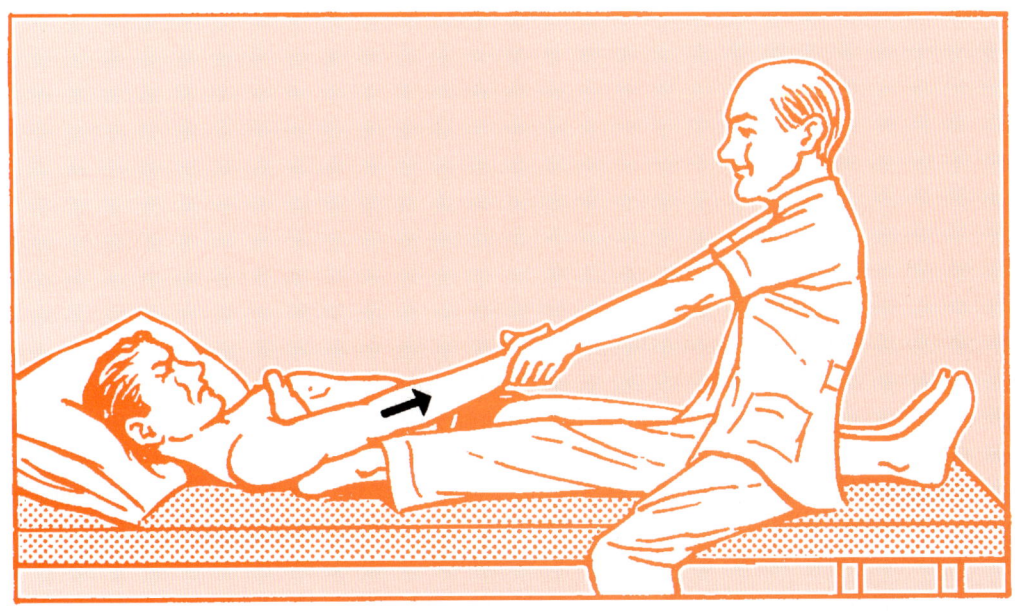

FIG. 52-11. Maniobra de Hipócrates.

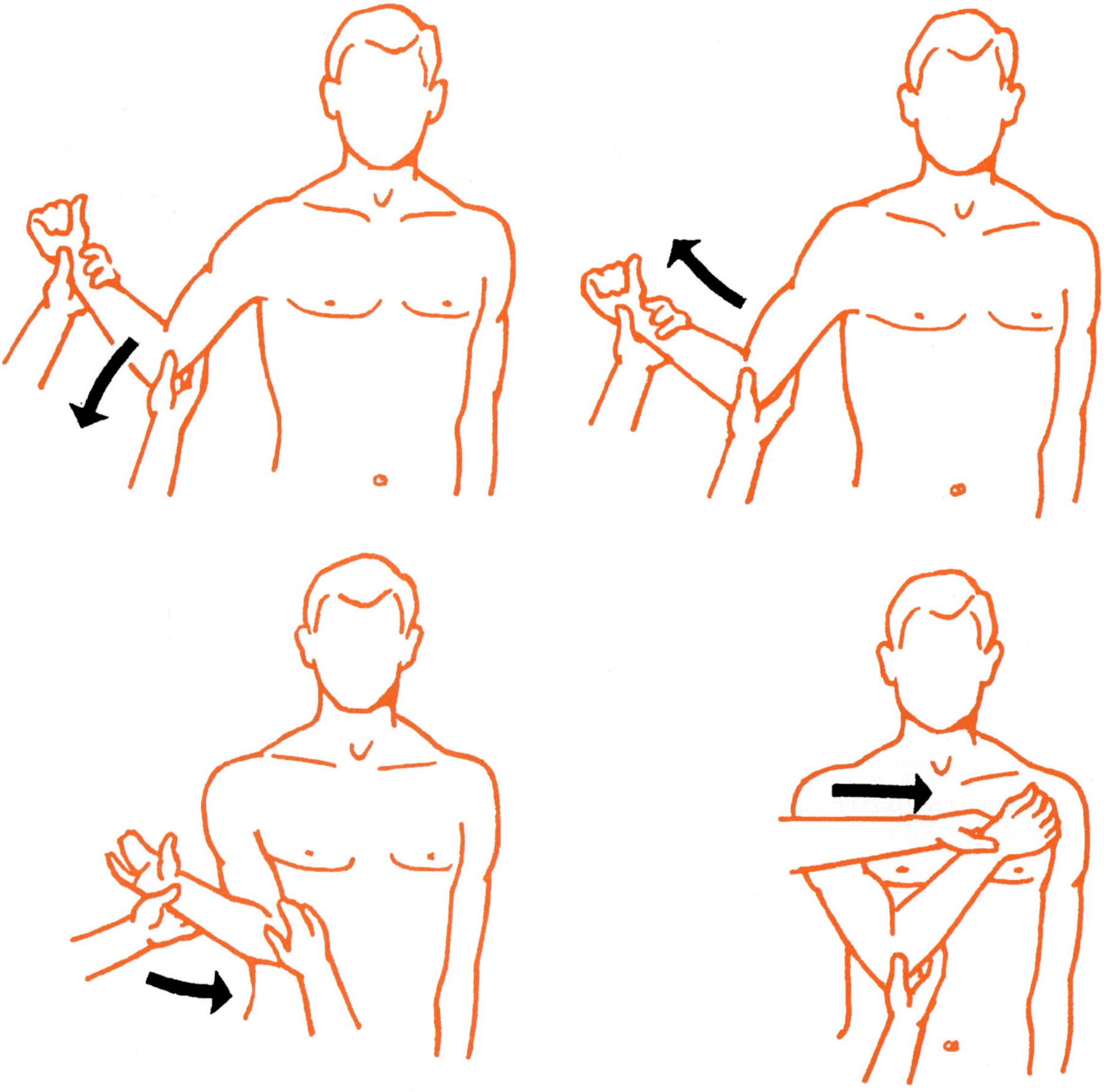

FIG. 52-12. Maniobras de Kocher.

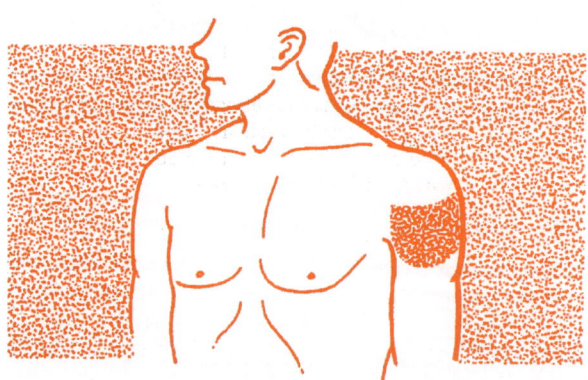

FIG. 52-13. Banda de hipoestesia o anestesia por lesión del nervio circunflejo.

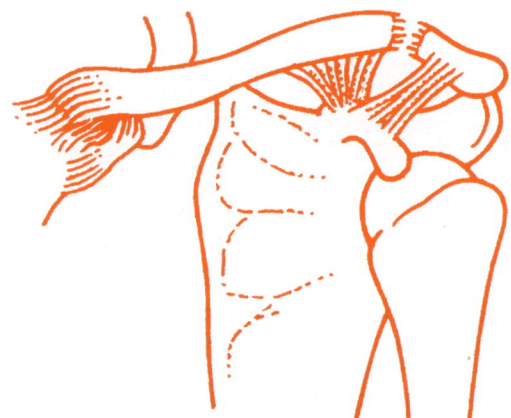

FIG. 52-14. Subluxación acromioclavicular por rotura de ligamentos acromioclaviculares.

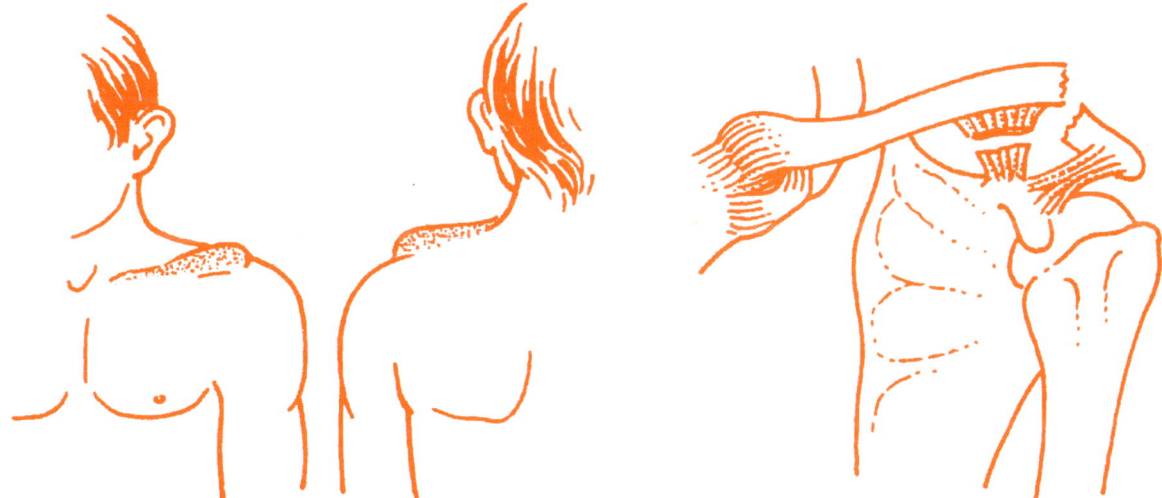

FIG. 52-15. Luxación acromioclavicular por rotura de ligamentos acromioclaviculares y coracoclaviculares.

casos inveterados indicamos la resección del extremo distal de la clavícula.

—

LUXACIÓN ESTERNOCLAVICULAR

Generalmente, el extremo proximal de la clavícula se desplaza hacia adelante y abajo; ocasionalmente se luxa hacia arriba y más raramente hacia atrás.

La reducción se consigue fácilmente llevando los hombros hacia arriba y atrás, y se mantiene con un vendaje en 8.

—

La luxación esternoclavicular también puede tratarse con una tracción lateral transolecraneana, y, en casos excepcionales, con cirugía (extirpación del menisco y fijación transitoria de la articulación con dos clavijas).

52-2. ECOGRAFÍA DE LAS ROTURAS DEL MANGUITO ROTADOR
GUILLERMO AZULAY

INTRODUCCIÓN

El ultrasonido es un método ampliamente utilizado en la evaluación de la anatomía dinámica de las estructuras tendinosas. Actualmente, la definición de los ecógrafos de alta definición ha alcanzado décimas de milímetro, por lo cual la resolución es casi histológica.

 Por otro lado, la ecografía del hombro es el estudio que requiere mayor conocimiento de técnica y maniobras dinámicas para llegar a un diagnóstico adecuado.

—

Para la detección de roturas tendinosas es importante también conocer las limitaciones del método, que pueden radicar en equipamientos con sondas de frecuencias inadecuadas o en tecnología antigua, falta de experiencia del médico operador, falta de movilidad del hombro restando uno de los pilares de la ecografía y, por último, aumento en la distancia entre el foco y la sonda: a mayor distancia, menor definición.

En un paciente musculoso fisicoculturista o en un paciente con artritis reumatoidea y gran cantidad de líquido con partículas en la bolsa serosa (bursa) subacromiodeltoidea habrá mayores dificultades cuando se intente diagnosticar roturas parciales o completas pequeñas.

Existe además la posibilidad de utilizar la ecografía *Power-color*, que permite visualizar la vascularización –incluyendo la neoangiogénesis de bajo flujo– y evaluar la actividad inflamatoria sin inyección de medios de contraste.

ROTURAS DEL MANGUITO ROTADOR

 En ecografía podemos definir el espesor, completo o parcial; si abarca el segmento anterior, posterior o todo el tendón, y también la relación con estructuras adyacentes, como intervalo rotador y bíceps.

—

También podemos evaluar las características de las masas musculares, la atrofia y, con menor precisión que la RM, la infiltración grasa en el músculo.

Roturas de espesor parcial

Constituyen entre el 13% y el 18% de todas las roturas y ocurren más frecuentemente en personas jóvenes, a diferencia de las de espesor completo.

Desde el punto de vista ecográfico es difícil la diferenciación entre tendinosis y rotura parcial, mayormente en un período agudo; la pérdida de volumen del tendón y de convexidad de los márgenes suele ser una importante clave en el diagnóstico.

Vamos a utilizar el supraespinoso como ejemplo debido a su frecuencia; más adelante haremos referencia al infraespinoso y al subescapular.

La ecografía permite una visualización en múltiples planos; si la sonda ecográfica fuera un bisturí, el espesor de cualquier tejido de partes blandas podría ser reproducido en casi cualquier plano: longitudinal, axial oblicuo, etc. (**fig. 52-16**). En vista longitudinal, dividimos el tendón en dos capas de fibras: una superficial, otra profunda de distinta inserción y, por lo tanto, de dinámica diferente.

Las roturas pueden producirse en la superficie, en la zona de contacto con la superficie bursal, más raramente intrasustancia, y más frecuentemente sobre la superficie articular.

 Este método no permite evaluar la medula ósea, que permanece oculta pero es de muy alta sensibilidad y especificidad

para la visibilización de la cortical, reacciones periósticas y, en este caso específico, la entesis.

—

La presencia de entesopatía en el supraespinoso es el signo de mayor sensibilidad diagnóstica y valor predictivo negativo para la presencia de desgarros (**figs. 52-17** y **52-18**).

Las roturas parciales ocurren más frecuentemente en el tercio anterior del tendón, sobre la superficie articular asociada a entesopatía.

El subescapular y el infraespinoso pueden presentar roturas parciales superficiales, profundas y también intrasustancia. En el caso del subescapular, la ecografía evalúa asimismo, de forma dinámica, la estabilidad del bíceps en la corredera.

Las roturas intrasustancia pueden extenderse hasta llegar incluso a la transición miotendinosa; estas roturas por "delaminación" pueden manifestarse mediante una imagen quística en la masa muscular del supraespinoso, y puedan oculta la zona lesionada.

En caso de producirse en el infraespinoso o subescapular sin una adecuada técnica de estudio, serán frecuentes los falsos negativos, causa de discrepancia entre RM y ecografía la mayoría de las veces.

Hoy en día, con equipos de alta fidelidad, y en comparación con la artroscopia, la sensibilidad es del 67% y la especificidad del 85%, con una fiabilidad del 77%.

La artrorresonancia es más sensible para la visualización de pequeñas roturas de la superficie articular pero tiene la desventaja de ser un método invasivo.

Con el paciente, el equipo y el profesional adecuados se puede obtener información sobre medidas de la rotura, seg-

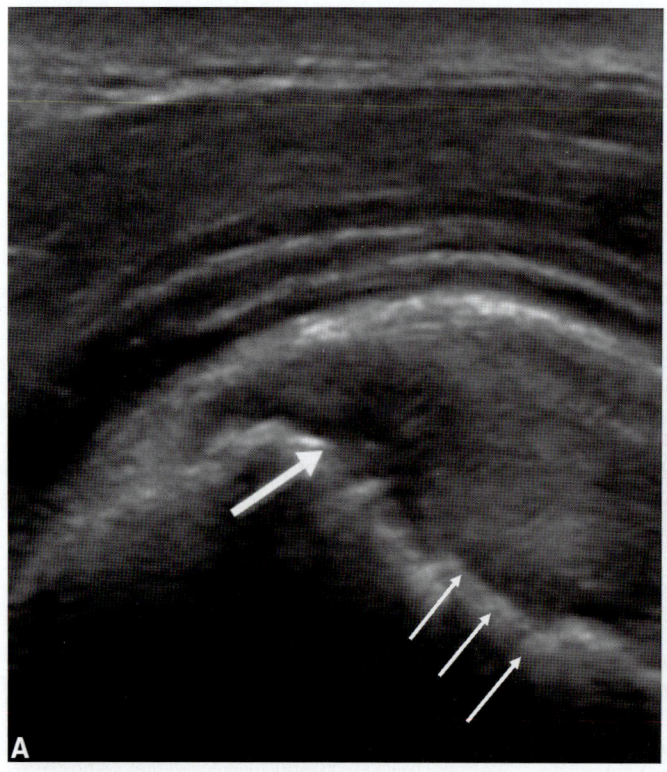
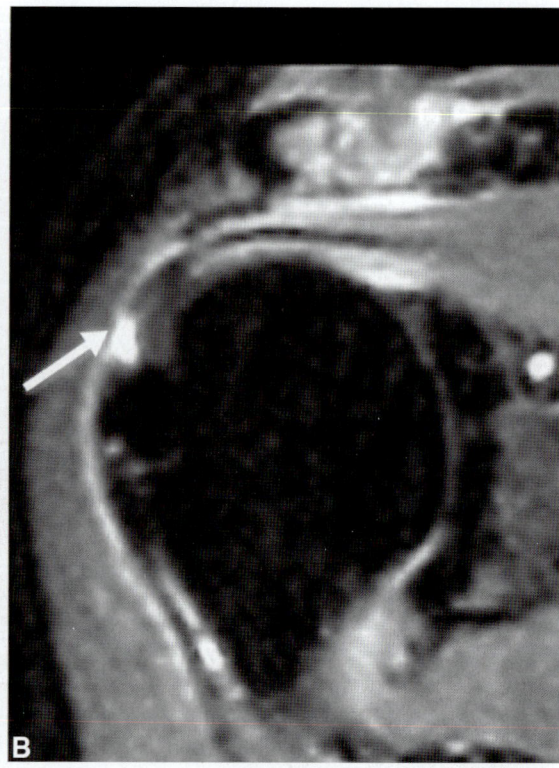

FIG. 52-16. Ecografía de rotura parcial de la superficie bursal, vista corona (flechas finas) (**A**) y resonancia magnética coronal en secuencia STIR de una rotura parcial (flechas gruesas) (**B**). Cambios entesopáticos (flecha).

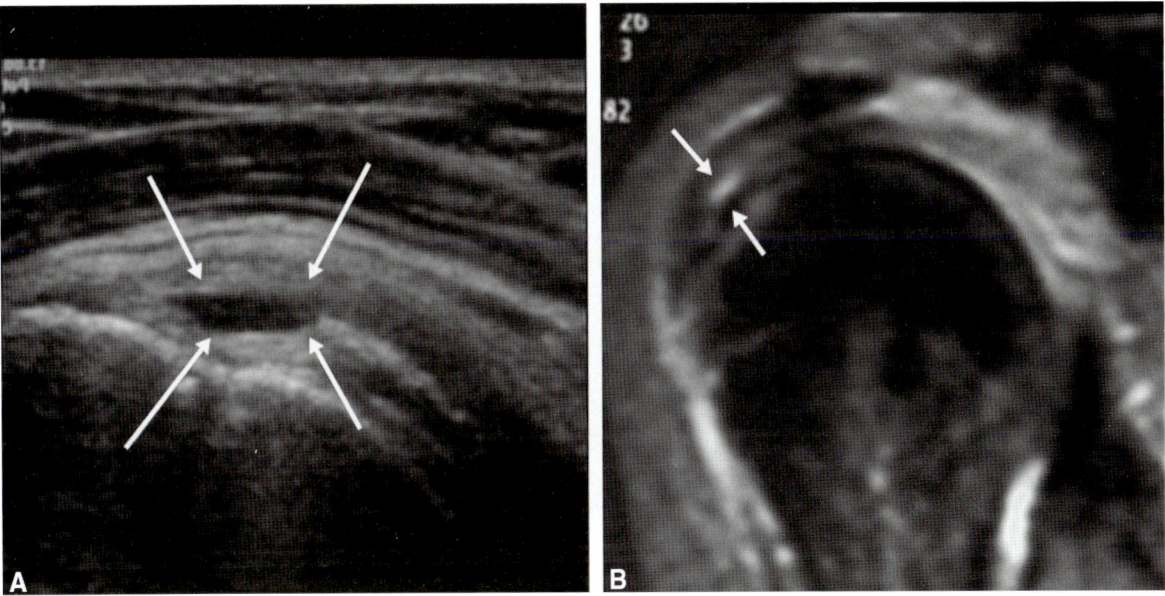

FIG. 52-17. Ecografía (**A**) y vista coronal de RM en secuencia STIR (**B**) de rotura intrasustancia del supraespinoso (flechas).

mento afectado, presencia de entesopatía, compromiso del bíceps e intervalo, e involución de la masa muscular.

Roturas de espesor completo

Las roturas de espesor total son de más fácil visualización que las parciales (**fig. 52-19**). Se extienden desde la bolsa hasta la superficie articular del tendón. Pueden afectar el segmento anterior, el posterior o todo el tendón; al perder este su anclaje óseo entonces se produce una retracción. De allí algunas discrepancias o malentendidos en el informe ecográfico cuando se describe una "rotura completa" sin detallar el compromiso total del tendón o solo de uno de sus segmentos, motivo también de discrepancias con informes de RM y artroscopia. La falta de descripción deja abiertas las dos posibilidades.

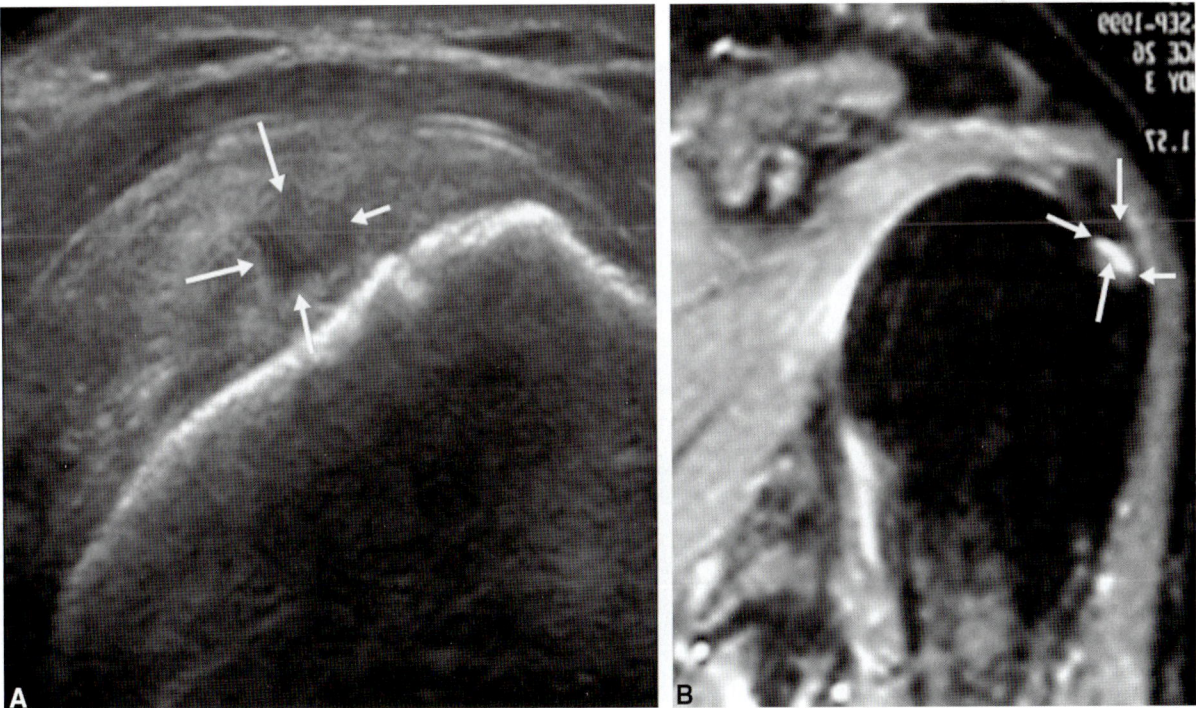

FIG. 52-18. Rotura parcial de la superficie articular del supraespinoso con cambios entesopáticos (flechas). Ecografía (**A**) y vista coronal de RM en secuencia STIR (**B**).

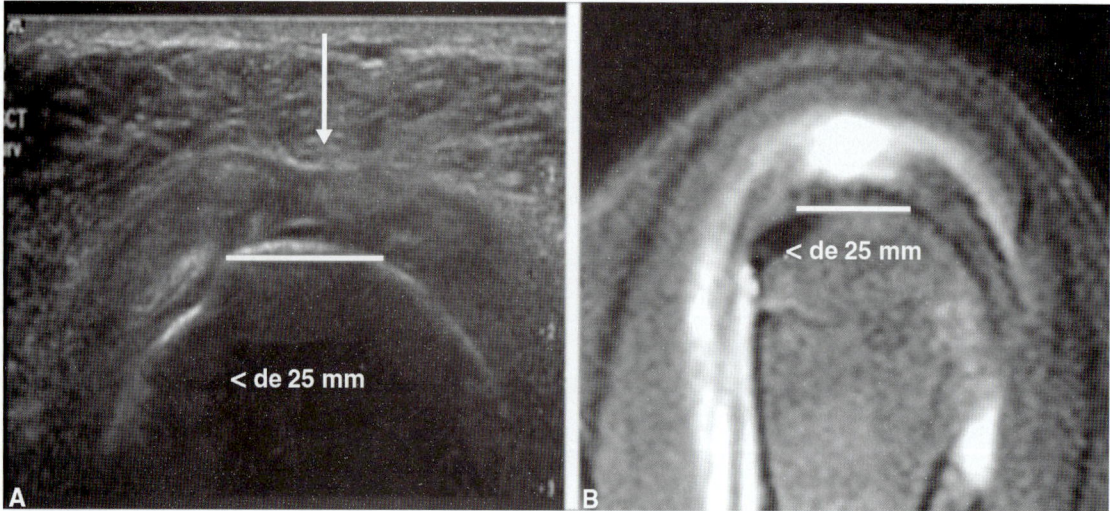

FIG. 52-19. Ecografía (**A**) y vista coronal de RM en secuencia STIR (**B**) de una rotura de espesor completo del segmento anterior del supraespinoso (flecha y línea horizontal) en contacto con el bíceps y el intervalo rotador.

Mientras más espacio exista entre la zona retraída, sea un segmento o todo el tendón, más fácil será el diagnóstico debido a la presencia de líquido sinovial reemplazando el patrón fibrilar.

 El grado de retracción en el subescapular e infraespinoso puede evaluarse con mayor facilidad que en el supraespinoso, ya que este –al pasar el borde del acromion hacia la articulación glenohumeral– queda oculto bajo la sombra ósea del acromion, a través del cual el haz de ultrasonido no puede pasar (**fig. 52-20**).

—

Por lo tanto, la medición más real será la anteroposterior, mientras que la longitudinal estará limitada por razones técnicas.

Las roturas crónicas se acompañan de atrofia muscular y, por ende, de una mayor retracción. En estos casos el diagnóstico ecográfico es sencillo asociado a ascenso de la cabeza humeral y herniación del deltoides.

 La falta de cobertura tendinosa por uno o más tendones deja la cabeza humeral desnuda.

—

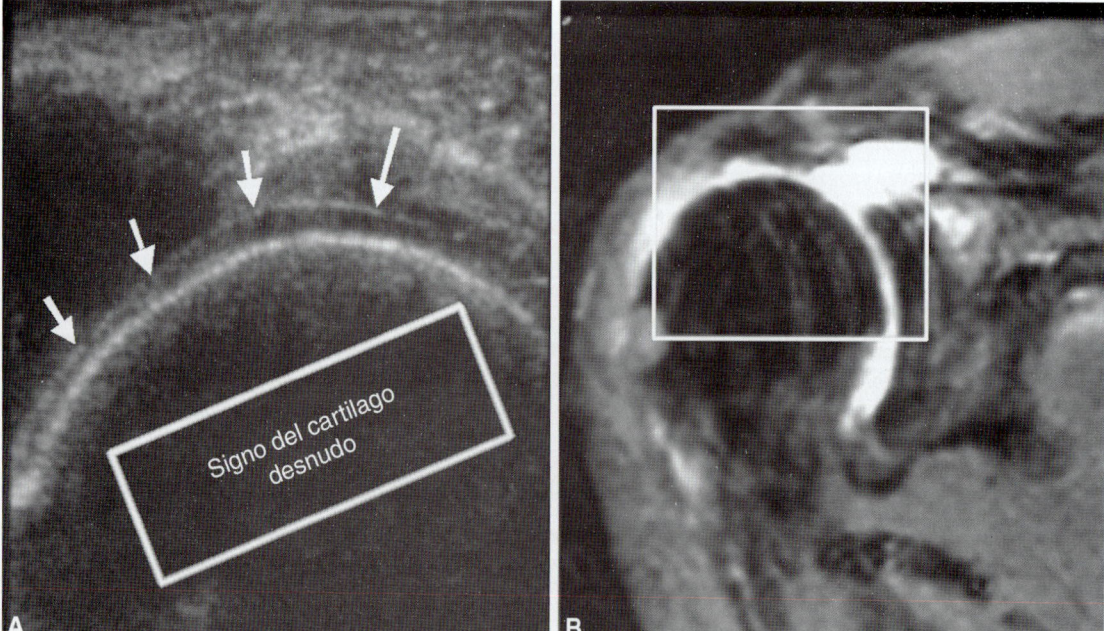

FIG. 52-20. Ecografía y vistas sagital y coronal de RM en secuencia STIR, respectivamente. Rotura masiva de supraespinoso e infraespinoso, ascenso de la cabeza humeral. Líquido articular. Retracción de las fibras del supraespinoso por encima de la glena.

SÍNTESIS CONCEPTUAL

– Las lesiones en el hombro involucran varios elementos óseos y ligamentosos, y su diagnóstico se realiza mediante maniobras semiológicas y estudios por imágenes.
– La incidencia de las fracturas del hombro es distinta en niños en comparación con los adultos y su clasificación determina el tratamiento.
– Las luxaciones de hombro pueden resolverse con maniobras e inmovilización y siempre requieren estudios de imágenes pretratamiento y postratamiento.
– Las lesiones producidas sobre los músculos del manguito rotador pueden diagnosticarse eficazmente con el correcto uso de la ecografía; este método diagnóstico permite también evaluar los resultados del tratamiento.

FRACTURAS DE LA DIÁFISIS HUMERAL

TRISTÁN MORENO Y LUCIANO A. DELLA ROSA

INTRODUCCIÓN

Las fracturas de la diáfisis humeral son aquellas que se extienden desde la inserción superior del músculo pectoral mayor hasta las crestas supracondíleas del húmero. Representan el 3% de todas las fracturas y el 20% de las fracturas propias del húmero. La mayoría se resuelven con tratamiento incruento.

MECANISMO DE PRODUCCIÓN

Se presentan con mayor frecuencia como resultado de un mecanismo indirecto en el cual el miembro superior apoya sobre la mano y gira en torno al eje de la diáfisis generando una fractura espiroidea. Con el aumento de frecuencia de los accidentes de tránsito, se han incrementado las fracturas producidas por mecanismo directo a causa de alta energía. La mayoría de ellas son de configuración atípica y localización variable acompañada de lesión de partes blandas.

FACTORES DE ESTABILIDAD

El húmero presenta inserciones musculares de potentes motores del miembro superior, entre ellos el pectoral mayor, el deltoides, el braquial y el tríceps. Las fracturas oblicuas largas del tercio proximal de la diáfisis van a generar abducción del fragmento proximal (por tracción del músculo deltoides) y aducción del fragmento distal (por tracción del músculo pectoral mayor). Las fracturas transversales mediodiafisarias son intrínsecamente inestables por la pequeña superficie de contacto óseo y la tendencia a la flexión del fragmento distal a expensas de los músculos flexores de brazo y antebrazo (**fig. 53-1**).

CUADRO CLÍNICO

El paciente presenta dolor, crepitación, impotencia funcional, deformidad, cierta tensión y edema de partes blandas.

 Es de suma importancia evaluar el retorno venoso, la viabilidad vascular del miembro y un examen neurológico minucioso. El nervio radial está particularmente en riesgo por su estrecha relación con la diáfisis humeral (**fig. 53-2**). La parálisis radial se presenta en el 11% de las fracturas.

—

En el 70% de los casos la lesión de este nervio tiene una recuperación espontánea a las 7 semanas (2 semanas a 6 meses). Debe ser explorado quirúrgicamente de forma inmediata en casos de parálisis con fractura expuesta, herida penetrante o de arma de fuego, lesión vascular, déficit después de reducción cerrada y fracturas del tercio distal (Holstein-Lewis).

ESTUDIOS COMPLEMENTARIOS

El estudio radiográfico mínimo implica incidencias de frente y perfil. Confirma la fractura y permite evaluar el grado de desplazamiento, ubicación y número de fragmentos (**fig. 53-3**). Cuando resulte necesario, deben realizarse incidencias oblicuas para poder determinar las características del hueso fracturado, su condición de normal a patológico (osteoporosis, quistes, tumores, metástasis). En huesos patológicos, el centellograma, la tomografía computarizada y la resonancia magnética pueden resultar de gran ayuda para la evaluación y el tratamiento adecuado de estas fracturas.

CLASIFICACIÓN

Pueden clasificarse según:

– el estado de partes blandas: en cerradas o expuestas.
– la localización topográfica: en tercio proximal, tercio medio o tercio distal.
– la configuración del trazo de fractura: en conminutas, transversas, oblicuas cortas, oblicuas largas o espiroideas y segmentarias.

TRATAMIENTO

Las fracturas diafisarias del húmero tienen resultados satisfactorios con consolidación y alineación aceptable en el 90% de los casos tratados de forma incruenta. Se considera una aline-

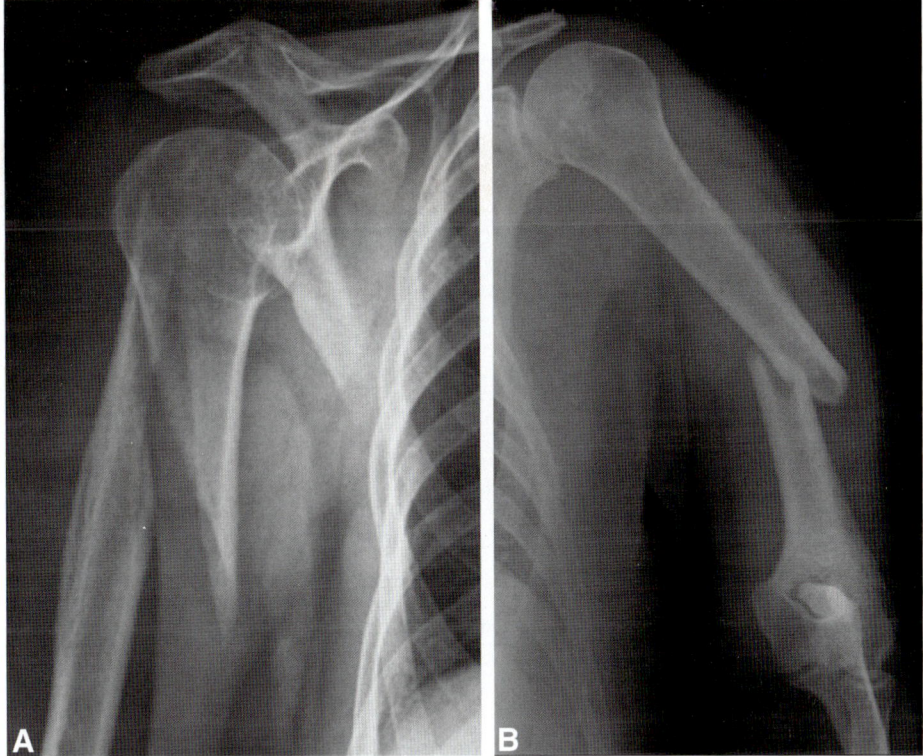

FIG. 53-1. Ejemplo de fractura oblicua larga (izquierda) y transversal mediodiafisaria (derecha).

ación aceptable a una deformidad menor de 20° de angulación en el plano sagital, menor de 30° de varo-valgo, menor de 15° de rotación interna y menor de 2-3 cm de acortamiento (véase **fig. 53-3**).

Los métodos de tratamiento incruento empleados con mayor frecuencia son las inmovilizaciones estáticas y las funcionales. Las estáticas de mayor uso han sido el yeso colgante (indicado en fracturas oblicuas largas o espiroideas con gran superficie de aposición) y el vendaje de Velpeau (utilizado en fracturas estables de húmero y especialmente en niños).

Con el objetivo de evitar la rigidez de las articulaciones adyacentes de la diáfisis humeral, se ha desarrollado la técnica de los brazaletes funcionales. Esta consiste en inmovilizar inicialmente el miembro superior con un yeso por encima del codo o férula de coaptación y cabestrillo con el codo a 90° por aproximadamente 1-3 semanas. Una vez que los síntomas agudos mejoran y si el edema disminuye, se aplica el brazalete con un cabestrillo. El brazalete consiste en dos tablas termoplásticas que se ajustan con velcro desde 5 cm distales de la axila a 4 cm proximales del olécranon. A medida que el músculo se atrofia y el edema sigue disminuyendo, el brazalete se ajusta más. Se permite al paciente movilidad activa del codo y pasiva controlada del hombro. El tiempo promedio de consolidación es de 11 semanas (**fig. 53-4**).

 El tratamiento quirúrgico está indicado en: fracturas expuestas, fracturas articulares asociadas, fracturas con lesión neurovascular, codo flotante (fractura de diáfisis humeral y antebrazo), fractura patológica, pacientes con politraumatismo y tratamiento incruento fallido. Esta última situación puede ser originada por fracturas transversales, espiroideas largas u oblicuas cortas

Fracturas transversales

Las fracturas transversales con desplazamiento y separación excesiva deben operarse. Los intentos de tratar estas fracturas a cielo cerrado no suelen ser satisfactorios dada la dificultad de reducirlas adecuadamente y la superficie de contacto ósea disminuida.

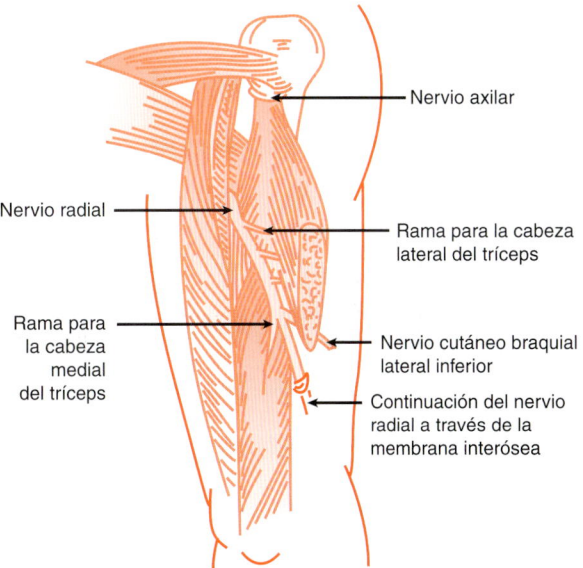

FIG. 53-2. El nervio radial recorre aproximadamente, durante 6 cm, la cara posterior de la diáfisis humeral.

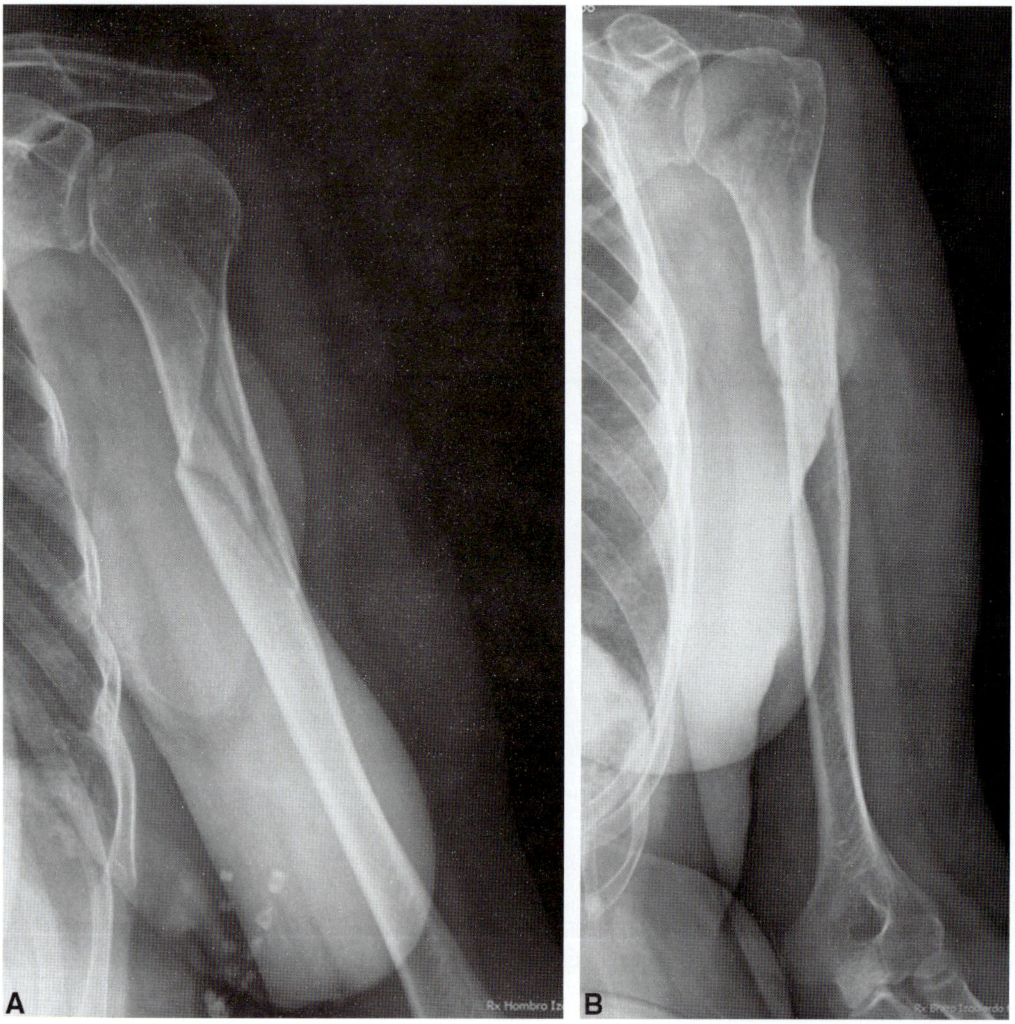

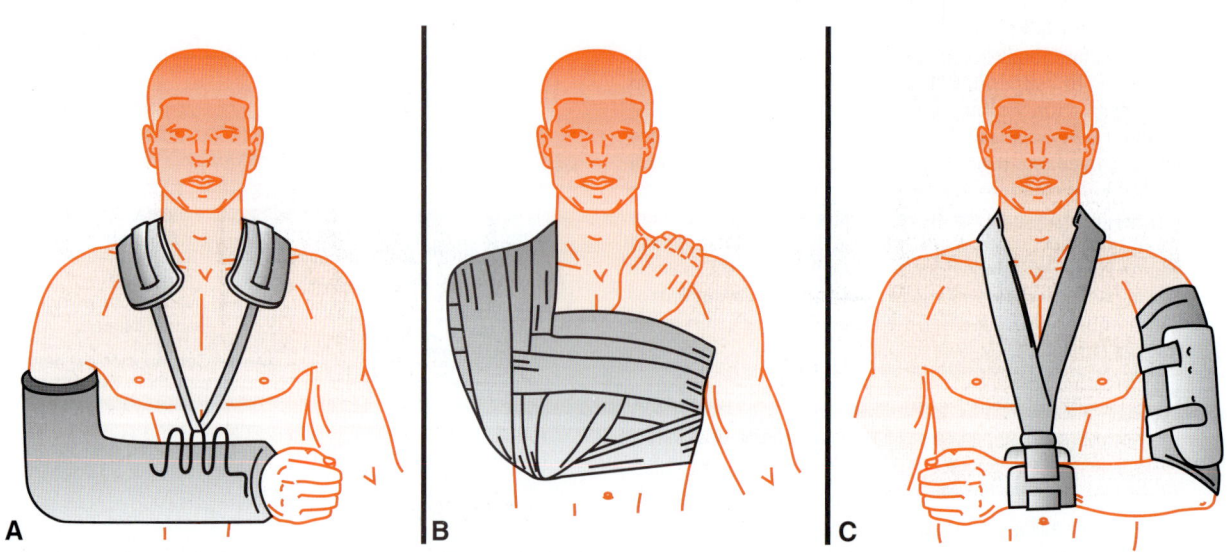

FIG. 53-3. Fractura espiroidea con tercer fragmento de tercio proximal de diáfisis humeral (**A**) que consolidó luego de 11 semanas mediante tratamiento incruento (**B**).

FIG. 53-4. Yeso colgante (**A**), vendaje de Velpeau (**B**), brazalete funcional (**C**).

Fracturas espiroideas largas

Si no logran reducirse al establecer el eje rotatorio, puede deberse a interposición muscular.

Fracturas oblicuas cortas

Las fracturas oblicuas cortas desplazadas de la porción distal de la diáfisis son difíciles de reducir y mantener en la posición adecuada. La inmovilización prolongada puede producir rigidez de codo.

El **tratamiento quirúrgico** de las fracturas de diáfisis humeral se realiza con fijación externa (tutores externos) o fijación interna (clavo endomedular acerrojado o placa con tornillos).

Tutor externo

Se utiliza en caso de fracturas expuestas con lesión importante de partes blandas o en casos en los cuales la fractura debe ser fijada de forma inmediata. Tiene la ventaja de estabilizar la fractura de forma poco invasiva, sin introducir material de osteosíntesis en el foco de fractura que interfiera con el proceso de reparación biológica. Permite el control y observación directa diaria del estado de las heridas y facilita el momento de reconstrucción de partes blandas. Como desventaja, tiene la posibilidad de infección superficial de los tornillos de fijación y la incomodidad para el paciente de llevar material externo.

Clavo endomedular rígido acerrojado

El clavo tiene la ventaja biomecánica de estar alineado con el eje mecánico de la fractura y la ventaja biológica de preservar el periostio y el foco fracturario. Se puede colocar de forma anterógrada para fracturas del tercio proximal de la diáfisis, retrógrada para el tercio distal y cualquiera de los dos para el tercio medio. Su colocación de forma mínimamente invasiva produce poca lesión de las partes blandas. Los tornillos del clavo evitan la rotación de los fragmentos óseos (**fig. 53-5**).

Placa con tornillos

La reducción abierta y la fijación interna con placa y tornillos permiten visualización directa y reducción anatómica con compresión interfragmentaria de la fractura. También permiten, de ser necesario, la exploración del nervio radial. Predomina su indicación en fracturas oblicuas o transversales inestables del tercio medio inferior. Se utiliza un abordaje anterolateral para las fracturas de tercio proximal y tercio medio y un abordaje posterior para las fracturas de tercio medio y tercio proximal (**fig. 53-6**).

FRACTURAS DIAFISARIAS DEL HÚMERO EN NIÑOS

Son menos frecuentes que en los adultos y habitualmente se deben a un mecanismo indirecto de torsión, por lo que predomina el trazo de fractura oblicuo o espiroideo. En los niños mayores, el mecanismo directo ha aumentado su frecuencia.

En el recién nacido es necesario tener en cuenta las posibilidad de fracturas que se producen durante el mecanismo del parto. En el niño maltratado, la fractura diafisaria del húmero es un hallazgo común. Tampoco es infrecuente la fractura patológica por quistes óseos simples. El tratamiento está sujeto a todos los criterios de evaluación y en los niños con fracturas no patológicas casi rutinariamente es incruento.

En las fracturas del recién nacido, suele utilizarse un simple vendaje inmovilizador que sujeta el miembro fracturado del tórax; la consolidación se logra antes de la segunda semana.

En los niños mayores, en fracturas estables, basta un simple vendaje de Velpeau. Las fracturas desplazadas requieren reponer los fragmentos fracturarios; habitualmente es suficiente una férula en "U" de coaptación, para estabilizar la fractura y obtener su consolidación en cinco o seis semanas. El yeso colgante de Caldwell se utiliza con menor frecuencia que en el adulto y preferentemente cuando existe acortamiento óseo en niños mayores.

El tratamiento quirúrgico se indica en fracturas expuestas, patológicas y aquellas asociadas con lesiones del nervio radial que requieran exploración inmediata. A nivel diafisario puede esperarse poca remodelación espontánea a partir de los 6 años de edad.

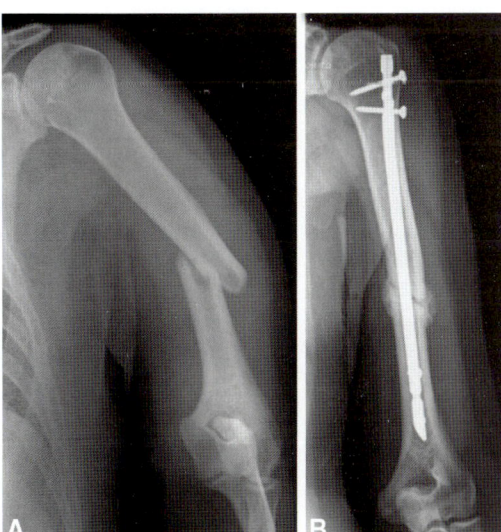

FIG. 53-5. Fractura mediodiafisaria de húmero izquierdo de trazo transverso desplazada (**A**), tratada mediante clavo endomedular anterógrado acerrojado (**B**).

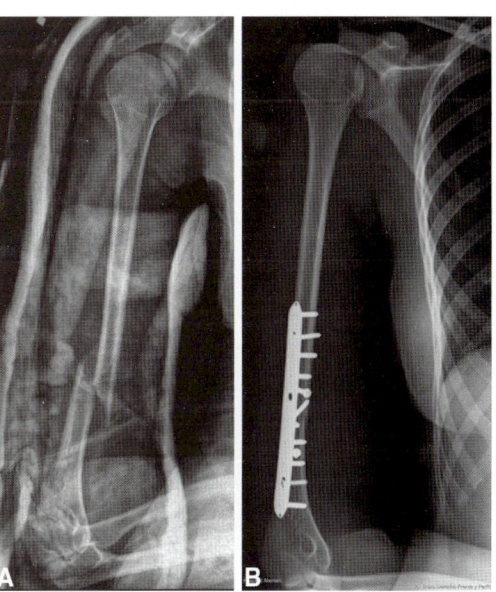

FIG. 53-6. Fractura espiroidea desplazada de tercio distal de diáfisis (**A**), tratada mediante reducción abierta y fijación con placas y tornillos (**B**).

SÍNTESIS CONCEPTUAL

– Las fracturas de la diáfisis humeral son, en su mayoría, pasibles de tratamiento incruento.
– El examen neurovascular del miembro superior afectado es de primordial importancia para realizar su diagnóstico inicial.
– Los estudios radiográficos deben presentar como mínimo dos proyecciones para clasificar la fractura e indicar el tratamiento apropiado.
– Durante el tratamiento incruento de estas fracturas, debe realizarse un seguimiento estricto radiográfico y de partes blandas para asegurar una buena evolución.
– La colocación de clavos endomedulares, aunque menos invasivos que la placa con tornillos, no está exenta de complicaciones locales.
– Para el tratamiento mediante reducción abierta y fijación interna, se debe tener una comprensión adecuada de la anatomía regional del nervio radial.

LESIONES TRAUMÁTICAS DEL CODO EN EL ADULTO Y EN EL NIÑO. CODO FLOTANTE

JUAN P. SIMONE, MICHAEL OETTINGER, ANTONIO GOSAK, OSCAR VARAONA, LEONARDO ÁVILA, MIGUEL A. CAPOMASSI Y RICARDO M. GARDENAL

54-1. INTRODUCCIÓN A LAS LESIONES DEL CODO
JUAN P. SIMONE, MICHAEL OETTINGER Y ANTONIO GOSAK

ANATOMÍA Y FISIOLOGÍA DEL CODO

El codo es una articulación sinovial compuesta. Está conformado por tres articulaciones: la húmero-cubital y la húmero-radial en continuidad con la radio-cubital proximal. La porción inferior del húmero o paleta humeral presenta una porción articular hacia el lado interno (tróclea humeral), hacia afuera por el cóndilo y una porción no articular constituida por los epicóndilos (medial y lateral), la fosa coronoide, la fosa olecra-

neana y la fosita radial. La cavidad sigmoidea mayor del cúbito se articula con la tróclea humeral y se acopla a través de la punta del olécranon por arriba; por abajo y hacia adelante, con el pico de la apófisis coronoides. La cúpula del radio presenta una plataforma de superficie lisa excavada que articula con el cóndilo humeral.

La paleta humeral tiene una inclinación hacia adelante de 45° con respecto a su eje diafisario. La cavidad sigmoidea mayor del cúbito responde a esta con una dirección posterosuperior de 30°; de ese modo permite una flexión articular máxima limitada por la interposición de las masas musculares. Así queda conformada una de las articulaciones más congruentes del cuerpo.

El complejo capsuloligamentario está conformado por una cápsula fibrosa con refuerzos anteriores y posteriores y un conjunto de ligamentos que actúan como tensores para mantener las superficies articulares en contacto. El complejo ligamentario interno (CLI) es una banda triangular formada por una banda oblicua anterior, una oblicua posterior y una banda transversa o ligamento de Cooper. El haz oblicuo anterior es el más fuerte y rígido, y se proyecta desde el epicóndilo medial hacia el tubérculo proximal del margen coronoide medial. Por su parte, el complejo ligamentario externo (CLE) está conformado por un ligamento colateral radial, el ligamento colateral cubital lateral y el ligamento anular con una proyección anterior formando el ligamento colateral accesorio.

El rango de movilidad del codo es de 0° de extensión hasta 145° de flexión activa, y llega en forma pasiva hasta 160°, y el de pronosupinación es de 90° de supinación hasta 85° de pronación.

EXAMEN CLÍNICO

El examen clínico debe comenzar con un detallado interrogatorio para describir el mecanismo de lesión y así pesquisar las lesiones involucradas en el traumatismo del codo.

El examen debe incluir la inspección en busca de alteraciones visibles de las partes blandas y asimetrías con respecto al codo contralateral. Normalmente, el codo presenta en extensión un valgo de 15°. Se debe pedir al paciente que realice los movimientos de flexión, extensión, pronación y supinación de forma activa y comparativa si el dolor lo permite. Se deben tener en cuenta limitaciones funcionales, chasquidos, resaltos articulares, y palpar las principales prominencias óseas observando su relación. Se busca el olécranon por atrás, la epitróclea por adentro y el epicóndilo por afuera. En extensión, estos tres reparos se encuentran en una misma línea horizontal, y con el codo en flexión formarán un triángulo isósceles que se modificará con las diferentes lesiones traumáticas del codo (triángulo de Hueter). Inmediatamente distal al epicóndilo, se puede palpar la cabeza radial donde se evidencia su contorno durante el movimiento de pronosupinación.

Ante una lesión del codo, siempre es necesario examinar el pulso radial y cubital (lesión arteria humeral) y efectuar un examen neurológico correcto (nervio radial, cubital y mediano).

EXÁMENES COMPLEMENTARIOS

La radiología del codo incluye la posición de frente en extensión y de perfil en flexión.

Debe reconocerse la aparición de los núcleos de osificación, recordando su cronología a lo largo del crecimiento, pues al nacer la articulación del codo es cartilaginosa y transparente a los rayos X. El núcleo condíleo aparece alrededor de los 2 años de edad. A los 5 lo hacen el núcleo de la cabeza del radio y la epitróclea. El núcleo del olécranon y de la tróclea se observan entre los 8 y 11 años. El epicóndilo, a los 13 años aproximadamente.

En las radiografías del adulto deben individualizarse la integridad de todos los elementos óseos previamente mencionados y la correcta relación entre ellos. De esta manera, se podrán confirmar diferentes patologías traumáticas del codo como fracturas, luxaciones y luxofracturas.

 La tomografía computarizada (TC) es una herramienta de utilidad ante las fracturas que involucran la superficie articular. El detalle de la conminución, número de fragmentos y calidad ósea es de valor para una planificación preoperatoria minuciosa.
—

El papel de la resonancia magnética es limitado ante el traumatismo agudo del codo. Puede ser de utilidad para evaluar el cartílago articular, fracturas ocultas y lesión de partes blandas incluidas las estructuras ligamentarias.

54-2. FRACTURAS Y LUXACIONES DEL CODO EN EL ADULTO
JUAN P. SIMONE, MICHAEL OETTINGER Y ANTONIO GOSAK

INTRODUCCIÓN

En el adulto: 1) fractura supraintercondílea del húmero distal, 2) fractura del capítulo del húmero (capitellum o eminencia capitata), 3) fractura de la cabeza de radio y 4) fractura del olécranon.

Las luxaciones y luxofracturas pueden ocurrir a cualquier edad.

FRACTURAS SUPRAINTERCONDÍLEAS DEL HÚMERO DISTAL

Representa el 2% de las fracturas del adulto. Su incidencia es de 5,7 cada 100 000 personas/año con una curva etaria bimodal. Puede ocurrir en pacientes jóvenes debido a accidentes vehiculares y pacientes mayores por caída de la propia altura con hueso de calidad osteopénica u osteoporótica. El mecanismo de producción de estas fracturas es la carga axial con el codo en flexión menor de 90°.

Si bien existen varias clasificaciones para agrupar estas fracturas, la universalmente aceptada es la de la AO/ASIF (**fig. 54-2-1**). Esta las divide en fracturas extraarticulares (tipo A); fracturas parcialmente articulares (tipo B), que preservan una parte del segmento articular en continuidad con la diáfisis, y las fracturas articulares (tipo C), que tienen fragmentos no articulares que permanecen en continuidad con la diáfisis.

Tratamiento

Las variantes terapéuticas son diversas y están sujetas al tipo de fractura y a las características del paciente teniendo en cuenta su edad biológica y su estado fisiológico.

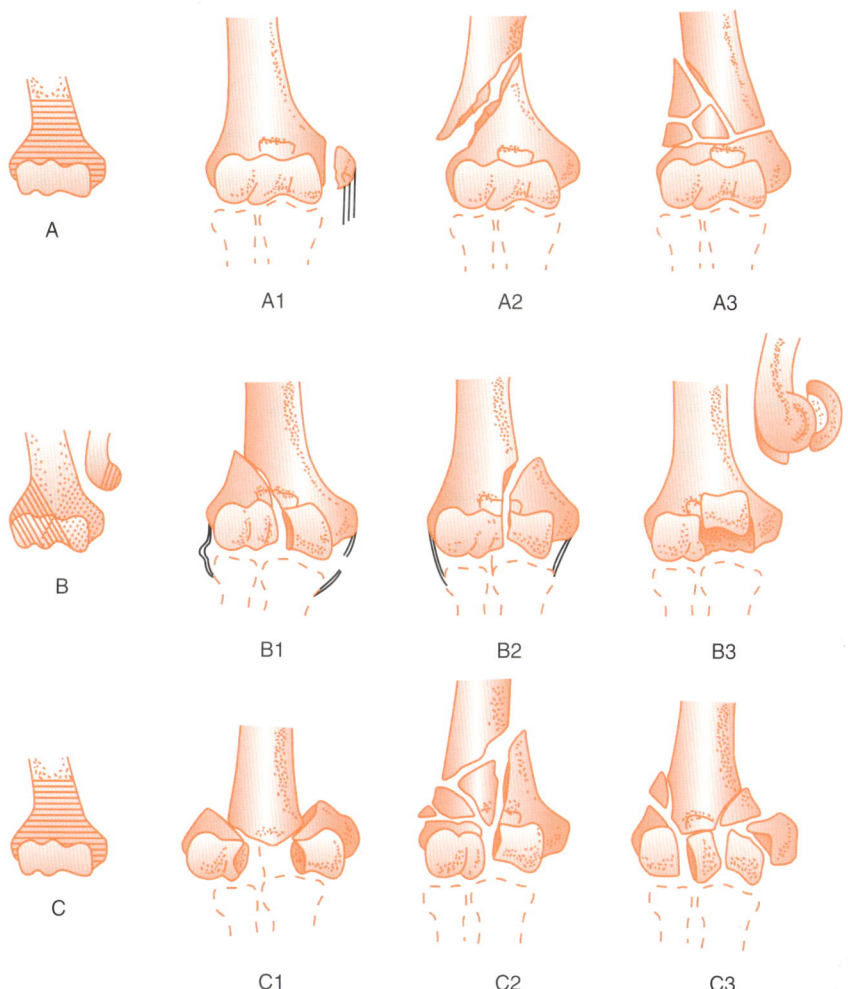

FIG. 54-2-1. Clasificación de AO/ASIF de las fracturas supraintercondíleas del húmero distal.

En general, las fracturas del húmero distal deben tratarse mediante una reducción abierta y fijación estable para permitir una movilidad temprana de la articulación mediante un abordaje posterior.

Sin embargo, en ocasiones limitadas, el tratamiento puede ser incruento. La inmovilización enyesada (yeso braquiopalmar) está indicada en fracturas no desplazadas. Es importante realizar controles radiográficos periódicos hasta su consolidación.

Los tratamientos funcionales como el cabestrillo "en saco de huesos" son excepcionales y están indicados en pacientes añosos con mal estado clínico, cuyo hueso osteoporótico presenta una fractura con gran conminución articular. El método consiste en colocar el miembro superior afectado en un cabestrillo en máxima flexión. Se deja el codo colgando libremente (ligamentotaxia por gravedad). A los 10 días se comienza con movimientos pendulares del hombro y a las 3 semanas con movimientos graduales del codo. A las 6 semanas, luego de comprobar la curación se retira el cabestrillo y se indican ejercicios más intensos.

El empleo de una tracción esquelética (olecraneana) o de tutor externo es una opción racional como método transitorio (edema importante o pacientes politraumatizados), esperando su tratamiento definitivo con osteosíntesis adecuada. Es fundamental el control de las clavijas o agujas colocadas en forma percutánea para evitar la infección.

La artroplastia total de codo tiene indicación selecta, reservada para fracturas con conminución articular severa en pacientes mayores de 65 años y con una demanda funcional limitada.

Pero el procedimiento de referencia (*gold standard*) del tratamiento es la reducción abierta y la fijación estable mediante la utilización de placas y tornillos. Los objetivos de este tratamiento son la reducción anatómica de la superficie articular, la fijación estable del segmento articular comprometido a la metáfisis y esta a la diáfisis, empleando material de osteosíntesis adecuado (placas de 3,5 mm y tornillos de cortical o de esponjosa de 3,5 o 4 mm), para así poder comenzar con la rehabilitación en forma inmediata (**figs. 54-2-2 A** y **B** y **54-2-3 A** y **B**).

FRACTURAS DEL *CAPITELLUM* O EMINENCIA *CAPITATA*

Este tipo particular de fracturas afecta exclusivamente la superficie articular involucrando al *capitellum* con o sin extensión a la tróclea y al epicóndilo, respetando las columnas laterales de la paleta humeral.

Representan el 1% de las fracturas del codo y el 6% de las fracturas del húmero distal. En un 17% de los casos se encuentran asociadas a lesión del complejo ligamentario lateral. Por lo general, son fracturas de baja energía producida con el codo en

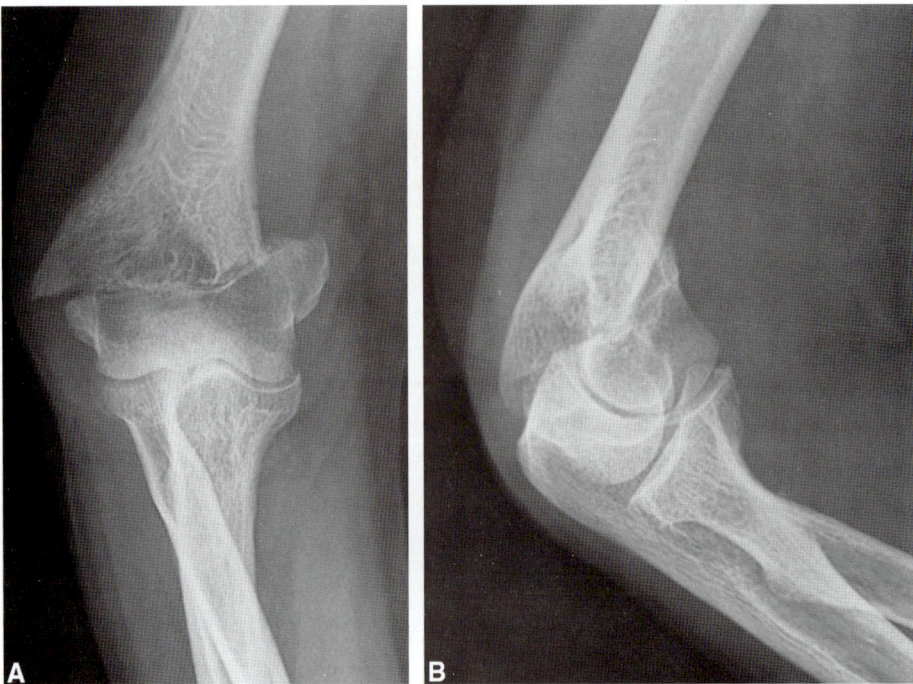

FIG. 54-2-2. Radiografía de fractura intercondílea del húmero distal preoperatoria. **A.** Frente. **B.** Perfil.

flexión y es el impacto de la cabeza radial el que produce el cizallamiento de la eminencia *capitata*.

Han sido clasificadas clásicamente como lesión de tipo I (Hahn-Steinthal): fractura del *capitellum* con lesión de pequeña porción de la tróclea y tipo II (Kocher-Lorenz): lesión osteocondral del *capitellum*. Dubberley presentó una clasificación con utilidad pronóstica (**fig. 54-2-4**).

- El **tipo I** es una fractura del *capitellum* con leve extensión a la tróclea.

- El **tipo II** presenta fractura de *capitellum* y tróclea completos.
- El **tipo III** presenta una fractura y disociación del *capitellum* y la tróclea.

Tratamiento

El tratamiento puede consistir en la simple extirpación del fragmento en casos aislados donde todos los estabilizadores

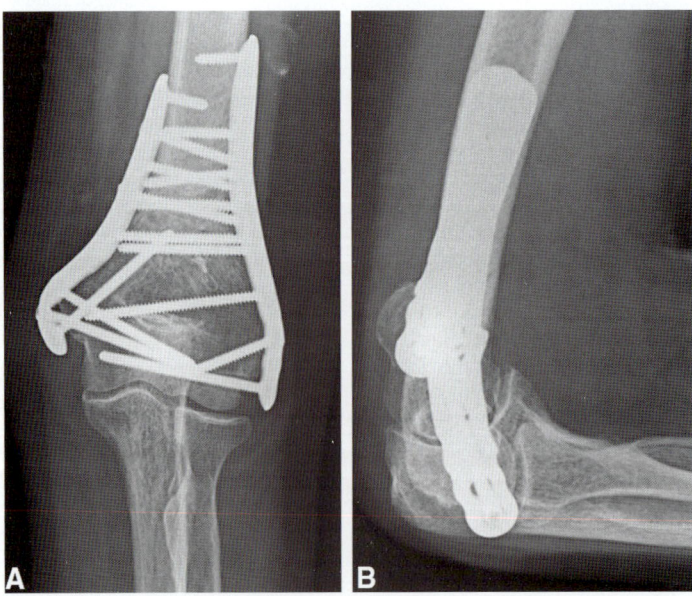

FIG. 54-2-3. Radiografía de fractura intercondílea del húmero distal posoperatoria con doble placa y tornillos. **A.** Frente.**B.** Perfil.

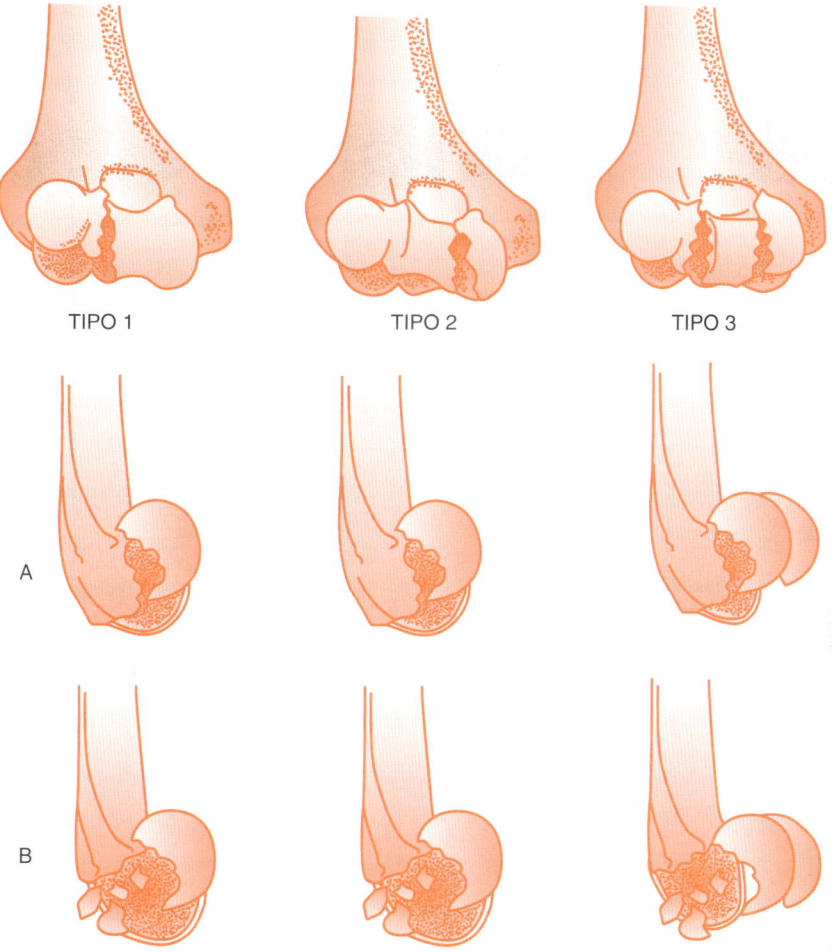

FIG. 54-2-4. Clasificación de Dubberley de las fracturas del *capitellum*.

del codo estén intactos y la tróclea humeral permanezca indemne.

Si no, es de preferencia la reducción abierta y fijación interna para realizar una movilidad temprana del codo. Ante lesiones aisladas y simples del *capitellum* se puede realizar mediante un abordaje lateral extendido. En caso de que la fractura se extienda a la tróclea significativamente o presente varios fragmentos se puede realizar un abordaje medial y lateral combinado, o simplemente un abordaje posterior universal con osteotomía del olécranon.

La fijación más estable se obtiene con tornillos sin cabeza en dirección anteroposterior (**fig. 54-2-5**).

En casos de pacientes mayores de 65 años de baja demanda funcional, con gran conminución articular y mala calidad ósea donde una fijación estable no se considere posible, se puede recurrir a una prótesis de codo como opción terapéutica (**figs. 54-2-6 A** y **B** y **54-2-7 A** y **B**).

FRACTURAS DEL OLÉCRANON

Son las fracturas de codo más frecuentes del anciano y provocan una discontinuidad en el mecanismo extensor del tríceps. El signo más importante es la incapacidad para extender el codo en forma activa contra la gravedad, aunque sea esto difícil de evaluar debido al dolor del paciente.

 La clasificación más utilizada es la clasificación de la Clínica Mayo, que contempla desplazamiento, conminución y estabilidad de las fracturas. Tipo I es no desplazada, tipo II desplazada estable y tipo III desplazada e inestable (**fig. 54-2-8**).
—

Los subtipos A y B hacen referencia a no conminuta o con conminución, respectivamente.

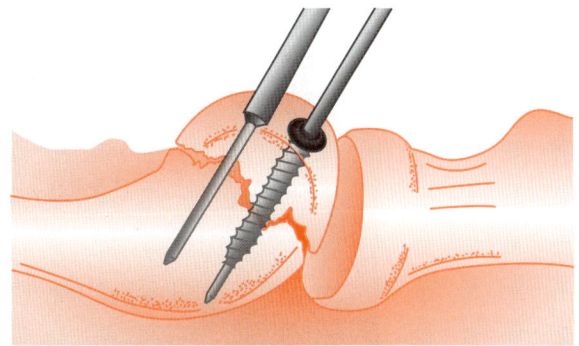

FIG. 54-2-5. Esquema de una fractura del *capitellum* y su fijación con tornillos.

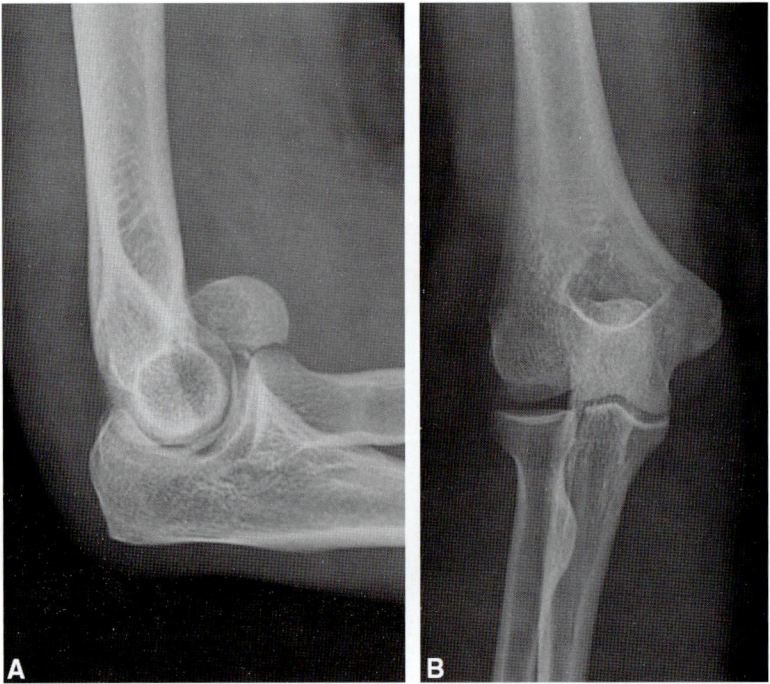

FIG. 54-2-6. Radiografía preoperatoria de fractura conminuta del *capitellum* o eminencia capitata. **A.** Frente. **B.** Perfil.

Tratamiento

Existen dos grupos de fracturas: aquellas no desplazadas que conservan el mecanismo extensor intacto, pasibles de ser tratadas de manera incruenta, y aquellas fracturas desplazadas y con afección del mecanismo extensor del codo, que deberán ser sometidas a tratamiento incruento.

Las fracturas tipo IA deben someterse a un "tratamiento funcional", que consiste en la inmovilización durante una semana aproximadamente y luego comenzar con una movilización con-trolada y progresiva, previa confirmación de su estabilidad tanto en flexión como en extensión mediante visualización radioscópica.

La resección del olécranon es una técnica reservada para pacientes ancianos y con mal trofismo óseo en los que la fractura comprometa no más del 50% del olécranon, conminuta y que no esté asociada a otras lesiones.

La sutura alámbrica "absorbetracciones" es un excelente método de fijación para el tratamiento de fracturas del olécranon tipo IIA y IIB. El tornillo tirafondo con banda "absorbetracciones" tiene la misma indicación. El tornillo bicortical se

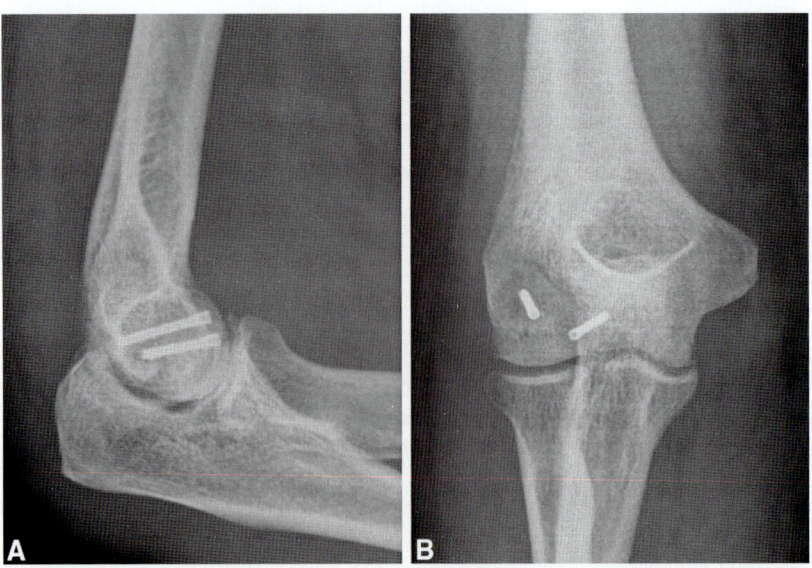

FIG. 54-2-7. Radiografía posoperatoria de fractura conminuta del *capitellum* y su osteosíntesis. **A.** Frente. **B.** Perfil.

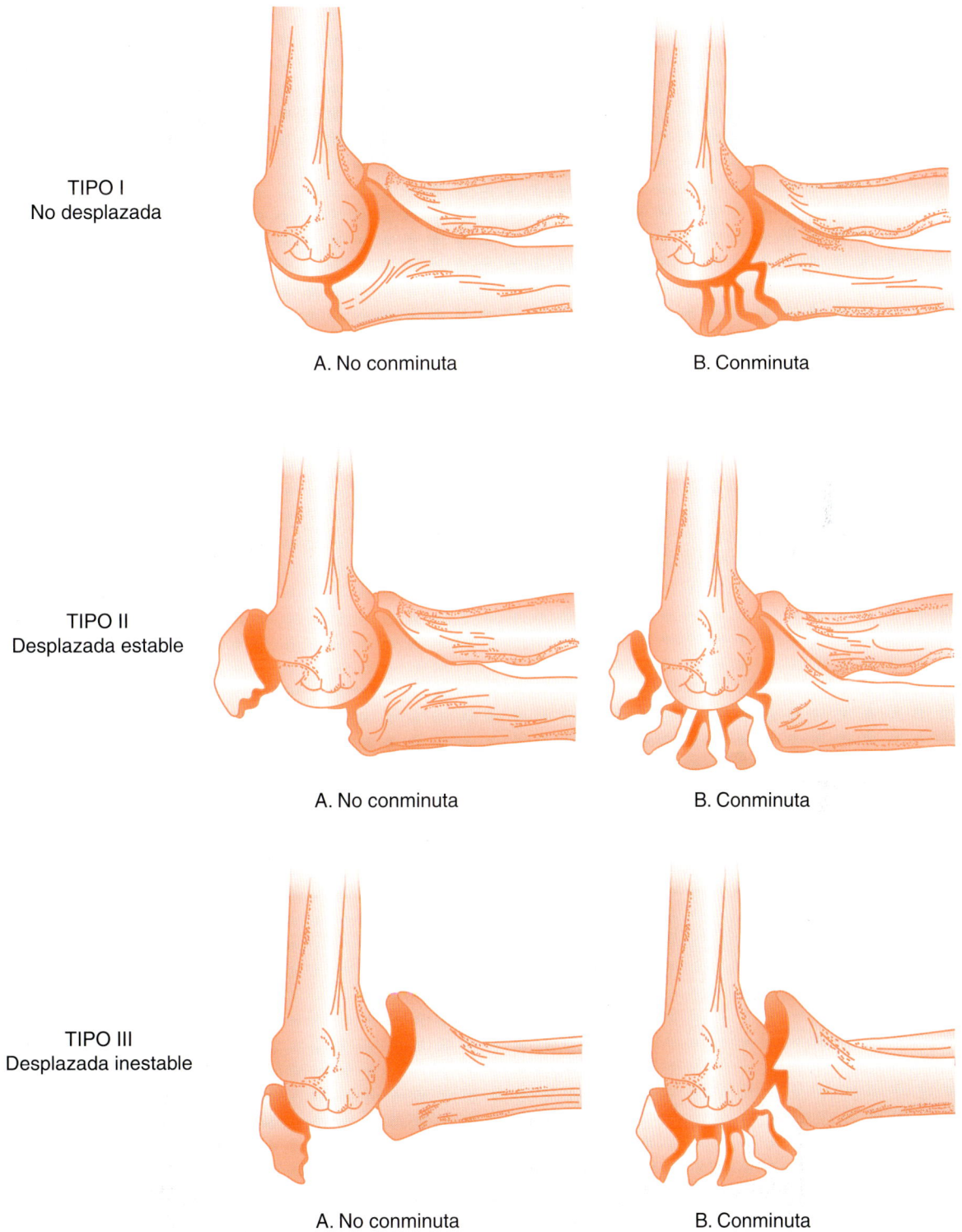

TIPO I
No desplazada

A. No conminuta   B. Conminuta

TIPO II
Desplazada estable

A. No conminuta   B. Conminuta

TIPO III
Desplazada inestable

A. No conminuta   B. Conminuta

FIG. 54-2-8. Clasificación de la Clínica Mayo de las fracturas del olécranon.

emplea raramente y está indicado en fracturas transversas u oblicuas cercanas a la unión olécranon-coronoides (cerca de la inserción del ligamento colateral medial).

Las placas con tornillos proveen una mayor estabilidad en fracturas conminutas que el cerclaje antidistractor. Las fractu-

ras del tipo IIB (desplazadas, estables y conminutas) y, con mayor frecuencia, las del tipo III (inestables con conminución o sin ella) deberán tratarse con este método.

El abordaje posterior es el de elección para cada una de estas técnicas (**fig. 54-2-9 A** a **D**).

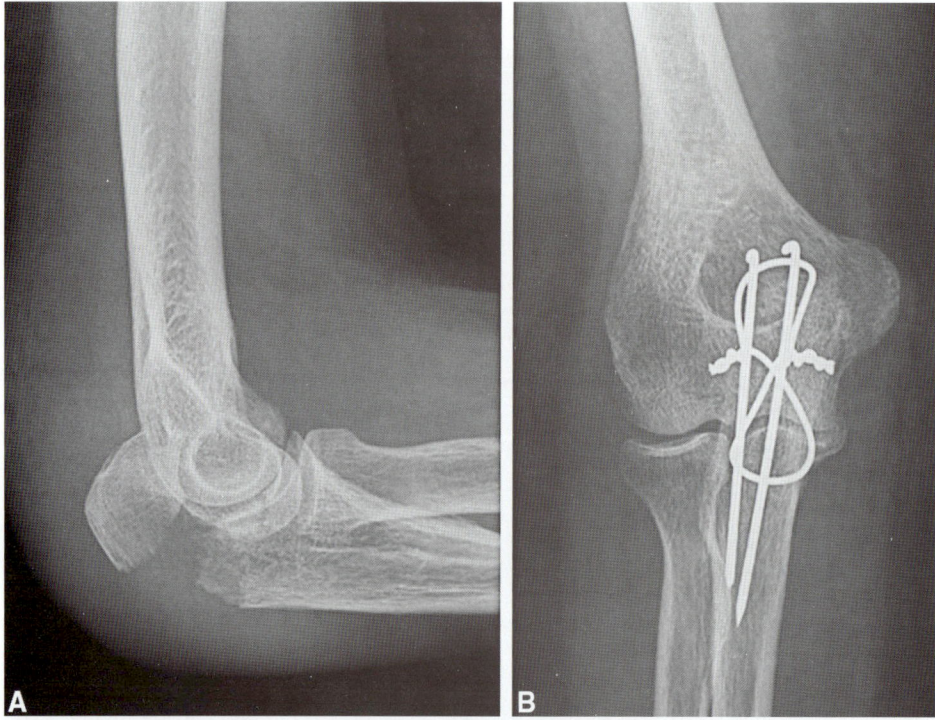

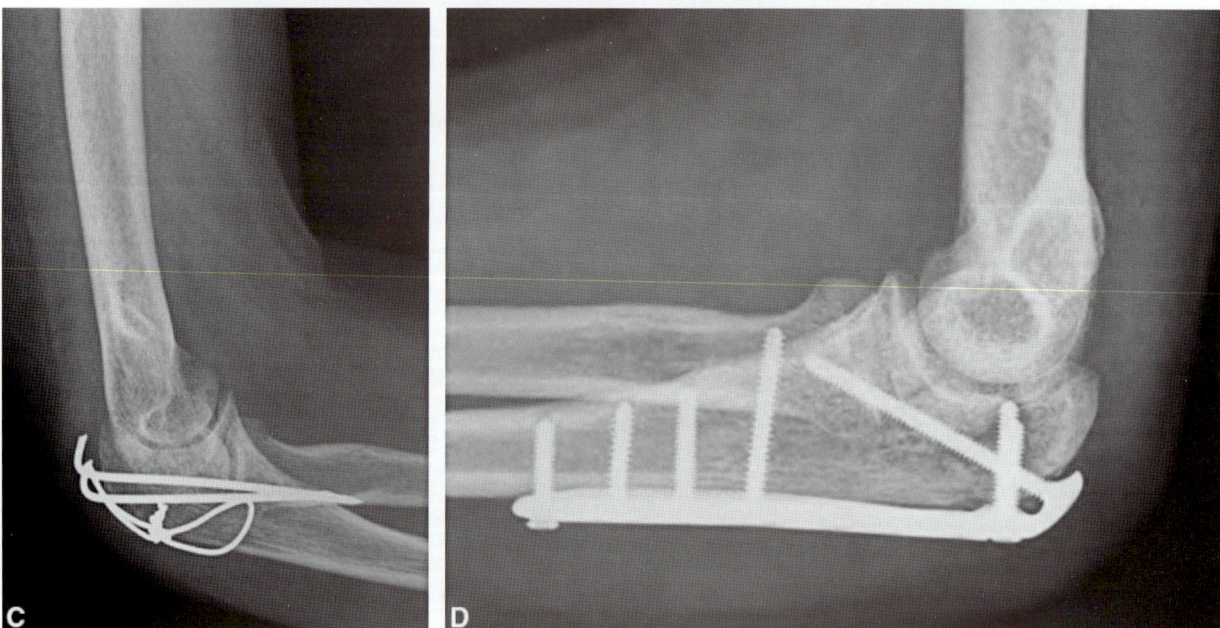

FIG. 54-2-9. Radiografía de fractura del olécranon. **A.** Preoperatoria de perfil donde se observa amplia diastasis. **B.** Posoperatoria de frente. Se observa osteosíntesis con cerclaje (dos clavijas más alambre). **C.** Posoperatoria de perfil. **D.** Fractura de olécranon asociado a fractura de coronoides fijado con osteosíntesis con placa y tornillos.

FRACTURAS DE LA CÚPULA RADIAL

 Compromete a la cabeza del radio. Es la fractura de codo más frecuente del adulto. Representa el 6% de todas las fracturas y el 33% de las fracturas del codo.

Se produce en la gran mayoría de los casos por una caída con el codo en extensión y el antebrazo en pronación. Es el impacto axial contra el *capitellum* lo que produce su lesión.

La clasificación más utilizada es la de Mason (**fig. 54-2-10**). En las tipo 1 no hay desplazamiento o el desplazamiento es mínimo (menor de 2 mm). En las tipo 2 hay desplazamiento en

TIPO I

TIPO II

TIPO III

TIPO IV

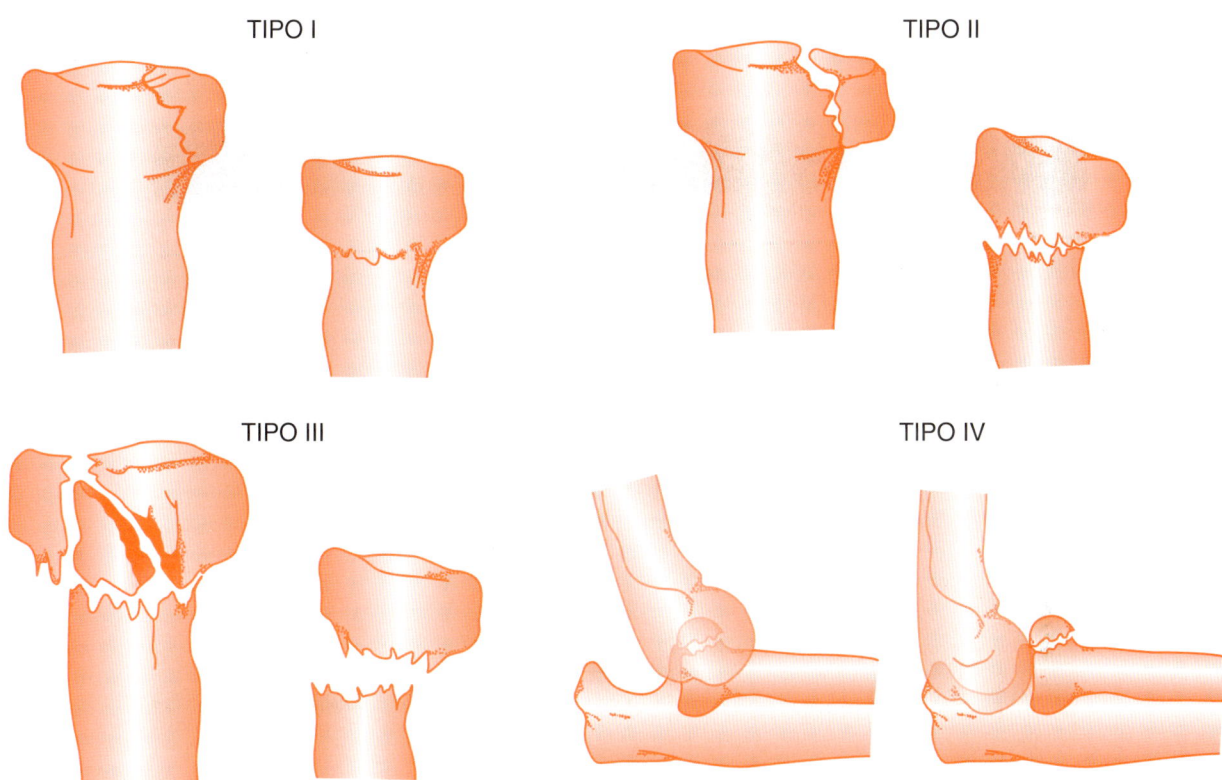

FIG. 54-2-10. Clasificación de Mason de las fracturas de la cúpula radial.

general por cizallamiento con un solo fragmento. Las tipo 3 son conminutas o multifragmentarias. Se ha agregado a la clasificación de fracturas de la cúpula radial la lesión tipo IV de Mason-Johnston, en la que una luxación húmero-cubital acompaña a la fractura de la cúpula.

Ante la presentación de cualquier fractura de cúpula radial se debe sospechar y descartar lesión ligamentaria interna y, externa asociada.

Tratamiento

Las fracturas tipo I no requieren tratamiento quirúrgico ni inmovilización prolongada. Al término de 7-10 días de inmovilización con cabestrillo, se puede comenzar la rehabilitación correspondiente.

Las fracturas tipo II son pasibles de tratamiento conservador, siempre y cuando no haya bloqueos a la movilización del codo, resaltos articulares, o fragmentos con desplazamiento mayor de 2 mm. En estos casos, el tratamiento de elección es la reducción abierta y fijación interna con tornillos en el caso de fracturas puras de la cúpula radial. Si la fractura se extiende o compromete el cuello del radio, se puede optar además por el agregado de una placa (**figs. 54-2-11 A** y **B** y **54-2-12 A** y **B**).

Las fracturas tipo III la mayoría de las veces se consideran irreparables mediante fijación interna. Si tal es el caso, se puede optar por la resección de la cúpula radial (siempre y cuando no haya lesión ligamentaria asociada que produzca inestabilidad) o por la colocación de una prótesis de cúpula radial (**figs. 54-2-13 A** y **B** y **54-2-14 A** y **B**).

LUXACIÓN DEL CODO

La luxación de codo es la pérdida completa de la congruencia articular entre el húmero distal y el cúbito y el radio. El tipo de luxación más frecuente es la posterolateral. El mecanismo de lesión responde a una caída con el codo en extensión, supinación y valgo forzado con la lesión del complejo ligamentario lateral en primera instancia.

 El paciente se va a presentar con gran dolor, impotencia funcional y deformidad del codo. Es de suma importancia realizar un examen neurovascular antes y después de la reducción de dicha articulación.

—

Tratamiento

Luego de tomar radiografías para descartar alguna lesión ósea asociada debe realizarse la reducción de la luxación. Esta puede efectuarse con mucho cuidado en la sala de emergencias en casos selectos. No obstante, ante el fuerte dolor y espasmo muscular, es más fácil y seguro realizarla bajo anestesia general.

Luego de reducir una luxación de codo se debe evaluar la estabilidad resultante e inmovilizar la articulación a 90° y el antebrazo en pronación durante 7 días para luego volver a evaluarla. La inmovilización prolongada se asocia con disminución de la movilidad articular, sin mejorar necesariamente su estabilidad. Hay una mayor tendencia a la rigidez y al dolor

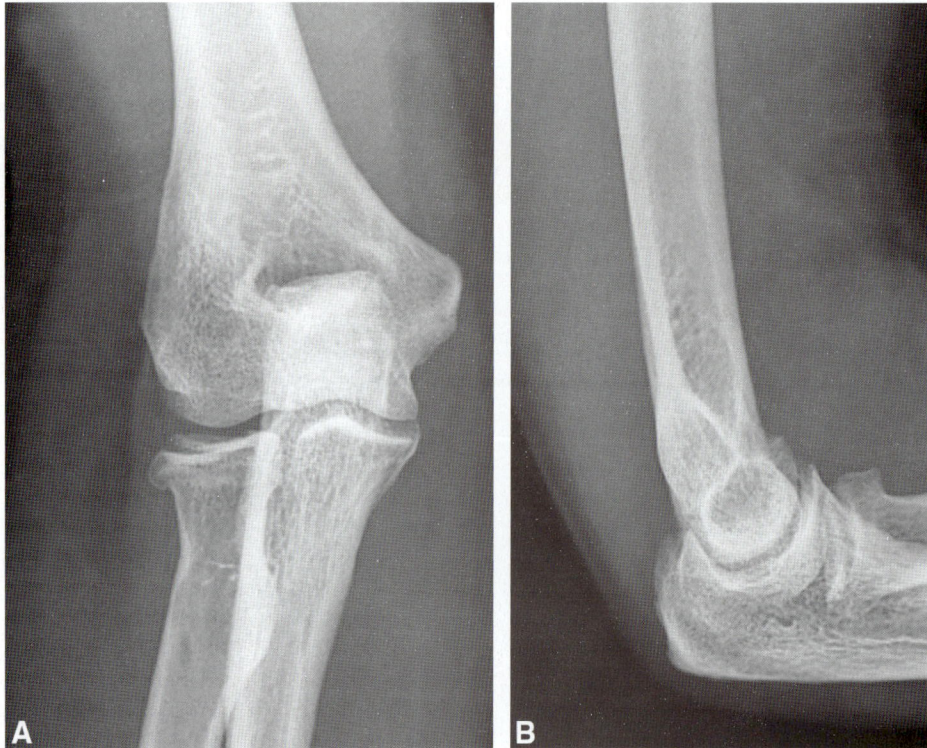

FIG. 54-2-11. Fractura de la cúpula radial tipo II preoperatoria. **A.** Frente. **B.** Perfil.

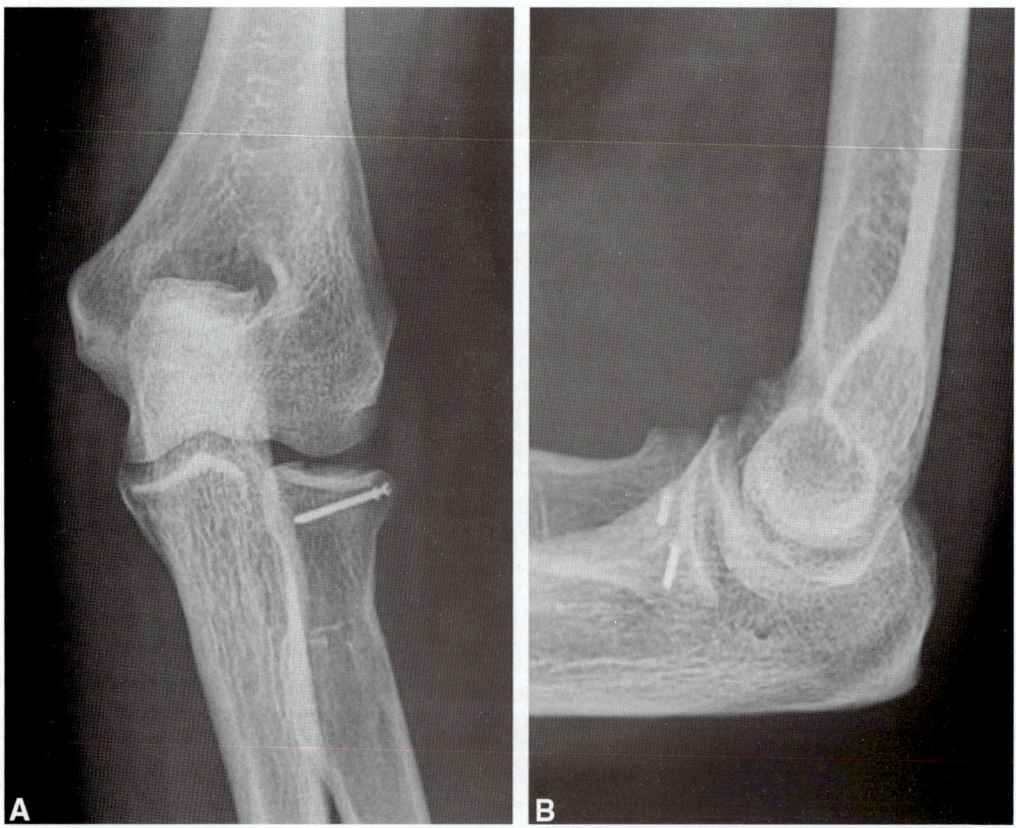

FIG. 54-2-12. Fractura de la cúpula radial posoperatoria. **A.** Frente, donde se observa fijación con tornillos. **B.** Perfil.

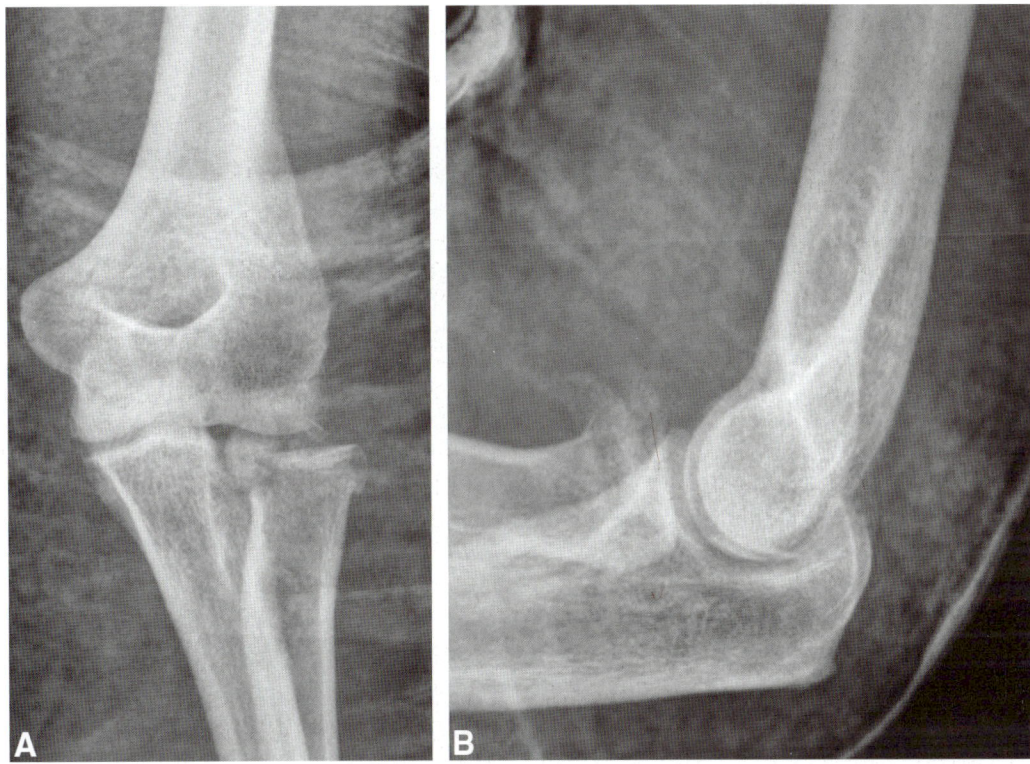

FIG. 54-2-13. Fractura de la cúpula radial tipo III preoperatoria con inmovilización enyesada. **A.** Frente. **B.** Perfil.

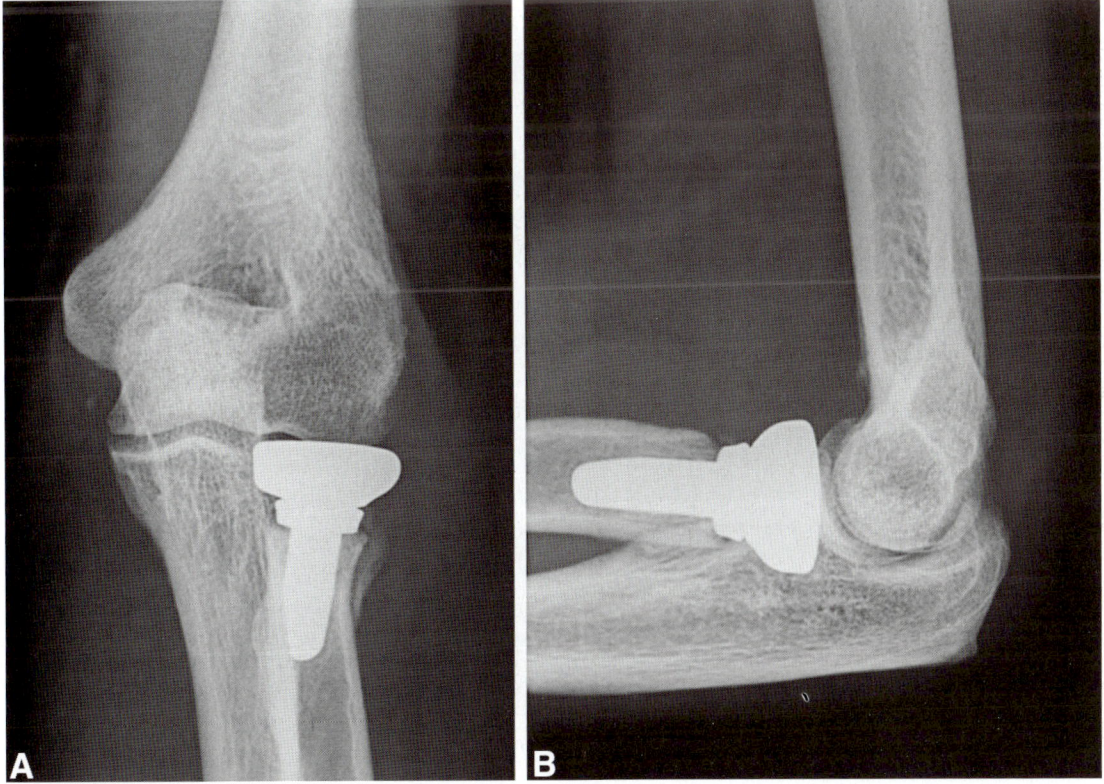

FIG. 54-2-14. Fractura de la cúpula radial tipo III posoperatoria con colocación de prótesis. **A.** Frente. **B.** Perfil.

crónico en un codo inmovilizado durante más de dos semanas. En el caso de ser revaluado y que persista inestable entre los 0-90°, se indica la reparación quirúrgica (**figs. 54-2-15 A** y **B** y **54-2-16 A** y **B**).

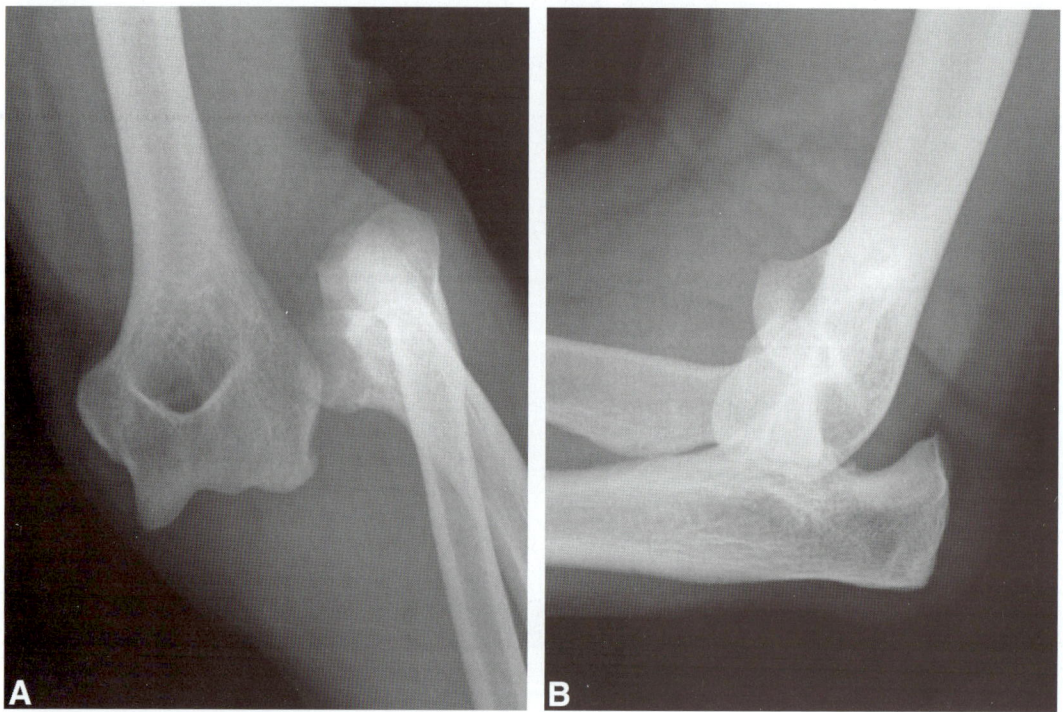

FIG. 54-2-15. Radiografía de luxación de codo posteroexterna. **A.** Frente. **B.** Perfil.

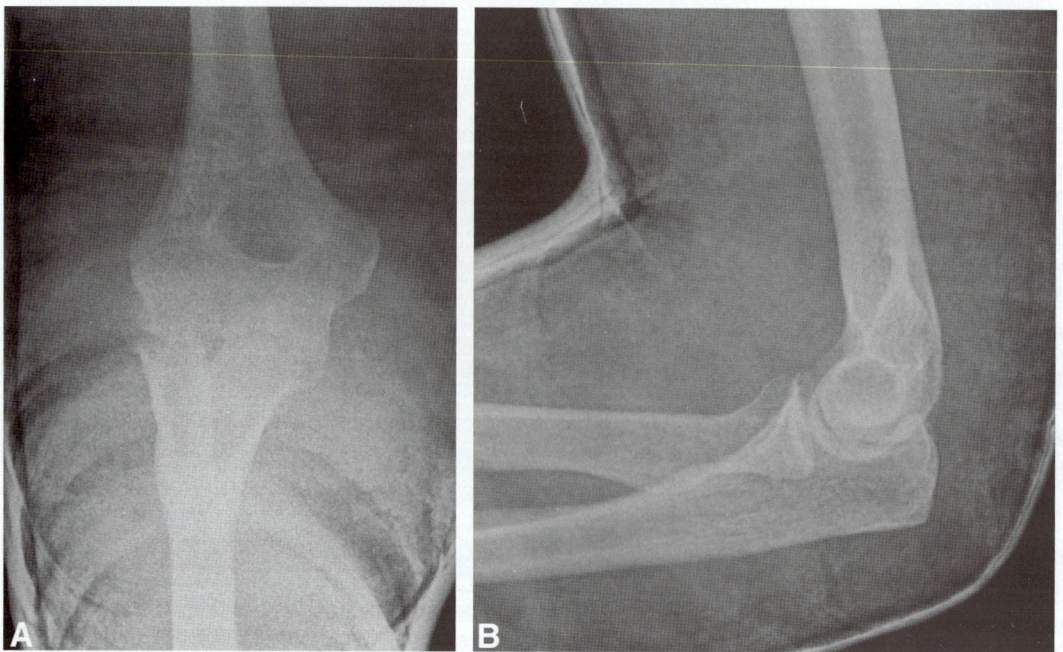

FIG. 54-2-16. Radiografía de luxación de codo. Reducción manual e inmovilización. **A.** Frente. **B.** Perfil.

54-3. FRACTURAS DEL CODO EN EL NIÑO
OSCAR VARAONA Y LEONARDO ÁVILA

Considerar: 1) fractura supracondílea, 2) fractura del cóndilo humeral externo, 3) fractura del cuello del radio y 4) fractura de epitróclea.

FRACTURA SUPRACONDÍLEA DEL HÚMERO

La fractura supracondílea de codo se define como aquella localizada en la metáfisis distal humeral, sobre los cóndilos y proximal a la línea fisaria.

 Es la fractura más frecuente del codo en los niños y adolescentes; representa el 50 al 65% de las fracturas en este grupo etario.
—

Clasificación

El mecanismo lesional, que además es la base de la clasificación de las fracturas supracondíleas, se basa en la actitud de este al recibir el traumatismo; así se consideran dos variedades: a) fracturas por extensión, que son las más frecuentes (95%) y b) fracturas por flexión (5%) (usualmente producidas por traumatismo sobre el olécranon).

Las fracturas por extensión fueron clasificadas por Gartland en tres grandes grupos: tipo I: sin desplazamiento, tipo II: angulada con cortical posterior intacta, tipo III desplazada totalmente sin contacto cortical posterior.

Signos y síntomas

Dolor, impotencia funcional, deformidad más o menos ostensible de acuerdo con el grado de desplazamiento con alteración del triángulo de Hueter (en condiciones de normalidad, el plano que pasa a través del epicóndilo y de la epitróclea es coincidente con aquel que pasa a través del olécranon). El hematoma que acompaña estos casos es variable.

A los trastornos nerviosos o vasculares que pueden acompañar a esta fractura nos referiremos luego.

Radiología

Las posiciones básicas, anteroposterior (frente) y sagital (perfil), son perfectamente suficientes para la detección del trazo fracturario, sus características y el grado de desplazamiento existente. No presumiéndose otra patología, no se justifican imágenes de mayor complejidad.

Tratamiento

Semiológicamente, además de considerar las características de la fractura, el observador debe dirigir su atención a la posibilidad de lesiones concomitantes que determinen compromiso vascular.

- **Fractura tipo I (no desplazada):** es suficiente la inmovilización con yeso braquiopalmar con el codo flexionado a 90°, el antebrazo en posición neutra, 3 a 4 semanas.

- **Fractura tipo II (desplazada con cortical posterior intacta):** debe obtenerse una óptima estabilidad mediante la reducción cerrada y fijación con clavijas (alambres de Kirschner); luego se confecciona un yeso braquiopalmar a 90°.

- **Fractura tipo III (desplazada sin contacto cortical):** el tratamiento de elección es la reducción inmediata con estabilización ósea. Si luego de realizar las maniobras de reducción cerrada no se logran resultados satisfactorios (reducción anatómica o casi anatómica) o la reducción es inestable, puede emplearse la tracción o la reducción abierta.

Habitualmente se colocan dos clavijas desde el lado externo o una de cada lado (externo e interno) bajo control con un intensificador de imágenes. Los autores del presente capítulo son partidarios de la colocación de dos clavijas desde el lado externo haciendo la transfixión del núcleo condíleo, para evitar que en ese paso se lesione el nervio cubital.

No obstante, algunos datos que aporta el examen físico hacen que el tratamiento inicial deba establecer prioridades:

 De existir ausencia de pulso radial, concomitantemente con signos de isquemia distal (frialdad, palidez, ausencia o enlentecimiento del relleno capilar y un grado variable de parálisis), debe pensarse en la posibilidad de espasmo vascular, atrapamiento o acodamiento arterial en la lesión fracturaria o, menos frecuentemente, lesión directa de la arteria humeral.
—

Allí cabe indicar la tracción esquelética al cenit (desde el olécranon) y, de no observarse mejoría o por el contrario si empeora el cuadro, la exploración vascular directa acompañada de síntesis ósea y fasciotomía es de regla.

En otras ocasiones, el compromiso vascular se manifiesta a través de los síntomas y signos correspondientes a un síndrome compartimental, habitualmente compresión venosa inicial y edema progresivo con isquemia en el compartimento flexor del antebrazo, cuadro que de no resolverse antes de las 4 horas de iniciado dejará secuelas graves e irreversibles (necrosis muscular extensa del plano flexor y daño de troncos nerviosos de cuantía variable). Los signos incluyen parálisis, cambios de coloración distales, pérdida de la sensibilidad y, lo más relevante, dolor de tipo isquémico que no cede con los analgésicos habituales y aumenta con la extensión digital pasiva (estiramiento muscular del plano flexor). En ese caso se halla indicada una fasciotomía extensa (aponeurotomía del plano flexor), estabilización fracturaria y control en internación.

Puede presentarse lesión nerviosa directa, incluyendo con cierta asiduidad a los nervios radial y mediano.

Complicaciones alejadas

Limitación de la movilidad articular. No infrecuentemente por la formación de espolones óseos en la metáfisis humeral ventral, que determina un tope mecánico.

Consolidación viciosa (en varo, valgo, flexión o extensión, eventualmente asociados a desplazamiento rotatorio del fragmento distal que tiene en la radiografía de perfil el típico aspecto de cola del pescado). Estas deformidades son pasibles de corrección mediante osteotomías que, de ser necesario, deben ser multiplanares.

Desde el punto de vista estético, sin repercusión funcional, la deformidad en varo (también denominada "en caja de fusil") es la más frecuente y la que mayor trastorno origina.

FRACTURA DEL CÓNDILO HUMERAL EXTERNO

Es la segunda en frecuencia en la región de la paleta humeral y constituye alrededor del 10-15% del total de dichas fracturas.

Es habitualmente una fractura fisaria tipo II según la clasificación de Salter y Harris, que se dirige transversalmente a través del cartílago fisario y se incurva luego hacia la metáfisis.

En el tipo IV, menos habitual, el trazo se dirige desde la parte intraarticular de la epífisis y atraviesa la fisis en forma casi vertical para concluir a nivel metafisario (**fig. 54-3-1**).

Mecanismos de producción

- **Fractura por abducción:** la caída fuerza el valgo y la fuerza es transmitida por el radio.
- **Caída sobre el olécranon:** el borde de la cavidad sigmoidea "corta" el fragmento.

Tratamiento

Es conveniente recordar dos principios básicos:

- El primero, tener en cuenta que esta es una de las pocas fracturas infantiles en que la ausencia de consolidación (seudoartrosis) puede darse con cierta habitualidad.
- El segundo, la sola inmovilización enyesada difícilmente puede mantener la reducción de una fractura condílea desplazada.

De existir desplazamiento, considerado > de 2 mm por la mayoría de los autores, se aconseja la reducción y fijación con osteosíntesis ya sea en forma de clavijas o tornillos de esponjosa.

Complicaciones

Seudoartrosis, necrosis avascular del núcleo condíleo, alteraciones morfológicas del codo o déficit de movilidad articular, producida por la alteración de las relaciones de la tróclea y el cóndilo humerales con el cúbito y radio proximales.

FRACTURAS DEL CUELLO RADIAL

Estas fracturas, casi siempre fisarias o metafisarias, constituyen alrededor del 5% de las fracturas en el codo de los niños y su importancia radica en la gravedad de sus secuelas, que dependen en gran medida de la precocidad del diagnóstico y del tratamiento que utilicemos. Su máxima frecuencia está entre los 9-12 años de edad.

El mecanismo resulta de una caída en valgo: el cóndilo presiona sobre el reborde externo superior y produce la fractura y el desplazamiento consecutivo. Habitualmente se asocia a rotura del ligamento medial o al desprendimiento de la epitróclea o fractura asociada de la extremidad proximal del cúbito.

Tratamiento

La mayoría de los autores indican un tratamiento meramente inmovilizador (yeso con codo a 90º y pronosupinación neutra) durante 2-3 semanas, en los casos de angulación epifisodiafisaria y o de desplazamiento transversal mínimos. Si tanto la angulación como la traslación exceden esta consideración, se indica la reducción de la fractura, ya sea mediante maniobra manual, reducción y fijación percutánea con clavijas, o reducción abierta, indicada en los casos de más grave desplazamiento o angulación.

Complicaciones

Las más frecuentes son: limitación de la movilidad, hipercrecimiento de la cabeza radial, necrosis avascular habitualmente con cierre fisario temprano y sinostosis radiocubital proximal (fusión ósea), usualmente vinculada con técnicas quirúrgicas muy agresivas.

FRACTURAS DE LA EPITRÓCLEA

Se trata de una fractura por avulsión, en la cual los músculos epitrocleares producen la avulsión del núcleo de osificación de la epitróclea. Representa aproximadamente el 1% de las lesiones traumáticas del codo.

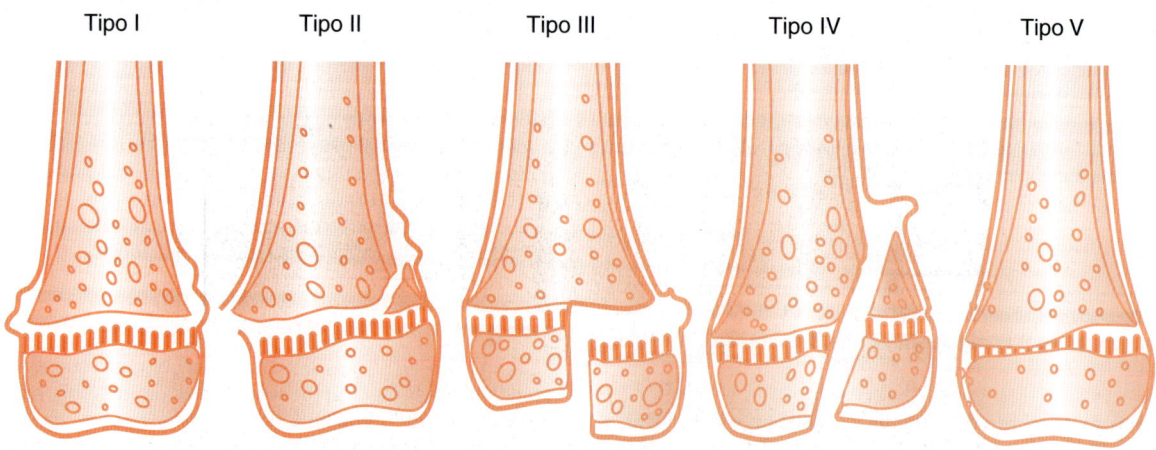

FIG. 54-3-1. Clasificación de Salter y Harris de las fracturas del cóndilo humeral externo.

Son fracturas fisarias tipo III o, sobre todo, tipo IV de Salter y Harris.

Watson Jones las clasifica en 4 grados, a saber I: sin desplazamiento, II: con desplazamiento mínimo, III: con inclusión articular (epitróclea encarcelada) y IV: fractura luxación del codo.

Tratamiento

Estas fracturas tienen una clara tendencia al desplazamiento por lo que la reducción abierta y la fijación interna están prácticamente siempre indicadas. En las grado III es imprescindible retirar el fragmento interpuesto (que se halla encarcelado ["incarcerato"] entre la tróclea humeral y la cavidad sigmoidea mayor del cúbito).

En lesiones envejecidas es dable considerar la resección del fragmento y la reinserción a la paleta humeral de los músculos epitrocleares.

Entre las complicaciones que pueden aparecer se encuentran: retardo de consolidación, seudoartrosis y grave limitación de movimiento articular si pasa inadvertido su encarcelamiento (grado III).

54-4. CODO FLOTANTE

MIGUEL A. CAPOMASSI Y RICARDO M. GARDENAL

CODO FLOTANTE DEL ADULTO

Introducción

Se denomina "codo flotante" un complejo traumático de baja frecuencia en el cual se asocian fracturas diafisarias de húmero, cúbito y radio homolaterales, producido por traumatismos de alta energía, que se acompaña de un alto porcentaje de lesiones asociadas que condicionan el tratamiento y aumentan la incidencia de complicaciones.

Mecánica fisiopatológica y clasificación

 La condición *sine qua non* para definir el codo flotante es la claudicación traumática y simultánea de húmero, cúbito y radio.

En este contexto, las fracturas se tornan altamente inestables y el codo se transforma en un segmento intercalar de difícil control debido a las acciones mecánicas de las unidades musculotendinosas. Hemos clasificado el codo flotante en 4 tipos de acuerdo con las características de sus componentes (**fig. 54-4-1**):

- **Tipo I:** fracturas diafisarias de húmero, cúbito y radio.
- **Tipo II:** fractura de húmero con extensión articular distal asociada a fracturas diafisarias de cúbito y radio.
- **Tipo III:** fractura diafisaria de húmero, fractura de cúbito y luxación radiohumeral (Monteggia).
- **Tipo IV:** fracturas diafisarias de húmero, cúbito y radio asociadas a luxación del codo.

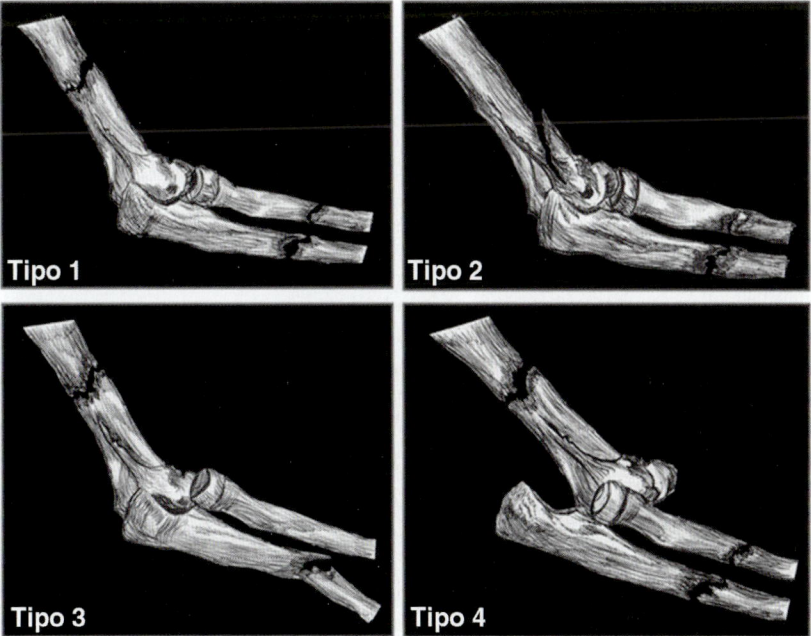

FIG. 54-4-1. Clasificación del codo flotante.

Evaluación clínica y diagnóstico

El antecedente casi constante de un mecanismo traumático de alta energía cinética, provocado frecuentemente por accidentes viales o industriales, impone un cuidadoso examen clínico que debe exceder el ámbito exclusivo del miembro afectado, para evaluar exhaustivamente el estado general y hemodinámico del paciente.

Asimismo, se debe descartar la presencia de lesiones asociadas. En nuestra serie actual de 19 pacientes, las lesiones nerviosas periféricas han sido las más frecuentes, seguidas en menor número por otras fracturas concomitantes y lesiones vasculares. Cabe destacar también una incidencia relativamente alta de fracturas expuestas, sea en el brazo o el antebrazo.

Los exámenes complementarios necesarios para categorizar el tipo de codo flotante y evaluar adecuadamente las fracturas no exceden, por lo general, un minucioso estudio radiográfico, respaldado solo en ocasiones por TC o RM, o ambas, para valorar un eventual compromiso articular o lesiones de partes blandas.

Conceptos terapéuticos

La base del tratamiento del codo flotante es la fijación estable y temprana de todas las fracturas, lo que facilita la movilización temprana del miembro afectado. Este protocolo permite reducir el edema y la respuesta inflamatoria local, pero, en ocasiones, puede verse demorada su implementación por lesiones concomitantes de partes blandas, neurovasculares, otras fracturas y/o compromiso hemodinámico del paciente.

Cuando las condiciones son favorables, preferimos estabilizar todas las fracturas en un solo acto quirúrgico, pero no tenemos evidencias de que los resultados funcionales sean mejores que los de aquellos casos en los cuales, por diversas circunstancias, nos vimos obligados a una reconstrucción en 2 tiempos.

La osteosíntesis de las fracturas debe lograr una fijación rígida y, si hay conminución, es necesario aplicar injerto óseo. En húmero utilizamos placas con tornillos o clavos endomedulares bloqueados, en tanto en cúbito y radio preferimos definitivamente las placas. El uso de la fijación externa se reserva para las fracturas expuestas graves (GIII). Debe destacarse que en este complejo traumático no cabe la aplicación de tratamientos conservadores ortopédicos o funcionales, ya que se apartan de la premisa de la movilización temprana. Véase un ejemplo de caso clínico en las **figuras 54-4-2** y **54-4-3**.

Las lesiones nerviosas pueden tratarse al momento de la fijación de las fracturas o diferirse de acuerdo con las condiciones locales o generales. Pueden requerirse reparaciones (neurorrafias o injertos) microquirúrgicas. No deben pasarse por alto las eventuales lesiones concomitantes del plexo braquial.

En las fracturas expuestas graves (GIIIC) pueden necesitarse algunas reconstrucciones vasculares, como arteriorrafias o puentes venosos para revascularizar el miembro, o colgajos para cubrir defectos de cobertura cutánea.

Finalmente, debe descartarse la presencia de síndrome compartimental, descrito con una incidencia del 7% en el codo flotante del niño que asocia fractura supracondílea en extensión y fracturas desplazadas de cúbito y radio. Nosotros no hemos visto esta complicación en el adulto.

La complicación más frecuente es la seudoartrosis de alguna de las fracturas cuando el objetivo de la fijación estable, por alguna razón, no llega a implementarse. Otras complicaciones incluyen las secuelas de lesiones nerviosas y la osteomielitis postraumática.

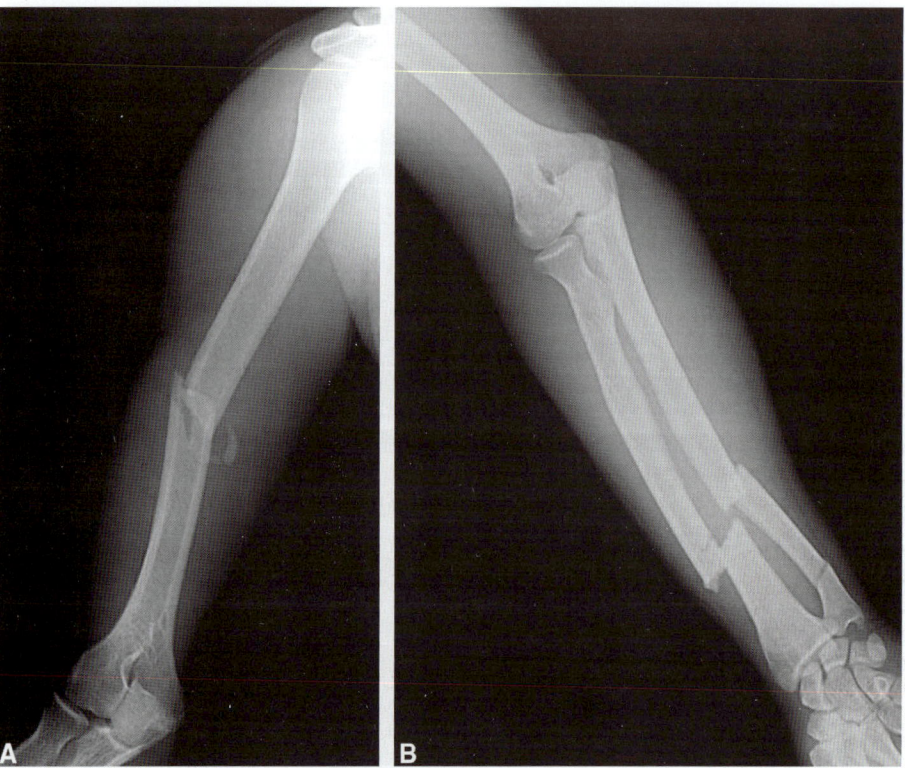

FIG. 54-4-2. Radiografías prequirúrgicas de codo flotante tipo I con doble fractura en cúbito.

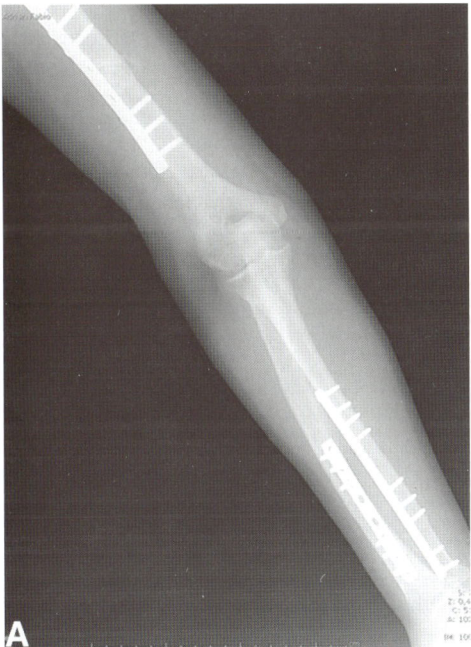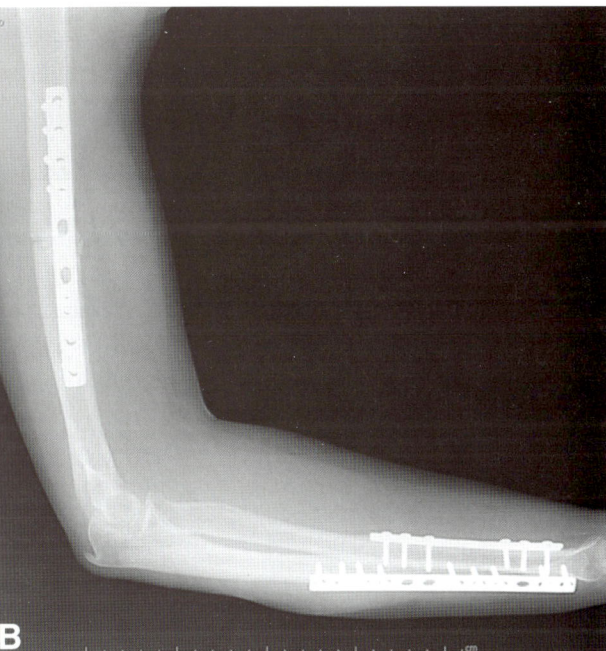

FIG. 54-4-3. Reducción y osteosíntesis con placa y tornillos en los 3 huesos afectados.

CODO FLOTANTE DEL NIÑO

 El codo flotante del niño es una entidad diferente de aquella descrita en el adulto.

—

No suele presentarse en el marco del politraumatizado grave ni acompañarse del mismo índice de lesiones asociadas que el del adulto. Es común en las lesiones generadas "por secarropa" (mecanismo de turbina), que aplica una fuerza helicoidal al miembro superior y puede generar una fractura diafisaria o supracondílea de húmero asociada a fractura desplazada de cúbito y radio. En el análisis de estos casos se describe una incidencia de hasta un 7% de síndrome compartimental, hecho que debe descartarse con un adecuado control de la turgencia del antebrazo y la presencia de parestesias en la mano y dolor a la extensión digital pasiva. Algunas de las fracturas también pueden ser expuestas pero, habitualmente, menos graves que en el adulto. Si bien no pueden descartarse las lesiones neurovasculares, son francamente menos frecuentes en el codo flotante del niño.

Los conceptos básicos de tratamiento son similares a los del adulto, es decir, estabilizar los focos fracturarios lo más tempranamente posible para reducir el complejo secundario de todo el miembro superior afectado. Aquí la osteosíntesis es menos agresiva: pueden utilizarse clavijas de Kirschner, enclavijados endomedulares y, en niños mayores, placas y tornillos adecuados. Cabe destacar que, aun cuando en la población pediátrica no es necesario movilizar inicialmente las articulaciones, sí es muy importante fijar tempranamente todas las fracturas.

SÍNTESIS CONCEPTUAL

- El codo es una articulación sinovial compuesta; está conformado por tres articulaciones: la húmero-cubital y la húmero-radial en continuidad con la radio-cubital proximal.
- El complejo capsuloligamentario está integrado por una cápsula fibrosa con refuerzos anteriores y posteriores y un conjunto de ligamentos que actúan como tensores para mantener las superficies articulares en contacto.
- La radiología del codo incluye la posición de frente en extensión y de perfil en flexión. En las radiografías del adulto deben individualizarse la integridad de todos los elementos óseos previamente mencionados y la correcta relación entre ellos.
- Las fracturas del olécranon son las fracturas de codo más frecuentes del anciano.
- Fractura de cúpula radial: compromete a la cabeza del radio. Es la fractura de codo más frecuente del adulto. Representa el 6% de todas las fracturas y el 33% de las fracturas del codo.
- Fractura supracondílea de húmero: localizada en la metáfisis distal humeral, sobre los cóndilos y proximal a la línea fisaria, es la fractura más frecuente del codo en los niños y adolescentes.
- La condición sine qua non para definir el codo flotante es la claudicación traumática y simultánea de húmero, cúbito y radio.

– Producto de un mecanismo traumático de alta energía cinética, el codo flotante es provocado frecuentemente por accidentes viales o industriales.
– Necesidad de descartar lesiones asociadas.
– La base del tratamiento es la fijación estable y temprana de todas las fracturas permitiendo la movilización temprana del miembro afectado.
– La osteosíntesis de las fracturas debe lograr una fijación rígida y, si hay conminución, es necesario aplicar injerto óseo.

LESIONES TRAUMÁTICAS DEL ANTEBRAZO

ALDO A. ILLARRAMENDI, MIGUEL A. CAPOMASSI Y RICARDO M. GARDENAL

INTRODUCCIÓN

Se considera en forma algo arbitraria que el límite proximal del antebrazo pasa por la tuberosidad bicipital, y el distal a 4 o 5 cm de la articulación de la muñeca. La amplitud total del movimiento pronosupinatorio es de 180°: la cúpula radial está en el eje de movimiento en la parte proximal y la cubital en la distal. Alrededor de este eje gira el radio sobre el cúbito, el cual está fijo en su articulación con la tróclea humeral.

Es en el antebrazo donde se realiza el movimiento de pronosupinación que regula la orientación exacta de la mano en el espacio y le permite cumplir con sus funciones específicas.

En el tratamiento de las fracturas no debemos olvidar este concepto, pues la preservación de los movimientos, especialmente de pronosupinación, es el objetivo final y más importante de conseguir.

La supinación es producida por la contracción del supinador corto y del bíceps (**fig. 55-1 A**) y la pronación por la acción de ambos pronadores (**fig. 55-1 B**).

CLASIFICACIÓN

Las fracturas diafisarias del antebrazo se clasifican, según su localización, en fracturas del tercio superior, tercio medio y tercio inferior (**fig. 55-2**). Como referencia se utiliza la curvatura radial: el tercio superior termina donde comienza esta, y el tercio inferior comienza donde finaliza la curvatura.

Según el tipo de fractura, la Association for Osteosynthesis-Association for the Study of Internal Fixation (AO/ASIF, Asociación de osteosíntesis-Asociación para el estudio de la fijación interna) recomienda la clasificación que se expone en la **figura 55-3**.

Usamos el término *décalage* cuando en las fracturas del antebrazo, la parte proximal se ve en proyección de frente mientras que la distal aparece de perfil (rotación).

Cuando el trazo de fractura se ubica por encima de la inserción del pronador redondo, el segmento superior es llevado a la supinación completa y el distal a la pronación total (**fig. 55-4 A**); la no reducción y la consiguiente consolidación en esta posición dejará una importante limitación de la movilidad, resultado del *décalage* que no fue corregido.

En la **figura 55-4 B**, la fractura está por debajo del pronador redondo y hace que el *décalage* sea menor; estos desplazamientos deben tenerse en cuenta cuando se opta por el tratamiento incruento. Distalmente solo actúa el pronador cuadrado (**fig. 55-4 C**).

TRATAMIENTO

El objetivo final ha de ser la conservación al máximo del movimiento, a nivel del codo y la muñeca, y de la pronosupinación. Esta meta es alcanzable con una reducción anatómica de la fractura mediante una osteosíntesis sólida y estable que permita una movilización temprana.

 La osteosíntesis con placa de compresión reúne las condiciones como para considerarla el método ideal de tratamiento de estas fracturas, más que en ningún otro lugar del esqueleto.

FRACTURAS DEL ANTEBRAZO EN LOS NIÑOS

Es importante destacar algunas diferencias en cuanto al tratamiento y la evolución de las fracturas del antebrazo en el niño:

- Tratar de evitar el tratamiento quirúrgico.
- Las angulaciones metafisarias son bien toleradas y bien corregibles con el crecimiento.
- Las angulaciones diafisarias no son corregibles con el crecimiento.
- La aposición mínima es aceptable.
- Puede estimular el crecimiento aunque no como en el fémur.
- Puede retrasar el crecimiento si se afecta el cartílago de crecimiento.
- El *décalage* (mala alineación rotatoria) se corrige con el crecimiento.

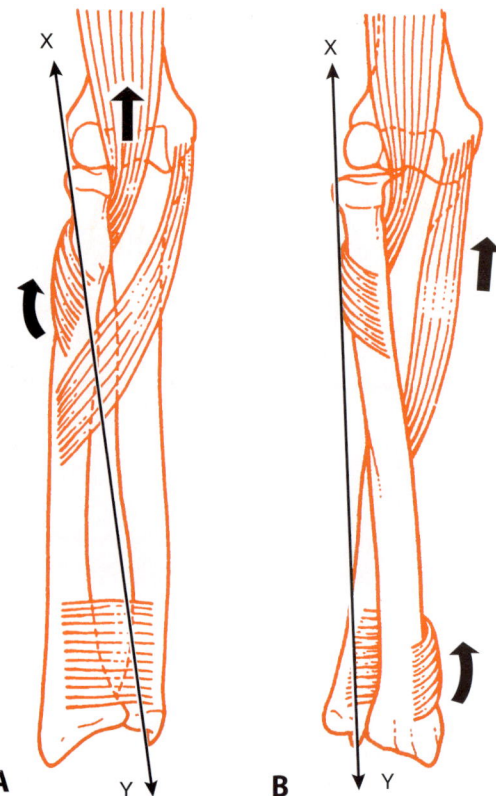

FIG. 55-1. El eje x-y pasa por la cúpula del radio en lo proximal y por la cabeza cubital, distalmente. El cúbito se mantiene como un eje rígido alrededor del cual gira el radio. **A.** Los músculos supinadores (bíceps y supinador corto) con inserción en el tercio superior. **B.** Los pronadores, insertados en el tercio medio e inferior.

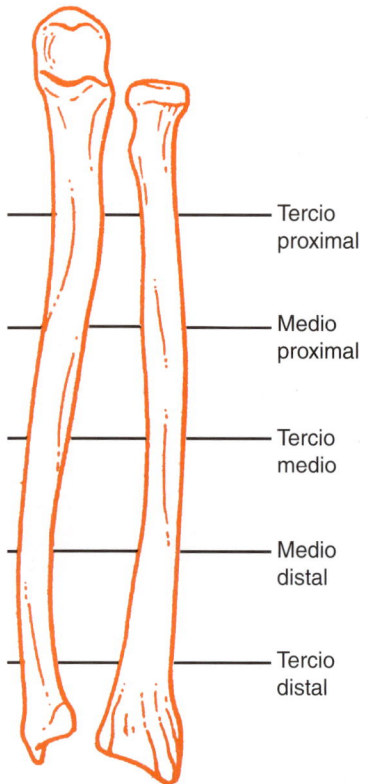

FIG. 55-2. División del esqueleto del antebrazo.

FRACTURAS-LUXACIONES COMPLEJAS DEL ANTEBRAZO

Introducción

Definimos como "fractura-luxación de cúbito y radio proximal" la asociación de fractura completa del cúbito proximal y luxación múltiple o aislada del complejo articular del codo (cúbito-humeral, radio-humeral, radio-cubital proximal). Constituyen una entidad relativamente infrecuente en el adulto, que no supera el 2 al 5% de todas las lesiones del codo, e incluyen una gran variedad de lesiones anatómicas, de tratamiento complejo y pronóstico incierto.

PATOMECÁNICA Y PATRONES DE LESIÓN

 Los mecanismos traumáticos que producen este tipo de lesiones son de alta energía cinética, frecuentemente accidentes de tránsito, y en ocasiones forman parte del contexto del paciente politraumatizado grave.

—

La "lesión esencial" de este complejo traumático es la fractura cubital, la cual se clasifica de acuerdo con su localización anatómica (**fig. 55-5**).

Cabe destacar que el nivel metafisario incluye los puntos de inserción distal de los ligamentos laterales y mediales del codo, por lo que genera el mayor impacto en la estabilidad articular.

La luxación radio-humeral constituye la lesión asociada más frecuente, con disociación radio-cubital proximal o sin ella.

La combinación de fractura cubital y luxación radio-humeral representa las variedades conocidas como fracturas-luxaciones transolecraneanas (**fig. 55-6**) y de Monteggia (**fig. 55-7**).

Las luxaciones radio-humerales posteriores se acompañan frecuentemente de fractura de la cabeza del radio. Estas pueden ser desplazadas o no y de trazos simples o conminutas (**fig. 55-8**).

EVALUACIÓN CLÍNICA Y DIAGNÓSTICO

Como en todo traumatismo de alta energía se debe valorar la condición general del paciente, además de evaluar el miembro afectado que, por lo general, presenta un gran complejo secundario y deformidad a nivel del codo. Es importante descartar la presencia de lesiones neurovasculares concomitantes así como el desarrollo de un síndrome compartimental.

La definición del patrón lesional se basa en radiografías de alta calidad que incluyan codo, antebrazo y muñeca y el complemento sistemático de la tomografía computarizada multiplanar. En ocasiones puede ser de utilidad la reconstrucción tridimensional de las imágenes. La resonancia magnética (RM) es de menor utilidad y aporta datos sobre lesiones de partes blandas.

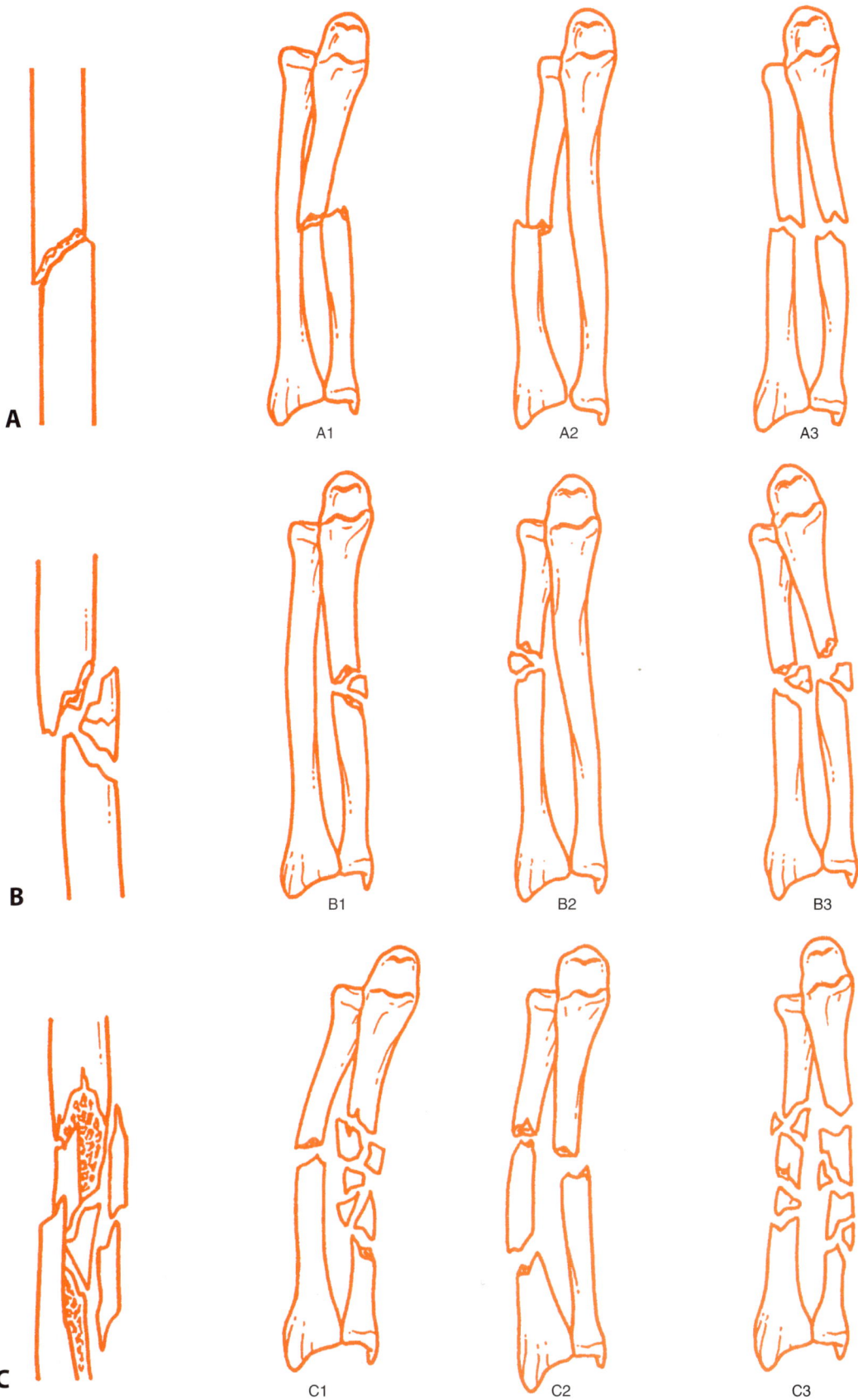

FIG. 55-3. Clasificación de las fracturas diafisarias del antebrazo según la AO/ASIF. **A.** Trazo transversal simple de cada hueso o de ambos. **B.** Con fragmento en mariposa de cada hueso o de ambos. **C.** Distintas combinaciones de fracturas completas.

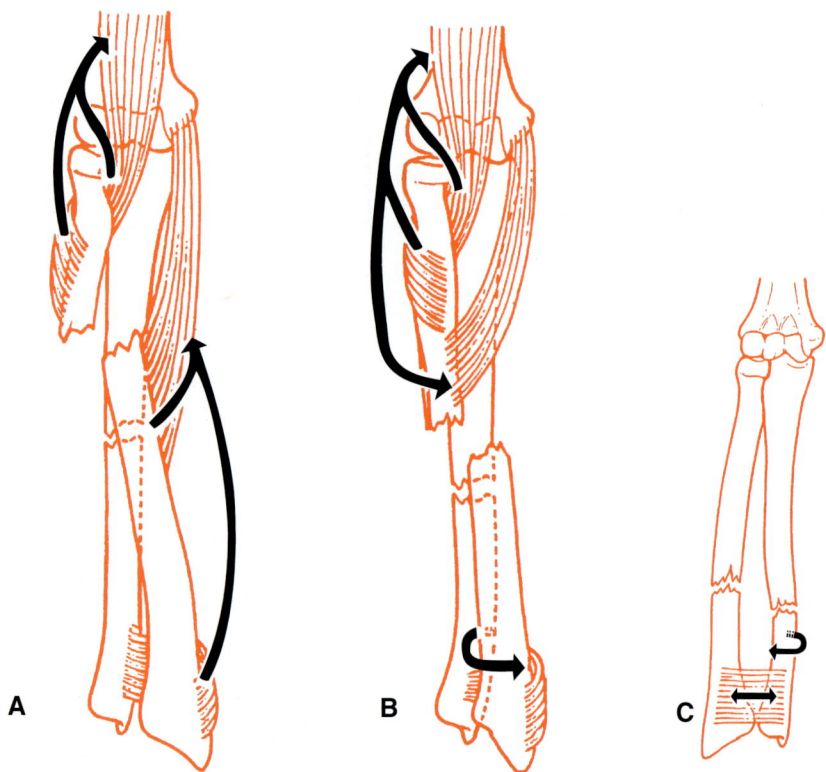

FIG. 55-4. Desplazamiento según el sitio del trazo de la fractura. Explicación en el texto.

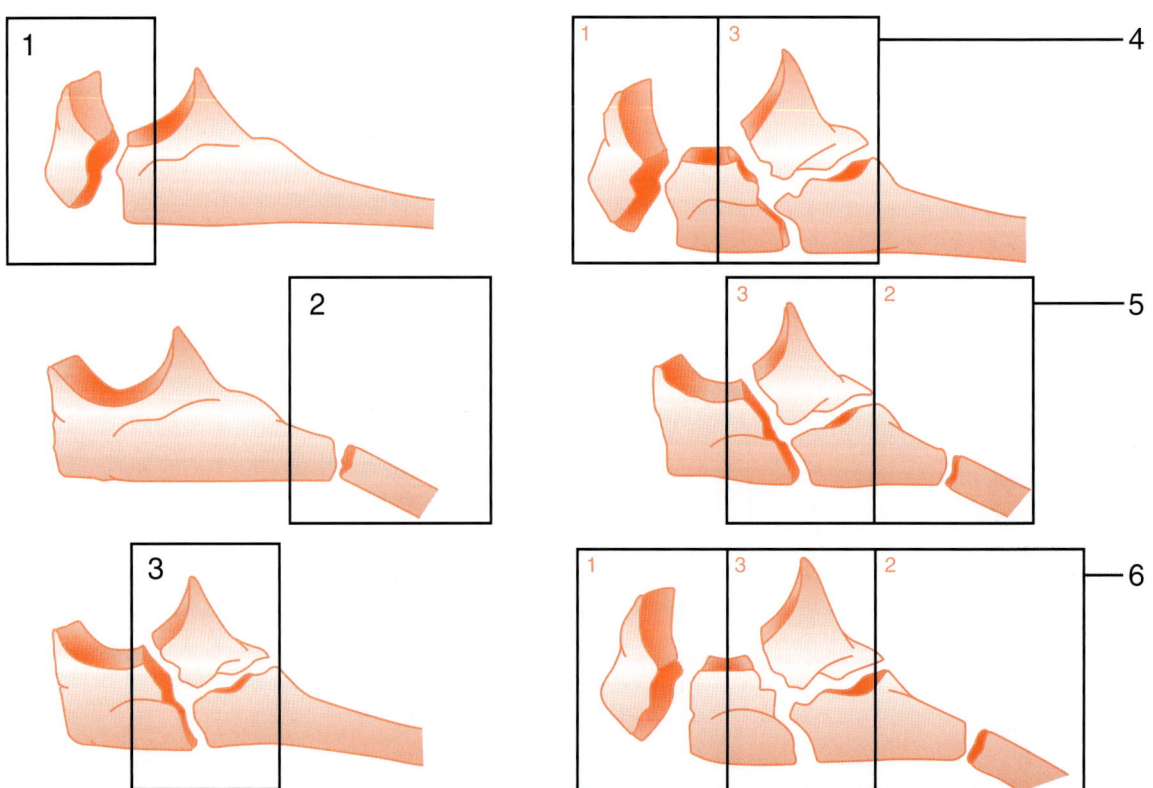

FIG. 55-5. 1. Corresponde a fractura epifisaria. **2.** Fractura diafisaria. **3.** Fractura metafisaria. **4, 5** y **6** son fracturas combinadas.

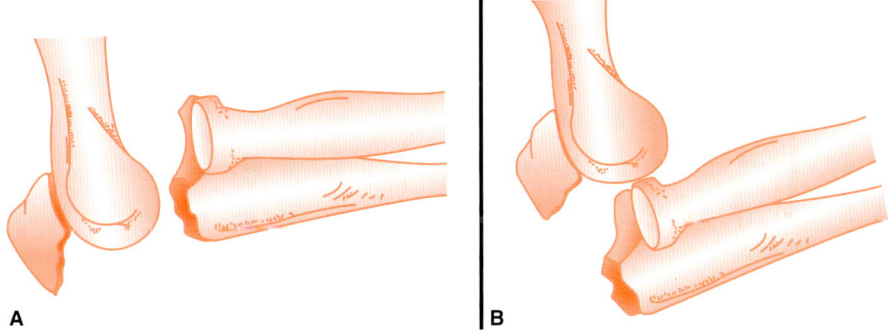

FIG. 55-6. Fractura luxación transolecraneana: sin disociación radio-cubital proximal. Variedad anterior y posterior.

CONCEPTOS TERAPÉUTICOS

 Los objetivos del tratamiento de estas complejas lesiones son: a) reducción anatómica de la fractura cubital ("lesión esencial"); b) restablecer la congruencia y garantizar la estabilidad articular cúbito-humeral y c) reconstruir o sustituir la cabeza del radio cuando está fracturada.

—

La fractura cubital debe reducirse anatómicamente y puede estabilizarse con un SAAT (sistema alámbrico absorbetensiones) o tornillo tirafondo si es epifisaria (olécranon), o bien con una placa y tornillos de 3,5 mm si es diafisaria. Sin embargo, la mayoría de las veces están involucradas la región metafisaria y la apófisis coronoides, estructuras que prestan inserción a los ligamentos lateral y medial y a la cápsula anterior del codo; a menudo, sus fracturas son conminutas y de difícil resolución.

En estos casos se requiere el uso de placas especiales, anatómicas (con la forma del hueso), cuyos diseños facilitan la reducción y estabilización de la fractura. El uso de injerto óseo es también necesario en algunas reconstrucciones. Si existieran lesiones ligamentarias mediales o laterales deberán resolverse con suturas o reinserciones óseas. Todos estos esfuerzos están dirigidos a restablecer la congruencia y estabilidad de la articulación cúbito-humeral, importante para evitar complicaciones y lograr buenos resultados.

En caso de que la cabeza o cúpula radial esté fracturada, también deberá ser tratada. Las fracturas con 2 o 3 fragmentos pueden fijarse con microtornillos o miniplacas o ambos elementos. Las fracturas muy conminutas, que no pueden reconstruirse con osteosíntesis, exigen la implantación de una prótesis de reemplazo de la cabeza del radio. En estas lesiones, la resección simple de la cabeza del radio (cupulectomía) debe evitarse, ya que el codo podría luxarse o subluxarse por eliminar este importante estabilizador lateral.

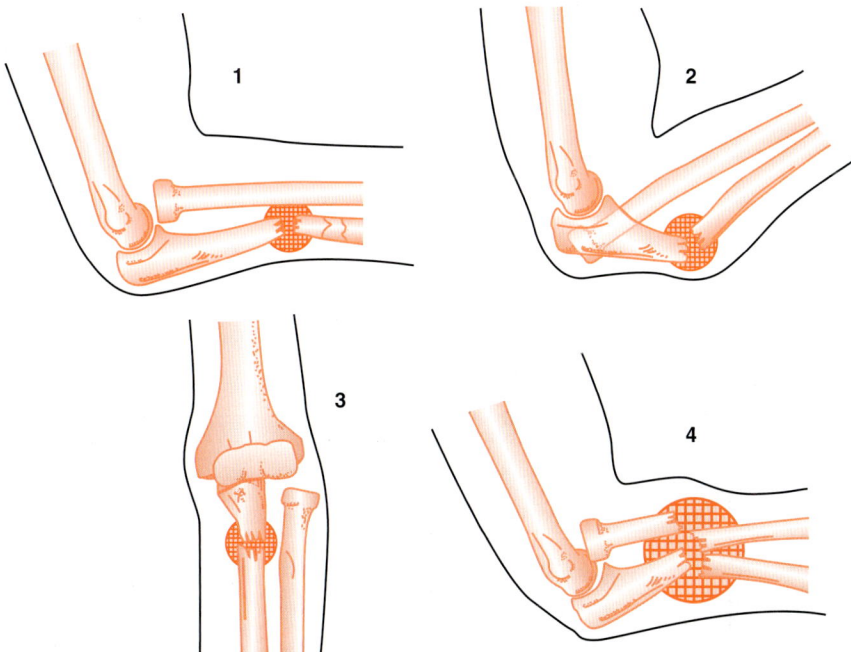

FIG. 55-7. Clasificación de BADO de las lesiones de Monteggia. Tipo 1 anterior, tipo 2 posterior, tipo 3 lateral y tipo 4 anterior con fractura agregada de radio. En todas existe disociación radiocubital proximal.

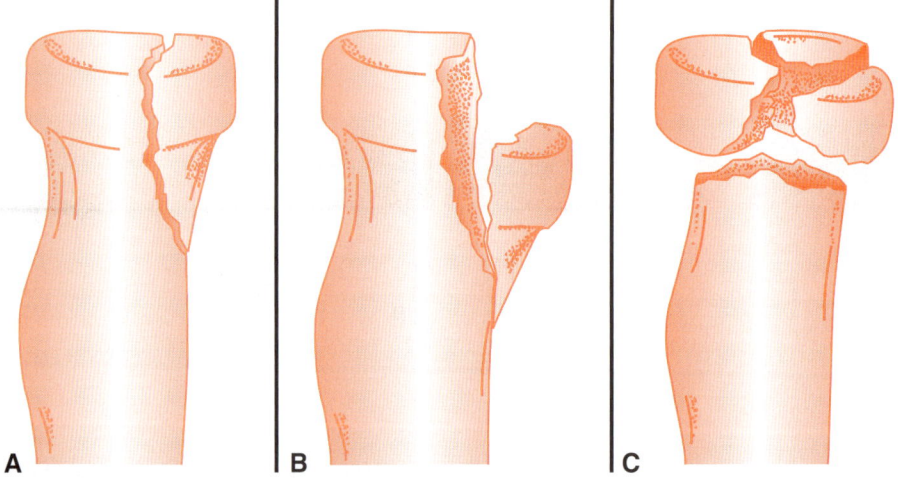

FIG. 55-8. Variedades de fracturas de cabeza de radio.

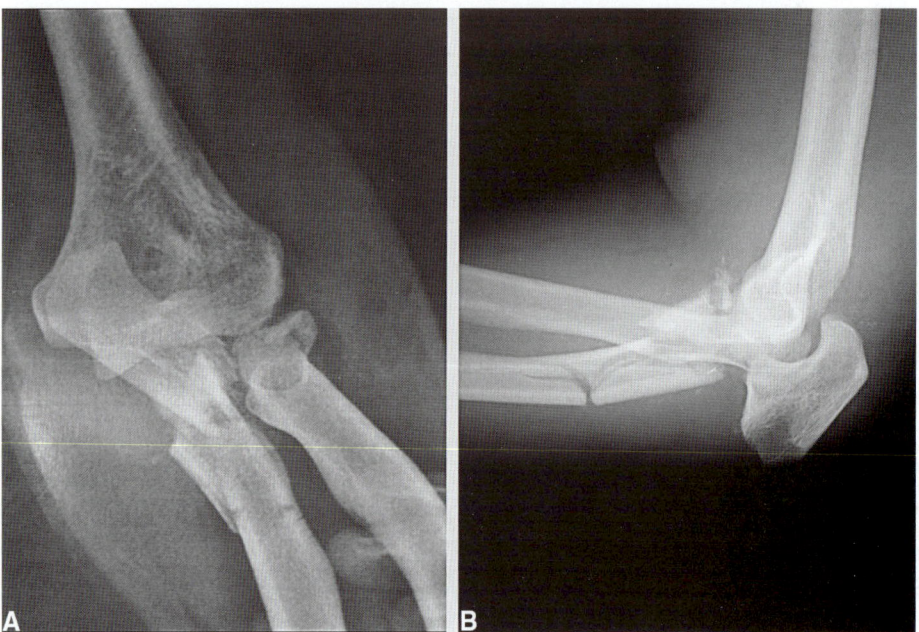

FIG. 55-9. Luxofractura de Monteggia posterior con fractura de cabeza de radio.

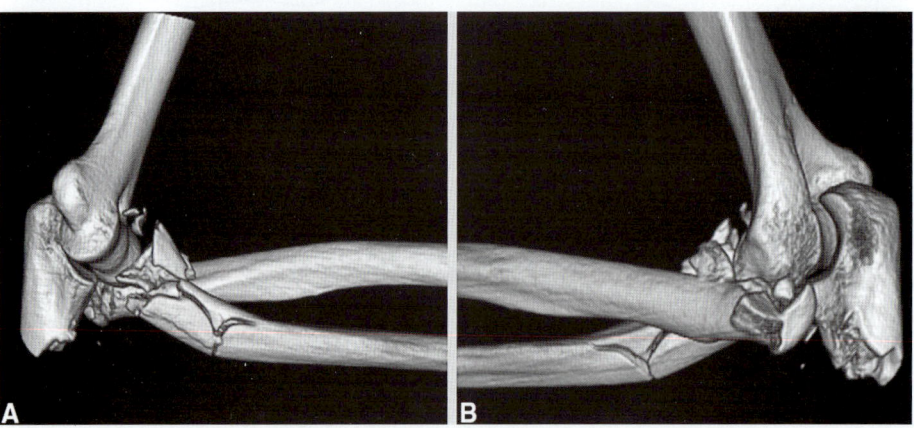

FIG. 55-10. Tomografía computarizada con reconstrucción 3D.

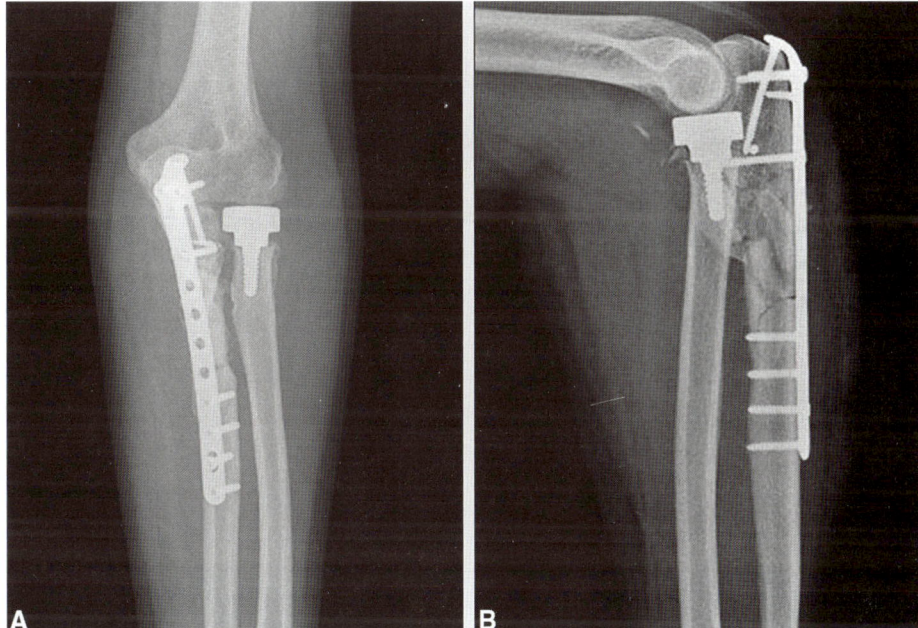

FIG. 55-11. Reducción y osteosíntesis con placa bloqueada regional de olécranon, artroplastia de cúpula radial y reparación ligamentaria lateral con arpón.

Es muy importante lograr una reconstrucción estable para poder movilizar en forma temprana y controlada la articulación, pero se recomienda proteger el codo por 2 a 3 semanas con yeso o férula braquipalmar.

Las principales complicaciones de estas fracturas-luxaciones complejas son la artrosis y la inestabilidad postraumática del codo. Véase un ejemplo de caso clínico en las **figs. 55-9** a **55-11**.

SÍNTESIS CONCEPTUAL

– Las fracturas-luxaciones complejas del codo son lesiones producidas por traumatismos de alta energía cinética.
– Presentan una fractura completa del cúbito ("lesión esencial") asociada a otras lesiones como luxación o fractura de la cabeza del radio, o ambas, y disrupciones ligamentarias.
– El tratamiento siempre es quirúrgico y su objetivo es lograr una reducción anatómica y articulación cúbito-humeral congruente.
– Es importante reconstruir las lesiones ligamentarias y conservar o sustituir la cabeza del radio para evitar la inestabilidad y la artrosis postraumática del codo.

CAPÍTULO

56

LESIONES TRAUMÁTICAS DE LA MUÑECA

CHRISTIAN ALLENDE Y BARTOLOMÉ T. ALLENDE

FRACTURAS DEL EXTREMO DISTAL DEL RADIO

Son las fracturas más comunes del miembro superior (8 a 10% de todas las lesiones óseas), sobre todo en las mujeres después de la sexta década de la vida. Muchas tienen nombre propio: Pouteau-Colles, Dupuytren, Smith, Barton, etc. Algunas fueron descritas antes de que existieran las radiografías, lo cual tiene valor histórico, pero lo más importante es saber describir adecuadamente la fractura: tipo, deformación, conminución, dirección del desplazamiento, compromiso articular, lugar y gravedad de la lesión articular, lesiones asociadas, etcétera.

Anatomía funcional

El extremo distal del radio presenta una superficie alargada bicóncava para articularse con la línea proximal del carpo, y otra más pequeña ubicada en la cara lateral cubital para la articulación biconvexa de la cabeza del cúbito. Deben tenerse en cuenta tres medidas, que se toman en relación con el eje longitudinal del radio: a) vista de perfil, la superficie articular tiene una inclinación palmar de aproximadamente 11° (y que varía 0 y 28°); b) vista de frente por una línea que une la punta de la apófisis estiloides del radio y el borde cubital de la superficie articular del radio con una línea perpendicular al eje longitudinal del radio; de esta manera se obtiene la inclinación radial, que es de más de 22° (y que varía entre 13° y 30°); c) la altura del radio, que se toma en la radiografía de frente y representa la distancia entre dos perpendiculares al eje longitudinal del radio, una que pasa por la punta de la apófisis estiloides del radio y la otra parte distal de la superficie articular del cúbito, y que es de aproximadamente 11 mm (**fig. 56-1 A** y **B**).

El complejo fibrocartilaginoso triangular y los ligamentos radiocubital dorsal y palmar, que se extienden entre la base de la apófisis estiloides del cúbito y el borde cubital de la superficie articular del radio, forman parte del complejo sistema articular de la muñeca. La fuerza que se transmite normalmente sobre el extremo distal del radio y cúbito por el carpo se distribuye más del 80% sobre el radio. Cualquier alteración en la dirección de la articulación modifica la distribución de esta carga y, por lo tanto, la biomecánica de la muñeca.

Mecanismos de producción y diagnóstico

Existen dos grupos de pacientes con fracturas del radio distal, según el mecanismo de producción y la calidad del hueso afectado: a) aquellas fracturas en pacientes jóvenes que sufren traumatismos de alta energía y b) las fracturas resultantes de traumatismos leves en pacientes ancianos con mala calidad ósea.

—

La fractura suele producirse por una caída con la muñeca en dorsiflexión. La conminución se produce casi siempre en los dos tercios dorsales del radio; si se extiende a la superficie palmar, se está frente a una fractura inestable, inestabilidad que es mayor en las fracturas muy desplazadas y en aquellas en las cuales se asocia una fractura de la apófisis estiloides del cúbito, que representa una lesión en la integridad del complejo fibrocartilaginoso triangular. En una fractura estable, la posición que adquieren los componentes óseos es difícil de alterar, característica que se debe mantener en el tiempo.

El diagnóstico se establece por la expresión clínica, con todos los síntomas y signos de una fractura, y por los estudios radiográficos. Se deben obtener radiografías centradas en la muñeca, de frente y de perfil. En las fracturas conminutas y desplazadas puede ser útil realizar una placa con tracción. Es importante en la evaluación radiológica determinar la localización, conminución, desplazamiento y compromiso de las articulaciones radio-carpiana y radio-cubital distal; la fractura y el desplazamiento de la apófisis estiloides del cúbito; las lesiones asociadas, etcétera.

Es importante conocer si la fractura: a) está desplazada o no; b) si es simple o conminuta; c) si es estable o inestable; d) si es extraarticular o intraarticular; y, si es intraarticular: 1) del borde radial; 2) del borde cubital, 3) de ambos. Además deben evaluarse: la calidad ósea, la actividad y la cooperación del paciente.

La fractura más frecuente es la descrita por Pouteau en 1760 y por Colles en 1814 (denominada Pouteau-Colles) (**fig. 56-2**); se produce por una caída con la mano en dorsiflexión. La lesión asienta en la metáfisis distal del radio, es extraarticular,

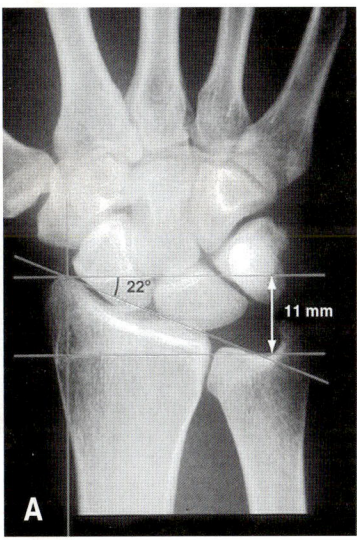
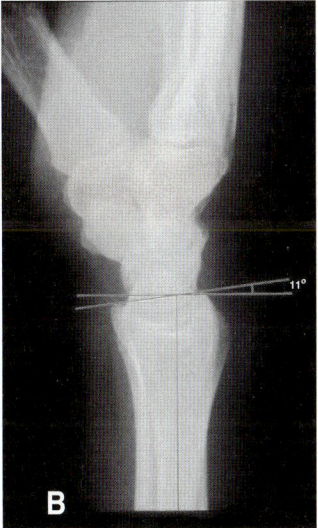

FIG. 56-1. Ángulos de inclinación normales del radio. **A.** Vista de frente. **B.** Vista de perfil.

y el fragmento distal se desplaza en dirección dorsal y radial. En la inspección, la muñeca vista de perfil presenta una deformación que le da el típico aspecto de dorso de tenedor. De frente está ensanchada, la estiloides del radio queda a la altura del cúbito, la mano está desplazada en sentido radial y proximal, el extremo distal del cúbito hace prominencia en el borde cubital y la deformación estará en relación con el desplazamiento.

- **Fractura de Smith:** es la fractura de Colles invertida; extraarticular, con angulación palmar y desplazamiento anterior respecto del antebrazo (**fig. 56-3**). Clínicamente se presenta con deformidad en pala de jardinero.
- **Fractura de Barton:** es una fractura del margen articular del radio, puede ser palmar o dorsal; se suele acompañar de la subluxación radio-carpiana (**fig. 56-4**).
- **Fractura de Chauffer:** es una fractura de trazo oblicuo articular que compromete a la apófisis estiloides del radio y

suele asociarse a lesión del ligamento escafolunar (**fig. 56-5**). ***Die-punch:*** es una fractura intraarticular de la fosita semilunar del radio, por compresión axial; fue descrita por Cotton.

Clasificación

Existen muchas clasificaciones de estas fracturas; la más utilizada es la enunciada por la AO (1981) (**fig. 56-6**), que las divide en fracturas tipo (A) extraarticulares, tipo (B) intraarticulares parciales y tipo (C) intraarticulares completas. Los subtipos están relacionados con la mayor complejidad de la fractura.

Tratamiento

El tratamiento se basa en restaurar la anatomía en la forma más perfecta posible preservando la función. Se deben corregir los desplazamientos y restaurar la congruencia articular. Mientras más anatómica sea la consolidación de la fractura, mejor será el resultado final.

Si bien son fracturas muy frecuentes, no hay uniformidad en los criterios sobre cuál es el tratamiento más eficaz. Paulatina-

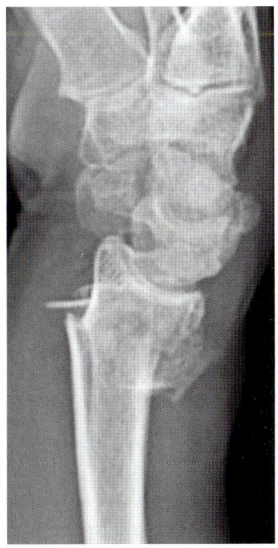

FIG. 56-2. Fractura de Pouteau-Colles.

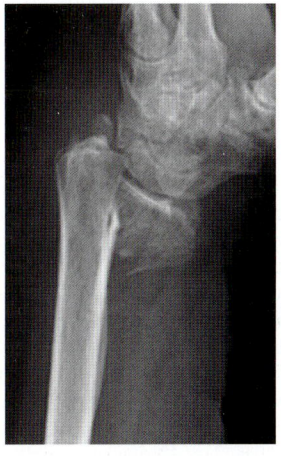

FIG. 56-3. Fractura de Smith.

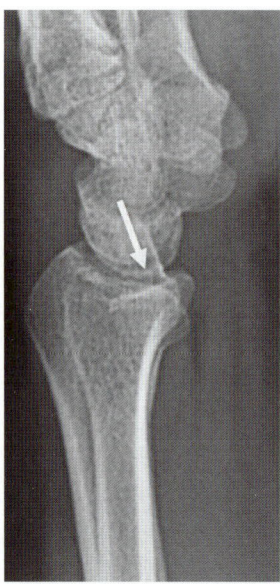

FIG. 56-4. Fractura de Barton volar. La flecha marca la línea de fractura del margen anterior de la superficie articular del radio.

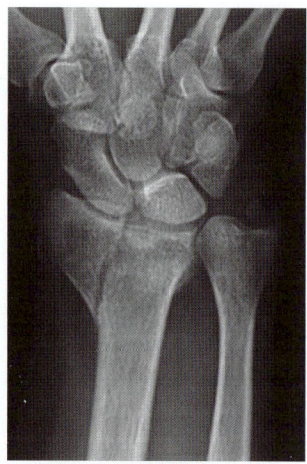

FIG. 56-5. Fractura de Hutchinson o Chauffer.

mente y con prudencia se tiende a ser más enérgico en el tratamiento, sobre todo en los pacientes activos y con fracturas que no pueden ser reducidas o estabilizadas en forma satisfactoria por métodos incruentos. El tratamiento dependerá del tipo de fractura, de la actividad y cooperación del paciente, de la calidad ósea, de la reducción obtenida y del equipamiento disponible. En ciertos pacientes ancianos que desarrollan poca actividad, se puede obtener buen resultado funcional aun con una mala reducción anatómica.

Tratamiento incruento

Reducción cerrada e inmovilización con yeso: es el tratamiento más utilizado; las características de la fractura, la calidad de la reducción y la actividad del paciente tienen una relación directa con el resultado final. Está indicado fundamentalmente en las fracturas estables, extraarticulares.

Se utiliza anestesia general o troncular. Se ejerce tracción desde los dedos y contra-tracción desde el codo durante 5 a 10 minutos para desimpactar los fragmentos. Manteniendo la tracción, se corrigen los desplazamientos laterales y se aplica compresión en dirección cubital a nivel del fragmento distal, en la región dorsal y radial; en este momento, manteniendo la compresión, se suelta la tracción longitudinal y se toman radiografías para controlar la reducción obtenida; se deben restaurar el largo del radio y la inclinación normal de la superficie articular.

Si la reducción obtenida es satisfactoria, se confecciona un yeso braquiopalmar desde la cabeza de los metacarpianos en la región dorsal y el pliegue de flexión distal de la palma de la mano, hasta el tercio proximal del brazo, con la muñeca en desviación cubital y ligera flexión (30°) y el antebrazo en supinación. Se toman nuevas radiografías de control. Se instruye al paciente sobre la importancia de mantener el miembro elevado y de comenzar con movimientos activos de hombro y todas las articulaciones de los dedos. Si se produce edema, se debe abrir el yeso longitudinalmente, por el borde palmar y cubital. A las 72 horas, 7 días, 21 y 40 días, se realiza un nuevo control radiográfico para evaluar posibles desplazamientos.

Si no se obtiene una reducción aceptable o si se pierde reducción, se debe revaluar la lesión osteoarticular, en especial en los pacientes activos, y ser más enérgico en restaurar y mantener la reducción hasta la consolidación, utilizando algún método de estabilización quirúrgico.

Tratamiento quirúrgico

 Existen múltiples opciones de tratamiento quirúrgico de estas fracturas. Es importante en todos los casos una minuciosa planificación preoperatoria de la reconstrucción que se va a realizar; contar con un examen radiográfico adecuado de la muñeca lesionada y, de ser necesario, con una tomografía computarizada (TC), y disponer de radioscopia intraoperatoria para controlar la reducción y la ubicación de la osteosíntesis.

—

Los métodos de estabilización más comúnmente utilizados son:

- **Estabilización con clavijas percutáneas:** si con la reducción cerrada se obtiene buena reducción pero inestable, la fractura extraarticular puede ser estabilizada utilizando clavijas de Kirschner de 1,5 mm colocadas en forma percutánea (sin abrir la piel, ni el foco de fractura) desde el dorso y a través de la apófisis estiloides del radio, cruzando la línea de fractura y tomando la cortical proximal al trazo de fractura (**fig. 56-7**). Esta técnica fue descrita por Sauve-Kapandji.
- **Estabilización con placas:** es actualmente el procedimiento de elección para el tratamiento de estas fracturas; se utilizan aun en pacientes con fracturas inestables, intraarticulares, conminutas y asociadas a osteoporosis. Se utilizan placas de bajo perfil (finas) que, en general, se colocan a través de una incisión que se realiza por el lado palmar del radio distal (para evitar lesión de los tendones extensores de la muñeca) y que tienen tornillos bloqueados (la cabeza de los tornillos tiene una rosca, por medio de la cual se introduce y se afirma en los orificios de la placa y se impide la migración de los tornillos una vez afirmados) (**fig. 56-8**).
- **Estabilización con tutor externo:** permite preservar el largo del esqueleto obtenido por la reducción, con estabilidad suficiente como para facilitar la función del miembro supe-

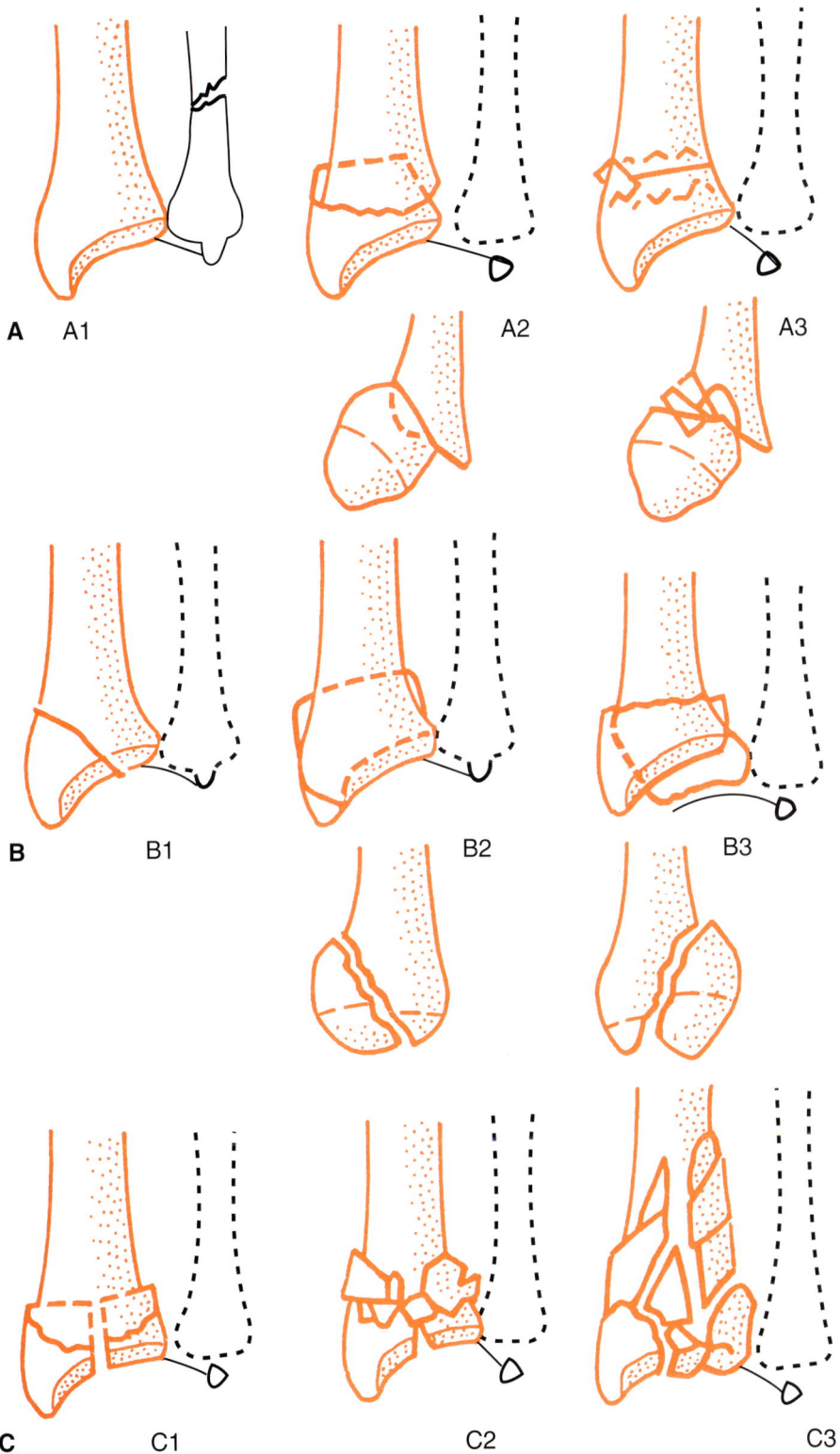

FIG. 56-6. Clasificación de la AO de las fracturas del radio distal.

rior durante el tratamiento. Está indicada en las fracturas metafisarias conminutas, intraarticulares, inestables, expuestas, etc., en las cuales –si bien por la tracción y manipulación se obtiene reducción de la fractura– no es posible mantener la reducción con yeso o con clavijas de Kirschner.

El tutor externo muchas veces debe ser combinado con osteosíntesis o injerto óseo. La técnica quirúrgica se realiza utilizando anestesia general o troncular con campo exangüe y con control fluoroscópico, se colocan las clavijas del tutor a cielo abierto en el borde radial del segundo metacarpiano

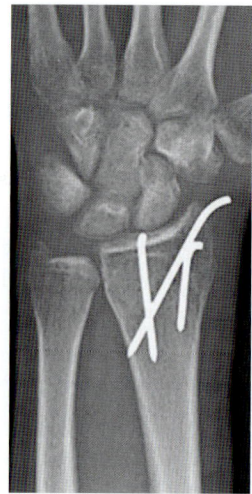

FIG. 56-7. Técnica de estabilización con clavijas, colocadas percutáneas sin abrir el foco de fractura.

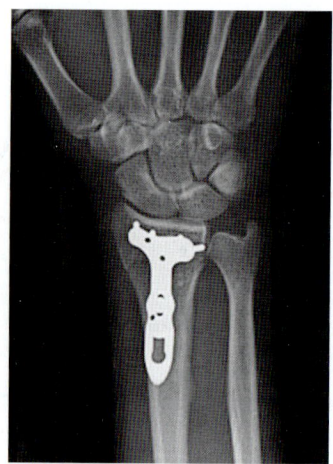

FIG. 56-8. Estabilización con placa bloqueada de una fractura inestable del radio distal.

y en el radio a nivel de la unión del tercio medio con tercio distal.

El principio de acción de los tutores externos se basa en la ligamentotaxia que emplea la tracción longitudinal para controlar, alinear los fragmentos óseos y restaurar el largo del radio. Durante todo el tiempo en que se utilice el tutor externo, este debe mantener la reducción y neutralizar las fuerzas de comprensión sin producir distracción (**fig. 56-9**). La ligamentotaxia está contraindicada cuando hay fracturas-luxaciones del escafoides con lesiones ligamentarias de la muñeca.

Cada uno de los métodos descritos ha probado ser útil en pacientes seleccionados y ninguno puede aplicarse en todos los casos. Para obtener resultados funcionales buenos y duraderos, es importante restaurar la anatomía del radio y mantenerla hasta su consolidación, sobre todo en los pacientes activos. Si la superficie articular no consolida bien, evoluciona hacia una artrosis postraumática. Si no se restaura el eje y largo del radio o la inclinación de la superficie articular, esta deformación lleva a una pérdida paulatina de la relación normal y armónica que existe entre la cadena de huesos que forman la muñeca.

Complicaciones

Hay complicaciones producidas por el traumatismo y por el tratamiento. Según el momento en que se presentan, pueden ser:

- **Tempranas:**
  - Lesión en la piel
  - Lesión en el tendón
  - Lesión en el nervio
  - Lesión vascular
  - Síndrome compartimental
- **Tardías:**
  - Fractura mal consolidada: extraarticular, intraarticular, ambas
  - Dolor, limitación del movimiento, pérdida de fuerza
  - Compresiones nerviosas; las más común es la del nervio mediano
  - Lesión tendinosa; la más común es la ruptura del tendón del extensor largo del pulgar

- Lesión en la articulación radiocubital distal
- Distrofia simpática refleja
- Seudoartrosis (muy rara)
- Inestabilidad carpiana por lesiones ligamentarias

Muchas de las complicaciones pueden evitarse si se realiza un diagnóstico y tratamiento adecuados. Las complicaciones tempranas deben ser tratadas de inmediato para mejorar el resultado final. La corrección de las complicaciones tardías puede mejorar la función aunque casi nunca en forma perfecta; de ahí la importancia de prevenirlas y de no tener que llegar a su tratamiento.

LESIONES TRAUMÁTICAS DEL CARPO

Arcos de la mano: la adaptación de la mano a objetos es fundamental para que cumpla con su función de prensión y esto es posible en la práctica merced a la concavidad delimitada por la palma y los dedos. Esta "bóveda" se halla formada por dos arcos transversales y uno longitudinal: los arcos transversales (**fig. 56-10**) corresponden a 1) el primero, proximal, a los huesos del carpo y 2) el segundo, distal, a las cabezas metacar-

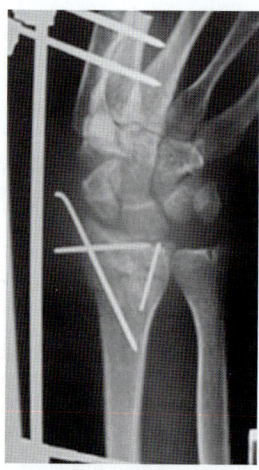

FIG. 56-9. Estabilización con tutor externo combinado con clavijas de Kirschner.

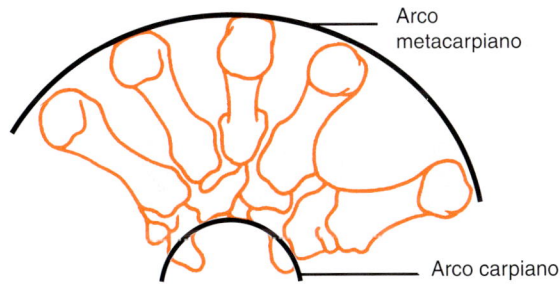

FIG. 56-10. Arcos transversales de la mano.

pianas. El arco longitudinal, a su vez, se aprecia en el plano sagital, en la posición de reposo de la mano (**fig. 56-11**).

Traumatismos

El carpo, estructura formada por ocho huesos que se articulan entre sí y con el extremo distal del radiocúbito y la base de los metacarpianos, tiene características biomecánicas complejas.

Los huesos –que se agrupan en dos filas, una proximal y otra distal– se mantienen unidos por un mecanismo de ligamentos intrínsecos y extrínsecos que, junto con la congruencia perfecta de todas las superficies articulares, dan estabilidad y permiten orientar los movimientos en forma indirecta funcionando como segmentos intercalados. El movimiento es el resultado de la interacción de la geometría articular de los huesos del carpo, sus ligamentos y los músculos motores de la muñeca que, al actuar sobre la fila distal del carpo, transmiten las fuerzas responsables del movimiento sincrónico y asociado de las estructuras que forman la muñeca. Estas tiene un movimiento de flexoextensión de 150º (70º de extensión y 80º de flexión) y de 50º en desviación radial y cubital. Casi la mitad de este movimiento es radio-carpiano y otra mitad, intercarpiano. Los traumatismos que producen lesiones óseas o ligamentarias, o ambas, llevan a alteraciones funcionales relacionadas con la gravedad de la patología y el tiempo transcurrido.

Se descubrieron fracturas y luxaciones en todos los huesos que forman el carpo, aunque las más frecuentes son la fractura del escafoides y la luxación alrededor del semilunar.

En el examen clínico es importante investigar: mecanismos de producción, dolor, deformación, edema, limitación del movimiento, movimientos anormales, etcétera.

El diagnóstico se puede corroborar casi siempre con el estudio radiográfico, comenzando con proyecciones de frente y perfil; de acuerdo con la patología que se investigue se solicitarán las posiciones especiales. Las radiografías funcionales son útiles para evaluar la biomecánica, al igual que las comparativas con la muñeca sana.

En patologías específicas están indicadas la tomografía computarizada (TC), la resonancia magnética (RM) y la centellografía. La artroscopia de muñeca es útil para confirmar sospechas clínicas (con frecuencia muestra lesiones articulares no diagnosticadas) y para tratar ciertas patologías de la articulación radio-carpiana.

Todos estos estudios serán guiados por las manifestaciones clínicas.

Luxaciones del semilunar

Como la fractura del escafoides, la luxación del semilunar se produce por una caída sobre la mano extendida, pero a diferencia de la anterior, la posición de la mano es neutra y traduce en un primer momento la ruptura de los ligamentos palmares del carpo. Al continuar la fuerza deformante, el hueso grande contacta con el radio, "palanquea" al semilunar y lo expulsa hacia adelante (**figs. 56-12** y **56-13**).

Clínicamente se observa edema importante con limitación de la movilidad de la muñeca; también pueden aparecer parestesias o hipoestesia como consecuencia de la compresión del nervio mediano. El diagnóstico se confirma con radiografías de frente y de perfil, en las que es posible observar el semilunar sin

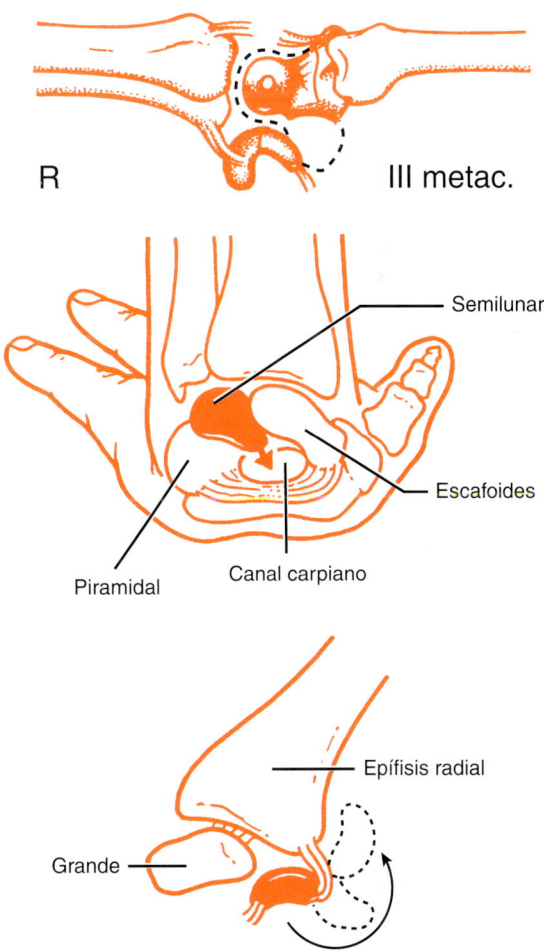

FIG. 56-12. Luxación del hueso semilunar. Mecanismo de producción (caída con la muñeca en extensión y luxación palmar del hueso).

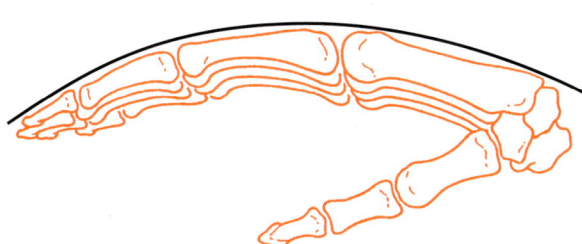

FIG. 56-11. Arco longitudinal de la mano.

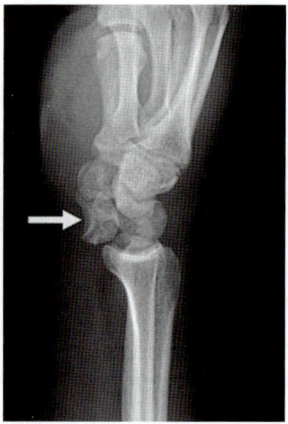

FIG. 56-13. Radiografía que evidencia la luxación del semilunar. La flecha marca la superficie articular del hueso semilunar (que debería articularse con el hueso grande) luxado hacia palmar.

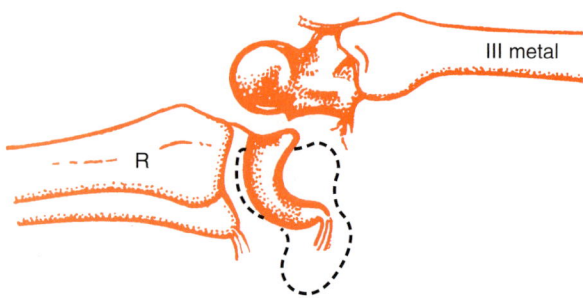

FIG. 56-14. Luxación perilunar del carpo.

relación con la epífisis distal del radio y el hueso grande; en caso de duda tomar radiografías comparativas de la muñeca contralateral.

El diagnóstico temprano es muy importante, ya que en las primeras horas puede realizarse la reducción manual por tracción y compresión del semilunar luxado; sin embargo, si se demora el tratamiento o la reducción manual es infructuosa, se debe proceder a la reducción quirúrgica. Cuando el semilunar conserva su relación con la epífisis distal del radio y lo que sufre desplazamiento es el resto del carpo, la lesión recibe el nombre de luxación perilunar (**fig. 56-14**). Para mejor comprensión del tema, cabe aclarar que se designan con el término "peri" las luxaciones puras (aisladas) y con el término "trans" las fracturas-luxaciones; así, las más comunes de estas últimas en el carpo son las transescafoperilunares.

Fractura del escafoides

Es la fractura más frecuente de los huesos del carpo, común en hombres jóvenes y rara en los niños. El escafoides, ubicado entre la primera y la segunda línea del carpo, con seis superficies de las cuales cinco están cubiertas por cartílago articular y solo una, la dorsal, recibe la circulación que entra por el tercio medio y distal, sigue un recorrido longitudinal de distal a proximal y tiene variaciones individuales. El polo proximal del escafoides es una estructura completamente intraarticular cubierta por cartílago hialino con escasa circulación, sobre todo si se la compara con la de los dos tercios distales. Estas características anatómicas recuerdan la de la cabeza del fémur y, como sucede en esta, una fractura que separe el polo proxi-

mal del escafoides puede comprometer la supervivencia del segmento óseo.

La consolidación, por las características propias del hueso, es endostal y variará de acuerdo con la ubicación, la dirección del trazo fracturario, el desplazamiento, las lesiones asociadas, la distribución y el compromiso circulatorio. Mientras más proximal y más desplazada sea la fractura, más lenta será la consolidación.

El mecanismo típico de una fractura de escafoides es una caída con la muñeca en dorsiflexión de 95° a 100° y desviación radial, y la carga se produce fundamentalmente en la mitad radial de la palma de la mano. El grado de flexión de la muñeca en el momento del impacto es un factor determinante de la localización de la fractura en el antebrazo, la extremidad del radio distal del radio o el carpo.

 Se debe pensar en esta patología en los pacientes con antecedentes de traumatismo, que presentan edema y dolor en la tabaquera anatómica, dolor al hacer presión con el puño cerrado, en la pronación contra resistencia y a la presión sobre la cabeza del segundo y tercer metacarpianos, a nivel del escafoides.

—

Las radiografías en general confirman el diagnóstico. Se deben tomar de la muñeca de frente (con el puño cerrado en desviación cubital para horizontalizar el escafoides), de perfil y en dos proyecciones oblicuas.

En las fracturas recientes sin desplazamiento puede ser difícil ver la lesión ósea en la radiografía tomada en el primer momento; en estos casos la RM y la TC son útiles para confirmar la fractura. Si no se dispone de TC o RMN y se sospecha clínicamente una fractura de escafoides, se debe inmovilizar el miembro durante 10 o 15 días y repetir las radiografías; si hay fractura, esta se verá porque la reabsorción ósea amplía la línea de separación. La inmovilización profiláctica disminuye la frecuencia de retardos en la consolidación y de seudoartrosis.

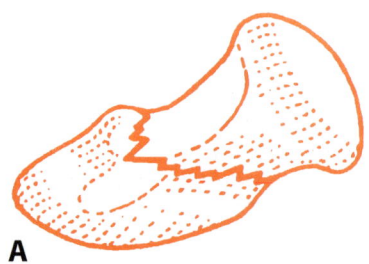
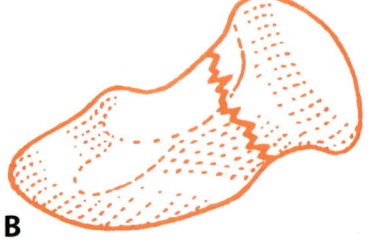
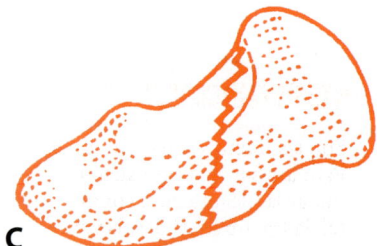

A   B   C

FIG. 56-15. Clasificación de fracturas de escafoides. **A.** Trazo oblicuo horizontal (estable). **B.** Transversal (estable). **C.** Vertical (inestable).

Clasificación

Se basa en los siguientes criterios:

I. De acuerdo con la localización de la fractura
- Del tercio medio (lo más frecuente)
- Del tercio proximal o polo proximal
- Del tercio distal

II. De acuerdo con la dirección de la línea de fractura con el eje longitudinal del escafoides (Russe) (**fig. 56-15**)
- Trazo oblicuo horizontal (estable)
- Trazo transversal (estable)
- Trazo oblicuo vertical (inestable)

Tratamiento

Las fracturas de escafoides diagnosticadas y tratadas tempranamente en forma correcta evolucionan satisfactoriamente en un 90% de los casos.

Es importante conocer: 1) la localización y dirección del trazo de fractura, 2) si es estable o inestable, 3) el desplazamiento, 4) las lesiones asociadas, 5) el tiempo transcurrido.

Las fracturas producidas por un traumatismo violento, anguladas, con una alineación anormal del carpo, con desplazamiento interfragmentario, con conminución de los fragmentos, son inestables. La ausencia de la estabilidad que proporciona el escafoides convierte el carpo en inestable.

En las fracturas estables, sin desplazamiento, el tratamiento de elección es la inmovilización temprana con yeso. En general se utiliza un yeso braquiopalmar inmovilizando el pulgar hasta la articulación interfalángica por seis semanas y luego se cambia por un yeso antebraquiopalmar hasta que se halle evidencia radiográfica de consolidación de la fractura. Si la fractura es desplazada e inestable, se indica reducción quirúrgica, osteosíntesis con clavijas de Kirschner o tornillos (tornillo de Herbert) y yeso (**fig. 56-16**). En ciertas fracturas conminutas agudas puede resultar necesario extirpar pequeños fragmentos óseos y colocar un injerto corticoesponjoso antes de la osteosíntesis y el yeso.

En las fracturas asociadas con luxaciones del carpo, sobre todo alrededor del semilunar, se debe reducir la luxación, reparar las lesiones ligamentarias, reducir y estabilizar la fractura del escafoides con osteosíntesis e inmovilizar con yeso.

Complicaciones

La más frecuente es la seudoartrosis y la causa principal es un diagnóstico incorrecto que lleva a la falta de tratamiento o a uno inadecuado. La seudoartrosis puede evolucionar con el tiempo y, de acuerdo con distintos factores, hacia alteraciones degenerativas a nivel de la muñeca y colapso del carpo.

Una vez establecida la seudoartrosis, esta debe ser tratada tempranamente, antes de que se produzca una artrosis,

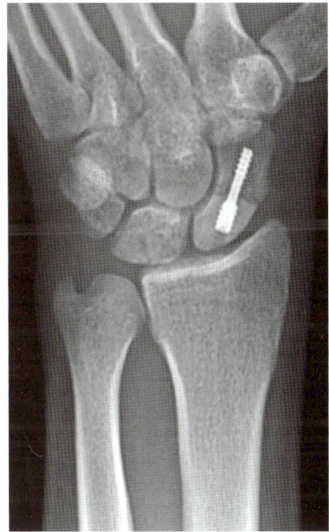

FIG. 56-16. Estabilización de fractura de escafoides con un tornillo de Herbert.

mediante reducción que restaure la anatomía normal, empleando antoinjerto óseo, por lo general osteosíntesis, y yeso hasta la consolidación.

De acuerdo con la edad y la sintomatología del paciente, la localización y antigüedad de la seudoartrosis, las lesiones asociadas, la experiencia y preferencia del cirujano, se utilizan diferentes tratamientos que van desde la observación hasta distintos métodos de osteosíntesis, autoinjerto óseo libre o pediculado, estiloidectomía radial, artroplastia parcial o total, resección de la primera línea del carpo, denervación, artrodesis parcial o total de la muñeca, interposición de tejido orgánico entre los fragmento óseos, estimulación eléctrica, etcétera.

Otras complicaciones

- **Necrosis avascular del polo proximal:** cuando consolida la fractura, casi siempre evoluciona bien; si se asocia con una seudoartrosis y el fragmento es pequeño, se puede reparar utilizando injertos óseos vascularizados, o puede reemplazarse por una prótesis o un segmento de tendón, como espaciador.
- **Fractura mal consolidada:** puede llevar con el tiempo, de acuerdo con el uso de la mano, al desplazamiento y acortamiento óseo, a alteraciones degenerativas y al colapso del carpo.

SÍNTESIS CONCEPTUAL

- Son las fracturas más comunes del miembro superior sobre todo en las mujeres después de los 60 años.
- Para arribar al diagnóstico correcto se deben obtener radiografías centradas en la muñeca, de frente y de perfil, y determinar la localización, conminución, desplazamiento, compromiso de las articulaciones radiocarpiana y radio-cubital distal, la fractura y el desplazamiento de la apófisis estiloides del cúbito, las lesiones asociadas, etcétera.

– El mecanismo de producción de las fracturas puede deberse a traumatismos de alta energía en pacientes jóvenes o ser el resultado de traumatismos leves en pacientes ancianos con mala calidad ósea.
– El tratamiento dependerá del tipo de fractura, de la actividad y cooperación del paciente, de la calidad ósea, de la reducción obtenida y del equipamiento disponible.

FRACTURAS Y LUXACIONES DE LA MANO

OSCAR VARAONA, JOSÉ M. VARAONA, CLAUDIA MONTANO
Y BEATRIZ TIGNANELLI

INTRODUCCIÓN

El 10% de las fracturas de todo el esqueleto compromete las falanges y los metacarpianos; aun así, muchas veces no se les presta la atención que merecen, ya que se las considera triviales. No obstante, sin tratamiento adecuado llevan a la consolidación viciosa y, luego de inmovilizaciones prolongadas, a la rigidez. Desde este punto de vista, cobran mayor importancia las fracturas del primer metacarpiano por el papel fundamental del pulgar de la mano humana.

FRACTURAS DE LA FALANGE DISTAL

Pueden producirse por traumatismo directo o por avulsión.

Traumatismo directo

Causado por aplastamiento y con desplazamiento de fragmentos en grado variable.

No se efectúan maniobras de reducción sobre estas, pero en caso de existir un hematoma a tensión (por lo común subungueal) se procede a su avenamiento.

Avulsión del dorso de la base de la tercera falange

Es provocada por la tracción del tendón conjunto distal del aparato extensor de los dedos, como consecuencia de un traumatismo axial con la IFD (interfalángica distal) en extensión.

Esto provoca el arrancamiento del dorso de la base de la tercera falange.

Este mismo traumatismo puede determinar la ruptura de las fibras tendinosas y ocasionar, en uno y otro caso, una deformidad conocida como "dedo en martillo" *(mallet finger,* de la literatura anglosajona) que conduce a la imposibilidad para realizar extensión activa de la IFD (**fig. 57-1 A** y **B**).

En más del 90% de los casos, el tratamiento de elección es la colocación de una férula en extensión IFD y solo se indica la cirugía cuando el fragmento comprende el 33% de la superficie articular, cuando existe subluxación palmar de la falange distal, cuando el paciente no tolera el tratamiento no quirúrgico o en lesiones abiertas.

Puede realizarse una osteodesis* con alambres (**fig. 57-2**), los cuales se retiran entre las 6 y 8 semanas; otras alternas consisten en hacer una osteosíntesis con tornillos o emplear la técnica conocida como *pull out.***

La lesión tendinosa puede ser pasible, asimismo, de tratamiento incruento, con férula durante 6 semanas permanentemente y luego dos semanas más solo en forma nocturna (**fig. 57-3**); los mejores resultados se concentran en pacientes en los cuales esta terapia es instituida tempranamente.

Avulsión de la inserción del tendón flexor profundo

Puede incluir un fragmento óseo o no. Requiere tratamiento quirúrgico a la brevedad (reinserción).

FRACTURAS DE LAS FALANGES MEDIA Y PROXIMAL

Los trazos de las fracturas corresponden a aquellos propios de los huesos largos y deben tenerse en cuenta en su estudio las direcciones de las tracciones que ejercen los tendones flexores y extensores sobre los fragmentos óseos. A manera de ejemplo diremos que en una hipotética fractura a nivel del tercio medio de la segunda falange, la tracción llevada a cabo por el flexor superficial conduce al fragmento proximal a la flexión, y la ejercida por el aparato extensor, al fragmento distal a la extensión (**fig. 57-4**). Los trazos pueden ser variados y queda a criterio del cirujano la evaluación de la estabilidad de la fractura; es decir, decidir la utilización de una férula metálica (aluminio), yeso (solidarizando algún dedo vecino como tutor) o la

---

*Osteodesis: fijación ósea mediante clavijas.
**Pull out:* aunque su traducción literal significa "sacar", aquí se aplica al empleo de un material de sutura o metálico que tracciona del fragmento hacia afuera.

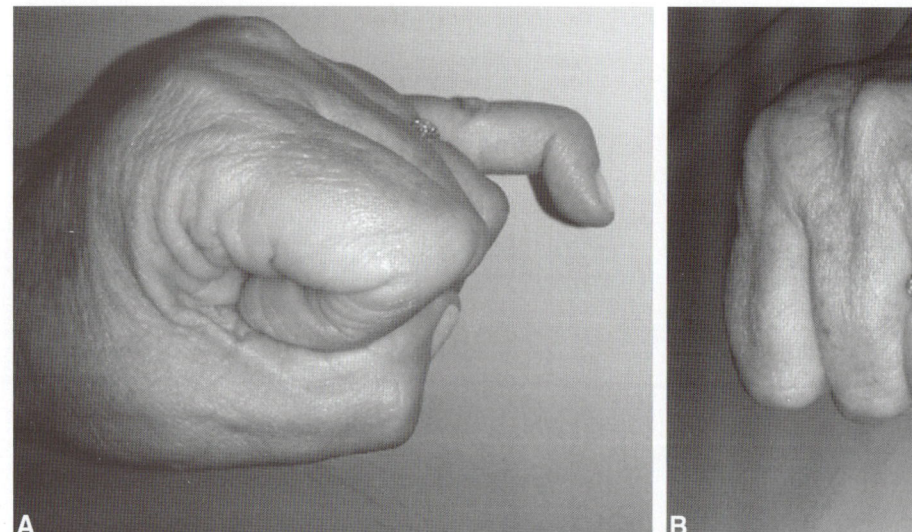

FIG. 57-1. A y **B.** Aspecto clínico de un dedo en martillo (*mallet finger*). (Véase esta figura en **Láminas en color**).

fijación ósea, más comúnmente osteodesis pero, dependiendo de las necesidades, también podría efectuarse una osteosíntesis con tornillos o placas y tornillos (**fig. 57-5 A, B, C** y **D**).

 Las lesiones articulares en ocasiones requieren el empleo de osteosíntesis con tornillos de microfragmentos, en especial cuando se afecta la estabilidad (p. ej., avulsión de una inserción ligamentaria) o se encuentra seriamente comprometida la congruencia articular; pero se corre el riesgo de determinar una grave limitación del movimiento (**figs. 57-6 A, B** y **C** y **57-7 A** y **B**).
—

FRACTURAS DE LAS FALANGES DISTALES

Las intraarticulares requieren tratamiento quirúrgico para restaurar la anatomía y congruencia articular lo más exacta posible; solo la conminución grave lo excusa (en casos selec-

cionados puede realizarse una artrodesis o ligamentotaxis* con fijadores externos dinámicos) (**figs. 57-8 A** y **B, 57-9 A, B, C** y **D** y **57-10**).

Los estudios por realizar son radiografías de frente y perfil del dedo afectado y, si se trata de fracturas articulares, TC en casos seleccionados.

FRACTURAS DE METACARPIANOS

Clasificación

Las fracturas de los metacarpianos se clasifican de acuerdo con los criterios de la AO (**fig. 57-11**).

---

*Ligamentotaxis: reducción de fragmentos fracturarios intraarticulares utilizando la tracción ligamentaria en las maniobras tendientes a su reposición *in situ*.

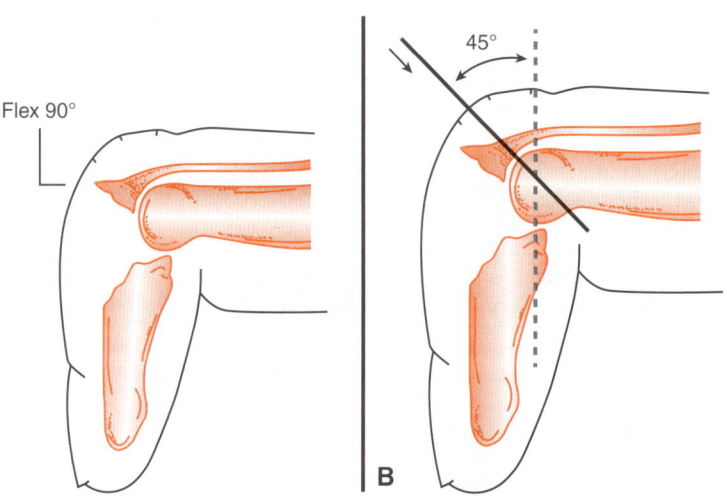

FIG. 57-2. Técnica de osteodesis de Ishiguro.

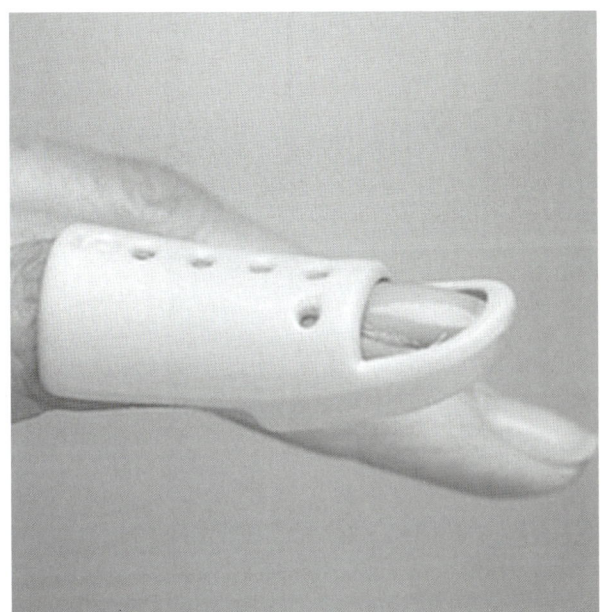

FIG. 57-3. Férula para inmovilización nocturna. (Véase esta figura en **Láminas en color**).

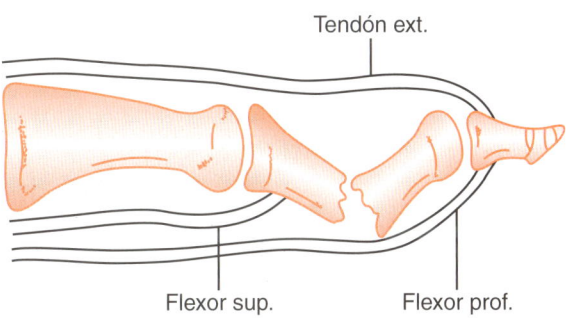

FIG. 57-4. Esquema de la tracción llevada a cabo por el flexor superficial en una fractura a nivel del tercio medio de la segunda falange.

Mecanismos de lesión

Los mecanismos de lesión pueden responder a traumatismos tanto directos como indirectos (**cuadro 57-1**).

Radiología

Se estudian mediante las siguientes posiciones: mano de frente, perfil y oblicua. En estos casos es raramente de utilidad la TC.

CUADRO 57-1. CLASIFICACIÓN DE LOS TRAUMATISMOS SEGÚN LOS MECANISMOS DE LESIÓN

- **Traumatismo directo**
  - Contusión
  - Aplastamiento
  - Penetrante (proyectil de arma de fuego)

- **Traumatismo indirecto**
  - Fractura por tracción o tensión
  - Fractura por angulación
  - Fractura rotacional (torsión)
  - Fractura por compresión
  - Fractura por angulación, rotación y compresión axial

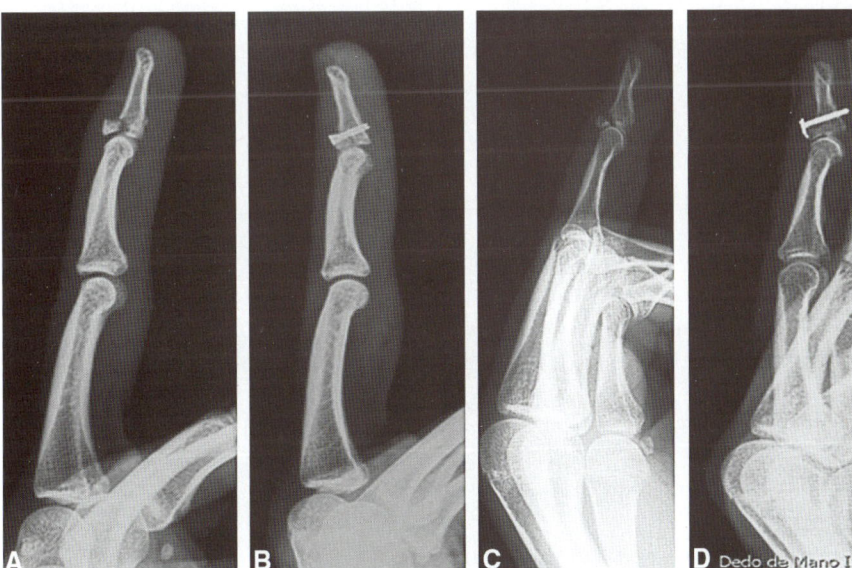

FIG. 57-5. A, B, C y **D.** Imágenes radiográficas de perfil de fracturas y resultados de osteosíntesis. **A.** Prequirúrgica. **B.** Posoperatoria con osteosíntesis con tornillo. **C.** Prequirúrgica. **D.** Posoperatoria con osteosíntesis con placa y tornillo.

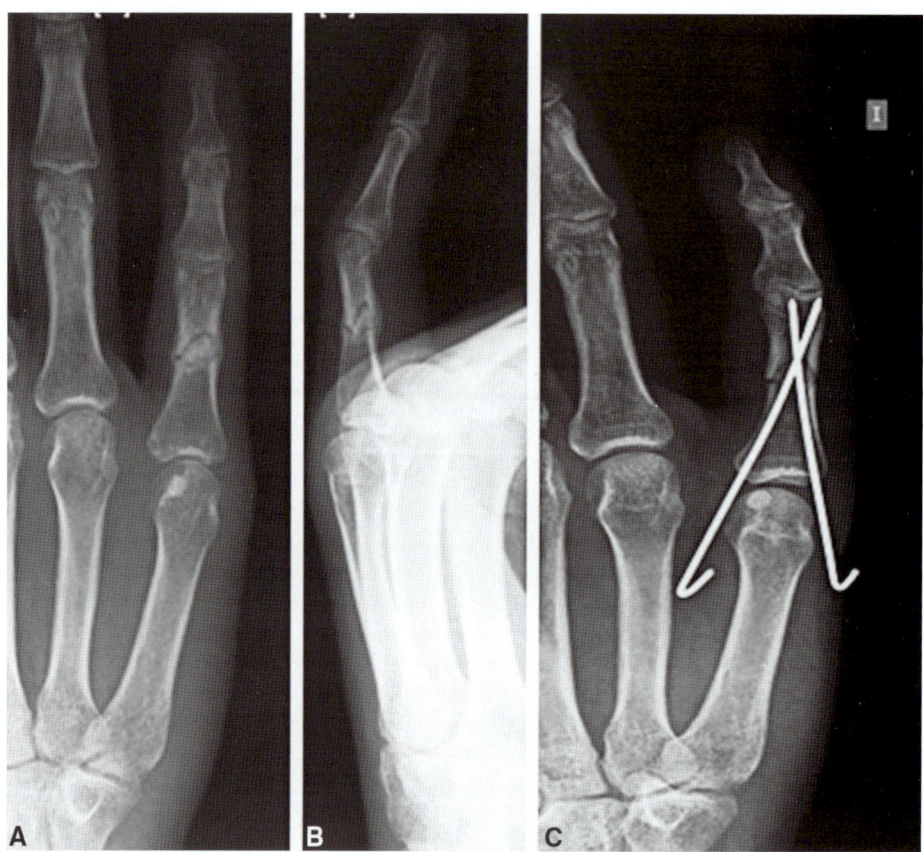

FIG. 57-6. A, B y **C. A** y **B.** Imágenes radiográficas prequirúrgicas **A.** Frente. **B.** perfil. **C.** Imágenes radiográficas posoperatorias de osteodesis anterógrada de falange proximal.

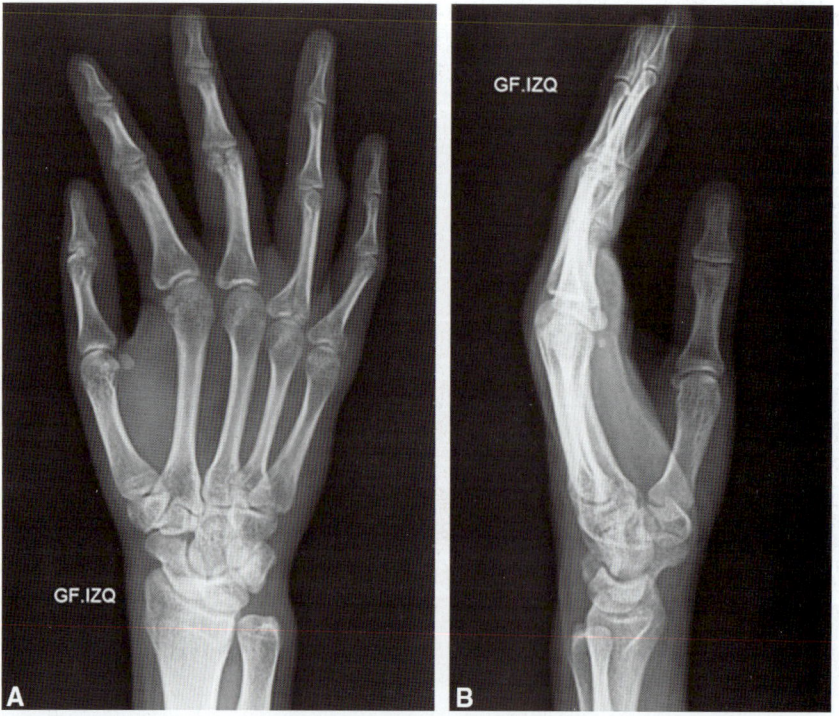

FIG. 57-7. A y **B.** Imágenes radiográficas de fractura articular de base de falange proximal (quinto rayo). **A.** Frente. **B.** perfil.

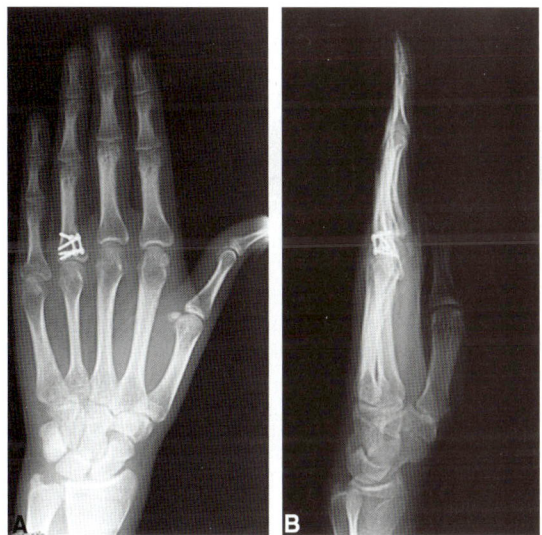

FIG. 57-8. A y **B.** Imágenes radiográficas de osteosíntesis con placa con tornillos de la fractura articular de base de falange proximal. **A.** Frente. **B.** Perfil.

cian a mordedura humana, con las implicaciones en lo que a contaminación se refiere. Corresponden habitualmente a los rayos cuarto y quinto (cuyos metacarpianos se denominan móviles). En ellas, la cabeza metacarpiana se desplaza hacia ventral por predominio de los tendones flexores, de la posición ventral (palmar) de los interóseos en relación con el eje de rotación de la articulación y, finalmente, por la conminución palmar del cuello del metacarpiano subsiguiente al impacto.

Reducción

La reducción se realiza mediante la maniobra de Jahss (**fig. 57-12 A** y **B**)

- Colocar la primera falange en flexión de 90° con respecto al metacarpiano.
- Presionar desde la cabeza de la primera falange en sentido dorsal, a fin de elevar la cabeza del metacarpiano que se hallaba deprimida.
- Contención con yeso en posición de "intrínseco plus" por cuatro semanas. Cabe asociar osteodesis.

 Las fracturas intraarticulares requieren tratamiento quirúrgico para restaurar la anatomía; solo la conminución grave lo excusa.

Pautas de tratamiento

Distales

Las fracturas extraarticulares se localizan generalmente a nivel del cuello del metacarpiano y con cierta frecuencia se aso-

Diafisarias

Sus características fundamentales son el hecho de que frecuentemente es tolerable admitir algún grado de desplazamiento en su consolidación sin repercusión funcional y que las firmes uniones intermetacarpianas (partes blandas) proveen

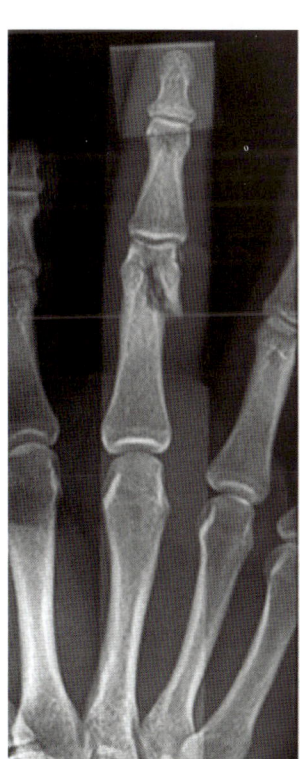 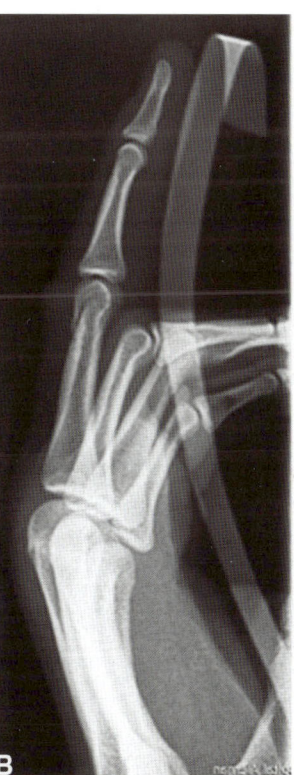 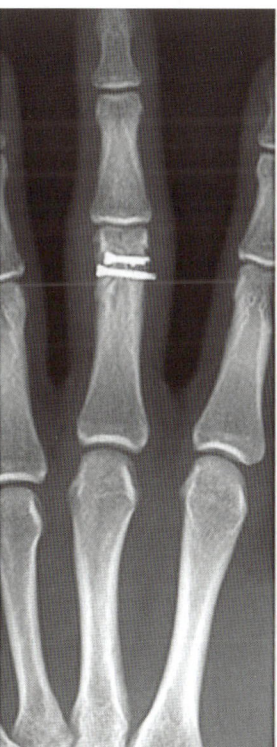 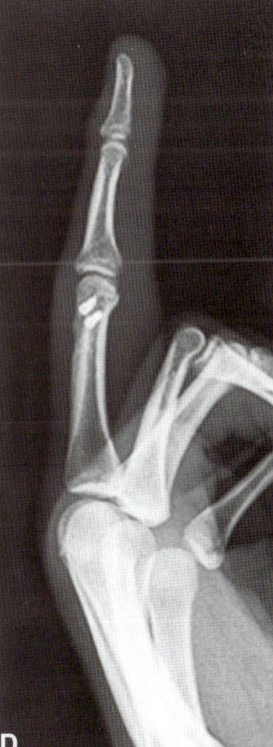

FIG. 57-9. A, B, C y **D.** Imágenes radiográficas de fractura articular distal de la falange media. **A.** Frente. **B.** Perfil. Osteosíntesis con tonillos de falange proximal. **C.** Frente. **D.** Perfil.

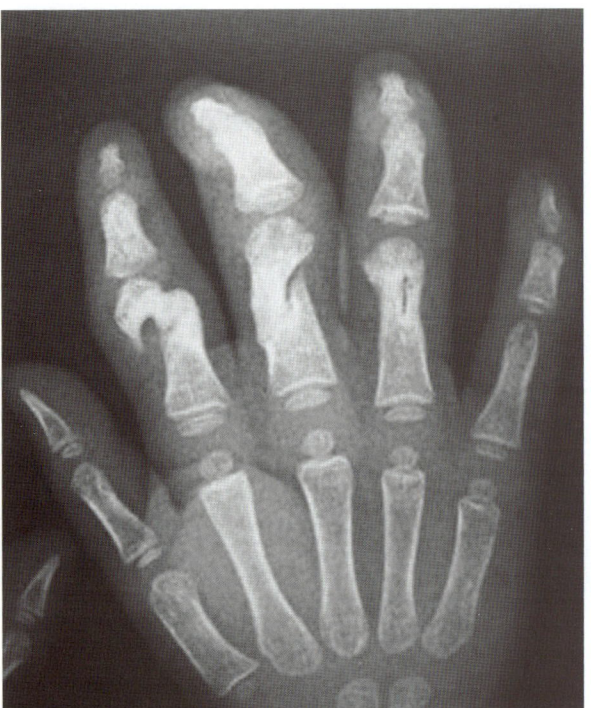

FIG. 57-10. Imagen radiográfica de fracturas de falanges proximales.

cierto grado de estabilidad, lo cual evita que los desplazamientos óseos sean de importancia. Tanto el 2.° como el 3.ᵉʳ meta-

carpianos, al ser menos móviles, toleran menor angulación (entre 10° y 15°), pero el 4.° y el 5.° admiten mayor desplazamiento angular, entre 30° y 35°. Cabe destacar que no es aceptable ningún grado de rotación, en tanto que hasta un acortamiento de 2 mm es admisible. En las lesiones inveteradas cabe la reducción quirúrgica con el agregado de osteodesis u osteosíntesis, respetando la indemnidad del cartílago de la articulación metacarpofalángica (**fig. 57-13**).

Tratamiento

En fracturas oblicuas cabe por lo común contemporizar, debido a la estabilidad que brindan los metacarpianos adyacentes y a las escasas repercusiones funcionales que tienen los desplazamientos óseos moderados (p. ej., acortamiento leve). El yeso en "intrínseco plus" (muñeca en 40° de extensión, metacarpofalángicas entre 60-80° de flexión y las interfalángicas en extensión) es eficaz, y la consolidación fracturaria se produce alrededor de las 4 semanas, que es el tiempo en que se debe retirarse la inmovilización.

En fracturas transversales, debido al desplazamiento por lo común marcado y en ocasiones acompañado de cabalgamiento y su inestabilidad, frecuentemente se indica la síntesis con alambres de Kirschner (tanto en forma anterógrada como retrógrada), respetando durante su inserción la articulación metacarpofalángica. Las configuraciones dependen de la preferencia del cirujano.

La osteodesis se vuelve mandatoria en las fracturas múltiples (varios metacarpianos), que alteran las relaciones que proveen estabilidad (**fig. 57-14 A, B** y **C**).

Otro tipo de configuración de trazo fracturario es el espiroideo u oblicuo largo, que en estos casos se produce por un me-

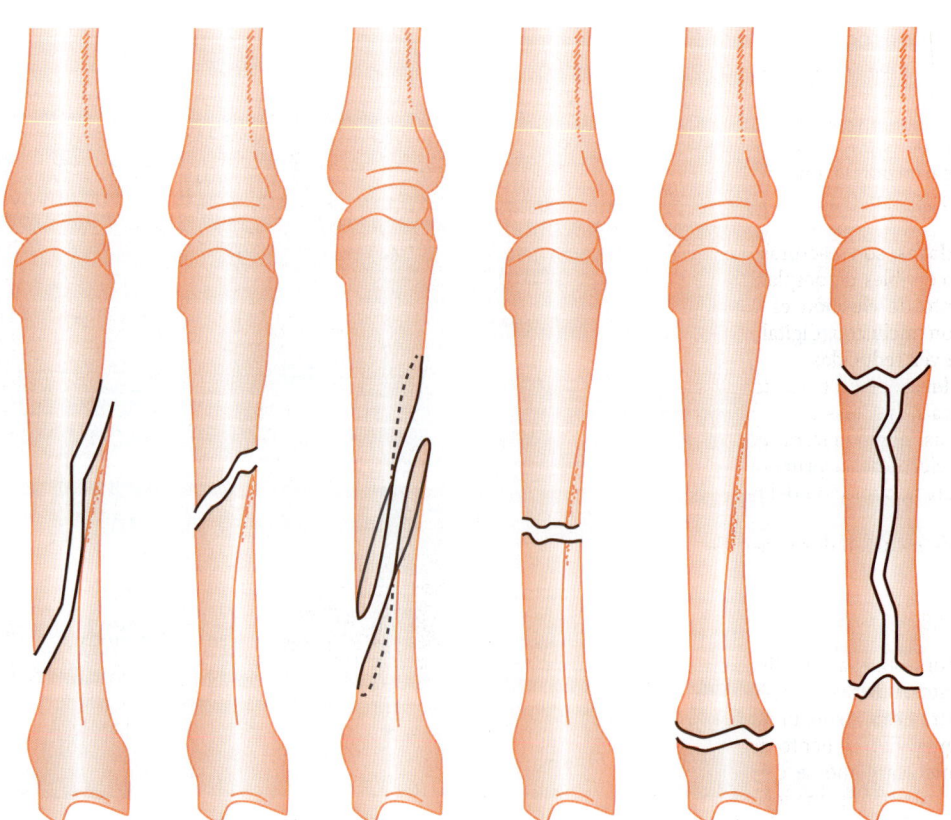

FIG. 57-11. Imagen radiográfica donde se observa fractura de falange proximal en un niño producida por aplastamiento.

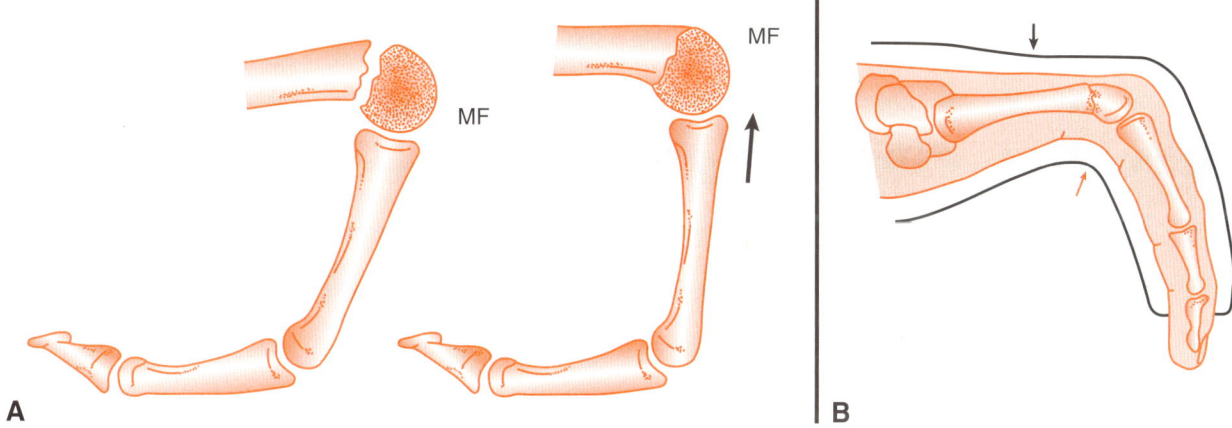

FIG. 57-12. Esquema de maniobra de Jahss. **A.** Maniobra manual. **B.** Posición "intrínseco plus". MF: articulación metacarpofalángica.

canismo rotacional y tiene una indicación quirúrgica formal si se evidencia rotación clínica del dedo correspondiente. Es válido cualquier método de fijación pero es más fiable la osteosíntesis para manejar las rotaciones (**figs. 57-15 A** y **B** y **57-16**)

Basales

Se observan con cierta frecuencia en el cuarto y quinto rayo, como consecuencia de un golpe con el puño cerrado contra un objeto duro. Para ocasionar esta lesión es imprescindible que el contacto se efectúe exclusivamente sobre los metacarpianos móviles; raramente se fracturan el segundo y tercer metacarpianos en virtud de la resistencia que les confiere su característica de metacarpianos fijos.

La reducción manual suele ser suficiente, pero por lo común no llega a garantizar estabilidad, por lo cual debe asociarse corrientemente a osteodesis efectuada desde dorso.

Las fracturas de la base del primer metacarpiano merecen comentario aparte por la importancia funcional del pulgar. Pueden clasificarse en:

- **Extraarticulares:** son fracturas transversales o ligeramente oblicuas susceptibles de desplazarse por tracción muscular. El tratamiento de elección es la reducción incruenta y el enyesado con inclusión digital. Estas fracturas suelen ser estables una vez reducidas.
- **Intraarticulares:** como tales, deben ser reducidas anatómicamente para evitar trastornos articulares *a posteriori*. Las consecuencias que encierra un tratamiento inadecuado incluyen el cierre de la primera comisura interdigital y la dificultad para la oposición del pulgar.

Son dignas de mención dos variedades:

Fractura de Bennett

Es una fractura oblicua que divide al primer metacarpiano en dos fragmentos, uno de los cuales es pequeño y anterointerno y se encuentra firmemente unido al trapecio por el ligamento oblicuo palmar. El fragmento que corresponde al resto y la totalidad del metacarpiano se desplazan hacia atrás y afuera por tracción muscular. Es una lesión sumamente inestable. El tratamiento consiste en reducción mediante tracción seguida de osteodesis (**fig. 57-17**).

Fractura de Rolando

Se designa así una fractura de tres fragmentos de la epífisis proximal del primer metacarpiano. El tratamiento oscila entre reducción manual y osteodesis o reducción quirúrgica y osteosíntesis con placa y tornillos, o tornillos exclusivamente.

LUXACIONES DE LA MANO

Luxación metacarpofalángica

Consiste básicamente en la pérdida de contacto de las superficies articulares.

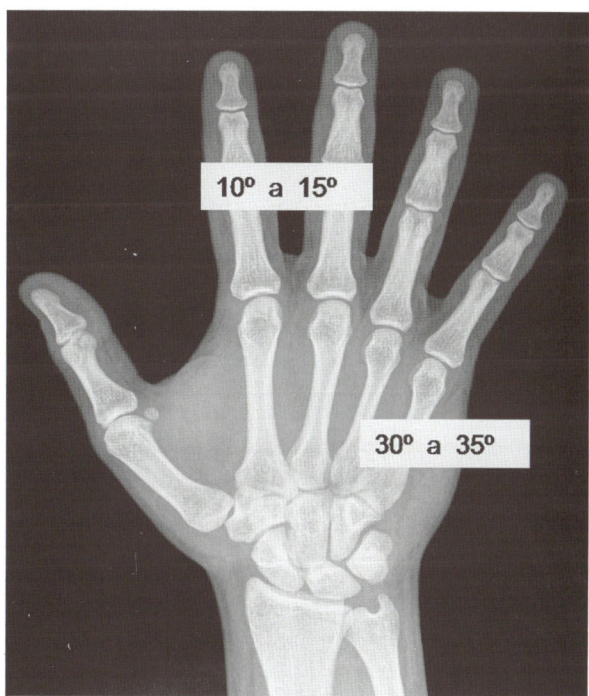

FIG. 57-13. Imagen radiográfica donde se observan las angulaciones tolerables para los metacarpianos.

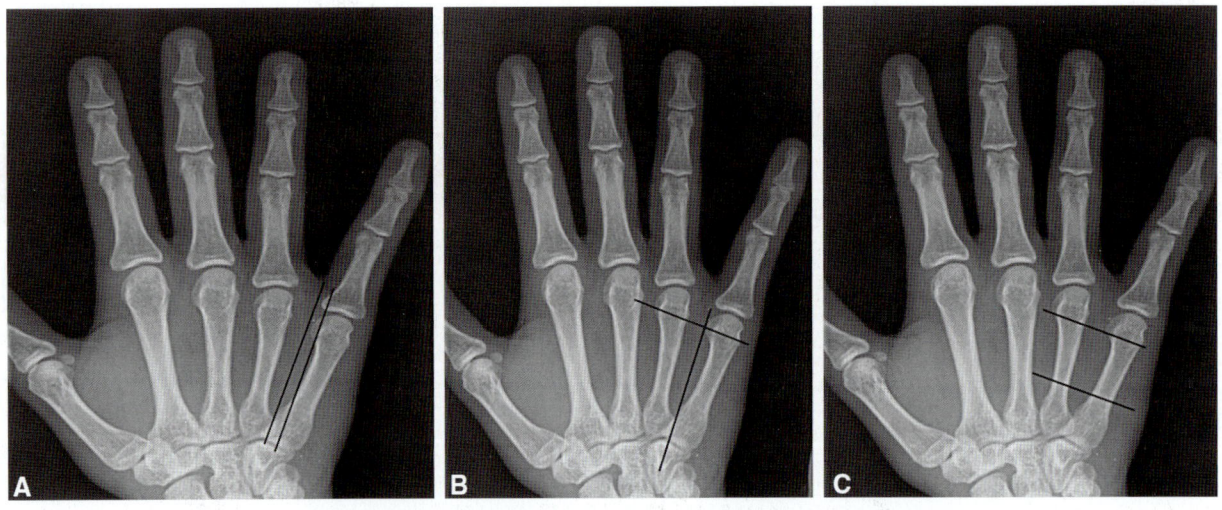

FIG. 57-14. A, B y **C.** Imágenes radiográficas de diferentes tipos de configuraciones de osteodesis.

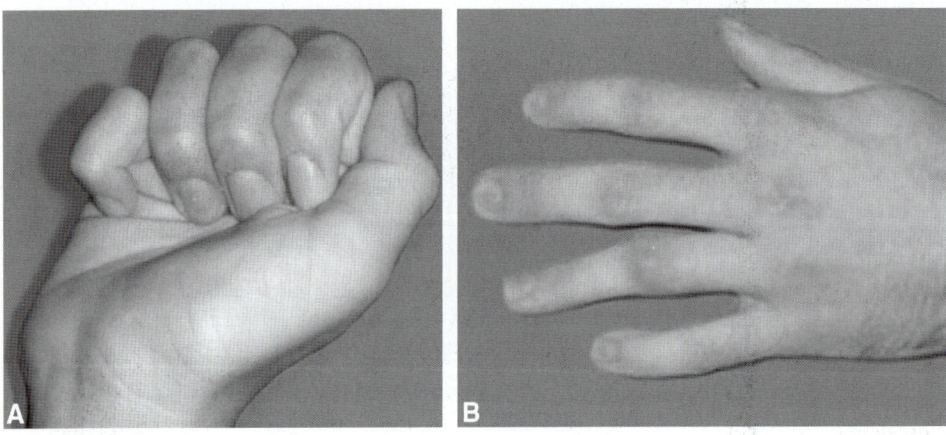

FIG. 57-15. A y **B.** Rotación de los dedos. Nótese el defecto de alineación del cuarto rayo. (Véase esta figura en **Láminas en color**).

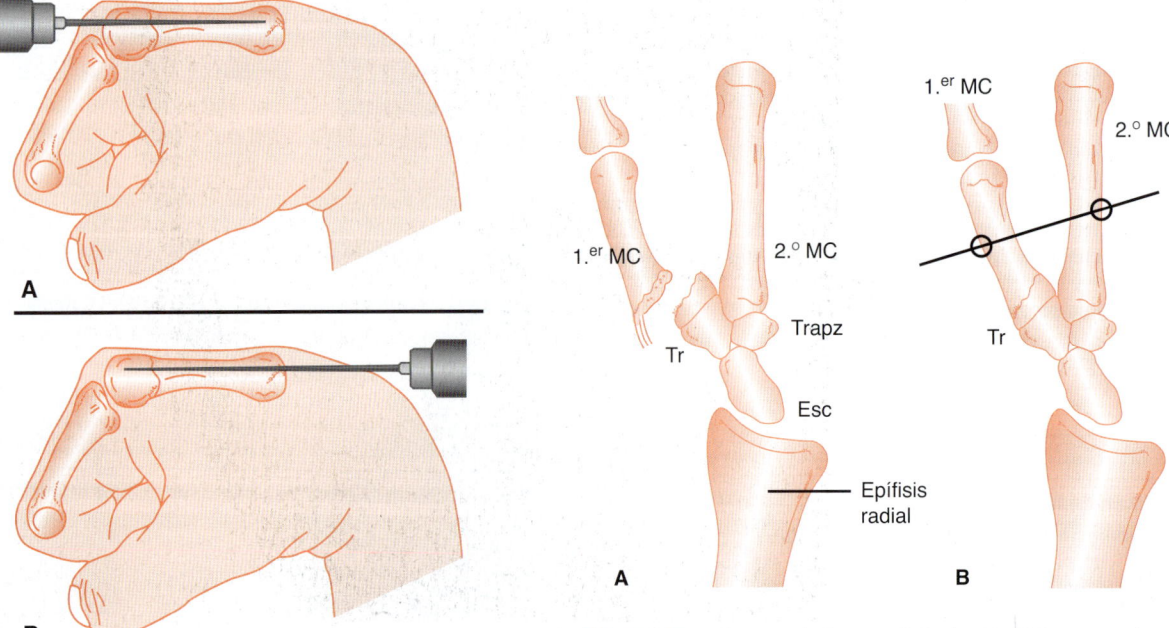

FIG. 57-16. Esquema de osteodesis retrógrada y anterógrada.

FIG. 57-17. A. Fractura de Bennett. **B.** Reducción. MC, metacarpiano; Tr, trapecio; Trapz, trapezoide; Esc, escafoides.

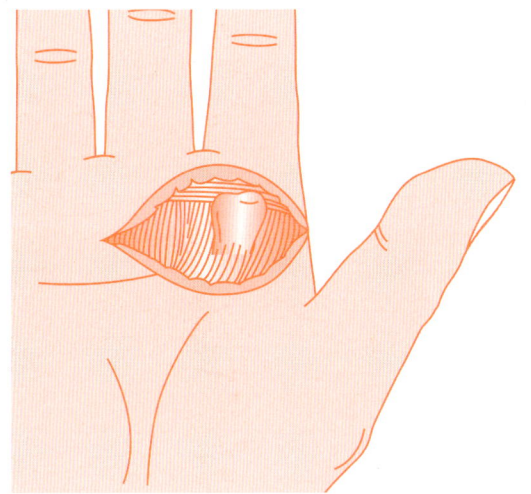

FIG. 57-18. Luxación metacarpofalángica del segundo rayo irreductible con maniobras manuales.

Lo habitual es que la primera falange se luxe a nivel de su base hacia dorsal con respecto al primer metacarpiano, impidiendo la reducción, en ocasiones, elementos tales como la cincha sesamoidea o el atrapamiento de dicha base en una brecha capsular.

En el caso de los cuatro últimos dedos, la causante de estas dificultades de reducción es exclusivamente la interposición de la placa palmar (provocando el atrapamiento de la base de la falange).

Sintetizando, cabría señalar que no deben efectuarse más de dos o tres intentos de reducción incruenta de este tipo de luxaciones (usualmente con hiperextensión de la articulación metacarpofalángica); el hecho de no conseguirse éxito con maniobras manuales debe llevar al cirujano tratante a pensar en el "atrapamiento" de la falange distal y la necesidad de cirugía (**fig. 57-18**).

Luxaciones interfalángicas

Se trata de una patología propia de las articulaciones trocleares, que por lo común no presuponen obstáculos para la reducción mediante gestos manuales.

El cirujano tratante debe evaluar cuidadosamente la existencia o no de lesiones concomitantes, algunas de las cuales pueden requerir cirugía o traer, en caso de ser desatendidas, complicaciones indeseables, por ejemplo lesión de ligamentos laterales y arrancamientos tendinosos.

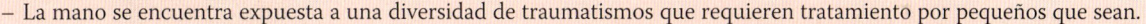

SÍNTESIS CONCEPTUAL

– La mano se encuentra expuesta a una diversidad de traumatismos que requieren tratamiento por pequeños que sean.
– Sin tratamiento adecuado, las fracturas de la mano llevan a la consolidación viciosa y, luego de inmovilizaciones prolongadas, a la rigidez.
– Las luxaciones de la mano pueden tratarse mediante pocos intentos de reducción incruenta o mediante cirugía.

FRACTURAS DE LA PELVIS

FERNANDO BIDOLEGUI Y GABRIEL VINDVER

INTRODUCCIÓN

Las fracturas del anillo pélvico son excepcionales: representan aproximadamente del 2 al 3% de todas las fracturas.

Debemos distinguir 2 formas clásicas y muy diferentes de presentación:

- Las que sufren los pacientes ancianos por traumatismos de baja energía, en general caídas desde su propia altura, estables mecánica y termodinámicamente y que solo requieren de 4 a 6 semanas de reposo, analgesia y fisiokinesioterapia. Constituyen aproximadamente el 90% de las fracturas pélvicas.
- Las que sufren pacientes de cualquier edad, por lo general adultos jóvenes, en el contexto de un traumatismo de alta energía, lesiones potencialmente inestables mecánica y hemodinámicamente, donde el correcto diagnóstico y tratamiento de la lesión pélvica influye directamente en la sobrevida y secuelas posteriores al traumatismo.

La mortalidad asociada a una fractura de pelvis aislada, independientemente de su gravedad, oscila entre el 1 y el 2%.

En los pacientes politraumatizados por traumatismo cerrado, casi un 20% presenta una lesión del anillo pélvico y en este grupo la presencia de una fractura cerrada de la pelvis conlleva una mortalidad del 15 al 20%. La asociación de una fractura de pelvis con lesión intracraneal o abdominal graves eleva la mortalidad al 50% y, si se combinan las tres, la posibilidad de sobrevida se reduce a un 10%.

Si la lesión pélvica es expuesta, la mortalidad oscila entre el 30 y 50%.

ANATOMÍA APLICADA

La pelvis es una estructura anular formada por los dos huesos coxales y el sacro. Estos huesos no tienen una estabilidad inherente, y la estabilidad del anillo pélvico está dada principalmente por los tejidos blandos circundantes.

Las estructuras estabilizadoras del anillo pélvico son la sínfisis púbica (SP), el complejo sacroilíaco y el piso de la pelvis. A pesar de que las estructuras anteriores son importantes y contribuyen en un 40% a la rigidez del anillo, más importante aún

es la integridad del complejo sacroilíaco para mantener la estabilidad del anillo pélvico.

El complejo sacroilíaco es la principal estructura responsable de soportar la transferencia de fuerzas de carga desde el raquis hasta las extremidades inferiores. Los ligamentos sacroilíacos posteriores (SIP) son los más fuertes del cuerpo y mantienen el sacro en su posición normal en el anillo pélvico. Además, los ligamentos iliolumbares, que van desde las apófisis transversas de L5 hasta las crestas ilíacas, y las fibras transversas de los ligamentos sacroilíacos interóseos refuerzan este mecanismo estabilizador. Los ligamentos sacroilíacos anteriores (SIA) planos y fuertes resisten la rotación externa y las fuerzas de cizallamiento, aunque no tienen la fuerza de los ligamentos posteriores.

El piso de la pelvis, con su capa muscular cubierta por la fascia, también actúa como estabilizador del anillo pélvico. Los ligamentos sacroespinosos (SE) y sacrotuberosos (ST) forman parte de este piso.

Los fuertes ligamentos sacroespinosos (SE) con sus fibras que corren en forma transversal desde el borde externo del sacro hasta la espina isquiática resisten la rotación externa del anillo pélvico.

El complejo ligamentario sacrotuberoso nace de la mayor parte del complejo sacroilíaco posterior hasta el ligamento sacroespinoso y se extiende a la tuberosidad isquiática. Este fuerte ligamento, ubicado en el plano vertical, resiste las fuerzas de cizallamiento verticales aplicadas a la hemipelvis.

Por lo tanto, estos dos ligamentos suplementarios, el sacroespinoso y el sacrotuberoso, ubicados a 90° uno de otro, se adaptan bien para resistir las dos grandes fuerzas deformantes que actúan sobre la pelvis, o sea, rotación externa y cizallamiento vertical suplementando de esta manera a los ligamentos sacroilíacos posteriores (**fig. 58-1**).

La pelvis debe considerarse como un anillo y por lo tanto al romperse en un sector deberá luxarse o fracturarse en otro. Si dividimos arbitrariamente el anillo pélvico por una línea que atraviesa ambos acetábulos, distinguimos una pelvis anterior y una pelvis posterior.

Siempre existirá una lesión de pelvis anterior asociada a otra lesión en la pelvis posterior.

Las lesiones de la pelvis anterior podrán ser la diastasis púbica, el bloqueo púbico o las fracturas de las ramas ileopúbicas e isquiopúbicas unilaterales o bilaterales.

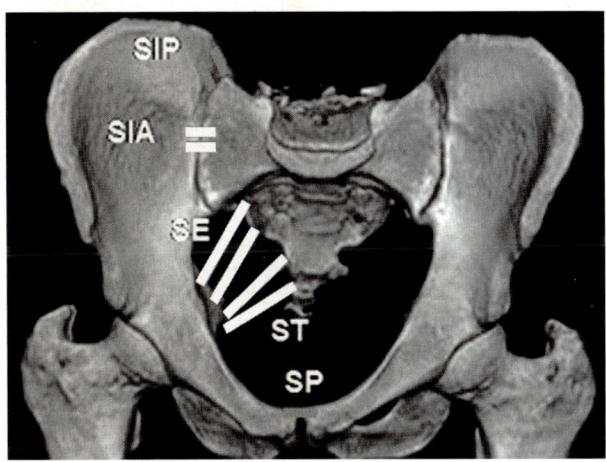

FIG. 58-1. Ligamentos más importantes en la estabilidad pélvica. Véanse aclaraciones de siglas en el texto.

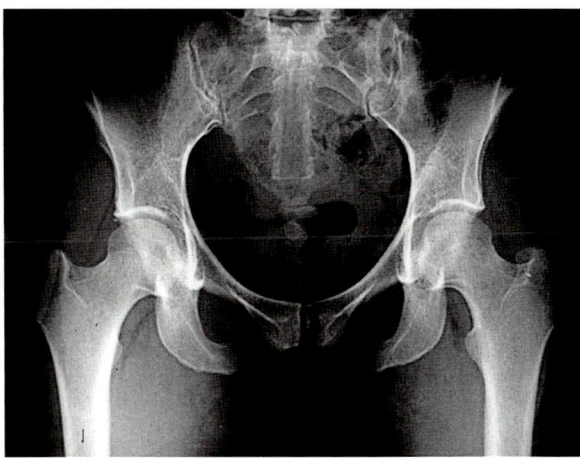

FIG. 58-2. Radiografía anteroposterior de la pelvis.

Por el otro lado, las lesiones de la pelvis posterior podrán ser las fracturas del ala ilíaca, las luxaciones sacroilíacas, las fracturas-luxaciones sacroilíacas o las fracturas del sacro (**fig. 58-2**).

 Las lesiones de la pelvis anterior suelen ser más evidentes, pero siempre deberá dirigirse la atención a la pelvis posterior, más importante desde el punto de vista mecánico, y en especial a la articulación sacroilíaca ya que su apertura constituye un indicio de riesgo vasculonervioso.

—

FISIOPATOLOGÍA

Existen tres patrones traumáticos constantes en la producción de las lesiones del anillo pélvico: la compresión anteroposterior, la compresión lateral y el cizallamiento (**fig. 58-3 A, B** y **C**).

Estos mecanismos pueden asociarse constituyendo un cuarto grupo de lesiones complejas o combinadas.

La adecuada valoración de la radiografía anteroposterior de la pelvis brinda la información inicial suficiente para identificar los patrones traumáticos con mayor potencial de riesgo hemodinámico, o sea, aquellos en los cuales aumenta el diámetro de la pelvis, que son la compresión anteroposterior y el cizallamiento.

Fracturas por compresión anteroposterior

Se produce una apertura de la sínfisis púbica y, si esta supera los 2,5 cm, se lesionan los ligamentos del piso de la pelvis (sacrociático y sacroisquiático) y el ligamento sacroilíaco anterior; sin embargo, el ligamento sacroilíaco posterior, principal estabilizador de la pelvis, excepcionalmente se ve comprometido.

La pelvis sufre una rotación externa o apertura conocida también como "lesión en libro abierto". Esto determina una lesión mecánicamente inestable en el plano transversal pero no en el plano vertical, o sea, la pelvis lesionada estará abierta pero no ascendida. Desde el punto de vista hemodinámico es una lesión de mucho riesgo ya que el diámetro pélvico se encontrará aumentado (**fig. 58-4 A, B** y **C**).

Fracturas por compresión lateral

Son las más frecuentes de las lesiones pélvicas. En ellas se producen clásicamente fracturas de las ramas a nivel de la pelvis anterior o, menos frecuentemente, un bloqueo púbico y una fractura por impactación a nivel sacro, sacroilíaco o ilíaco a nivel de la pelvis posterior.

La hemipelvis lesionada sufre una rotación interna cerrando el diámetro pélvico y, por lo tanto, no hay lesión de los vasos ni de los ligamentos estabilizadores de la pelvis.

Esta desviación en rotación interna dirige el pubis o sus ramas hacia el aparato genitourinario inferior y, en conse-

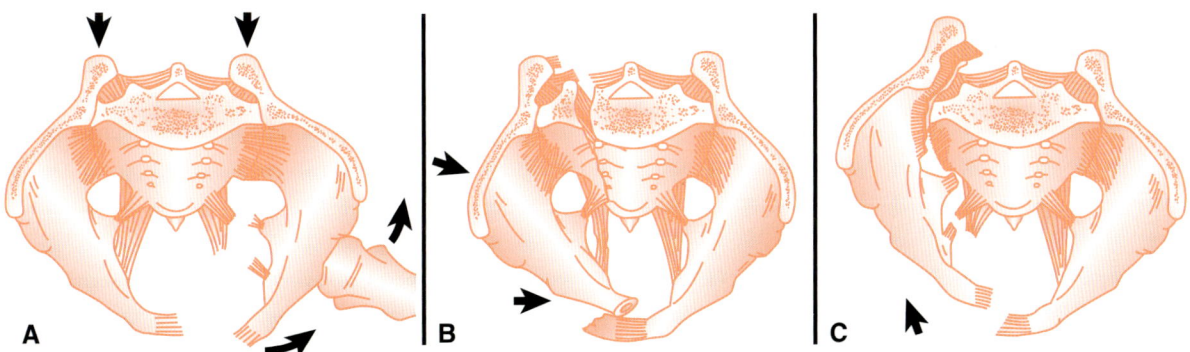

FIG. 58-3. Mecanismos traumáticos. **A.** Compresión anterior. **B.** Compresión lateral. **C.** Cizallamiento.

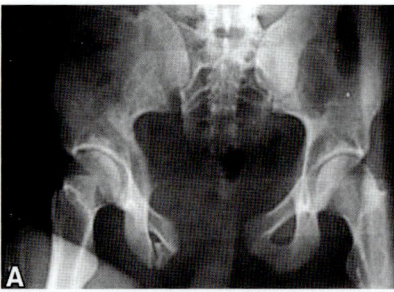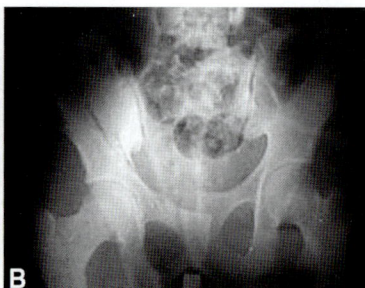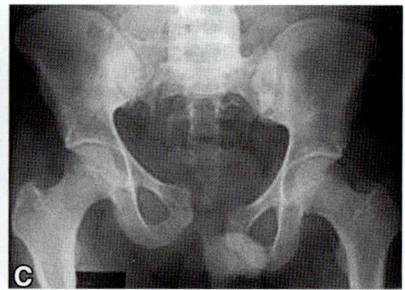

FIG. 58-4. Radiografías anteroposteriores de pelvis ilustrando los distintos patrones traumáticos. **A.** Fractura por compresión anteroposterior. Nótese la apertura de la sínfisis púbica y la luxación sacroilíaca del lado derecho. **B.** Fractura por compresión lateral. Nótese el bloqueo púbico y la fractura del ala ilíaca del lado derecho. **C.** Fractura por cizallamiento. Nótese la completa alteración del complejo sacroilíaco derecho debido a la fractura desplazada del sacro, la apertura sacroilíaca izquierda y la diastasis púbica.

cuencia, presentan riesgo de lesión de vejiga o uretra o de ambas.

Mecánicamente presentan inestabilidad en el plano transversal, pero en sentido opuesto que las lesiones por compresión anterior, y no presentan inestabilidad en el plano vertical. Desde el punto de vista hemodinámico no son lesiones de riesgo (véase **fig. 58-4 A, B** y **C**).

Fracturas por cizallamiento

Existe una completa disrupción de los ligamentos que estabilizan la pelvis y suelen asociarse a las lesiones de mayor energía. La lesión en la pelvis anterior podrá ubicarse en la sínfisis púbica o en las ramas. La lesión en la pelvis posterior es la grosera afectación del complejo sacroilíaco que compromete los ligamentos anteriores y posteriores ya sea a nivel ilíaco posterior, de la articulación sacroilíaca o del sacro. Mecánicamente son inestables en los planos transversal y vertical, por lo que la pelvis estará no solo abierta sino también ascendida. Desde el punto de vista hemodinámico constituyen lesiones de alto riesgo, ya que el diámetro pélvico aumenta en el plano transversal y además en el plano vertical (véase **fig. 58-4. A, B** y **C**).

Las fuerzas de rotación externa y cizallamiento tienden a desgarrar los tejidos blandos; por lo tanto, las lesiones causadas por estas fuerzas son el desgarro de vísceras y arterias, y lesiones por tracción de nervios. Las fuerzas de compresión lateral (rotación interna) tienden a punzar una víscera y comprimir nervios.

 Una lesión pélvica puede determinar un importante sangrado y provocar, en consecuencia, la muerte del paciente. En un 80% de los casos el sangrado pélvico proviene de fuentes de baja presión como son los sitios de fractura y los vasos de los plexos venosos lumbares y sacros retroperitoneales. Solo en un 20% se deben a sangrado de vasos arteriales de mediano o gran calibre.
—

En la mayoría de los casos, si la pelvis estuviese intacta, rápidamente el hematoma superaría en presión los sitios de sangrado y este se autolimitaría en un fenómeno conocido como taponamiento; pero si el anillo pélvico presenta una disrupción y sobre todo en aquellas modalidades traumáticas donde su diámetro está aumentado, el taponamiento nunca se producirá y la pelvis podrá albergar enormes cantidades de líquido.

Aumentos aritméticos en el diámetro de la pelvis determinan aumentos geométricos en su volumen; así, los incrementos de 2 cm en el diámetro pélvico se corresponden con aumentos de 1,5 litros en su volumen e incrementos de 5 cm con aumentos de 5 litros.

Como vemos, gran parte de la volemia y de los líquidos de reanimación pueden perderse hacia el espacio retroperitoneal y volverla ineficaz, si además de una reposición enérgica de cristaloides y sangre no se detienen las pérdidas por la lesión pélvica.

La reducción y estabilización mecánica de la fractura de la pelvis disminuirá la hemorragia mediante la reducción del volumen de la cavidad pélvica y la aproximación de los fragmentos fracturarios permitiendo así el fenómeno de taponamiento.

Es imperativa entonces la identificación de las lesiones pélvicas con riesgo hemodinámico ya que afortunadamente no todas las fracturas del anillo pélvico conllevan este riesgo.

 Aproximadamente el 80% de los pacientes con fracturas pélvicas permanecen hemodinámicamente estables y el 20% restante se presentará con grados variables de shock.
—

CLASIFICACIÓN

Las lesiones anatómicas son importantes, pero más importante aún es determinar la estabilidad mecánica de la lesión que, junto con el estado hemodinámico, guiará la toma de decisiones en el manejo de los pacientes.

La estabilidad mecánica se define como la capacidad de la pelvis para soportar fuerzas fisiológicas sin un desplazamiento significativo. Es obvio que la estabilidad pélvica depende no solo de las estructuras óseas, sino también de las fuertes estructuras ligamentarias que unen los tres huesos de la pelvis.

A partir de la clasificación de Tile se distinguen 3 tipos de lesiones (**cuadro 58-1**).

Fracturas tipo A estables (50-70%)

Son estables y por definición no pueden desplazarse por una fuerza fisiológica. Incluyen fracturas por avulsión de las inserciones tendinosas (generalmente en adolescentes), fracturas del ala ilíaca o arco anterior y fracturas transversales del sacro y del cóccix.

CUADRO 58-1. CLASIFICACIÓN DE LAS LESIONES PÉLVICAS

Tipo	Subtipo
A Fracturas estables	A1. Avulsiones A2. Mínimamente desplazadas o no desplazadas A3. Fractura transversa del sacro y cóccix
B Fracturas inestables en rotación y estables verticalmente	B1. Compresión anteroposterior ("en libro abierto") B2. Compresión lateral B3. Tipo B bilateral
C Fracturas inestables rotacional y verticalmente	C1. Unilateral C2. Bilateral: un lado B y el otro, C C3. Ambos lados C

(Reproducido de: Tile M. Fractures of the Pelvis and Acetabulum. 3rd edition. Philadelphia: Lippincott Williams and Wilkins; 2003).

Fracturas tipo B parcialmente inestables (20-30%)

Compresión anteroposterior (B1)

En general, las fuerzas rotatorias externas aplicadas a la pelvis causan la ruptura de la sínfisis púbica; sin embargo, también pueden provocar la fractura por avulsión del pubis adyacente a la sínfisis o una fractura de la rama púbica.

La abertura de la sínfisis púbica menor de 2,5 cm mantiene la estabilidad en el anillo pélvico, situación similar a la que se ve durante el parto, mientras que los ligamentos sacroilíacos anteriores y sacroespinosos permanecen intactos. La continuación de la fuerza rotatoria externa finaliza cuando "el libro" se abra al extremo de que las espinas ilíacas posteriores topen con el sacro. En esta circunstancia en particular, los ligamentos sacroespinosos y sacroilíacos anteriores se desgarran, pero los fuertes ligamentos sacroilíacos posteriores permanecen intactos. Por lo tanto, esta lesión es inestable en la rotación externa, pero en la medida en que la fuerza no continúe más allá de la resistencia límite de los ligamentos posteriores, la estabilidad se recuperará en el anillo pélvico mediante la rotación interna.

Es muy importante entender que la fuerza rotatoria externa puede continuar más allá de la resistencia límite del ligamento posterior y causar la avulsión completa de la hemipelvis.

Compresión lateral (B2)

Existen varios tipos de lesión por compresión lateral según cuál sea el sitio de la lesión: anterior o posterior. Estas lesiones pueden estar del mismo lado (B2.1) o en lados opuestos, como la llamada lesión en asa de balde (B2.2).

Fracturas homolaterales (B2.1)

La fuerza de rotación interna aplicada al ilíaco o, con más frecuencia, un golpe directo sobre el trocánter mayor puede causar la fractura por compresión lateral típica. Las ramas iliopúbicas e isquiopúbicas se rompen y puede ocurrir un estallido anterior a nivel de la articulación sacroilíaca o del sacro del mismo lado, mientras permanecen intactos los ligamentos sacroilíacos posteriores. Toda la hemipelvis es forzada hacia el lado opuesto con potencial riesgo de lesión de la vejiga u otras estructuras dentro de la pelvis.

Fracturas contralaterales (B2.2): lesiones en asa de balde

En general, las lesiones en asa de balde están causadas por un golpe directo sobre el ilíaco. La fractura anterior se halla en el lado opuesto a la lesión posterior. La hemipelvis afectada rota hacia adelante y arriba, como el asa de un balde.

Lesiones bilaterales (B3)

La lesión bilateral más frecuente es la lesión en libro abierto en ambas hemipelvis.

Fracturas tipo C inestables (10-20%)

Las lesiones por cizallamiento implican la ruptura del arco sacroilíaco posterior y del piso de la pelvis, incluidos los ligamentos sacroilíacos posteriores, sacroespinosos y sacrotuberosos. Se produce así inestabilidad mecánica tanto en el plano horizontal como en el vertical.

DIAGNÓSTICO

 La hemorragia pélvica mayor se produce rápidamente, por lo que su diagnóstico debe realizarse de inmediato. El mecanismo traumático o una hipotensión inexplicada o ambos, en el contexto de un paciente politraumatizado, deben siempre hacernos pensar en una lesión del anillo pélvico.
—

EVALUACIÓN CLÍNICA

Es esencial recopilar los antecedentes exactos del evento traumático; los pacientes que sufrieron una lesión de alta energía por un choque automovilístico o por caídas de altura son más propensos a tener una lesión pélvica inestable que los que han padecido un traumatismo de bajo impacto. De poder determinarse con exactitud el mecanismo traumático estaremos en condiciones de suponer, con bastante precisión, el tipo de lesión pélvica.

El examen físico debe comenzar con una cuidadosa inspección de la región pélvica en busca de heridas, hematomas, edema y/o deformidades. Una herida en esta región, el perineo, las ingles o la zona glútea constituye una fractura expuesta de la pelvis hasta que se demuestre lo contrario.

La existencia de discrepancia de longitud de los miembros o deformidad rotacional, en general hacia la rotación externa, sin fractura de aquellos, es un signo indicativo de lesión del anillo pélvico.

La cuidadosa palpación de la pelvis podrá revelar dolor, crepitación o movilidad anormal confirmando la sospecha inicial.

El examen debe continuar con la determinación de la estabilidad mecánica de la pelvis; para ello debe aplicarse en forma bilateral presión hacia adentro y hacia afuera sobre las espinas ilíacas anterosuperiores o sobre las crestas ilíacas, tratando de observar y sentir la apertura y el cierre de la pelvis, que nos estará demostrando su inestabilidad en el plano transversal. Luego se realizarán cuidadosos movimientos de tracción de los miembros inferiores que nos permitirán evaluar la estabilidad pélvica en el plano vertical.

Los pacientes con una fractura parcialmente estable (tipo B) tienen un tope firme a la palpación, mediante rotación externa (B1) o interna (B2). La inestable por completo (tipo C) puede diagnosticarse con la clínica por la pérdida del tope en rotación o tracción.

Una vez reconocida la existencia de una lesión mecánicamente inestable del anillo pélvico no deben repetirse las maniobras de evaluación descritas ya que pueden aumentar el sangrado.

Una parte extremadamente importante del examen físico de estos pacientes es la búsqueda de sangrado en la vagina, el recto y la uretra.

Las fracturas de la pelvis pueden no solo exponerse hacia el exterior sino también hacia la vagina o el recto. Su diagnóstico es de trascendental importancia, por lo que no deben omitirse durante el examen físico los tactos rectal y vaginal en busca de heridas o fragmentos óseos o de ambos.

La presencia de sangre en el meato uretral, un hematoma escrotal o perineal y/o la presencia de una próstata desplazada o "flotante" al tacto rectal son signos de sospecha de lesión de la uretra posiblemente secundarios a una fractura pélvica y ameritan la realización de una uretrocistografía retrógrada antes de introducir un catéter vesical.

Aproximadamente el 10% de las fracturas de pelvis presentan algún tipo de lesión urológica; en las mujeres es más frecuente la lesión de vejiga, mientras que en los hombres lo es la lesión de uretra, en especial en su porción membranosa.

La tonicidad del esfínter anal y su respuesta a reflejos, el dolor o la voluntad permiten evaluar el estado neurológico del plexo sacro, que puede lesionarse en estas fracturas. Deberá realizarse también una completa evaluación vascular y neurológica de los miembros inferiores.

EVALUACIÓN RADIOLÓGICA

Cuando sea pertinente, una radiografía de frente de la pelvis confirmará el diagnóstico.

 La radiografía de pelvis junto con las de tórax y raquis cervical constituye un auxiliar diagnóstico de la evaluación inicial del Programa Avanzado de Apoyo Vital en Trauma (*Advanced Trauma Life Support*, ATLS). Son los únicos estudios radiológicos que se deben realizar en este período.
—

La radiografía anteroposterior de la pelvis constituye un estudio básico y elemental, pero será el único con que contaremos durante la evaluación inicial. Su correcta evaluación puede aportar el diagnóstico en forma fiable en aproximadamente el 90% de los casos (**fig. 58-5 A** y **B**).

Solo cuando el paciente esté hemodinámicamente compensado se completará el estudio de la lesión pélvica con radiografías de entrada y salida de la pelvis así como con una tomografía computarizada.

Con un paciente compensado, para evaluar en forma exacta el desplazamiento del anillo pélvico, deben tomarse radiografías de entrada y de salida de la pelvis. La proyección de entrada, obtenida con incidencia de los rayos a 60° desde la cabeza hacia la mediapelvis, es la mejor para demostrar el desplazamiento posterior (**fig. 57-6 A** y **B**).

La proyección de salida, tomada con incidencia de los rayos en un ángulo de 45° desde los pies del enfermo hacia la sínfisis púbica, muestra la migración superior o inferior de la hemipelvis (**fig. 57-7** y **B**).

La TC se realiza en todos los casos para determinar la inestabilidad pélvica posterior, ya que el área sacroilíaca se visualiza mejor mediante este estudio. Con él se evidencian las fracturas de sacro, difíciles de evaluar con las radiografías, en tanto que las fracturas estables impactadas pueden diferenciarse clara-

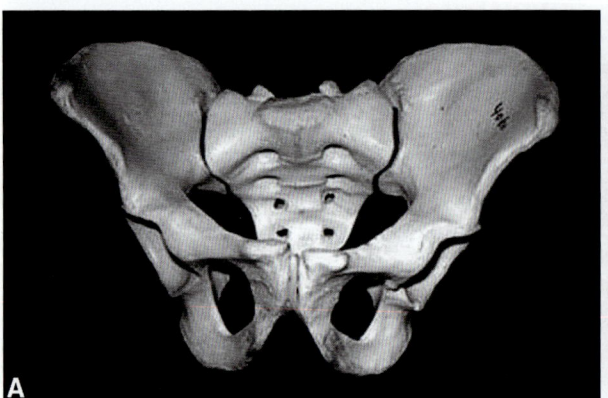
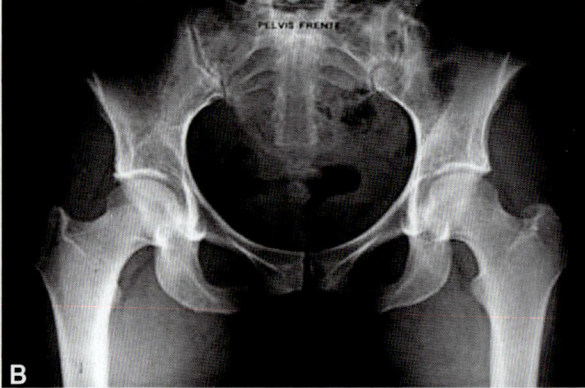

FIG. 58-5. Radiografía anteroposterior de la pelvis.

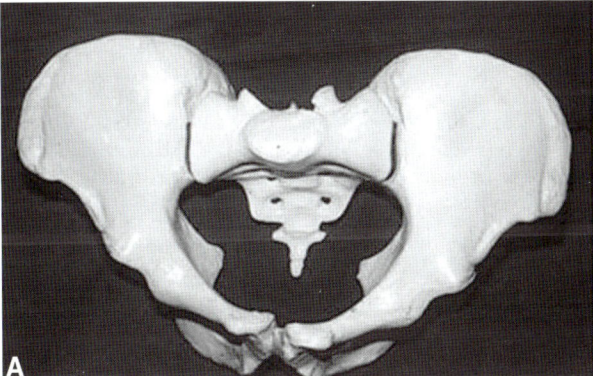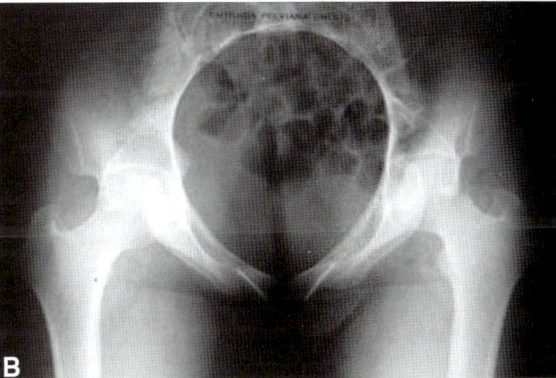

FIG. 58-6. Proyección de la entrada (*inlet*) pélvica.

mente de las muy inestables. No es un método de evaluación de emergencia y, en la mayoría de los casos, puede demorarse hasta que la condición del paciente se haya estabilizado.

En el traumatismo del anillo pélvico es igualmente útil la TC tridimensional para evaluar el patrón de lesión general (**fig. 58-8 A** y **B**).

La adecuada valoración de la radiografía anteroposterior de la pelvis brinda la información inicial suficiente para identificar los patrones traumáticos con mayor potencial de riesgo hemodinámico, o sea, aquellos en los cuales aumenta el diámetro de la pelvis, que son la compresión anteroposterior y el cizallamiento. Las lesiones por compresión lateral no presentan riesgo hemodinámico, a menos que se asocien a otros patrones traumáticos, pero en ellas siempre se deberán descartar las lesiones de vísceras intrapélvicas, genitourinarias o rectales.

Las lesiones de la pelvis anterior suelen ser más evidentes, pero siempre deberá dirigirse la atención a la pelvis posterior más importante desde el punto de vista mecánico y, en especial, a la articulación sacroilíaca ya que su apertura constituye un indicio de riesgo vasculonervioso.

El desplazamiento o brecha en las radiografías simples o su equivalente en la TC de 1 cm y la presencia de fracturas por avulsión de la espina isquiática, del sacro o de la apófisis transversa de la vértebra L5 sugieren inestabilidad mecánica.

TRATAMIENTO INICIAL

Ni bien el paciente politraumatizado llega a la sala de emergencias se le deben practicar maniobras de reanimación de acuerdo con el Programa Avanzado de Apoyo Vital en Trauma (ATLS) del Comité de Trauma del Colegio Estadounidense de Cirujanos.

La evaluación primaria pone énfasis en la simultánea detección y tratamiento de las lesiones potencialmente letales. Es prioritario asegurar la permeabilidad de las vías respiratorias con control de la columna cervical. Posteriormente se evalúa la respiración en cuanto a oxigenación y ventilación y luego se examina el sistema cardiovascular (A, B, C del manejo inicial del politraumatizado). Es fundamental la rápida identificación del sitio de hemorragia en el paciente hemodinámicamente inestable. La restitución de líquidos se inicia ni bien se obtiene un acceso venoso pero es solo complementaria del control enérgico del sangrado.

En pacientes hemodinámica y mecánicamente inestables en quienes se sospecha que el mayor sangrado está relacionado con la fractura de pelvis, es prioridad realizar alguna forma de estabilización de esta.

Los recursos descritos para controlar el sangrado pélvico son el pantalón neumático antishock, las férulas pélvicas, la fijación externa, el *clamp* pélvico, la fijación interna, el *packing* o "empaquetamiento" pélvico y la angiografía y embolización.

 El pantalón neumático antishock fue descrito a principios de siglo xx, pero solo en las últimas décadas se ha extendido su utilización. Es eficaz temporariamente; actúa como férula y disminuye el volumen de la pelvis, así como contribuye a la estabilización de los miembros inferiores. Es rápido, sencillo, fácilmente reversible y ejercería un verdadero efecto de autotransfusión al redistribuir la volemia desde la pelvis y miembros inferiores hacia órganos más nobles.
—

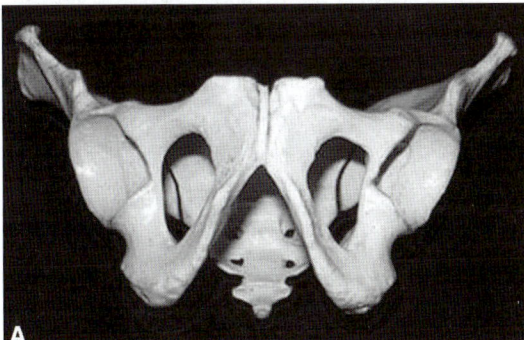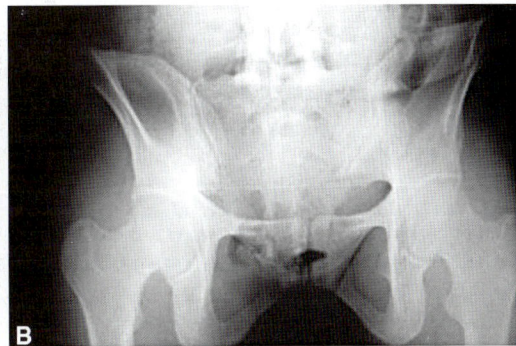

FIG. 58-7. Proyección de salida (*outlet*) pélvica.

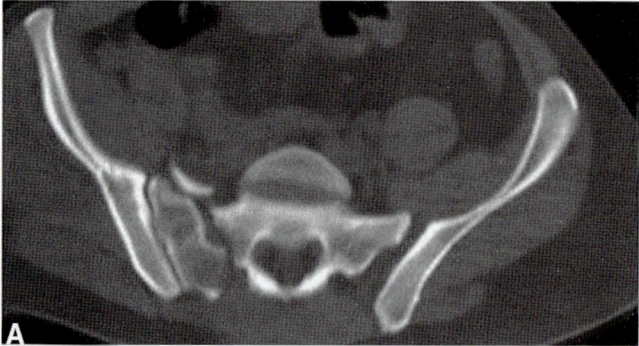
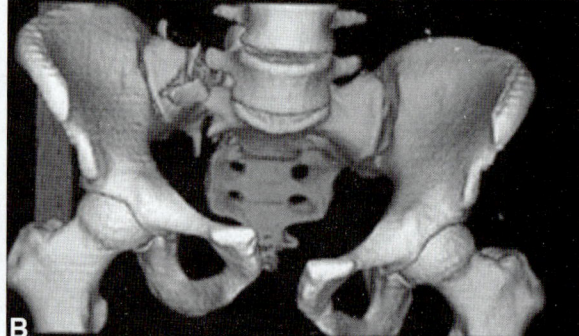

FIG. 58-8. Tomografía computarizada (TC) y reconstrucción tridimensional de una lesión pélvica tipo C2. Nótese la luxación sacroilíaca izquierda y la fractura de sacro desplazada a nivel de la pelvis posterior asociada a una diastasis de la sínfisis púbica.

Sin embargo, su utilización impide la visibilidad y el acceso al abdomen y los miembros inferiores; su abuso se ha asociado al desarrollo de síndromes compartimentales, disminuye la capacidad vital y podría agravar un cuadro de insuficiencia cardíaca. Actualmente, en la mayoría de los centros de trauma, su uso está limitado a la etapa prehospitalaria y no forma parte de los protocolos de reanimación.

Férulas pélvicas

Las férulas pélvicas circunferenciales, ya sea en sus variantes comerciales o mediante la utilización de simples sábanas, han ganado gradualmente lugar como el tratamiento de elección para la estabilización inmediata de las fracturas de pelvis inestables y hoy forman parte del protocolo sugerido por el ATLS.

Si bien presentan menor rigidez que un tutor externo, han probado reducir radiológicamente fracturas de pelvis inestables y mejorar el estado hemodinámico de los pacientes.

Para aplicar este método de estabilización se puede utilizar una sábana a nivel de los trocánteres mayores, o bien un artículo comercial. La pelvis se cierra presionando a ambos lados de ella y finalmente la sábana se sujeta con pinzas a nivel de la línea media. En forma complementaria pueden sujetarse ambos miembros inferiores mientras se los mantiene en rotación interna y ligera flexión.

Este método no invasivo parece ser la alternativa más lógica para iniciar el control del sangrado pélvico mientras se consideran métodos más agresivos (**fig. 58-9**).

Tutor externo

El uso del tutor externo es el método de elección para controlar la hemorragia debida al sangrado pélvico. Para su colocación, un número variable de clavos roscados se introduce en las crestas ilíacas o en la región supraacetabular de ambas hemipelvis y posteriormente se conectan a rótulas y tubos. Luego, la pelvis se reduce por compresión manual a nivel de las articulaciones sacroilíacas, rotación interna de los miembros inferiores y tracción longitudinal del lado que estuviese ascendido bloqueando el sistema mediante el ajuste de las rótulas.

La colocación del tutor externo permite mediante una técnica simple, rápida y mínimamente agresiva reducir el volumen y estabilizar la pelvis permitiendo que se produzca el fenómeno de taponamiento que controlará el sangrado óseo y venoso responsable del 80% de las inestabilidades hemodinámicas originadas por las lesiones del anillo pélvico. Se cree que el fijador

anterior contribuye a la hemostasia manteniendo reducido el volumen pélvico, permitiendo el taponamiento y disminuyendo la movilidad ósea en el sitio de fractura. Biomecánicamente no es tan eficaz como la fijación interna.

La fijación externa es considerada la técnica de elección para el manejo inicial del politraumatizado con fracturas pélvicas que conllevan riesgo hemodinámico, no constituye en general el método de estabilización definitivo de la fractura, el que se llevará a cabo una vez compensado el paciente (**fig. 58-10**).

Clamp pélvico

Se trata de un marco o un arco, según el modelo, que ejerce compresión transversal directamente sobre las articulaciones sacroilíacas. Presenta las mismas características del tutor externo, pero su diseño le otorga mayor control de la estabilidad posterior del anillo pélvico.

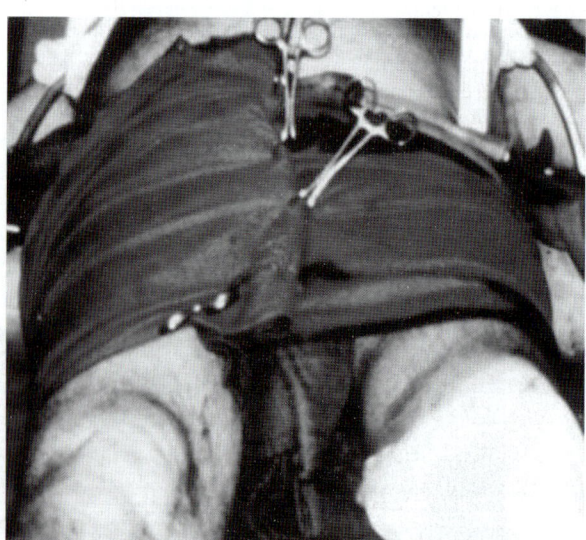

FIG. 58-9. Férula pélvica. Paciente politraumatizado con lesión pélvica por compresión anteroposterior o "en libro abierto" manejado inicialmente con una cincha pélvica confeccionada con una sábana doblada colocada a nivel de los trocánteres mayores ajustada sobre la línea media y sujetada con pinzas. (Véase esta figura en **Láminas en color**).

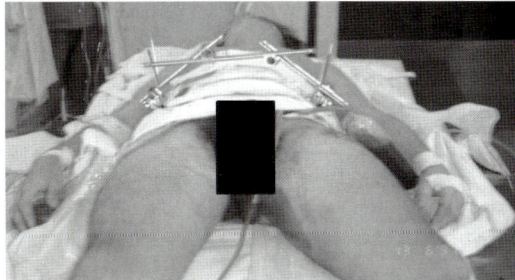

FIG. 58-10. Tutor externo en la pelvis. (Véase esta figura en **Láminas en color**).

Su uso debe limitarse a manos experimentadas y considerarse en casos de lesiones con inestabilidad mecánica posterior y compromiso hemodinámico (**fig. 58-11**).

Fijación interna

La fijación interna es mecánicamente la mejor opción para el manejo de las fracturas pélvicas, pero su realización requiere mayor tiempo quirúrgico, experiencia por parte del cirujano y violaría el espacio retroperitoneal o subperitoneal descomprimiéndolo por completo. Su indicación es escasa en el manejo inicial del politraumatizado grave

Recientemente, el desarrollo de técnicas percutáneas de fijación interna permitiría gozar de sus ventajas mecánicas sin aumentar el sangrado.

La fijación interna es claramente el tratamiento definitivo de elección para las fracturas pélvicas inestables, pero su indicación en el manejo inicial es aún excepcional (**fig. 58-12**).

Arteriografía y embolización

El sangrado óseo y venoso es responsable de la mayor pérdida hemática en las lesiones del anillo pélvico y se controla en general consiguiendo la reducción del volumen de la cavidad pélvica, lo que permitiría un efecto de taponamiento. Aunque la fuente de sangrado no es arterial en la mayoría de los casos, en el 10-20% de los pacientes las lesiones arteriales son responsables de la inestabilidad hemodinámica. Varias arterias como

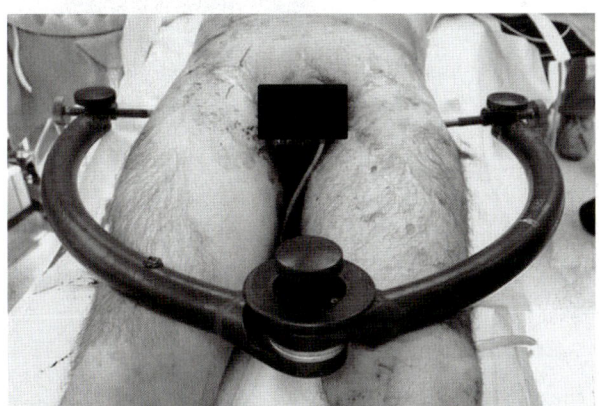

FIG. 58-11. Colocación en la sala de emergencias de un *clamp* pélvico a un politraumatizado con lesión del anillo pélvico. (Véase esta figura en **Láminas en color**).

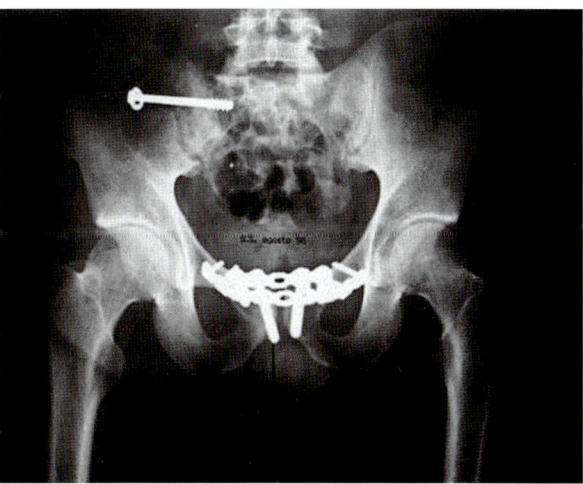

FIG. 58-12. Radiografía posoperatoria alejada de la fijación interna de fractura de pelvis inestable. Se utilizó doble placa anterior para la diastasis púbica y un tornillo percutáneo para la luxación sacroilíaca.

la ilíaca interna o algunas de sus ramas han sido identificadas como potenciales fuentes de hemorragia. De esta manera, los pacientes que permanecen hemodinámicamente inestables sin responder a las maniobras de reanimación incluyendo la estabilización externa y no tienen otra fuente identificable de sangrado son candidatos potenciales para una angiografía de pelvis.

La arteriografía y la embolización consisten en colocar un catéter por la arteria femoral y dirigirla a la aorta inferior para realizar una aortografía pélvica. Se dirige luego el catéter a la arteria ilíaca interna, se localiza el sangrado por pérdida de la sustancia de contraste y se procede a la cateterización selectiva del vaso sangrante y su embolización.

Los sitios de extravasación del material de contraste se embolizan con un trombo autólogo, espuma de gel o espirales de acero inoxidable.

La exploración vascular quirúrgica a cielo abierto no se recomienda por la dificultad en acceder a las arterias ilíacas y la disrupción del hematoma pélvico con la consiguiente pérdida de taponamiento que puede producir hemorragia masiva, incontrolable y con frecuencia fatal.

Se considera a la angiografía y la embolización como el tratamiento de elección en los pacientes que carecen de otra fuente detectable de sangrado y continúan en shock hipovolémico a pesar de una agresiva reanimación y de la estabilización inicial de la fractura pélvica (**fig. 58-13**).

Cirugía a cielo abierto-packing pélvico

La cirugía pélvica a cielo abierto con el objetivo de la identificación de las fuentes de sangrado y su ligadura como procedimiento de rutina tuvo pésimos resultados históricos, por lo que ha sido abandonada. Hoy la cirugía pélvica a cielo abierto en la urgencia, si se realiza, es con un concepto de "control del daño" similar al de la cirugía general y consiste básicamente en la estabilización de la pelvis con fijación externa o interna y el *packing* o "empaquetamiento" pélvico o extraperitoneal.

El término "control del daño" fue acuñado por Rotondo y cols. en 1993. Su filosofía consiste en el contexto de un politraumatizado grave, especialmente en presencia de hipotermia, acidosis y/o coagulopatía, en solucionar lo más rápidamente posible el sangrado masivo y la contaminación, aunque sea con

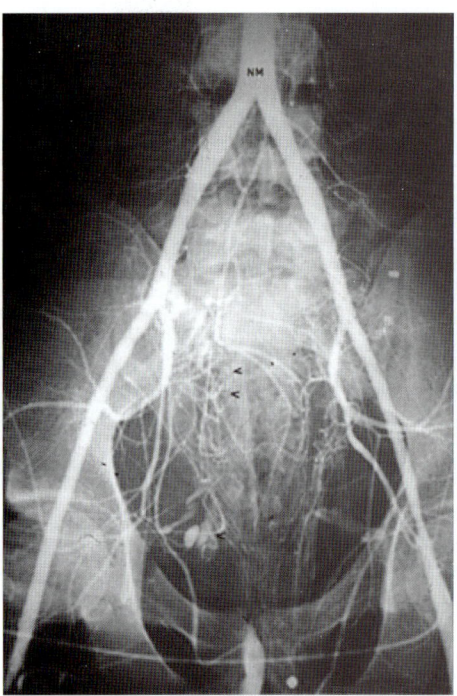

FIG. 58-13. Aortografía pélvica de un paciente politraumatizado con lesión de pelvis. Nótese la extravasación del material de contraste en las ramas de la arteria ilíaca interna del lado derecho, algunas de las cuales ya han sido embolizadas.

técnicas temporarias, y enviar de inmediato al paciente a la unidad de cuidados intensivos. Allí el paciente será calentado, compensado y monitorizado. Generalmente, luego de 24 o 48 horas, regresará al quirófano eutérmico, sin trastornos de coa-

gulación y con un adecuado perfil ácido-base para realizar el procedimiento definitivo, mejorando las posibilidades de sobrevida.

> El concepto del *packing* o "empaquetamiento" pélvico encuentra su fundamento en el hecho de que la mayor fuente de hemorragia en las lesiones del anillo pélvico es venosa, por lo cual la hemostasia directa no sería eficaz pero sí podría controlarse por compresión, una vez que la pelvis ha sido estabilizada.
>
> La técnica del **packing** pélvico consiste en la colocación a presión de compresas en la pelvis verdadera, más específicamente en las regiones presacra y paravesical, y el posterior cierre de la herida para crear un efecto de taponamiento. Las compresas serán retiradas definitivamente o cambiadas a las 24-48 horas.
>
> —

Las indicaciones más claras de cirugía abierta de la pelvis son: 1) las fracturas pélvicas expuestas, en las cuales se realizará también el adecuado desbridamiento quirúrgico y una colostomía si existe riesgo de contaminación fecal; 2) la lesión de un vaso mayor que no pueda ser manejado arteriográficamente donde se realizará obviamente también su control quirúrgico, y 3) finalmente, el paciente *in extremis* definido como aquel en shock hipovolémico grave descartado o controlado el sangrado torácico, realizada la laparotomía y controlado el sangrado intraperitoneal y con el tutor externo colocado en la pelvis que no responde al tratamiento y en el que se observa un hematoma retroperitoneal que sigue en expansión. Deberá sospecharse entonces la lesión de un vaso retroperitoneal de importancia y realizar la exploración retroperitoneal para su identificación y reparación o ligadura (**fig. 58-14**).

En este sentido presentamos un protocolo que podrá servir de guía (**cuadro 58-2**).

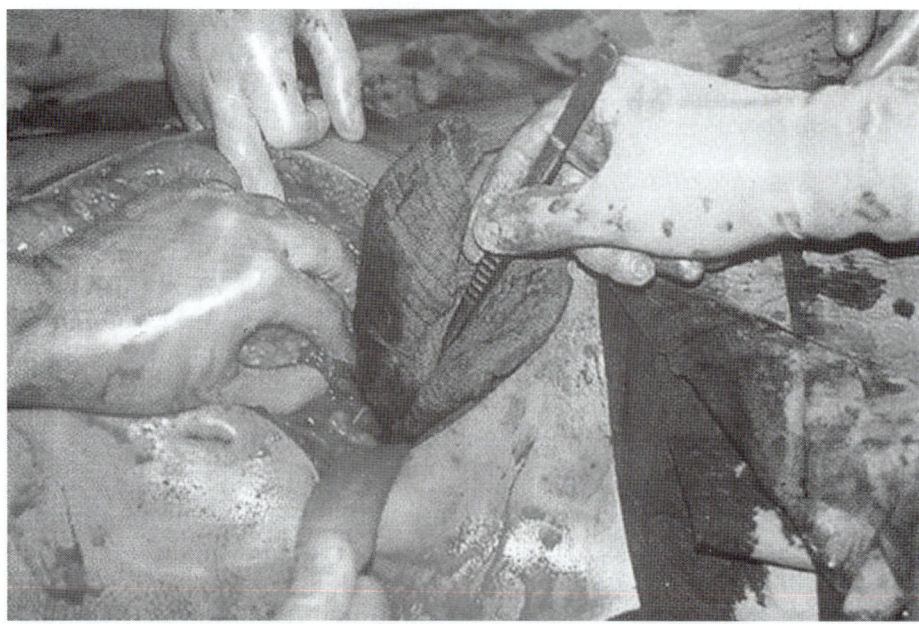

FIG. 58-14. *Packing* o "empaquetamiento" pélvico. Paciente con traumatismo cerrado de abdomen y pelvis que requirió laparotomía con técnica de *packing* para control del sangrado. Nótese la introducción de compresas en la pelvis verdadera, más específicamente en los espacios presacro y prevesical. (Véase esta figura en **Láminas en color**).

CUADRO 58-2. ALGORITMO DE TRATAMIENTO DE LAS LESIONES (FRACTURAS Y FRACTURAS-LUXACIONES) GRAVES DE LA PELVIS

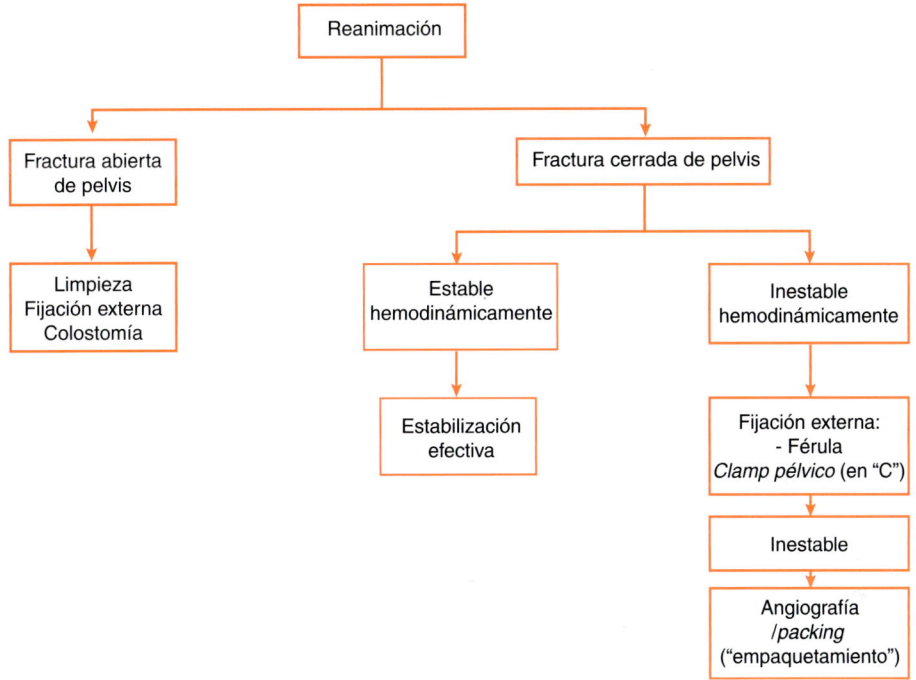

SÍNTESIS CONCEPTUAL

– Las fracturas de la pelvis son frecuentes en ancianos por traumatismos de baja energía, en ocasiones por caídas desde su propia altura.
– En adultos jóvenes son producidas por traumatismos de alta energía y la mortalidad oscila entre el 1 y 2% pero puede ser bastante mayor (20%) si la fractura es expuesta.
– Existen tres patrones traumáticos en la producción de las fracturas de la pelvis: la compresión anteroposterior, la compresión lateral y el cizallamiento.
– En las fracturas de la pelvis puede producirse un importante sangrado y llevar al shock y la muerte.
– Se trata de una lesión grave y deben controlarse de entrada los signos vitales que se procurará corregir de inmediato.

CAPÍTULO

59

FRACTURAS DEL ACETÁBULO

FERNANDO BIDOLEGUI Y GABRIEL VINDVER

INTRODUCCIÓN

Las fracturas del acetábulo, no obstante ser lesiones traumáticas de la pelvis, suelen estudiarse por separado por tratarse de fracturas que comprometen la articulación coxofemoral, de gran importancia para la función del miembro inferior.

El principio del manejo de esta lesión es el mismo que en toda fractura intraarticular desplazada de la extremidad inferior, o sea que la reducción anatómica, la osteosíntesis estable y la movilidad temprana son esenciales para obtener un buen funcionamiento a largo plazo de la articulación de la cadera.

El acetábulo presenta una anatomía compleja, formada por dos columnas (anterior y posterior), dos paredes o cejas (anterior y posterior), las cuales forman su techo y fondo. Las fracturas presentan distintas orientaciones que interrumpen la superficie articular en uno o varios puntos.

Los factores principales que determinan el pronóstico son la localización de la fractura y la magnitud del desplazamiento interarticular.

La decisión entre el tratamiento quirúrgico y el conservador se basa en una definición precisa de la anatomía de la fractura y del desplazamiento, así como en una evaluación realista la posibilidad de conseguir una reducción anatómica.

ETIOLOGÍA

Las fracturas acetabulares son poco frecuentes y comprenden menos del 5% de todas las fracturas. Debido a su poca frecuencia resulta difícil acumular amplia experiencia en el manejo de esta lesión.

El acetábulo se fractura por impacto de la cabeza femoral. Esta transmite la fuerza de un golpe que actúa sobre el trocánter mayor con la rodilla en flexión o más raramente sobre el pie con la rodilla en extensión (**fig. 59-1**).

 Debido a la magnitud de la fuerza que se precisa para fracturar el acetábulo se producen lesiones múltiples asociadas en un 50% a 70% de los pacientes. Se registran tasas de mortalidad muy elevadas de hasta el 20%.

ANATOMÍA

El acetábulo está contenido y mantenido por dos ramas de una Y invertida denominadas columnas anterior y posterior. Morfológicamente, la columna anterior comprende la estructura ósea del ilíaco que se prolonga en dirección superior y anterior hasta el acetábulo y termina en la rama iliopúbica.

La columna posterior se extiende desde el tercio superior de la columna anterior hasta alcanzar el isquión. El acetábulo presenta una pared anterior y una posterior que se adaptan a la forma de la cabeza femoral (**fig. 59-2**).

EVALUACIÓN

Clínica

Este tipo de fracturas puede presentarse en dos escenarios, en el contexto del paciente politraumatizado con estado de shock e inconciencia donde el diagnóstico se realizará con la radiografía de frente de la pelvis que se realiza en ese momento. En ese momento solo deberá tratarse si existe una luxación de articulación coxofemoral asociada. Por otro lado, en los casos en que la fractura de acetábulo sea una lesión aislada, deberán realizarse estudios complementarios para arribar a un diagnóstico correcto.

Estudios complementarios

Deben obtenerse estudios radiológicos de las incidencias anteroposteriores, la entrada pélvica y la salida pélvica. Asimismo, existen dos incidencias específicas para evaluar las fracturas de acetábulo.

Oblicua ilíaca o alar

Esta incidencia se hace rotando 45° la pelvis lesionada hacia afuera. Muestra bien toda la cresta ilíaca y representa mejor la extensión de la columna posterior y la ceja anterior (**fig. 59-3**).

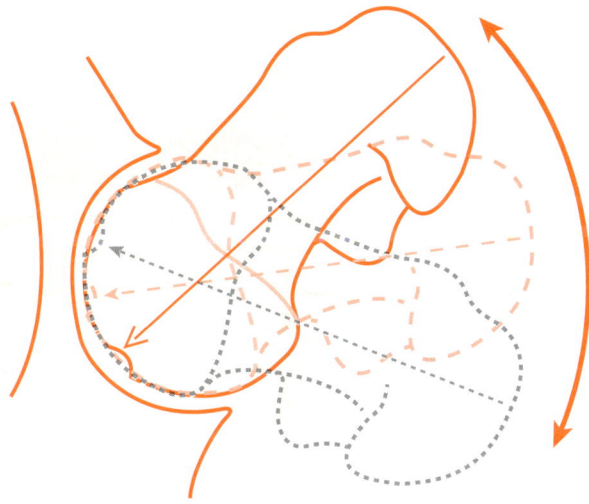

FIG. 59-1. Posiciones en las cuales puede impactar la cabeza femoral sobre el acetábulo.

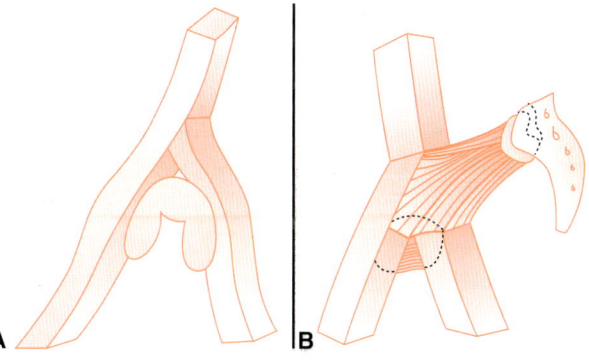

FIG. 59-2. Forma de Y invertida en la que se pueden apreciar las dos columnas.

Oblicua obturatriz

Esta incidencia se hace rotando 45° hacia adentro la pelvis lesionada. Aquí se observa mucho mejor la columna anterior y la ceja posterior (**fig. 59-4**).

> La tomografía computarizada es de suma utilidad para el diagnóstico de las lesiones pélvicas y acetabulares. Permite corroborar la localización y el origen de los fragmentos fracturarios así como también la existencia de fragmentos intraarticulares, la impactación ósea y lesiones sacroilíacas.
> —

Con el uso de la tomografía con reconstrucción tridimensional es posible evaluar en forma completa todo el complejo pelvis y acetábulo pudiendo, de ser necesario, realizar la sustracción de la cabeza femoral para evaluar el fondo acetabular.

CLASIFICACIÓN

Se han descrito distintos sistemas de clasificación de las fracturas acetabulares. Esos sistemas reflejan la complejidad en la estructura ósea y la casi infinita variedad de configuración de sus fracturas.

La clasificación de Judet y Letournel es la más utilizada. En ella se incluyen diez tipos diferentes de fracturas, con cinco tipos básicos y cinco combinados (**cuadro 59-1** y **figs. 59-5** y **59-6**).

TRATAMIENTO

A diferencia de las fracturas de pelvis que pueden ser tratadas, en su mayoría, en forma conservadora y tienen indicaciones quirúrgicas específicas, las fracturas del acetábulo suelen requerir tratamiento quirúrgico, a menos que se cumplan ciertos criterios no quirúrgicos.

La evaluación cuidadosa de los rasgos anatómicos de cada fractura en particular permitirá clasificarla como una lesión con desplazamiento mínimo o con desplazamiento significativo.

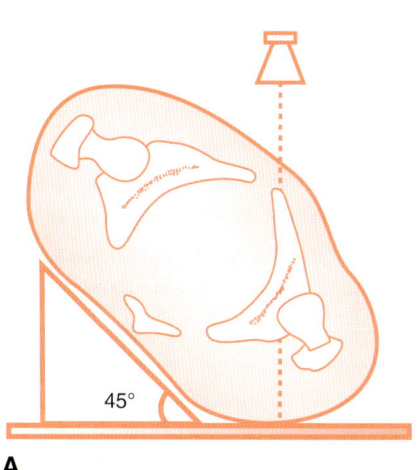

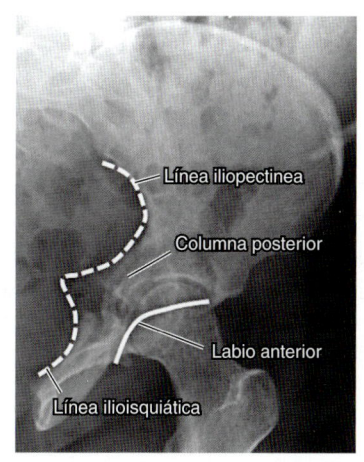

Línea iliopectínea
Columna posterior
Labio anterior
Línea ilioisquiática

FIG. 59-3. Vista ilíaca oblicua. **A.** Esquema de la incidencia radiográfica. **B.** Radiografía que muestra las estructuras destacadas.

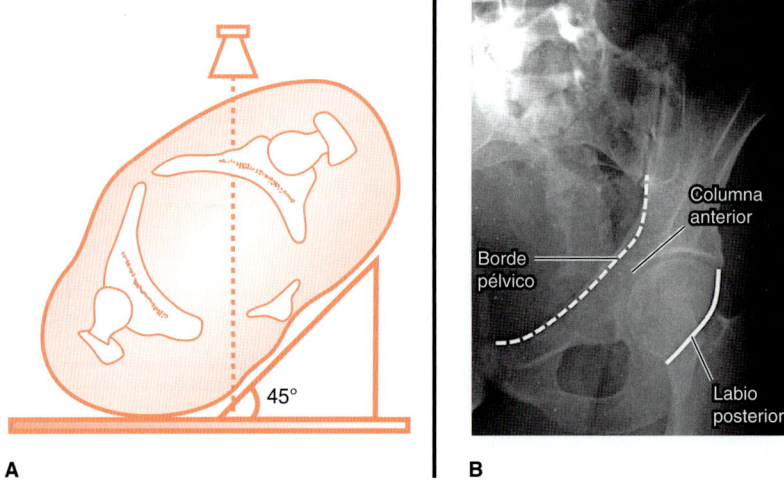

FIG. 59-4. Vista obturatriz. **A.** Esquema de la incidencia radiográfica. **B.** Radiografía que muestra las estructuras destacadas.

CUADRO 59-1. CLASIFICACIÓN DE LA FACTURAS ACETABULARES (JUDET Y LETOURNEL, 1981)		
Fracturas	**Básicas o simples** (véase **fig. 59-5**)	Pared posterior Columna posterior Pared anterior Columna anterior Transversa
	Combinadas o complejas (véase **fig. 59-6**)	Fracturas en T Columna posterior y pared posterior Transversa y pared posterior Columna anterior con hemitransversa posterior Dos columnas

La fractura con desplazamiento mínimo puede tratarse sin cirugía y permite lograr buenos resultados a largo plazo. Por lo tanto, el tratamiento no quirúrgico deberá realizarse en los casos citados en el **cuadro 59-2**.

 Las fracturas con desplazamiento acompañadas de luxación de la cabeza femoral constituyen una emergencia médica.
—

Tipos simples

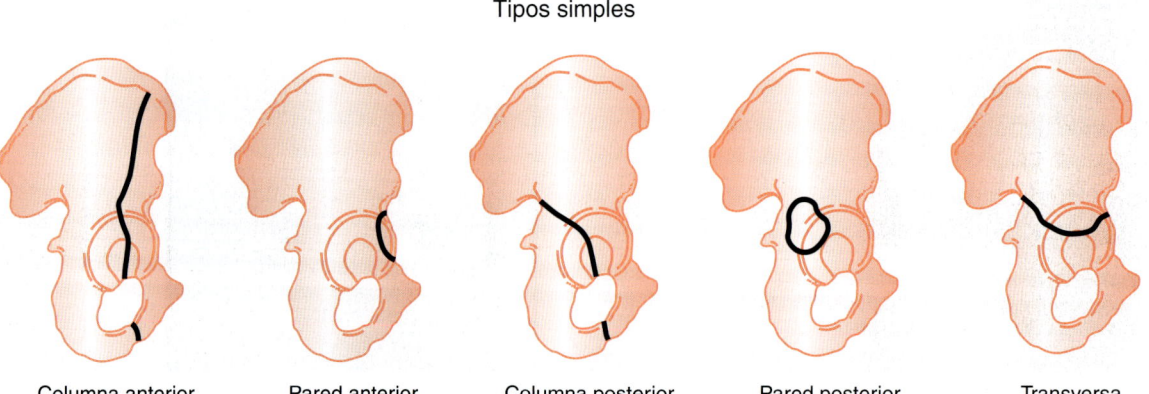

| Columna anterior | Pared anterior | Columna posterior | Pared posterior | Transversa |

FIG. 59-5. Clasificación de Judet y Letournel para fracturas simples.

Tipos asociados

| Tipo en T | Transversa + pared posterior | Columna posterior + pared posterior | Anterior + posterior hemitransversa | Ambas columnas |

FIG. 59-6. Clasificación de Judet y Letournel para fracturas asociadas.

CUADRO 59-2. INDICACIÓN DE MANEJO NO QUIRÚRGICO

1	Desplazamiento menor de 2 mm
2	Fractura de la columna anterior distal
3	Fracturas transversas distales
4	Fracturas de doble columna sin desplazamiento importante de la columna posterior

Una vez estabilizado el paciente y estando en condiciones de ser anestesiado, se debe proceder a la reducción de la luxación, para –de esta forma– disminuir las posibilidades de necrosis de la cabeza femoral.

En las fracturas acetabulares con desplazamiento, la indicación es la cirugía a fin de lograr una reducción anatómica y estabilización con una osteosíntesis con miras a la movilidad temprana que permita al paciente conseguir la consolidación de la fractura con una cadera móvil e indolora.

El acetábulo podrá abordarse desde anterior, posterior o de forma combinada dependiendo de las características de la fractura. Su reducción requiere técnicas e instrumental específico y su estabilización se logra mediante la utilización de tornillos y placas especialmente diseñadas para este fin.

El tratamiento quirúrgico de las fracturas del acetábulo implica una cirugía demandante que requiere un conocimiento preciso de su compleja anatomía y un adecuado entrenamiento, por lo que debería realizarse en centros especializados.

Las complicaciones más frecuentes de la cirugía a cielo abierto son la infección, la parálisis nerviosa iatrogénica, la osificación heterópica y la artrosis postraumática.

Como ejemplo de fractura de ceja posterior de acetábulo derecho se puede observar fractura con desplazamiento en la **figura 59-7 A**.

En la **figura 59-7 B** se ve corte axial de TC en el que aparece fractura conminuta de la ceja posterior.

En las **figuras 59-7 C** y **59-7 D** se ilustran radiografías posoperatorias que muestran dónde se realizaron la reducción anatómica y la fijación con placa y tornillo.

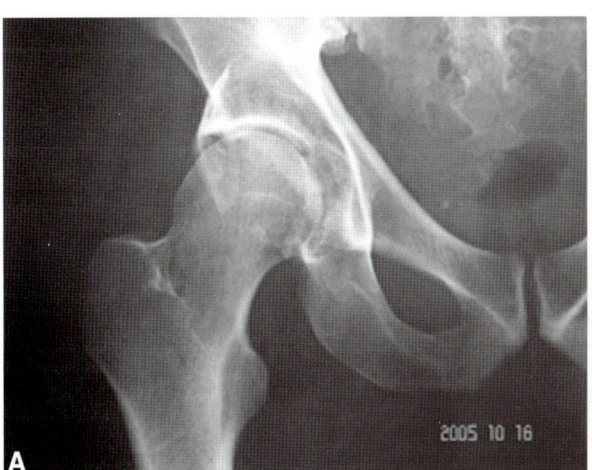 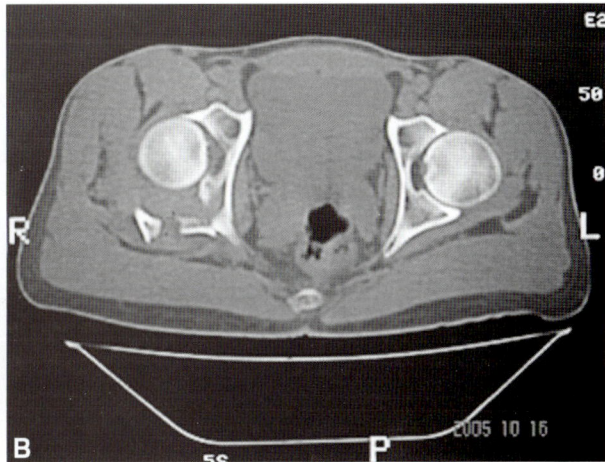

FIG. 59-7. A. Se observa fractura con desplazamiento. **B.** Corte axial de TC donde se ve la fractura conminuta de la ceja posterior.

(Continúa)

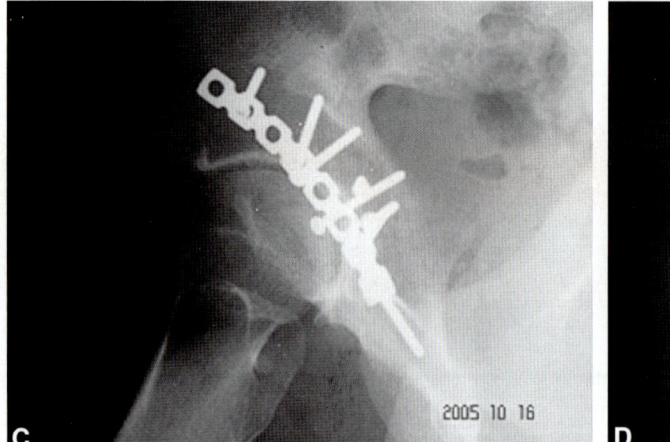
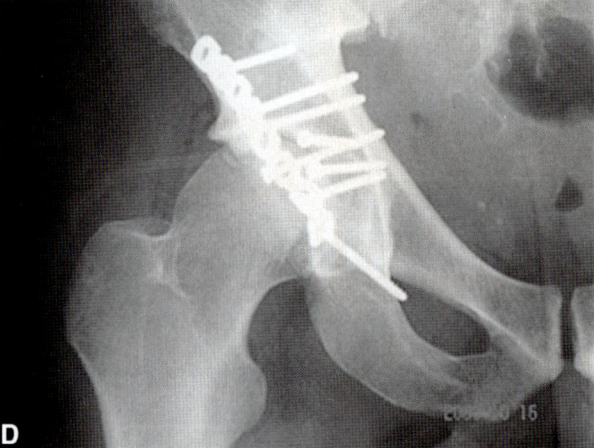

FIG. 59-7. (*Continuación*). **C** y **D.** Radiografías posoperatorias que muestran dónde se realizó la reducción anatómica y la fijación con placa y tornillo.

SÍNTESIS CONCEPTUAL

– Las fracturas del acetábulo comprometen la articulación de la cadera y en ellas, como en toda lesión articular, debe lograrse una reducción anatómica.
– Puede haber lesiones asociadas por la magnitud del impacto que las produce.
– Debe realizarse un completo estudio radiológico para planificar la práctica quirúrgica cuando esta sea necesaria, a veces complementándolo con tomografía computarizada y, en ocasiones, con reconstrucción tridimensional.

FRACTURAS DEL EXTREMO SUPERIOR DEL FÉMUR

FERNANDO S. SILBERMAN Y OSCAR VARAONA

INTRODUCCIÓN

Las fracturas del extremo superior del fémur han sido clasificadas de diferentes maneras, en especial por el distinto comportamiento en lo referente a su evolución (es decir, a su pronóstico) y a los criterios terapéuticos.

Estas fracturas son especialmente frecuentes en las personas de mayor edad y ocupan el tercer puesto de las consultas traumatológicas (11,5%). Suelen ocurrir como consecuencia de traumatismos menores, como caídas desde la propia altura, a diferencia de las mucho menos frecuentes fracturas de esta región que se producen en niños y en adultos jóvenes por traumatismos violentos.

La razón de la alta frecuencia de estas fracturas en las personas de mayor edad se atribuye a distintos factores, todos discutibles. Uno de ellos es la osteoporosis en una disposición anatómica frágil, por constituir el cuello femoral un arbotante en el que discurren las trabéculas óseas con una disposición particular (fig. 60-1): el haz de compresión principal y el haz principal de tensión son las disposiciones trabeculares mayores. El entrecruzamiento de estos haces en el centro de la cabeza femoral proporciona el núcleo de mayor densidad ("núcleo duro"). También existen haces secundarios tanto de compresión como de tensión. Queda así delimitada un área triangular (triángulo de Ward) entre los haces principal y secundario de compresión y el haz de tensión, que es una zona de debilidad y que provee una calidad ósea pobre cuando se trata de colocar un implante para la fijación interna. El "calcar", que es una placa ósea vertical, próxima al trocánter menor, es resistente a los esfuerzos y útil para la colocación de implantes.

Además de los factores biológicos y mecánicos, existen otras hipótesis para explicar la alta frecuencia de estas fracturas en las personas de edad, tales como las caídas por inestabilidad en la marcha, por tropezar con alfombras, etcétera.

Un factor muy importante para tener en cuenta es la irrigación de la cabeza femoral, que proviene de la arteria circunfleja femoral externa por delante, y de la circunfleja femoral interna por detrás. Estas dos arterias forman un anillo alrededor del cuello femoral (extracapsular). Este anillo proporciona ramas ascendentes que penetran a través de la cápsula en su inserción y, a partir de allí, se denominan vasos retinaculares (fig. 60-2).

La mayor parte de la irrigación de la cabeza femoral proviene de estos vasos retinaculares. En cambio, la arteria del ligamento redondo (rama de la arteria obturatriz) irriga un área limitada alrededor de la fóvea (no más del 10% de la irrigación total de la cabeza femoral).

CLASIFICACIÓN

Las fracturas de la extremidad superior del fémur se han clasificado con el objeto de establecer su probable evolución y de deducir tratamientos adecuados.

En virtud de los conceptos biomecánicos expuestos, se diferenciaron las fracturas intracapsulares de las extracapsulares (fig. 60-3).

Las primeras comprometen la irrigación de la cabeza femoral (por probable lesión de los vasos retinaculares) y provocan las temibles complicaciones conocidas: la necrosis de la cabeza y la seudoartrosis de la fractura. La frecuencia de estas complicaciones es variable según los autores, pero puede ubicarse en alrededor del 15% para cada una de ellas.

Con fines prácticos, a las fracturas intracapsulares se las denomina mediales o simplemente fracturas del cuello femoral, mientras que a las extracapsulares se las conoce como laterales o trocantéreas. Las fracturas un poco más distales (desde luego que son laterales-extracapsulares) se llaman subtrocantéreas.

Fracturas mediales

Una de las primeras clasificaciones utilizadas fue la de Pawels (fig. 60-4), que tomaba en consideración la mayor o menor oblicuidad del trazo fracturario: a mayor verticalización, mayor inestabilidad y peor pronóstico. Según la ubicación del trazo anatómico, se diferencia la más medial, que es la subcapital, de las menos mediales, que son las transcervicales. Actualmente suele emplearse con frecuencia la clasificación de

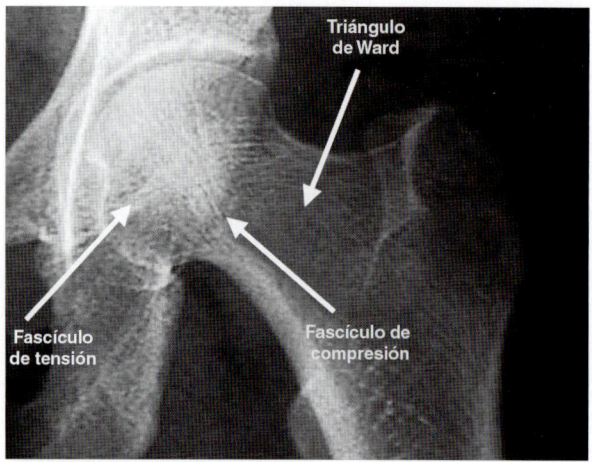

FIG. 60-1. Disposición de las trabéculas óseas en la cabeza de fémur.

Garden para las fracturas mediales, que distingue cuatro tipos (**fig. 60-5**): I) fractura medial incompleta; II) fractura completa no desplazada; III) fractura completa con un desplazamiento menor del 50% y IV) fractura completa con desplazamiento mayor del 50%.

Fracturas laterales

Se diferencian, según el trazo fracturario, en pertrocantéreas (a través de) e intertrocantéreas, con desprendimiento o no

de estos relieves óseos, que determinan de alguna manera la estabilidad o inestabilidad de la fractura (**fig. 60-6 A** y **B**).

CUADRO CLÍNICO

Por su alta frecuencia, se trata comúnmente de pacientes de la tercera edad que sufren una caída simple ("desde su propia altura"). No pueden caminar ni incorporarse, salvo excepciones (cuando la fractura está "encajada"). En el decúbito (obligado) presentan el miembro inferior "acortado" y en rotación externa, especialmente en las fracturas laterales (**fig. 60-7**). Se comprueba la elevación del trocánter mayor (por el desplazamiento en varo). El dolor no suele ser demasiado intenso.

—

DIAGNÓSTICO

En estas condiciones se impone el estudio radiográfico (anteroposterior de pelvis y perfil de la cadera afectada) para determinar con precisión el trazo fracturario y su clasificación. En algunas pocas ocasiones no se aprecia la fractura en la radiografía, pero con una clínica sugestiva y con signos mínimos (imposibilidad de elevar el miembro extendido), y aun por el solo hecho de la caída en una persona de edad avanzada, se debe proceder con cautela. El paciente quedará en reposo, con control periódico, y deben repetirse las radiografías, incluso con nuevas incidencias, y recurrir a otros exámenes complementarios como una centellografía.

Vale señalar esto por cuanto a veces, en fracturas encajadas, los pacientes han podido hasta caminar, pero es necesario tener presente que en el lapso de 15 días se produce la reabsor-

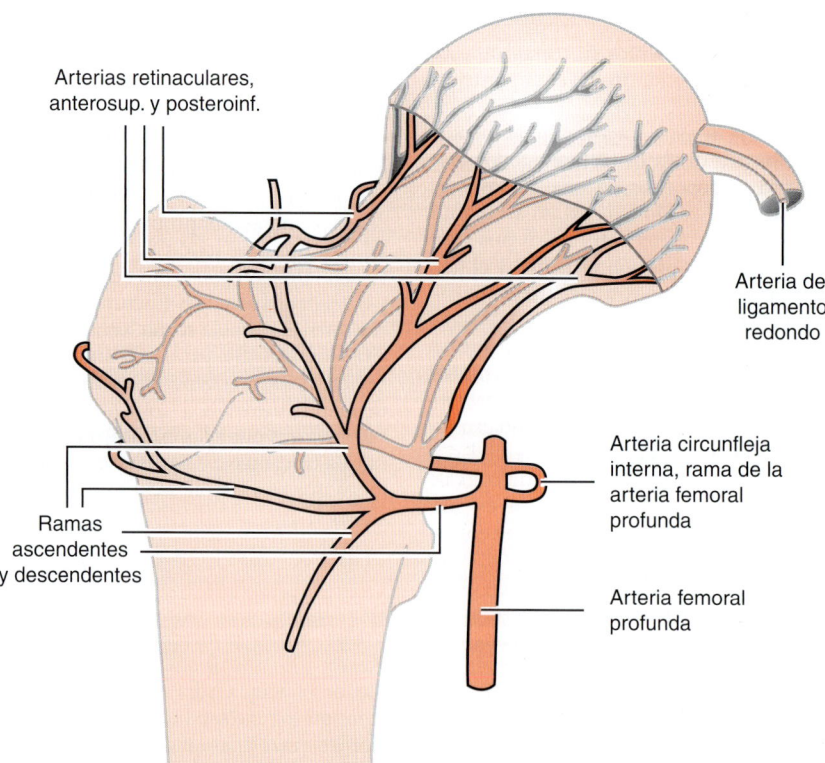

FIG. 60-2. Irrigación sanguínea en el extremo proximal del fémur.

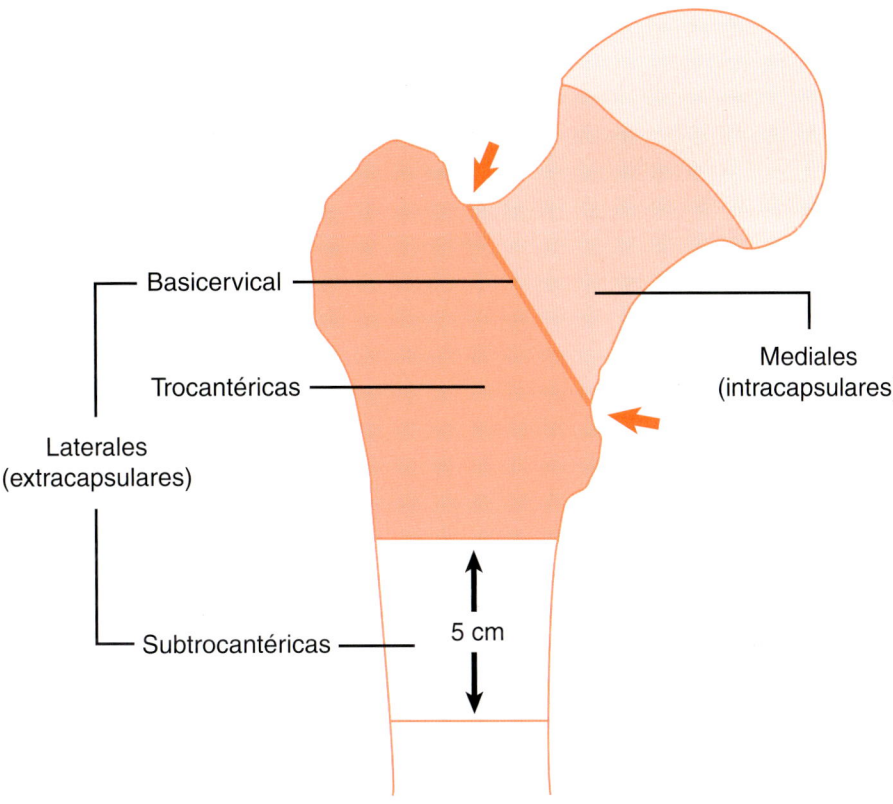

FIG. 60-3. Clasificación de las fracturas del extremo superior del fémur.

ción de los extremos fracturarios y es entonces cuando se hace evidente por la complicación del desplazamiento. Así, lo que podría ser pasible de un tratamiento menos agresivo, como una osteosíntesis *in situ*, puede llegar a requerir una operación no exenta de complicaciones (**fig. 60-8**).

Es importante dejar constancia de las condiciones clínicas del paciente: estado de lucidez, arterioesclerosis, condiciones cardiorrespiratorias, diabetes, etcétera.

TRATAMIENTO

Una fractura de la extremidad superior del fémur es una complicación grave para una persona mayor y no es infrecuente que sea el comienzo del desenlace de la vida.

Pero, de todos modos, el pronóstico cambió radicalmente cuando a comienzos de la década de 1930 Smith-Petersen introdujo el clavo trilaminado que lleva su nombre y con el cual,

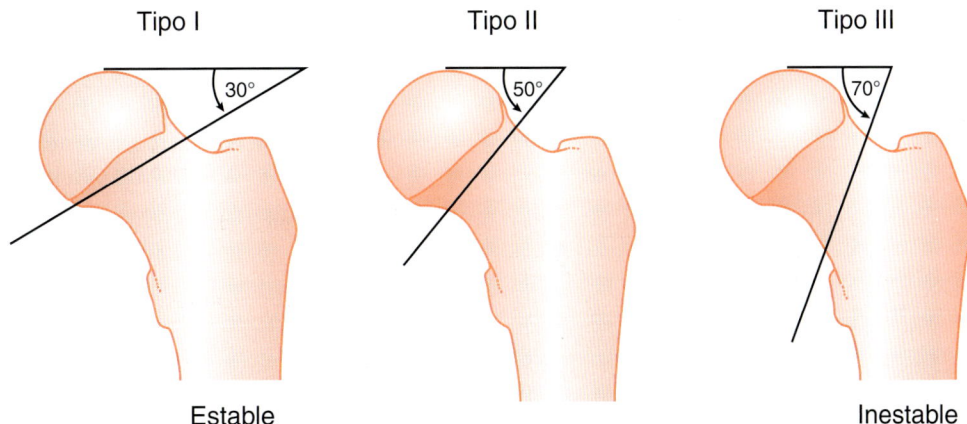

FIG. 60-4. Clasificación de Pawels para las fracturas mediales del cuello del fémur. A mayor verticalidad del trazo de fractura, mayor inestabilidad de esta.

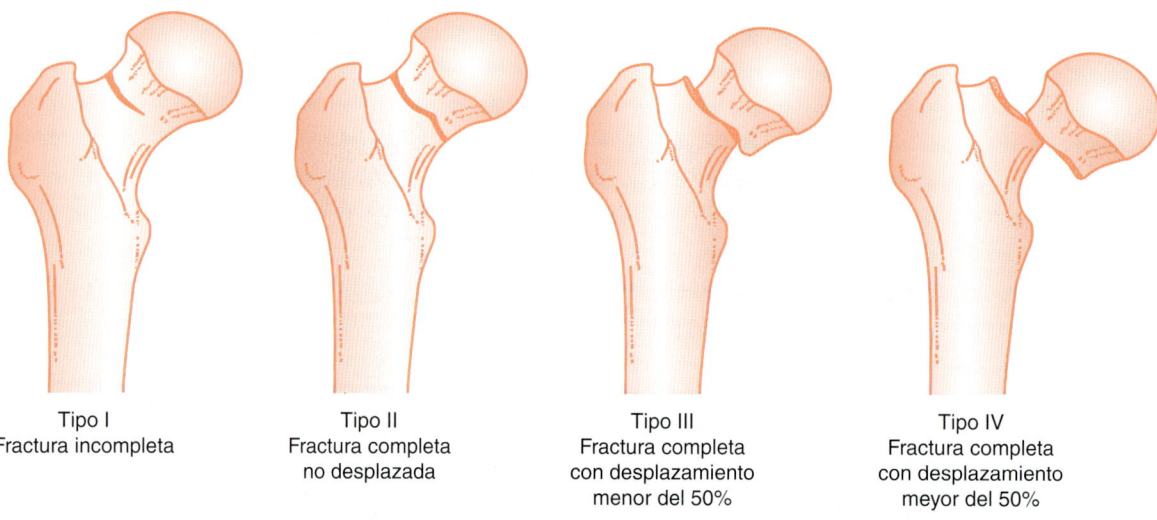

Tipo I	Tipo II	Tipo III	Tipo IV
Fractura incompleta	Fractura completa no desplazada	Fractura completa con desplazamiento menor del 50%	Fractura completa con desplazamiento meyor del 50%

FIG. 60-5. Clasificación de Garden para las fracturas mediales, según la importancia del desplazamiento.

dentro de las primeras 24 horas, se pudo movilizar al paciente para evitar las complicaciones más graves (20%): trastornos cardiorrespiratorios, escaras, etc. Desde entonces se comprendió que es necesario tratar quirúrgicamente estas fracturas lo antes posible, si el paciente se encuentra en las condiciones mínimas para tolerar la intervención. Casi podría afirmarse que es una operación de urgencia, no tanto por la fractura en sí, como por la repercusión clínica general. Se rehabilita adecuadamente el 70% de los casos.

Mucho se ha avanzado en el tratamiento de los distintos tipos de fracturas, pero existen opiniones dispares con respecto a las diferentes técnicas propuestas.

Fracturas mediales

Teniendo en cuenta el elevado número de complicaciones "locales" (12%), por las razones biomecánicas expuestas (necrosis de la cabeza femoral y seudoartrosis), muchos autores proponen de entrada el reemplazo de la cabeza del fémur con una prótesis (**fig. 60-9**).

Sin embargo, si son adultos de una edad no muy avanzada se trata de conservar la propia cabeza femoral mediante una reducción exacta y una osteosíntesis estable, ya que la artroplastia de cadera no está exenta de complicaciones, sobre todo a mediano y largo plazo (luxaciones, aflojamiento, etc.).

Cuando se prevé hacer una osteosíntesis, se recomienda evacuar tempranamente por punción el hematoma fracturario, pues para algunos autores este sería el responsable del compromiso de la irrigación de la cabeza femoral por compresión de los vasos retinaculares, y no la rotura.

Fracturas laterales

No existiendo el peligro de las complicaciones vasculares, el problema reside en asegurar la estabilidad de la fractura (**fig. 60-10 A** y **B**).

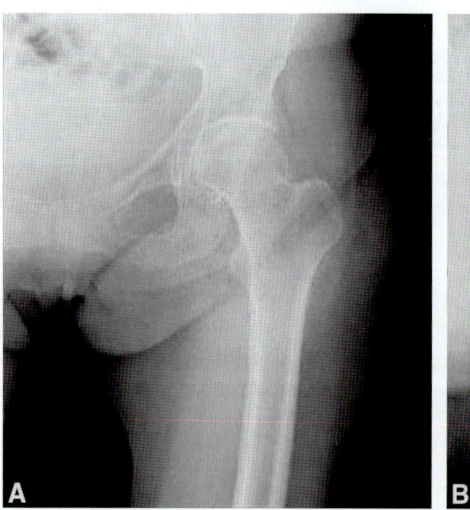
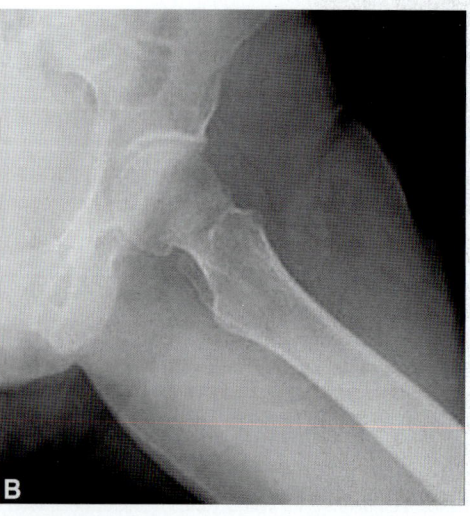

FIG. 60-6. Imagen radiográfica de fracturas trocantéreas (laterales).

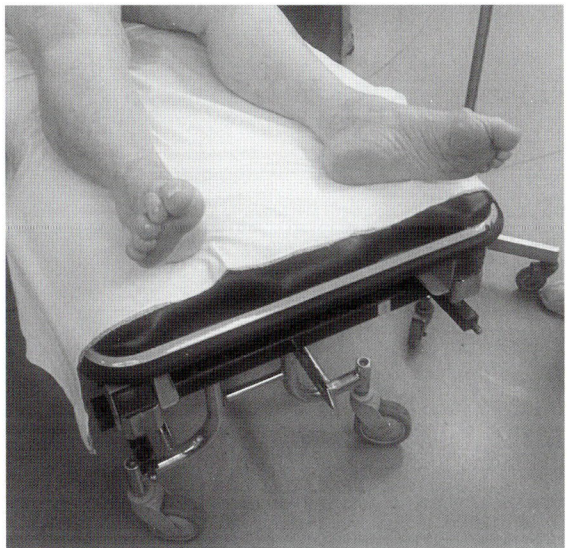

FIG. 60-7. Paciente añosa con una fractura de la cadera izquierda. Obsérvense el acortamiento y la rotación externa del miembro inferior izquierdo. (Véase esta figura en **Láminas en color**).

Se han ideado numerosos tipos de implantes, de los cuales actualmente los más utilizados son:

- Clavo-placa (tipo Jewett).
- Clavo-placa deslizante, para aumentar la compresión inter-fragmentaria y evitar la protrusión del clavo en el interior de la articulación (**fig. 60-11**).
- Clavos intramedulares (de Enders), que tienen la ventaja de colocarse desde el extremo distal del fémur, de modo que no perturban el hematoma fracturario. Su costo es menos elevado.
- Implantes que combinan el clavo de cuello con el clavo in-tramedular (clavo Gamma).

Se comprende que la diversidad de implantes es motivada por las ventajas y desventajas de cada uno de ellos.

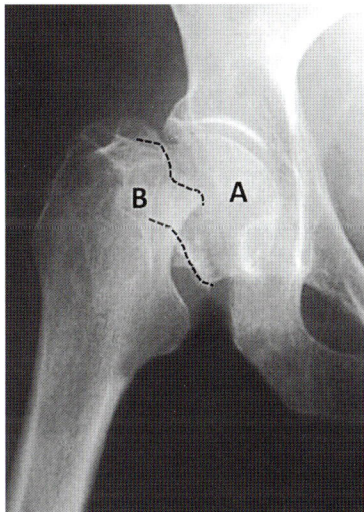

FIG. 60-9. Fractura medial subcapital: imagen radiográfica de la fractura con identificación de: **A.** Cabeza femoral; **B.** Cuello femoral.

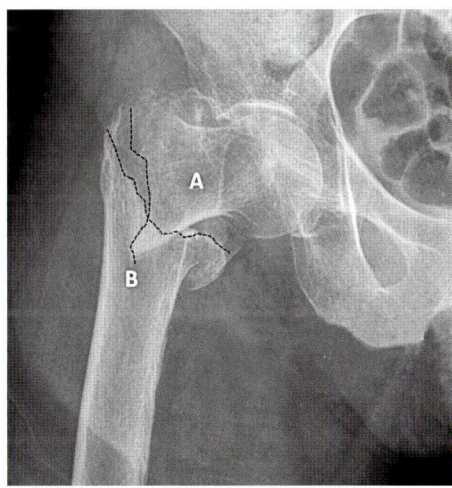

FIG. 60-10. Fractura lateral (extracapsular): imagen radiográfica de la fractura con identificación de: **A.** Cabeza y cuello femoral; **B.** Trocán-teres y diáfisis femoral.

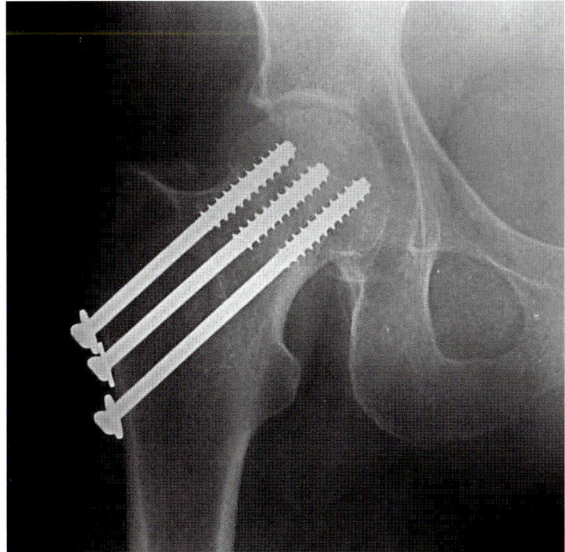

FIG. 60-8. Resultados posoperatorios del empleo de osteosíntesis.

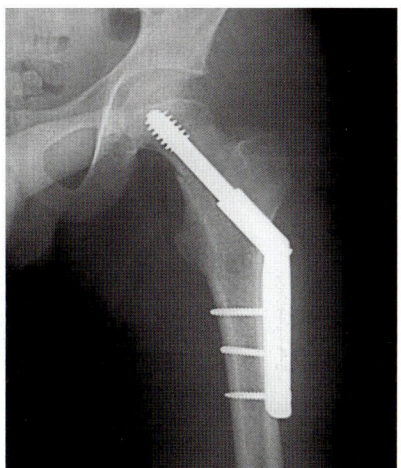

FIG. 60-11. Fractura lateral reducida. Osteosíntesis con clavo-placa deslizante para evitar colapso y protrusión del clavo. Tipo de clavo: DHS (*Dinamic Hip Screw* = clavo-placa deslizante).

SÍNTESIS CONCEPTUAL

– Las fracturas de la extremidad superior del fémur constituyen un accidente frecuente en adultos mayores.
– Se clasifican en intracapsulares, denominadas mediales o simplemente fracturas del cuello femoral, y extracapsulares, denominadas laterales o trocantéreas.
– Los hallazgos clínicos característicos en el paciente añoso son el acortamiento del miembro inferior, que se encuentra en rotación externa, y la imposibilidad de elevar el miembro extendido.
– Se requiere un rápido diagnóstico que precise la ubicación del trozo fracturario y encare el procedimiento que permita no solo solucionar la fractura sino también movilizar al paciente.
- Para su prevención, es necesario no caminar en la oscuridad y retirar todo tipo de obstáculos (alfombras).

FRACTURA DIAFISARIA DE FÉMUR Y FRACTURAS DEL FÉMUR DISTAL

JORGE E. FILISETTI

61-1. FRACTURA DIAFISARIA DE FÉMUR

INTRODUCCIÓN

Las fracturas diafisarias de fémur comprenden todas aquellas fracturas que se encuentran por debajo del trocánter menor hasta 6 cm por encima del macizo condíleo (**fig. 61-1-1**).

Estas fracturas generalmente ocurren en gente joven y necesitan para su producción, en la mayoría de los casos, un traumatismo de alta energía.

La diáfisis femoral se encuentra recubierta por una importante masa muscular que toma inserción a lo largo de todo el cuerpo del hueso, lo que confiere una excelente vascularización que favorece la rápida formación de callo óseo. A la vez, esas inserciones musculares son las responsables de los grandes desplazamientos que suelen tener estas fracturas y de la inestabilidad concomitante.

Por otro lado, la rica vascularización de este segmento óseo, asociado a las partes blandas lesionadas por el desplazamiento de los fragmentos fracturarios, puede generar una pérdida hemática considerable (1-1,5 litros), lo que generaría cuadros de hipovolemia significativa, para tener en cuenta sobre todo en pacientes politraumatizados.

 La mayoría de estos pacientes se presentan con dolor intenso en el muslo, aumento de su diámetro y contractura muscular refleja, que es la que condiciona el desplazamiento de los fragmentos. Por tal motivo es de suma utilidad como tratamiento inicial la tracción suave del miembro inferior afectado que obra como estabilizador de la fractura y disminuye esa contractura muscular. Se realiza habitualmente con tracción esquelética sobre férula de Braun.

—

MECANISMO DE PRODUCCIÓN

- **Traumatismos directos:** accidentes laborales (caída de elementos pesados sobre el muslo), de tránsito, heridas por arma de fuego. Se asocian a trazos fracturarios transversales o complejos (conminutos), y afectan generalmente el tercio medio.
- **Traumatismos indirectos, por rotación o flexión:** generalmente se originan en actividades deportivas y presentan trazos oblicuos o espiroideos.

DESPLAZAMIENTO DE LA FRACTURA

Se halla condicionado por la energía cinética del traumatismo sumado a la contracción refleja que se produce por el

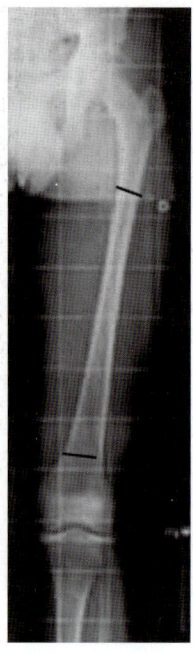

FIG. 61-1-1. Delimitación de la diáfisis femoral.

dolor, como ya se ha explicado. Por tal motivo, dicho desplazamiento dependerá de la región de la diáfisis involucrada y la inserción de los músculos en ella (**fig. 61-1-2 A, B, C** y **D**).

En fracturas del tercio medio, la tendencia es al cabalgamiento sumado al desplazamiento medial por la inserción de los aductores.

En el tercio proximal, el fragmento proximal se ubica en flexión (acción del psoas insertado en el trocánter menor) y abducción (músculos pelvirrotadores que se insertan en el trocánter mayor).

En el tercio inferior, el fragmento distal se desplaza en flexión por acción de los gemelos y puede ocasionar alteraciones vasculares sobre el hueco poplíteo.

DIAGNÓSTICO

El antecedente del traumatismo violento, dolor intenso, impotencia funcional con el miembro inferior acortado y en rotación externa, y la frecuente e importante tumefacción y deformación del muslo hacen sospechar el diagnóstico de una fractura diafisaria de fémur (**figs. 61-1-3** y **61-1-4**).

 La radiografía confirma el diagnóstico. Esta debe ser realizada en proyecciones de frente y perfil, y debe incluir la cadera y los cóndilos femorales, lo que permite descartar lesiones bifocales en ambos niveles.

—

Siempre debe evaluarse el estado vasculonervioso del miembro, y se deben evitar las maniobras bruscas de su desplazamiento que podrían ocasionar más daño de partes blandas.

 En fracturas por alta energía, tener presente la pérdida hemática y el probable síndrome compartimental que esto puede ocasionar.

—

La clínica que lo acompaña es bastante típica: dolor intenso, tumefacción importante y pulsos periféricos leves o ausentes. Ante esta situación, una aponeurotomía temprana suele evitar complicaciones graves e incluso la pérdida del miembro (**fig. 61-1-5**).

TRATAMIENTO

En la actualidad, el tratamiento de elección de las fracturas diafisarias de fémur es el quirúrgico. El tratamiento incruento, que consiste en la reducción e inmovilización con un yeso pelvipédico, solo se emplea en pacientes pediátricos o aquellos que tengan contraindicación absoluta de un procedimiento quirúrgico.

En la urgencia es conveniente la colocación de una tracción esquelética transtuberosidad anterior de la tibia, lo que permite relajar la musculatura y alinear la fractura.

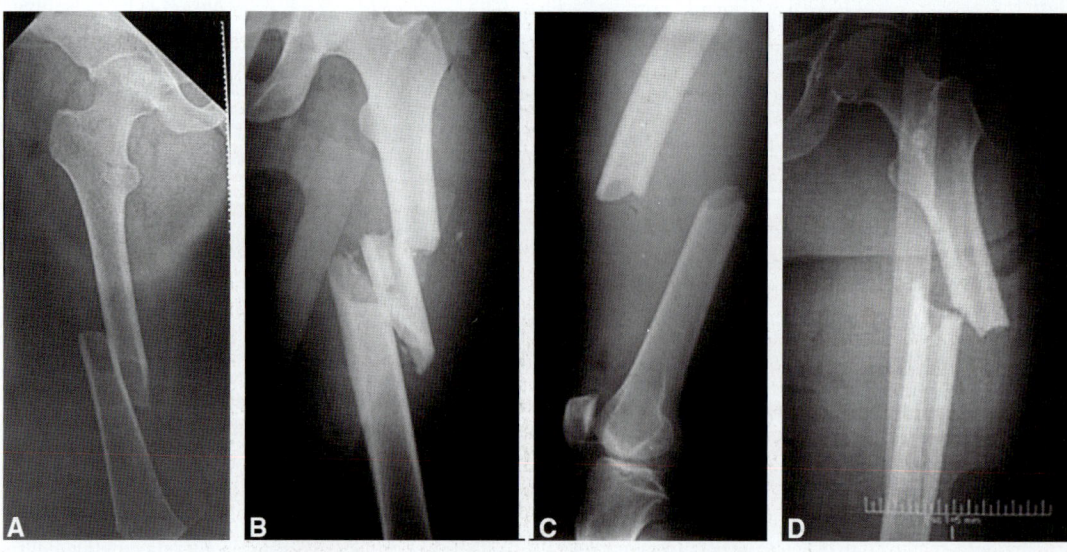

FIG. 61-1-2. Distintos ejemplos de fracturas diafisarias.

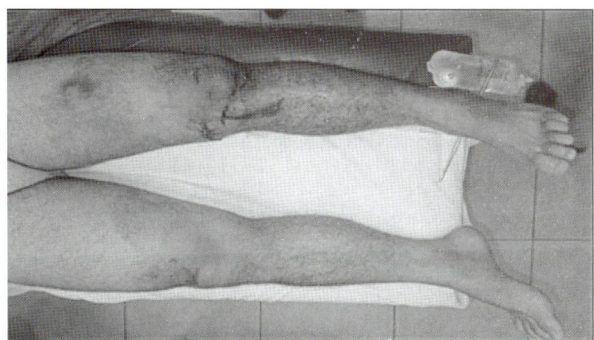

FIG. 61-1-3. Paciente con fractura diafisaria de fémur derecho; pueden observarse características clínicas como miembro inferior acortado y rotado a partir del foco de fractura (tercio medio).

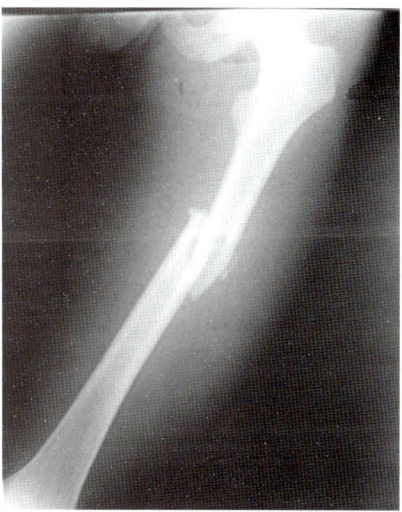

FIG. 61-1-4. Radiografía simple del paciente de la anterior que confirma el diagnóstico.

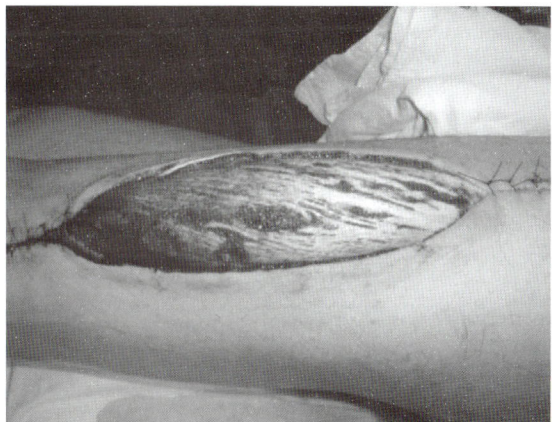

FIG. 61-1-5. Aponeurotomía temprana.

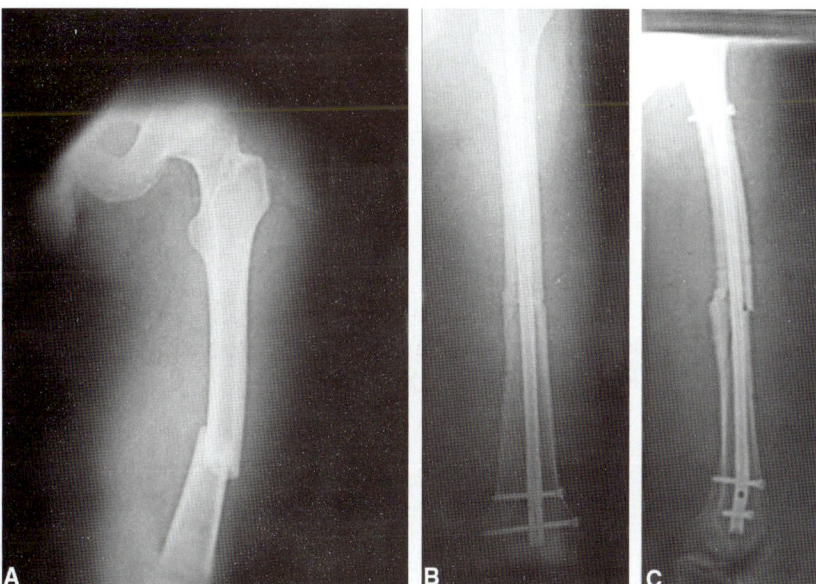

FIG. 61-1-6. Fractura diafisaria y tratamiento quirúrgico de elección. **A.** Radiografía de fémur en la que se observa la fractura. **B** y **C.** Radiografías posquirúrgicas: de frente (**B**) y de perfil (**C**).

El tratamiento quirúrgico tiene por objeto la reducción anatómica de los fragmentos y una fijación estable de estos, permitiendo así una rápida rehabilitación en cuanto a movilidad articular y carga de peso corporal.

 Si bien existen varias opciones, el tratamiento quirúrgico de elección para las fracturas diafisarias de fémur es el enclavado endomedular rígido, fresado y acerrojado.
—

Este consiste en la colocación de un clavo rígido desde la región trocantérica, bajo visión radioscópica, intentando de esa manera no abrir el foco fracturario, lo que permite conservar todo el hematoma fracturario y acelerar el período de consolidación (**fig. 61-1-6 A, B** y **C**).

El uso del fresado permite colocar un clavo de mayor diámetro y lograr una mayor estabilidad, junto al bloqueo rotacional que facilitan los tornillos de bloqueo.

Los clavos endomedulares flexibles, de tipo Ender, han sido reemplazados por los clavos rígidos debido a las fallas o pérdida de reducción que ocasionaba su utilización (**fig. 61-1-7**).

Las placas rígidas también han sido reemplazadas por el clavo endomedular debido a la mayor demanda de la técnica y a que su colocación obligaba a la apertura del foco fracturario con la pérdida del hematoma. En la actualidad se comenzaron a utilizar, sobre todo en fracturas conminutas, placas largas que se fijan en los extremos sanos del hueso, puenteando el foco de fractura, haciendo las veces de tutores internos (**fig. 61-1-8 A** y **B**).

Los tutores externos conservan hoy en día su indicación en lesiones graves de los miembros (como control del daño) o en fracturas expuestas (**fig. 61-1-9**).

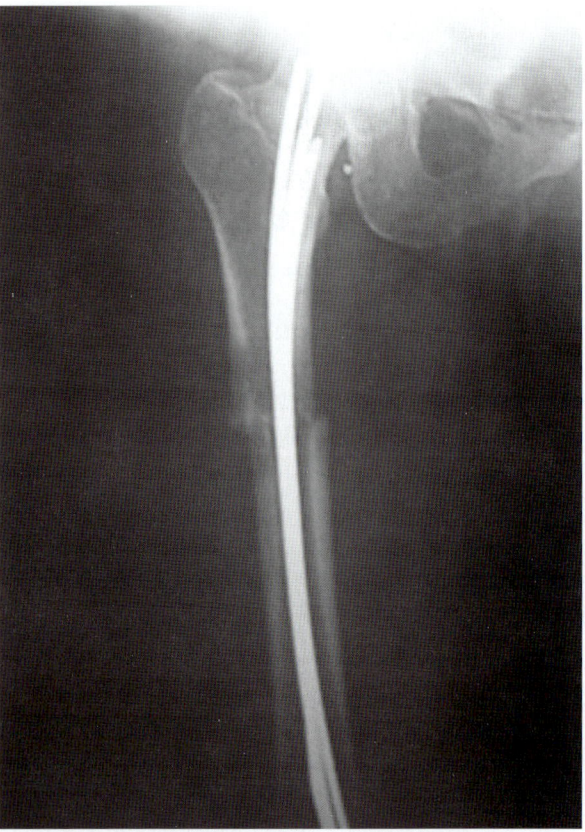

FIG. 61-1-7. Fractura diafisaria tratada con clavo Ender.

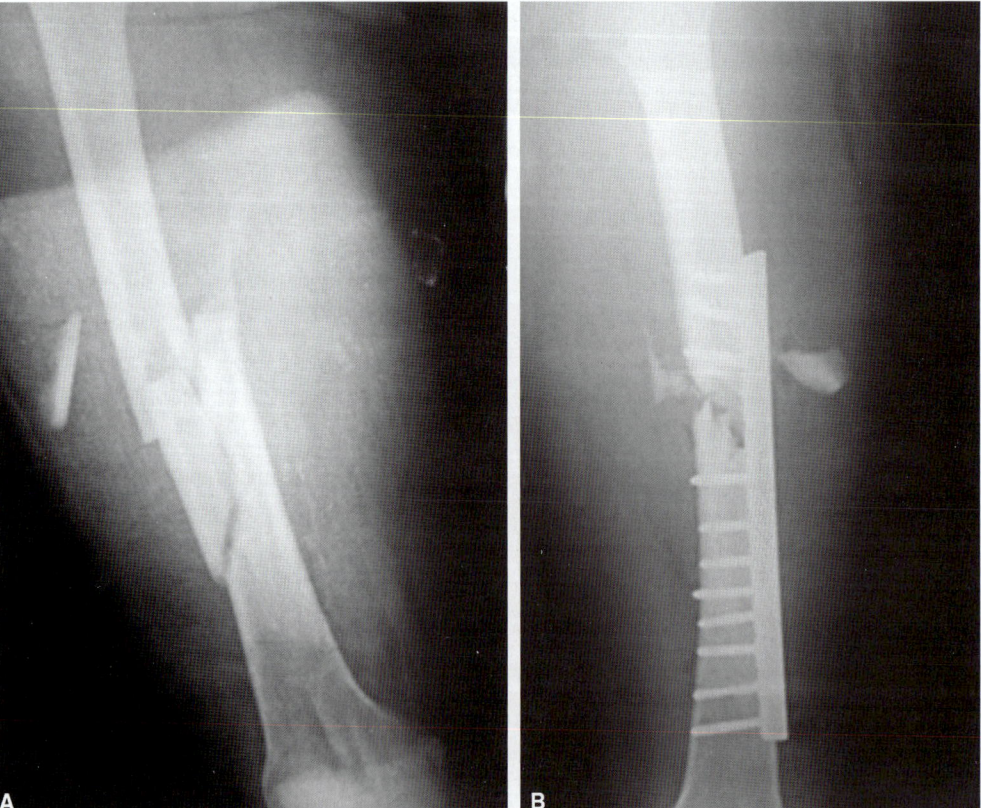

FIG. 61-1-8. Radiografías simples de fractura conminuta de la diáfisis del fémur. **A.** Preoperatoria. **B.** Posoperatoria, con el empleo de placa.

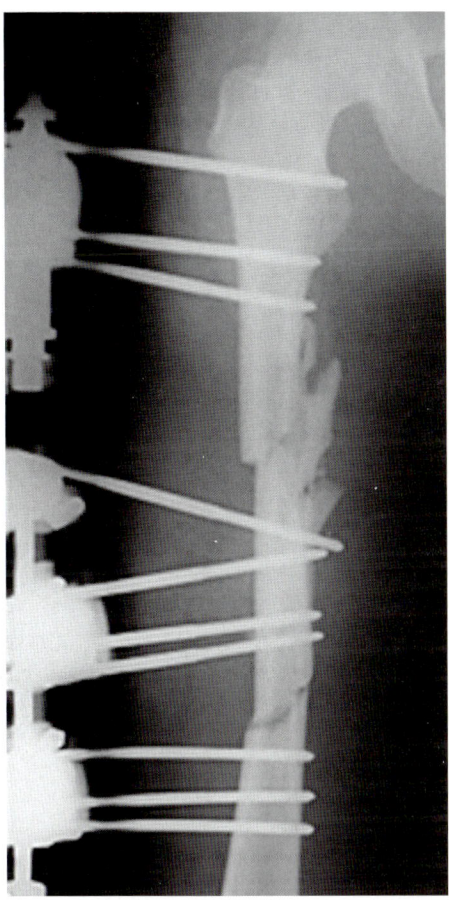

FIG. 61-1-9. Radiografía de fractura resuelta mediante tutores externos.

FRACTURAS DE FÉMUR EN LA INFANCIA

 Las fracturas de fémur en pediatría están relacionadas habitualmente con politraumatismos y su localización más frecuente es mediodiafisaria (70%).

—

Si bien el tratamiento más utilizado es el incruento, en los últimos años se han incrementado las indicaciones quirúrgicas, seguramente relacionadas con un traumatismo de mayor energía.

El diagnóstico habitualmente es sencillo (antecedente de traumatismo, tumefacción del muslo, asociados a impotencia funcional y deformidad del miembro).

 En el estudio radiológico se deben incluir la rodilla y la cadera para evaluar lesión fisaria asociada.

—

Una vez hecho el diagnóstico, su tratamiento depende de la edad del paciente, el tipo de traumatismo y las lesiones asociadas (sobre todo si se trata de un paciente politraumatizado).

En los paciente menores (lactantes y primera infancia), el tratamiento de elección es la inmovilización enyesada (yeso pelvipédico en posición 90° rodilla y 90° cadera). En esta etapa de la vida suelen ser bien toleradas las deformidades remanentes, que luego se remodelarán (**fig. 61-1-10 A** y **B**).

Cuando el niño es mayor y se asocia a fracturas inestables, tiene indicación el tratamiento quirúrgico (osteosíntesis con clavos endomedulares elásticos o placas con técnicas mínimamente invasivas) (**fig. 61-1-10 A, B, C** y **D**).

Cuando se trata de un paciente politraumatizado o de una fractura expuesta, puede estar indicada la colocación de un tutor externo que estabilice la fractura (**fig. 61-1-11 A** y **B**).

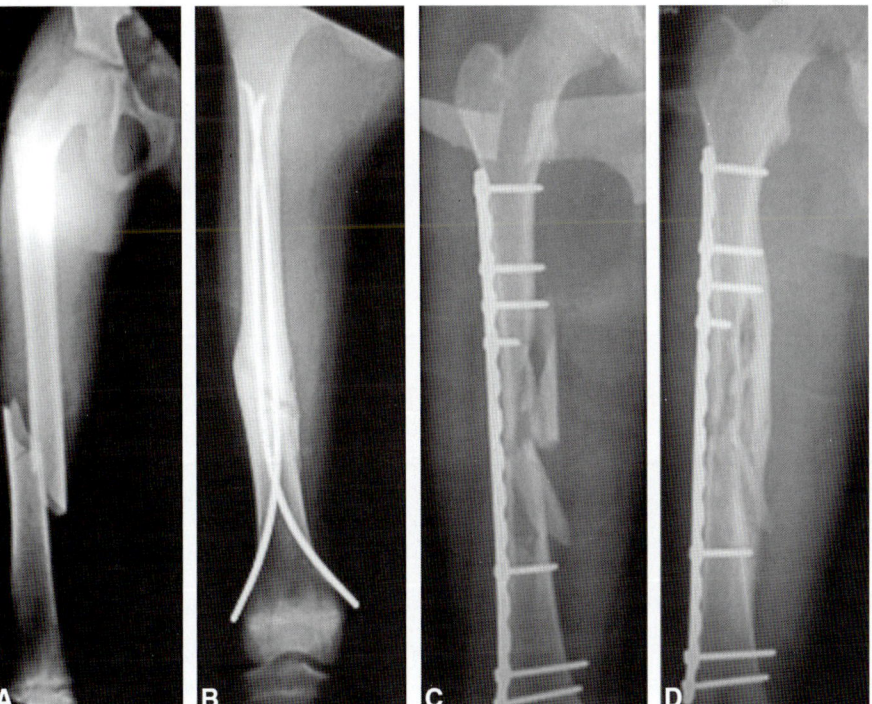

FIG. 61-1-10 A-D. Fracturas inestables del fémur. **A** y **C.** En la niñez, estas fracturas pueden tratarse con clavos endomedulares elásticos (**B**) o con placas (**C**).

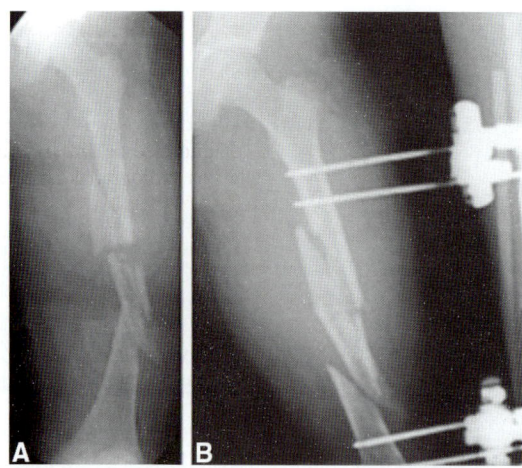

FIG. 61-1-11. A. Radiografía simple de fractura en un paciente politraumatizado. **B.** Una indicación puede ser la colocación de tutor externo.

Como complicaciones de las fracturas de fémur en la infancia, se mencionan:

- Discrepancia de longitud de miembros.
- Desejes angulares o rotacionales (alteración de placa fisaria).

- Retraso de consolidación o seudoatrosis (raro).
- Síndromes compartimentales (traumatismos de alta energía).

SÍNTESIS CONCEPTUAL

- Las fracturas diafisarias de fémur, en muchas circunstancias, suelen comprometer el estado general de los pacientes por la pérdida sanguínea que ocasionan.
- Una rápida intervención colocando una tracción esquelética suele ser siempre beneficiosa y disminuir las complicaciones.
- El tratamiento de elección en el adulto es el quirúrgico; entre sus variantes, el enclavado endomedular fresado y acerrojado permite, a través de una técnica sencilla, estabilizar adecuadamente el foco de fractura a cielo cerrado conservando las condiciones biológicas favorables para la formación del callo.
- Las fracturas de fémur en pediatría están relacionadas habitualmente con politraumatismos.
- El diagnóstico suele ser sencillo teniendo en cuenta los antecedentes del traumatismo y la tumefacción del muslo, asociados a impotencia funcional y deformidad del miembro.
- En el estudio radiológico se deben incluir la rodilla y la cadera para evaluar lesión fisaria asociada.
- Si bien el tratamiento más utilizado es el incruento, en los últimos años se incrementaron las indicaciones quirúrgicas.

61-2. FRACTURAS DEL FÉMUR DISTAL

INTRODUCCIÓN

La región del fémur distal es aquella comprendida entre la superficie articular distal del fémur y una línea imaginaria que pasa a 15 cm proximal de la anterior. También es conocida por la región comprendida por un cuadrado formado utilizando la máxima distancia transversal intercondílea (**fig. 61-2-1**).

Las fracturas que involucran al fémur distal corresponden al 6-7% del total de las fracturas de fémur, y se pueden aso-

ciar a lesiones meniscales, osteocondrales y a fracturas de rótula.

En cuanto a su mecanismo de producción existen 2 grupos de pacientes muy bien diferenciados. Un grupo corresponde a pacientes jóvenes, generalmente hombres, que reciben un traumatismo directo de alta energía sobre una articulación que no presenta patología previa, y es frecuente la presencia de lesiones asociadas (en la rodilla o alejadas) (**fig. 61-2-2 A** y **B**).

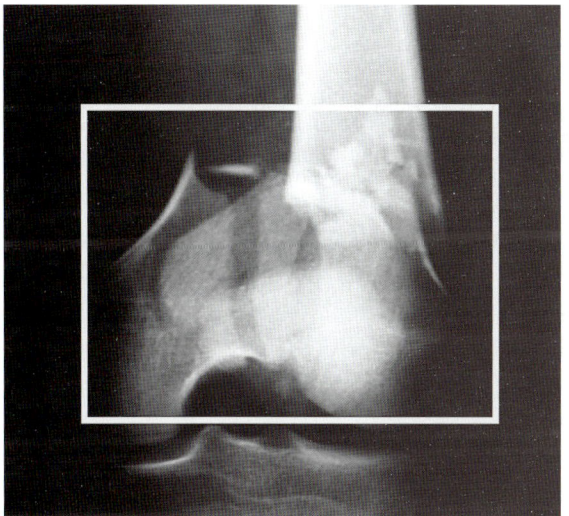

FIG. 61-2-1. Anatomía del fémur distal.

El otro grupo incluye a pacientes de más de 50 años, generalmente mujeres, en quienes el mecanismo de producción fue un traumatismo de baja energía (indirecto de rotación + varo/valgo) y que presentan patología previa en la rodilla (artrosis) y hueso osteopénico (**fig. 61-2-3**).

DIAGNÓSTICO

El antecedente del traumatismo, el dolor en fémur distal, la tumefacción local y la impotencia funcional con el miembro inferior acortado y en rotación externa hacen sospechar el diagnóstico de una fractura de fémur distal.

Las radiografías de frente y perfil confirman el diagnóstico (**fig. 61-2-4 A** y **B**).

Suele ser de utilidad la realización de una tomografía computarizada (TC) que nos permite evaluar la complejidad y estabilidad de la lesión, el compromiso articular, la calidad ósea y los defectos óseos que se producen por la conminución de la fractura (**fig. 61-2-5**).

TRATAMIENTO

 Para encarar el tratamiento se debe tener en cuenta que este tipo de fracturas presenta varios inconvenientes que hacen difícil su reducción anatómica y fijación estable.

—

El primer inconveniente es el desplazamiento vinculado a la tracción muscular de los fragmentos por los aductores (varo/valgo) y el tríceps sural (flexión).

El segundo inconveniente es la conminución del trazo fracturario, casi siempre presente y vinculado al menor recubrimiento de partes blandas, adelgazamiento de las corticales y ensanchamiento del canal medular en la zona metafisaria (**fig. 61-2-6 A** y **B**).

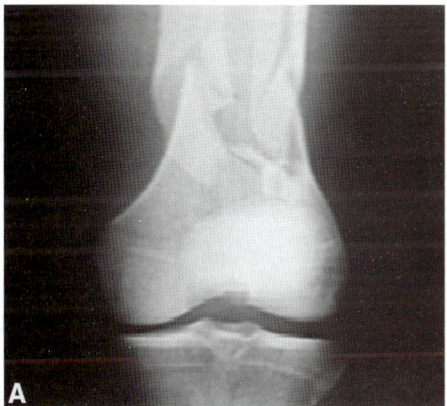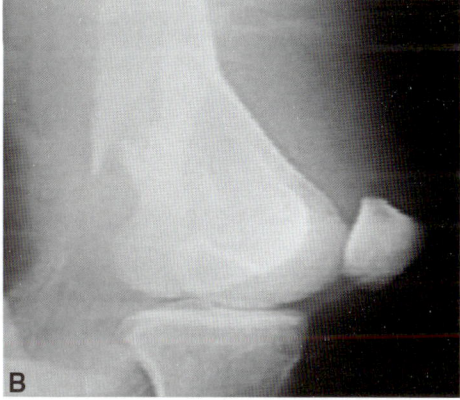

FIG. 61-2-2. Adulto joven con fractura de alta energía del fémur distal. **A.** Frente. **B.** Perfil.

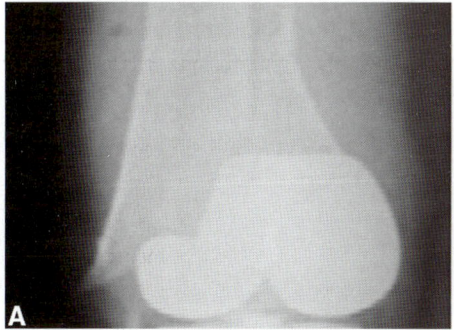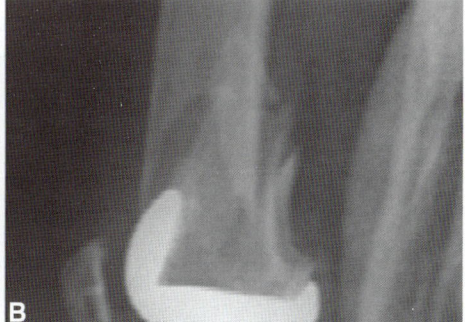

FIG. 61-2-3. Paciente 65 años con fractura fémur distal periprotésica. **A.** Frente. **B.** Perfil.

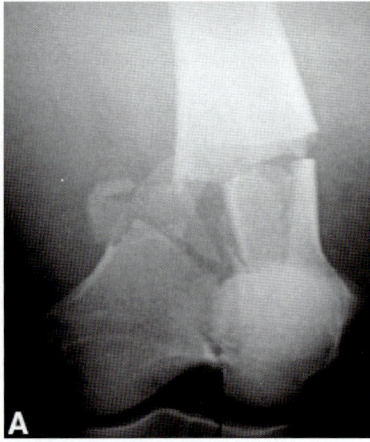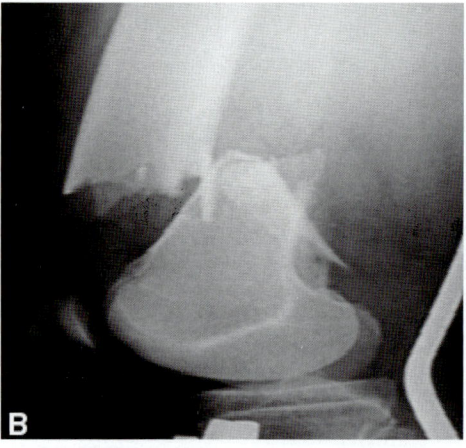

FIG. 61-2-4. Fractura de fémur distal. **A.** Frente. **B.** Perfil.

A esto se suma la mala calidad ósea, sobre todo en el segundo grupo etario al que se hacía referencia al hablar del mecanismo de producción, y el hecho de que en el momento de la reducción, la conminución genera déficit de masa ósea que hay que rellenar con injerto.

De todas maneras, el tratamiento de elección para este tipo de fracturas es intentar una reducción lo más anatómica posible, como en todas las fracturas articulares, y su fijación estable utilizando un clavo-placa (**fig. 61-2-7 A, B, C** y **D**) o una placa especial para este tipo de región anatómica (**fig. 61-2-8 A, B** y **C**).

Esta estabilización debe ser lo suficientemente sólida como para permitir comenzar rápidamente la rehabilitación de la movilidad articular para evitar la rigidez subsiguiente a la inmovilidad.

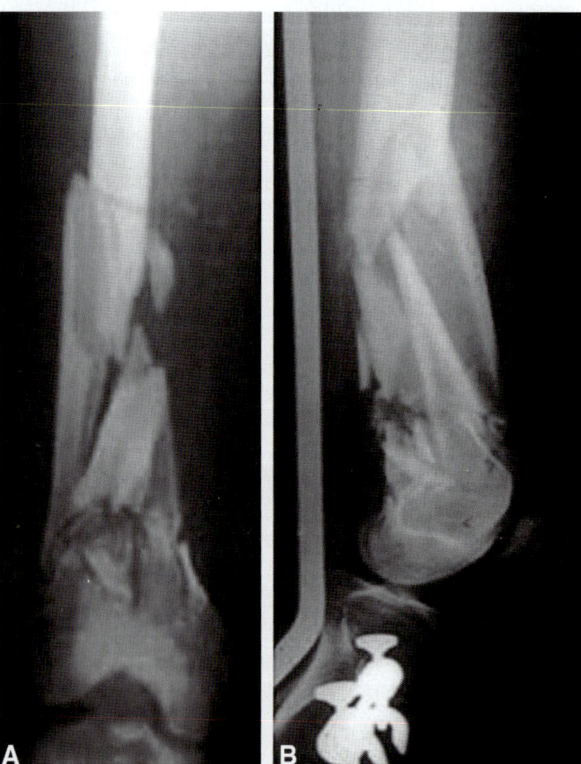

FIG. 61-2-6. Fractura conminuta con pérdida de masa ósea. **A.** Frente. **B.** Perfil.

FIG. 61-2-5. TC con reconstrucción de fémur distal.

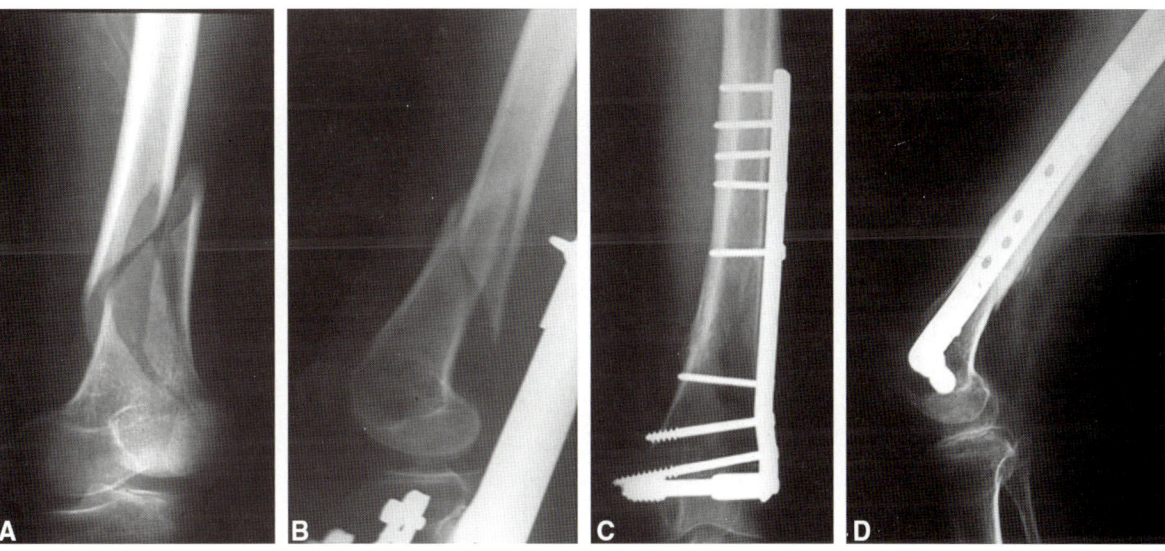

FIG. 61-2-7 A y **B.** Fractura de fémur distal. **A.** Frente. **B.** Perfil. **C** y **D.** Osteosíntesis con clavo-placa DCS. **C.** Frente. **D.** Perfil.

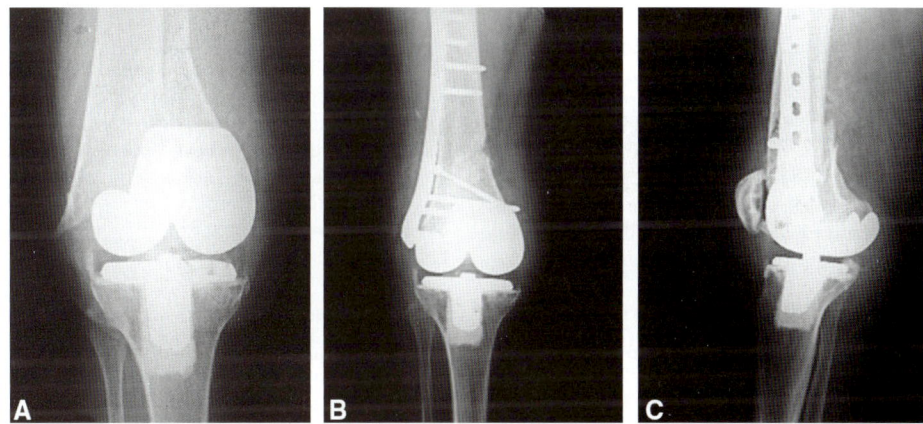

FIG. 61-2-8. A. Fractura periprotésica de fémur distal. **B.** Osteosíntesis con placa anatómica bloqueada de fémur distal, vista de frente. **C.** Vista de perfil.

SÍNTESIS CONCEPTUAL

- Las fracturas que involucran al fémur distal corresponden al 6-7% del total de las fracturas del fémur.
- Se pueden asociar a lesiones meniscales u osteocondrales y a fractura de rótula.
- El tratamiento de elección es intentar una reducción lo más anatómica posible, como se debe hacer en todas las fracturas articulares.
- Se le debe dar una fijación estable utilizando un material de osteosíntesis del tipo clavo-placa.
- Es importante comenzar la rehabilitación articular lo antes posible.

62

LESIONES LIGAMENTARIAS Y MENISCALES DE LA RODILLA

MANUEL R. PIÑEYRO, MARCELO VIALE Y ALBERTO E. MUZZIO

FISIOPATOLOGÍA

La rodilla es una de las articulaciones más complejas del aparato locomotor por el equilibrio que guardan los distintos componentes óseos y de partes blandas; ello explica por qué a veces es tan difícil recuperar la función perdida cuando el traumatismo es importante.

La rodilla presenta movimientos de flexión y extensión, y cierto grado de rotación interna y externa. Las superficies articulares, condílea en el fémur y aplanada en la tibia, mantienen su posición gracias a las partes blandas que obran como factores estabilizadores.

Los meniscos tienen por función lograr una mejor coaptación entre los cóndilos femorales y los platillos tibiales favoreciendo la armonía y estabilidad de la articulación, a la par que aseguran un deslizamiento suave tanto en los movimientos de flexoextensión como en los de rotación. Además, actúan protegiendo el cartílago articular de los factores de carga que llevan a su temprano deterioro.

El menisco interno tiene una forma de C abierta, mientras que el externo semeja una C cerrada. En ambos meniscos, el cuerno posterior es más ancho que el anterior y se encuentra firmemente unido a las estructuras osteofibrosas posteriores.

—

El borde periférico, grueso, está fijo a la cápsula medial y es por donde recibe los vasos nutricios que provienen de la sinovial e irrigan aproximadamente un tercio del menisco, mientras que el borde interno es libre y avascular.

El mejor conocimiento de esta particular irrigación de los meniscos ha impulsado a conservarlos mediante la sutura quirúrgica cuando se produce la desinserción capsular o la rotura en el cuarto externo, pues se ha demostrado tejido de cicatrización a ese nivel. El criterio de conservar los meniscos obedece a la importancia que tienen en la estabilidad de la articulación que, cuando se altera, lleva con frecuencia a fenómenos degenerativos tardíos.

MECANISMOS DE PRODUCCIÓN

Las roturas meniscales se producen por un mecanismo forzado de rotación con la rodilla en flexión. En estas condiciones, el cóndilo femoral atrapa al menisco contra el platillo tibial provocando su lesión, que por lo común se ubica en la zona de mayor fijeza que es el cuerno posterior, luego en el cuerpo y con menor frecuencia en el extremo anterior. La menor movilidad del menisco interno explica que se lesione más que el externo, pues este escapa con mayor facilidad a las fuerzas de compresión o rotación.

Los meniscos pueden sufrir desgarros (**fig. 62-1**) longitudinales, transversales o combinados, pero son más comunes los longitudinales. Cuando estos se extienden de uno a otro extremo se denominan en "asa de balde" (**fig. 62-2**) y son los causantes del bloqueo mecánico de la articulación; si se desprende uno de sus extremos, pasa a ser un desgarro pedunculado. Los transversales nunca producen bloqueos y son más frecuentes en el menisco externo.

—

Los desgarros combinados por lo común obedecen a lesiones provocadas por reiterados episodios lesionales.

Los meniscos discoideos son de origen congénito y tienen forma de "disco o plato". Por su mayor tamaño, son más vulnerables a las violencias externas y se manifiestan en adolescentes o adultos jóvenes.

Los quistes de menisco habitualmente asientan en el externo, son producto de alteraciones quísticas mucinosas y se ubican en su periferia. Con el tiempo, aumentan de volumen provocando alteraciones en la mecánica de la rodilla y dolor, que llevan a su tratamiento quirúrgico.

ESTABILIDAD DE LA RODILLA

La estabilidad de la articulación está determinada por factores pasivos, factores activos y mecanismos reflejos de coordinación y defensa.

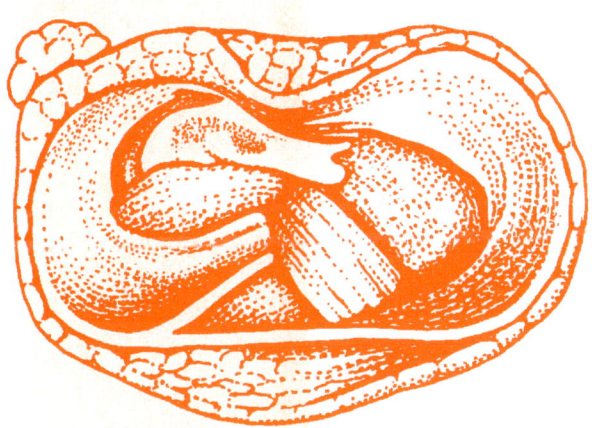

FIG. 62-1. Desgarro meniscal a nivel del cuerno anterior.

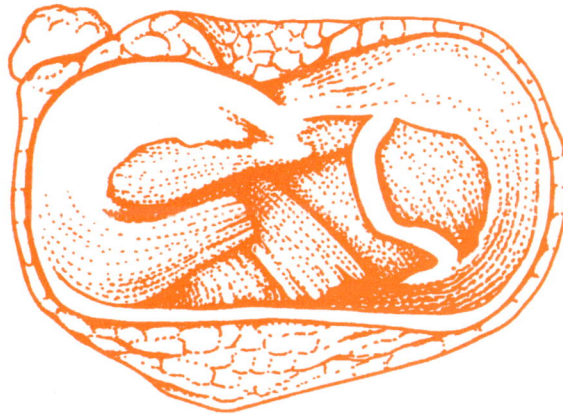

FIG. 62-2. Desgarro meniscal del asa de balde.

Factores pasivos

Son la cápsula articular, los meniscos y los ligamentos cruzados y laterales.

La cápsula posterior cuenta con el importante refuerzo de la inserción múltiple del tendón del semimembranoso. Los ligamentos cruzados anterior y posterior controlan la estabilidad rotatoria, mientras que los laterales mantienen la estabilidad lateral. Si bien todos estos elementos actúan armónicamente, el ligamento lateral interno y el ligamento cruzado anterior operan en forma sinérgica controlando el movimiento de valgo y la rotación externa de la rodilla. El ligamento lateral externo y ambos ligamentos cruzados controlan el varo y la rotación interna.

Factores activos

Están constituidos por un sistema interno integrado por los tendones de la pata de ganso (sartorio, semitendinoso y recto interno) y el semimembranoso hacia atrás. El sistema externo lo componen los tendones del bíceps crural y el poplíteo.

En el plano anterior se encuentra el aparato extensor de la rodilla, que es el principal estabilizador activo, a tal punto que en extensión completa es absolutamente estable. En la medida en que gana flexión se torna vulnerable a los movimientos extremos favoreciendo la pérdida de su estabilidad.

Mecanismos de defensa

Todos los factores, pasivos y activos, actúan en forma sincrónica coordinados por los reflejos propioceptivos originados en receptores nerviosos que se encuentran en la intimidad del sistema capsuloligamentario. Son los llamados mecanorreceptores, que a través de impulsos permanentes mantienen el equilibrio y la postura.

Cuando uno o más de estos factores se alteran por una violencia endógena o exógena, se produce la inestabilidad de la articulación. Si esta violencia actúa llevando la rodilla a una posición forzada de valgo y en rotación externa, se lesionarán las estructuras capsuloligamentarias internas, el menisco interno y el ligamento cruzado anterior, según la intensidad del traumatismo.

Si la rodilla es forzada en varo-rotación interna, la fuerza repercutirá sobre el compartimento externo, lesionando el ligamento colateral externo, el menisco y los ligamentos cruzados.

SEMIOLOGÍA DE LA RODILLA

Para que la rodilla pueda realizar su función posee factores de estabilización pasivos: cápsula articular, ligamentos y meniscos, y factores de estabilización activos: musculotendinosos. Además colaboran activamente los mecanismos reflejos de coordinación y defensa: mecanorreceptores y algorreceptores.

Si la rodilla es llevada a una posición forzada de valgo-rotación externa (**fig. 62-3**), puede producirse una lesión por distensión sobre las estructuras capsuloligamentarias mediales; por el contrario, si es forzada en varo-rotación interna (**fig. 62-4**), la fuerza repercutirá sobre el compartimento lateral. El impacto en sentido anteroposterior actuará sobre los ligamentos cruzados.

EXAMEN CLÍNICO

El examen clínico comprende el interrogatorio, la inspección, la palpación, la movilidad, las maniobras dinámicas y la marcha.

Interrogatorio

Debe ser minucioso y completo; la consulta obedece habitualmente a dos motivos: dolor o inestabilidad. La iniciación del dolor sugerirá, si es brusco, una lesión traumática; si es gradual, una lesión inflamatoria o degenerativa.

Si se acompaña de tumefacción deberá determinarse si fue inmediata o tardía, extraarticular o intraarticular; en este caso es característico el rodete suprarrotuliano así como también la tumefacción en la cara posterior.

La rodilla bloqueada es aquella incapaz de completar el movimiento de flexión o de extensión por causas mecánicas: rotura meniscal o cuerpos libres intraarticulares, y debe diferenciarse de la limitación de la flexoextensión originada por dolor de cualquier etiología (inflamatoria, degenerativa, etc.).

Por último, debe investigarse la aparición de episodios similares en esta u otras articulaciones y los tratamientos realizados.

Inspección

Se observarán los relieves normales, atrofias –en especial del cuádriceps– y los ejes del miembro. Normalmente, el eje longi-

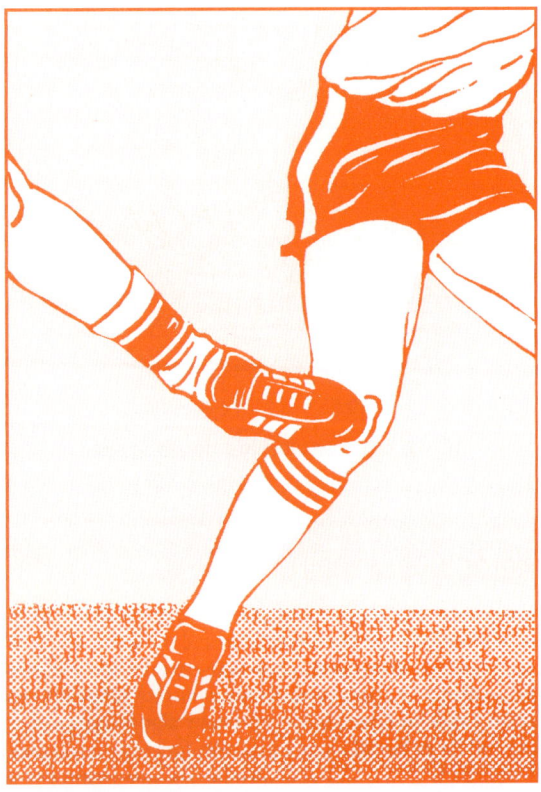

FIG. 62-3. Traumatismo directo que genera mecanismo de valgo y rotación externa.

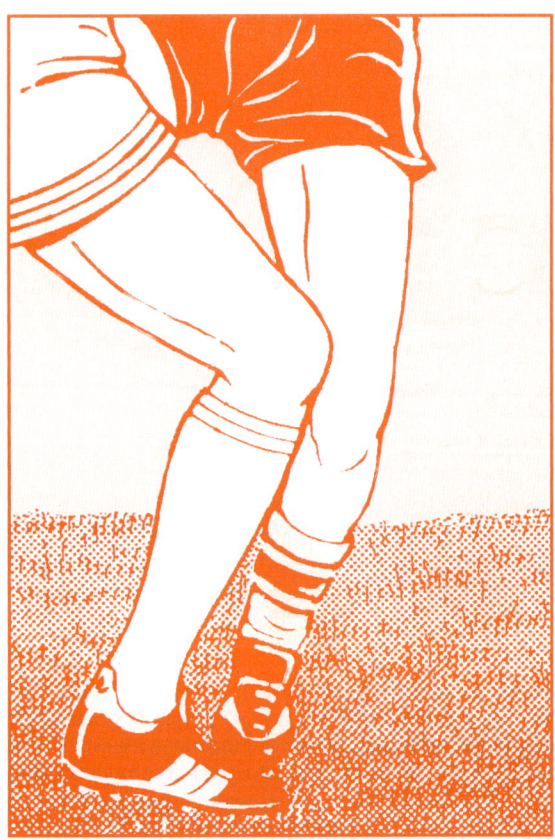

FIG. 62-4. Traumatismo que genera mecanismo de varo y rotación interna.

tudinal del fémur y el de la tibia forman un ángulo abierto hacia afuera, de 8° a 10° en el hombre y de 10° a 15° en la mujer; cuando este ángulo es mayor, se denomina *genu* valgo (**fig. 62-5**). Si el ángulo es abierto hacia adentro, constituye un *genu* varo.

Se constatará la posición de la rótula, su centrado, el relieve del tendón cuadricipital, el ligamento rotuliano, la tuberosidad anterior de la tibia y la torsión tibial.

Palpación

El examen correcto del paciente no debe generar más dolor que el mínimo necesario para obtener datos positivos.

La palpación debe realizarse primero en la rodilla sana y luego en la enferma, para conocer la normalidad en cada paciente.

Debe determinarse la presencia de dolor, su intensidad y si es difuso o circunscrito a la interlínea medial o lateral, los ligamentos laterales (en sus inserciones o parte media), la rótula, la pata de ganso, el tendón cuadricipital, el ligamento rotuliano, la tuberosidad anterior de la tibia (especialmente en los niños) y la cara posterior de la rodilla.

Se valorará la temperatura local, la tensión del cuádriceps, el fondo de saco subcuadricipital y el ligamento rotuliano.

En la rótula se debe palpar su cara anterior, los bordes y el vértice. Se comprobará su movilidad axial y lateral. Se puede acceder a palpar sus facetas articulares, desplazándola lateralmente con una mano, mientras la otra las presiona con un dedo.

En la cara posterior de la rodilla se puede observar y palpar una tumoración –a veces del tamaño de un huevo– de origen sinovial, que indica la importancia de la sinovitis traumática o degenerativa de la rodilla, y que se conoce con el nombre de quiste poplíteo o quiste de Baker.

Se investigará el signo del choque rotuliano, consistente en impulsar con el índice la rótula hacia atrás contra los cóndilos femorales, mientras la otra mano deprime el fondo de saco subcuadricipital (**fig. 62-6**). Normalmente hay un contacto suave entre ambos y la rótula no se desplaza. Cuando hay derrame intraarticular de tipo sinovial (hidrartrosis) o hemático (hemartrosis), este eleva la rótula que, al ser deprimida con el dedo, choca contra los cóndilos: choque rotuliano positivo.

Cuando el derrame consecutivo a una violencia endógena o exógena se produce en forma inmediata, debe suponerse su origen hemático, mientras que si aparece horas después o al día siguiente sugiere líquido sinovial.

Movilidad

Al igual que la palpación, debe realizarse inicialmente en la rodilla sana y luego en la enferma, investigando primero en forma activa y después pasiva si la flexión y extensión son completas e indoloras y la presencia o no de ruidos o crujidos originados por lo común en la articulación femoropatelar. Es de buena práctica explorar al mismo tiempo la movilidad de la articulación coxofemoral, en especial las rotaciones, para descartar patología que por la irradiación del dolor pueda simular una lesión de la rodilla.

La movilidad de la rodilla se mide en grados; la extensión completa equivale a 0° y la flexión máxima a 145°-160°, según la edad y las características de flexibilidad de cada paciente.

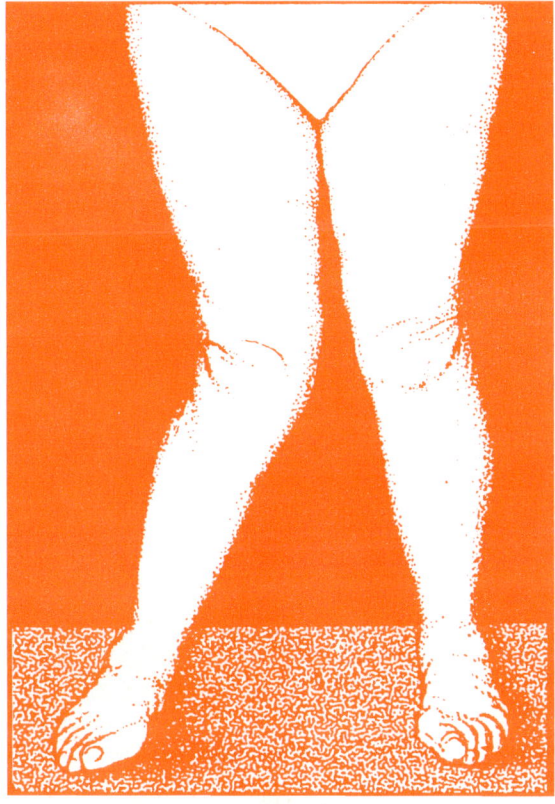

FIG. 62-5. *Genu valgo.*

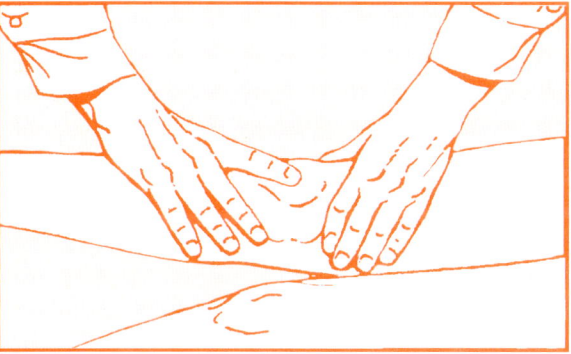

FIG. 62-6. Signo del choque rotuliano.

fijando el tobillo con el codo. Una vez comprobada la relajación de los isquiosurales, se trata de desplazar la tibia en dirección anterior y posterior (**fig. 62-8**).

 Si con la maniobra del cajón se produce un desplazamiento tibial –cajón positivo–, indica la insuficiencia del ligamento cruzado anterior o posterior, respectivamente, por rotura en su parte media, desinserción femoral o arrancamiento óseo de la espina tibial o del reborde posterior.

—

Maniobra de Lachman

Con el paciente en decúbito dorsal y la rodilla en flexión de 20°, mientras una mano fija el extremo distal del fémur, la otra toma el proximal de la tibia apoyando el pulgar sobre el rebor-

MANIOBRAS DE DIAGNÓSTICO

Ligamentos laterales

Maniobra del bostezo

La rodilla en extensión completa es absolutamente estable, condición que pierde progresivamente con la flexión.

 La maniobra para comprobar la movilidad anormal en el plano frontal se conoce con el nombre de bostezo interno (**fig. 62-7**) (valgo forzado) y bostezo externo (varo forzado).

—

Su positividad indica lesión por elongación o rotura de las estructuras capsuloligamentarias mediales o laterales de la rodilla.

Se debe tomar con la rodilla en 20° y en 30° de flexión, siempre en forma comparativa, para descartar laxitudes individuales. Si es positiva, debe tomarse también en extensión completa. En este caso, la movilidad anormal indicará una grave lesión de las estructuras colaterales y de la cápsula posterior, meniscos, ligamentos cruzado anterior o posterior o ambos.

Ligamentos cruzados

Maniobra del cajón

Con el paciente en decúbito dorsal y la rodilla en flexión de 90° se toma con las manos el extremo proximal de la tibia,

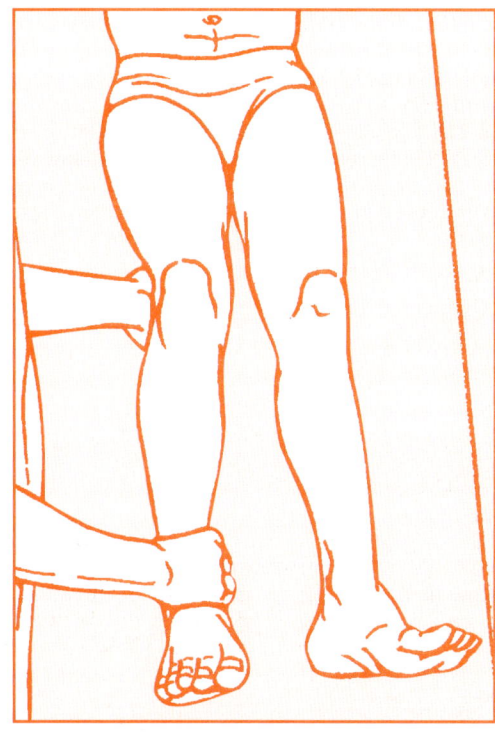

FIG. 62-7. Maniobra del bostezo.

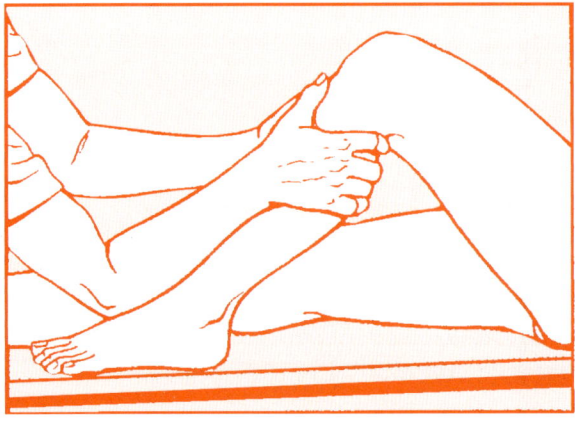

FIG. 62-8. Maniobra del cajón.

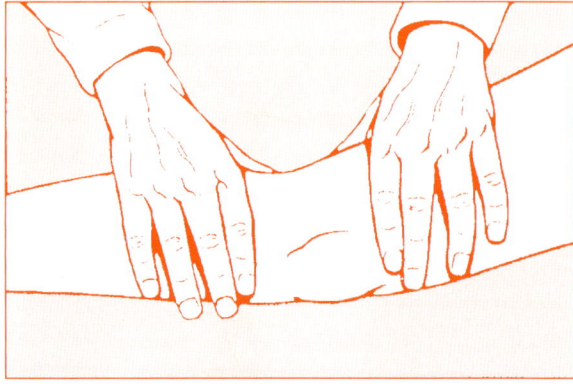

FIG. 62-10. Maniobra de Slocum.

de e intentando desplazarlo hacia anterior (**fig. 62-9**). Si esto se logra, señalará la lesión del ligamento cruzado. En las lesiones agudas es la más aconsejable por ser la que despierta menos dolor.

Maniobra de Slocum

Con el paciente en decúbito lateral opuesto al miembro por examinar y rodilla en flexión de 20°, una mano fija la epífisis distal del fémur, mientras la otra toma el macizo tibial. Con el pulgar lo desplaza suavemente hacia adelante (**fig. 62-10**); si es positivo, se produce un resalto.

Maniobra del pivote (pivot shift)

Con el paciente en decúbito dorsal o en decúbito lateral se toma el talón del miembro con una mano, y con la otra apoyada sobre el extremo proximal y lateral de la pierna se realiza simultáneamente un movimiento de flexión y valgo con rotación interna; si es positivo, se produce un franco resalto (**fig. 62-11**), también visible, resultado de la subluxación de la meseta tibial. En sentido inverso, si esta maniobra se realiza partiendo de la flexión, se obtiene el mismo resultado cuando la meseta tibial subluxada se reduce al llegar a la extensión.

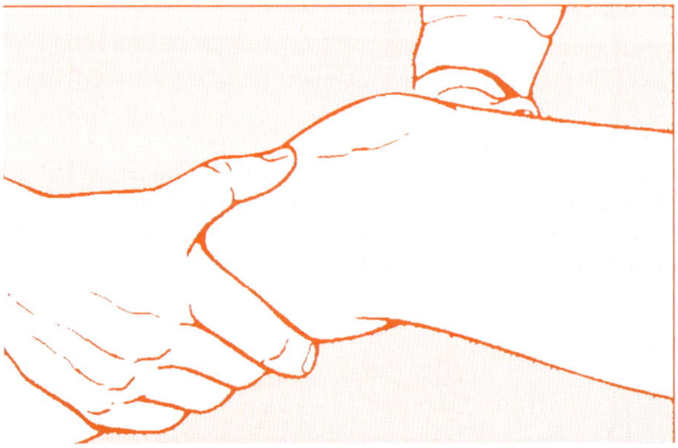

Maniobra de Godfrey

Paciente en decúbito dorsal con cadera y rodillas en 90° de flexión y los miembros sostenidos desde ambos *hallux* (**fig. 62-12**). Cuando hay una rotura del ligamento cruzado posterior se observa la pérdida del relieve anterior de la tibia por la caída hacia atrás de su extremo proximal.

Lesiones meniscales

La lesión traumática meniscal reconoce su mayor frecuencia en la práctica de un deporte, pero también puede ser de origen laboral o de la vida diaria y ocurre en el período físicamente más activo de la vida: en la juventud y en adultos jóvenes. En la tercera edad, las lesiones asientan sobre procesos degenerativos de la articulación y forman parte de ellos. En los niños, la sintomatología meniscal obedece a alteraciones osteocondríticas o a malformaciones congénitas como el menisco discoideo.

En el diagnóstico de una lesión meniscal, el interrogatorio es quizás el acto más importante, así como también en el de casi todas las lesiones traumáticas de la rodilla.

Generalmente, el paciente refiere que al realizar un movimiento de rotación con el pie fijo en el piso (**fig. 62-13**) sintió un intenso dolor en la cara interna o externa de la articulación, con "crujido" o sin él. Horas después o al día siguiente puede aparecer una tumefacción global de la rodilla que señala el derrame intraarticular de líquido sinovial.

Una rotura importante de trazo longitudinal puede provocar un "bloqueo" de la rodilla, es decir, la imposibilidad de extenderla o flexionarla, que debe diferenciarse de la limitación de la

FIG. 62-9. Maniobra de Lachman.

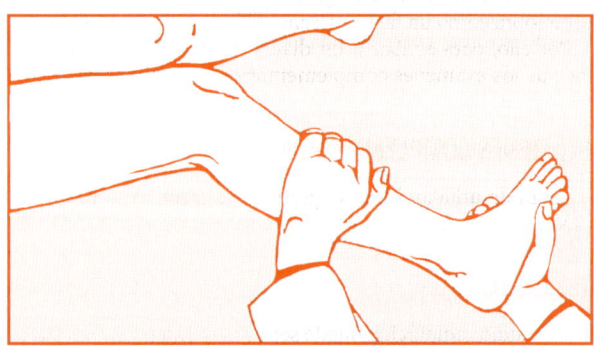

FIG. 62-11. Maniobra del pivote.

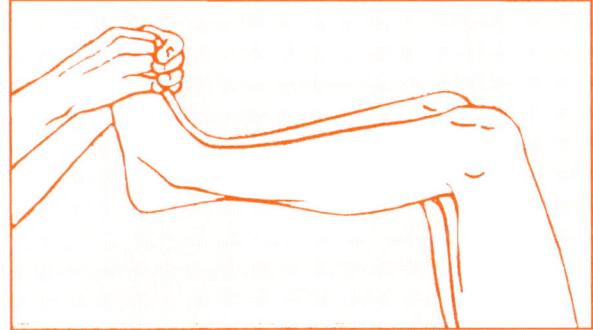

FIG. 62-12. Maniobra de Godfrey.

movilidad causada por dolor; en este caso se trata de una auto-limitación, mientras que en la rotura es de naturaleza mecánica no controlable por la voluntad.

En la lesión crónica, lo característico es la inestabilidad con la sensación de que la rodilla "se le va" o "se le sale", con dolor o derrame o sin ellos. La reiteración de estos episodios es un claro indicio de rotura meniscal.

La mayoría de las maniobras que fueron descritas para buscar signos de lesión meniscal no son fiables, ya que estos pueden encontrarse en cualquier esguince de la rodilla: dolor a nivel de la interlínea, en la hiperflexión, hiperextensión o rotaciones.

 Hay dos signos que son altamente indicadores de rotura meniscal: el signo de McMurray y el de Finochietto. El signo de McMurray consiste en realizar maniobras de rotación en distinto grado de flexión, que provocan dolor y resalto cuando hay lesión. El signo del resalto de Finochietto se investiga haciendo la maniobra del cajón; cuando es positivo, se produce un franco resalto palpable y audible, muy doloroso, que bloquea momentáneamente la articulación. Para que esto se produzca, es necesario que lo permita la rotura del ligamento cruzado anterior.

—

DIAGNÓSTICO DIFERENCIAL

Ante el diagnóstico presuntivo de una lesión meniscal o ligamentaria debemos descartar otras patologías traumáticas como fracturas, cuerpos libres articulares, el síndrome rotuliano mínimo, la luxación recidivante de la rótula, las lesiones osteocondrales, las tendinitis de inserción, las bursitis y todas aquellas alteraciones articulares de origen inflamatorio, degenerativo, metabólico, endocrino, neurológico o tumoral en las que el traumatismo obra como un factor desencadenante de la enfermedad.

Por ello, para arribar a un diagnóstico de certeza nos valemos de los exámenes complementarios.

EXÁMENES COMPLEMENTARIOS

Serán de utilidad las radiografías y la resonancia magnética (RM).

Radiología

El estudio radiológico puede ser simple, asistido o contrastado. La radiografía simple debe solicitarse en proyección de

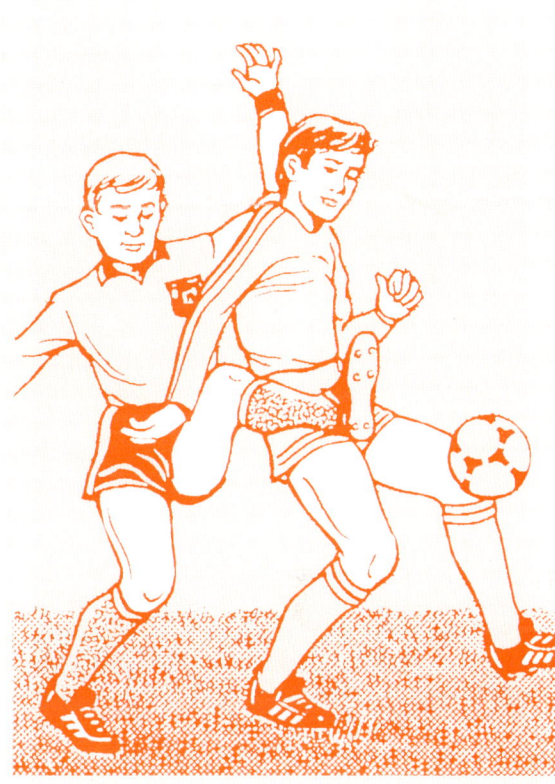

FIG. 62-13. Movimiento de rotación de rodilla con el pie fijo.

frente y de perfil de ambas rodillas; el frente, en posición de pie. En la imagen normal se observa la interlínea articular, los cóndilos femorales –el interno es de mayor volumen y desciende más que el externo–, el espacio intercondíleo, la rótula superpuesta sobre el fémur y algo más externa, y las espinas de la tibia. Los ligamentos y meniscos no se visualizan por ser radiolúcidos, pero en ocasiones, cuando un ligamento arranca un fragmento óseo a nivel de su inserción, la radiografía muestra esta lesión, como sucede con el ligamento lateral interno (LLI) en su inserción femoral, el ligamento lateral externo (LLE) en la cabeza del peroné y el ligamento cruzado anterior (LCA) en la espina de la tibia.

Las radiografías asistidas reflejan el grado de desplazamiento anormal de lateralidad (bostezo), o anteroposterior (cajón) de la tibia sobre el fémur (**fig. 62-14**). Deben ser comparativas y son útiles como documento clínico.

Las radiografías contrastadas consisten en la introducción de aire y de una sustancia radiopaca (yodada) en la articulación. En presencia de una rotura meniscal, la anormalidad de la imagen o la penetración de la sustancia en el menisco señalan la lesión. Actualmente pierde valor ante el avance de la resonancia magnética y la artroscopia.

Resonancia magnética

Es el método no invasivo de elección para el diagnóstico de las lesiones meniscales o ligamentarias de la rodilla (**figs. 62-15 y 62-16**).

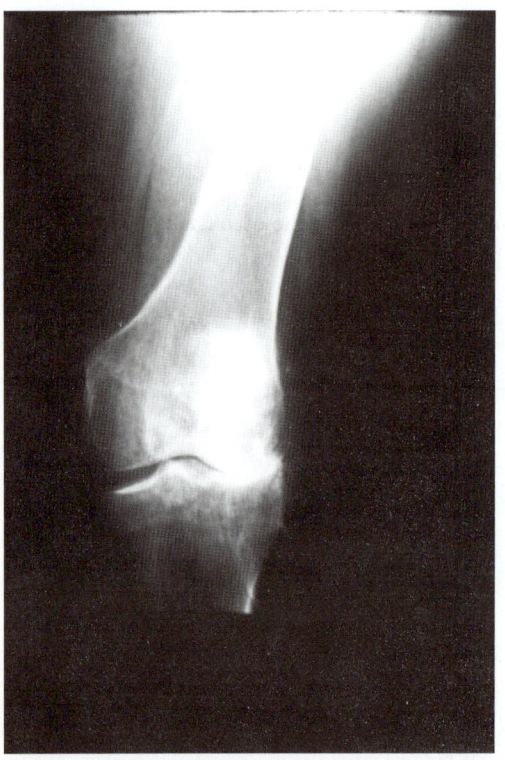

FIG. 62-14. Maniobra del bostezo realizada bajo control radiográfico.

TRATAMIENTO

Lesión aguda

Primero hay que establecer el diagnóstico mediante un examen clínico completo y comparativo, auxiliado por los métodos complementarios. A menudo, cuando el dolor es intenso,

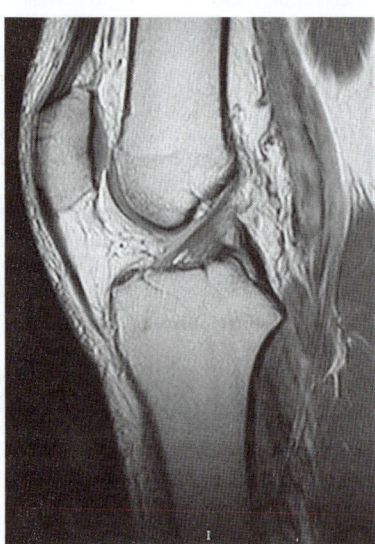

FIG. 62-15. Corte sagital de resonancia magnética (RM) de rodilla con ligamento cruzado anterior sano. Se puede observar la continuidad y tensión de las fibras de este.

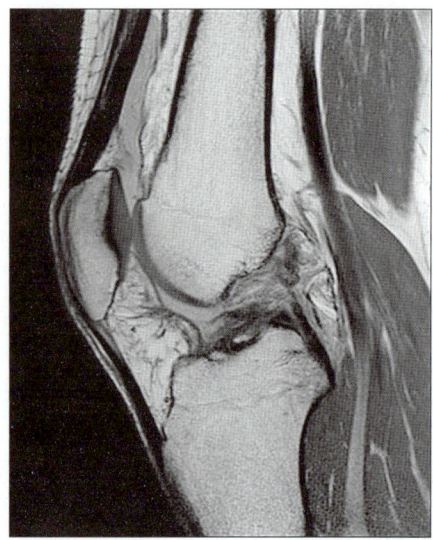

FIG. 62-16. Corte sagital de RM de rodilla con rotura del ligamento cruzado anterior.

el examen es muy difícil de realizar. En estos casos es aconsejable el reposo absoluto, hielo local y analgésico-antiinflamatorio, y repetir el examen a las 24 y 48 horas si es necesario para determinar la lesión.

Jamás debe hacerse una calza o bota de yeso sin tener un diagnóstico, y citar al paciente a las 3 o 4 semanas.

Si el derrame es de gran volumen, la intensidad del dolor puede aconsejar realizar una punción evacuadora. Debe realizarse en condiciones de asepsia y con guantes estériles. Se utiliza una aguja 40/10 o 40/12 que se introduce por encima y afuera del polo superoexterno de la rótula. La evacuación produce un alivio inmediato del dolor y la rodilla recupera sus relieves normales. El líquido sinovial sugiere probable lesión meniscal, en tanto que si es hemático induce a pensar en lesión del LCA o desgarro capsular.

El tratamiento de rehabilitación debe ser instituido de inmediato en la medida en que el dolor lo permita.

Lesión crónica

Se llega a la cronicidad por la reiteración de episodios agudos y se manifiesta por dos síntomas fundamentales: dolor e inestabilidad.

La lesión meniscal que provoca incapacidad para la vida diaria y deportiva, y en la cual fracasa la rehabilitación, es pasible de tratamiento quirúrgico mediante artroscopia. La artroscopia consiste en introducir una óptica en la articulación, conectada a una cámara que transmite imágenes a un monitor.

Este procedimiento, de mínima agresión, permite tratar la lesión meniscal mediante la resección parcial del menisco (solo el segmento desgarrado) o su reinserción en caso de desinserción capsular.

Lesiones ligamentarias

Su tratamiento depende de la gravedad de la lesión y a tal efecto podemos dividirlas en lesiones leves, medianas y graves (**cuadro 62-1**).

CUADRO 62-1. CLASIFICACIÓN DE AMASNAI PARA ESGUINCES MEDIALES DE RODILLA

Grado I	Indemnidad de ambos ligamentos. Sensibilidad localizada sin bostezo
Grado II	Desgarro parcial de ambos ligamentos. Puede o no tener bostezo, pero con tope
Grado III	Rotura completa de alguno de los dos ligamentos. Presenta bostezo en valgo, sin tope

AMASNAI: *American Medical Association Standard Nomenclature of Athletic Injuries.*

Fundamentalmente debe establecerse si son lesiones estables o inestables, con incapacidad para una actividad normal laboral o deportiva.

Las estables comprenden aquellas lesiones aisladas de los ligamentos colaterales. Se tratan con rehabilitación kinésica, que debe ser temprana, adecuada y completa.

La lesión aguda del ligamento lateral con bostezo que supere en 10 mm a la rodilla sana, o que presente arrancamiento de su inserción con fragmento óseo femoral o peroneo, debe ser tratada quirúrgicamente con su reimplante o reinserción (**figs. 62-17** a **62-20**).

 En el caso del arrancamiento del LLE de la cabeza del peroné puede ocurrir también el del bíceps, con el que conforma un tendón conjunto; en estos casos puede elongarse el nervio ciático poplíteo externo (síndrome de Harry Plat), que se manifestará con una parálisis peroneoextensora.

—

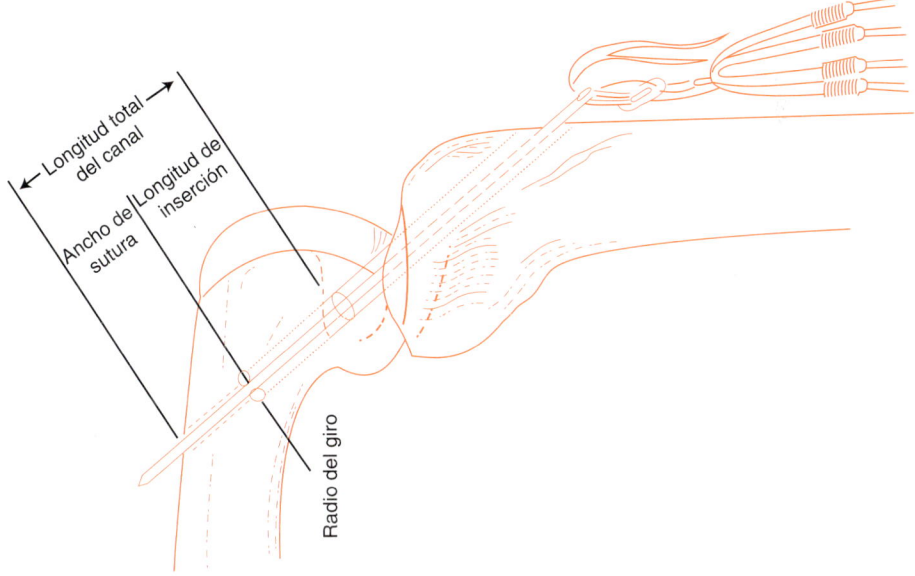

FIG. 62-17. Esquema de reconstrucción de ligamento cruzado anterior.

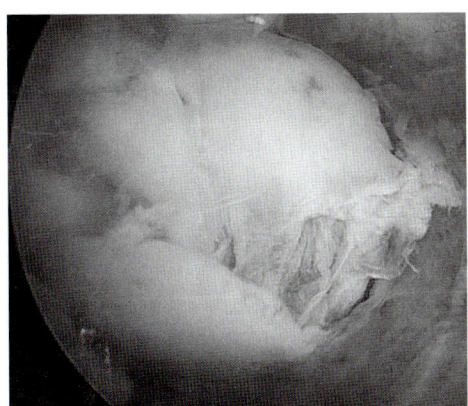

FIG. 62-18. Mamelón de ligamento cruzado anterior roto previo al desbridamiento. (Véase esta figura en **Láminas en color**).

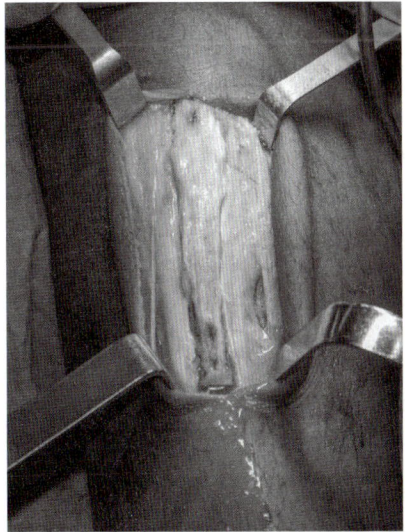

FIG. 62-19. Toma de injerto de hueso-tendón-hueso. (Véase esta figura en **Láminas en color**).

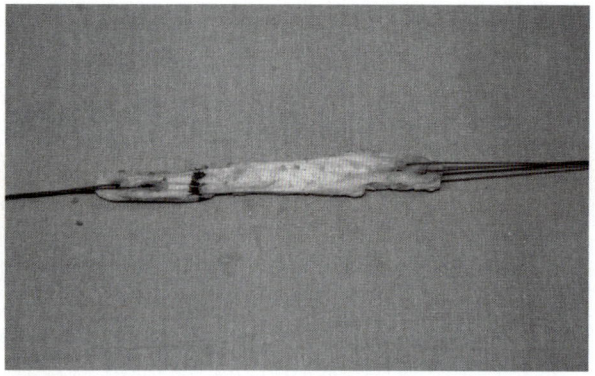

FIG. 62-20. Injerto de hueso-tendón-hueso previo a la colocación. (Véase esta figura en **Láminas en color**).

En casos graves puede presentarse rotura capsuloligamentaria medial o lateral, de cápsula posterior, de meniscos y ligamentos cruzado anterior o posterior o ambos. El tratamiento es necesariamente quirúrgico y debe repararse cada uno de los elementos desgarrados.

La inestabilidad que produce la insuficiencia del LCA que no es compensada por un correcto tratamiento kinésico debe ser tratada quirúrgicamente mediante procedimientos estabilizadores extraarticulares o intraarticulares. Estos consisten en el reemplazo del LCA por autoinjertos (véanse **figs. 62-17** a **62-20**).

Actualmente, los autoinjertos son los más utilizados: fascia lata, semitendinoso, recto interno o tendón patelar con fragmento óseo rotuliano y tibial en cada extremo para una fijación más sólida; hoy este es el injerto de preferencia, colocado con técnica a cielo abierto o por artroscopia.

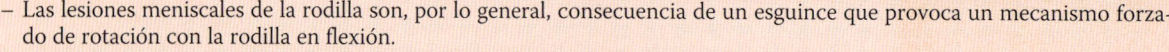
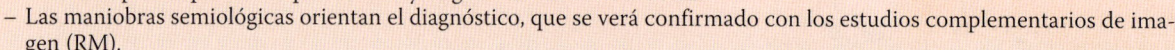

SÍNTESIS CONCEPTUAL

– Las lesiones meniscales de la rodilla son, por lo general, consecuencia de un esguince que provoca un mecanismo forzado de rotación con la rodilla en flexión.
– La rodilla puede quedar bloqueada o no y originar un derrame articular.
– Las maniobras semiológicas orientan el diagnóstico, que se verá confirmado con los estudios complementarios de imagen (RM).

FRACTURAS DE LA TIBIA PROXIMAL Y FRACTURAS DIAFISARIAS DE LA TIBIA

JORGE E. FILISETTI

63-1. FRACTURAS DE LA TIBIA PROXIMAL

INTRODUCCIÓN

La tibia proximal presenta algunas características anatómicas que deben tenerse en cuenta al momento de evaluarla. El platillo externo es más alto que el interno y la metáfisis forma un ángulo de 3° en varo con respecto a la diáfisis tibial. El platillo interno, que soporta el 60% de la carga axial, es más grande que el externo y es cóncavo, mientras que el externo es convexo (**fig. 63-1-1**).

Epidemiológicamente, las fracturas que afectan la tibia proximal conforman el 1% de todas las fracturas y el 8% de las fracturas en pacientes de edad avanzada. El platillo tibial externo es el más frecuentemente afectado (55-70%). Las lesiones asociadas, meniscales o ligamentarias, son casi la regla, de las cuales lo más frecuentemente encontrado es la lesión del menisco externo y del complejo posterolateral.

Como las fracturas de fémur distal, también pueden estar producidas por traumatismos de baja energía (**fig. 63-1-2**) o, lo que es más habitual, sobre todo en personas jóvenes, por los traumatismos de alta energía, que se acompañan de lesión frecuente de partes blandas (**fig. 63-1-3**).

DIAGNÓSTICO

Como en toda fractura, el antecedente traumático sumado a dolor, tumefacción local y deformidad hace sospechar la lesión, la que debe ser confirmada con radiografías de frente y perfil.

También en este caso la tomografía computarizada (TC) es de suma utilidad para evaluar los trazos fracturarios y el componente articular (**fig. 63-1-4**).

De sospechar una lesión ligamentaria o meniscal o ambas, es el momento de solicitar una resonancia magnética (RM), ya que una vez realizado el tratamiento, que seguramente implicará una osteosíntesis metálica, aquella no podrá efectuarse.

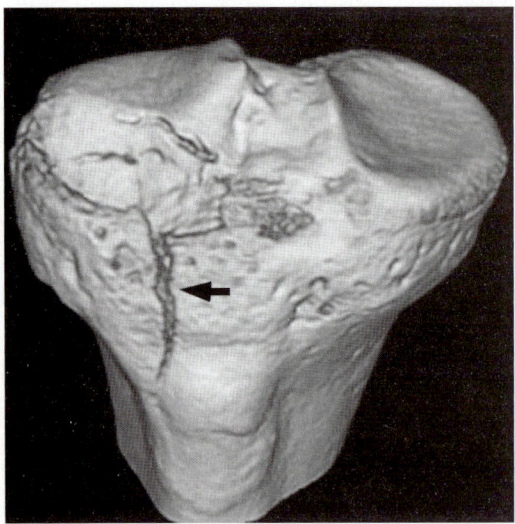

FIG. 63-1-1. Aspecto anatómico de una tibia proximal fracturada (flecha). (Véase esta figura en **Láminas en color**).

 En las fracturas producidas por traumatismo de alta energía puede lesionarse la arteria poplítea o comprimirse en el hiato del aductor mayor y arco del sóleo, o ambas variantes. En este caso, el pulso ausente o muy disminuido, el hematoma en expansión, el edema progresivo y, por último, las lesiones nerviosas hacen pensar en este cuadro, que necesita la intervención quirúrgica urgente del cirujano vascular periférico asociado a aponeurotomías amplias (**fig. 63-1-5**).
—

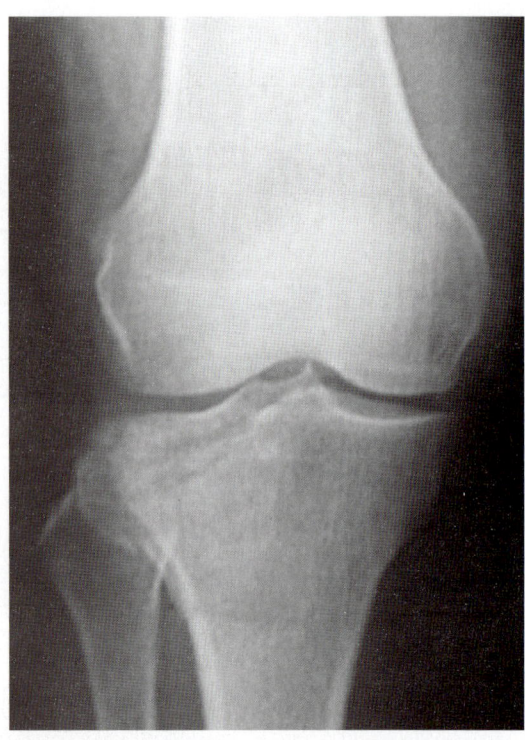

FIG. 63-1-2. Fractura de la tibia proximal por baja energía.

TRATAMIENTO

Como en toda fractura articular, el objetivo del tratamiento es la reducción anatómica de la superficie articular, con la menor agresión de partes blandas posible, asociada a una esta-

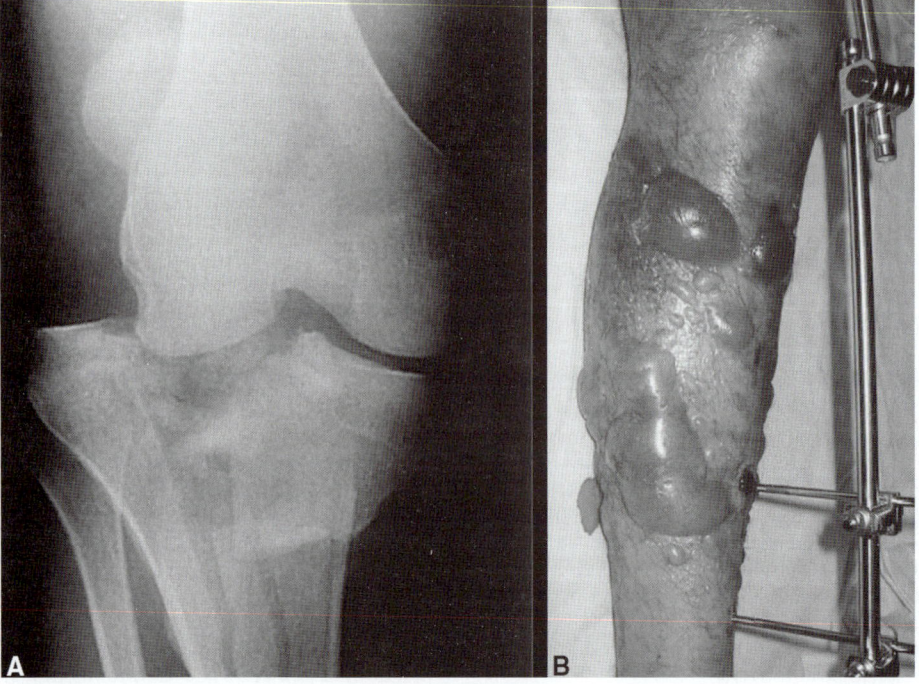

FIG. 63-1-3. A. Fractura de la tibia proximal por alta energía. **B.** Fractura de la tibia proximal por alta energía y lesión de partes blandas. (Véase figura **B** en **Láminas en color**).

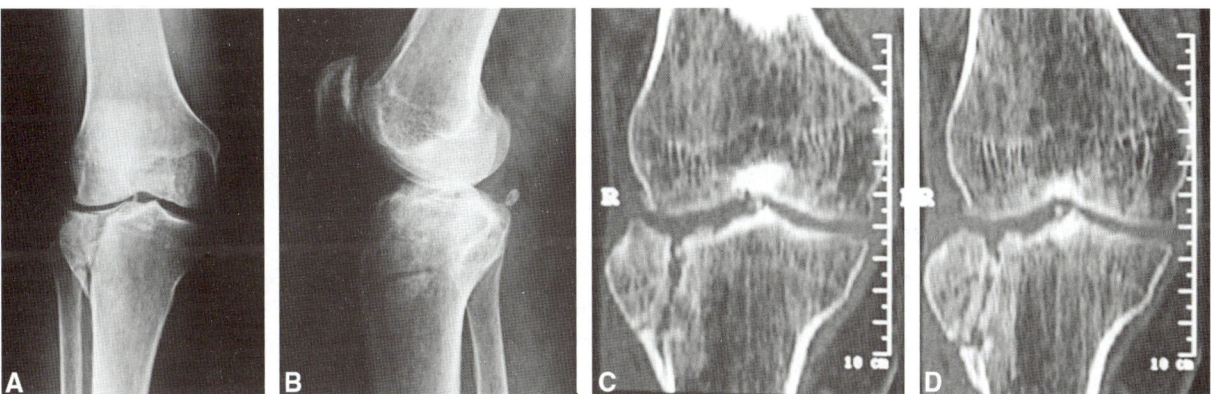

FIG. 63-1-4. Fractura de la tibia proximal. **A.** Radiografía de frente. **B.** Radiografía de perfil. **C** y **D.** Imágenes de TC en las que se observa con nitidez los trazos fracturarios.

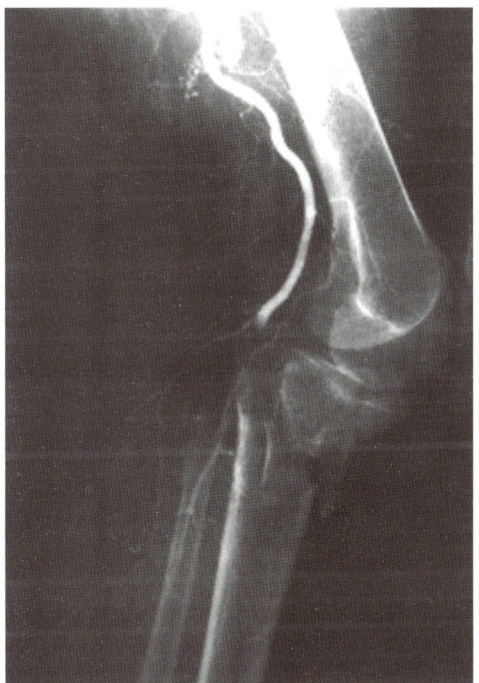

FIG. 63-1-5. Arteriografía de región de interés con obstrucción vascular.

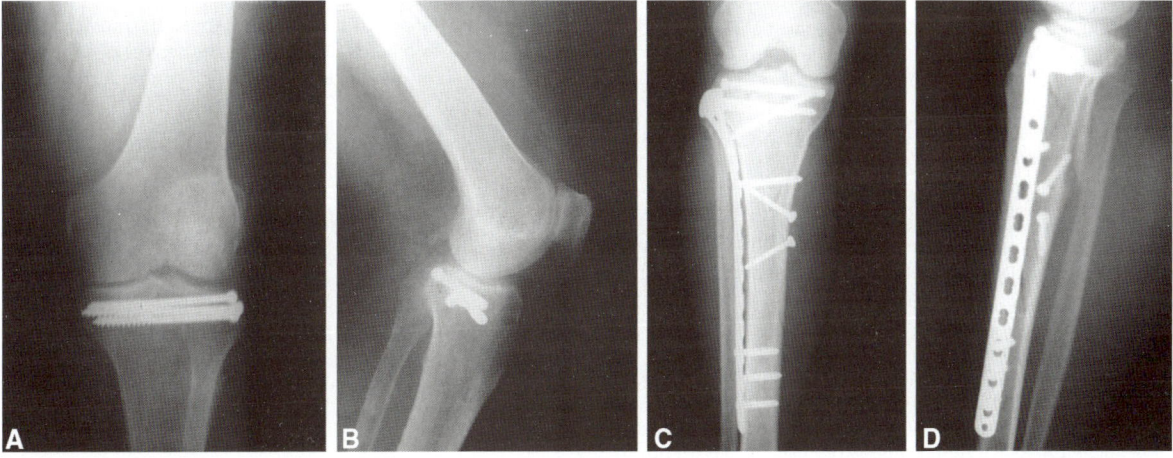

FIG. 63-1-6. Radiografías posoperatorias con osteosíntesis de platillo tibial con tornillos canulados. **A.** Frente. **B.** Perfil. **C** y **D.** Osteosíntesis de tibia proximal con placa bloqueada. **C.** Frente. **D.** Perfil.

bilización adecuada que permita una rehabilitación articular temprana.

Las indicaciones quirúrgicas absolutas incluyen todas las fracturas expuestas, aquellas que se acompañan de síndrome compartimental o lesión vascular, o ambos, de escalón articular mayor de 3 mm, ensanchamiento de los platillos e inestabi-lidad varo-valgo mayor de 10° en relación con la rodilla contra-lateral.

En cuanto a la técnica quirúrgica, se emplea el abordaje anteroexterno o posteromedial, de acuerdo con el tipo de lesión; para su estabilización se usan tornillos solos o placas con tornillos (**fig. 63-1-6**).

SÍNTESIS CONCEPTUAL

- Las fracturas del extremo proximal de la tibia constituyen aproximadamente el 1% de las fracturas, pero ascienden al 8% en pacientes de edad avanzada.
- El tratamiento de estas fracturas debe ser una reducción lo más anatómica posible de la superficie articular.
- Deben ser rehabilitadas lo antes posible.

63-2. FRACTURAS DIAFISARIAS DE LA TIBIA

INTRODUCCIÓN

El esqueleto axial de la pierna está formado por 2 huesos, la tibia y el peroné.

El peroné se fractura habitualmente por traumatismo directo o rotaciones, y su lesión aislada es resorte del tratamiento conservador.

La fractura de la tibia es la más frecuente de las fracturas de los huesos largos.

Este es un hueso destinado a soportar la carga axial del peso corporal, tiene extensas zonas desprovistas de inserciones musculares, lo que determina su pobre vascularización, más aún en el tercio distal. Este déficit de vascularización se ve aún más complicado por la lesión de la arteria nutricia cuando la fractura afecta el tercio medio o distal.

Por otro lado, su cara anterointerna solo tiene recubrimiento cutáneo; esto la hace muy vulnerable a desgarros de la piel con la consiguiente exposición de la fractura.

 Ambas condiciones, pobre vascularización y cobertura de partes blandas, hacen de dicha fractura una patología de difícil manejo, cuyo tratamiento ha sido muy controvertido.

—

HISTORIA NATURAL DE LA FRACTURA O PERSONALIDAD DE LA FRACTURA

Antes de indicar cualquier tipo de tratamiento se deben definir con claridad los caracteres que afectan adversamente la capacidad de curación de la lesión. Al respecto deben evaluarse tres ítems:

- **Inherentes a la fractura:** morfología. La cara anterointerna de la tibia es enteramente subcutánea y por ello propensa a fracturas expuestas.
  - Localización de la fractura: diafisaria, metafisaria (el hueso esponjoso consolida más rápido), extensión epifisaria (necesita una reducción más precisa).
  - Tipo de fractura.
  - Fuerzas que actúan para producir la lesión (alta o baja energía).
- **Inherentes al miembro lesionado:** lesión de las partes blandas (lo que depende de la energía del traumatismo, exposición de la fractura).
- **Inherentes al paciente:** lesiones asociadas (politraumatismos), comorbilidades.

MECANISMOS DE PRODUCCIÓN

La naturaleza del mecanismo fracturario permite agrupar las lesiones como de:

- **Baja energía:** secundarias a caídas simples en las que la fractura habitualmente tiene poco desplazamiento, mínima conminución y leve compromiso de partes blandas. Son fracturas estables cuyo mecanismo lesional es la desviación lateral o la torsión.
- **Alta energía:** secundarias a accidentes de tránsito, deportivos, laborales o actos de violencia. Su patrón es conminuto e inestable, con mayor desplazamiento y habitual compromiso de partes blandas.

DIAGNÓSTICO

El diagnóstico de la fractura de pierna es sencillo.

De regla se encuentra presente en ellas el antecedente traumático, con excepción de las denominadas fracturas patológicas (véase **Cap. 34, Metastásis óseas**).

La sintomatología es florida: el paciente presenta dolor e impotencia funcional franca del miembro afectado. En la inspección se aprecia la deformidad del miembro, con la tumefacción concomitante.

 Deben explorarse los pulsos periféricos, la movilidad y sensibilidad distal (pie), en busca de una de las complicaciones temibles y frecuentes de esta fractura, asociadas a traumatismo de alta energía, como es el síndrome compartimental.

—

El síntoma principal de este síndrome es el dolor exagerado, que aumenta con la movilidad pasiva y activa del pie. Luego aparecen palidez distal, pérdida de pulso y déficit sensitivo. Hay que considerar que se trata de una emergencia y su tratamiento (aponeurotomías de liberación) debe instalarse antes de que aparezcan secuelas irreparables.

La fractura de la tibia, ante su sospecha, debe confirmarse con un par radiológico de pierna (frente y perfil).

CLASIFICACIÓN

Véase (**cuadro 63-2-1**).

TRATAMIENTO

 Los objetivos de todo tratamiento quirúrgico son lograr la consolidación de la fractura, permitir una movilización temprana y restaurar la función, conservando la longitud, las rotaciones y el eje mecánico del miembro.

—

En la década de 1950 se sostenía que las fracturas de tibia se trataban mejor con reducción abierta y fijación interna (placa con tornillos). Desafortunadamente, las cirugías se realizaban sin una adecuada técnica quirúrgica y sus resultados no eran satisfactorios (**fig. 63-2-4 A** y **B**).

Esto llevó a un enfoque conservador de las fracturas de tibia, liderado por Sarmiento y cols. (1967). Consiste en la realización de un yeso cruropedio (bota alta) con ligera flexión de la rodilla, sea como tratamiento definitivo (tal es el caso de los pacientes pediátricos) o como paso previo a una bota funcional por debajo de la rodilla, a las 4 a 6 semanas de la fractura (**fig. 63-2-2**). Hoy este tipo de tratamiento está destinado solo a fracturas estables, con trazo simple (transversal u oblicuo corto), que presentan angulación varo/valgo menor de 5°, *recurvatum/antecurvatum* menor de 10°, defecto rotacional menor de 10° y contacto cortical mayor del 50%.

Complicaciones del tratamiento conservador

Este tratamiento, si bien es sencillo, no está exento de complicaciones, las que incluyen:

- Consolidación viciosa
- Seudoartrosis
- Rigidez de rodilla o tobillo
- Distrofia simpática refleja dolor, rigidez, pie en equinovaro, desmineralización parcheada e hiperestesia del pie
- Síndrome compartimental
- Trombosis venosa profunda

La introducción del método AO/ASIF (en las décadas de 1960-1970) para el tratamiento de las fracturas llevó a un renovado intento del tratamiento quirúrgico de las fracturas diafisarias de tibia a través de la fijación interna, basado en sólidos principios biológicos y biomecánicos (Allgowers, 1967).

Hoy la mayoría de estas fracturas se tratan de manera quirúrgica y su indicación se limita a las fracturas diafisarias con

CUADRO 63-2-1. CRITERIOS DE CLASIFICACIÓN PARA LAS FRACTURAS DE LA TIBIA

Según la integridad de los tejidos (véase **fig. 63-2-1 A** y **B**)	Abierta Cerrada
Según la localización (véase **fig. 63-2-2 A** y **B**)	Diafisaria Metafisaria Epifisaria
Según el trazo (véase **fig. 63-2-3 A** y **B**)	Transversales Oblicuas/espiroideas Con fragmento intermedio en ala de mariposa Conminutas

trazo complejo o desplazadas, politraumatismos con fracturas de fémur homolateral (rodilla flotante) o contralateral y fracturas expuestas.

Se emplean numerosos métodos, como la fijación interna para la estabilización de fracturas diafisarias de tibia, de los cuales se describirán tres, que son los utilizados en la actualidad:

- **Osteosíntesis rígida: placa y tornillos.**
- **Osteosíntesis endomedular: clavos EM acerrojados.**
- **Tutores externos.**

Osteosíntesis rígida (placa con tornillos)

Si bien durante décadas fue el tratamiento de elección, en la actualidad ha sido reemplazado por el clavo endomedular acerrojado, y solo se emplea en situaciones donde la coloca-

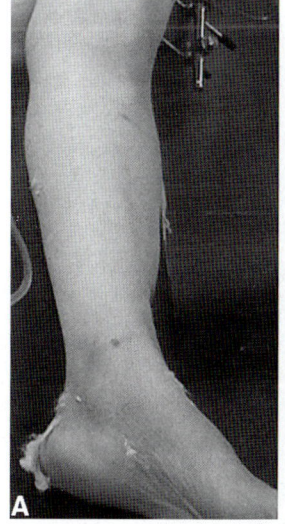
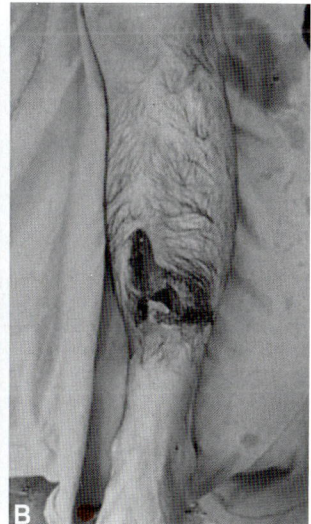

FIG. 63-2-1. Fracturas diafisarias de tibia según su integridad. **A.** Cerrada. **B.** Abierta (expuesta). (Véase esta figura en **Láminas en color**).

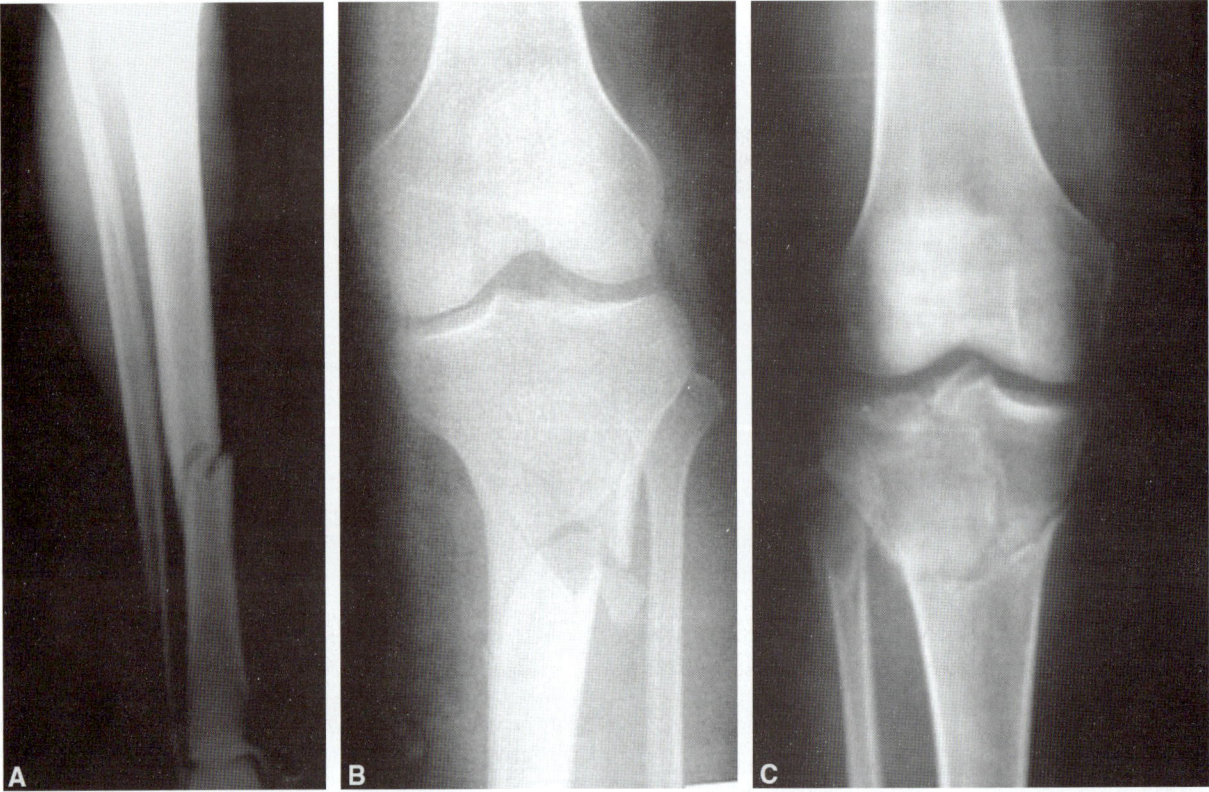

FIG. 63-2-2. Fracturas tibiales según su localización. **A.** Diafisaria. **B.** Metafisaria. **C.** Epifisaria.

ción de este resulte dificultosa o técnicamente muy exigente, a saber: canal medular de la tibia estrecho (menor de 8 mm) (**fig. 63-2-6 A**), deformidad ósea preexistente (**fig. 63-2-6 B**), severa lesión de partes blandas en rodilla (**fig. 63-2-6 C**) y fracturas con componente articular (**fig. 63-2-6 D**).

Osteosíntesis endomedular

El clavo EM acerrojado es el implante de elección para el tratamiento quirúrgico de las fracturas diafisarias de la tibia (**fig. 63-2-7 A-D**). Este método sigue ligado a los postulados filosó-

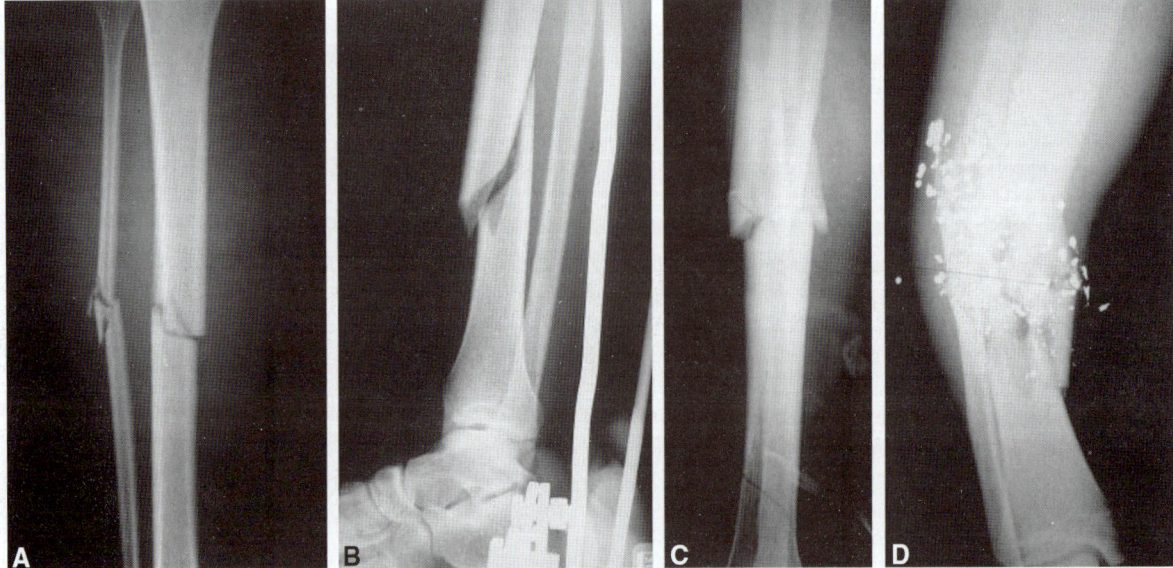

FIG. 63-2-3. Fracturas diafisarias de tibia según el trazo. **A.** Transversal. **B.** Oblicua. **C.** Con fragmento intermedio (en ala de mariposa). **D.** Conminuta.

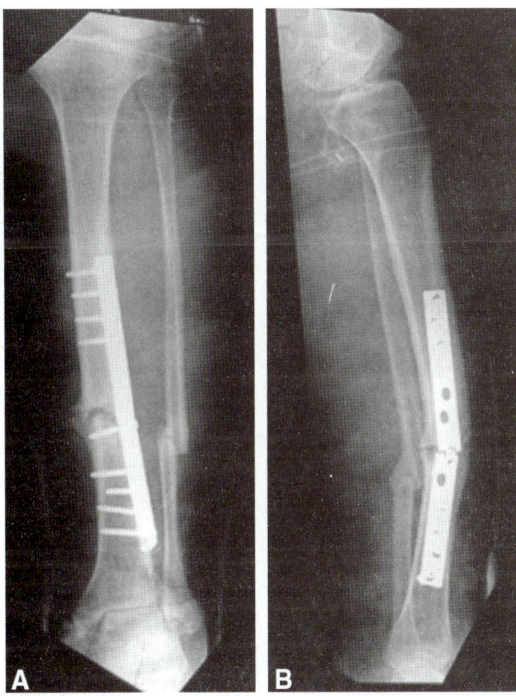

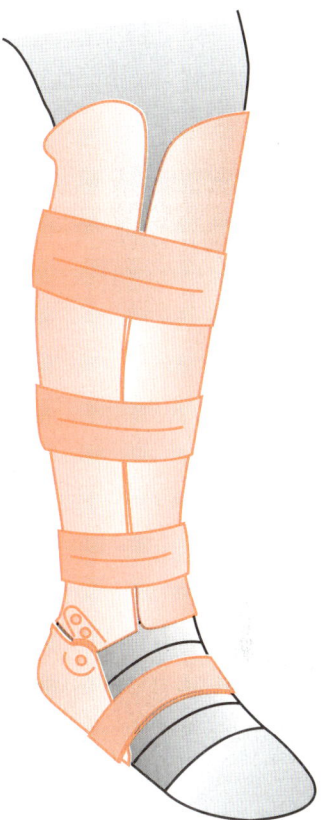

FIG. 63-2-4. Osteosíntesis de la tibia con diastasis del foco y consiguiente seudoartrosis y rotura del implante. **A.** Radiografía de frente. **B.** Radiografía de perfil.

FIG. 63-2-5. Bota funcional de tipo Sarmiento conformada.

ficos de su precursor, el profesor Küntscher, que son: simplicidad de la técnica, enclavado de los fragmentos a cielo cerrado, lo que permite la conservación de las condiciones biológicas favorables para la formación del callo.

Los clavos EM permiten realizar osteosíntesis a fracturas de tibia con mínima lesión de partes blandas y, a través de la utilización de cerrojos proximales y distales, controlar el acorta-

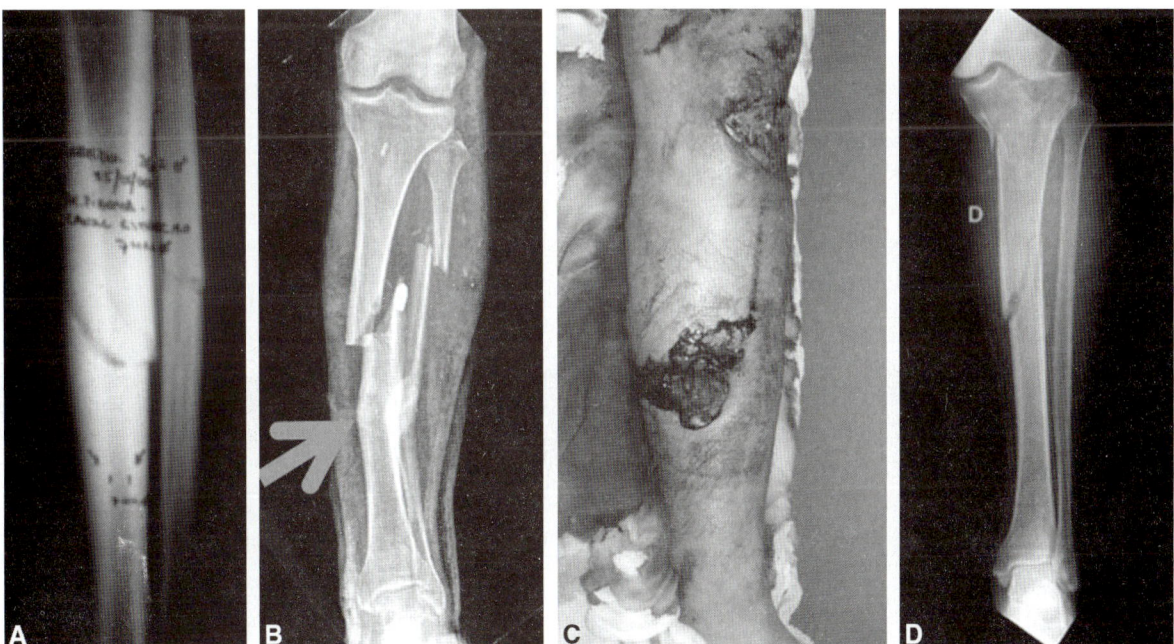

FIG. 63-2-6. **A.** Canal estrecho (7 mm). **B.** Deformidad tibial previa. **C.** Lesión de partes blandas en rodilla. **D.** Fractura con compromiso articular.

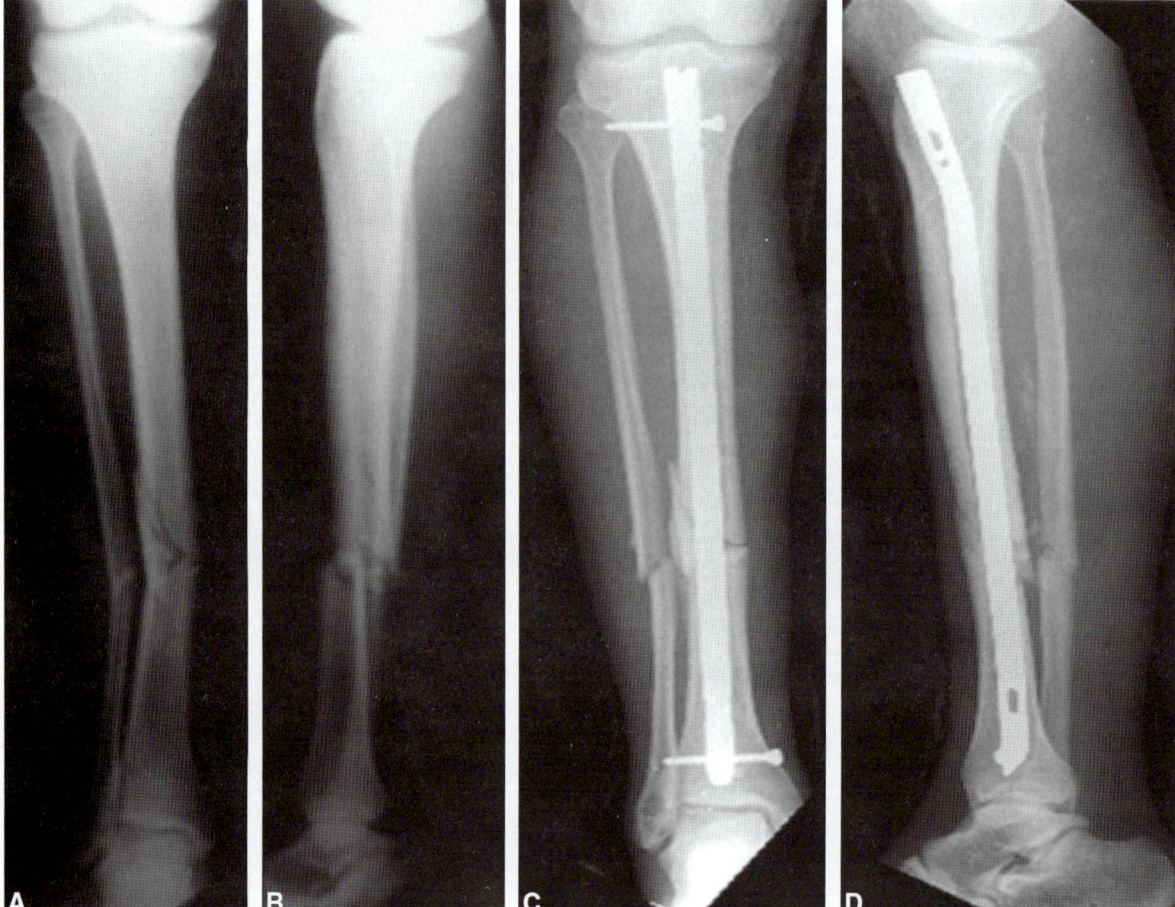

FIG. 63-2-7. Fractura diafisaria de tibia tratada con clavo EM acerrojado. **A.** Radiografía de frente preoperatoria. **B.** Radiografía de perfil preoperatoria. **C.** Radiografía de frente posoperatoria. **D.** Radiografía de perfil posoperatoria.

miento del miembro fracturado y aumentar la estabilidad rotatoria del sistema, evitando las desviaciones en el eje longitudinal (sobre todo en fracturas metafisarias).

Entre las contraindicaciones del método se encuentran aquellas tibias con canal medular estrecho (menor de 8 mm), pérdidas óseas masivas (salvo que el defecto pueda rellenarse) y fracturas expuestas graves (Gustillo, de tipos IIIB y IIIC).

Tutores externos

Son un método de estabilización de fracturas que se utiliza desde hace muchos años. La indicación absoluta para su utilización en fracturas de tibia son las fracturas expuestas con importante lesión de partes blandas (tipos Gustillo IIIB o C), sea como tratamiento definitivo o como paso previo a otro tipo de osteosíntesis (control del daño) (**fig. 63-2-8 A-D**).

Complicaciones del tratamiento quirúrgico

Si bien el tratamiento quirúrgico es el indicado en la mayoría de la fracturas diafisarias de la tibia, no está exento de complicaciones, que pueden incluir:

- Infección superficial o profunda
- Seudoartrosis

- Consolidaciones viciosas
- Rigidez articular de tobillo o rodilla
- Síndrome compartimental
- Embolia grasa

FRACTURAS DE TIBIA EN NIÑOS

Cabe considerar tres diferentes etapas de este período de la vida:

- **Lactantes y niños pequeños:** la lesión se produce por traumatismo directo o por una fuerza en flexión o rotación. Se trata de una fractura en tallo verde u oblicua espiroidea. En la mayoría de los casos, el peroné se halla intacto y el tratamiento consiste en la realización de una bota alta de yeso con rodilla en flexión por el término de 4 a 6 semanas.
- **Entre los 5 y 10 años de edad:** la lesión más frecuente es una fractura transversal, con desplazamiento o sin él, secundaria a un traumatismo directo. En la mayoría de los casos también son de resolución incruenta con una bota alta de yeso por 6 a 8 semanas.
- **Adolescentes:** en este período de la vida, los traumatismos deportivos son los que ocasionan las fracturas de la tibia y, según su violencia, pueden ocasionar fracturas inestables que requieran reducción y osteosíntesis con un clavo EM elástico.

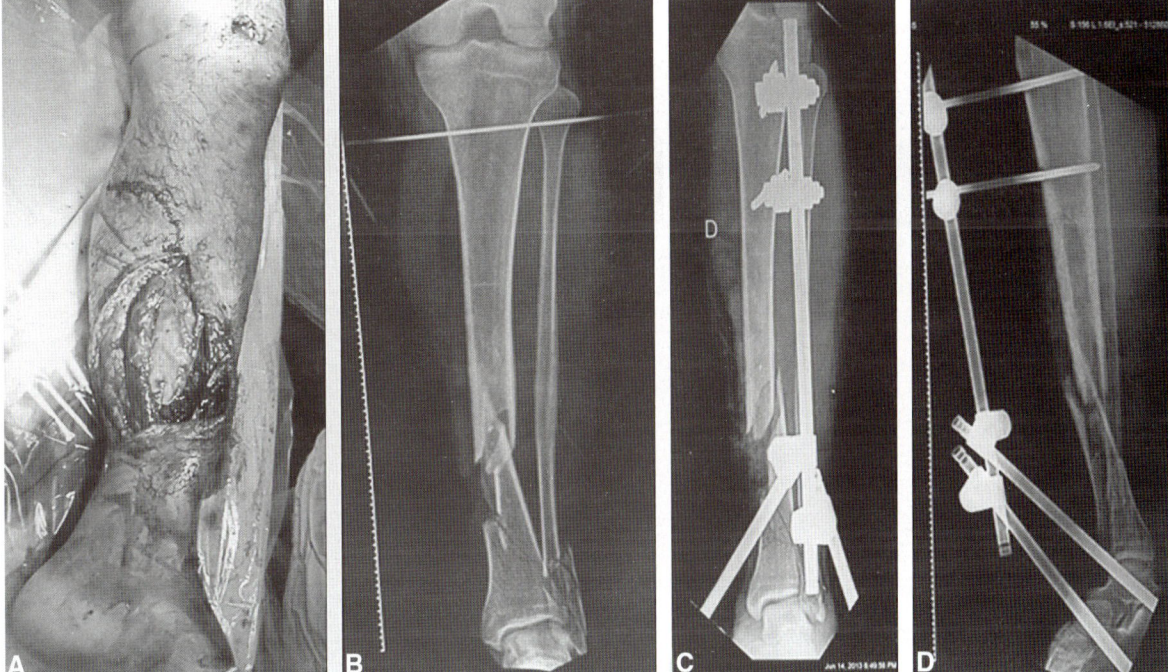

FIG. 63-2-8. Fractura expuesta de tibia, de tipo Gustillo IIIB, tratada con tutor externo tubular. **A.** Radiografía de frente preoperatoria. **B.** Radiografía de perfil preoperatoria. **C.** Radiografía de frente posoperatoria. **D.** Radiografía de perfil posoperatoria.

SÍNTESIS CONCEPTUAL

En adolescentes y adultos:

– El tratamiento quirúrgico de las fracturas diafisarias de tibia es más demandante y puede estar asociado a complicaciones, pero hoy en día es de elección para la mayoría de estas fracturas.
– Si a esto asociamos la tendencia cada vez mayor a realizar cirugías mínimamente invasivas, el enclavado EM acerrojado se ha convertido en el tratamiento de elección para estas fracturas, con el cual se obtienen mejores resultados que con otros métodos de osteosíntesis.
– El bloqueo proximal y distal permitió proporcionar estabilidad rotacional y corrección de la longitud del hueso fracturado, y se ampliaron de esta manera las indicaciones de este tipo de fijación a todas las fracturas, estables o inestables, desde 5 cm por debajo de la tuberosidad anterior de la tibia hasta 5 cm por encima de la articulación del tobillo (distancia necesaria para garantizar el acerrojado del clavo).
– Se agregan dentro de sus indicaciones aquellos pacientes politraumatizados con fractura de fémur homolateral (rodilla flotante) o contralateral y fracturas expuestas de tipos I, II, IIIA de Gustillo.

En niños:

– Son fracturas frecuentemente producidas por violencia directa.
– El tratamiento usual es incruento: bota alta, acompañada de maniobras manuales previas o sin ellas.

64

FRACTURAS DEL TOBILLO

ALBERTO O. CÁNEVA Y FERNANDO S. SILBERMAN

ANATOMÍA

La articulación del tobillo está constituida, por una parte, por la tibia y el peroné que, articulándose entre sí, conforman una sindesmosis y constituyen la "mortaja" que contiene, por la otra parte, al astrágalo.

La porción inferior de la tibia recibe el nombre de pilón tibial y, además de este segmento, pueden fracturarse conjunta o separadamente los maléolos: el peroneo, el tibial y el llamado por Destot tercer maléolo o maléolo posterior.

Las superficies óseas están solidarizadas por la cápsula articular y por los ligamentos: el lateral externo, el lateral interno y los tibioperoneos.

El ligamento lateral externo (LLE) está constituido por tres fascículos: a) el anterior o peroneoastragalino anterior, b) el medio o peroneocalcáneo y c) el peroneoastragalino posterior.

El ligamento lateral interno (LLI) es una estructura fuerte, constituida por dos planos: a) el superficial o ligamento deltoideo (de Farabeuf), de forma triangular con vértice superior, que arranca del maléolo tibial y se expande en la cara interna para fijarse en el escafoides y el borde libre del *sustentaculum tali* y b) el plano profundo, constituido por un fascículo anterior desde el borde anterior del maléolo tibial al cuello del astrágalo, y por otro fascículo posterior al tubérculo interno de la cara posterior del astrágalo.

Los ligamentos tibioperoneos son uno anterior y otro posterior.

 La rotura de estos ligamentos, como ocurre en los esguinces graves, puede determinar la inestabilidad articular, lo cual es particularmente frecuente en las lesiones del LLE, de modo que el tratamiento será conservador o quirúrgico según la importancia de la lesión.

—

La demostración radiográfica de la lesión ligamentaria, con mucha mayor frecuencia del ligamento lateral externo y en particular del fascículo peroneoastragalino anterior, se obtiene mediante una maniobra conocida como "bostezo" en la jerga radiológica y que consiste en colocar el pie en equinovaro forzado (**fig. 64-1**).

Según el mecanismo de acción se producen distintos tipos de fracturas maleolares. Sin embargo, la fortaleza del ligamento tibioperoneo posterior puede, si no se rompe, provocar el arrancamiento del tercer maléolo de Destot y complicar las fracturas de los otros maléolos.

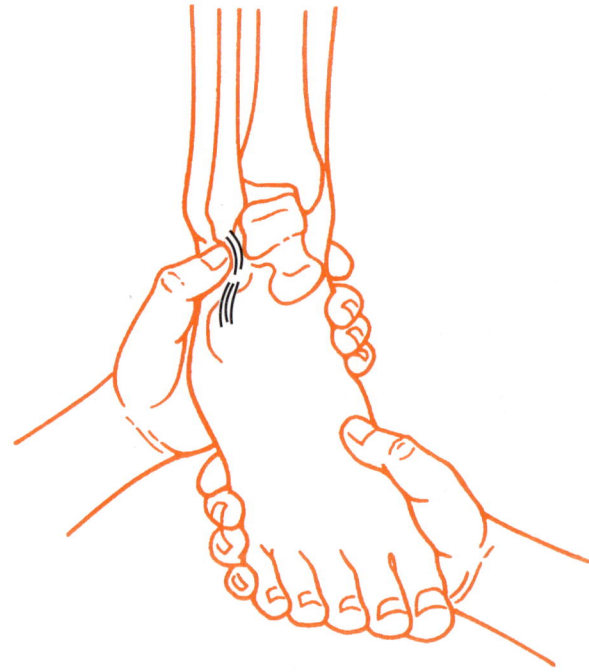

FIG. 64-1. Esguince grave de tobillo con rotura del ligamento lateral externo. Maniobra de bostezo.

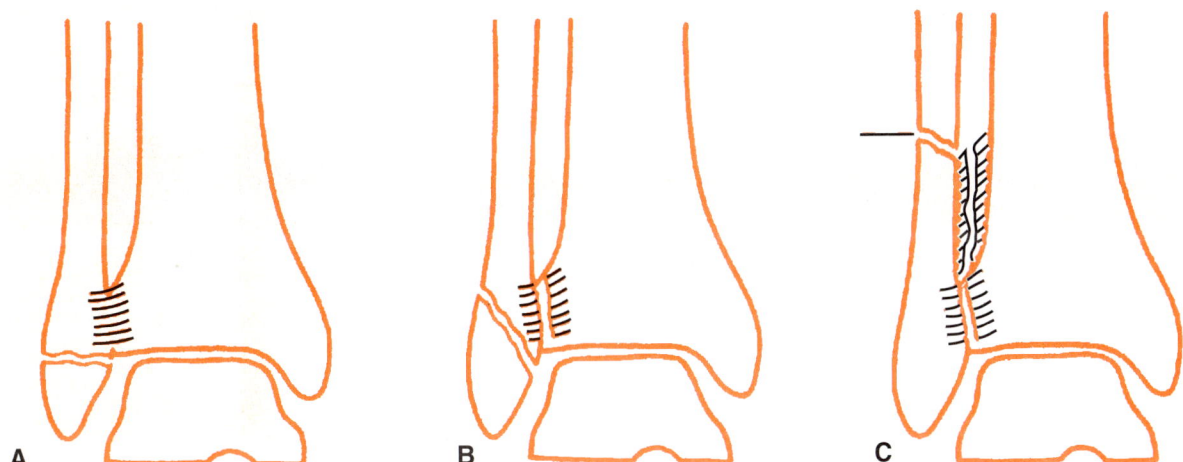

FIG. 64-2. Clasificación de Denis Weber. **A.** Fractura infrasindesmal (sindesmosis indemne). **B.** Fractura transindesmal (solo lesión de la sindesmosis). **C.** Fractura suprasindesmal (lesión de la sindesmosis y de la membrana interósea).

CLASIFICACIÓN

Los numerosos intentos de clasificación son un índice de la complejidad del tema. Hay dos tipos de clasificaciones: unas son anatómicas, según el tipo y nivel del trazo fracturario (Dupuytren, Danis), mientras que otras, más recientes, tratan de hacerlo de acuerdo con el mecanismo de producción de la fractura que, al provocar determinados trazos, permitirán conocer el mecanismo o las maniobras para obtener la reducción (*Lauge-Hansen*).

Esta última clasificación, que resultó atractiva por tener un fundamento patogénico y terapéutico, es compleja.

Describe cuatro tipos principales de fracturas de tobillo: 1) supinación-aducción, 2) pronación-abducción, 3) pronación-rotación externa y 4) supinación-rotación externa. Como se puede apreciar, utiliza una denominación compuesta, en la cual la primera parte (supinación o pronación) corresponde a la posición del pie en el momento del accidente, y la segunda parte a la dirección o sentido de la fuerza traumática.

Se trata de una clasificación que no es fácil de precisar y por ello preferimos la clasificación de **Danis Weber**, con fundamento anatómico del trazo fracturario y también con criterio terapéutico. Tiene en cuenta la sindesmosis tibioperonea: puede ser suprasindesmótica, transindesmótica o infrasindesmótica (**fig. 64-2**).

La repercusión sobre la sindesmosis y sobre la membrana interósea tibioperonea es una indicación para la reparación quirúrgica. Es por ello que el 50% de las transindesmales son quirúrgicas y que prácticamente lo son todas las suprasindesmales.

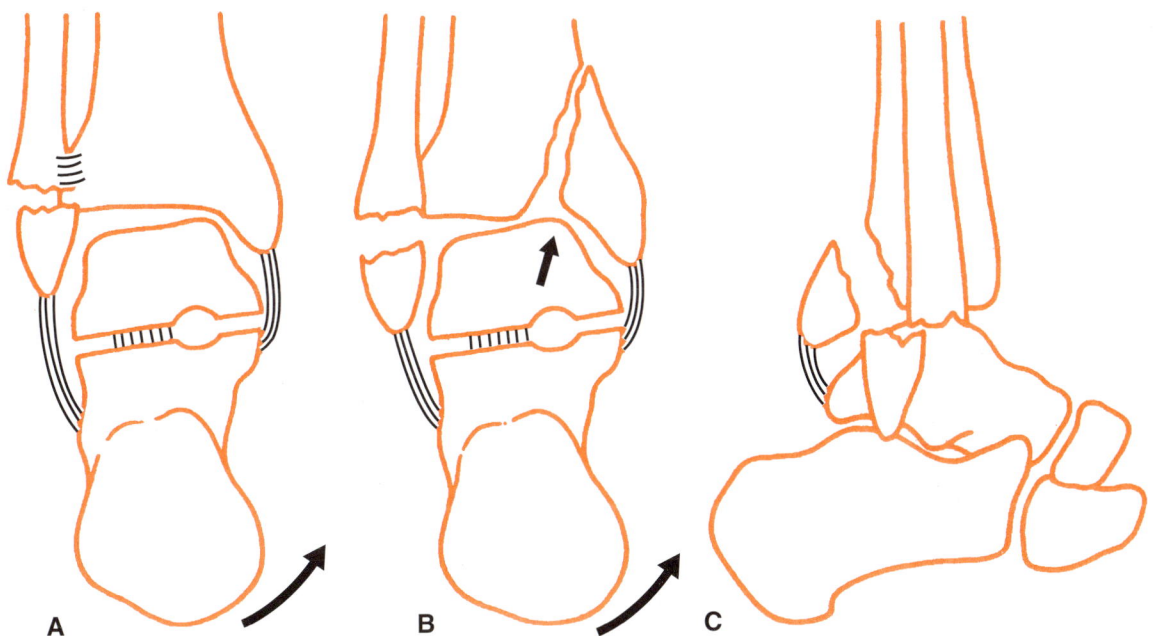

FIG. 64-3. Fracturas maleolares del tobillo. **A.** Fractura unimaleolar. **B.** Fractura bimaleolar. **C.** Fractura trimaleolar.

CUADRO 64-1. CORRELACIÓN DE DISTINTAS CLASIFICACIONES DE LAS FRACTURAS DE TOBILLO

Tipo	Dupuytren	Danis	Lauge-Hansen	Weber	Duparc
I (5%)	Dupuytren alta	Subligamentaria o infrasindesmal	Supinación-aducción	A	Aducción
II (20%)	Dupuytren alta	Supraligamentaria o supradesmal	Pronación-abducción	C	Abducción
III (20%)	Maisonneuve	Supraligamentaria	Pronación-rotación externa	B	Rotación externa supratuberositaria
IV (50%)	Dupuytren baja	Interligamentaria o transindesmal	Supinación-rotación externa	B	Rotación externa intertuberositaria

Desde luego que las fracturas del tobillo pueden ser unimaleolares (ya sea del maléolo tibial o del peroneo), bimaleolares (ambos maléolos) y hasta trimaleolares, si participa el llamado "maléolo posterior" (Destot), que no es otro que el reborde posterior de la tibia (**fig. 64-3**).

Cada uno de estos maléolos deberá estar perfectamente reducido (por métodos incruentos o quirúrgicos), aunque está prevaleciendo el criterio intervencionista con el fin de investigar el posible daño capsular o ligamentario o ambos, la sindesmosis, etc., y de evitar la colocación de vendajes enyesados y facilitar la rehabilitación funcional.

Cuando el tercer maléolo (posterior) es pequeño (menos del tercio de la superficie articular), no se lo trata.

En el **cuadro 64-1**, a título ilustrativo, se expone una correlación entre las distintas clasificaciones, mientras que en las **figuras 64-4** a **64-7** se muestran ejemplos de ellas.

TRATAMIENTO

No hay inconveniente, en todos los casos, en ensayar una reducción incruenta bajo anestesia regional o general, pero con la condición de que la reducción y la estabilidad logradas satisfagan plenamente. De no ser así, utilizando la misma anestesia se hará la reducción y estabilización quirúrgica (osteosíntesis), la cual, si resulta lo suficientemente estable, puede evitar la inmovilización enyesada.

FRACTURAS DE TOBILLO EN EL NIÑO

Aunque los mecanismos de producción sean similares a los del adulto, las fracturas en los niños son diferentes por la presencia del cartílago de crecimiento, que es un punto de debilidad, por el hecho de que los ligamentos son más resistentes

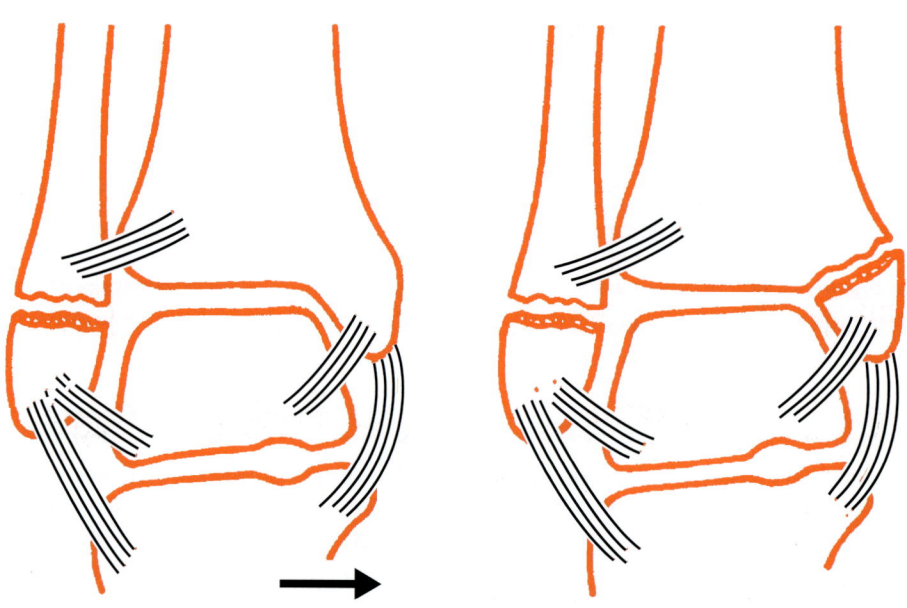

FIG. 64-4. Fractura del tobillo por supinación-aducción, infrasindesmal, grupo A de Weber.

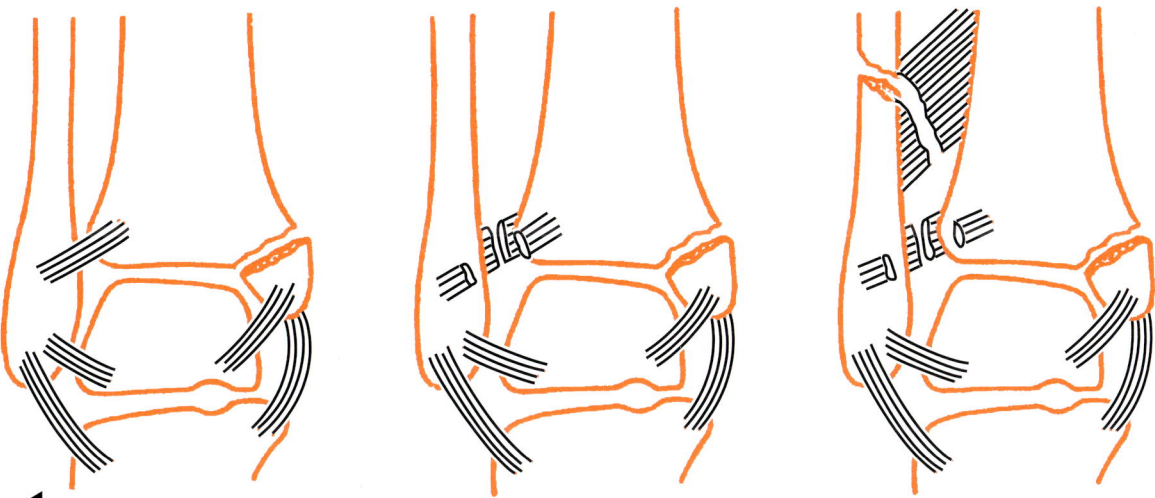

FIG. 64-5. Fractura del tobillo por pronación-abducción, suprasindesmal grupo C de Weber.

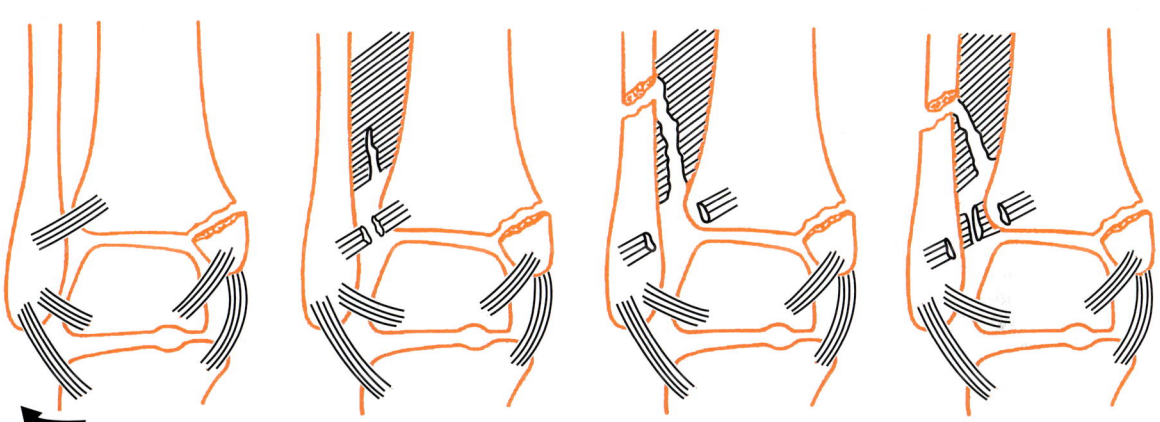

FIG. 64-6. Fractura del tobillo por pronación-rotación externa, suprasindesmal grupo B de Weber.

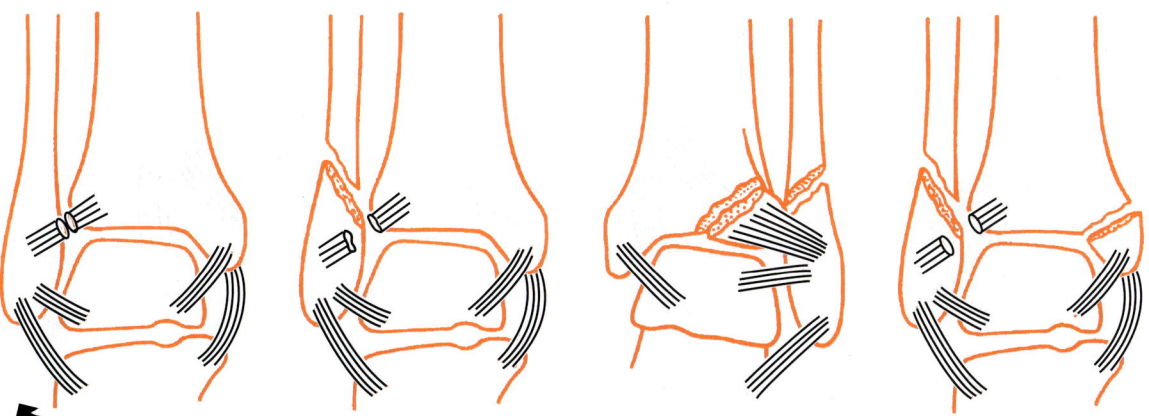

FIG. 64-7. Fractura del tobillo por supinación-rotación externa, transindesmal grupo B de Weber.

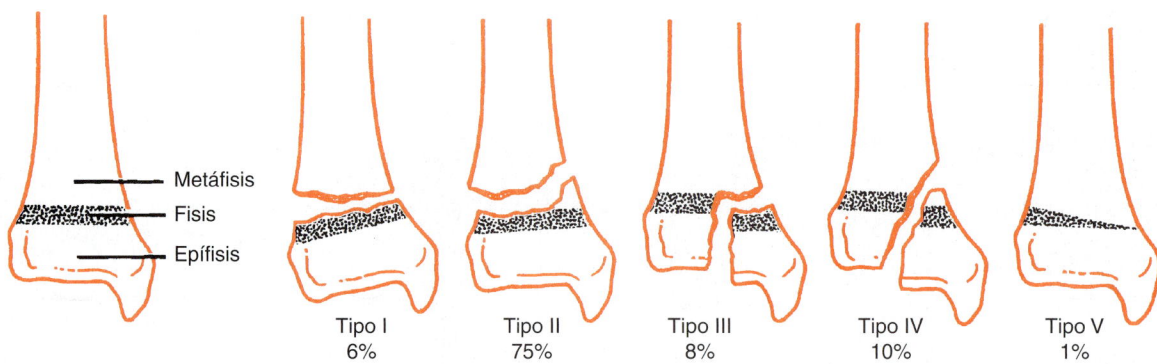

FIG. 64-8. Clasificación de Salter y Harris (1963).

que el propio esqueleto, porque las lesiones de las sindesmosis son raras y porque las deformidades pueden ocurrir tardíamente con el crecimiento.

 La clasificación aconsejada no es ya la de los mecanismos de producción de la lesión, sino la propuesta en 1963 por Salter y Harris (**fig. 64-8**):

—

- **Tipo I (6%):** decolamiento epifisario.
- **Tipo II (75%):** decolamiento epifisario más una fractura metafisaria (el más frecuente).
- **Tipo III (8%):** decolamiento epifisario parcial y continuación del trazo hacia el pilón tibial.

- **Tipo IV (10%) (fractura de McFarland):** el trazo de fractura es oblicuo de abajo hacia arriba y de afuera hacia adentro atravesando la epífisis, el cartílago de crecimiento y la metáfisis.
- **Tipo V (1%):** por compresión, con lesión inaparente del cartílago de crecimiento, que determina una epifisiodesis.

TRATAMIENTO

Las fracturas de tipos I y II (80%) que no lesionan la zona germinativa del cartílago de crecimiento ni la superficie articular se tratan en forma incruenta. Las fracturas de tipos III y IV con trazo epifisario pueden requerir una reducción quirúrgica (**fig. 64-9 A-H**).

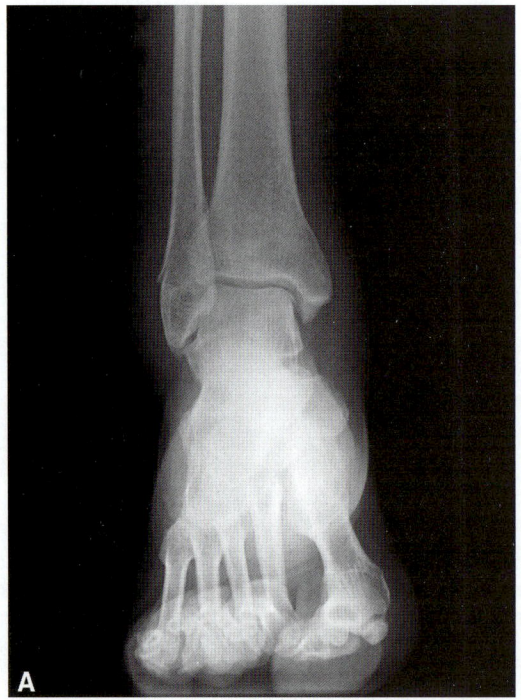

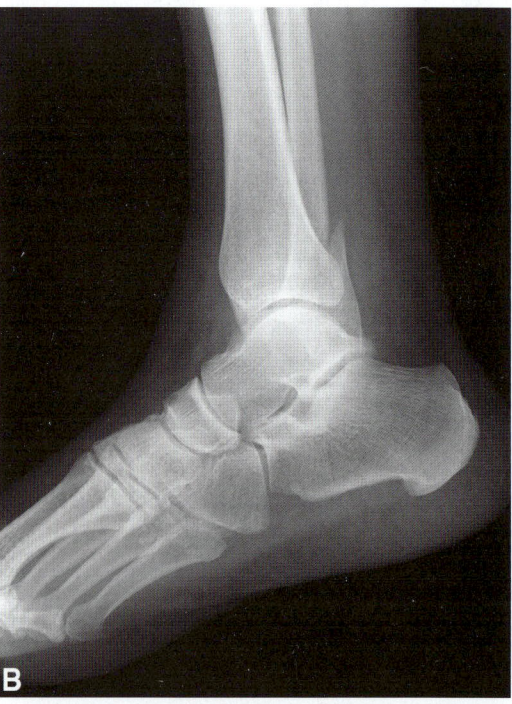

FIG. 64-9. Fracturas de tobillo. **A-D.** Fracturas del peroné distal. Radiografías preoperatorias, vistas de frente (**A**) y de perfil (**B**).

(Continúa)

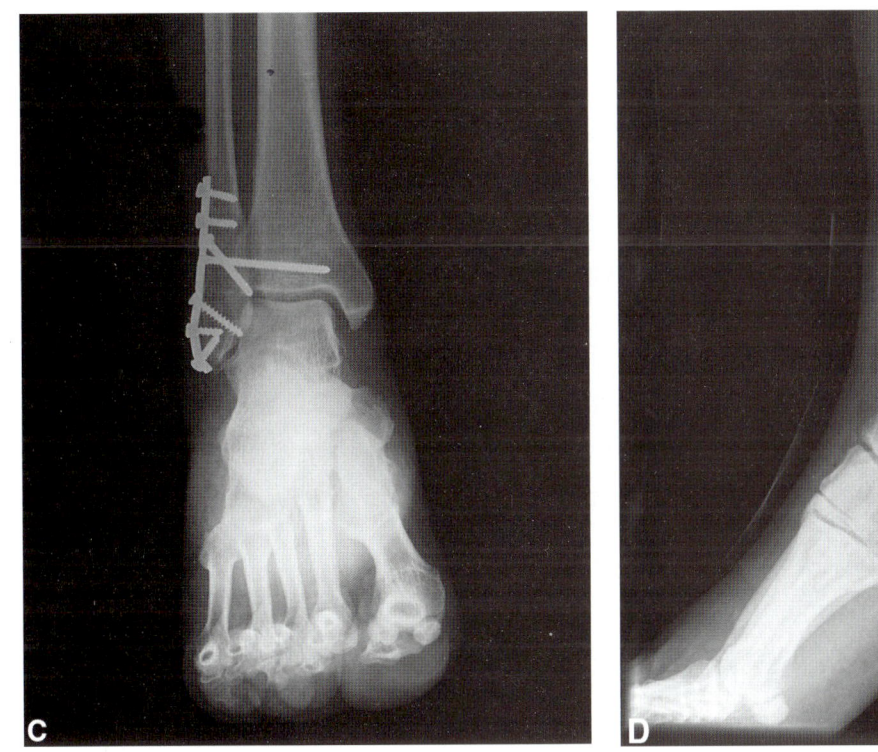

FIG. 64-9 (cont.). Radiografías preoperatorias, vistas de frente (**C**) y de perfil (**D**).

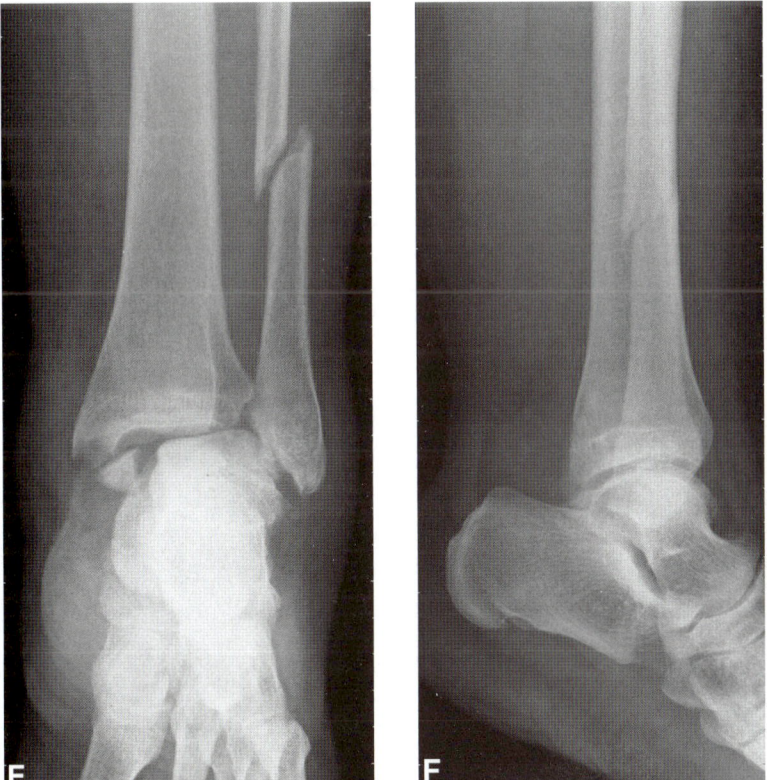

FIG. 64-9 (cont.). Fractura de tibia y peroné distal. Radiografías preoperatorias, vistas de frente (**E**) y de perfil (**F**).

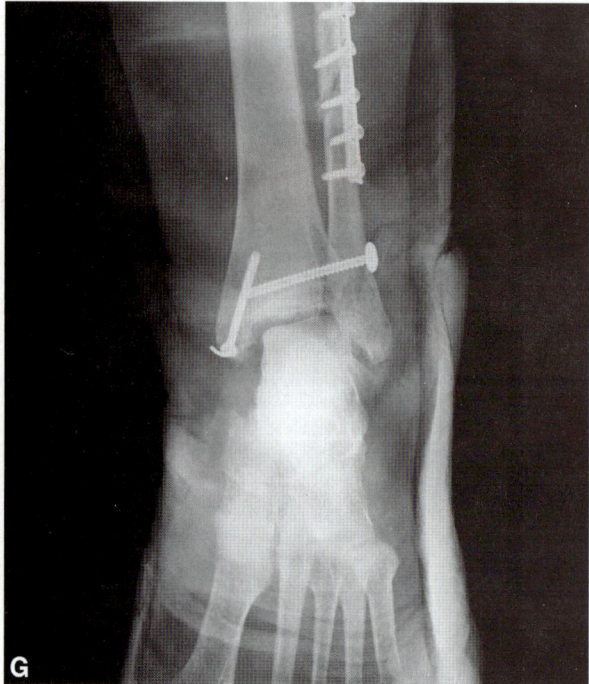
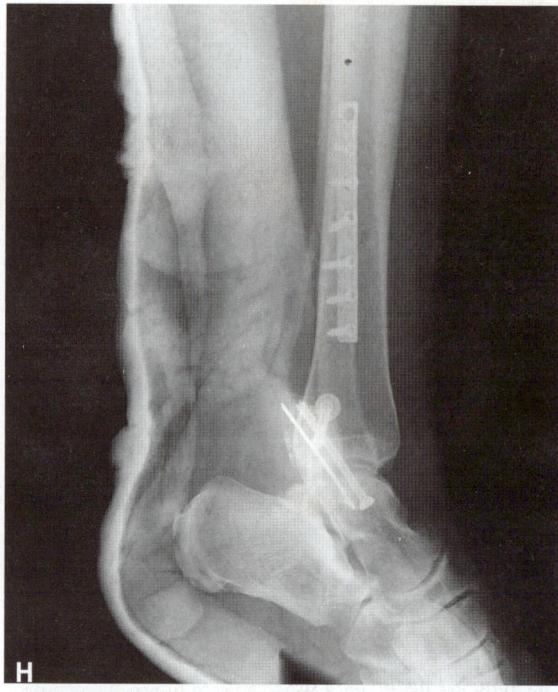

FIG. 64-9 (cont.). Fractura de tibia y peroné distal. Radiografías posoperatorias, vistas de frente (**G**) y de perfil (**H**).

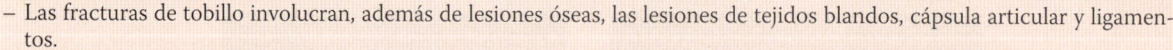

SÍNTESIS CONCEPTUAL

– Las fracturas de tobillo involucran, además de lesiones óseas, las lesiones de tejidos blandos, cápsula articular y ligamentos.

– La clasificación elegida es la de Danis Weber que hace referencia al trazo fracturario y al criterio terapéutico.

– Si la reducción incruenta bajo anestesia no se logra, se procede a la reducción y estabilización quirúrgica.

LESIONES TRAUMÁTICAS DEL PIE

ANDRÉS A. SILBERMAN

FRACTURAS DEL ASTRÁGALO

El término *astrágalo*, para designar este hueso, parece provenir del griego, donde en realidad correspondería a la denominación de la segunda vértebra cervical de la oveja, utilizada para el juego de dados. Pero los soldados romanos, que llamaban *talus* al juego de dados, usaban el hueso del talón del caballo y le dieron este nombre. De ahí que se emplee *talus*, término de origen latino, o *astrágalo*, de origen griego, para designar el hueso que se utiliza para jugar a los dados (y para jugar a la taba por los hombres de campo).

 Una característica importante para tener en cuenta en las lesiones del astrágalo es su deficiente irrigación, debido a que el 60% de su superficie carece de afluencia vascular porque presenta una cubierta de cartílago articular y no tiene inserciones musculares.

—

En las fracturas no desplazadas se interrumpe parcialmente la circulación, aunque en gran parte permanece intacta; esto no ocurre en las fracturas del cuello astragalino, que cuando están desplazadas conducen a la necrosis avascular.

FRACTURAS DEL CUELLO DEL ASTRÁGALO

Las fracturas del cuello constituyen el 50% de las fracturas del astrágalo. El mecanismo es por lo general por caídas desde cierta altura (frecuente en paracaidistas) con el pie en flexión dorsal. Pueden estar asociadas a una fractura del maléolo tibial.

La clasificación de Hawkins (**fig. 65-1**) las divide en:

- **Tipo I.** Sin desplazamiento y, por lo tanto, con alineación normal de la articulación subastragalina (**fig. 65-1 A**).
- **Tipo II.** Desplazada y asociada a subluxación o luxación de la articulación subastragalina (**fig. 65-1 B**).
- **Tipo III.** Desplazada y asociada a luxación completa tanto de la articulación subastragalina como tibioastragalina (**fig. 65-1 C**).

Tratamiento

Debe dirigirse a obtener la más rápida reducción para evitar los problemas de irrigación y la consiguiente necrosis.

En el tipo I, inmovilización con una bota enyesada; la necrosis aparece en alrededor del 15% de los casos.

En el tipo II debe intentarse la reducción extemporánea, llevando el pie a la flexión plantar y tratando de reducir la luxación subastragalina con movimiento de inversión o de eversión. Si no se logra una reducción satisfactoria, debe procederse a la reducción quirúrgica y osteosíntesis. La necrosis aparece en el 20 al 40% de los casos.

El tipo III debe ser tratado con carácter de urgencia, no solo por el grave daño vascular del hueso, sino porque suele estar comprometida la vitalidad de la cobertura tegumentaria.

Se puede intentar hacer una reducción cerrada pero, si esto no se logra, de inmediato se procederá a la reducción quirúrgica. La necrosis aparece en el 80 al 100% de los casos.

FRACTURAS DEL CUERPO DEL ASTRÁGALO

Son menos frecuentes y constituyen del 15 al 20% de las fracturas del astrágalo. Se las divide en:

- Fracturas del cuerpo propiamente dicho (**fig. 65-2 A** a **D**).
- Fracturas de las apófisis posterior y externa (**fig. 65-3 A** y **B**).
- Fracturas osteocondrales del domo, o transcondrales, también denominadas, por su etiología algo incierta, osteocondritis disecante.

Todas estas fracturas, cuando no están desplazadas, se tratan de un modo incruento; sin embargo, la falta de una reducción aceptable obliga al tratamiento quirúrgico.

Las fracturas osteocondrales pueden tratarse con buenas posibilidades de éxito utilizando la artroscopia.

Se han descrito varios tipos o estadios de fracturas osteocondrales (**fig. 65-4**).

1. Pequeña área en el domo astragalino de compresión subcondral (en el ángulo superoexterno o en el ángulo superointerno).
2. Fragmento parcial o totalmente desprendido
3. Desplazado dentro de la articulación.

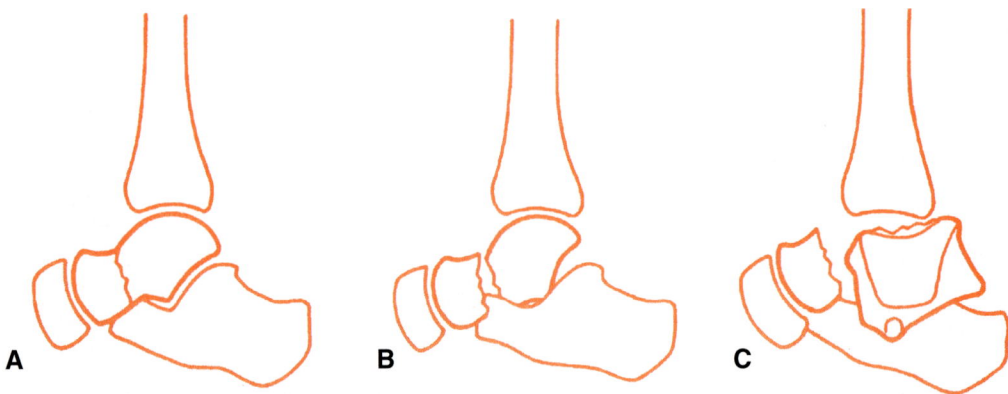

FIG. 65-1. Fracturas del cuello del astrágalo, clasificación de Hawkins. **A.** Sin desplazamiento. **B.** Desplazada con luxación subastragalina. **C.** Desplazada con luxación subastragalina y tibioastragalina.

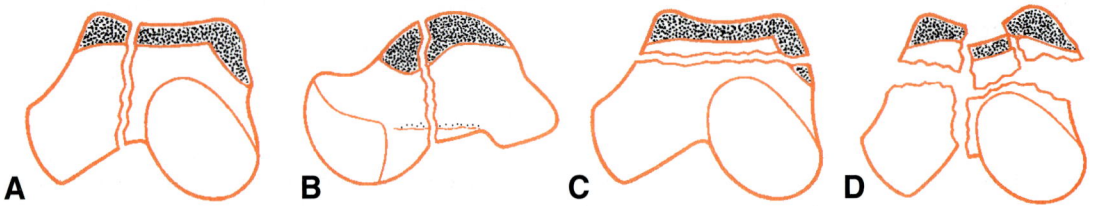

FIG. 65-2. Tipos de fracturas del cuerpo del astrágalo. **A.** En el plano sagital. **B.** En el plano frontal. **C.** En el plano horizontal. **D.** Conminuta.

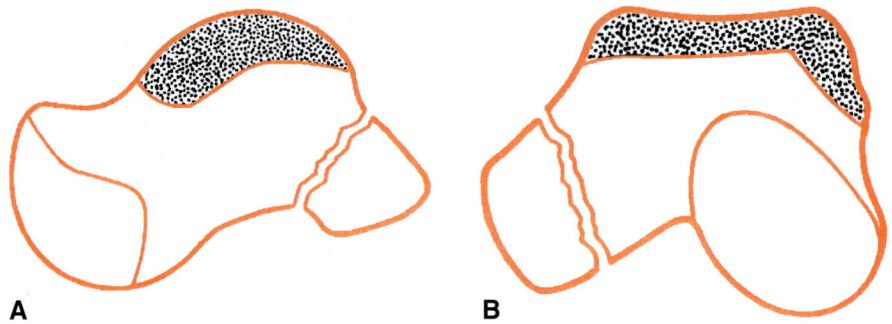

FIG. 65-3. Fracturas del cuerpo del astrágalo. **A.** Fractura de la apófisis posterior (fractura de Shepherd). **B.** Fractura de la apófisis lateral.

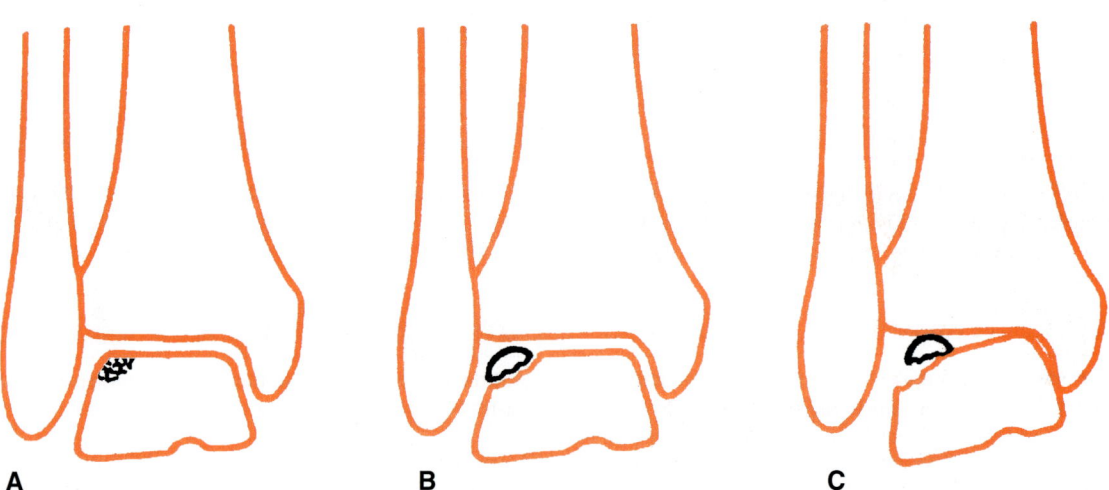

FIG. 65-4. Fracturas osteocondrales (del ángulo superoexterno). **A.** Área de compresión subcondral. **B.** Desprendimiento del fragmento. **C.** Fragmento desplazado.

FRACTURAS DEL CALCÁNEO

 En las fracturas del calcáneo es necesario tener en cuenta que la estructura de este hueso es eminentemente esponjosa y que su hundimiento es difícilmente reducible.

—

Por otra parte, el tálamo, que es un macizo compacto de un espesor aproximado de 5 mm, recibe las presiones transmitidas por el astrágalo, y su fractura o su hundimiento o ambos revisten gravedad.

Es por ello que una primera clasificación simple consistiría en establecer dos grupos de fracturas: 1) las fracturas talámicas, que son frecuentes, graves y difíciles de reducir y 2) las fracturas extratalámicas, que respetan la integridad del apoyo y que son de mucho mejor pronóstico.

FRACTURAS TALÁMICAS

Se producen por lo general como consecuencia de caídas desde una altura variable y no son infrecuentes las lesiones asociadas, en especial fracturas a nivel de la columna vertebral.

 El hundimiento del tálamo puede ponerse en evidencia con la simple radiografía de perfil, midiendo el ángulo de Böhler, cuyo valor disminuye hasta desaparecer o incluso hasta invertirse (véase **cap. 18**).

Sin embargo, el empleo de la tomografía computarizada (TC) es imprescindible para diagnosticar, comprender y tratar las fracturas de este tipo.

—

Sobre esta base recomendamos la clasificación de Gustillo, que permite orientar el tratamiento y establecer el pronóstico. Dicha clasificación está basada en los trazos fracturarios y en el número y la conformación de los fragmentos, que dependen en buena medida de la conformación y la estructura del calcáneo.

Entre las trabéculas de "tracción" y las de "compresión" existe un área llamada "triángulo neutral", que se encuentra debajo del "ángulo crucial" (de Gissane) (**fig. 65-5 A** y **B**).

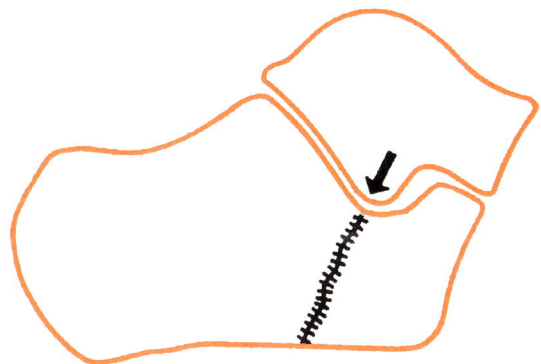

FIG. 65-6. Calcáneo. Trazo fracturario inicial.

A partir del "ángulo crucial" se extendería el "trazo fracturario inicial", por la cara externa del calcáneo (**fig. 65-6**), mientras que el "trazo fracturario primario" (**fig. 65-7**) llevaría una dirección oblicua por el desplazamiento de los ejes del astrágalo y del calcáneo constituyendo dos fragmentos: el fragmento tuberositario (posterolateral) y el fragmento sustentacular (anteromedial) (**fig. 65-8 A** y **B**). Pero es indudable que la mayor información se obtiene con la tomografía computarizada (**fig. 65-9**).

De acuerdo con el trazo fracturario primario y con los trazos secundarios, pueden quedar varios fragmentos: 1) el fragmento tuberositario, 2) el fragmento sustentacular, 3) el fragmento talámico, que por ser el área articular es, si está hundido, la parte más importante de la reducción, ya que de él depende en buena parte el pronóstico, y 4) el fragmento anterolateral, que también corresponde a la articulación con el cuboides (**fig. 65-10**).

El tratamiento de estas fracturas es un tema controvertido. Debido a la dificultad para obtener una reducción satisfactoria hay autores que recomiendan un tratamiento incruento, aunque no sea satisfactorio; en cuanto a la eventual artrosis subastragalina dolorosa ulterior, aconsejan tratarla con una artrodesis. Sin embargo, otros autores, que últimamente parecen ser mayoría, recomiendan la reducción y estabilización quirúrgica (**fig. 65-11 A-F**).

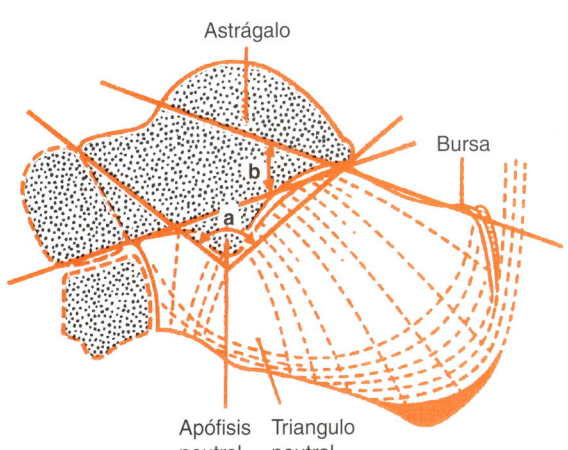

FIG. 65-5. Estructura del calcáneo. Referencias: **a.** ángulo crucial; **b.** ángulo tuberoarticular o de Böhler.

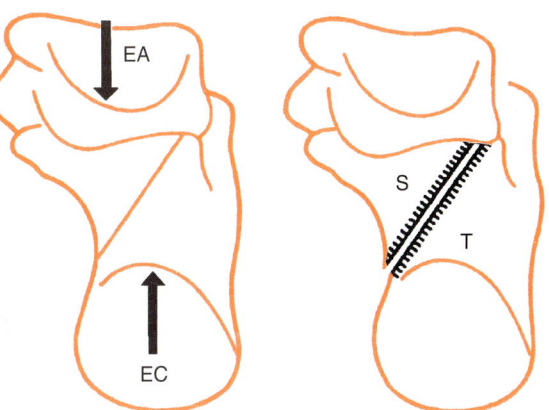

FIG. 65-7. Calcáneo. Izquierda (flechas): ejes del astrágalo (**EA**) y del calcáneo (**EC**). Derecha: trazo fracturario primario y fragmentos tuberositario (**T**) y sustentacular (**S**).

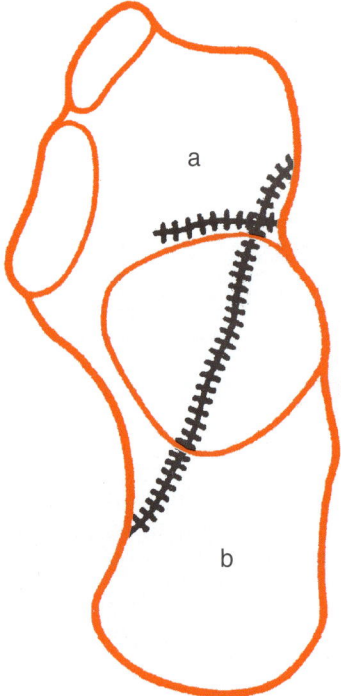

FIG. 65-8. Calcáneo. Fragmento sustentacular (**a**) y fragmento tuberositario (**b**).

FRACTURAS EXTRATALÁMICAS

De mucho mejor pronóstico que las talámicas, las extratalámicas comprenden las fracturas de la tuberosidad mayor, que pueden ser de distintos tipos (**fig. 65-12 A** a **D**).

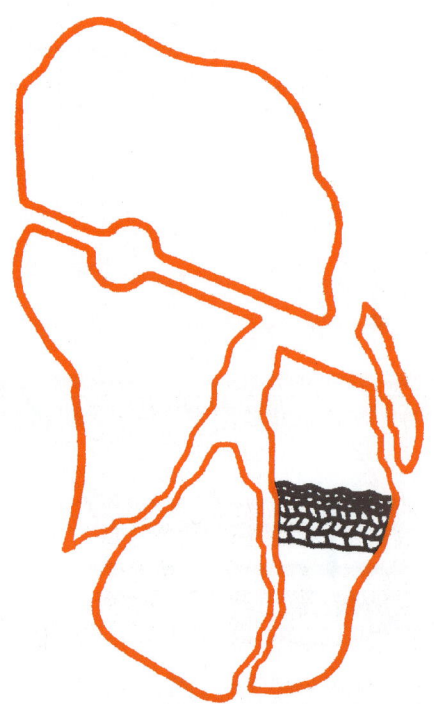

FIG. 65-9. Fractura del calcáneo. Esquema de una TC frontal.

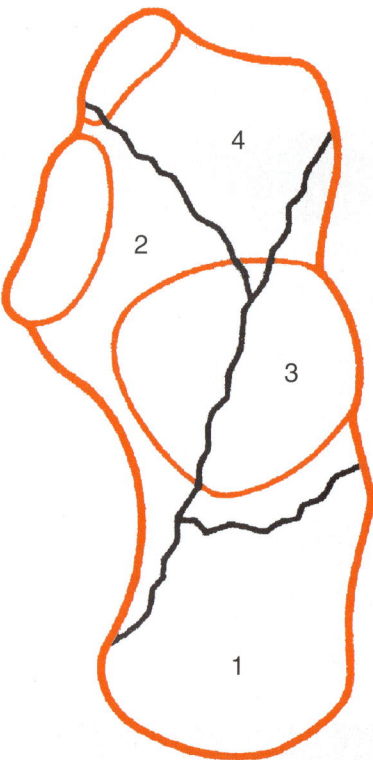

FIG. 65-10. Fractura del calcáneo en cuatro fragmentos: fragmento tuberositario (**1**), fragmento sustentacular (**2**), fragmento talámico (intraarticular) (**3**) y fragmento anterior (intrarticular con el cuboides) (**4**).

- **Fracturas del ángulo posterosuperior:**
  – De fragmento pequeño (fractura en pico de pato): está ubicada por encima de la inserción del tendón de Aquiles (no es por arrancamiento).
  – De fragmento grande: puede abarcar el ángulo en su totalidad (es por arrancamiento del tendón de Aquiles).
- **Fracturas del ángulo posteroinferior:**
  – De las tuberosidades plantares.
  – Del tubérculo de los peroneos.

OTRAS FRACTURAS DEL PIE

Cualquier hueso del pie puede fracturarse o luxarse. Quizás una de las lesiones más frecuentes sean las luxaciones del metatarso, circunstancia en la cual pueden estar afectados uno, varios o todos los metatarsianos. El desplazamiento puede producirse en cualquier dirección: medial, lateral, dorsal o plantar o todas (**figs. 65-13 A** a **D** y **65-14 A** y **B**).

La reducción debe realizarse lo antes posible y bajo anestesia general. Puede hacérselo en forma incruenta, o bien quirúrgica si fracasan estas maniobras.

FRACTURA DE LA MARCHA

Llamada también enfermedad de Deutchlander, es una fractura por fatiga como consecuencia de marchas prolongadas. Se localiza en el cuello o en la parte anterior de la diáfisis del metatarsiano. La línea de fractura puede ser difícil de identificar y a veces el diagnóstico es retrospectivo al visualizarse el callo de consolidación.

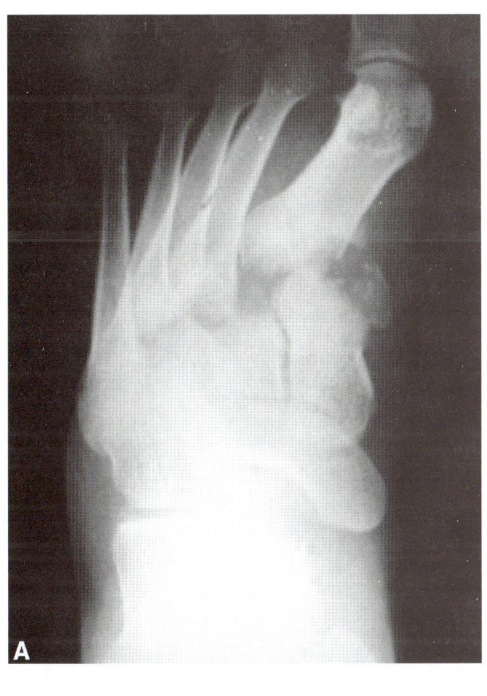

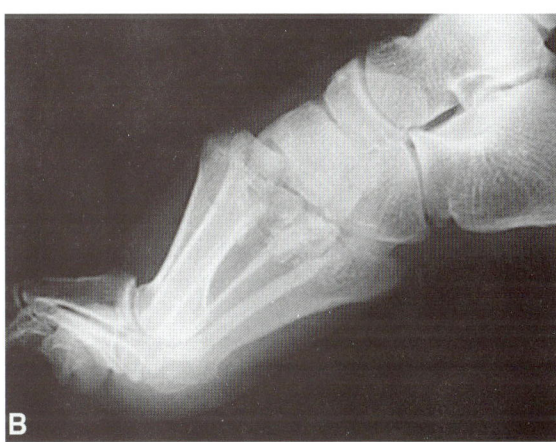

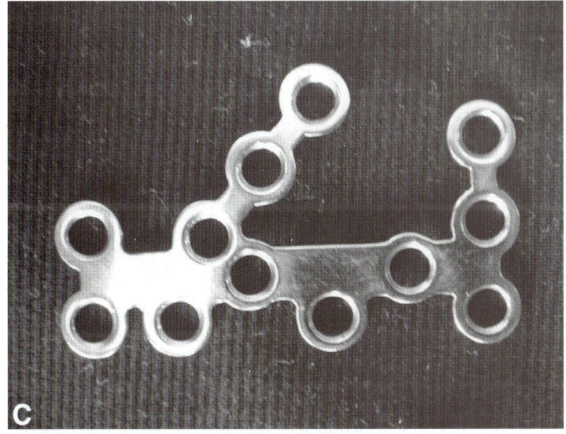

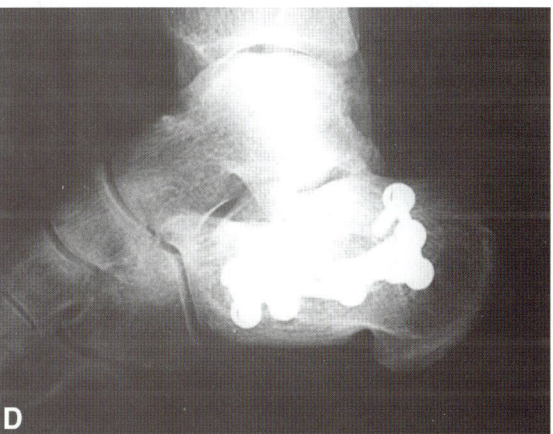

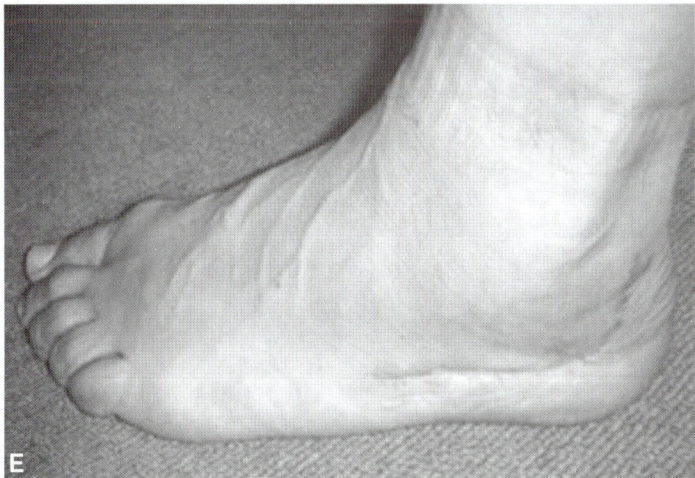

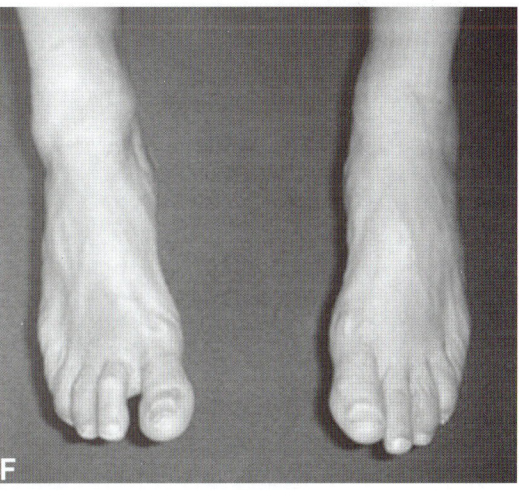

FIG. 65-11. Fractura-luxación de la articulación de Lisfranc. **A.** Radiografía preoperatoria de frente. **B.** Radiografía preoperatoria de perfil. **C.** Detalle de la osteosíntesis que se colocará. **D.** Radiografía posoperatoria de perfil. **E.** Resultados funcionales vista de perfil. **F.** Resultados funcionales vista de frente.

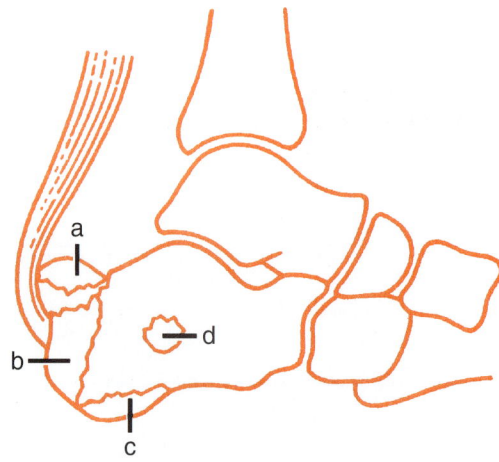

FIG. 65-12. Fracturas de la tuberosidad mayor del calcáneo de fragmento pequeño (**a**) y de fragmento grande (**b**). Fractura de la tuberosidad plantar (**c**) y del tubérculo de los peroneos (**d**).

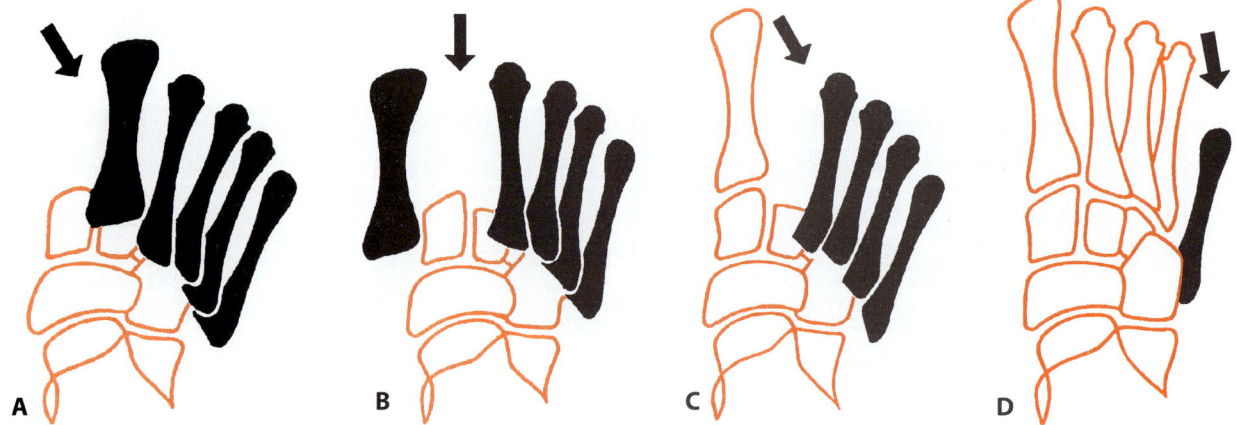

FIG. 65-13. Variaciones de luxaciones del metatarso. **A.** Luxación dorsal externa. **B.** Luxación divergente. **C.** Luxación hacia afuera de los cuatro metatarsianos externos, mientras que el primero permanece en su lugar. **D.** Luxación aislada plantar externa del quinto metatarsiano.

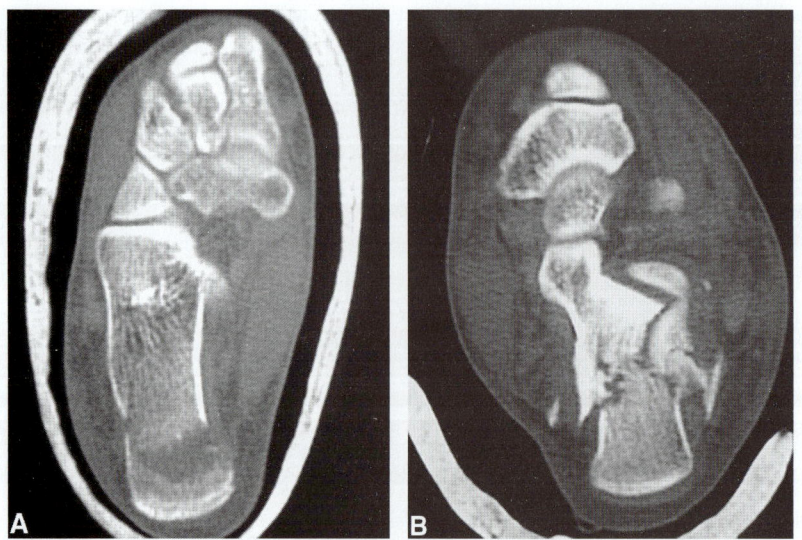

FIG. 65-14. A y **B**. Tomografía computarizada en la que se observan detalles de una fractura del calcáneo con múltiples fragmentos.

SÍNTESIS CONCEPTUAL

– Las lesiones traumáticas del pie pueden afectar a cualquiera de los elementos óseos que lo componen.
– Pueden ocurrir por caídas de altura y no deben descartarse lesiones asociadas.

CAPÍTULO

66

INMOVILIZACIÓN CON YESO

OSCAR VARAONA, LUCIANO A. DELLA ROSA Y DANIEL E. VAINERAS

INTRODUCCIÓN

El método de inmovilización más empleado para el tratamiento incruento de las lesiones osteoarticulares y musculares y para la contención posoperatoria es el vendaje enyesado. Ya en el antiguo Egipto se utilizaban vendajes con apresto para las inmovilizaciones. El vendaje de yeso fue usado por primera vez en 1852 por el médico holandés Mathysen.

Para confeccionar las vendas enyesadas se utiliza gasa gruesa o tarlatana, a la cual se le incorpora sulfato de calcio calcinado. Habitualmente se preparan en piezas de 4 o 5 metros de largo y 10, 15 y 20 centímetros de ancho.

Para el enyesado se requiere, además, malla tubular y algodón laminado u ovata.

TÉCNICA

Estando el paciente en la posición adecuada de acuerdo con la patología, se coloca malla tubular sobre la zona que se desea inmovilizar, sobrepasándola en algunos centímetros para luego rebatirla y evitar así el contacto de los bordes del yeso con la piel; esta malla se cubre con el algodón laminado o con ovata en forma de espiral, teniendo sumo cuidado en proteger los relieves óseos (apófisis, tuberosidades, maléolos, etc.) ya que pueden sufrir compresión y resultar lesionados.

Luego de este paso se aplica la venda enyesada, la cual, previamente sumergida en un recipiente amplio con agua tibia (la venda enyesada se sumerge en agua hasta que deja de burbujear y se la retira exprimiéndola desde los bordes), se aplica en forma de espiral, sin levantarla, haciéndola rodar y extendiéndola con el talón de la mano; al mismo tiempo se realizan los pliegues necesarios para que el vendaje quede parejo. Una vez pasadas las vendas y en tanto se espera que fragüen, se alisan y modelan con la palma de la mano y la eminencia tenar, especialmente sobre contornos y prominencias óseas; simultáneamente se mantiene la reducción o la posición funcional o ambas.

Antes de que se sequen totalmente se efectúan los recortes correspondientes y se rebate la malla tubular. El fraguado se completa en 24 a 48 horas.

CUIDADOS EN LA CONFECCIÓN DEL YESO

- Almohadillar las prominencias óseas y no provocar hundimientos localizados que puedan ocasionar lesiones por decúbito.
- No comprimir las zonas de pliegues de flexión, ya que ello puede ocasionar lesiones neurovasculares.
- Colocar las articulaciones en posición funcional.

CONTROL DEL PACIENTE ENYESADO

Se realiza explorando a nivel de los dedos (que quedan al descubierto) color, relleno capilar, temperatura, grado de tumefacción, movilidad y sensibilidad.

El dolor persistente que no cede con analgésicos comunes es frecuentemente indicativo de compresión provocada por el yeso. Ante esta eventualidad, es mandatorio abrir el yeso en toda su longitud y cortar todo lo interpuesto, incluida la trama del vendaje.

—

A posteriori es recomendable la elevación del miembro afectado.

TIPOS DE YESOS

- Modelados: mantienen la reducción de una fractura en la posición deseada.
- Funcionales: permiten realizar marcha y movilidad articular antes de la consolidación (p. ej., bota de granadero a lo Sarmiento).
- Férulas enyesadas.

INMOVILIZACIONES ENYESADAS POR REGIONES

El yeso, en caso de fracturas, debe inmovilizar la articulación proximal y la distal, en posición funcional, sin permitir desplazamientos rotatorios; cuando se desea tratar un proceso infeccioso osteoarticular, el yeso debe superar esos límites ya que deberá inmovilizar los grupos musculares bipolares de la región (p. ej., artritis de codo = yeso toracopalmar).

—

Seguidamente mencionaremos las inmovilizaciones enyesadas más comunes que se emplean en las distintas regiones.

Columna vertebral

Incluyen la minerva, los corsés y el corsé alto con breteles.

Minerva: inmoviliza la columna cervical. Consiste en un collar enyesado que se prolonga al tórax y que proximalmente toma apoyo en el occipital por atrás y en el mentón por adelante (**fig. 66-1**). Indicado en lesiones del raquis cervical.

Corsé: inmoviliza la columna dorsal baja y la lumbar. Los puntos de apoyo son: el mango del esternón y el pubis por adelante, el raquis desde las primeras dorsales hasta el sacro por atrás, y las crestas ilíacas por los costados (**fig. 66-2**). Se

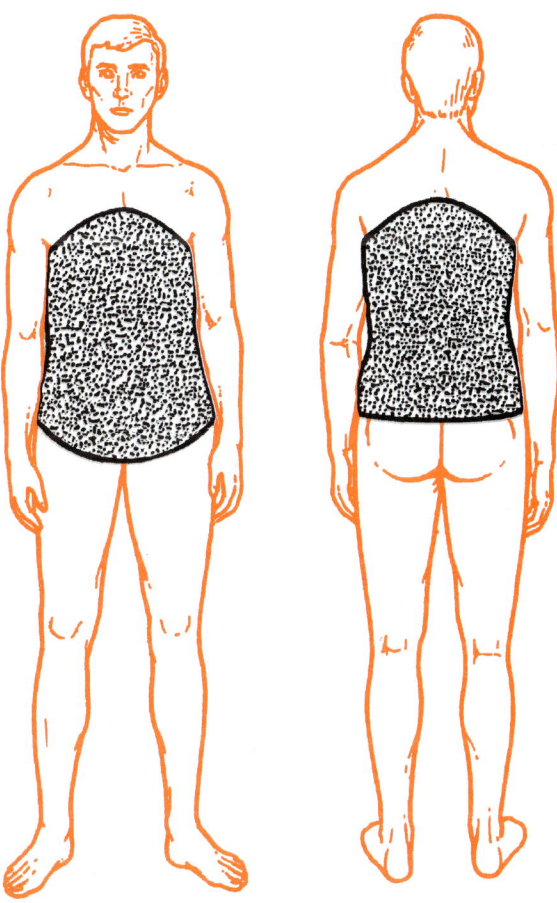

FIG. 66-2. Corsé.

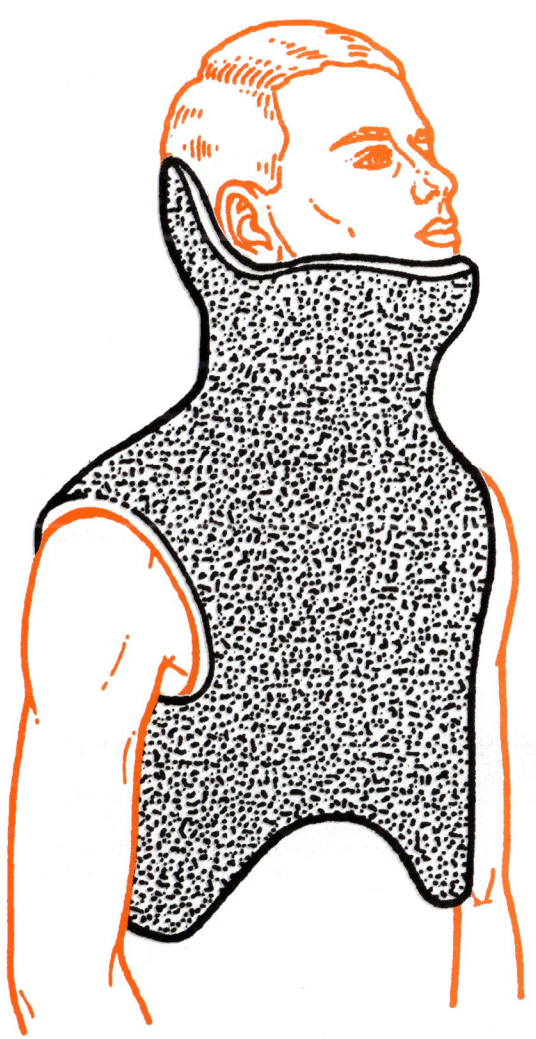

FIG. 66-1. Minerva enyesada.

utiliza para el tratamiento de lesiones del raquis dorsal bajo y lumbar.

Corsé alto con breteles: similar al anterior, pero con el agregado de breteles. Se aplica en lesiones altas traumáticas o infecciosas del raquis dorsal.

Miembro superior

Incluyen el vendaje en ocho, el vendaje de Velpeau y los yesos toracopalmar, braquiopalmar y antebraquiopalmar, además del yeso colgante y la abrazadera (*brace*) de yeso.

Vendaje en ocho: el paciente debe colocar sus manos en la cintura y llevar los hombros hacia atrás durante la confección; se pasan las vendas sobre los hombros y por las axilas cruzándolas a nivel del raquis dorsal (**fig. 66-3**). Sirve para inmovilizar fracturas de clavícula.

En niños pequeños suelen utilizarse vendajes en ocho confeccionados con venda camiseta o con malla tubular rellena de algodón.

Vendaje de Velpeau: esta inmovilización puede realizarse con yeso o con venda. Tiene por función inmovilizar el hombro con el miembro superior adosado al tórax, con el codo en flexión y dejando la muñeca y la mano libres (**fig. 66-4**). Se utiliza para el tratamiento de lesiones del hombro como luxaciones, fracturas de escápula, etcétera.

Toracopalmar: incluye el tórax y todo el miembro superior y se apoya en la cresta ilíaca del lado lesionado. El miembro

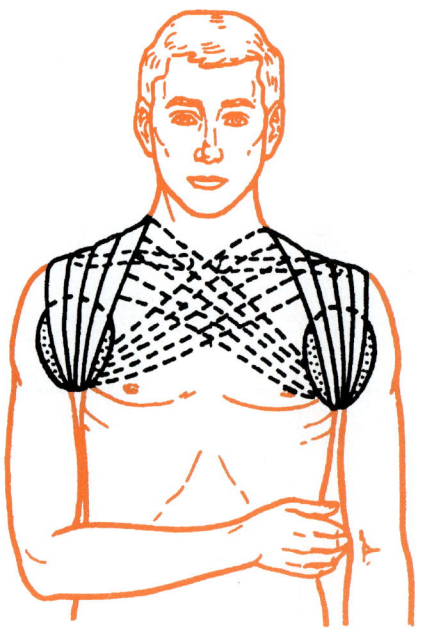

FIG. 66-3. Vendaje en ocho.

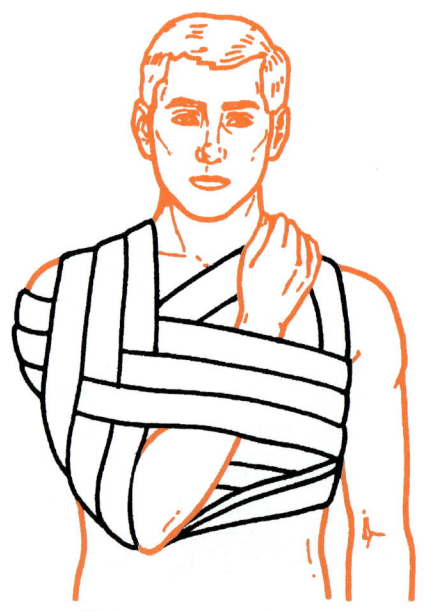

FIG. 66-4. Vendaje de Velpeau.

debe quedar con 75° de abducción, anteposición de 30° y leve rotación externa (la mano a la altura del hombro y el codo más bajo) (**fig. 66-5**). Sus indicaciones son: fracturas humerales y supracondíleas del codo, cuando no se haya podido realizar o se haya diferido la osteosíntesis, y artritis sépticas de codo y hombro.

Braquiopalmar: incluye brazo, antebrazo y palma de la mano. El límite proximal debe ser el más alto posible que no interfiera en la movilidad del hombro; distalmente debe llegar por adelante hasta el pliegue palmar (debe permitir la flexión completa de las metacarpofalángicas); por atrás se recorta a nivel de los nudillos, y el pulgar debe tener todos sus movimientos libres. Se confecciona con el codo en flexión de 90°, la muñeca en ligera dorsiflexión, discreta desviación cubital y semipronación (**fig. 66-6**). Se utiliza para algunas fracturas de codo, antebrazo y muñeca.

Antebraquiopalmar: incluye antebrazo y palma de la mano. El límite proximal corresponde por atrás al olécranon y por adelante a la inserción del bíceps; el límite distal es el mismo que el del yeso braquiopalmar, al igual que la posición en que debe inmovilizarse la muñeca (**fig. 66-7**). Utilizado en fracturas de muñeca o carpo.

Yeso colgante: fue descrito por Caldwell para el tratamiento funcional de fracturas de la diáfisis humeral. Es un yeso braquiopalmar con la inclusión de una argolla de yeso en la muñeca. Proximalmente debe llegar por encima del trazo de fractura. Debe controlarse la posición de la argolla, ya que según su ubicación se pueden lograr correcciones de varo-valgo o de *recurvatum-antecurvatum*. En la actualidad existen escuelas que lo utilizan para fracturas del tercio proximal del húmero con muy buenos resultados funcionales.

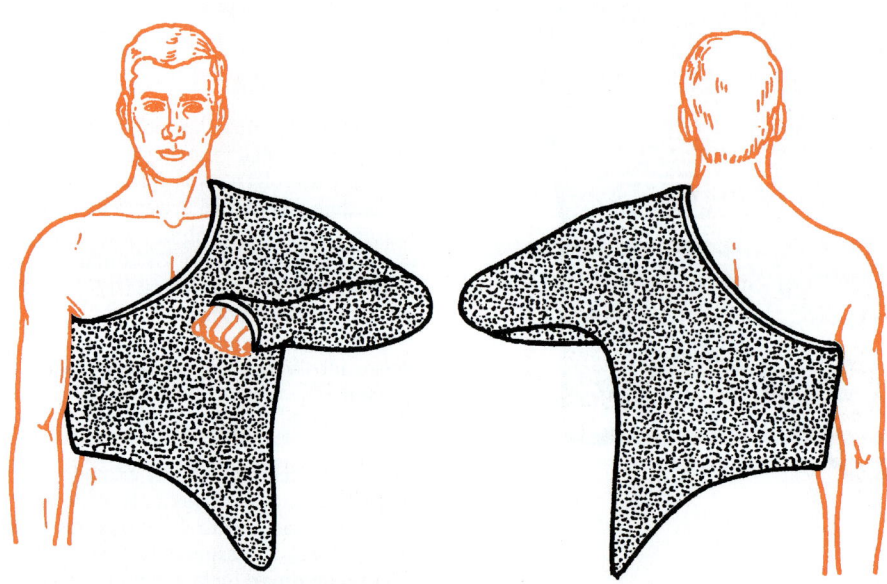

FIG. 66-5. Yeso toracopalmar.

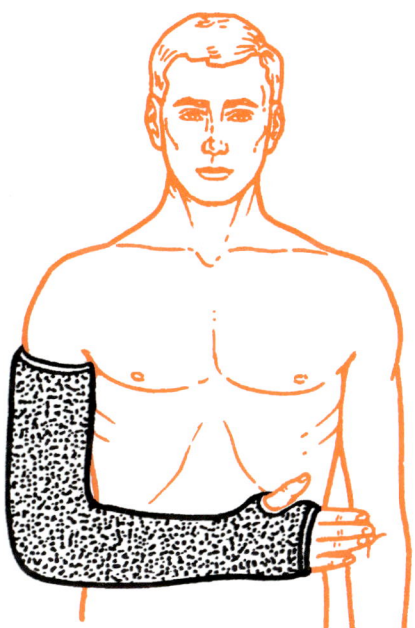

FIG. 66-6. Yeso braquiopalmar.

Ortesis braquial: incluye solo el brazo. Se emplea en el tratamiento funcional de fracturas de la diáfisis humeral o en los retardos en su consolidación.

Miembro inferior

Incluyen el yeso pelvipédico, la bota larga, la bota corta, la calza y la polaina.

Yeso pelvipédico: se extiende desde el abdomen hasta el pie inclusive, dejando la parte dorsal de los dedos libres. La cadera debe inmovilizarse en leve flexión y abducción y en rotación indiferente; la rodilla en flexión de 10° aproximadamente y el tobillo en 90° (**fig. 66-8**). Está indicado en fracturas femorales,

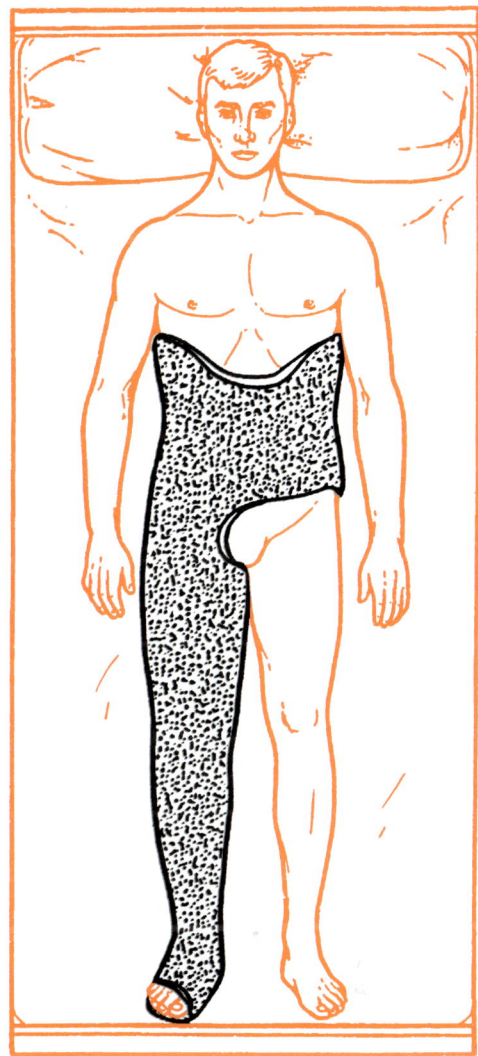

FIG. 66-8. Yeso pelvipédico.

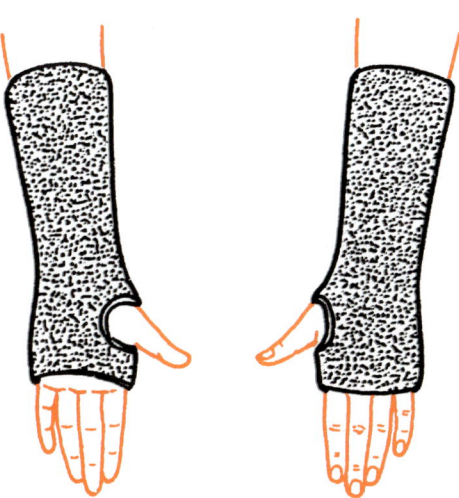

FIG. 66-7. Yeso antebraquiopalmar.

contención de luxaciones de cadera y procesos sépticos de cadera, fémur, rodilla o del tercio proximal de la pierna.

Bota alta: también llamado yeso cruropedio, se extiende desde la raíz del muslo hasta el pie como el anterior. Se confecciona con rodilla en flexión de 60° y tobillo en 90°, salvo cuando se utiliza para tratar lesiones del tendón de Aquiles, en las que se deja el tobillo en flexión plantar (equino). Sirve para tratar fracturas de pierna y de tobillo y procesos sépticos de este.

Bota corta: abarca pierna y pie. El límite proximal es por delante la tuberosidad anterior de la tibia, y por atrás no debe impedir la flexión de la rodilla; distalmente debe recortarse en la base de los dedos en el dorso del pie y cubrir hasta la punta en la planta. Se confecciona con el tobillo en 90° (**fig. 66-9**). Sus indicaciones son: fracturas maleolares de tobillo no desplazadas, fracturas del retropié o de metatarsianos y lesiones de partes blandas del tobillo (esguinces).

Calza: se denomina también inguinomaleolar, lo cual nos indica sus límites. Se confecciona con rodilla en ligera flexión de 10° a 15° (**fig. 66-10**). Se la indica en lesiones ligamentarias de rodilla o cuando se requiera evitar la movilidad de la rodilla (p. ej., heridas en zona de flexión).

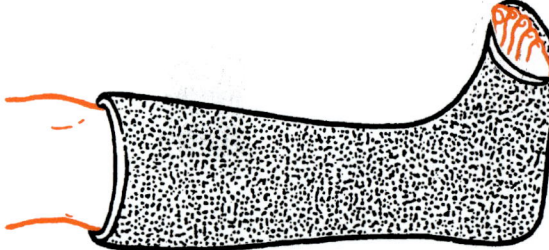

FIG. 66-9. Bota corta.

Polaina: comprende solamente la pierna. Se utiliza para el tratamiento funcional de fracturas de pierna o retardos en la consolidación, cuando se pretende que el paciente comience a cargar peso antes de finalizada la consolidación.

Vendajes especiales

Además de los ya mencionados de Velpeau y en 8, existen vendajes específicos para determinadas patologías, como por ejemplo el vendaje de Robert-Jones utilizado para la luxación acromioclavicular dada la necesidad de descender la clavícula ascendida.

TIPOS DE TRACCIONES

Existen diferentes tipos de tracciones; dos de las más utilizadas son las de partes blandas y las esqueléticas.

 Las tracciones de partes blandas se utilizan cuando la fuerza de tracción no excede los 3 a 3,5 kilogramos.

—

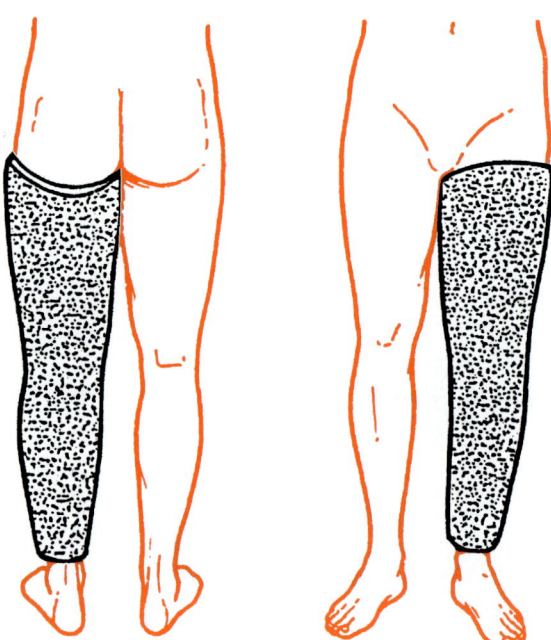

FIG. 66-10. Calza de yeso.

La tracción de este tipo puede ser utilizada de diferentes maneras; al cenit en niños de muy corta edad (Bryant), usada en fracturas de fémur (**fig. 66-11**) o en patología de cadera como la displasia, con un aparato de Buck, en el plano de la cama.

También puede utilizarse en adultos para evitar posiciones viciosas del pie como complemento de la tracción esquelética de miembro inferior o cuando el paciente será intervenido en el corto plazo (24 a 48 horas).

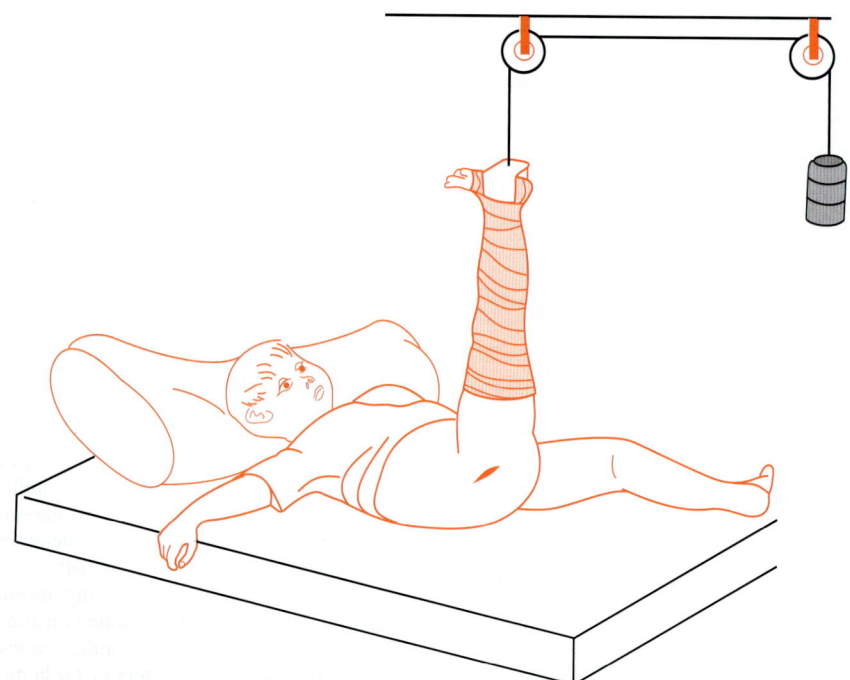

FIG. 66-11. Tracción al cenit de partes blandas.

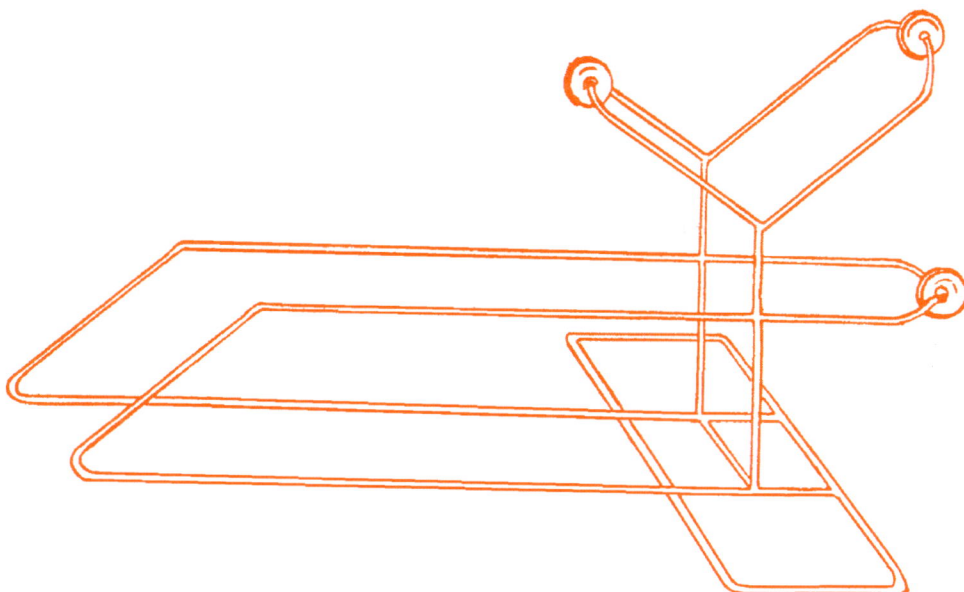

FIG. 66-12. Férula de Braun.

Los elementos necesarios para realizar tracciones esqueléticas son: alambres de Kirschner de 2, 2,5 o 3 milímetros de espesor, estribos o compases de tracción y férulas.

Las férulas más utilizadas son las siguientes:

- **Férula de Braun:** rígida, con 3 roldanas para cada tipo de tracción de miembro inferior (**fig. 66-12**).
- **Férula de Putti:** regulable. Permite realizar la tracción en la dirección deseada y con las articulaciones en la angulación óptima para cada tipo de fractura.
- **Férula CPM (*continuing passive motion*) o de movilidad pasiva continua:** permite realizar movilidad temprana de articulaciones en el posoperatorio inmediato para evitar adherencias y rigideces articulares, o realizar tratamientos funcionales de fracturas articulares.

Los estribos habitualmente usados son el de Kirschner y el de Böhler, que difieren en la forma de colocar en tensión el alambre de tracción (**fig. 66-13**).

Las tracciones esqueléticas se utilizan en lesiones donde la fuerza de tracción necesaria debe ser importante. Tiene por función: disminuir el dolor, inmovilizar (precaria comparada con yesos o fijadores externos), realizar reducción progresiva de lesiones desplazadas, relajar los tejidos blandos y evitar acortamiento en el preoperatorio.

—

A continuación se detallan, en un esquema, los tipos de tracciones esqueléticas, la zona de ingreso del alambre de Kirschner para evitar lesiones y las estructuras en riesgo durante el procedimiento.

Tipo de ingreso y elementos para proteger:

- **Transcalcánea:** interno. Paquete tibial posterior.
- **Transtuberositaria:** externo. Ciático poplíteo externo.

- **Supracondílea:** interno. Arteria femoral profunda.
- **Transolecraneana:** interno. Nervio cubital.

También se puede realizar tracción con compases craneanos tales como los de Urrutia, de Anquín y Crutchfield (véase capítulo acerca de fracturas del raquis).

FÉRULAS

Las férulas se utilizan para realizar inmovilizaciones o tratamientos funcionales de determinadas lesiones.

Tipos

- **Estáticas:** usado en fracturas o luxaciones.
- **Dinámicas:** permiten la rehabilitación temprana (p. ej., en posoperatorio de lesiones tendinosas y de tejidos blandos).

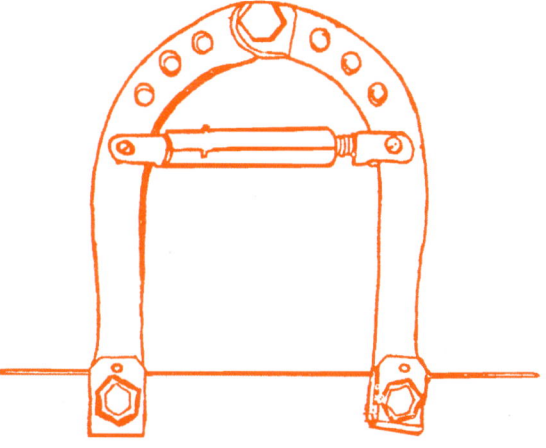

FIG. 66-13. Estribo de Krischner para tracción esquelética.

SÍNTESIS CONCEPTUAL

– El método de inmovilización más empleado para el tratamiento incruento de las lesiones osteoarticulares y musculares y para la contención posoperatoria es el vendaje enyesado. Exige un aprendizaje prolijo y supervisado por manos expertas.
– El yeso, en caso de fracturas, debe inmovilizar la articulación proximal y la distal, en posición funcional, sin permitir desplazamientos rotatorios. El yeso colgante Caldwell es una excepción a esta regla, pues el hombro queda libre.
– En presencia de una inmovilización enyesada, el dolor persistente que no cede con AINE o analgésicos comunes indica compresión. Lo aconsejable es abrir el yeso de forma longitudinal en toda su extensión.
– La tracción de partes blandas al cenit utilizada luego de los 2 años puede producir síndromes compartimentales.
– La tracción esquelética se utiliza en lesiones en las que la fuerza por ejercer debe ser importante. Tiene por función disminuir el dolor, inmovilizar, reducir progresivamente lesiones desplazadas, relajar los tejidos blandos y evitar acortamiento en el preoperatorio. Hoy en día no se la utiliza como tratamiento definitivo de fracturas.

INTRODUCCIÓN

Fijar los huesos fracturados valiéndose de un operador que utiliza sus manos por fuera de la extremidad como herramienta de reducción, fijación y estabilización fue, posiblemente, el primer intento de osteosíntesis realizado en la historia de la humanidad. La maniobra por la cual uno mismo sostiene un segmento óseo comprometido se considera una respuesta intuitiva ante una fractura accidental de las extremidades.

Sea cual fuere el método que se decida utilizar en el tratamiento de una fractura, los objetivos son:

- Inmovilizar para aliviar el dolor.
- Asegurar una buena alineación.
- No alterar el proceso natural de consolidación.
- Evitar el riesgo de complicaciones.
- Restaurar la función a la brevedad.

La fijación externa es un método más de osteosíntesis, con múltiples y precisas indicaciones.

No se trata de un método moderno, ya que está reconocido en la historia de la medicina. En las obras de Hipócrates se describe el empleo de tutores externos en el manejo de las fracturas (**fig. 67-1 A**).

Mencionaremos solo algunos de los antecedentes históricos de los fijadores externos:

- En 1840, Malgaigne utilizó un instrumento de punta metálica para fijar las fracturas de la tibia que se apoyaba directamente sobre el fragmento óseo desplazado y lo reducía; contaba con una abrazadera de cuero que envolvía la circunferencia del miembro para mantener la reducción lograda (**fig. 67-1 B**). El mismo autor presentó, en 1843, un fijador externo para las fracturas de la rótula (**fig. 67-1 C**).
- En 1902, Lambotte diseñó el primer fijador externo monolateral del siglo pasado, del cual derivan todos los fijadores lineales conocidos en la actualidad (**fig. 67-1 D** y **E**). Fue el primero en emplear el término "fijador externo".
- En 1907, Steinmann, y en 1909, Kirschner, propusieron la utilización de gruesos alambres transfixiantes que se disponían en forma transversal al eje de la diáfisis y que se incluían en los yesos.

- En 1932, Judet presentó el fijador que lleva su nombre y en 1940 lo modificó con las características con las que se conoce hoy (**fig. 67-1 F**).
- En 1938, Della Mano presentó un fijador circular para las fracturas expuestas del miembro inferior; podríamos considerarlo un precursor de este tipo de dispositivos (**fig. 67-1 G**).
- En la década de 1940, Hoffman y Vidal (**fig. 67-1 H**) reactualizaron el uso de los fijadores externos para el tratamiento de las fracturas más complejas con la creación del fijador de doble cuadro (de doble marco).
- A mediados del siglo pasado G. Ilizarov, con su sistema de fijación circular (**fig. 67-1 I**), comenzó sus trabajos sobre elongación ósea y dinamización que fueron conocidos en Occidente recién en la década de 1970.
- En 1979, De Bastiani, de la Universidad de Verona, y sus colaboradores diseñaron un nuevo sistema de fijación externa monolateral al que denominaron "fijador axial dinámico" (**fig. 67-1 J**), basado en la premisa de respetar y favorecer el proceso fisiológico natural de consolidación de las fracturas, que exige rigidez en las etapas iniciales y movilidad controlada en el foco de fractura en las etapas más avanzadas del proceso de consolidación.
- En la década de 1980, un grupo de médicos expertos de la Escuela Ortopédica del Uruguay desarrollaron el tutor AO, un tipo de fijador externo conocido como MODULAR que, con su aplicación mediante módulos básicos de agarre al hueso, es el que más se asemeja a la fijación externa lograda con nuestras propias manos. Se encuentra disponible en casi todo el mundo (**fig. 67-1 K**).

EMPLEO ACTUAL DE LA FIJACIÓN EXTERNA DE LAS FRACTURAS

Hoy se cuenta con herramientas muy versátiles y útiles que reemplazan y prolongan la acción de nuestras manos, conocidas con el nombre de fijadores, aparatos o tutores externos, que en la práctica de la cirugía traumatológica se han transformado en un instrumental básico y avanzado en las áreas de la traumatología de urgencia y de la cirugía de reconstrucción de deformidades del aparato locomotor, tanto en los niños como en los adultos.

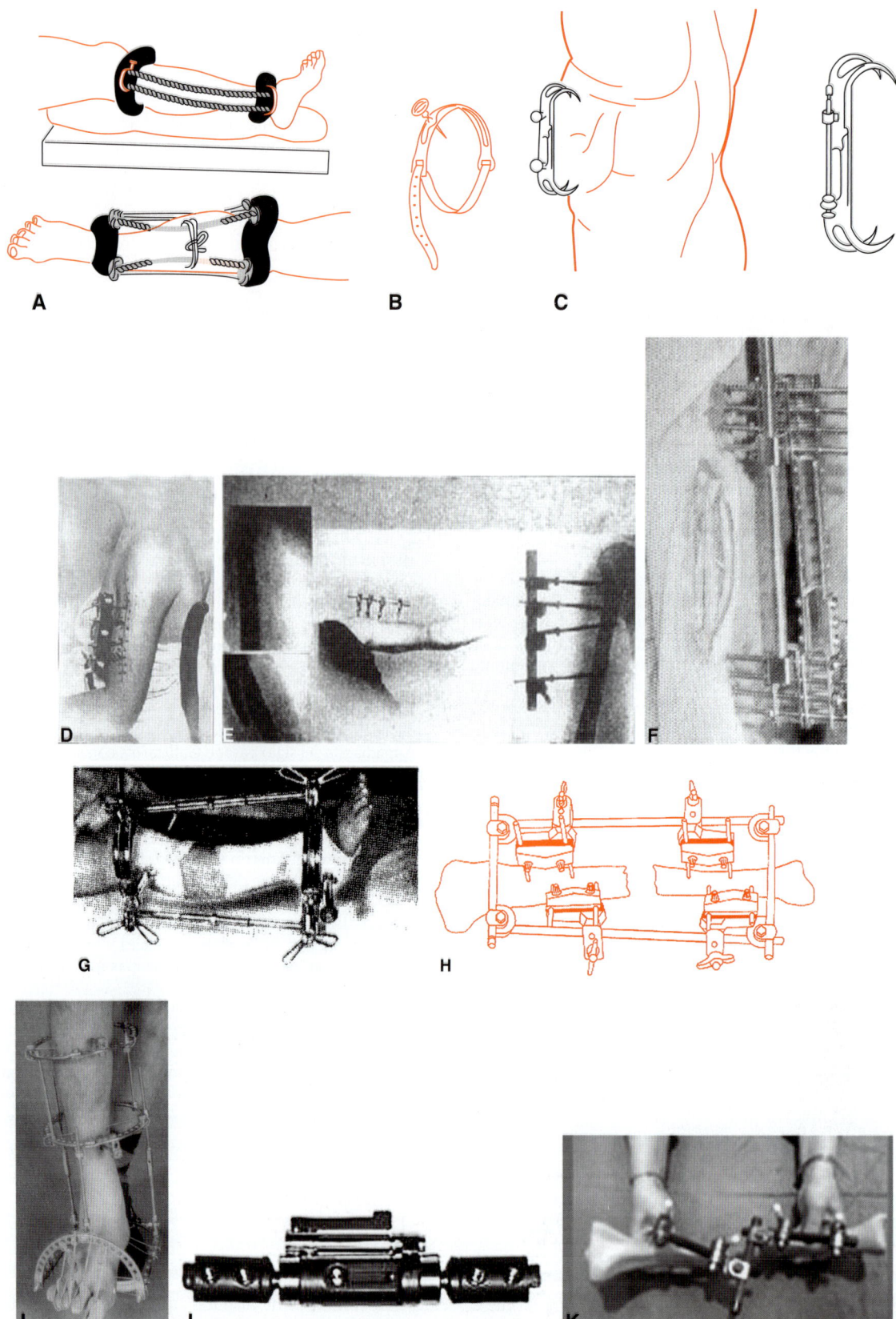

FIG. 67-1. Métodos de fijación externa en la historia de la medicina. **A.** Ilustración de un tutor externo descrito por Hipócrates. **B** y **C.** Instrumento utilizado por Malgaigne (1840). **D** y **E.** Lambotte, en 1902, diseña el primer fijador externo monolateral del siglo pasado. **F.** Fijador de Judet. **G.** Fijador de Della Mano. **H.** Hoffman-Vidal (década de 1940). **I.** de Ilizarov. **J.** G. de Bastiani y cols. (1979). Fijador axial dinámico. **K.** Tutor AO.

Es así como podemos distinguir aparatos que usan aros o anillos alrededor de las extremidades, que se fijan al hueso mediante agujas lisas o tornillos de diferentes diámetros y longitudes. Con ellos es posible construir con facilidad un montaje tridimensional muy estable que afirma los huesos fracturados y que permite, a la vez, corregir las complejas deformidades de los huesos largos.

—

Existen sistemas de fijadores externos conocidos como monolaterales, no transfixiantes (monorriel o también monotubo) que, aunque son menos invasivos y mejor tolerados por los pacientes, necesitan gran experiencia y mayor competencia de habilidades manuales –por parte del operador– para brindar la misma estabilidad que un tutor circular, por lo cual se recurre al agregado extra de pinzas (*clamps*) espaciales, tornillos y barras (**fig. 67-2 A-D**).

El mayor avance de la última década del siglo pasado fue la utilización masiva de tutores externos que disponen de un programa informático (*software*) de soporte que permite una buena planificación preoperatoria y realizar las correcciones adecuadas mediante cálculos computacionales.

—

A partir de las radiografías del paciente, el programa procesa las alteraciones tridimensionales y nos proporciona la geometría de la deformidad, el ritmo y la velocidad de evolución posibles durante el tratamiento y, lo más importante, nos informa la dirección exacta de los movimientos que permiten, con lo que se logra un control más fino del proceso y resultados más precisos en la cirugía de reconstrucción ósea.

OBJETIVOS DEL EMPLEO DE TUTORES EXTERNOS

1. **Estabilización:** función que realiza el fijador externo para mantener rígido el foco durante el tiempo necesario para la consolidación, inhibiendo las fuerzas tensionales de flexión, tracción y cizallamiento.
2. **Compresión:** también llamada interpresión, es la función que cumple el tutor de hacer posible un contacto fuerte y sostenido entre los fragmentos óseos.

3. **Distracción:** consiste en lograr una separación progresiva y controlada de los fragmentos óseos para corregir las discrepancias de longitud manteniendo la fijación.
4. **Transporte óseo:** es la posibilidad de corregir los defectos debidos a la pérdida de segmentos óseos mediante el desplazamiento desde una ubicación proximal hacia otra distal o de distal a proximal, de manera que no se altere la longitud de los miembros.

CRITERIOS DE INDICACIÓN DE LOS FIJADORES EXTERNOS

- Traumatismo quirúrgico mínimo.
- Ausencia de implantes en el foco de fractura.
- Facilidad de colocación.
- Fijación rígida inicial.
- Acceso libre para reparar las partes blandas.
- Movilización temprana del paciente.

PROCESO DE CONSOLIDACIÓN DE LA FRACTURA

La reparación del tejido óseo se diferencia de la reparación de los tejidos blandos en que, además de un proceso biológico celular, necesita un proceso químico de precipitación de sales de calcio para lograr la consolidación.

Cómo se inicia el proceso de consolidación de una fractura

La extravasación sanguínea posterior a la lesión ósea configura un **hematoma** y se produce **hiperhemia perifocal más catabolitos** de los tejidos necrosados. Luego empieza la organización del **coágulo** con la formación de una malla de fibrina que sirve de sostén para la penetración del **tejido de granulación**, y la formación de **sustancia osteoide**, que da lugar al **callo blando**. Este se va transformando y remodelando, y orienta a las trabéculas en el sentido funcional hasta formar el **callo definitivo**. Todo este proceso requiere que le aportemos la mayor rigidez, principalmente durante el primer período.

Los movimientos más nocivos para la formación del callo óseo son el de rotación y el de cizallamiento, concepto que es tenido en cuenta en la fijación axial dinámica.

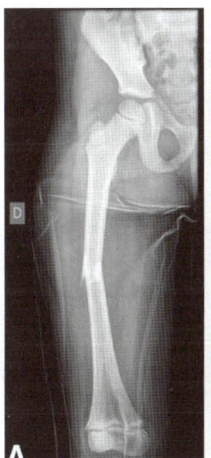
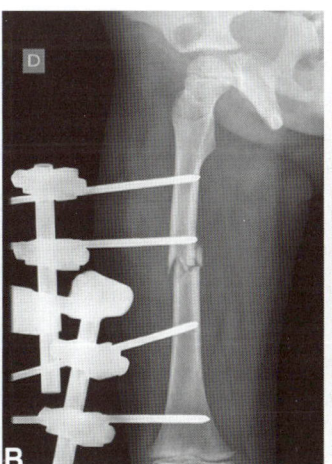
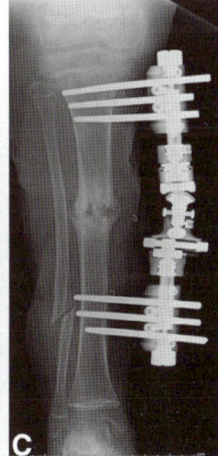
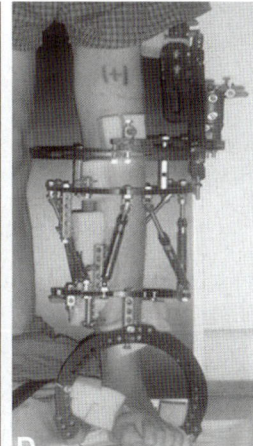

FIG. 67-2. Fijación externa en las fracturas. **A.** Radiografía de frente de una fractura de fémur. **B.** Colocación de fijador externo en una fractura de fémur. **C.** Colocación de fijador externo en fracturas de tibia y peroné. **D.** Vista de fijación externa que cambia técnicas de Ilizarov y de Bastiani.

Así, la reparación de una lesión fracturaria pasa por diversas fases, que se enumeran a continuación.

1. **Reparación por tejido de granulación:** en esta fase el fijador debe proporcionar rigidez al sistema mediante una fuerte presión interfragmentaria para permitir la llegada y el depósito de las sales cálcicas.
2. **Formación del callo primario:** el foco se está consolidando; es la fase de curación clínica. Debemos hacer compresión dinámica, con micromovimientos controlados en el foco, a fin de lograr la consolidación primaria.
3. **Formación del callo definitivo:** se alcanza con el hueso maduro, completamente calcificado. Se aplica movilidad axial libre en el foco para favorecer la corticalización del callo.

DIFERENCIAS ENTRE LA FIJACIÓN RÍGIDA Y LA FIJACIÓN DINÁMICA

A principios del siglo pasado se creía que los dispositivos de fijación externa debían proporcionar un nivel de rigidez similar al obtenido con la fijación interna mediante placas y tornillos. Sin embargo, la utilización de tanta rigidez conlleva un lento proceso de consolidación ósea primaria e impide que se forme el callo externo, con lo cual la consolidación se retrasa y puede requerir más de un año.

—

Los dispositivos convencionales de fijación externa no favorecen la consolidación ósea primaria ni la formación del callo externo en la medida en que sería deseable; esto tiene como resultado una prolongación del tiempo total de consolidación.

Los trabajos de Ilizarov, en Rusia, y de De Bastiani, en Italia, introdujeron el concepto de dinamización de la fijación externa. Esta técnica debe aplicarse en el momento preciso y debe ser controlada (el exceso de movimiento tampoco favorece la consolidación primaria) para permitir una consolidación uniforme del foco y en un tiempo menor que el requerido con los sistemas rígidos.

Las nuevas generaciones de fijadores externos han tenido en cuenta el concepto de dinamización del foco fracturario, que al igual que el utilizado por Sarmiento para el tratamiento incruento funcional de las fracturas, se vale del efecto dinámico sobre el foco de fractura para lograr la consolidación en menor tiempo.

—

El fijador axial dinámico desarrollado por la escuela de Verona respeta estas fases, ya que proporciona un grado de rigidez comparable con el del fijador de Hoffman-Vidal de doble cuadro, controlando la flexión lateral y las fuerzas de torsión, haciendo rígido el sistema durante la fase inicial del tratamiento (fase 1) hasta que se considere oportuno desbloquearlo y permitir la excursión dinámica del foco (fases 2 y 3). Esta excursión dinámica se consigue por el diseño telescópico del cuerpo de este fijador y una tuerca de bloqueo del movimiento axial, que permite aplicar compresión, distracción o micromovimiento controlado (dinamización), según sea necesario. La movilidad no debe ser superior a 10 μm, ya que una movilidad mayor impediría la consolidación ósea primaria.

El estímulo de la carga del peso corporal, que es parcial al inicio y se aumenta gradualmente, favorece la formación del callo externo; para lograrlo, se le debe enseñar al paciente que realice cargas parciales con la ayuda de muletas o bastones canadienses.

En los pacientes que no presentaban otras complicaciones, permitimos la carga parcial (30%) del peso corporal desde el día posterior a la cirugía, incrementándola gradualmente hasta alcanzar el 75% entre la 2.ª y la 4.ª semana, momento en el que comenzamos la dinamización. Si el paciente no refiere dolor a nivel del foco, a los 45 días aproximadamente permitimos la carga del 100%.

El momento para iniciar la dinamización depende del tipo de fractura y, principalmente, del grado de estabilidad. Para las fracturas estables la dinamización debe comenzar entre la 2.ª y la 4.ª semana.

En el caso de las fracturas inestables, la carga de comienzo debe reducirse a solo el 15% del peso corporal de inicio y el incremento debe ser más gradual hasta llegar al 75% entre la 6.ª y la 8.ª semana; en ese momento dinamizamos el sistema y habitualmente aparecen los primeros signos radiográficos de formación del callo.

En el miembro superior que no soporta carga del peso corporal o en un paciente que por otros motivos no puede caminar, se indican ejercicios activos de empuje gradual.

Uno de los motivos del fracaso de la fijación externa es la excesiva flexión de los tornillos y el aflojamiento que esto provoca en su inserción.

Dos tornillos por cabezal son suficientes, siempre que no se deba colocar el fijador a más de 4 cm del eje del hueso. Si por algún motivo se superan los 4 cm, se colocan al menos tres tornillos por cabezal a fin de reducir la flexión de estos, disminuyendo así las probabilidades de aflojamiento.

Fijación rígida: proceso de consolidación lento que no favorece la formación ósea primaria y la unión puede llevar más de un año.

Fijación dinámica: respeta el proceso fisiológico del metabolismo óseo acelerando los plazos de consolidación.

—

EFECTO DE LA DINAMIZACIÓN EN LA UNIÓN TORNILLO-HUESO

La dinamización consiste en transferir progresivamente la carga del peso corporal de la interfase tornillo-hueso al tutor, aumentando así la presión en el foco de fractura, lo que aumenta las posibilidades de consolidación (**fig. 67-3 A** y **B**).

Después de la dinamización, la unión tornillo-hueso soporta menor carga y, en consecuencia, se evita el aflojamiento de los tornillos.

—

- **¿Qué ocurre si comenzamos tarde la dinamización?**
  - Se prolongan los tiempos de consolidación.
  - Se aflojan los tornillos.
  - Puede llegarse a la seudoartrosis.
- **¿Qué ocurre con un fijador demasiado rígido?**
  - Es posible que no se forme ningún callo externo o que se forme un callo asimétrico (**fig. 67-4 A** y **B**).
- **¿Qué puede ocurrir si se dinamiza muy tempranamente o en exceso?**
  - Puede formarse una seudoartrosis hipertrófica (**fig. 67-5 A-C**).

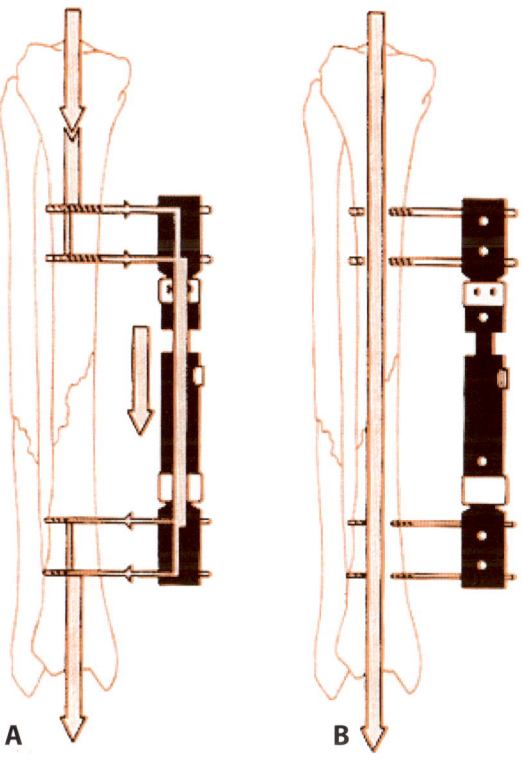

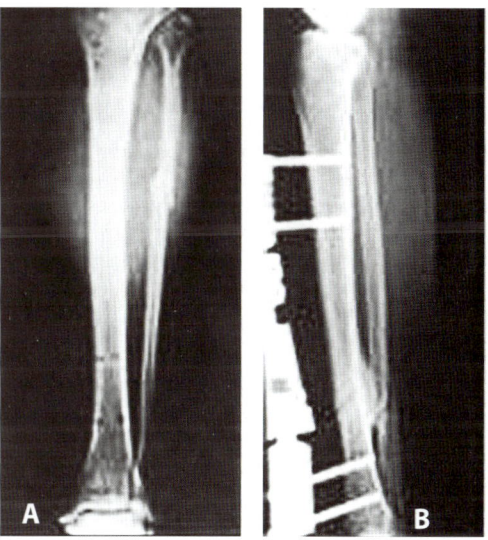

FIG. 67-4. Un fijador de extrema rigidez puede acompañarse de un callo óseo no apreciable puede llevar a que no se observe ningún callo externo (**A**), o de un callo asimétrico (**B**).

Una vez lograda la inserción segura de los tornillos al hueso y a la barra o tubo del fijador, se procede a la reducción de los segmentos óseos mediante maniobras con las barras independientes. Cada mano manipula una barra, a modo de manecilla, para lograr el objetivo del tratamiento, que es reubicar los huesos en su eje original y alcanzar la longitud que tenía antes del accidente (**fig. 67-6 A** y **B**).

 Una vez obtenida la reducción de la fractura, los módulos se unen o fijan entre sí mediante el agregado de una tercera barra con rótulas universales y rótulas dinámicas de tubo a tubo (barra a barra), que bloquean y afirman el sistema, y que garantizan en forma definitiva la estabilidad del montaje.

—

Finaliza así la colocación de este sistema modular de fijación externa (véase **fig. 67-1 K**).

FIG. 67-3. Dinamización. **A.** Inicialmente la unión tornillo-hueso soporta toda la carga. **B.** Luego de la dinamización, la carga axial pasa por el hueso. Los tornillos solo estabilizan el sistema evitando la rotación y la flexión.

FIJADOR AO

 En el tratamiento de las fracturas con este sistema modular se busca la estabilidad deseada mediante la aplicación de dos módulos independientes, libres entre sí, aplicados en cada uno de los segmentos óseos separados que componen la fractura.

—

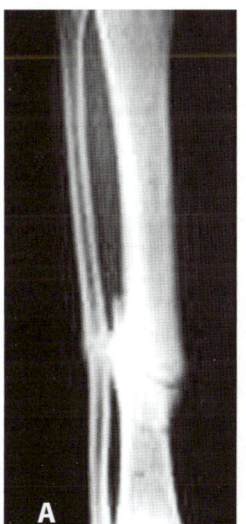

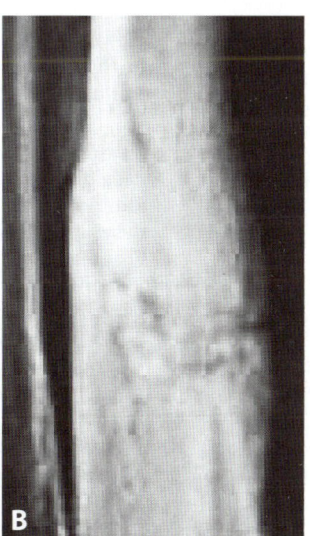

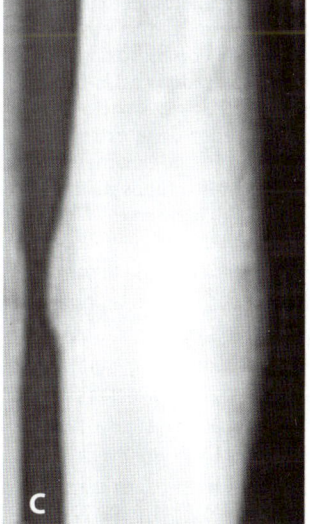

FIG. 67-5. El resultado de dinamizar muy tempranamente o en exceso puede ser una seudoartrosis hipertrófica (**A**). La formación del callo difiere cuando se utiliza fijación rígida (**B**) o fijación dinámica más carga controlada (**C**).

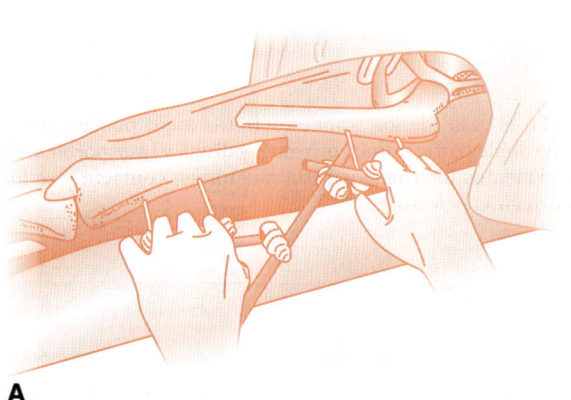
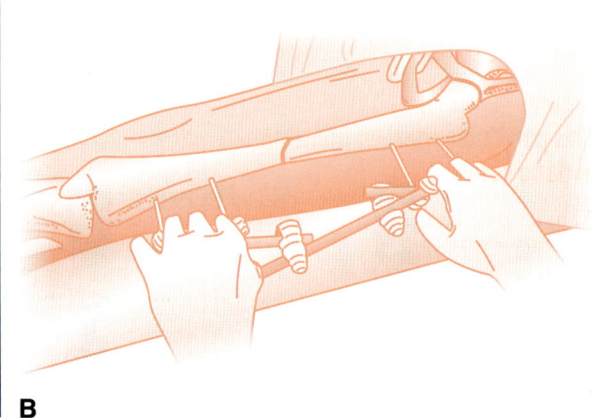

A   **B**

FIG. 67-6. Representación gráfica de la colocación del fijador AO. **A.** Aplicación de los módulos a cada segmento óseo. **B.** Maniobras del fijador para lograr la reducción de los segmentos.

 Cabe destacar que la rápida instalación de este sistema se ve facilitada por la libertad absoluta de colocar los tornillos en el sitio que proporcione el mejor agarre al hueso (hueso más indemne), y dejar descubiertas áreas de piel y músculos que requieran cuidados especiales en el caso de las fracturas complicadas.

—

Entre las recomendaciones básicas para la fijación de cualquier estructura o cuerpo, deben tenerse presentes las leyes de la mecánica, según las cuales la resultante de la fuerza de los brazos de palanca óseos y el apoyo-sostén en 3 puntos son fundamentales para la contención de los fragmentos fracturados. Además, deben tenerse en cuenta las fuerzas musculares existentes, que pueden actuar a favor o en contra de la reducción, según la localización del sitio de pérdida de continuidad en el hueso y su relación con las inserciones.

En relación con la ubicación de los tornillos en cada segmento de hueso fracturado, se recomienda colocar al menos dos en cada uno y a la mayor distancia posible entre sí, para proporcionar un mejor brazo de palanca; el diámetro de los tornillos no debe sobrepasar un tercio del diámetro del hueso y es ideal que la rosca esté recubierta con hidroxiapatita para mejorar el agarre a las corticales. En cuanto a las barras o tubos, estas deben seguir la regla de dejar un espacio libre entre ellas y la piel, o un contorno alrededor de la extremidad afectada para permitir el aseo; sin embargo, la máxima estabilidad del sistema se logra al montar barras o tubos más cerca del eje mayor del hueso que a gran distancia de este.

 El sistema modular es el tipo de tutor externo de más rápida colocación y de mayor versatilidad para configurar múltiples montajes, muchas veces indispensables, en el momento de tratar los huesos de extremidades gravemente dañadas. También, en la primera atención médica después de un accidente, como control del daño, para lograr una rápida movilización del paciente politraumatizado y disminuir el riesgo de vida que estos pacientes suelen tener al ser transportados a centros de tratamiento especializados o para hacer estudios, sin los riesgos asociados de agravar las lesiones óseas y de las partes blandas.

—

El fijador externo modular AO se presenta en más de un tamaño, de modo que puede utilizarse tanto en los adultos como en los niños. Sus principales indicaciones son la fijación transitoria de fracturas expuestas, así como en el manejo de múltiples fracturas en pacientes con politraumatismos, aun cuando las fracturas no sean expuestas.

En los adultos, la transitoriedad del uso de este tutor modular depende del peso, la capacidad biológica de curación de la fractura y, principalmente, la inestabilidad que con el tiempo suele producirse en la interfase clavo-hueso. Esta inestabilidad contraindica que el paciente cargue peso y hace desaconsejable la marcha. Dado que en los niños no sucede esta situación, el fijador modular puede usarse, incluso, como sistema definitivo hasta la consolidación completa de la fractura.

TORNILLOS UTILIZADOS EN LOS DISTINTOS FIJADORES

Diferencias de los tornillos

Hay diversos tipos de tornillos y cada fijador utiliza uno distinto. Mencionamos aquí las características de los principales, y nuestro parecer y experiencia con cada uno de ellos.

- **Tornillos de diámetro uniforme:** durante su inserción, cada giro de la rosca ocupa los surcos abiertos por la espira anterior; si el procedimiento no se realiza con cuidado, sin desviarse del eje, se produce una erosión repetida que lleva al aflojamiento.
- **Tornillos autoperforantes de diámetro uniforme:** al llegar a la segunda cortical se debe aplicar mayor fuerza que puede hacer que el tornillo penetre en cuña y así lleve a la rotura de esta cortical. Al tener un diámetro uniforme, puede producir una carga despareja que conduce al aflojamiento.
- **Tornillos troncocónicos:** ofrecen mayor resistencia a la torsión, ya que en la primera cortical la carga es del 60 al 70% y, al tener un diámetro mayor en este punto, garantiza mayor resistencia al doblamiento. Durante su inserción, cada vuelta de rosca abre un nuevo surco ligeramente más grande en el hueso, lo que permite la distribución uniforme de la carga.

DISTINTAS INDICACIONES DE LA FIJACIÓN EXTERNA Y SUS CARACTERÍSTICAS

Fracturas expuestas, asociadas o no con lesiones de las partes blandas, en politraumatizados con daño cerebral o sin él

El manejo de las fracturas expuestas ha ido experimentando modificaciones en lo concerniente a la complejidad de la planificación preoperatoria y a las tácticas por seguir, sobre todo en las heridas graves de los miembros asociadas con lesiones severas de las partes blandas, en las que se debe recurrir a colgajos musculares rotatorios o colgajos miocutáneos libres para cubrirlas, o cuando se trata a un politraumatizado.

Los objetivos básicos frente a las heridas graves de los miembros son:

1. Restablecer la continuidad ósea y proveer una adecuada cobertura de las partes blandas.
2. Preservar o restablecer la función articular vecina al foco de la lesión.
3. Mantener la longitud del miembro.
4. Evitar las lesiones por decúbito.

Fracturas multifragmentarias

En las fracturas multifragmentarias, el fijador externo actúa como un puente respecto de los fragmentos que mantiene la alineación del miembro. Permite tratar fracturas complejas que, de otro modo, hubieran requerido grandes abordajes y la colocación de abundante material de síntesis en el foco, con un método mínimamente invasivo, a cielo cerrado, que preserva el hematoma fracturario (acortando los tiempos de consolidación y dejando libres las articulaciones vecinas para una pronta deambulación y rehabilitación).

Pérdida de sustancia ósea y alargamientos

Hoy, el uso de fijadores externos asociados a técnicas de corticotomías y callotasis, así como al transporte óseo, nos permite corregir pérdidas de sustancia ósea sin que se altere el largo del miembro, o elongar un segmento óseo en caso de discrepancias de longitud de los miembros.

 La callotasis es una técnica de distracción gradual y controlada del tejido conjuntivo que va a conformar el callo, que orienta los retículos óseos en sentido paralelo a la distracción y que permite así la formación natural del hueso.

—

El objetivo de la callotasis es estimular la proliferación de tejido osteogénico a través del incremento de la actividad biosintética de los elementos celulares para obtener tejido óseo de manera rápida. Esto se consigue preferentemente mediante la osteotomía subperióstica en la región metafisaria proximal aunque, si es necesario, puede efectuarse la osteotomía subperióstica en la región distal y la callotasis en forma retrógrada.

Cuando la callotasis se utiliza para la corrección de discrepancias de longitud, si estamos ante una pérdida importante de sustancia ósea debemos agregar el transporte óseo, que consiste en llevar progresivamente un fragmento óseo con sus estruc-

turas vecinas para cubrir el déficit. El transporte se realiza preferentemente de proximal a distal, pero puede realizarse en sentido inverso. El fragmento transportado se desliza dentro del envoltorio de partes blandas del mismo modo en que se desplaza un ascensor a través de su hueco.

En el caso de los grandes defectos óseos puede realizarse una doble corticotomía, proximal y distal, y transportar ambos fragmentos intermedios hasta que tomen contacto y se logre corregir el defecto.

 Tanto en la callotasis como en el transporte óseo, la velocidad del alargamiento es de 1 mm por día.

—

Es óptima si se realiza en cuatro períodos iguales, es decir, a razón de 0,25 mm cada 6 horas. Si se utiliza el fijador de Verona, 1 mm de alargamiento se logra mediante un giro completo (360°) en 24 horas del dispositivo compresor-distractor del que este tutor dispone.

No se debe superar este ritmo, ya que se produciría una tracción excesiva sobre las partes blandas y los paquetes vasculonerviosos; solo en contados casos y en los niños, en quienes el potencial de osificación es mayor (observación de signos radiográficos de calcificación en el segmento alargado), puede ser necesario alargar a razón de 1,5 mm por día.

Una vez que los segmentos entraron en contacto como resultado del transporte óseo, la consolidación se puede conseguir aplicando solo compresión interfragmentaria.

Para las pérdidas de sustancia ósea en el fémur de hasta 5 cm y de 3 cm en la tibia (excepto que el peroné se encuentre indemne o consolidado), es conveniente implementar un acortamiento primario con compresión fuerte y sostenida sobre el foco, y realizar la callotasis como si solo se estuviera corrigiendo un defecto de la longitud (**fig. 67-7 A-E**).

Artrodesis

La artrodesis o fusión quirúrgica de una articulación es el último recurso para situaciones en las que no se puede salvar la función de una articulación o realizar la sustitución protésica.

Esta fusión se consigue al puentear la articulación mediante el fijador que la mantiene bajo fuerte presión; normalmente, la compresión cerrada es suficiente para obtenerla, pero en otros casos es necesario actuar sobre la superficie articular antes de realizar la compresión.

El período durante el cual se mantiene el fijador varía entre 3 y 6 meses, según la articulación que estemos tratando, y si debió realizarse alguna intervención previa o simultánea, como el retiro de una prótesis.

Seudoartrosis

Petrachi denomina seudoartrosis al fracaso definitivo de la osteogénesis a nivel del foco de fractura, artrodesis u osteotomía, que crea una movilidad anormal y permanente en ese sitio.

La seudoartrosis es una de las complicaciones de las fracturas de los huesos largos, especialmente las debidas a traumatismos de alta energía.

Otro factor causante de esta patología está directamente relacionado con el tratamiento realizado: falla de reducción, del contacto-presión del foco o del material empleado, y del tipo o tiempo de inmovilización.

Weber y Cech (1976), y Paley (1989), las clasifican para su tratamiento en: seudoartrosis hipertróficas, atróficas e infectadas.

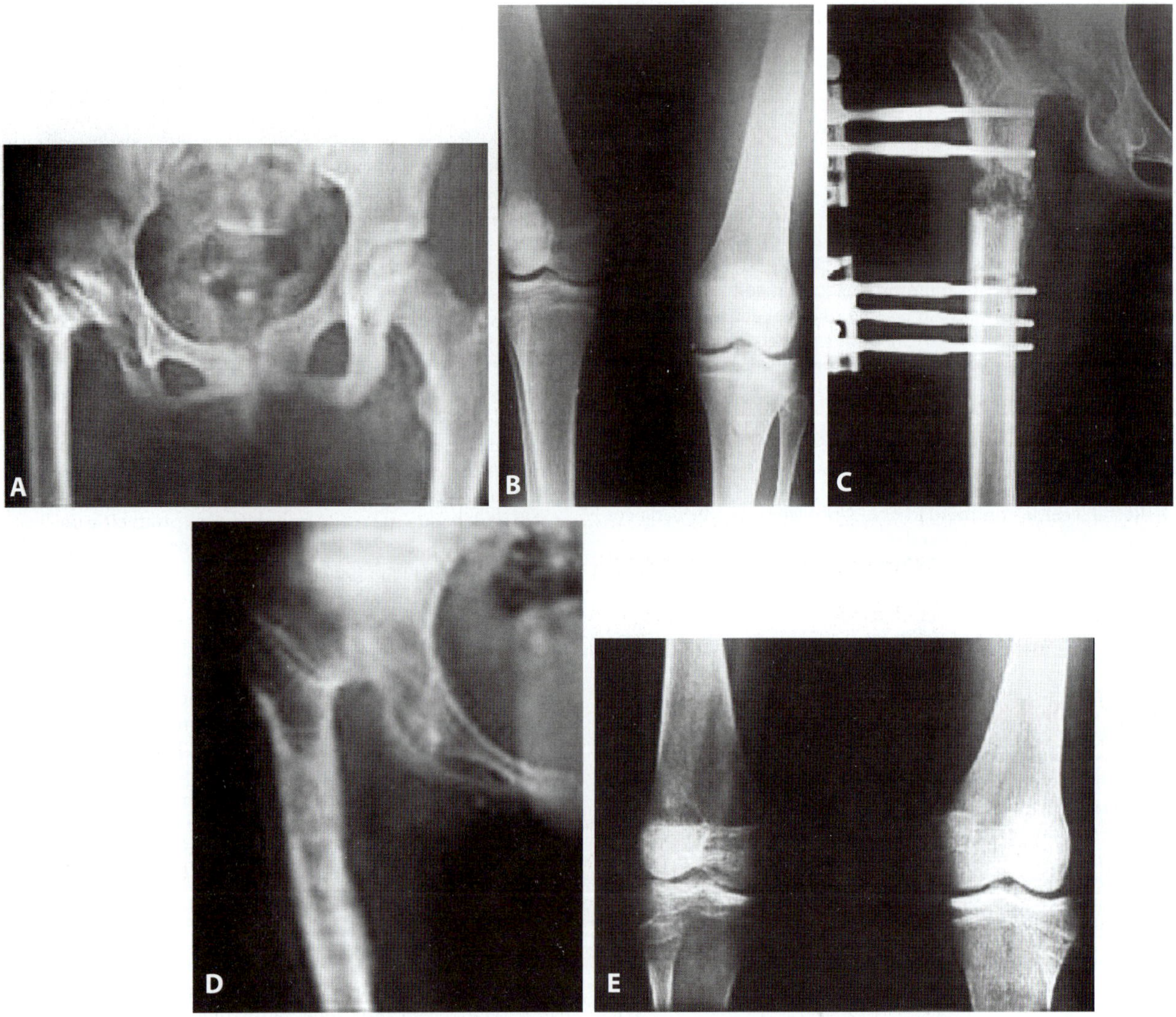

FIG. 67-7 A-E. Ejemplos de pérdida de sustancia ósea y alargamiento.

En la seudoartrosis hipertrófica no asociada a infección, se procura aplicar una fuerte compresión en un primer tiempo hasta la dinamización del sistema. En las de la tibia se realiza una osteotomía del peroné para mejorar el contacto interfragmentario. Entre las 4 y las 6 semanas se dinamiza el sistema hasta la consolidación.

En la atrófica, una vez colocado el fijador, por lo general en el mismo acto quirúrgico se aporta un injerto esponjoso o corticoesponjoso tomado de cresta ilíaca, y se dinamiza el sistema al aparecer los primeros signos radiográficos del callo óseo.

En los casos de seudoartrosis infectada, Cierny (1985) sugiere la realización de una limpieza quirúrgica (*toilette*) primaria del foco para eliminar los tejidos desvitalizados o con signos de infección (tanto de las partes blandas como óseas), colocando los tornillos lo más alejados posible del foco, y aplicando una compresión fuerte y sostenida, conforme a los conceptos de Ilizarov (**fig. 67-8 A-G**).

En los casos de déficit de cobertura cutánea, es prudente en un primer tiempo la *toilette* del foco, seguida de alguno de los procedimientos plásticos (colgajos) (véase **cap. 70**).

Correcciones angulares por desejes anatómicos o por mala consolidación de las fracturas

La corrección de las desviaciones angulares, sean estas de origen anatómico o por secuelas de una mala consolidación de la fractura, puede realizarse en forma primaria (en el mismo acto quirúrgico) cuando no se observen discrepancias de longitud de los miembros, con agregado, o no, de injerto corticoesponjoso. En estos casos, la función del fijador externo es la misma que cumple en el tratamiento de una fractura. También se puede –por medio de la hemicallotasis– corregir el defecto de alineación (deseje) y al mismo tiempo, de existir, corregir el acortamiento.

 La hemicallotasis es una técnica similar a la descrita en el alargamiento de los miembros, con la diferencia de que en lugar de tomar todo el diámetro del hueso, la elongación del callo se realiza solo en el lado en que se encuentra la concavidad del defecto.

—

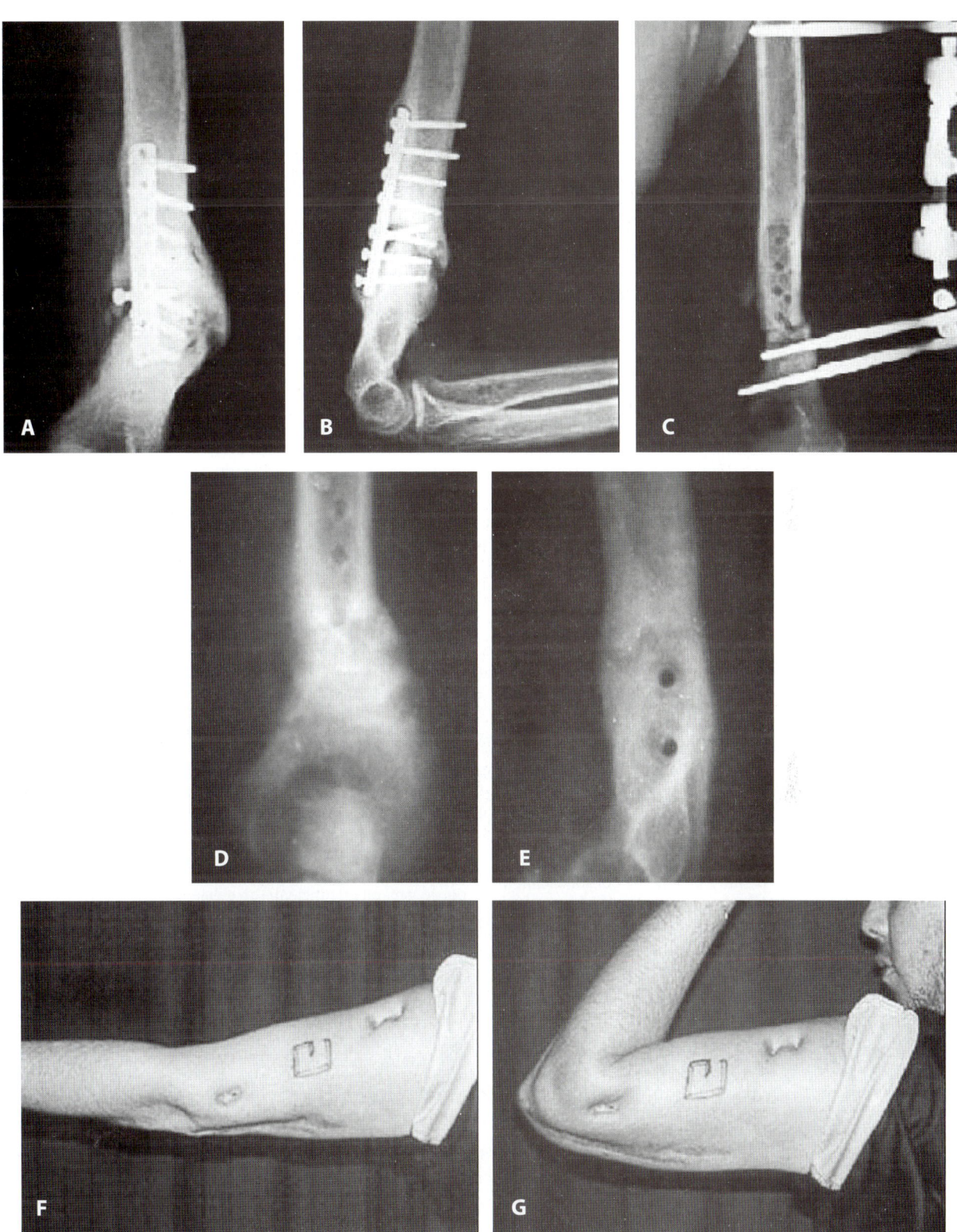

FIG. 67-8 A-G. Ejemplo de seudoartrosi tratada con método de Cierny.

En lo posible, la osteotomía se realiza respetando la cortical contralateral al deseje para que actúe como bisagra (el fijador debe colocarse siempre sobre el lado cóncavo de la desviación, lo que hace que resulte sumamente incómodo en las desviacio-nes en varo del fémur distal). Una vez lograda la corrección angular y, si es necesario, bloqueando el cabezal de angulación, se puede continuar la elongación del callo hasta completar la corrección del déficit de longitud.

Fracturas articulares

 El uso de tutores externos para el tratamiento de las fracturas articulares es una técnica conservadora y de alternativa cuando está contraindicada la reducción abierta.

—

Se logran los objetivos mediante la distracción de los componentes articulares, con tracción de la cápsula y los ligamentos.

Al puentear la articulación, permite la carga y la movilización tempranas. Así, se logra la neoformación de tejido fibrocartilaginoso que aplana las irregularidades y evita las rigideces indeseables.

El tratamiento de las fracturas articulares por medio de fijadores externos se basa en las técnicas de artrodiastasis y ligamentostasis.

El término artrodiastasis fue empleado inicialmente por la escuela de Verona (1979) para describir una técnica quirúrgica de la articulación coxofemoral; luego se aplicó en otras articulaciones.

 Artrodiastasis: es una técnica utilizada para distraer las superficies articulares mientras se mantiene la movilidad articular, por la cual se crea un espacio entre las carillas articulares.

—

Apunta a restablecer la circulación sinovial y encara la reparación fibrosa, sin formación de adherencias (Tivella-Saleh).

 Ligamentotaxis: el principio de esta técnica es lograr la reducción de una epífisis fracturada mediante la tracción ejercida por la cápsula y los ligamentos.

—

Esta tracción produce el efecto de reagrupar los fragmentos óseos; en algunos casos es necesario realizar fijaciones internas mínimas (osteodesis, tornillos) para conseguir la reducción anatómica de una carilla articular. Al mantener separados los componentes articulares, permite a la vez la consolidación y evitar la carga de peso (Vidal) (**fig. 67-9 A-J**).

Lesiones de la pelvis

Las lesiones del anillo pélvico se suelen observar en pacientes politraumatizados y el riesgo fundamental es la pérdida de sangre como consecuencia de las hemorragias arteriales, venosas y del hueso esponjoso.

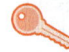 Como norma general, un anillo pélvico inestable debe ser estabilizado lo antes posible (véase **cap. 58**).

—

En el protocolo de tratamiento, es la lesión esquelética de más alta prioridad (Rieger y cols., 1991), ya que una vez estabilizada el paciente puede ser trasladado o rotado para completar los estudios necesarios.

 La fijación del anillo pelviano reduce la posibilidad de una mayor pérdida hemática y permite que actúe el efecto de taponamiento (Müller-Färber y Müller, 1984).

—

Según el tipo de lesión, puede colocarse frontalmente entre las espinas ilíacas anterosuperior y anteroinferior, o a nivel de las crestas ilíacas; en ambos casos, puede combinarse con la fijación interna o percutánea posterior, si hubiera inestabilidad posterior.

Resecciones óseas por tumores

En la **figura 67-10 A-E** se ejemplifica el uso en un caso de osteocondroma del húmero proximal asociado a la resección en bloque de la lesión y la colocación, en la brecha ósea dejada por el procedimiento, de dos costillas y un injerto corticoesponjoso tomado de la cresta ilíaca.

En este caso se utilizó el fijador como método de fijación que puentea la lesión hasta obtener la consolidación del injerto.

Reimplante de miembros

La fijación externa es un excelente método para la fijación en caso de reimplante de miembros, ya que mantiene rígido el foco durante el tiempo necesario para la consolidación, inhibiendo las fuerzas tensionales de flexión, tracción y cizallamiento, lo que permite una mejor evolución de las suturas vasculares, nerviosas y tendinomusculares (**fig. 67-11 A-J**).

MÉTODOS DE EVALUACIÓN Y SEGUIMIENTO

El seguimiento del paciente debe ser realizado personalmente por el cirujano tanto en las curaciones como en los estudios radiográficos.

Para evitar las lesiones periorificiales y las infecciones superficiales, es sumamente importante enseñarle al paciente los cuidados y la limpieza del lugar de inserción de los tornillos; esta última debe hacerse diariamente y con sustancias no corrosivas, como agua oxigenada (H_2O_2), solución fisiológica, alcohol etílico o desinfectantes de amonio cuaternario. No se aconseja utilizar sustancias yodadas ya que, según algunos estudios, en presencia del acero inoxidable el yodo se inactiva.

Con respecto al control del callo óseo, el seguimiento se realiza con radiografías simples (**fig. 67-12 A**); el par radiográfico por lo general es suficiente; se deben solicitar posiciones oblicuas ya que, al no ser el fijador radiotransparente, un perfil estricto no permite apreciar el foco. Al final del tratamiento, y antes del retiro del fijador en caso de dudas, se puede solicitar una tomografía lineal (**fig. 67-12 B**), que permite ver la consolidación en distintos planos del hueso. En caso de evaluar la formación del callo en callotasis o transporte óseo, pueden utilizarse, además, tomografía computarizada, resonancia magnética, gammagrafía, ecografía (**fig. 67-12 C**) y densitometría ósea (**fig. 67-12 D**).

CONTRAINDICACIONES PARA EL USO DE TUTORES EXTERNOS

Pennig describe las siguientes contraindicaciones:

- Diabetes mal controlada.
- Alteraciones psíquicas.
- Lesiones neurológicas previas.
- Infección por el virus de la inmunodeficiencia humana (HIV).
- Hepatitis.
- Alergia conocida al acero inoxidable.

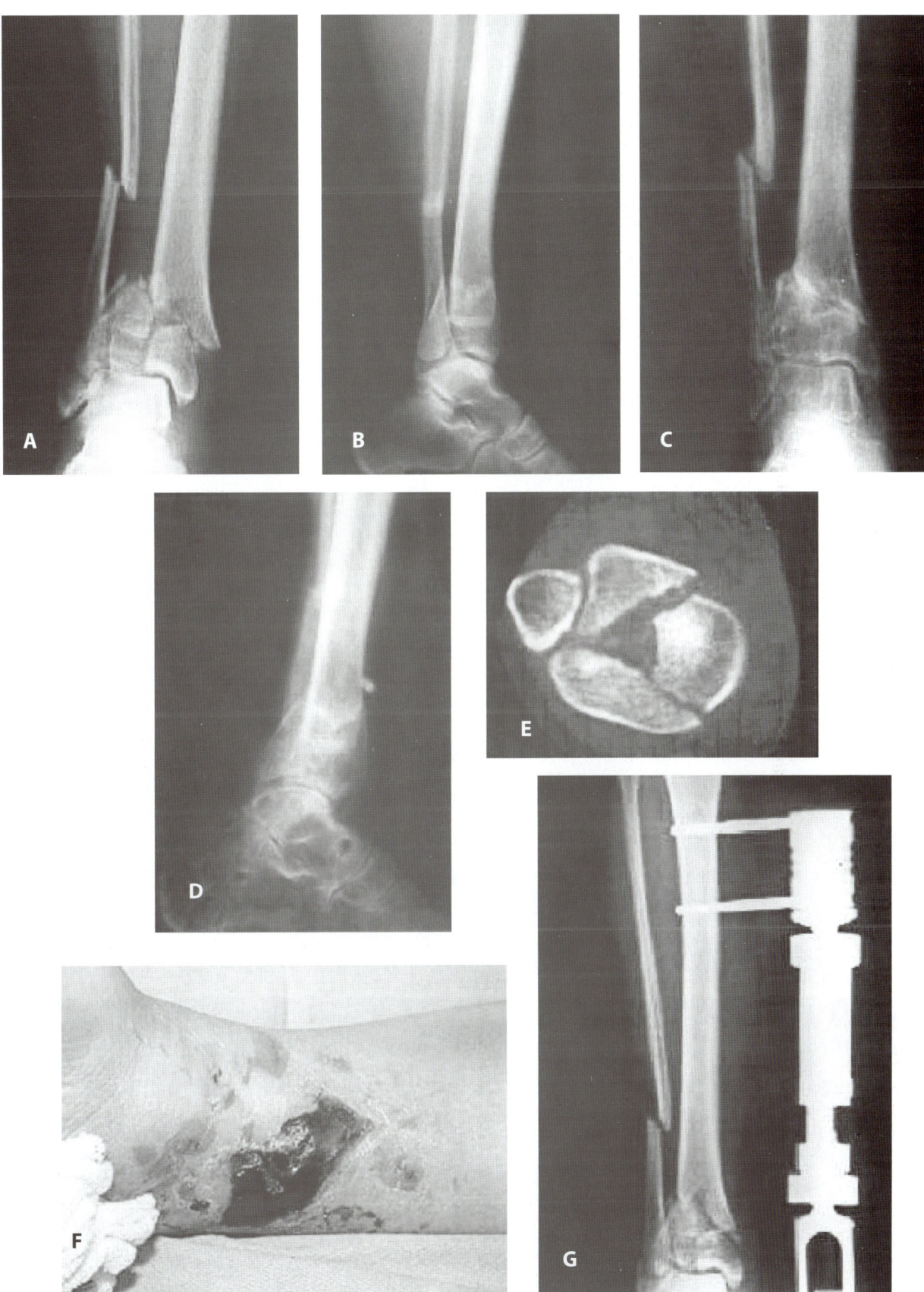

FIG. 67-9 A-G. Ejemplo de fractura articular con compromiso articular tratada con tutor de Bastiani.

(Continúa)

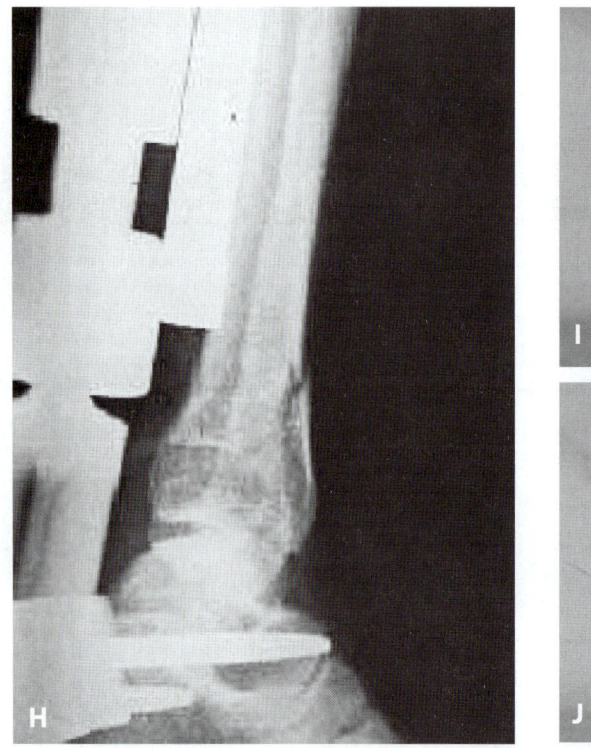

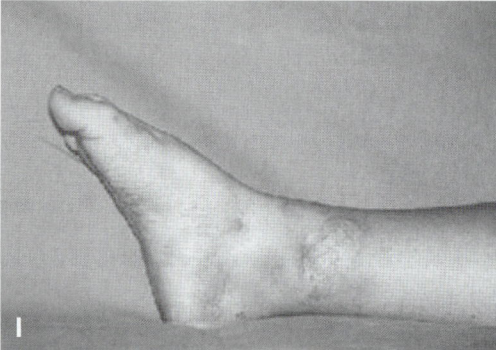

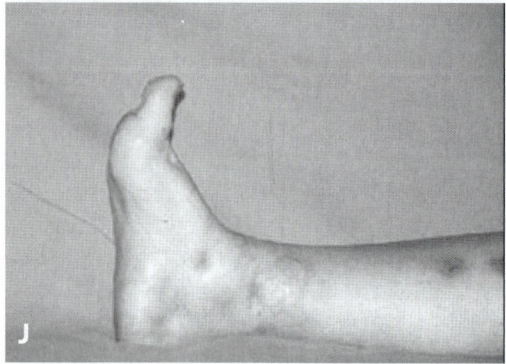

FIG. 67-9 H-J. (*Continuación*).

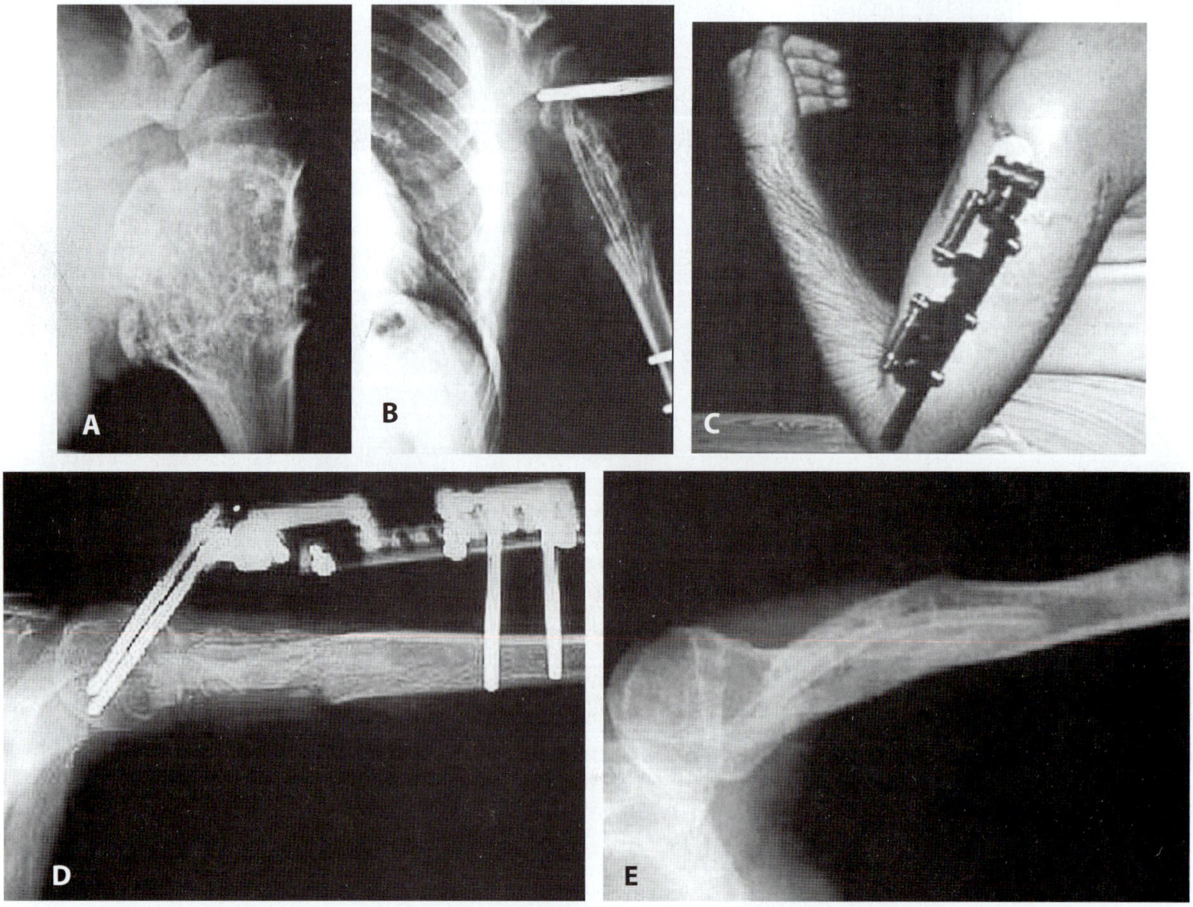

FIG. 67-10 A-E. Resección ósea por tumor. Nótese la combinación con agregado de injerto de hueso ilíaco y costal.

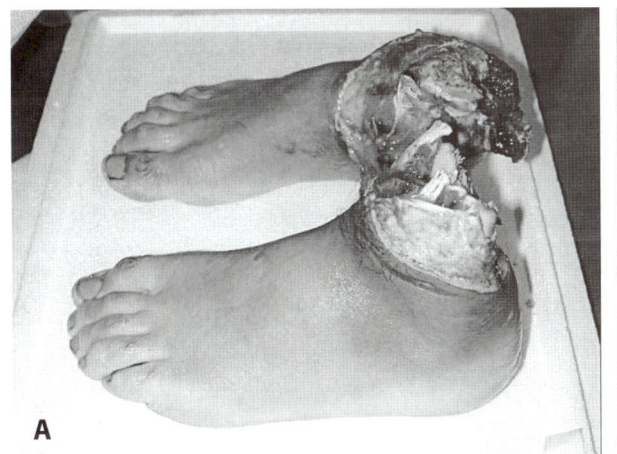

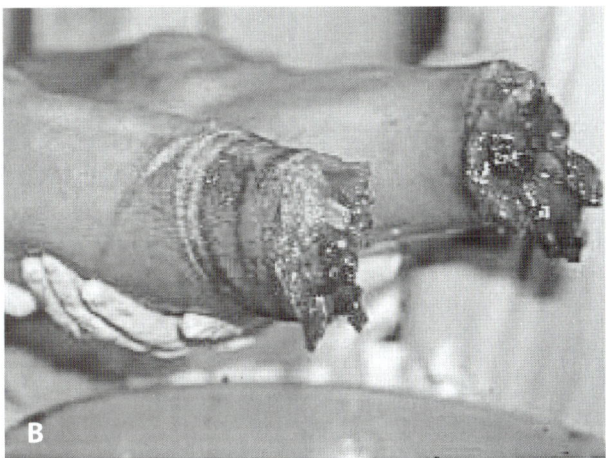

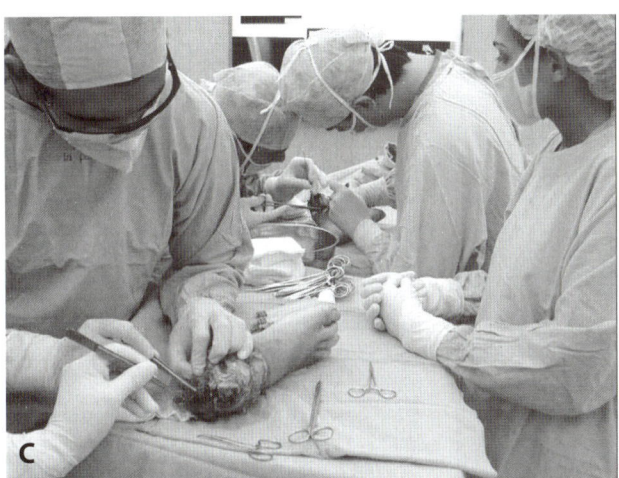

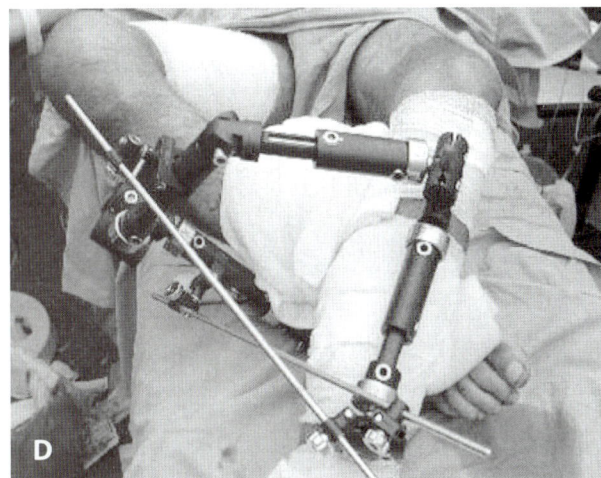

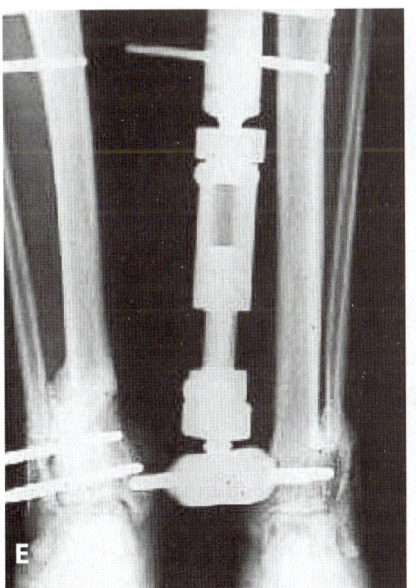

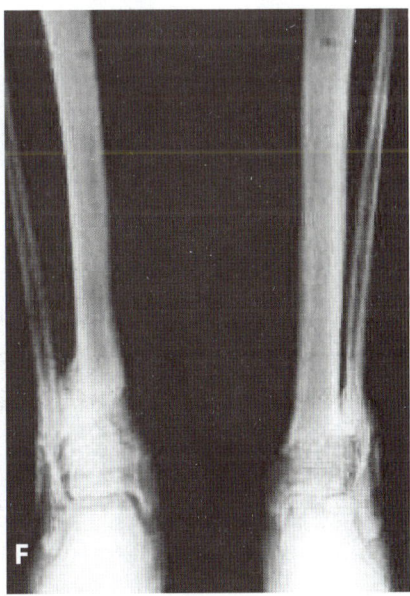

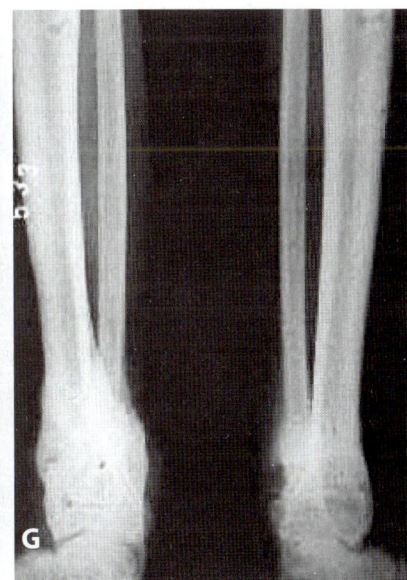

FIG. 67-11 A-J. Reimplante de miembros.

(Continúa)

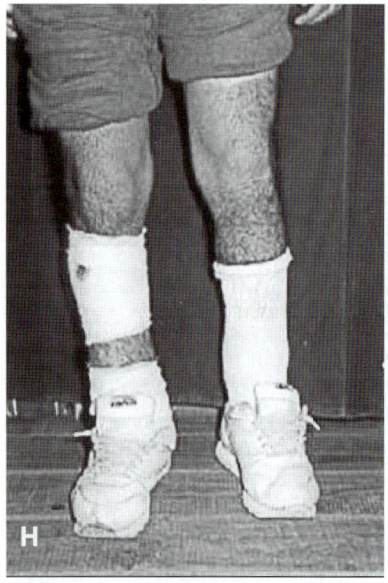
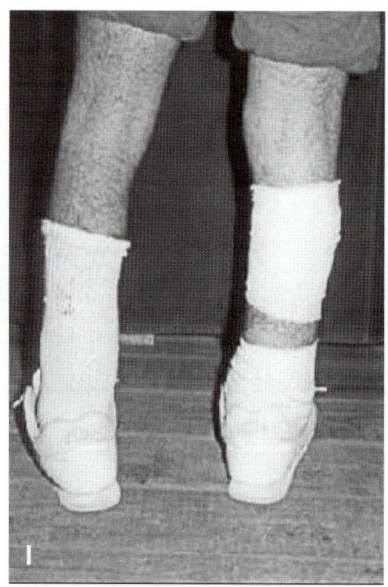
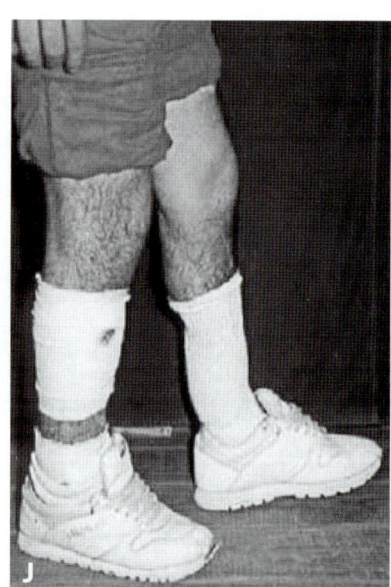

FIG. 67-11 H-J. (*Cont.*).

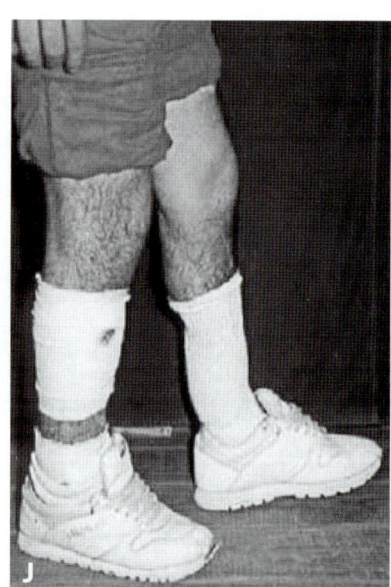

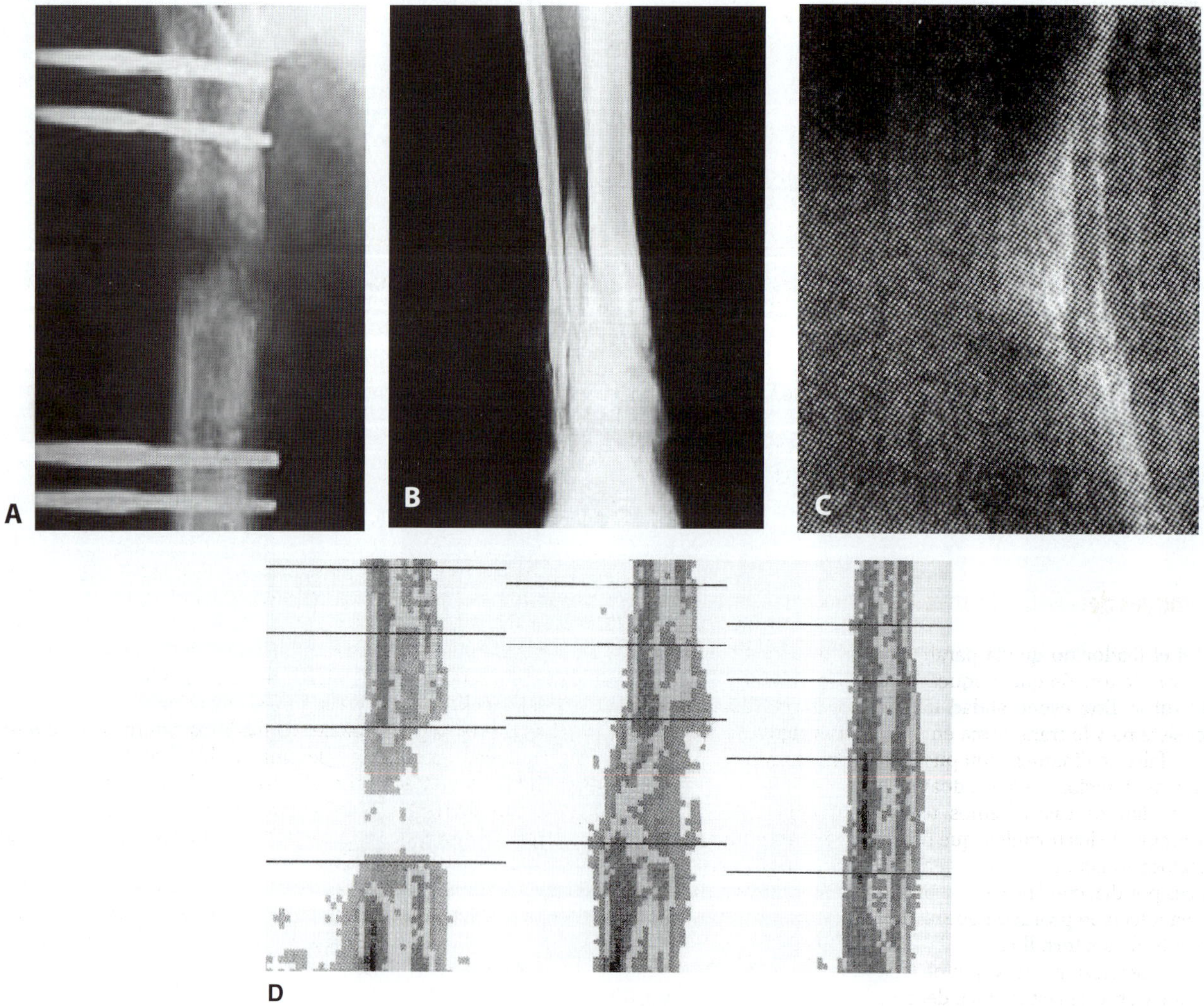

FIG. 67-12 Métodos para la evaluación y seguimiento de la formación del callo óseo. **A.** Radiografía simple. **B.** Tomografía lineal para evaluar la formación del callo en callotasis o transporte óseo. **C.** Ecografía. **D.** Densitometría ósea. Véase esta figura en **Láminas en color**.

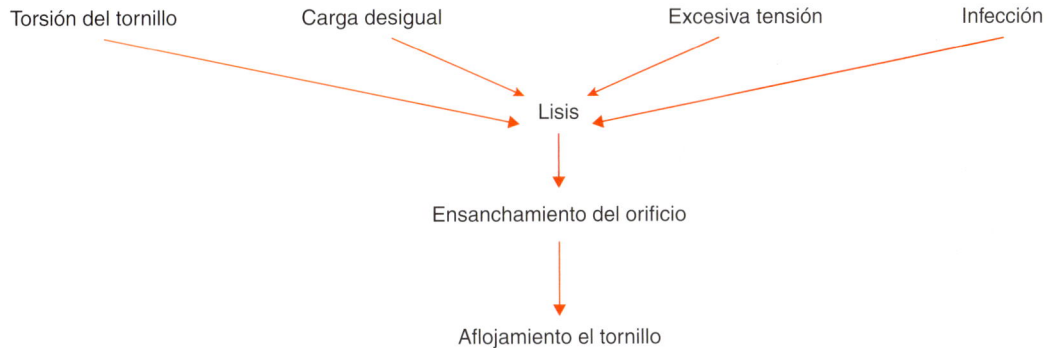

FIG. 67-13. Posibles causas del aflojamiento del tornillo.

COMPLICACIONES

- Aflojamiento de los tornillos.
- Infección superficial.
- Desplazamiento.
- Necrosis del colgajo.
- Rigidez articular.

Causas de aflojamiento de los tornillos

Es importante respetar la distancia hueso-fijador, la cantidad de tornillos para colocar por cabezal, que estos entren perpendiculares al eje longitudinal del hueso y que estén paralelos entre sí ya que, de no tomar estas medidas, aumenta el momento de las fuerzas y torsiones a nivel de la interfase hueso-tornillo (**fig. 67-13**).

Otro aspecto importante de la colocación del fijador es que se debe partir de una buena reducción de la fractura, con lo que se evita que la fuerza ejercida en el sitio de inserción de los tornillos sea excesiva.

La mala selección del diámetro de los tornillos puede llevar a su incurvación o a su rotura.

El aflojamiento depende también del tipo de tornillo utilizado. El calentamiento óseo que se genera al insertar los tornillos corticales es significativamente menor cuando se colocan tornillos troncocónicos.

Enfoques del aflojamiento de los tornillos

Si el fijador no queda paralelo al eje del hueso, se generan fuerzas de torsión que bloquean el funcionamiento telescópico del tutor. Esta eventualidad impide la correcta dinamización del sistema y lo transforma en una fijación rígida.

La falta de dinamización puede llevar al retardo en la consolidación e, incluso, a la seudoartrosis.

En algunos casos hemos tenido secreción en la zona de inserción de los tornillos, que remitió con la administración de cefalosporinas de primera generación y con la limpieza, dos veces por día, con H_2O_2 de 5 volúmenes. No hemos tenido ninguna infección profunda que obligara al retiro y al reposicionamiento de los tornillos.

Los desplazamientos que observamos fueron en varo en el fémur y en valgo en la tibia, debidos a un inadecuado ajuste de las levas. En estos casos, se realizó la reducción incruenta bajo anestesia general y se logró una buena alineación final.

En un caso de necrosis del colgajo (de sóleo con pedículo invertido), este debió reemplazarse por un colgajo de dorsal ancho.

La rigidez de la rodilla fue una complicación observada en los inicios de nuestra serie, antes de que comenzáramos a dejar la rodilla en flexión sobre una férula de Putti a 90° durante el posoperatorio inmediato e indicáramos la movilización activa temprana de la rodilla.

En los casos de fracturas expuestas, hemos observado edema residual de la pierna, el cual no es solo atribuible al método, sino que es una complicación frecuente en este tipo de lesiones.

CONSIDERACIONES FINALES

Como vimos, el origen de la fijación externa nace con la medicina, pero es a partir de la segunda mitad del siglo pasado cuando los distintos aparatos se transforman y mejoran hasta ser reconocidos como herramientas útiles para la reducción, la estabilización y la corrección de las deformidades esqueléticas. Estos cambios también se deben al uso de aleaciones de nuevos materiales y a la innovación en los componentes de los sistemas, lo que ha permitido la fabricación de aparatos más simples, dinámicos, versátiles, livianos y, a su vez, resistentes y durables. Incluso, son hoy más accesibles para los sistemas de salud que deben proporcionar cuidados primarios y de alta especialidad en la práctica moderna de la ortopedia y la traumatología.

Se puede afirmar que los dispositivos convencionales de fijación externa rígidos no favorecen la consolidación ósea primaria ni la formación del callo definitivo en la medida en que sería deseable. Esto da por resultado un incremento del tiempo de consolidación y aun del riesgo de seudoartrosis.

En las nuevas generaciones de fijadores externos se ha tenido en cuenta el concepto de dinamización controlada y progresiva del foco fracturario; el respeto de la fisiología ósea, con aplicación de rigidez inicial seguida de micromovimiento controlado del foco; más el incremento paulatino y progresivo de la carga del peso corporal.

El momento para iniciar la carga y la dinamización depende del tipo de fractura y, principalmente, del grado de estabilidad.

Uno de los motivos de fracaso es la excesiva flexión de los tornillos y el aflojamiento que esto provoca en los sitios de su inserción.

SÍNTESIS CONCEPTUAL

- Los fijadores dinámicos han resultado una alternativa válida en:
- Fracturas complejas y correspondientes al grupo III de Gustilo.
- Pacientes politraumatizados con traumatismo craneal o sin él; la fijación externa permite la movilización temprana del paciente y evitar las complicaciones asociadas a la inmovilidad prolongada.
- Casos de pérdida de sustancia ósea, porque permiten su corrección sin alterar la longitud del miembro.
- Discrepancias de la longitud de los miembros, ya que se logra corregir el defecto sin afectar las articulaciones vecinas.
- Artrodesis, por la posibilidad de bloquear más tarde el sistema y proporcionar compresión interfragmentaria.
- El tratamiento de las fracturas articulares, como procedimiento conservador o como técnica alternativa cuando está contraindicada la reducción abierta.

68

BIOMATERIALES

JOSÉ CORDERO AMPUERO

68-1. ALEACIONES METÁLICAS

—

68-2. CERÁMICAS

—

68-3. RECUBRIMIENTO DE IMPLANTES

68-1. ALEACIONES METÁLICAS

ACERO INOXIDABLE

Nombre común de diversas aleaciones de Fe asociado a Ni, Cr, Mo y C (**cuadro 68-1-1**), muy utilizado para implantes de osteosíntesis (placas, tornillos, clavos intramedulares, fijadores externos).

Ventajas

Bajo precio, maleabilidad y ductilidad.

Inconvenientes

- Tendencia a la corrosión lenta (conviene utilizarlos únicamente como implantes temporales, es decir, en osteosíntesis).
- No se pueden fabricar superficies porosas por su facilidad de corrosión.
- Riesgo de infección más alto que el de otras aleaciones metálicas.

ALEACIONES DE CROMO, COBALTO Y OTROS METALES

Aleaciones de Co, Cr, Mo y W con manufactura posterior mediante fundido en moldes o forjado. Se utiliza para vástagos cementados, cabezas de prótesis de cadera y cóndilos femorales de prótesis de rodilla.

Ventajas

- Máxima resistencia a la fractura, a la fatiga y al desgaste (**cuadro 68-1-2**).
- Tras Ti, son las aleaciones más resistentes a la corrosión.

Inconvenientes

- Rigidez (elevado módulo de elasticidad) (**cuadro 68-1-3**), que facilita la osteoporosis por transmisión distal de cargas.
- Baja ductilidad (difíciles de mecanizar).
- Muy caras (elevado precio del cobalto).
- Liberan iones de Ni ($1,10^{-11}$ g/cm^{2}h) que pueden ser alergénicos.
- Riesgo de infección mayor que las aleaciones de Ti.

ALEACIONES DE TITANIO

En OS se utiliza el Ti comercialmente puro, fácilmente mecanizable y soldable. Para PTC no cementadas y bandejas de

CUADRO 68-1-1. ABREVIATURAS DE ALGUNOS BIOMATERIALES

Al: aluminio
BCP: cerámicas bifásicas de fosfato de calcio
C: carbono
Ca: calcio
Co: cobalto
Cr: cromo
CrCo: aleación de Cr, Co y otros metales en menor proporción
Fe: hierro
H: hidrógeno
HAP: hidroxiapatita
MMA: metilmetacrilato (monómero)
Mo: molibdeno
N: nitrógeno
Nb: niobio
Ni: níquel
O: oxígeno
OS: osteosíntesis
P: fósforo
PE: polietileno
PM: peso molecular
PMMA: polimetilmetacrilato o cemento acrílico
PTC: prótesis total de cadera
PTR: prótesis total de rodilla
SS (*stainless steel*): acero inoxidable
TCP: fosfato tricálcico
Ti: titanio
UHMWPE: (*ultra high molecular weight polyethylene*) polietileno de ultra alto PM
Vn: vanadio
W: wolframio o tungsteno

- Módulo de elasticidad 5 veces superior al hueso cortical y $1/2$ a $1/3$ el de las aleaciones de SS o CrCo (véase **cuadro 68-1-3**); evita en parte la osteoporosis por protección de cargas y la rotura por fatiga.
- Menor riesgo de infección que el CrCo o el SS.

Inconvenientes

Escasa resistencia a la fricción y desgaste acelerado, lo cual impide utilizar Ti en las cabezas femorales y en los cóndilos femorales de las PTR.

ALEACIONES METÁLICAS EN RECUBRIMIENTOS POROSOS

Persiguen la fijación biológica de los implantes mediante crecimiento de hueso en el interior de los poros, anclando el implante y aumentando la superficie de transmisión de cargas. El diámetro de los poros ha de permitir el crecimiento hacia su interior de yemas vasculares y frentes osteoblásticos, variando entre 100 y 400 micras.

Procedimientos metalúrgicos para obtener la superficie porosa: sinterización de varias capas de bolitas, adhesión por difusión de capas de malla de alambre, o chorro de plasma de polvo metálico.

ALEACIONES METÁLICAS EN SUPERFICIES DE FRICCIÓN

Los pares de fricción metal-metal en PTC se basan en una diferencia calculada de diámetros cabeza-núcleo que permite un contacto polar para conseguir la "rodadura" de la cabeza dentro del núcleo. Si la tolerancia cabeza-núcleo disminuye, el contacto se hace ecuatorial y el par de fricción se gripa.

Ventajas

- Desgaste y número de partículas generadas, muy inferior a las combinaciones con PE.
- Las articulaciones metal-metal se "autorreparan", puliendo las grietas producidas por tercer cuerpo.
- Hasta el momento, resultados clínicos esperanzadores.

Inconvenientes

- Tamaño y composición de las partículas.
- Liberan iones metálicos activos química y biológicamente.
- Los pacientes presentan en sangre y orina concentraciones muy elevadas de iones Co y Cr, aunque aún no se han demostrado consecuencias en clínica.

PTR se usa el TiAlVn (desarrollado en la industria aeroespacial, con elevada resistencia máxima) y el TiAlNb (véanse **cuadros 68-1-1** y **68-1-3**).

Ventajas

- Aleaciones bioinertes: no generan respuesta inmunitaria y consiguen mejor osteointegración (mejor fijación, menor tasa de aflojamiento y mejor supervivencia en PTC).
- Componentes con menor citotoxicidad que Ni y Co.
- Máxima resistencia conocida a todos los tipos de corrosión.

68-2. CERÁMICAS

ALÚMINA (AL_2O_3)

Fabricación

Mezcla de polvo cristalino con aglutinante y agua, compresión en molde, secado, sinterización a 1 600-1 800° C y tratamiento de acabado (véase **cuadro 68-1-3**).

Por su gran rigidez (véase **cuadro 68-1-3**), este material mantiene una geometría perfecta en la superficie articular pero exige una gran precisión de fabricación. Presenta una gran fragilidad y no puede utilizarse en zonas sujetas a flexión. Su elevado número de enlaces iónicos condiciona su gran hidrofilia, lo cual facilita la lubricación en el medio interno disminuyendo el desgaste por adhesión. El desgaste por abrasión depende del tamaño del grano. Su dureza muy elevada disminuye el desgaste por tercer cuerpo.

CUADRO 68-1-2. DEFINICIONES

Abrasión: las asperezas de la superficie más dura cortan y arañan la superficie más blanda.
Aceptabilidad biológica: antes denominada biocompatibilidad, consiste en la interacción de los materiales con los tejidos susceptibles de estar en contacto con ellos.
Adhesión: la fuerza de compresión entre las superficies es mayor que la fuerza de cohesión entre las partículas del material.
Bioactivo: biomaterial con enlace químico directo con el hueso circundante; el término se aplica a las cerámicas de fosfatos de calcio.
Biocompatibilidad: véase aceptabilidad biológica.
Biodegradación: descomposición de un material mediada por un sistema biológico.
Bioinerte: biomaterial (alúmina, Ti) de superficie recubierta por capa de óxido estable que presenta contacto directo con el hueso sin inhibir la osteogénesis.
Biomaterial: material diseñado para actuar interfacialmente con sistemas biológicos con el fin de evaluar, tratar, aumentar o reemplazar algún tejido, órgano o función del cuerpo.
Biotolerante: biomaterial (PMMA, SS, CrCo) encapsulado por capa de tejido fibroso. conectivo
Carga: fuerza externa aplicada a un material (se mide en Newtons).
Cizallamiento: movimiento relativo entre dos superficies paralelas
Deformación: cambio de dimensión (longitud, superficie o volumen) producida en un cuerpo dividida por su dimensión original; en inglés se denomina *strain*.
Deformación elástica: tras cesar la carga deformante el material recupera su forma original
Deformación plástica: tras cesar la carga deformante el material queda deformado permanentemente.
Desgaste: pérdida de material producida por el deslizamiento relativo entre dos superficies en contacto.
Ductilidad y maleabilidad: capacidad de un material para deformarse plásticamente por fuerzas de cizallamiento, formando hilos (ductilidad) o láminas (maleabilidad).
Elasticidad: relación entre la fuerza aplicada y la deformación producida.
Estrés: fuerza por unidad de superficie aplicada sobre un cuerpo (se mide en Pascales); en inglés se denomina *stress*.
Fatiga: cuando las cargas mecánicas submáximas soportadas por un material exceden su resistencia al cabo de un determinado número de ciclos.
Implante: dispositivo médico fabricado con uno o varios biomateriales que se coloca intencionalmente dentro del organismo, total o parcialmente cubierto por una superficie epitelial.
Límite elástico: fuerza a partir de la cual cada material deja de deformarse elásticamente y comienza a sufrir deformación plástica.
Material bioactivo: material diseñado para estimular o modular una actividad biológica específica.
Mecanismos fundamentales de desgaste: adhesión, abrasión y fatiga.
Modos de desgaste: condiciones de trabajo de un par de fricción:
Modo 1: desgaste producido por el movimiento entre superficies articulares.
Modo 2: desgaste producido por movimiento entre una superficie articular y otra no articular.
Modo 3: desgaste producido por tercer cuerpo.
Modo 4: desgaste producido por movimiento entre dos superficies no articulares.
Osteointegración: establecimiento de continuidad físico-química entre el implante y la matriz ósea.

Ventajas

- Par alúmina-alúmina: el mejor coeficiente de fricción conocido.
- El mejor coeficiente de fricción conocido con el PE y no empeora con el paso del tiempo.
- Mínimo desgaste por adhesión, abrasión y tercer cuerpo: ideal como par de fricción en PTC.
- Mínima producción de partículas por desgaste, y no son tóxicas.

Inconvenientes

- Fragilidad.
- Coste de fabricación.

FOSFATOS DE CALCIO (HAP)

Composición química

La fórmula química del polvo de HAP comercializado es $Ca_{10}(PO_4)_6(OH)_2$. Es el fosfato de calcio más parecido al componente mineral del hueso. El TCP presenta una fórmula química $Ca_3(PO_4)_2$. Las BCP son mezclas controladas de proporciones variables de HAP y TCP, que consiguen unas propiedades intermedias entre ambos.

Fabricación

Las cerámicas se fabrican con microporosidades y macroporosidades. Las microporosidades son los espacios que quedan entre los cristales, de diámetro < 10 micras. Las macroporosidades se crean deliberadamente durante el proceso de fabricación añadiendo sustancias que desaparecen durante ese proceso mientras persisten los espacios que ocupaban. Al aumentar la macroporosidad disminuye la resistencia mecánica, situándose el límite máximo tolerable en 50-60% de macroporosidad.

Otras cerámicas se fabrican a partir de corales naturales, sustituyendo el carbonato cálcico original por fosfato de calcio: presentan una estructura porosa altamente organizada, muy superior a las cerámicas sintéticas, pues los poros están interconectados como los del hueso esponjoso.

CUADRO 68-1-3. ALGUNAS PROPIEDADES DE DIVERSOS BIOMATERIALES

Material	Pureza	Tamaño del grano (µm)	Densidad kg/L	Resistencia a máxima tensión (MPa)	Resistencia a máxima compresión (MPa)	Módulo de elasticidad (GPa)
Hueso cortical				160	200	17
Hueso esponjoso						0,34
SS recocido (alta ductilidad)					195-280	200
SS forjado en frío (baja ductilidad)					690-1000	200
Aleaciones de CrCo						220-234
TiAlVn						105-110
TiAlNb				4 veces sup. a la de TiAlVn		105-110
TiNbZr						79
Alúmina	> 99,5%	< 7	> 3,9	3-6		380
HAP (recubrimiento)	> 95-97%					
UHMWPE			0,93-0,944	19-41		1,1
PMMA				40-45	80-110	2

Propiedades físicas

La resistencia a la compresión de todas las cerámicas de fosfato de calcio es alta, pero son muy frágiles a la flexión, a la torsión y al cizallamiento.

 Están indicadas para relleno de cavidades óseas y para artrodesis en raquis; sin embargo, no tienen utilidad alguna como sustitutivos del hueso diafisario.

—

La solubilidad depende de múltiples factores: forma física, porosidad, composición y relación Ca/P, estructura cristalina, tipo de superficie, composición y pH del medio.

Propiedades biológicas

 Los fosfatos de calcio son bioactivos (enlace químico directo con el hueso) pero no osteoinductores (no estimulan la diferenciación de células pluripotenciales a osteoprogenitoras).

—

Los fluidos aumentan la concentración de iones Ca y P en los microporos hasta la saturación, lo cual desencadena una precipitación cristalina y se forman nuevos cristales biológicos de apatita similares a los del hueso.

 Los macroporos permiten el crecimiento de mamelones vasculares acompañados de células osteogénicas (osteoconducción) y se forma una matriz ósea celular sobre la superficie de la cerámica.

—

Degradación

La velocidad de degradación viene condicionada por la porosidad, la pureza, la cristalinidad, el pH, los micromovimientos, la carga mecánica y el tipo de hueso.

68-3. RECUBRIMIENTO DE IMPLANTES

Para recubrir implantes metálicos con HAP, el procedimiento más utilizado es el chorro de plasma: se proyectan partículas de HAP sobre la superficie que se va a recubrir mediante una llama de gas en estado de plasma a alta temperatura. Las características de la capa dependen de la temperatura, presión y velocidad del gas, distancia al substrato y las características del polvo de HAP.

En la interfaz HAP-hueso se forma una verdadera unión química. Son numerosos los estudios que demuestran el buen comportamiento clínico de los recubrimientos de HAP aunque queda por demostrar su superioridad a largo plazo frente a otros tipos de fijación.

Cementos inyectables

 Son biomateriales pastosos que se inyectan o moldean durante la intervención quirúrgica y endurecen en el transcurso de una reacción isotérmica (no libera calor) y no tóxica.

—

Están indicados para relleno de fracturas metafisarias por impactación (meseta tibial, pilón tibial, radio distal y cuerpos vertebrales) y siempre acompañados de la estabilización correspondiente.

Ventajas

- Resistencia a la compresión.
- Lentamente reabsorbibles.

Inconvenientes

- Falta de porosidad (los hace estables durante largos períodos de tiempo y difícilmente reabsorbibles).
- No resistencia a tracción o cizallamiento (solo pueden utilizarse en regiones sometidas a compresión).

COMPONENTES DEL CEMENTO ACRÍLICO O POLIMETILMETACRILATO (PMMA)

El cemento se vende formado por dos componentes: polvo (PMMA en polvo [gránulos microscópicos], sustancia radiopaca y catalizador) y líquido (MMA, agente antioxidante y catalizador).

Mezcla de líquido y polvo: polimerización

Técnicas de cementación

1.ª generación: mezcla manual, no presurización.
2.ª generación: mezcla manual, presurización con pistola.
3.ª generación: centrifugación en vacío, presurización con pistola.

El MMA disuelve las capas superficiales de los gránulos microscópicos de PMMA mientras polimeriza, adhiriendo unos gránulos a otros y quedando una masa "intergránulos" de polímero.

 Este proceso se desarrolla en tres fases: mezcla, trabajo (se aplica el cemento al hueso y se introduce el implante) y endurecimiento. La temperatura ambiente acorta las dos últimas fases.

—

Propiedades mecánicas del cemento (véase cuadro 68-1-3)

 Antibióticos: mínima alteración con los añadidos en fábrica, gran alteración con los añadidos en quirófano (solo aceptable para espaciadores en cirugía de revisión séptica).

—

- **Porosidad:** deteriora la resistencia mecánica.
- **Presurización:** optimiza las propiedades mecánicas.
- **Mezcla con sangre:** reduce la resistencia mecánica.
- **Grosor óptimo:** 4 mm (con grosor < 2 mm riesgo de rotura de la capa).
- **Componente metálico con bordes agudos:** riesgo de rotura de la capa de PMMA.

Efectos secundarios del cemento

Locales

- Aumento de temperatura (hasta 80 ºC): necrosis ósea sin repercusión clínica (algunos autores la consideran deseable para que el hueso neoformado se adapte a la nueva transmisión de cargas).

Sistémicos

- Hipotensión arterial por citotoxicidad sobre músculo liso vascular (vasodilatación generalizada) o sobre miocardio, o sobre ambos.
- Microembolia pulmonar múltiple: repercusión clínica ocasional, fatal en muy raras ocasiones

Resultados clínicos de la fijación con PMMA (véase cuadro 68-1-1)

 El PMMA sigue siendo el procedimiento más utilizado para fijar PTC y PTR: transmite y reparte las cargas de modo más homogéneo, aumenta la superficie de contacto, evita la concentración de tensiones, bloquea los intersticios óseos y compensa las imperfecciones de la técnica quirúrgica.

—

Diferentes series clínicas de vástagos de cadera cementados han conseguido excelentes resultados a largo plazo (> 15 años). Sus tasas de supervivencia, recambio, aflojamiento aséptico y dolor en el muslo constituyen hoy en día el "patrón oro" para valorar una prótesis de cadera. En PTR también continúa siendo el procedimiento de referencia la fijación cementada de ambos componentes.

POLIETILENO

Estructura físico-química

PE: polímero formado por cadenas lineales del monómero etileno o eteno unido repetidas veces consigo mismo mediante enlaces covalentes $(-CH=CH-)_n$.

UHMWPE: PE de ultraalto Pm o de grado quirúrgico, con cadenas de 70 000-200 000 átomos de C y Pm = $2,9\text{-}5 \times 10^6$.

Estructura cristalina: tres fases simultáneas, dos cristalinas y una amorfa. De su proporción relativa dependen parcialmente las propiedades mecánicas.

Manufactura de implantes

El polvo base o resina de PE contiene aire y partículas, y requiere un proceso para expeler el aire y fusionar las partículas entre sí:

Por "ram-extrusión": con el polvo se fabrican grandes barras por extrusión o planchas por compresión, y a partir de estas grandes piezas se mecaniza cada implante individual. Procedimiento más barato, más controlable y reproducible; obtiene piezas individuales más homogéneas.

Moldeado directo a presión y alta temperatura de cada implante individual: más caro, grandes diferencias entre unidades y requiere exigentes controles de calidad, pero obtiene mejores superficies y el PE se oxida menos.

PE en superficies de fricción

Biomaterial de referencia en PTR y PTC para superficies de fricción por muy bajo coeficiente de fricción, propiedades auto-lubricantes, gran capacidad de atenuación de energía, resistencia a la abrasión, notable resistencia a la tracción y alta resistencia a la fatiga.

—

En el desgaste del PE existen muchos factores determinantes de los resultados clínicos: grosor del PE, defecto de adaptación del PE a la bandeja metálica, mecanismos de fijación del PE en la bandeja, tornillos en la bandeja, posición del implante, peso y actividad del paciente.

Oxidación del PE

La oxidación empeora la resistencia al desgaste y a la fractura. Empieza durante la fabricación y continúa durante toda la vida del implante (esterilización, empaquetado, almacenaje y una vez implantado), y está obviamente acelerada por la presencia de oxígeno.

Para esterilizar los implantes, hoy en día se emplea radiación gamma en vacío o en atmósfera inerte de N_2. La esterilización con óxido de etileno no oxida el PE, pero presenta toxicidad ambiental.

—

La esterilización mediante gas plasma se realiza a baja temperatura, no deja residuos tóxicos y no oxida el PE. Asimismo, es recomendable empaquetar en vacío o en atmósfera de nitrógeno dentro de contenedores herméticos.

Polietileno entrecruzado o reticulado
cross-linking polyethylene

- **Concepto:** PE con gran número de enlaces látero-laterales entre átomos de C de cadenas adyacentes o entre distintas zonas de la misma cadena, formándose una estructura tridimensional interconectada.

  - **Procedimiento:** se liberan enlaces mediante irradiación gamma y se movilizan las cadenas en el espacio mediante calentamiento.

  —

- **Problemas secundarios:** la irradiación también engendra radicales libres favoreciendo la oxidación.

Ventajas

  - Son más resistentes al desgaste, al desgaste por tercer cuerpo y a la formación de fibrillas en la superficie articular.

- En series clínicas se han descrito desgastes inferiores al PE convencional.

Inconvenientes

- Peor resistencia a la fractura, a la fatiga y a la propagación de fisuras.
- Las partículas producidas parecen similares a las del PE convencional.
- Ha de actuarse con cautela en clínica humana, especialmente por el riesgo de fractura, en los mecanismos de anclaje del PE y en las prótesis de rodilla.

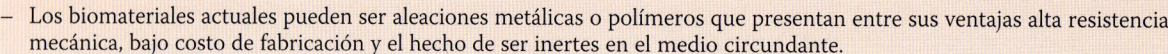

SÍNTESIS CONCEPTUAL

– Los biomateriales actuales pueden ser aleaciones metálicas o polímeros que presentan entre sus ventajas alta resistencia mecánica, bajo costo de fabricación y el hecho de ser inertes en el medio circundante.

INFECCIÓN DE IMPLANTES

JOSÉ CORDERO AMPUERO

IMPORTANCIA

 La infección en la cirugía de implantes ortopédicos está considerada una de las peores complicaciones por dos motivos: su frecuencia y sus consecuencias.

—

Frecuencia: es la infección osteoarticular más frecuente en los países desarrollados y en aquellos en vías de desarrollo; tanto su incidencia como su prevalencia son superiores a las de la osteomielitis aguda, crónica y la espondilodiscitis.

Consecuencias: la infección de un implante acarrea problemas:

- Personales: dificultad y duración del tratamiento, cronicidad, pronóstico incierto, frecuentes secuelas dolorosas y funcionales.
- Familiares: atención al enfermo (muchas veces crónico).
- Sociales y laborales.
- Económicas: se calcula que resolver la infección de una prótesis articular cuesta (solo considerando el gasto hospitalario) más de 50 000 dólares.

EPIDEMIOLOGÍA Y FACTORES DE RIESGO

La incidencia de infección en cirugía de implantes es muy variable y su patogenia, multifactorial.

Los factores de riesgo para la infección de implantes pueden depender de:

- **Características del paciente.**
  - Diabetes.
  - Enfermedades autoinmunitarias.
  - Hepatopatía.
  - Corticoterapia.
  - Estados de inmunodepresión.
  - Alcoholismo.
  - Drogadicción, especialmente cuando es por vía intravenosa.
  - Ancianos.
  - Obesidad.
  - Desnutrición.

- **Técnica quirúrgica**.
- **Medio quirúrgico**.
- **Medio hospitalario**.
- **Bacterias contaminantes** (véase más adelante).
- **Implante utilizado**.
  - Prótesis de cadera: 1% de infección (**figs. 69-1** y **69-2**).
  - Prótesis total de rodilla: 2% de infección.
  - Clavo intramedular en fractura cerrada de tibia: 2% de infección.
  - Clavo intramedular en fracturas abiertas: desde 4% hasta 20% de infección (depende de la cuantía de la lesión en las partes blandas y del grado de contaminación).
- **Utilización de injertos óseos**.

ETIOLOGÍA

- Infecciones polimicrobianas: 16% a 76% de los casos.
- Estafilococos.
  - *Staphylococcus epidermidis* (saprofito habitual de la piel): 20-60% de los casos.
  - *Staphylococcus aureus*: 5-50% de los casos.
- Otras bacterias grampositivas: *Streptococcus* (10-30%), *Enterococcus* (7-12%), neumococos, *Corynebacterias*.
- Bacterias gramnegativas: responsables de aproximadamente el 20% de los casos:
  Escherichia coli (10-20%), *Proteus, Pseudomonas, Klebsiella-Enterobacter-Serratia* y *Salmonella*.
- Bacterias anaerobias: discutida su incidencia.

FISIOPATOLOGÍA

Acceso de la bacteria al implante

- Porque se hallan previamente en esa región (antiguas infecciones o intervenciones).
- Por contaminación local durante la propia cirugía (transportadas por las corrientes de aire del quirófano o por las manos e instrumental quirúrgico).
- Por vía hematógena desde focos sépticos distantes (los más peligrosos son los cutáneos).

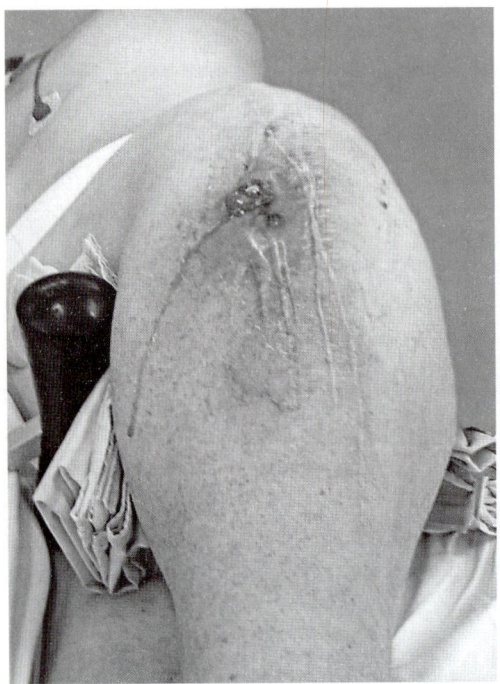

FIG. 69-1. Fístula con secreción crónica. Obsérvense las múltiples cicatrices debidas a repetidas cirugías. (Véase esta figura en **Láminas en color**).

Persistencia de la infección y dificultad de tratamiento

Una vez infectado el implante, las bacterias persisten localmente y no son eliminadas con facilidad por los antibióticos y el sistema inmunitario porque:

- Son regiones poco vascularizadas (los implantes de hecho no son vascularizados).
- Algunos biomateriales son levemente citotóxicos e inhiben al sistema inmunitario.
- Las bacterias se adhieren a la superficie del implante; una vez adheridas producen una capa extracapsular de exopolisacáridos llamada glucocálix, que facilita la adhesión de nuevas capas de bacterias y dificulta el acceso de anticuerpos y antibióticos; finalmente se multiplican y colonizan la superficie de los implantes recubriéndolos de una película bacteriana imposible de erradicar, salvo que se retire el implante.
- Algunas bacterias son fagocitadas por los macrófagos y otras células inmunes, pero mediante diferentes mecanismos sobreviven en fagosomas del interior celular, mantienen un ciclo vegetativo resistente a antibióticos y anticuerpos y facilitan las recurrencias y recidivas.

CLÍNICA

- **Infección aguda:** dolor, fiebre y mala evolución de la herida (de menos a más sospechoso de infección: eritema de bordes, tumefacción de bordes, exudación serosa, supuración franca).
- **Infección crónica:** dolor, fístulas (con supuración crónica) (**fig. 69-1**), aflojamiento del implante.

DIAGNÓSTICO

La dificultad es muy variable: puede presentarse desde un diagnóstico muy sencillo (caso del implante con supuración persistente) hasta uno muy difícil (caso de la prótesis con dolor crónico sin signos francos de problema séptico o mecánico).

Una serie de exploraciones complementarias que se describirán a continuación pueden ayudar al clínico.

Pruebas de laboratorio

- **Leucocitosis y neutrofilia:** escaso valor en casos agudos, muy poco habitual en casos crónicos.

- Elevación de la velocidad de sedimentación globular (VSG, ESR en sus siglas inglesas) o de la proteína C reactiva (PCR o CRP): de utilidad en casos crónicos; si ambas están elevadas, la sospecha de infección es muy alta (alto valor predictivo positivo), mientras que –si ambas están en valores normales– la probabilidad de infección es muy baja (alto valor predictivo negativo).

—

- **Punción, aspiración y cultivo del líquido articular:** útil ante sospecha de infecciones de prótesis articulares; debe realizarse siempre en quirófano y con técnica aséptica.

Imágenes

- **Radiografía simple:** en casos crónicos muestra geodas y osteólisis rápidamente progresivas, reacción perióstica y aflojamiento del implante (**figs. 69-3, 69-4** y **69-5**).
- **Gammagrafía:** pueden realizarse con tres marcadores diferentes:

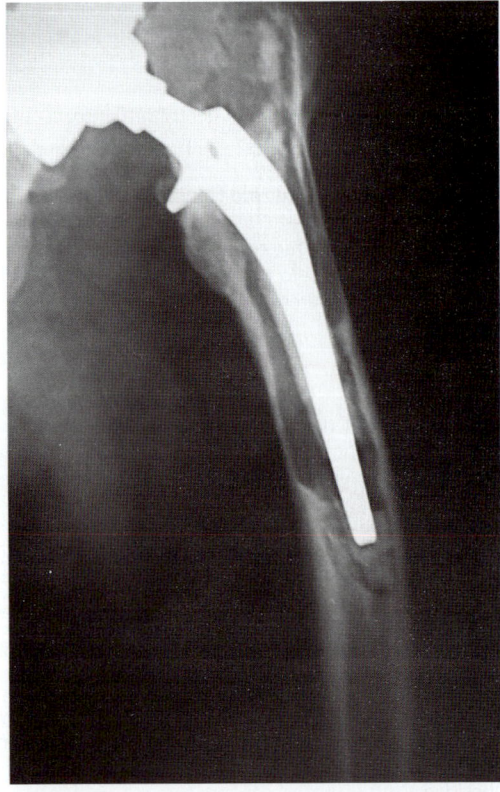

FIG. 69-2. Signos radiológicos de prótesis aflojada.

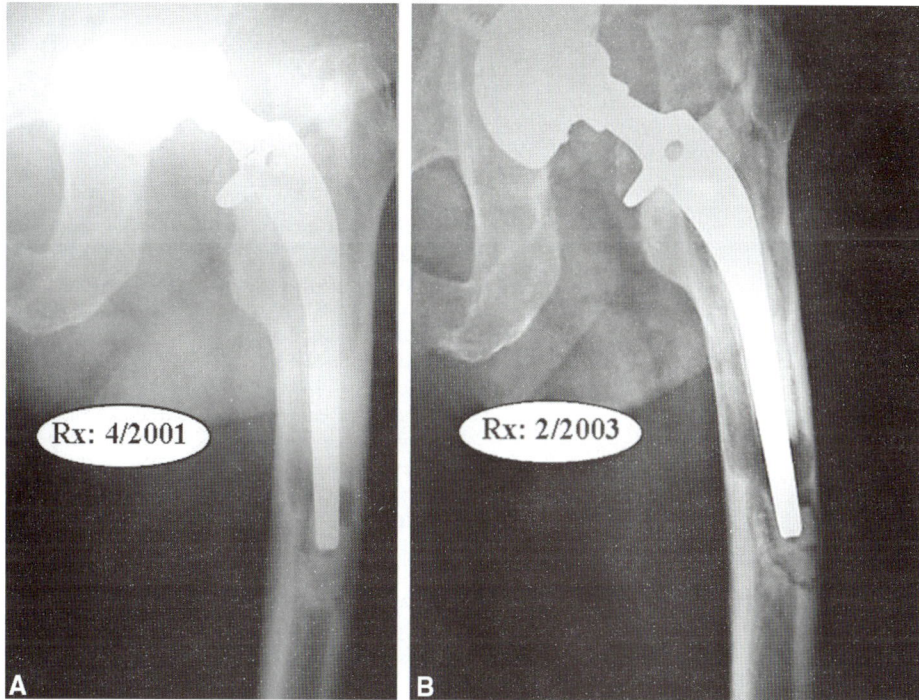

Rx: 4/2001

Rx: 2/2003

A

B

FIG. 69-3. A. Signos radiológicos de prótesis aflojada: geodas y osteólisis rápidamente progresivas, reacción perióstica y aflojamiento de implante. **B.** Nótese el grave aflojamiento de la prótesis en dos años.

– La *gammagrafía con bisfosfonatos* marcados con tecnecio metaestable indica las regiones de aumento de actividad metabólica del tejido óseo: es muy sensible para cualquier afectación ósea, pero su especificidad es mínima para diferenciar las infecciones de otros procesos; por tanto, es útil básicamente para hacer un diagnóstico de exclusión en casos negativos.

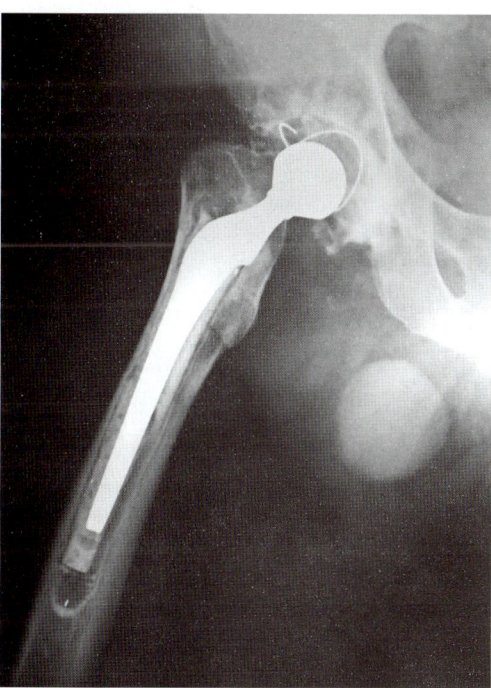

FIG. 69-4. Signos radiológicos de prótesis aflojada: nótese la línea de radiolucencia alrededor de la prótesis y el cemento, claro signo de aflojamiento.

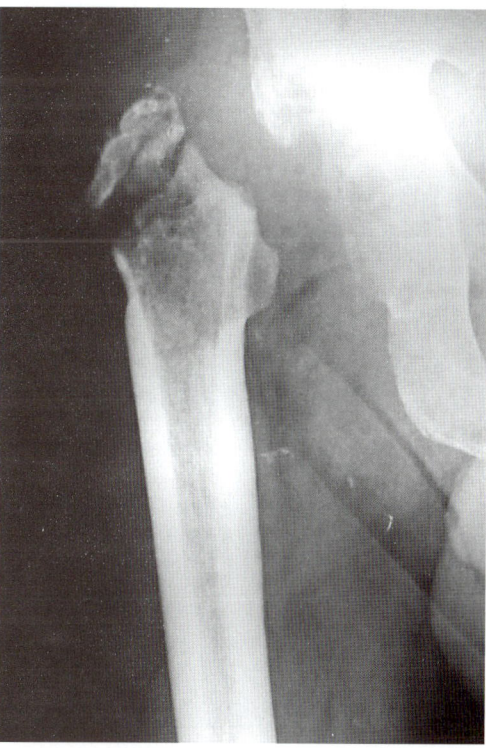

FIG. 69-5. Artroplastia. Resección de Girdlestone.

– La *gammagrafía con galio* es positiva en regiones con inflamación, y ello explica su baja sensibilidad y alta especificidad para las infecciones de implantes.

– La *gammagrafía con leucocitos marcados* (con indio o con tecnecio) es mucho más específica para la infección, aunque su porcentaje de falsos positivos y negativos la convierte en una prueba poco ideal.

Anatomía patológica

La cuantificación del número de polimorfonucleares en cortes congelados intraoperatorios aporta una gran ayuda al cirujano en casos dudosos, y el posterior análisis histológico puede complementar los resultados microbiológicos.

Cultivos microbiológicos de muestras intraoperatorias

Siempre deben obtenerse cultivos de 3 a 5 muestras de diferentes regiones sospechosas. El cultivo tanto para aerobios como para anaerobios está considerado el procedimiento de referencia ("patrón-oro") del diagnóstico.

—

Su principal inconveniente radica en que sus resultados son muy fiables pero tardíos, pues ha de esperarse varios días tras la cirugía.

TRATAMIENTO

Factores para considerar antes de iniciar el tratamiento

- **Tipo de infección:** aguda (hasta 1 mes de la cirugía índex), crónica (más de 1 mes).
- **Bacteriología.**
- **Situación local:** implante estable/inestable, fractura consolidada/en seudoartrosis, reserva de hueso.

- **Estado general del paciente:** evaluar si está en condiciones de soportar el tipo de tratamiento elegido, muchas veces largo y penoso.

Infecciones en prótesis de cadera

- **Antibioterapia:** utilizada aisladamente conduce al fracaso en un elevadísimo porcentaje de casos, solo está indicada en pacientes con excesivo riesgo quirúrgico/anestésico.
- **Antibioterapia más desbridamiento:** solo indicado en infecciones agudas, pretende conservar el implante y suele tener un porcentaje de éxito variable del 30 al 70%.
- **Artroplastia-resección de Girdlestone:** extracción de todos los implantes y antibioterapia (véase **fig. 69-5**). Consigue curarle la infección a más del 90% de los pacientes, que quedan sin dolor, pero a costa de un gran déficit funcional: dismetría de 3 a 4 cm, importante cojera, frecuente necesidad de soportes externos para caminar.
- **Recambio en 1 tiempo:** extracción de los implantes, desbridamiento enérgico e implantación de una nueva prótesis en el mismo acto quirúrgico. Evita algunos inconvenientes del recambio en 2 tiempos, pero su porcentaje de curación de la infección es menor, por lo que es defendido por pocos cirujanos.
- **Recambio en 2 tiempos:** primera cirugía en la que se extrae el implante y se realiza un desbridamiento enérgico, un período intermedio (semanas o meses sin implante) durante el cual se administra antibioterapia intensiva, y una segunda cirugía para implantar una nueva prótesis (**fig. 69-6**). La tasa de curación de la infección es superior al 90%.

Infecciones en prótesis de rodilla

Iguales consideraciones que en la prótesis de cadera para las distintas opciones, a las que se pueden añadir:

- **Artroplastia-resección:** con mucho peor resultado funcional en la rodilla que en la cadera; para intentar la marcha,

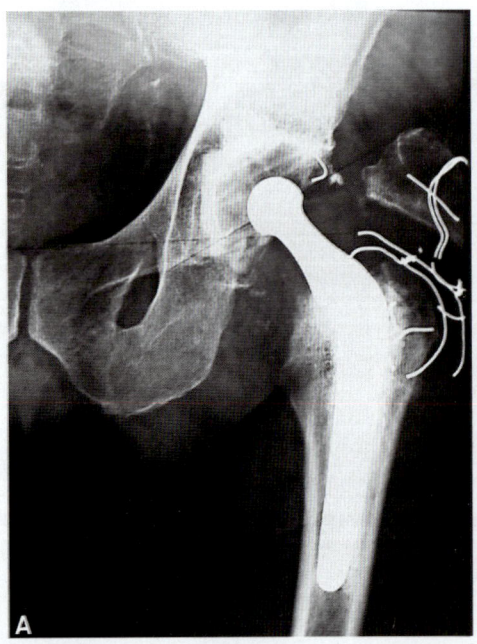
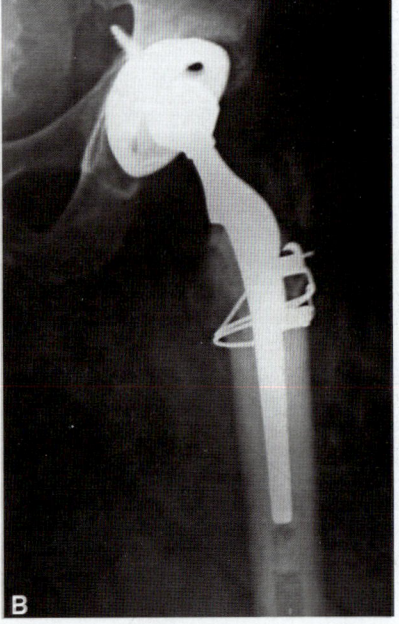

FIG. 69-6. Recambio en dos tiempos. **A.** Radiografía de prótesis de cadera infectada, con seudoartrosis del trocánter mayor. **B.** Radiografía de prótesis de cadera, luego del segundo tiempo, ya implantada la nueva prótesis.

estos pacientes deben inmovilizar su miembro inferior mediante una ortesis rígida.

- **Artrodesis:** la tasa de curación de la infección es similar a la del recambio. En comparación con el recambio en 2 tiempos, presenta mejor resultado en cuanto al dolor pero obviamente peor respecto de la función.

Infecciones de implantes de osteosíntesis

- Agudas (menos de 1 a 3 meses desde la cirugía índex): se trata mediante antibioterapia, desbridamiento enérgico e irrigación profusa. Si los implantes están estables, se mantienen, pero, si están aflojados, deben retirarse y sustituirse por una nueva fijación externa o interna.
- Subagudas y crónicas. Además de la antibioterapia, lo más recomendable es retirar el material de osteosíntesis, realizar un desbridamiento enérgico e irrigación profusa y volver a estabilizar la fractura mediante fijación externa, aunque en el fémur puede optarse por un fresado y nuevo enclavado intramedular bloqueado.
- Además del tratamiento descrito específico, y a semejanza de la osteomielitis crónica, en las infecciones de osteosíntesis se pueden aplicar diversas técnicas para la reconstrucción de la pérdida ósea y para la cobertura de partes blandas.

PROFILAXIS

La profilaxis de estas infecciones es esencial dada su gran trascendencia, su dificultad de tratamiento y las habituales secuelas. Las medidas preventivas pueden clasificarse según su momento de aplicación.

Profilaxis preoperatoria

- Control de la diabetes.
- Control de la artritis reumatoide y evitar la cirugía programada durante los brotes de la enfermedad.
- Diagnóstico de linfopenia y estados de inmunodepresión.
- Mejora del estado nutricional (desnutrición/obesidad).
- Tratamiento de las úlceras cutáneas.
- Detección y curación de las infecciones urinarias y bucodentales.
- Disminuir la estancia en el preoperatorio.

- Mejorar las condiciones locales de la piel en la región que se va a intervenir.

Profilaxis intraoperatoria

- Disciplina quirúrgica: en toda cirugía de implantes deben extremarse las medidas de asepsia y antisepsia (esterilización del instrumental, control del tráfico de personas en el quirófano y de sus conversaciones, mantenimiento de exclusas en puertas y ventanas).
- Preparación adecuada del campo quirúrgico: lavado previo, aplicación de antiséptico, aislamiento con paños impermeables.
- Administración intraoperatoria y durante 1 a 3 días posoperatorios de un antibiótico de amplio espectro, habitualmente una cefalosporina de primera generación (típicamente cefazolina; en caso de alergias, vancomicina).

 Los expertos consideran la profilaxis antibiótica como la medida preventiva aislada más importante: rebaja de la tasa de infección del 5-10% al 1-2%.

—

- Discutido el uso de antibióticos en el cemento de fijación de las prótesis.
- Antibióticos en fracturas abiertas: no son un procedimiento profiláctico sino terapéutico y deben prolongarse según la contaminación inicial y la evolución clínica local y sistémica.
- Preparación del equipo quirúrgico: mascarilla y gorro que cubran la máxima superficie cutánea, lavado prolongado con antiséptico, bata impermeable, doble guante y cambios frecuentes.
- Técnica quirúrgica cuidadosa y rápida, irrigación frecuente, drenajes, suturas adecuadas.

Profilaxis posoperatoria

- Retirada temprana de sonda urinaria y catéteres intravenosos.
- Drenaje temprano de hematomas y desbridamiento de seromas.
- Antibióticos profilácticos para manipulaciones dentales y urinarias en los pacientes inmunodeprimidos y en situaciones sépticas.

SÍNTESIS CONCEPTUAL

- La infección en la cirugía de implantes ortopédicos es considerada una de las peores complicaciones por dos motivos: su frecuencia y sus consecuencias.
- La profilaxis de estas infecciones es esencial dadas su gran trascendencia, su dificultad de tratamiento y las habituales secuelas. Las medidas preventivas pueden clasificarse según el momento de aplicación:
  - Profilaxis preoperatoria.
  - Profilaxis intraoperatoria.
  - Profilaxis posoperatoria.

LESIONES DE PARTES BLANDAS Y EL MIEMBRO TRAUMATIZADO: LA VISIÓN DEL CIRUJANO PLÁSTICO

FEDERICO FLAHERTY, MARTÍN DELGADO Y GUILLERMO FLAHERTY

INTRODUCCIÓN

Los traumatismos fueron las primeras patologías reconocidas por el hombre, y, en tal sentido, las medidas que implementó para el cuidado de sus heridas establecieron históricamente las bases de la terapéutica. Una herida es una solución de continuidad de los tejidos, mientras que el poder de autorreparación que tienen todos los seres vivos se denomina cicatrización.

 La cirugía plástica es una especialidad que no está organizada sobre un órgano ni sistema en particular, sino está basada más en principios que en procedimientos específicos. Esos principios pueden ser adaptados para resolver problemas de cualquier región del cuerpo.

—

En este capítulo describiremos los principios relacionados con el miembro inferior.

La cirugía plástica de los miembros se focaliza en la restauración de los elementos de partes blandas que cubren a los elementos nobles del miembro y que le dan función (tendón, vasos, nervios y huesos). Según el grado de lesión y la estructura expuesta, será la estrategia quirúrgica que se realice.

TRAUMATISMOS: CONTUSIONES Y HERIDAS

Contusión

Es una lesión traumática de la piel que conserva su integridad pero presenta rotura de vasos sanguíneos y linfáticos subyacentes o incluso lesiones importantes de otros tejidos que, dependiendo de la magnitud del traumatismo y la evolución de la lesión, podrán producir hasta la necrosis cutánea.

Clínicamente presentan, de acuerdo con su importancia: dolor, edema, equimosis, hematoma, derrame venoso, hasta necrosis de los tejidos.

Heridas

Se define como herida toda lesión traumática de la piel o mucosas, o de ambas, con solución de continuidad de ellas y afectación variable de estructuras adyacentes. En las heridas recientes, la posibilidad de afrontar los bordes con puntos de sutura, adhesivos biológicos o telas adhesivas disminuye o elimina la distancia que las células deben migrar y permite una cicatrización por primera intención.

Cuando las heridas evolucionan sin que se haya logrado la aposición de sus bordes, se habla de cicatrización por segunda intención.

La herida de bordes netos, limpios, sin lesiones de vecindad, se califica como simple, mientras que la herida de bordes irregulares con lesiones agregadas en planos profundos (vasculares, tendinosas, etc.) se denomina compuesta.

Por su profundidad, las heridas se dividen en superficiales y penetrantes (estas últimas alcanzan alguna de las cavidades naturales del organismo: tórax, abdomen, etc.).

Si la herida ocasiona fenómenos generales por su extensión, por los órganos que afecta o por infección, se denomina herida complicada.

La herida producida por un elemento agudo, como un punzón, puñal o aguja, se denomina herida punzante.

La herida producida por un instrumento con filo es una herida incisa o cortante.

Cuando una contusión se complica con una solución de continuidad cutánea, tendremos una herida contusocortante y, si lastimó los tejidos en forma anfractuosa, se denomina herida desgarrante.

CICATRIZACIÓN

La reparación de una herida (cicatrización) es una integración de procesos interactivos y dinámicos, cuya secuencia se superpone en el tiempo.

Con fines didácticos, el proceso de cicatrización se divide en tres fases:

- **Inflamatoria:** de 0 a 5 días. Producida la lesión aguda del tejido, hay disrupción de vasos sanguíneos con la consiguiente extravasación de plasma, células sanguíneas y otros factores hacia el intersticio.
- **Proliferativa:** de 4 a 21 días consta de los siguientes procesos: fibroplasia, angiogénesis, reepitelización y contracción de la herida.
  Durante esta fase, el tejido de granulación cubre la herida y comienza la migración de queratinocitos para restaurar la continuidad epitelial.
- **Remodelación tisular:** de 21 días a un año. Es la última etapa, comienza al mismo tiempo que la fibroplasia y continúa por meses.

La célula principal es el fibroblasto, que produce fibronectina, ácido hialurónico, proteoglucanos y colágeno durante la fase de reparación y que sirve como base para la migración celular y soporte tisular.

Al final del proceso, la cicatriz adquiere una resistencia máxima del 70% comparada con el tejido sano; esto se debe a que los colágenos fibrilares forman haces fibrosos que aumentan mucho la fuerza tensil del nuevo tejido.

Desde una aplicación clínica, cuando la lesión cutánea no involucra la capa basal de la dermis, se produce una reparación completa sin dejar secuela cicatrizal (restitución *ad integrum*). Ahora bien, si la lesión es más profunda y compromete la capa basal de la dermis, se produce depósito de colágeno y epitelización, que dan lugar a una cicatriz visible.

Cuando existe déficit tegumentario, este cerrará en forma secundaria, con tejido de granulación y epitelización de los bordes, dejando una cicatriz fibrosa poco vascularizada con una contractura residual. Este tejido, caracterizado por poca resistencia y calidad, no es útil en las zonas de alto requerimiento funcional donde se necesitan reconstrucciones con cobertura de buena calidad, pero en zonas como la espalda, el abdomen y zonas planas sin movimiento, el cierre por segunda intención puede ser una alternativa adecuada.

Cuando la contracción del tejido de granulación y la epitelización no prosperan al cierre de una herida o déficit de cobertura, el resultado es una úlcera crónica, que habitualmente se agrava en pacientes con factores de riesgo como la diabetes y los trastornos vasculares.

Cicatriz hipertrófica y queloide

Llamamos cicatriz al tejido nuevo resultante de la curación de una herida; su aparición es siempre inevitable y su evolución impredecible. Normalmente es plana y blanca, pero en individuos predispuestos, o bajo determinadas circunstancias, puede presentar una evolución anormal, con un crecimiento fibroso exagerado en respuesta al traumatismo (inflamación, cirugía o quemaduras) y que ocasionalmente puede ocurrir de forma espontánea: es el caso de la cicatriz hipertrófica y la cicatriz queloide, que frecuentemente causan problemas estéticos y funcionales significativos. Ambas se caracterizan por el abundante depósito de glucoproteínas y colágeno.

Clínicamente, se las puede diferenciar por el hecho de que las cicatrices hipertróficas son elevadas pero permanecen dentro de la línea normal de la incisión o de la lesión y tienden a regresar de manera progresiva, mientras que la queloide sobrepasa los límites de la herida cutánea original, invade los tejidos circundantes y con una frecuencia muy alta recidiva después de su eliminación quirúrgica. Para otros autores, son diferentes momentos evolutivos de un mismo proceso patológico de la cicatriz.

Factores de riesgo

La identificación de pacientes con factores de riesgo para una inadecuada cicatrización le permite al cirujano realizar una acertada estrategia para el cierre primario de una herida, la utilización de colgajos o injertos, y para el manejo posoperatorio. En los casos de enfermedades crónicas o cuando los factores de riesgo no sean modificables, se deberá informar al paciente de los riesgos potenciales de una alteración en la cicatrización. Los factores de riesgo más comunes son: diabetes, obesidad, tabaquismo, inmunodepresión, radioterapia, desnutrición, enfermedades vasculares periféricas, infecciones del sitio quirúrgico, como también técnicas quirúrgicas no adecuadas.

La prevención de las complicaciones en las heridas comienza con la evaluación preoperatoria para poder identificar los factores de riesgo y así poder modificarlos previamente a los procedimientos programados. En los escenarios traumáticos con déficit de partes blandas, ciertos factores como el control de la glucemia y el estado nutricional pueden ser optimizados para maximizar el poder de curación de los pacientes.

TRATAMIENTO

Manejo inicial

Durante la evaluación inicial, se obtiene importante información para poder formular una estrategia que brinde las mejores posibilidades terapéuticas.

Limpieza y desbridamiento

 La primera acción sobre una herida es su correcta limpieza y evaluación del daño tisular. La resección de los tejidos comprometidos y desvitalizados debe ser completa, sin importar el defecto resultante ni las estructuras que queden expuestas.

—

Sin un adecuado desbridamiento, la herida continúa expuesta persistentemente a factores citotóxicos y compite con las bacterias por los escasos recursos como el oxígeno y los nutrientes.

En heridas graves, con alto impacto energético, se sugiere realizar las limpiezas quirúrgicas cada 24/48 horas para así poder evaluar el daño progresivo, efectuar los desbridamientos correspondientes y así reducir los tiempos hasta la reconstrucción final, brindando de esa manera una reducción en la morbimortalidad de los pacientes.

Algunos traumatismos graves de miembros generan edema en los compartimentos musculares, que son inextensibles, y así compromiso de las estructuras vitales, especialmente la irrigación con el potencial peligro de isquemia y necrosis del miembro. Ante la presencia de un síndrome compartimental (alteración de la sensibilidad, frialdad y pérdida de pulso) se debe actuar de inmediato realizando una fasciotomía descompresiva.

Cobertura temporaria

 El objetivo de los productos en coberturas temporarias es brindar un ambiente húmedo para facilitar la migración celular y prevenir la desecación de la herida.

—

La elección para el empleo de una u otra está basada en las características de la herida y los objetivos de tratamiento. En general, los films e hidrogeles se usan para heridas con bajo poder exudativo, los hidrocoloides para las de mediano, y los alginatos para las heridas de mayor poder exudativo.

Las heridas con un alto componente de tejido necrótico no son candidatas para el uso de este tipo de curaciones hasta que no se les realice el desbridamiento correspondiente.

También como cobertura temporaria se encuentran disponibles los injertos de piel cadavéricos, de piel porcina y las láminas de dermis acelular. Estas últimas tienen actualmente una amplia aplicación clínica en defectos de espesor total, especialmente en quemados de grandes superficies.

Presión negativa

Este sistema se refiere a la utilización de una esponja o gasa especial adaptada a la herida y conectada a un sistema de aspiración con presión negativa. Sus ventajas son:

- Reducción del edema
- Mayor penetrancia de pequeños vasos
- Mayor cantidad de tejidos de granulación
- Reducción de tiempos de curación
- Aislamiento de la herida, con reducción de la carga bacteriana

Como cirujanos plásticos, aconsejamos el uso de la presión negativa solo en forma temporaria para mejorar la herida hasta la resolución quirúrgica definitiva, el cierre primario o la reconstrucción con injerto cutáneo o colgajo. El uso crónico de esta terapia, además de ser muy costoso para el sistema de salud, produce un excesivo tejido de granulación que no es beneficioso para la calidad de la herida y retrasa los tiempos de reconstrucción definitiva.

Estabilización ósea

En esta etapa inicial, conjuntamente con el cirujano ortopedista, se trabaja en equipo, se realiza una primera estabilización ósea para reducir el dolor y el sangrado y darle prioridad al manejo de las partes blandas.

Manejo definitivo

Luego del manejo inicial, de una herida y en condiciones de ser reconstruida, esta puede ser cerrada en forma primaria, cubierta por un injerto cutáneo o reconstruida por un colgajo, dependiendo de la complejidad de la herida y la calidad de reconstrucción deseada. Una vez reconstruidas las partes blandas y habiendo obtenido buena calidad de cobertura, se procede a realizar la reparación ósea definitiva.

Cierre primario o simple (sutura)

Este tipo de cierre es el que se realiza cuando los bordes de una herida pueden ser afrontados directamente mediante una sutura (puntos), telas adhesivas especiales o adhesivos biológicos. Habitualmente, son heridas cortantes o heridas con poca pérdida de tejidos.

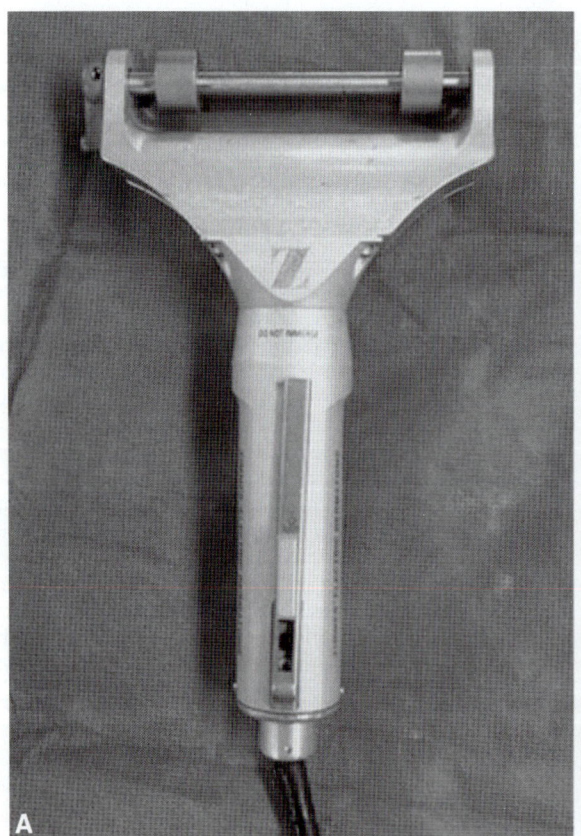
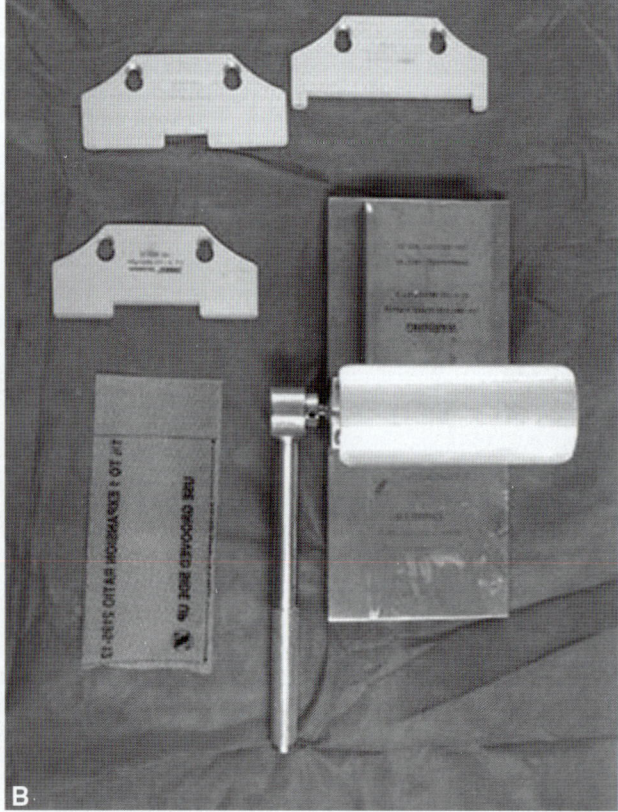

FIG. 70-1. Instrumental para toma de injertos. **A.** Dermátomo eléctrico con expansor de injerto. **B.** Distintas hojas del equipo. (Véase esta figura en **Láminas en color**).

CUADRO 70-1. CARACTERÍSTICAS DE LOS TIPOS DE INJERTOS SEGÚN SU ESPESOR

Tipo de injerto (espesor)	Elemento para la toma del injerto	Calidad	Retracción	Prendimiento (supervivencia)	Características de la zona receptora	Cierre de la zona donante
Parcial	Dermátomo o navaja	Menor	Mayor	Mayor	Granulante, crónico, úlcera	Epitelización
Total	Bisturí	Mayor	Menor	Menor	Estéril, quirúrgico	Sutura

Injertos

Definición: segmento de epidermis y/o dermis que se separa de una región de la superficie corporal privándolo completamente de su aporte sanguíneo antes de transferirlo al lecho receptor al que se deberá nutrir.

Injertos de espesor parcial

Son injertos de epidermis y, en algunos casos, de dermis, delgados y translúcidos, cuyas principales zonas donantes son el tronco y los muslos. La zona donante cura por epitelización, la piel injertada es lisa, brillante, con poca elasticidad y cambios de coloración, no tiene anexos cutáneos, carece de pelos, lubricación y sudoración. Se toma con dermatomo o navaja de Finochietto (**fig. 70-1 A** y **B**).

Injertos de espesor total

Se toma toda la piel hasta el plano de la grasa. Se realiza con bisturí, por lo que la zona donante se cierra con sutura. Las áreas donantes son habitualmente el hipogastrio, la zona inguinal, los surcos submamarios. El injerto tiene buena elasticidad, poca retracción y conserva la mayoría de los anexos. Solo se puede aplicar en áreas pequeñas. Por su espesor se integran menos fácilmente que los parciales, por eso se utilizan los lechos traumáticos estériles, quirúrgicos (**cuadro 70-1**) (**fig. 70-2 A-D**).

Colgajos *(figs. 70-3 a 70-7)*

Los colgajos son aquellas porciones de tejido, o su combinación, nutridas por un pedículo vascular que puede ser:

- **Aleatorio (*random*):** pedículo vascular desconocido (p. ej., colgajo bilobulado, zetaplastia, plastia en V o en Y, etc.). Estos colgajos se encuentran irrigados por un plexo dérmico y subdérmico, y deben mantener determinadas proporciones entre longitud y ancho (3:1).
- **Pediculado:** pedículo vascular conocido, movilizando el colgajo en forma regional o a distancia pero sin desconectar los vasos (colgajo de gemelo, sóleo, sural, plantar medial). Dentro de este tipo de colgajos encontramos el *cross leg*, colgajo pediculado de la pierna contralateral. Se mantienen las pier-

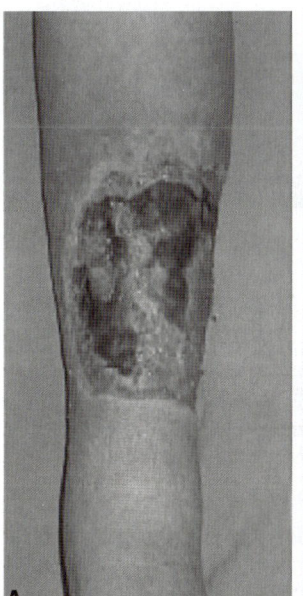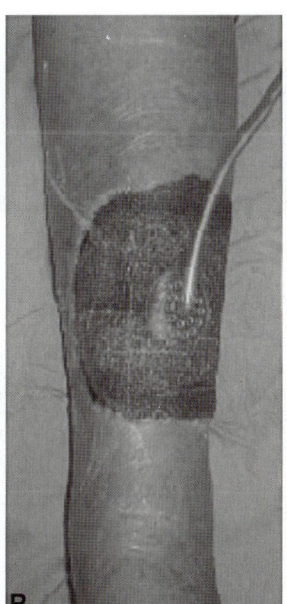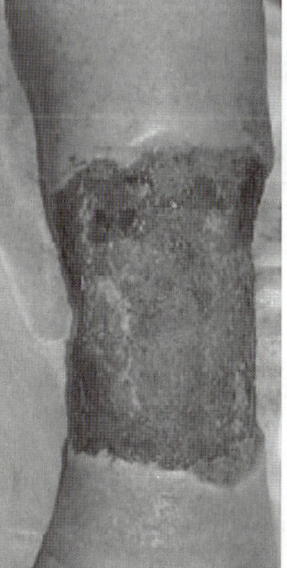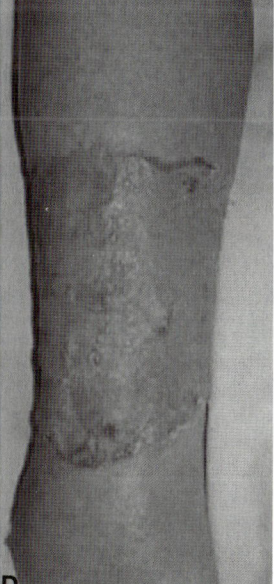

FIG. 70-2. A. Paciente con úlcera postraumática con alteración en la cicatrización. **B.** Se realizó desbridamiento de tejido necrótico. **C.** Colocación de sistema de presión negativa. **D.** Injerto cutáneo fino para cobertura final. (Véase esta figura en **Láminas en color**).

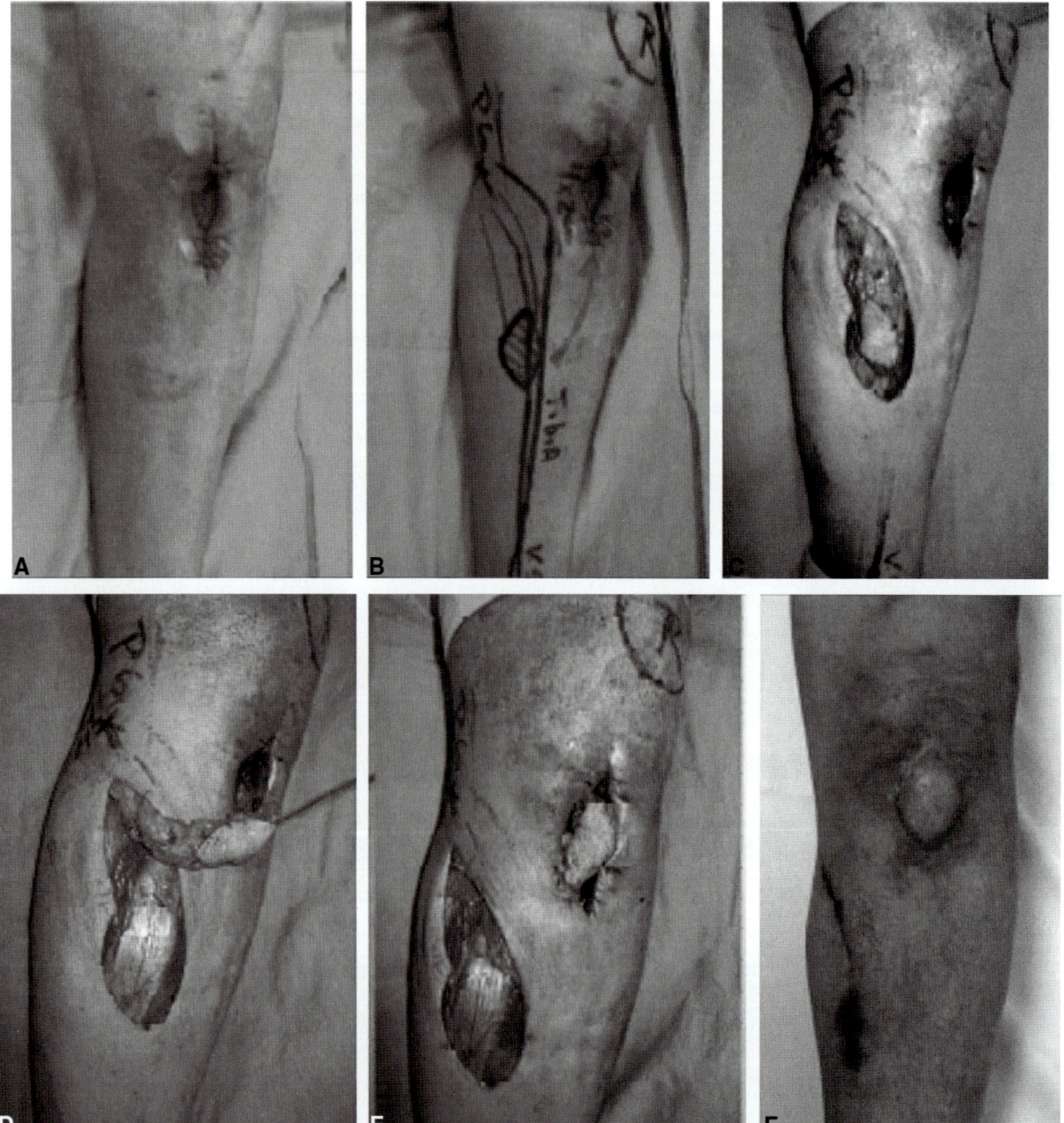

FIG. 70-3. A-F. Progresión de colgajo fasciocutáneo. Safeno interno en isla para cobertura de defecto tibial alto. (Véase esta figura en **Láminas en color**).

nas cruzadas inmovilizadas por lo menos durante 3 semanas hasta evaluar la irrigación colateral del colgajo y poder independizarlo de su irrigación madre. Este tipo de reconstrucciones ha perdido protagonismo pero sigue siendo un recurso válido al momento de reconstruir grandes defectos del miembro inferior cuando no se puede acceder a la reconstrucción microquirúrgica para transferir libremente tejido.

- **Libre:** pedículo vascular conocido, movilizando el colgajo a distancia; los vasos se desconectan y reconectan en la zona receptora bajo magnificación óptica con lupa o microscopio (microcirugía) (p. ej., el colgajo de dorsal ancho, *gracilis*).
- **Perforante:** cuando se logra esqueletizar la perforante cutánea; puede ser pediculado o libre (p. ej., el colgajo per-

forante anterolateral de muslo y el colgajo perforante toracodorsal). Esta última técnica representa actualmente la mayor sofisticación en cirugía reconstructiva, ya que utiliza colgajos de menor volumen, produciendo menor morbilidad en la zona dadora y resultados estéticos más aceptables.

Según la composición de los colgajos, estos pueden ser dermograsos, fasciocutáneos, musculocutáneos, musculares, osteocutáneos u osteomiocutáneos.

La gran ventaja de los colgajos es que, al aportar mayor cantidad de tejido, aportan mayor calidad en la reconstrucción, mejor función y mejor apariencia estética.

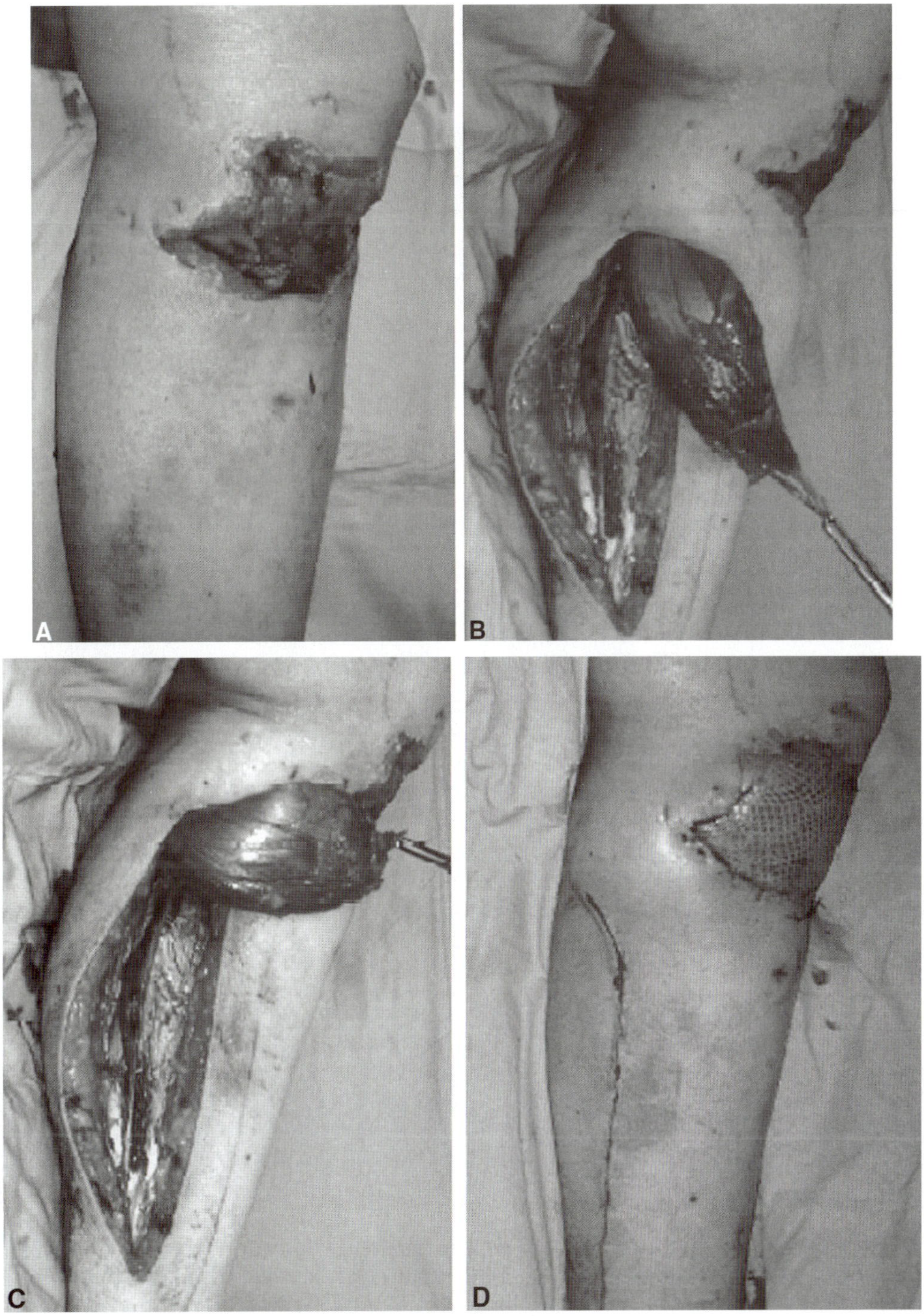

FIG. 70-4. A-D. Progresión de reconstrucción de defecto de rodilla con colgajo muscular pediculado de gemelo medial tunelizado e injertado con malla (*mesh*) de piel fina. (Véase esta figura en **Láminas en color**).

LA ESCALERA RECONSTRUCTIVA

Cuando analizamos una herida, sea esta cutánea o más compleja, se evalúan las opciones para su cierre empezando por la más simple y progresando de modo ascendente en la escalera reconstructiva hacia la más compleja. Esta progresión, desde el cierre primario, el injerto de piel, los colgajos regionales, y así

hasta los colgajos libres, nos brinda un marco que puede ser aplicado a cualquier situación reconstructiva. Al utilizar la opción más simple, nos permite guardar un plan de rescate en caso de que la primera opción falle. Sin embargo, en muchas situaciones, un salto en la escalera reconstructiva se elige intencionalmente para obtener resultados de mejor calidad. Por ejemplo, una exposición del tendón de Aquiles será repa-

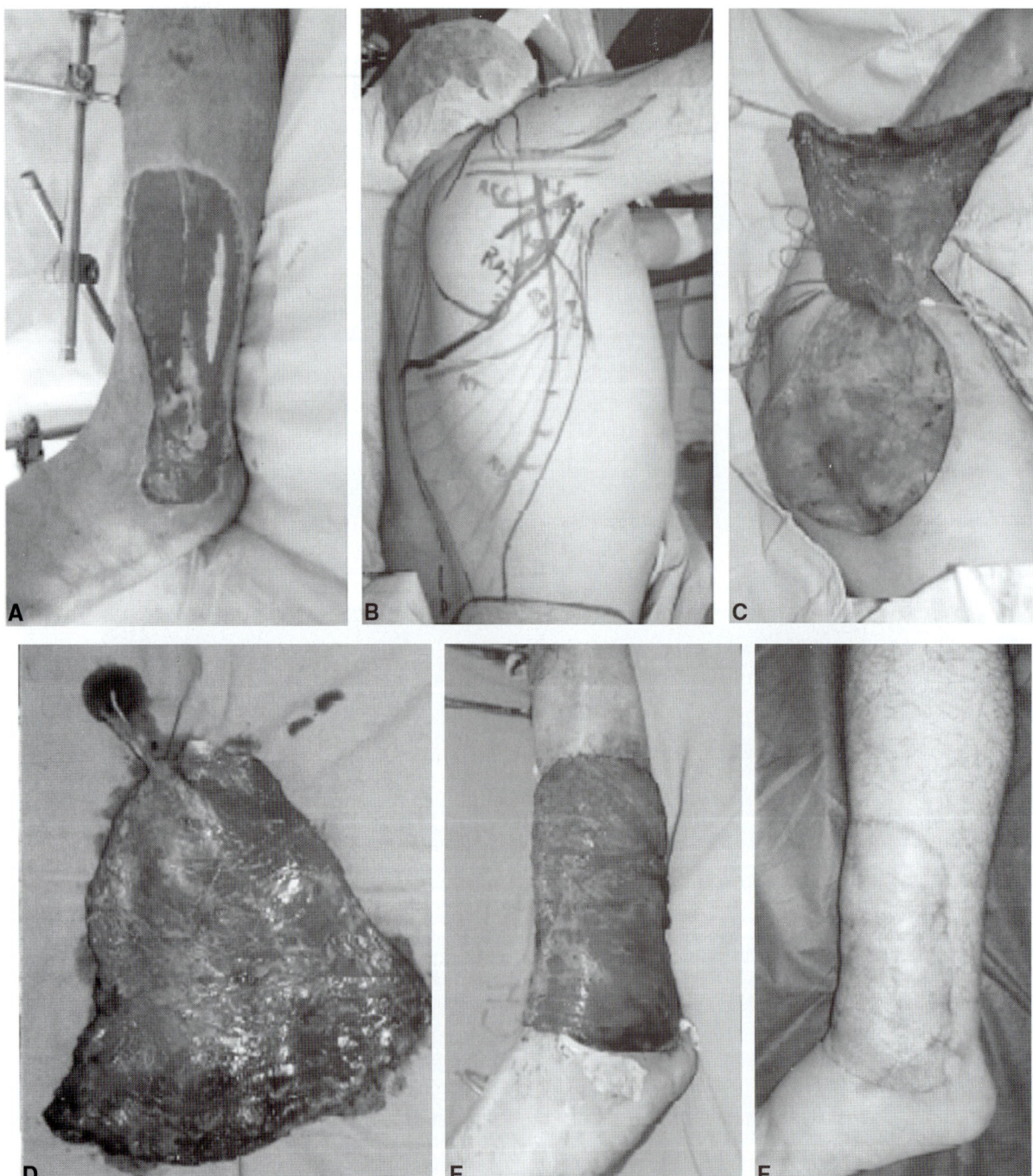

FIG. 70-5. A. Defecto severo en tercio inferior de pierna por fractura expuesta de tibia y peroné con necrosis cutánea por infección asociada. **B-H.** Progresión de reconstrucción de partes blandas con colgajo muscular libre de dorsal ancho asociado a injerto cutáneo fino de muslo. (Véase esta figura en **Láminas en color**).

rada inicialmente con un colgajo fasciocutáneo de la misma pierna, ya que produce resultados funcionales superiores a los de un injerto (**fig. 70-8**).

LA IMPORTANCIA DE LOS CENTROS DE TRAUMA

La creación de un equipo multidisciplinario, compuesto por cirujanos plásticos y ortopedistas, permite obtener una visión integradora y centrarse en el manejo de las prioridades, especialmente las fracturas expuestas.

Los cirujanos ortopédicos deben tener el entrenamiento quirúrgico para resolver todo tipo de problema, desde fijaciones internas y externas, hasta la reconstrucción ósea, así como los cirujanos plásticos también deben poder realizar todo tipo de cobertura de partes blandas.

Estos centros especializados de derivación deben formar parte de un sistema regional de trauma.

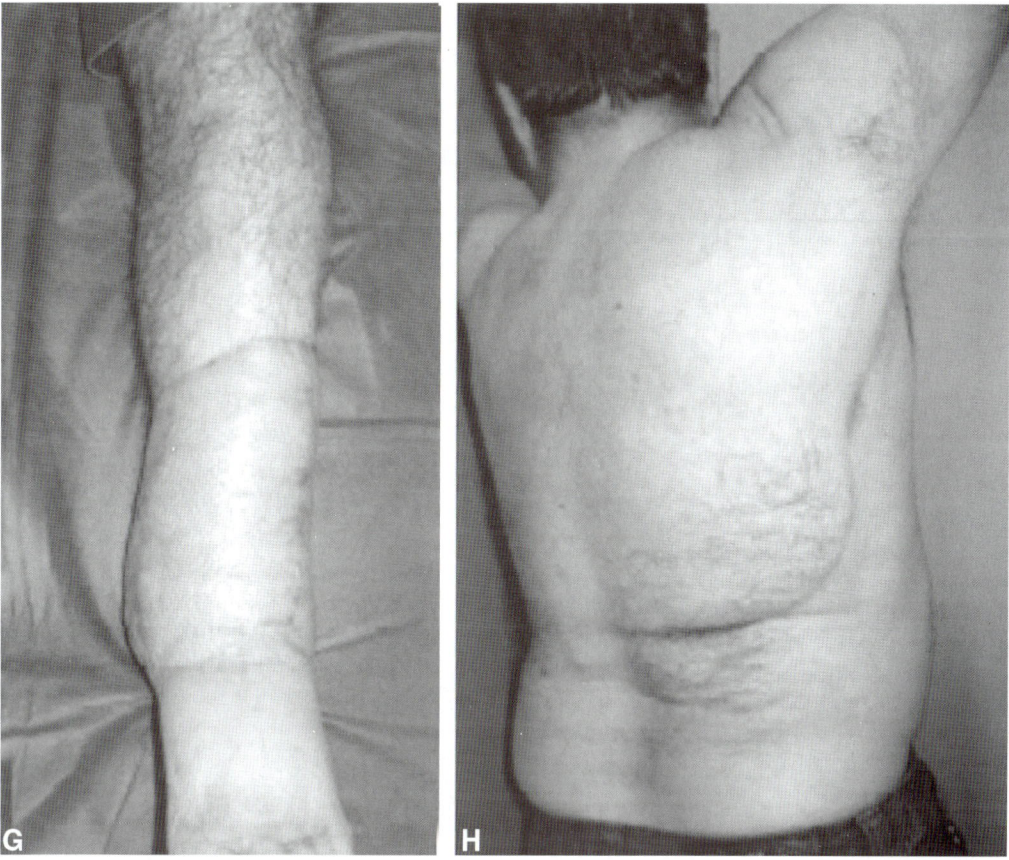

FIG. 70-5. (*Continuación*)

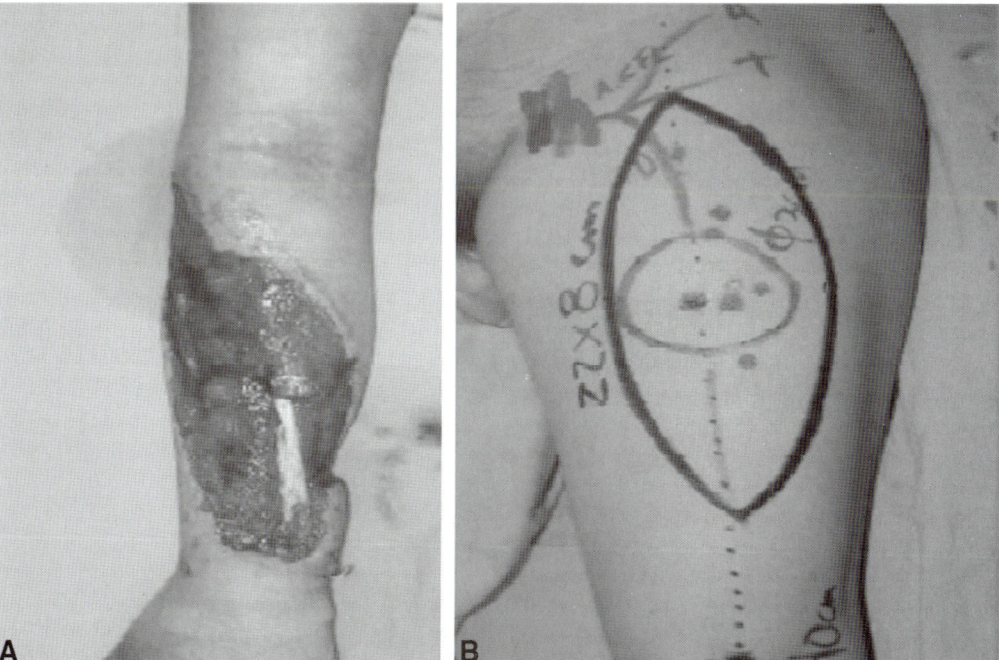

FIG. 70-6. A. Lesión grave de miembro superior. **B-D.** Progresión de reconstrucción con colgajo perforante libre anterolateral de muslo anastomosado a los vasos cubitales. (Véase esta figura en **Láminas en color**).

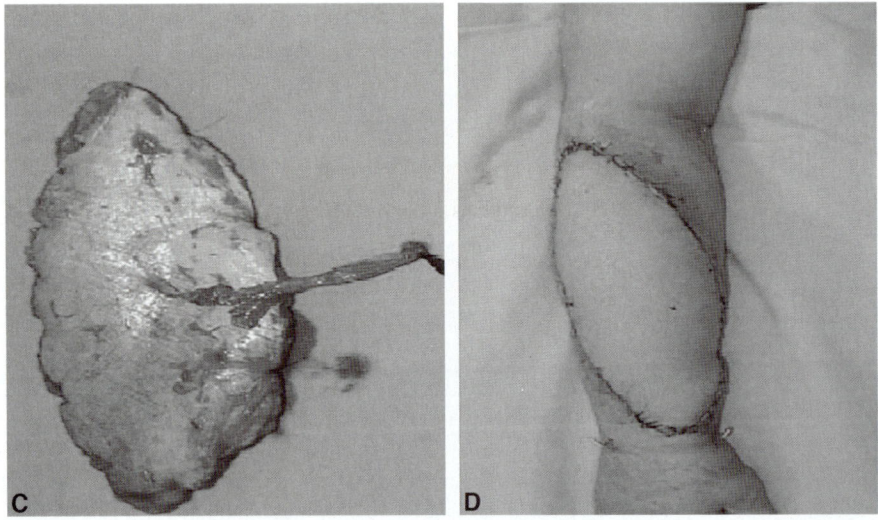

FIG. 70-6. *(Continuación).*

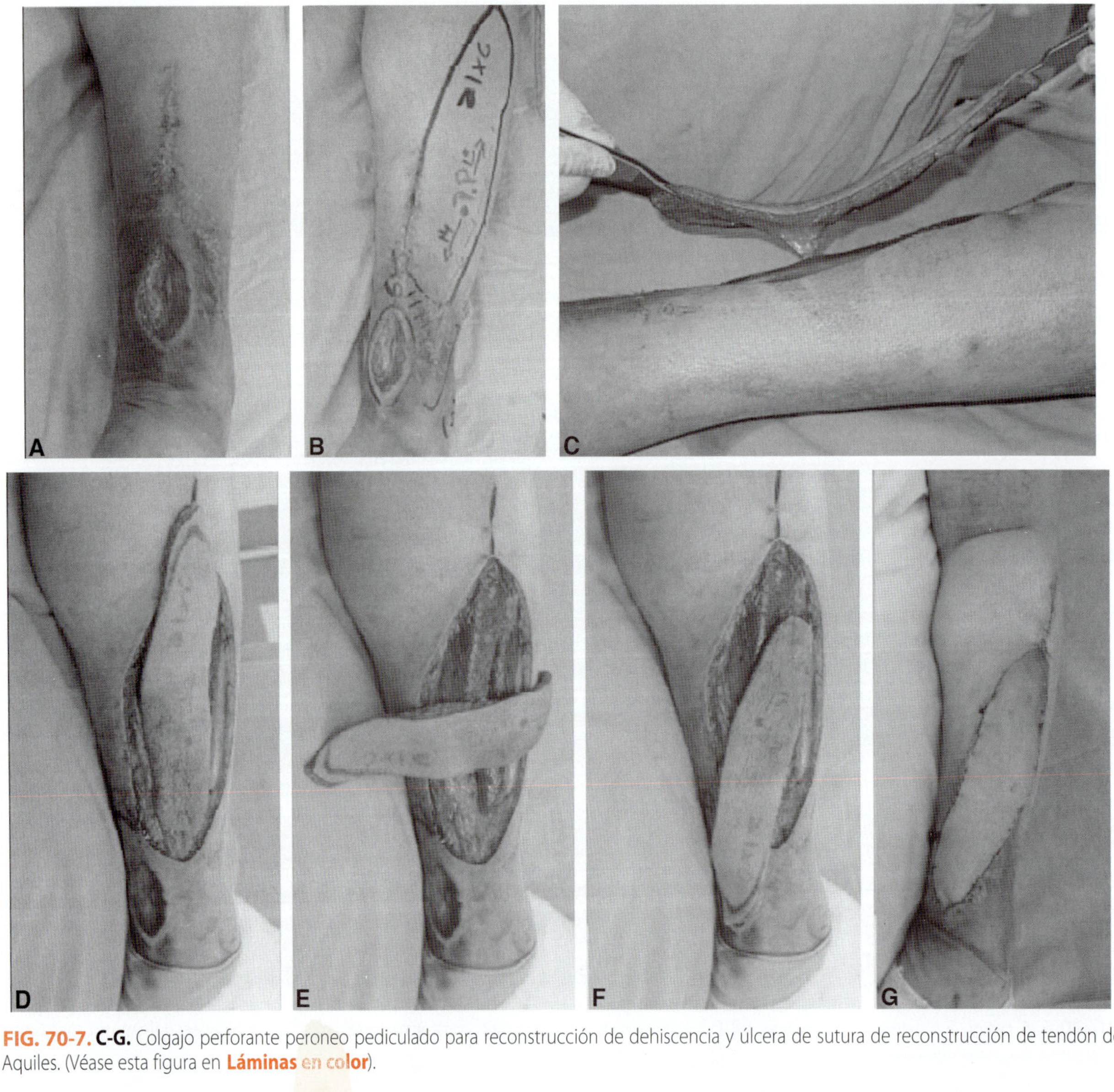

FIG. 70-7. C-G. Colgajo perforante peroneo pediculado para reconstrucción de dehiscencia y úlcera de sutura de reconstrucción de tendón de Aquiles. (Véase esta figura en **Láminas en color**).

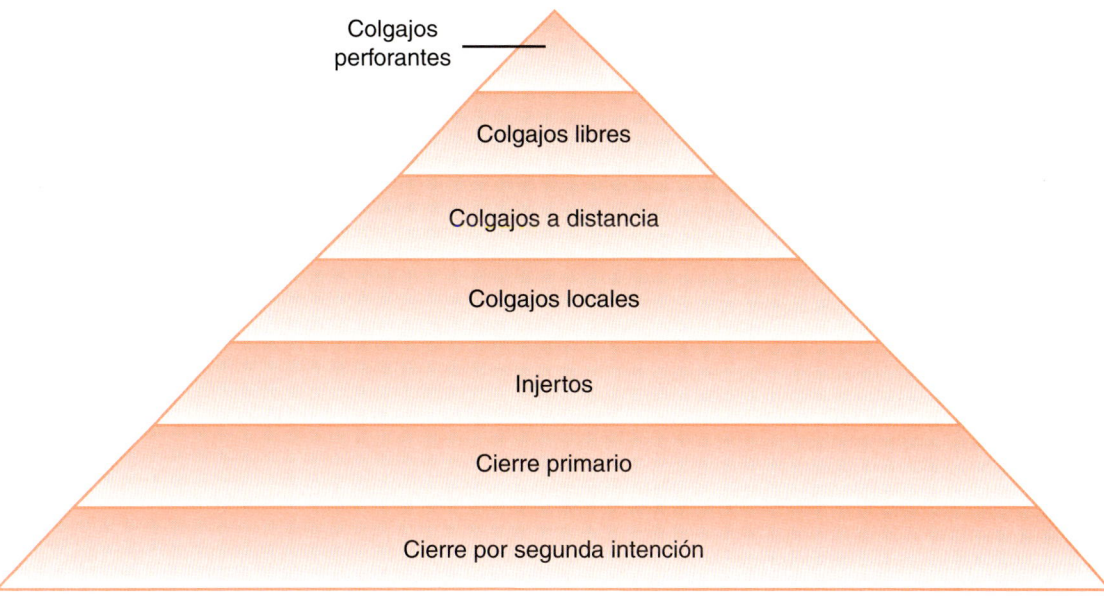

FIG. 70-8. Pirámide reconstructiva. Prioridades de menor a mayor complejidad.

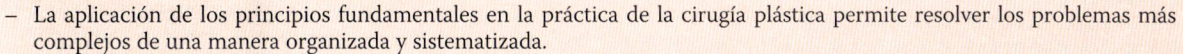

SÍNTESIS CONCEPTUAL

– La aplicación de los principios fundamentales en la práctica de la cirugía plástica permite resolver los problemas más complejos de una manera organizada y sistematizada.
– Cuanto más rápidamente se resuelva una herida del miembro inferior, menores serán las complicaciones asociadas y el tiempo de recuperación del paciente. Claramente, estos objetivos se logran con mayor eficacia al trabajar en equipo con protocolos preestablecidos y estudiados.

OSTEOSÍNTESIS

MAURICIO BALUMELLI

DEFINICIÓN

La osteosíntesis es la forma de solucionar quirúrgicamente una fractura logrando su consolidación con el menor daño posible para las estructuras blandas que rodean al hueso y consiguiendo el mayor rango de movilidad en las articulaciones contiguas a la fractura.

HISTORIA

En el año 1958, Maurice Müller y colegas, decididos a no dejar en el olvido las enseñanzas de un pionero en el tratamiento quirúrgico de las fracturas como fue el cirujano belga Robert Danis, crearon una fundación a la que denominaron **Arbeitsgemeinschaft für Osteosynthesefragen** (AO), más tarde conocida en los países de habla inglesa como **Association for the Study of Internal Fixation** (ASIF).

Los primeros trabajos presentados por Müller, Allgöwer y Willenegger resaltaban los buenos resultados obtenidos con la reducción cruenta (abierta) y la osteosíntesis temprana. No obstante, al difundirlos en diferentes congresos, fundamentalmente en el Reino Unido y los Estados Unidos de América, fueron bastante resistidos. A pesar de ello, el grupo suizo continuó su labor científica, principalmente de investigación, hasta convencer a la comunidad ortopédica internacional de las ventajas que implicaban para el tratamiento de la "enfermedad fracturaria" la estabilización y movilización temprana de las fracturas, hasta que en el año 1984 se constituyó la Fundación AO/ASIF con la participación de 80 socios provenientes de 15 países.

PRINCIPIOS DE LA OSTEOSÍNTESIS

- Reducción anatómica de la fractura.
- Fijación estable **absoluta**.
- Preservación de la vascularización del hueso y los tejidos blandos circundantes.
- Movilización temprana.

METABOLISMO ÓSEO

El hueso normal tiene como función principal el soporte y la transmisión de fuerzas (cargas).

Estas fuerzas básicamente son tres: 1) fuerzas de compresión, 2) fuerzas de torsión, donde una cortical soporta la carga y la otra la tensión y 3) fuerzas de tracción.

El hueso cortical es muy resistente a la compresión, razón por la cual las fracturas resultantes de esa fuerza se producen en zonas de hueso esponjoso (metáfisis, cuerpos vertebrales, calcáneo).

Como resultado de las fuerzas de torsión y tracción se producen tres tipos básicos de fracturas: 1) transversal, 2) oblicua y 3) espiroidea. Las primeras son el resultado de fuerzas de doblamiento. Las segundas y terceras se producen por cargas de torsión; en los tres casos se pueden presentar asociadas a un tercer fragmento, que en las fracturas transversales es pequeño, poco vascularizado (ya que, por acción de las fuerzas que se producen, la fractura resulta excluida y, por lo tanto, sin periostio) y en las fracturas oblicuas o espiroideas es grande, bien vascularizado al conservar inserción de partes blandas y se lo suele poder fijar con un tornillo compresivo.

 La consolidación es un complejo mecanismo que tiene por objeto la restauración biológica del hueso y que le permite recuperar la resistencia de su estructura.

En este proceso intervienen numerosos factores. Por un lado actuarán múltiples células entre las que se destacan: células mesenquimáticas indiferenciadas que se encuentran en el endostio, el periostio y la médula ósea y las que, ante una fractura, se convertirán en osteoblastos formadores de la matriz orgánica del hueso. Los osteocitos son las células óseas propiamente dichas que están rodeadas de matriz mineralizada y se conectan entre sí y con los osteoblastos. Por último, los osteoclastos son las células encargadas de la reabsorción ósea mediante la fagocitosis de su matriz.

La matriz ósea está formada por dos componentes: orgánico e inorgánico. El primero está constituido fundamentalmente por colágeno tipo I y, en menor medida, V y XII, glucoproteínas y proteoglucanos. Este es el responsable de la forma del hueso y soporta las cargas tensionales. El segundo está constituido fundamentalmente por fósforo, calcio, sodio y magnesio; esta matriz inorgánica es la responsable de dar rigidez y fuerza al hueso.

Existen diversos factores generales y locales que regulan la actividad ósea. Entre los primeros podemos citar las hormonas (parathormona, calcitonina, vitamina D, tiroxina, glucocorticoides, estrógenos), genéticos y los ejercicios. Entre los segundos se destacan las citocinas (que estimulan al osteoclasto) y las prostaglandinas (que inhiben la acción del osteoclasto).

Etapas en la consolidación de una fractura

Se puede dividir este acontecimiento en cuatro etapas:

La **etapa I** es el momento agudo cuando hay formación de sangre y coágulos con la inmediatamente posterior presencia de células de distinto tipo como plaquetas, monocitos, linfocitos, macrófagos y polimorfonucleares. Un tiempo después acuden a la zona de fractura fibroblastos, osteoblastos y células mesenquimales.

En la **etapa II** se incrementa la vascularización y, a nivel de la fractura, comienza a observarse el comienzo de la osificación membranosa con la presencia de un callo inmaduro formado por células básicamente cartilaginosas.

En la **etapa III**, ese tejido cartilaginoso es invadido por vasos de neoformación con la consiguiente formación de hueso alrededor de esos vasos, que constituye la osificación endocondral. No obstante esto, dada la capacidad formadora de hueso del periostio (osificación membranosa), se forma hueso a partir de células mesenquimales y osteoblastos.

En la **etapa IV**, el callo formado hasta ahora sufre un lento proceso de remodelación que puede tardar años y durante el cual se transforma en hueso duro laminar.

Existen dos tipos de consolidación: directa e indirecta

Consolidación directa (sin callo óseo)

Esta es la que por años se buscó con la técnica AO mediante la absoluta estabilidad y compresión en el foco de fractura.

La cantidad de callo es mínima o inexistente, no hay reabsorción ósea en el foco (porque no hay movimiento) y la proliferación de nuevos osteones a partir del sistema haversiano unirá los extremos de la fractura.

—

En definitiva, y dado por las razones de estabilidad, el espacio se rellenará directamente con hueso maduro que posteriormente se orientará en la dirección original.

Consolidación indirecta (con callo óseo)

En este caso, las condiciones en que se pretende que la fractura se consolide no proveen una estabilidad absoluta ni compresión a nivel de la fractura. Bajo estas circunstancias se producirá una osificación endocondral con formación inicial de un tejido de granulación entre los extremos fracturarios y

alrededor de ellos, que irá progresando hasta que se constituya el hueso maduro definitivo.

—

IMPLANTES

Tornillos (implantes)

Existen fundamentalmente dos tipos de tornillos: los llamados tornillos **corticales**, que tienen como función principal fijarse a nivel de las corticales del hueso, y los tornillos de **esponjosa**, que se fijan fundamentalmente en las zonas de hueso esponjoso (la distancia entre las espiras es mayor que en los tonillos corticales).

La función de los tornillos de la cortical sería aplicar compresión en el foco fracturario, con lo cual el proceso de consolidación de la fractura provocaría menos dolor óseo (**fig. 71-1 A** y **B**).

Placas (implantes)

Las placas son los implantes de la osteosíntesis que tienen orificios para la penetración de tornillos (**fig. 71-1 C** y **D**). Se pueden usar para proteger una fractura estabilizada con tornillos (placas de neutralización), para dar compresión al foco fracturario (placas de compresión dinámica) o para soportar cargas cerca de la epífisis de los huesos (placas de soporte) (**figs. 71-2**).

Existen también combinaciones de distintas placas como serían las placas acodadas que se utilizan en fracturas metaepifisarias.

Se cuenta también con técnicas especiales en el empleo de las placas como las llamadas placas puente que se colocan sobre una fractura sin tocar el foco fracturario y sin colocar tornillos a ese nivel; otra forma de utilizar las placas con tornillo son las llamadas placas onduladas, que se moldean sobre una zona de fractura o foco de seudoartrosis (fractura sin consolidar) permitiendo que en el espacio de dicha ondulación podamos aportar injerto óseo (**fig. 71-3 A** y **B**).

Durante muchos años, los expertos en estos implantes observaron las alteraciones en el hueso cortical donde apoyaban las placas, por lo que fueron diseñándolas cada vez menos con apoyos en el hueso, razón por la cual se crearon las placas de bajo contacto (**fig. 71-4**).

Pretensado (implantes/placas)

El pretensado (moldeado) de la placa consiste en moldear la placa de tal forma que tenga una leve concavidad hacia el hueso. Así se consigue, al aplicarla sobre el hueso, un efecto compresivo sobre la cortical opuesta a la cortical donde se apoya la placa logrando mayor estabilidad en la fractura (**fig. 71-5**).

Placas LCP (implantes/placas)

Una familia nueva de placas es aquella cuyos orificios tienen una rosca donde se fijará la cabeza de tornillos especiales que también la tienen.

De esta manera se logra una "estabilidad angular" del implante brindándole mucho mayor poder de fijación. Estas se llaman placas de LCP (*locked compression plate*), constituyen una de las más modernas técnicas de osteosíntesis en el extenso repertorio de la AO y representan un fiel exponente de lo

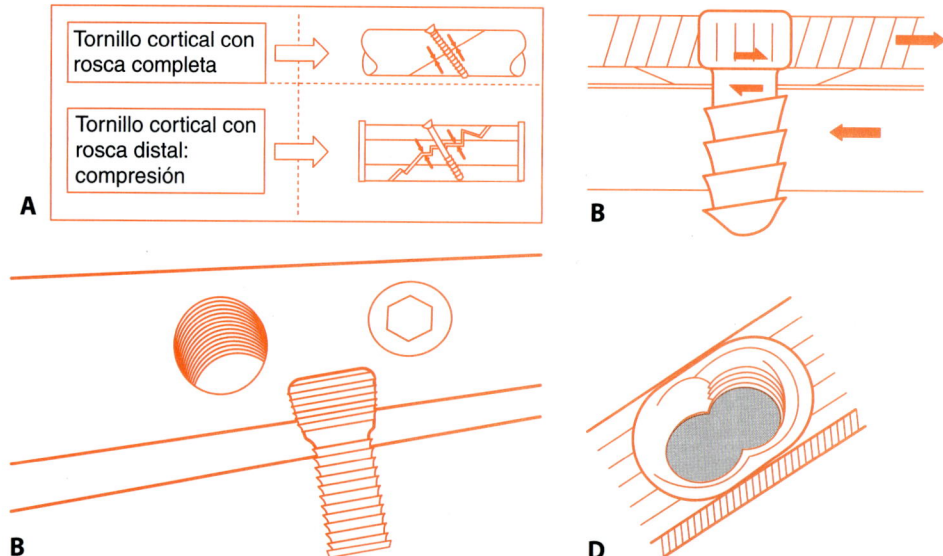

A

| Tornillo cortical con rosca completa | ⇒ |
| Tornillo cortical con rosca distal: compresión | ⇒ |

B

B

D

FIG. 71-1. A. Los tornillos con rosca distal permiten la compresión interfragmentaria de las fracturas. **B.** Tornillo convencional colocado en una placa DCP para compresión dinámica de fracturas. **C.** Agujero roscado en una placa LISS adecuado para el tornillo de bloqueo correspondiente. **D.** Agujero combinado en una placa LCP, donde una mitad del agujero tiene el diseño de las placas DCP o LC-DCP estándar para tornillos convencionales y la otra mitad es cónica y roscada para los tornillos del bloqueo.

que es (y después desarrollaremos) la fijación interna biológica de las fracturas.

Indicaciones absolutas

- Fracturas epifisarias y metafisarias.
- Fracturas en las que la técnica MIPO (*minimally invasive plate osteosynthesis,* osteosíntesis con placa mínimamente invasiva) está indicada.
- Fracturas en hueso osteoporótico.

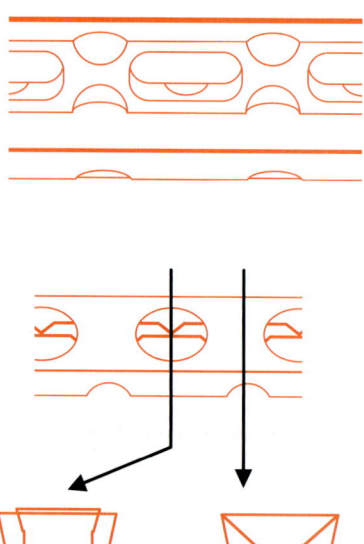

FIG. 71-2. La placa LC-DCP reduce la zona de contacto entre la placa y el hueso, lo que disminuye significativamente las alteraciones vasculares provocadas por la presión sobre la cortical.

Clavos intramedulares (implantes)

Los clavos o enclavijados intramedulares son implantes aproximadamente cilíndricos que se colocan en la cavidad medular de los huesos largos. Es otra técnica de fijación de una fractura y tiene como objetivo fundamental no abrir ni exponer el foco fracturario (hay excepciones).

Existen diferentes tipos de clavos intramedulares (**cuadro 71-1**).

Fijación interna biológica (método de la osteosíntesis: principios biomecánicos)

 La fijación biológica es la técnica por la cual la osteosíntesis pasa de una estabilidad absoluta a una estabilidad relativa/elástica/biológica y funcional que permita una consolida-

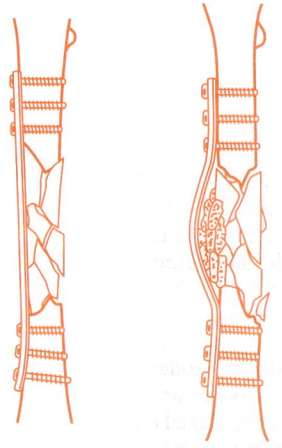

FIG. 71-3. B. A. Placa en puente (para fracturas multifragmentarias). **B.** Placa ondulada (para el aporte de injerto óseo).

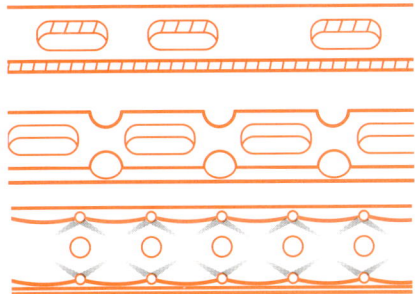

FIG. 71-4. Vista de la zona de apoyo de distintas placas (DCP, LC-DCP, PC-Fix). Estas varían desde un apoyo total sobre el hueso (placa DCP) al puntiforme (placa PC-Fix).

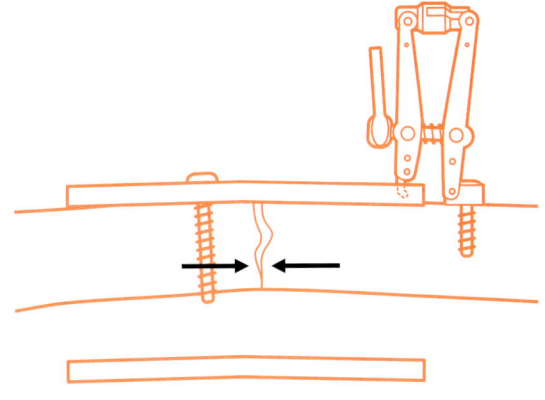

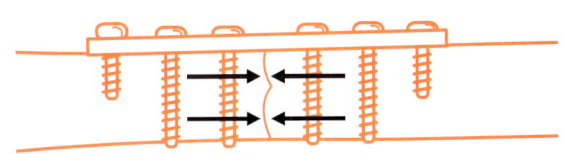

FIG. 71-5. Placa de compresión dinámica. Empleo de torreta de compresión.

ción indirecta de la fractura mediante la formación de un callo perióstico con mínima lesión de la vascularización.

—

La excepción a la fijación biológica la representan las fracturas intraarticulares, pues requieren una reducción anatómica para preservar las superficies de contacto y evitar una artrosis postraumática.

Ventajas

- **Mínimo traumatismo quirúrgico:** reducción cerrada (indirecta).
- **Mínimo contacto del implante con el hueso:** disminuye la alteración de la vascularización de tejidos blandos y hueso.
- **Estabilidad relativa mediante fijación elástica:** promueve la formación de callo óseo.

AVANCES DE LA OSTEOSÍNTESIS BIOLÓGICA (MÉTODO DE LA OSTEOSÍNTESIS: PRINCIPIOS BIOMECÁNICOS)

Como mayor exponente de las técnicas de osteosíntesis biológicas figuran las técnicas MIPO, cuyas características principales son:

- Reducción indirecta sin exposición de la fractura.
- Mínimo abordaje para la introducción del implante.

- Fijación interna "periostal", con mínimo contacto del implante con el hueso.
- Estabilidad relativa/elástica que estimula la formación de callo óseo.

CUADRO 71-1. TIPOS DE CLAVOS INTRAMEDULARES		
Clavo intramedular	*Rígido*	acerrojado
		no acerrojado
	Elástico	de Rush
		de Ender
		de Hacketahl

SÍNTESIS CONCEPTUAL

- El hueso normal tiene como función principal el soporte y la transmisión de fuerzas: de compresión, de torsión (en las que una cortical soporta la carga y la otra, la tensión) y de tracción.
- El hueso cortical es muy resistente a la compresión, razón por la cual las fracturas resultantes de esa fuerza se producen en zonas de hueso esponjoso (metáfisis, cuerpos vertebrales, calcáneo).
- Como resultado de las fuerzas de torsión y tracción, se producen tres tipos básicos de fracturas: transversal, oblicua y espiroidea.
- La forma de solucionar quirúrgicamente una fractura logrando su consolidación con el menor daño posible de las estructuras blandas que rodean al hueso y consiguiendo el mayor rango de movilidad en las articulaciones contiguas a la fractura es la osteosíntesis.
- Según el estado inicial del hueso, los tejidos circundantes y el estado general del paciente y su edad se decidirá el tipo de implante para utilizar.

72

ESPACIADORES

ANDRÉS SILBERMAN

INTRODUCCIÓN

 La infección de una articulación protésica es un evento muy grave y serio, tanto para el paciente como para el médico y para el sistema de salud que enfrenta los costos. En los últimos años se ha propuesto y aceptado que el recambio en "dos tiempos" es la alternativa más beneficiosa en términos de costos y fundamentalmente en eficiencia para resolver esta patología.

—

Es decir, un primer tiempo consiste en que, una vez confirmada la infección articular protésica, se procede a retirar la prótesis, junto a todo elemento extraño presente: cemento, tejido fibroso, necrótico, desvascularizado, restos de osteosíntesis, etc. En el mismo tiempo se le agrega un "espaciador". Y se espera el lapso adecuado para erradicar la infección. En un segundo tiempo se retira el espaciador y se coloca la prótesis definitiva.

Hay otra variante para el tratamiento de las infecciones protésicas que consiste en hacerlo en un solo tiempo. Esto es, retirar la prótesis de la articulación infectada, hacer la limpieza quirúrgica de todo elemento contaminado o sospechoso de mantener la infección, colocar la prótesis de recambio y hacer el tratamiento antibiótico correspondiente.

Este método, aunque acorta tiempos, costos y es mejor para el confort del paciente, ha mostrado, salvo en algunos centros muy especializados y en muy determinadas situaciones, resultados no tan satisfactorios como la técnica en "dos tiempos".

 Un espaciador es un dispositivo médico, cuyo material es metilmetacrilato (el mismo que el cemento que se usa para fijar las prótesis) mezclado con antibiótico/s. Si bien la forma de dicho dispositivo es muy similar a la de una prótesis, no es una prótesis. Es decir, no está pensado para reemplazar definitivamente una parte del cuerpo humano, sino que la función es facilitar el proceso de curación de la infección de la articulación (**fig. 72-1**).

—

LOS ESPACIADORES TIENEN DOS FUNCIONES

Función espaciadora

Dado que los espaciadores tienen una forma muy similar a la de una prótesis de cadera o de rodilla (o de hombro) colocados en lugar de una prótesis, cumplen durante el tiempo que están colocados la función de ocupar un espacio (de allí su nombre), lo que facilita varias cosas:

- Permiten que la articulación tenga movilidad, no la normal, pero sí la suficiente para mantener la función de la articulación.
- Gracias a esa función, mejoran notablemente la calidad de vida del paciente entre el primero y segundo tiempo del tratamiento, ya que le permite estar sentado, deambular (sin apoyar el peso corporal, es decir con muletas) y tener cierto grado de confort.
- Mantienen el trofismo muscular y ligamentario, fundamental para que cuando se coloque la prótesis definitiva pueda facilitarse la rehabilitación del paciente.
- Mantienen la longitud del miembro afectado. Esto es muy importante, porque evita la retracción de las partes blandas (músculos y ligamentos) pero, sobre todo, de las estructuras vasculonerviosas, que podrían dañarse al colocar la prótesis definitiva.
- Facilitan la recolocación de la prótesis definitiva, porque dejan los tejidos –sobre todo el lecho óseo– en condiciones de recibir la prótesis definitiva.

Función antibiótica

Una de las grandes dificultades en el tratamiento de la infección ósea (osteomielitis) es que, dada la escasa vascularización que normalmente tienen los huesos, la concentración de antibiótico que les llega cuando se aplican por vía oral o sistémica, es siempre baja. El aumentar la dosis no siempre es eficaz y además produce o aumenta los efectos adversos de los antibióticos (nefrotoxicidad, hepatotoxicidad y ototoxicidad).

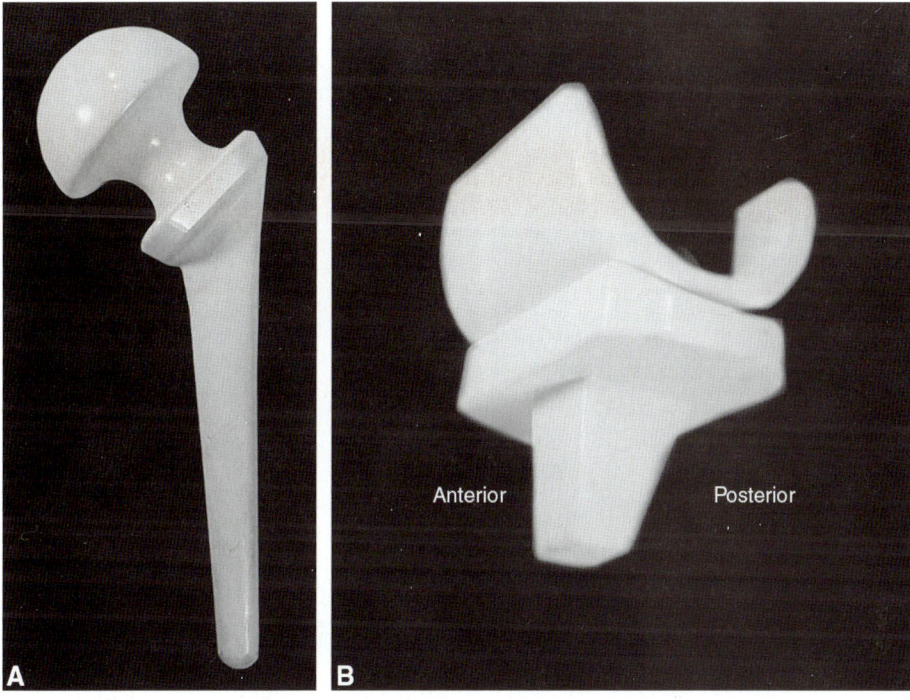

FIG. 72-1. A y **B.** Espaciadores de cadera y rodilla. Están confeccionados en metilmetacrilato (cemento ortopédico) más antibiótico. Tienen la forma de prótesis, pero **no** son prótesis..

 El metilmetacrilato ha demostrado que, mezclado con antibióticos, es un excelente medio que permite la liberación lenta y controlada del antibiótico. De esta manera, se consiguen altas concentraciones del antimicrobiano en el lugar donde se lo necesita (la articulación afectada), con baja distribución **sistémica**.

—

Consecuencia: mayor acción local y menores efectos adversos.

Debido a que la preparación del cemento ortopédico implica una reacción exotérmica (libera calor) y que llega aproximadamente a los 80 °C, no todos los antibióticos son pasibles de ser utilizados, ya que tan altas temperaturas los dañan (los desnaturalizan). Es por eso que solo pueden usarse antibióticos termoestables (gentamicina, vancomicina, tobramicina, o combinaciones entre ellos, y se está trabajando en otros antibióticos para el futuro).

La liberación de antibiótico es muy alta en las primeras horas, con un pico de concentración al segundo o tercer día, y luego empieza a bajar; hasta la tercera/cuarta semana de uso son concentraciones clínicamente eficaces. A partir de entonces, las concentraciones empiezan a bajar y, luego de 3 meses, resultan ineficaces. Es por eso que, si una infección no se ha curado en un plazo de 3 a 6 meses, debe adoptarse una conducta más drástica, como cambiar el espaciador o replantear la táctica terapéutica.

La elección del antibiótico se hace sobre la base del conocimiento que se tenga del germen que causa la infección.

 Es importante destacar que el espaciador con antibiótico no es el único método para curar la infección. Sigue siendo relevante la extracción de la prótesis, el cemento remanente, el tejido fibroso o necrótico o los cuerpos extraños, de modo que la limpieza quirúrgica (*toilette*) que realiza el cirujano sigue siendo el gesto más importante para curar la infección.

—

De igual manera, el tratamiento antibiótico indicado por el infectólogo en las dosis y tiempos que considere necesarios es una condición fundamental para la curación de la infección.

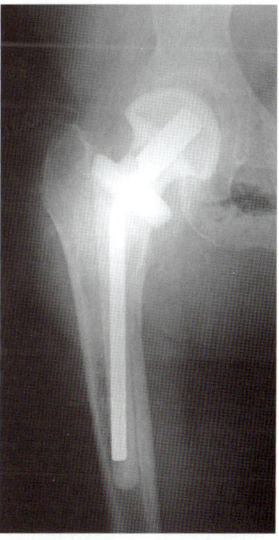

FIG. 72-2. Radiografía de cadera, de frente, que muestra un espaciador de cadera con alma de metal.

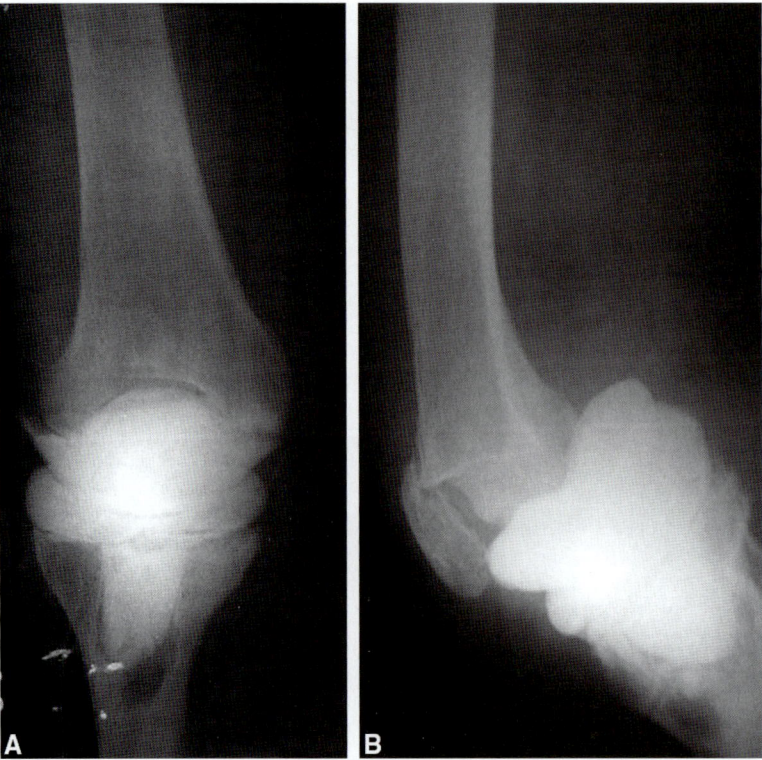

FIG. 72-3 Radiografía de rodilla de frente y de perfil, con espaciadores confeccionados en el momento de la cirugía. Metilmetacrilato más antibiótico.

¿CUÁNDO RETIRAR EL ESPACIADOR Y RECOLOCAR LA PRÓTESIS DEFINITIVA?

 Es una decisión a veces difícil, porque no siempre uno puede asegurar que la infección esté curada.

—

En general, se realiza cuando la herida está totalmente cicatrizada, sin signos de flogosis (mucho menos con una fístula) y los parámetros de infección están normalizados (glóbulos blancos, VSG, proteína C reactiva).

El infectólogo considerará que el tiempo de medicación ha sido adecuado y el paciente está en condiciones clínicas para la segunda operación (glóbulos rojos adecuados, condiciones de alimentación e hidratación, proteínas y coagulación adecuadas).

Si bien los espaciadores pueden sufrir una serie de complicaciones, similares a las de una prótesis (luxación, rotura, fracturas periespaciadores, etc.), han simplificado el manejo de una complicación tan grave como la infección articular protésica. No obstante, debe hacerse hincapié en que el tema no está cerrado y, dado que nuevos y más frecuentes gérmenes están presentes, se debe seguir extremando las condiciones para realizar una artroplastia.

 Los espaciadores tendrán la forma de la articulación en cuestión.

—

Así, podrán ser para cadera, rodilla u hombro. Los hay comerciales, que ya vienen con formas y tamaños definidos, con un alma central de metal (**fig. 72-2**), lo que les confiere una alta resistencia mecánica y una adecuada forma anatómica.

También hay moldes de siliconas que se rellenan con cemento en el momento de usarlos, así como los que pueden hacerse manualmente y en forma casera en el momento de la operación sobre la mesa de cirugía (**fig. 72-3**). Estos tienen la virtud de ser mucho más económicos que los comerciales, pero su forma, resistencia o concentración de antibióticos no reúnen las mejores características como puede hacerlo uno comercialmente disponible.

SÍNTESIS CONCEPTUAL

– La infección articular protésica se trata con el recambio de la prótesis en uno o dos tiempos.
– El concepto actual es hacerlo en dos tiempos.
– Primer tiempo: retiro de prótesis, limpieza quirúrgica y colocación del espaciador.
– Segundo tiempo: una vez curada la infección, se retira el espaciador y se coloca la prótesis definitiva.
– El espaciador cumple dos funciones: espaciadora y antibiótica.

- Está compuesto por metilmetacrilato y antibiótico.
- Solo se pueden utilizar antibióticos termoestables (gentamicina, vancomicina, tobramicina).
- La limpieza quirúrgica inicial sigue siendo el paso más importante para la erradicación de la infección.
- El espaciador se retira cuando se realiza la colocación de la prótesis, entre 3 y 6 meses después de la limpieza quirúrgica, o cuando la infección persiste después del tratamiento adecuado más allá de los 6 meses.
- También debe realizarse el tratamiento antibiótico indicado por el infectólogo.
- Los espaciadores mejoran la calidad de vida del paciente entre los intervalos del retiro y la recolocación de la prótesis, facilitan la reoperación y mejoran la calidad de los tejidos para la buena evolución de la prótesis definitiva.

CAPÍTULO

73

USO DE CÉLULAS MADRE MESENQUIMATOSAS EN ORTOPEDIA

GERMÁN A. NORAMBUENA Y RAFAEL J. SIERRA

INTRODUCCIÓN

El uso de la terapia celular ha ganado un importante espacio en el ámbito de la medicina regenerativa debido a las capacidades únicas de un grupo de células llamadas células madre. Estas células son capaces de autorrenovarse y al mismo tiempo diferenciarse en distintas líneas celulares.

Según el grado de diferenciación, las células madre se clasifican en totipotenciales, pluripotenciales, multipotenciales y unipotenciales.

Las células madre totipotenciales son células muy indiferenciadas capaces de generar tejidos tanto embrionarios como extraembrionarios.

Las células madre pluripotenciales son aquellas capaces de generar solo tejido embrionario, por lo tanto son capaces de diferenciarse en células de ectodermo, mesodermo y endodermo.

Algo más diferenciadas, las células madre multipotenciales son aquellas capaces de diferenciarse en uno de los tres tejidos embrionarios: ectodermo, mesodermo o endodermo. Los dos ejemplos más conocidos de células madre multipotenciales son las células madre hematopoyéticas y las células madre mesenquimatosas; las primeras darán origen a leucocitos, eritrocitos y megacariocitos y las segundas darán origen a cartílago, hueso y grasa.

Aunque las células madre unipotenciales solo pueden diferenciarse en una línea celular o tejido específico, mantienen la capacidad de autorrenovarse. Un ejemplo de este tipo de células son los preosteoblastos o células precursoras de los osteoblastos.

Según el origen, las células madre se clasifican en embrionarias o adultas. Las células madre embrionarias son células pluripotenciales derivadas de la masa celular interna de un blastocisto. Las células madre adultas son células indiferenciadas presentes desde el período fetal en adelante. Aunque suele ser confuso, las células madre aisladas de sangre de cordón, por ejemplo, se consideran células madre adultas.

En este capítulo nos centraremos en las células madre mesenquimatosas adultas y la evidencia actual de su uso en ortopedia.

DEFINICIÓN DE CÉLULA MADRE MESENQUIMATOSA (CMM)

 Para que una célula sea considerada CMM debe cumplir con al menos dos condiciones: adherirse al plástico durante el proceso de cultivo en el laboratorio y diferenciarse en hueso, cartílago y grasa.

—

En el último tiempo se han agregado otros criterios que complementan esta definición, entre los que destacan marcadores celulares específicos, secreción de factores inmunomoduladores y soporte de células hematopoyéticas.

MODELOS DE REGENERACIÓN

 Actualmente, existe acuerdo entre los investigadores acerca de que las CMM se "esconden" en el estroma perivascular de todos los tejidos en distintas proporciones.

—

Como respuesta a la lesión, las CMM salen de su nicho perivascular con el fin contrarrestar la respuesta cicatrizal.

CMM como fuente de células diferenciadas

 Las CMM pueden servir de células progenitoras para la regeneración del tejido dañado o pueden estimular la mitosis de progenitores ubicados en el tejido donde ocurrió la lesión.

—

CMM como agente paracrino*

Las CMM han demostrado tener funciones terapéuticas en respuesta a la lesión basadas en inmunomodulación y actividad trófica. Las CMM modulan la inflamación mediante el contacto directo de célula-célula y a través de las citocinas secretadas por células dendríticas, células B y T. Entre los efectos tróficos se destacan la secreción de moléculas que inhiben la apoptosis y la fibrosis, además de estimular la generación de nuevos vasos sanguíneos.

FUENTE DE CMM EN EL CUERPO HUMANO

Médula ósea

La médula ósea está compuesta por distintos tipos celulares de predominio hematopoyético. Las CMM representan el 0,1-0,01% del total de células en la médula ósea. La forma más frecuente de obtener médula ósea es mediante la punción y aspiración desde el hueso ilíaco. La médula ósea puede ser usada de manera no procesada, concentrada o como fuente de CMM expandidas en el laboratorio.

Grasa

La grasa tiene algunas ventajas por sobre la médula ósea como fuente de CMM. En primer lugar, el proceso de obtención de una muestra de grasa es más rápido y menos riesgoso. En segundo lugar, las CMM derivadas del tejido graso tendrían, por lo menos, similares capacidades de diferenciación in vitro a hueso y cartílago que sus pares derivadas de médula ósea.

Otras fuentes

La sangre de cordón umbilical y la placenta son otras fuentes de CMM que aún necesitan validarse para un eventual uso clínico especialmente dado su carácter alogénico.

---

*La liberación o secreción paracrina se refiere a un tipo de comunicación celular mediante una secreción química que afecta a una hormona en especial de la célula emisora.

MÉTODOS PARA LA OBTENCIÓN DE TERAPIAS CELULARES CON CMM

Concentrados celulares

Cuando la médula ósea es centrifugada, los distintos componentes se separan debido a que presentan distintas densidades. Usando este sistema de separación por densidades se pueden generar concentrados de células mononucleares de manera rápida y con mínima manipulación. Actualmente existen distintos kits disponibles en el mercado capaces de realizar este proceso (**fig. 73-1**). Siguiendo el mismo principio, la grasa se procesa con el objetivo de obtener la fracción vascular estromal del tejido adiposo, que es el componente celular del tejido graso, una vez removidos los lípidos.

 Tanto los concentrados de medula ósea como los del estroma vascular del tejido adiposo representan una forma rápida y segura de obtener CMM.

—

Hernigou y cols. demostraron que el uso de concentrado de médula ósea es seguro y eficaz para el tratamiento de no uniones y que la eficacia regenerativa tendría directa relación con el número de CMM aportadas en el concentrado. Kim y cols. describen buenos resultados luego de una inyección intraarticular de la fracción estromal de tejido adiposo autólogo para el manejo de lesiones osteocondrales del talo en pacientes mayores de 50 años.

El hecho de que los concentrados celulares sean heterogéneos en su composición celular agrega algunas dudas respecto de la calidad y consistencia del efecto regenerativo de esta terapia.

Expansión celular

El proceso de expansión celular necesita de un laboratorio especializado en cultivo celular. El proceso comienza con la recolección estéril de grasa o médula ósea del donante. La muestra es procesada y sembrada en platos de cultivo. Las CMM son expandidas por alrededor de 3 a 4 semanas y alcanzan varias decenas de millones de células (**fig. 73-2**).

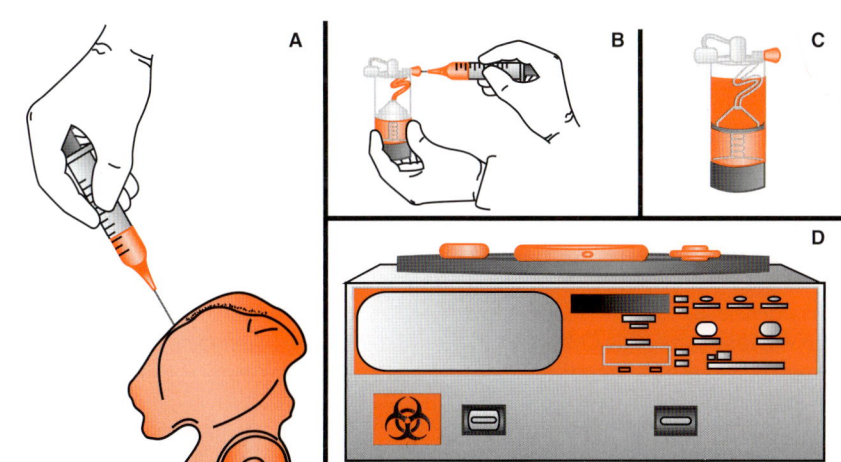

FIG. 73-1. Método de obtención del concentrado de células mononucleares de médula ósea. **A.** Punción y aspiración de médula ósea desde la cresta ilíaca. **B.** Centrifugación. **C.** Obtención de fracción de células mononucleares de médula ósea. **D.** Aspiración de la fracción o concentrado de células mononucleares.

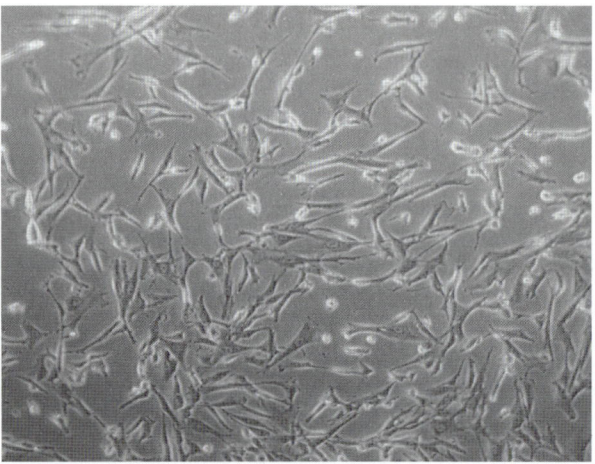

FIG. 73-2. CMM en cultivo.

Aunque la evidencia actual es escasa, esta se inclina a favor de las CMM expandidas por sobre los concentrados celulares en relación con la eficacia del proceso regenerativo (**cuadro 73-1**).

APLICACIONES CLÍNICAS

Las vías de administración más usadas en ortopedia son local e intraarticular; las células pueden ser aplicadas junto a sustitutos óseos, sembradas en matrices (*scaffold*) o de manera aislada.

A continuación describimos brevemente la experiencia clínica del uso de CMM en ortopedia.

No unión

Existe evidencia suficiente en la literatura para avalar el uso de médula ósea no procesada como complemento biológico al tratamiento de las no uniones. Por otro lado, el número de CMM aportadas estaría relacionado con la tasa de consolida-

ción de la fracturas, lo que sustentaría el uso de concentrados celulares. Faltan estudios que muestren el potencial efecto benéfico del concentrado celular de médula y el uso de CMM expandidas en el laboratorio para el manejo de esta patología.

Osteonecrosis de la cabeza femoral

La descompresión aislada de la cabeza femoral alcanza resultados subóptimos en pacientes con osteonecrosis en etapa de precolapso. Los intentos por agregarle "biología" al área de necrosis se basan en la idea de acelerar el proceso de regeneración del tejido óseo subcondral y, así, resistir el eventual colapso del cartílago articular. Numerosos estudios han demostrado que el uso del concentrado de células mononucleares de médula ósea después de la descompresión de la cabeza femoral mejora los resultados clínicos. En la actualidad existe poca evidencia que avale el uso de CMM expandidas para el tratamiento de la osteonecrosis de la cabeza femoral. Nuevos estudios clínicos aleatorizados deben demostrar que su uso es seguro y eficaz en evitar la progresión de la enfermedad a la etapa de colapso.

Lesiones focales de cartílago

 El cartílago tiene baja capacidad reparativa dada su condición de tejido avascular.

—

Una vez ocurrida la lesión, su escaso potencial reparativo se ve aún más comprometido con la llegada de fibroblastos a la zona. Los tratamientos de microfracturas del lecho de la lesión y el trasplante autólogo de condrocitos, aunque logran mejor función clínica a corto y mediano plazo, han fracasado en su intento de generar cartílago hialino estable. Las inyecciones intraarticulares de concentrados celulares o CMM expandidas o de ambos, como complemento de estos últimos procedimientos, se encuentran en estudio. Además, existe amplio interés por desarrollar matrices (*scaffolds*) cargadas de células diferenciadas o indiferenciadas capaces de generar cartílago hialino estable una vez implantadas. Sin embargo, aún no existe evidencia que sustente su uso clínico.

CUADRO 73-1. COMPARACIÓN ENTRE LOS MÉTODOS PARA OBTENCIÓN DE TERAPIAS CELULARES CON CMM

Método	Ventajas	Desventajas
Concentrados celulares	No requiere cultivo Bajo costo Corto tiempo de procesamiento (1 hora) Terapia autóloga Terapia aprobada por la FDA en los Estados Unidos	Heterogeneidad celular Bajo y variable número CMM
CMM expandidas	Homogeneidad celular Alto y preciso número de CMM Terapia autóloga o alogénica	Costo mayor Largo tiempo de procesamiento (3 a 4 semanas) Riesgo teórico de infección y mutaciones durante el cultivo Riesgo de transmisión de enfermedades (terapia alogénica) Terapia aún no aprobada por la FDA en los Estados Unidos

Artrosis

Prometedores estudios preclínicos han mostrado que el efecto paracrino de las CMM desempeñaría un papel preponderante en la respuesta reparativa de esta terapia en la artrosis. Hasta la fecha existe solo un ensayo clínico aleatorizado que evalúa y apoya el uso intraarticular de CMM en pacientes con artrosis de rodilla. Actualmente, un número importante de estudios clínicos se encuentran evaluando la seguridad y eficacia de la inyección intraarticular de CMM, asociada en la mayoría de los casos, a ácido hialurónico.

Traumatismo raquimedular

Existe amplia evidencia de que el tratamiento con CMM mejora la función motora en modelos de ratas con traumatismo raquimedular (TRM). Sin embargo, la evidencia actual en los seres humanos solo reconoce la seguridad de este tratamiento. Alrededor de una decena de ensayos clínicos se encuentran en curso y serán probablemente ellos los que aprueben o desaprueben el uso de esta terapia en pacientes con TRM en el futuro.

Otras áreas en exploración

La CMM ha mostrado interesantes resultados clínicos en otras áreas de la ortopedia entre las que se destacan: lesiones tendinosas, fusión espinal, lesiones seudotumorales cavitarias y regeneración meniscal.

PROCESO REGULATORIO

La seguridad los concentrados celulares ha sido ampliamente demostrada en la literatura y uso es regulado por normas internas en cada institución de salud.

El uso de células madre adultas expandidas en laboratorio, ya sean autogénicas o alogénicas, requieren un riguroso proceso regulatorio. Este proceso se basa en las guías GMP (*Good Manufacturing Practice*, guías de buenas prácticas de fabricación) que definen los estándares de calidad para la fabricación de productos médicos. Esas guías cubren las siguientes áreas, entre otras: 1) estudio del donante y el receptor de la terapia celular, 2) trazabilidad de las células usadas en el tratamiento desde la recolección hasta la administración, 3) seguimiento del donante y del receptor, 4) sistemas de control de calidad y documentación.

Para la aprobación comercial de productos celulares expandidos en laboratorio no solo se necesita cumplir con los estándares antes descritos, sino también debe existir una sólida evidencia que muestre seguridad y eficacia en el tiempo. Decenas de estudios clínicos relacionados con el uso de CMM en ortopedia se encuentran actualmente en curso (*www.clinicaltrial.gov*). Recientemente, y por primera vez, la *Food and Drug Administration* (FDA) de los Estados Unidos aprobó la producción comercial de células madre adultas hematopoyéticas expandidas para el tratamiento de trastornos del sistema hematopoyético; sin embargo, actualmente no existen terapias celulares con CMM disponibles en los Estados Unidos fuera del marco de un ensayo clínico.

SÍNTESIS CONCEPTUAL

- Las CMM son células madre multipotenciales adultas capaces de autorregenerarse y multidiferenciarse en hueso, cartílago y grasa, según las condiciones del medio donde se encuentren.
- Las CMM tienen la capacidad de regenerar tejidos mediante la multidiferenciación y la acción paracrina.
- Los métodos más usados en ortopedia para obtener CMM son los concentrados celulares y la expansión celular en laboratorio.
- Los resultados clínicos obtenidos del tratamiento con CMM provenientes de concentrados celulares o de expansión en el laboratorio deben ser evaluados de manera independiente, dadas las diferencias en los contenidos celulares de estos tratamientos.
- Mientras no existan ensayos clínicos aleatorizados que apoyen sistemáticamente el uso de CMM expandidas en laboratorio, el uso en los seres humanos debe restringirse a los estudios clínicos.

LÁMINAS EN COLOR

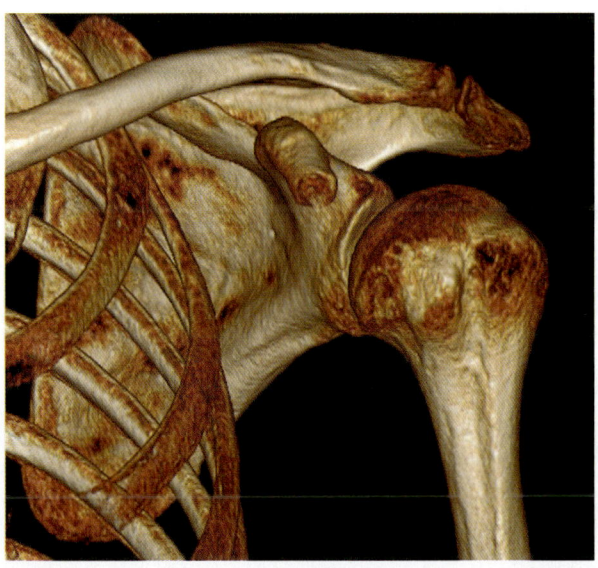

FIG. 3-4. Reconstrucción 3D de una tomografía multicorte (*multislice*) de hombro izquierdo obtenida con un tomógrafo de 128 filas de detectores. Se destacan la excelente calidad y el detalle de la anatomía en este tipo de reconstrucciones.

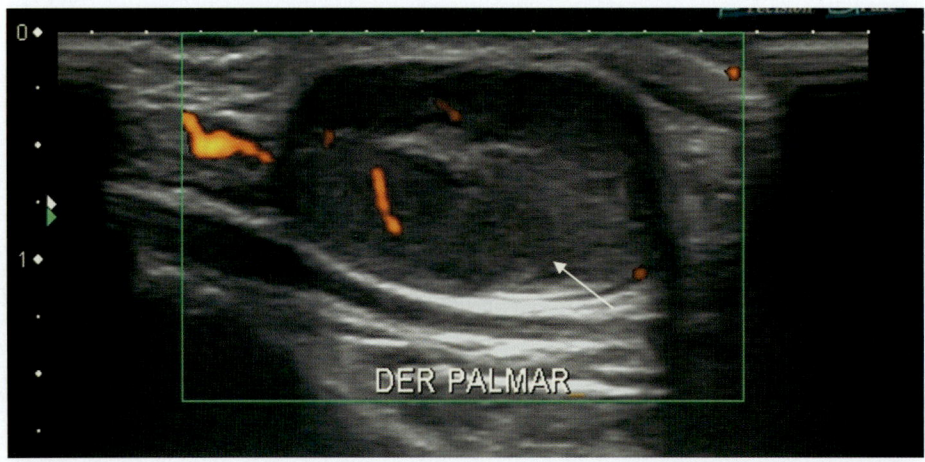

FIG. 3-6. Ecografía de la cara palmar del extremo distal del antebrazo en la que se observa un proceso focal hipoecoico sólido con vascularización en la evaluación con Power-Doppler en su interior. Corresponde a un neurofibroma del nervio mediano.

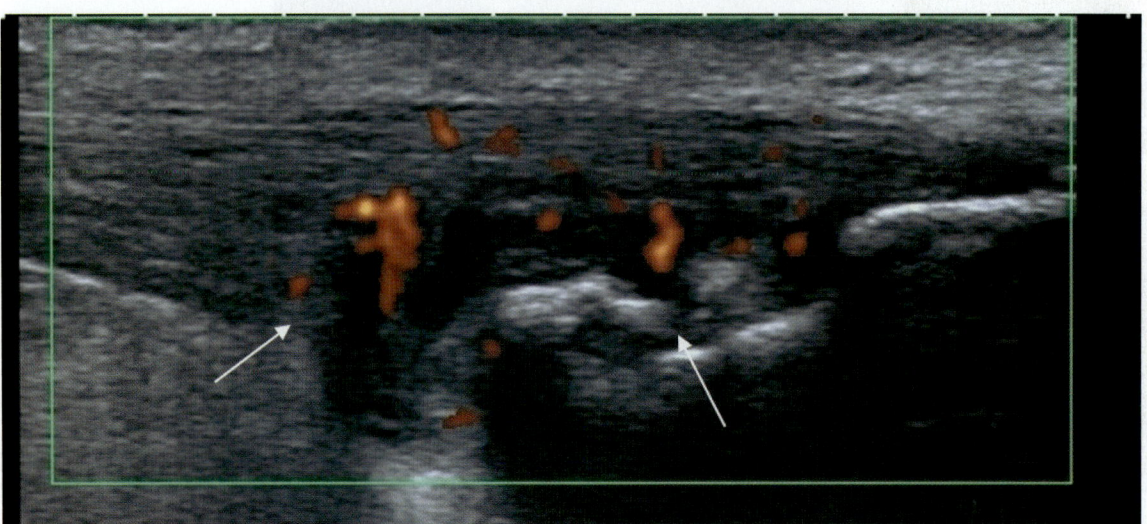

FIG. 3-7. Ecografía del extremo distal del tendón de Aquiles con entesopatía insercional y vascularización positiva en la evaluación con Power-Doppler, como signo de actividad inflamatoria actual.

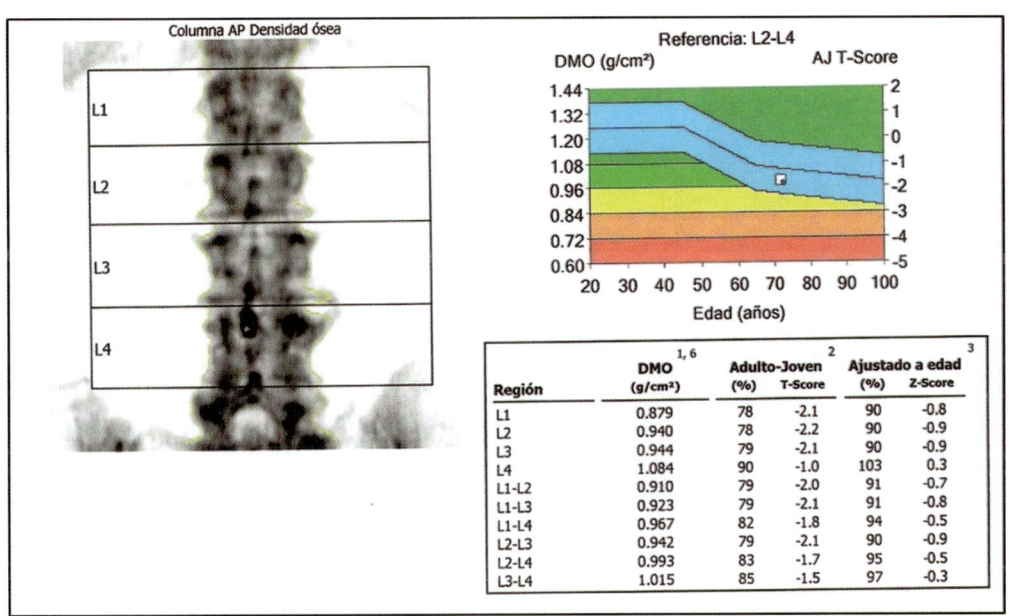

Columna AP Densidad ósea

Referencia: L2-L4

DMO (g/cm²)   AJ T-Score

Región	DMO (g/cm²) [1,6]	Adulto-Joven [2]		Ajustado a edad [3]	
		(%)	T-Score	(%)	Z-Score
L1	0.879	78	-2.1	90	-0.8
L2	0.940	78	-2.2	90	-0.9
L3	0.944	79	-2.1	90	-0.9
L4	1.084	90	-1.0	103	0.3
L1-L2	0.910	79	-2.0	91	-0.7
L1-L3	0.923	79	-2.1	91	-0.8
L1-L4	0.967	82	-1.8	94	-0.5
L2-L3	0.942	79	-2.1	90	-0.9
L2-L4	0.993	83	-1.7	95	-0.5
L3-L4	1.015	85	-1.5	97	-0.3

FIG. 3-10. Densitometría de la columna lumbar con evaluación de los segmentos lumbares de L1 a L4 para obtener su densidad mineral medida en g/cm².

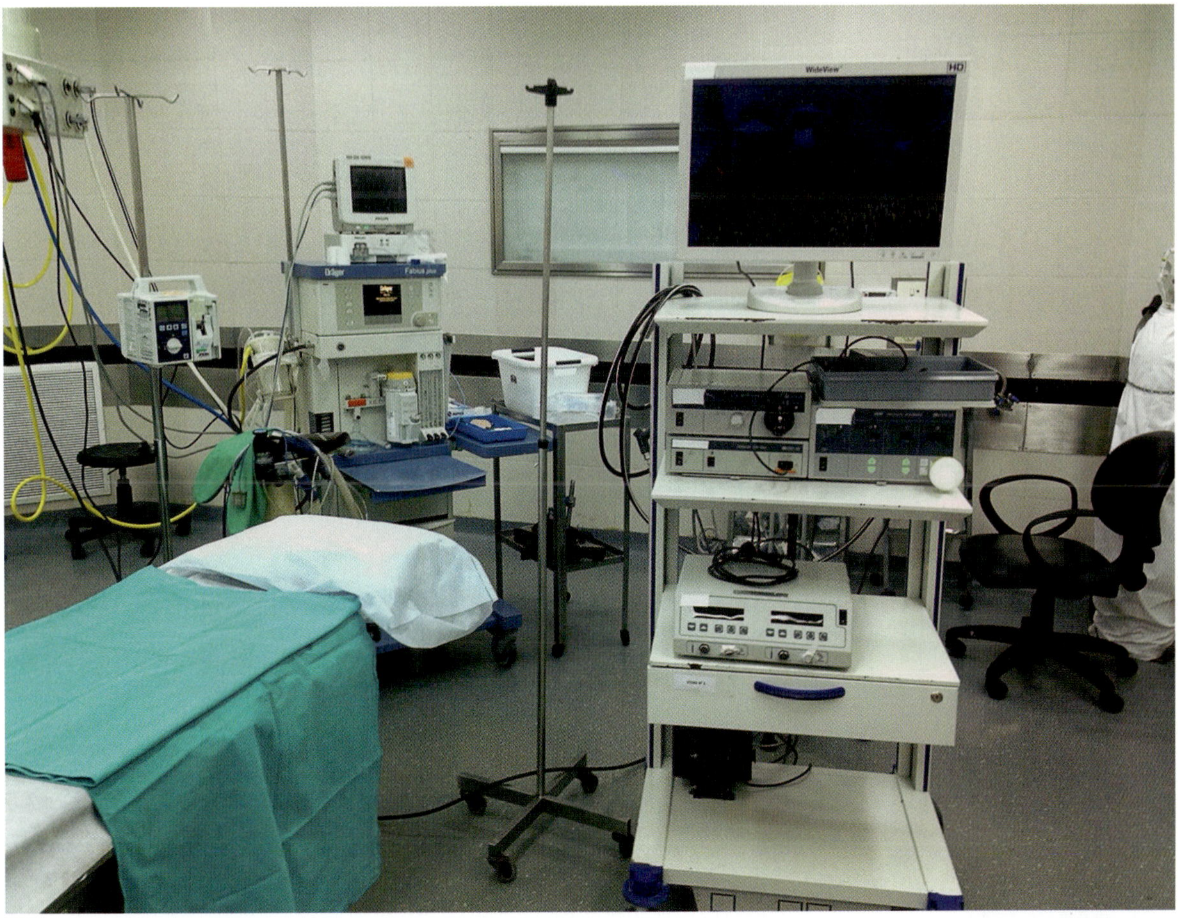

FIG. 4-1. Visión general del quirófano, donde se aprecia la torre de artroscopia que contiene el monitor, la fuente de luz, la cámara y la consola del *shaver*.

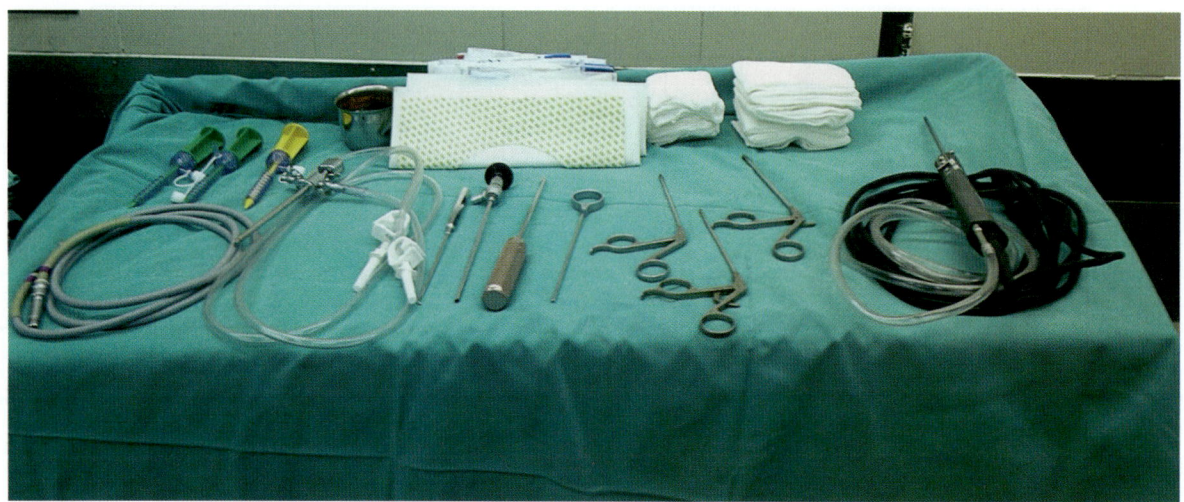

FIG. 4-2. Mesa de instrumentación, donde se acomoda el instrumental específico para el procedimiento quirúrgico.

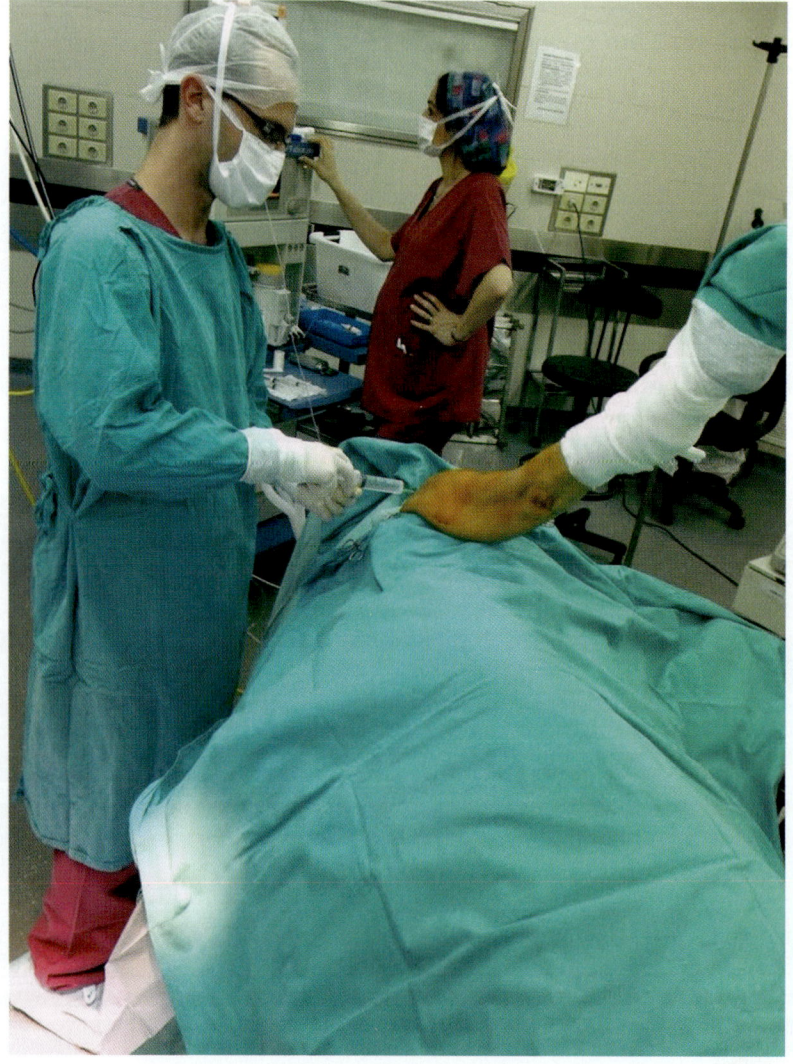

FIG. 4-3. Ejemplo de infiltración de la articulación glenohumeral del hombro, previa a la realización del portal de ingreso.

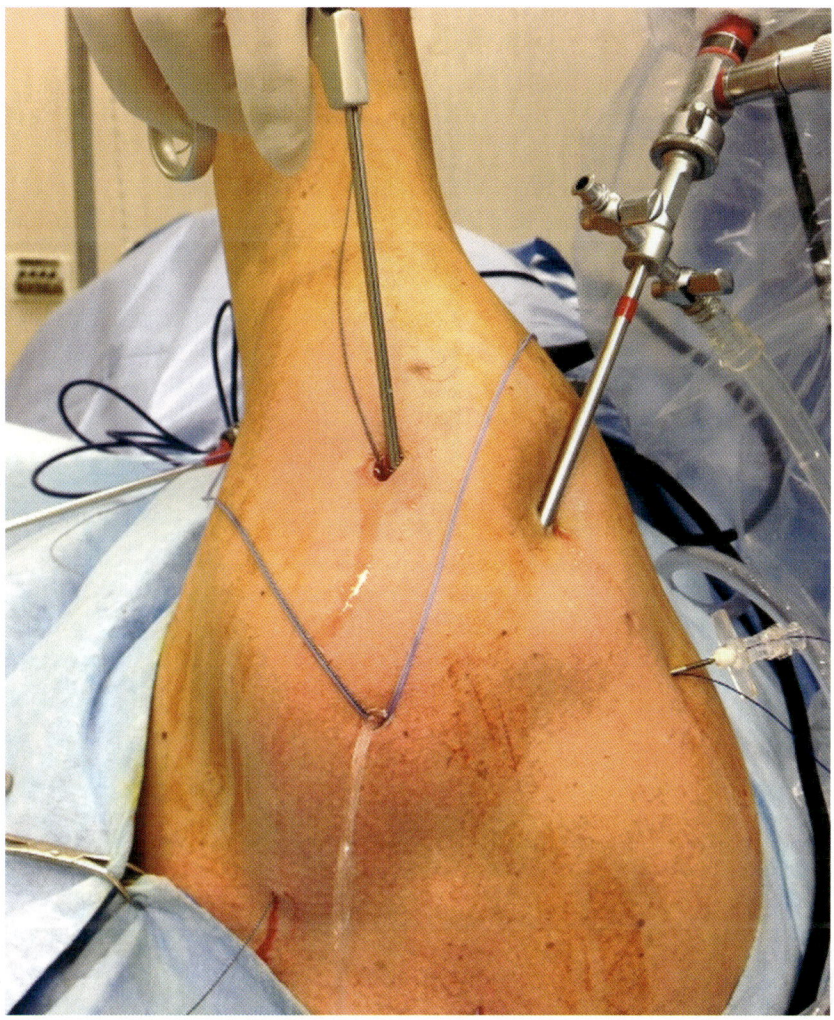

FIG. 4-4. Ejemplo de portales en la articulación del hombro.

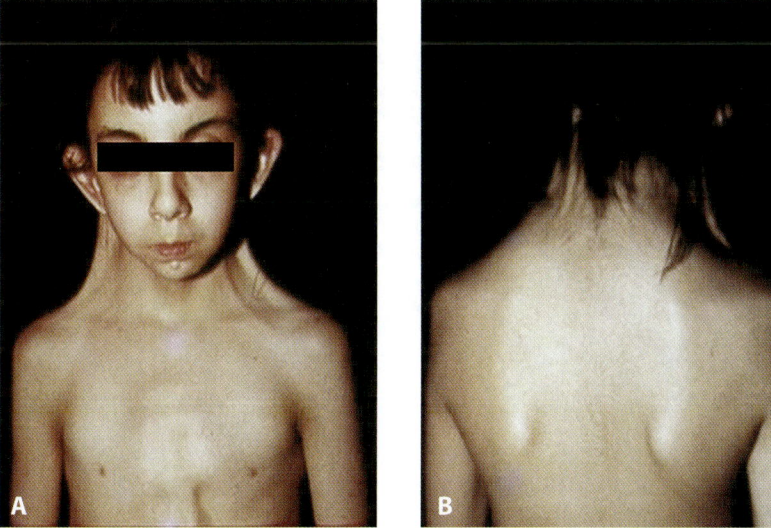

FIG. 8-6. Niño que presenta deformidad de Sprengel asociada a *Pterygium colli.* **A.** Vista de frente. **B.** Vista de espalda.

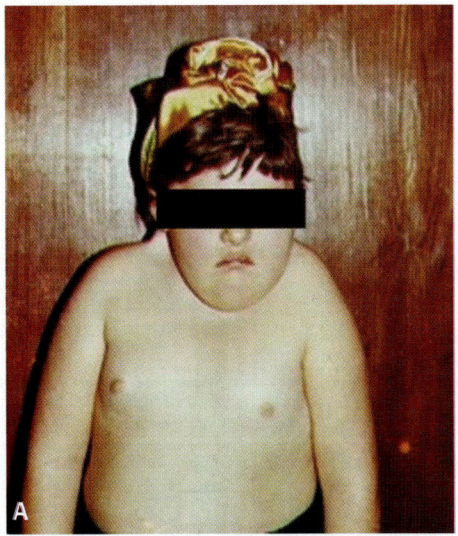
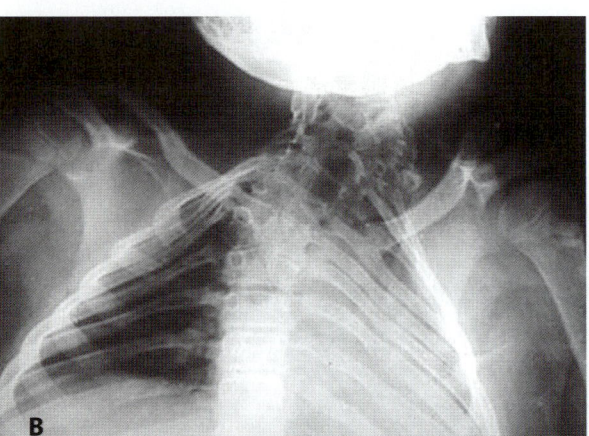

FIG. 8-8. A. Síndrome de Klieppel-Fiel. **B.** Radiografía de frente de la misma paciente. Nótese la presencia de escoliosis y disminución del número de vértebras cervicales.

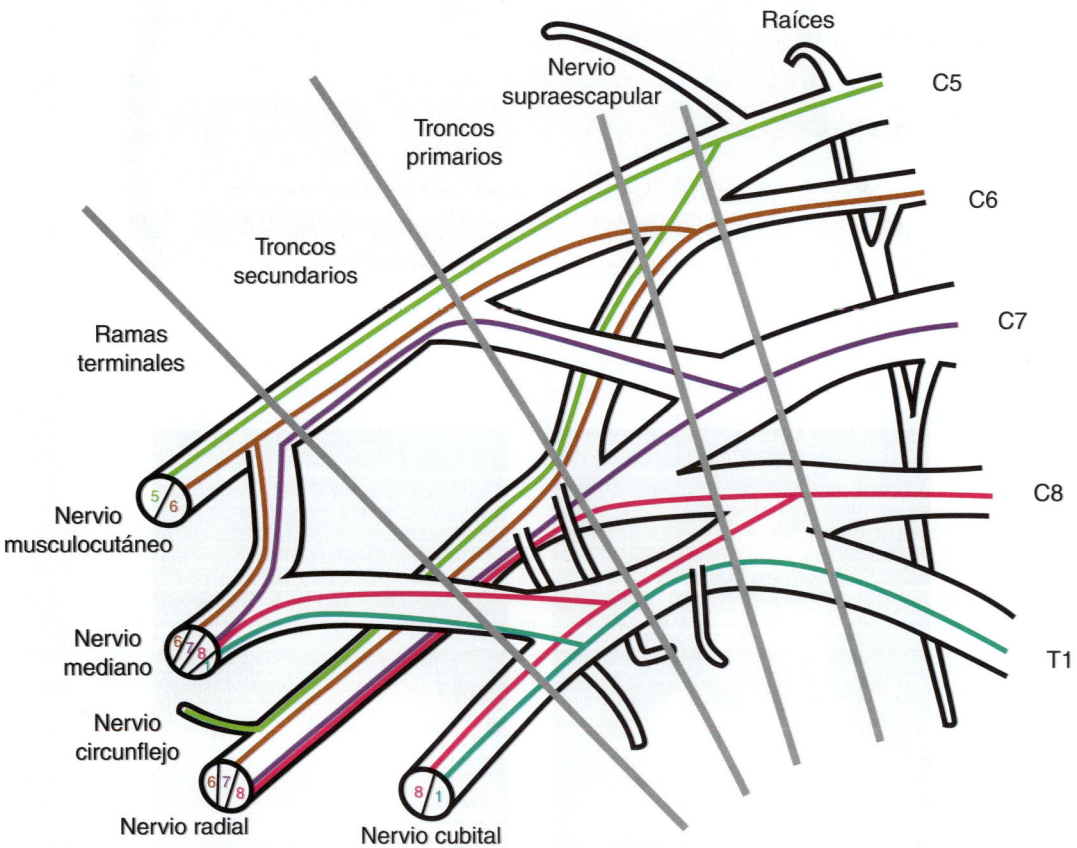

FIG. 9-2. Constitución del plexo braquial.

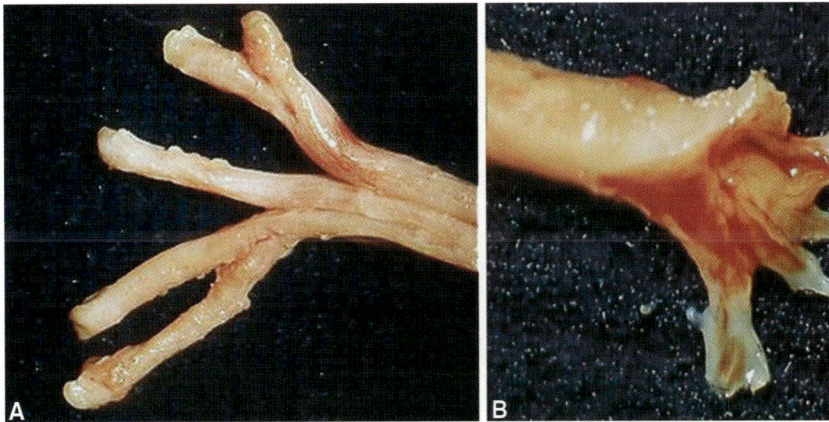

FIG. 12-1. A. Preparado anatómico que corresponde al plexo braquial normal del recién nacido. Parte superior: TPS (tronco primario superior); Parte media: TPM (tronco primario medio) y Parte inferior: TPI (tronco primario inferior.) **B.** Disección de raíz nerviosa a nivel de la emergencia medular. Nótese la estructura oligofascicular con ordenamiento grupal. (Escasas estructuras).

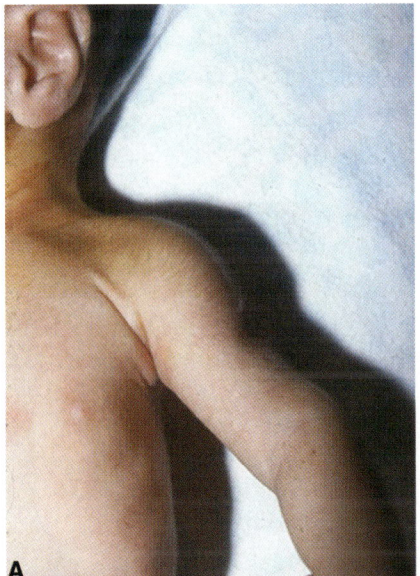 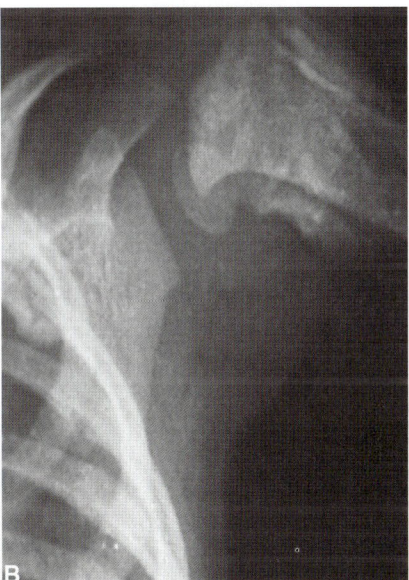

FIG. 12-2. A y **B**. Epifisiólisis proximal del húmero en el recién nacido (RN). A esa edad no hay expresión radiográfica de la lesión. Nótese la alteración del contorno de las sombras proyectadas a la altura del desplazamiento epifisario (hachazo). **B.** Radiografía tomada *a posteriori* (semanas después) que muestra una densa periostitis a nivel metafisario.

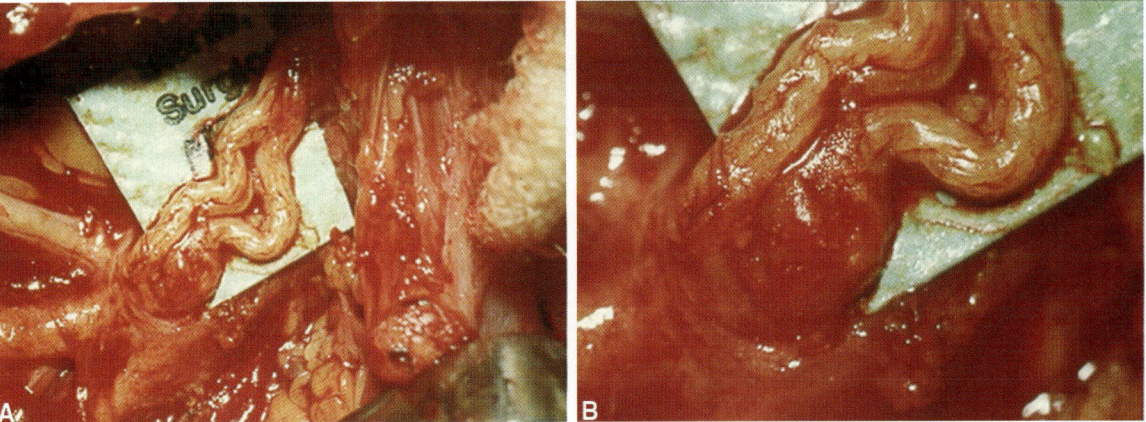

FIG. 12-3. A. Cirugía directa del plexo braquial del lactante (microfotografía) que muestra la utilización de injerto nervioso interfascicular. **B.** Fotografía con detalle de la sutura distal con nailon monofilamento delgado (10-0).

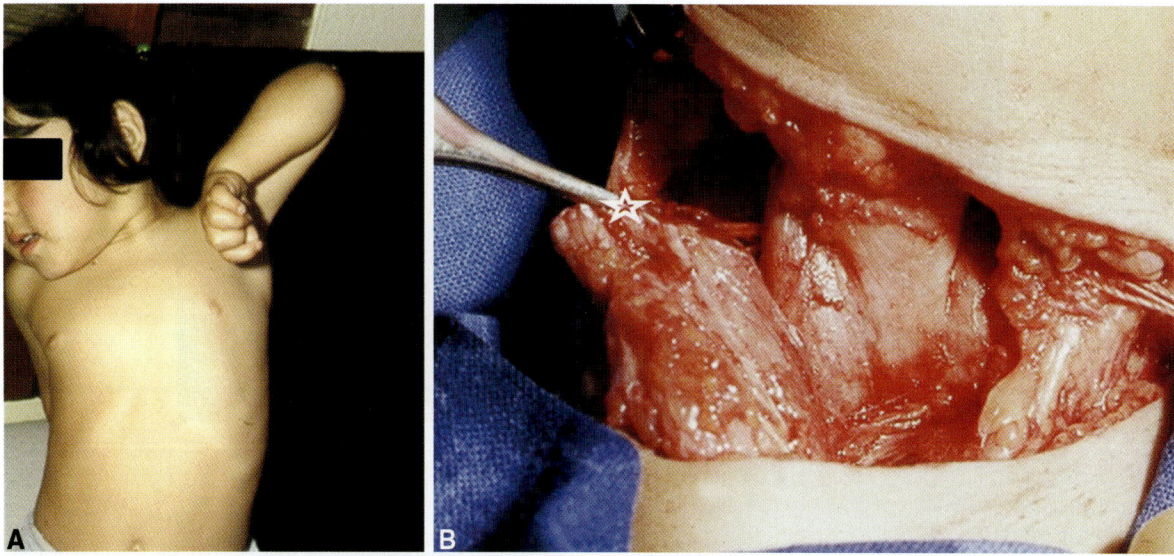

FIG. 12-4. A. Secuela de parálisis obstétrica (PO). Defecto de abducción y rotación externa del hombro. **B.** Corrección mediante la utilización de transferencias tendinosas-dorsal ancho y redondo mayor para cumplir la función de rotadores externos.

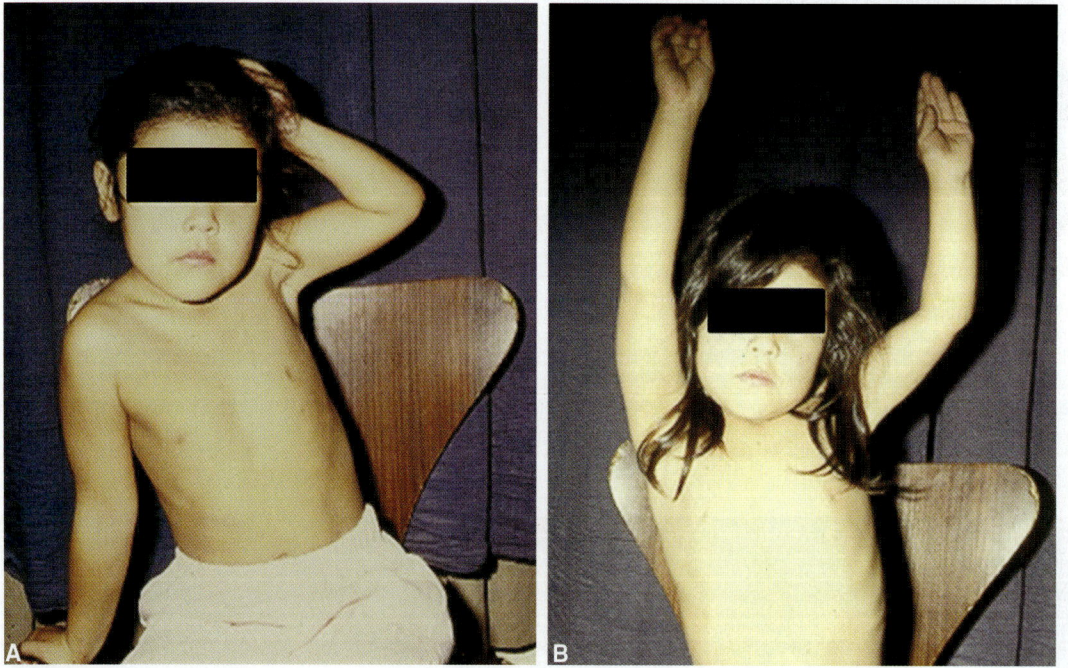

FIG. 12-5. A y **B.** Posoperatorio del caso anterior. Nótese la mejoría de la abducción y la obtención de la función de rotación externa en el hombro.

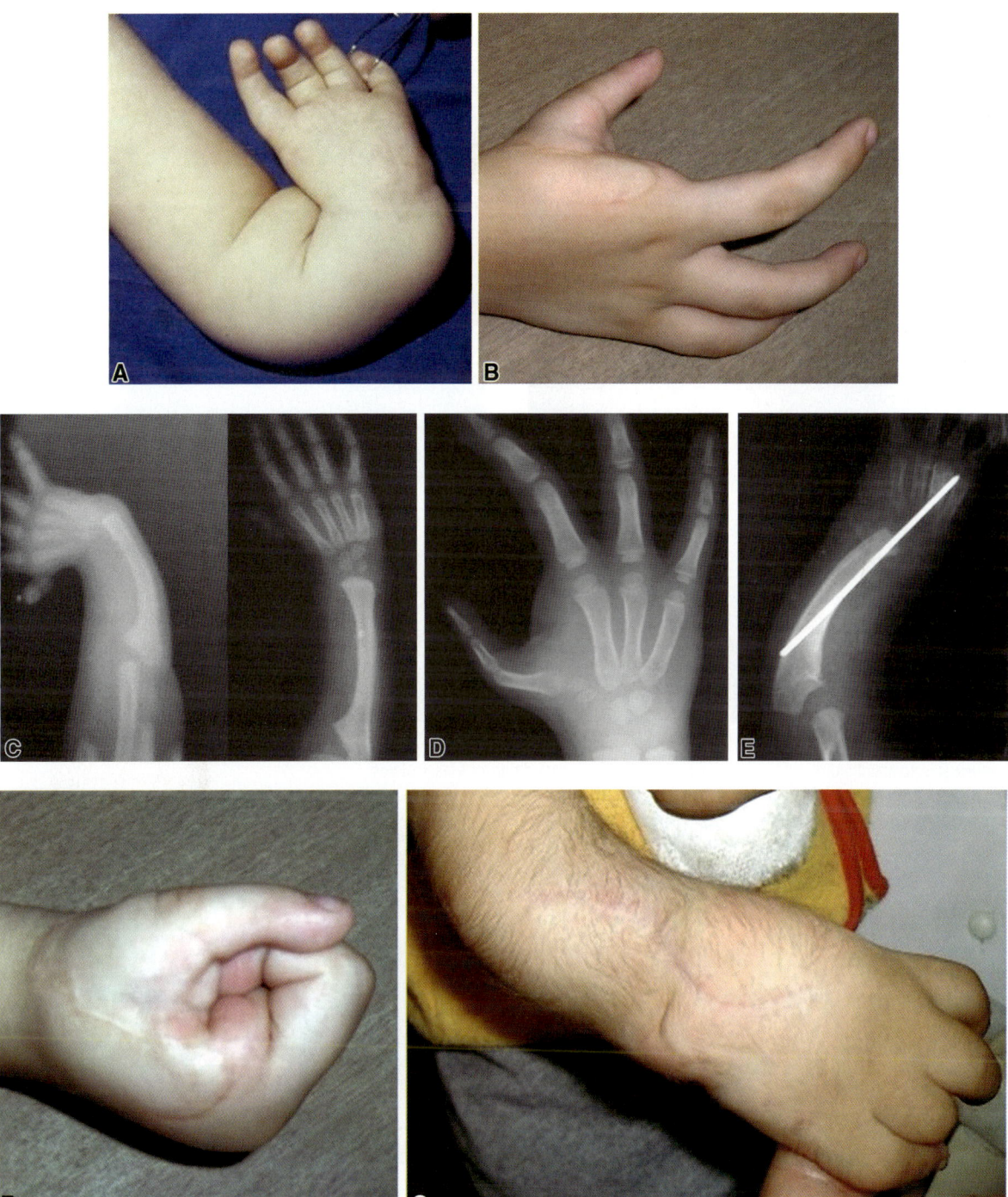

FIG. 13-1. A. Agenesia del radio. **B.** Pulgar hipoplásico carente de función útil. **C.** Mano zamba radial. **D.** Radiografía correspondiente al pulgar hipoplásico. **E.** Agenesia de radio. Centralización del cúbito. Nótese la fijación en el carpo mediante clavo intramedular. **F.** Resultado final de la pulgarización del dedo adyacente. Nótese la obtención de un pulgar oponible y la mejoría de la capacidad de prensión y pinza. **G.** Resultado cosmético final.

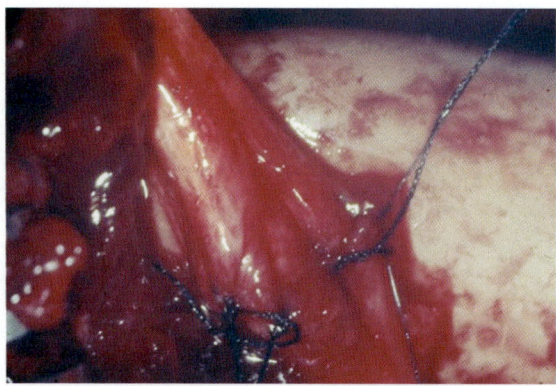

FIG. 16-5. Sutura epineural. Detalle (microfotografía).

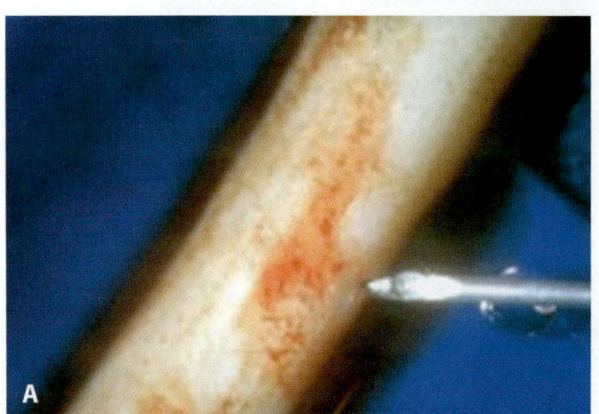

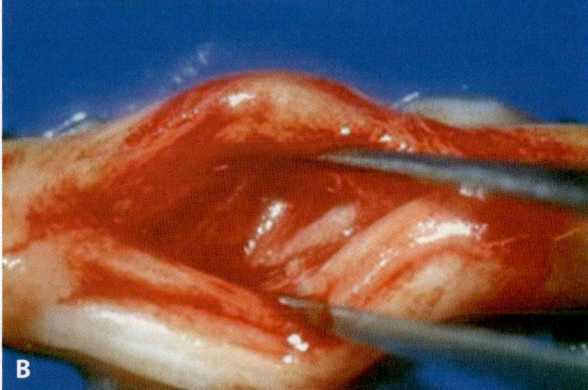

FIG. 16-7. Endoneurólisis. **A.** Introducción de medio líquido dentro de la estructura nerviosa con el propósito de distenderlo y facilitar la disección. **B.** Una vez abierto el epineuro epifascicular, se accede a la estructura de grupos fasciculares.

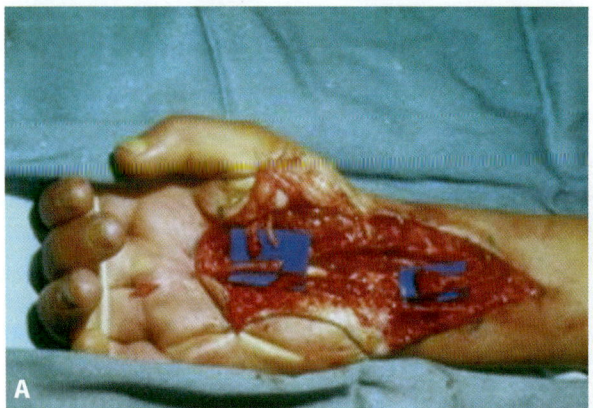

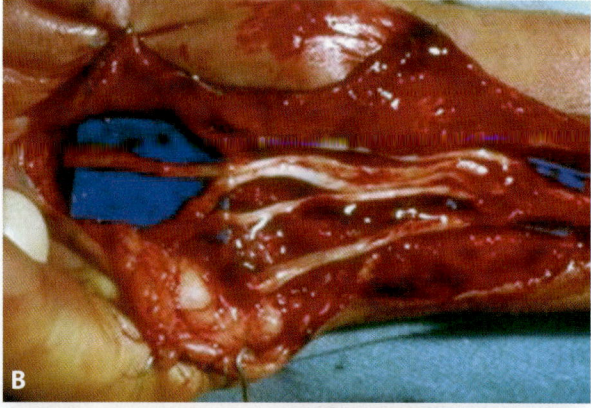

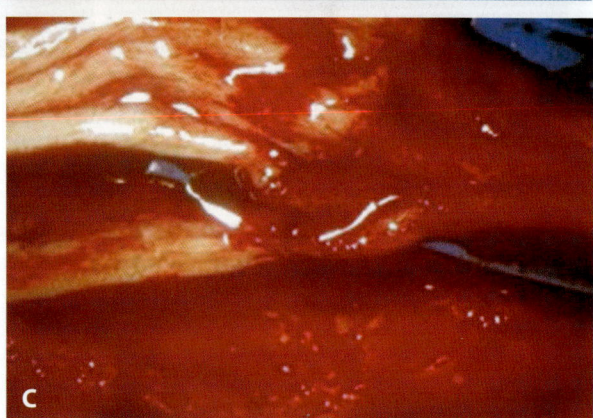

FIG. 16-11. A. Grave lesión del nervio mediano con pérdida de sustancia. **B.** Injerto autólogo interfascicular. **C.** Resultado intraoperatorio.

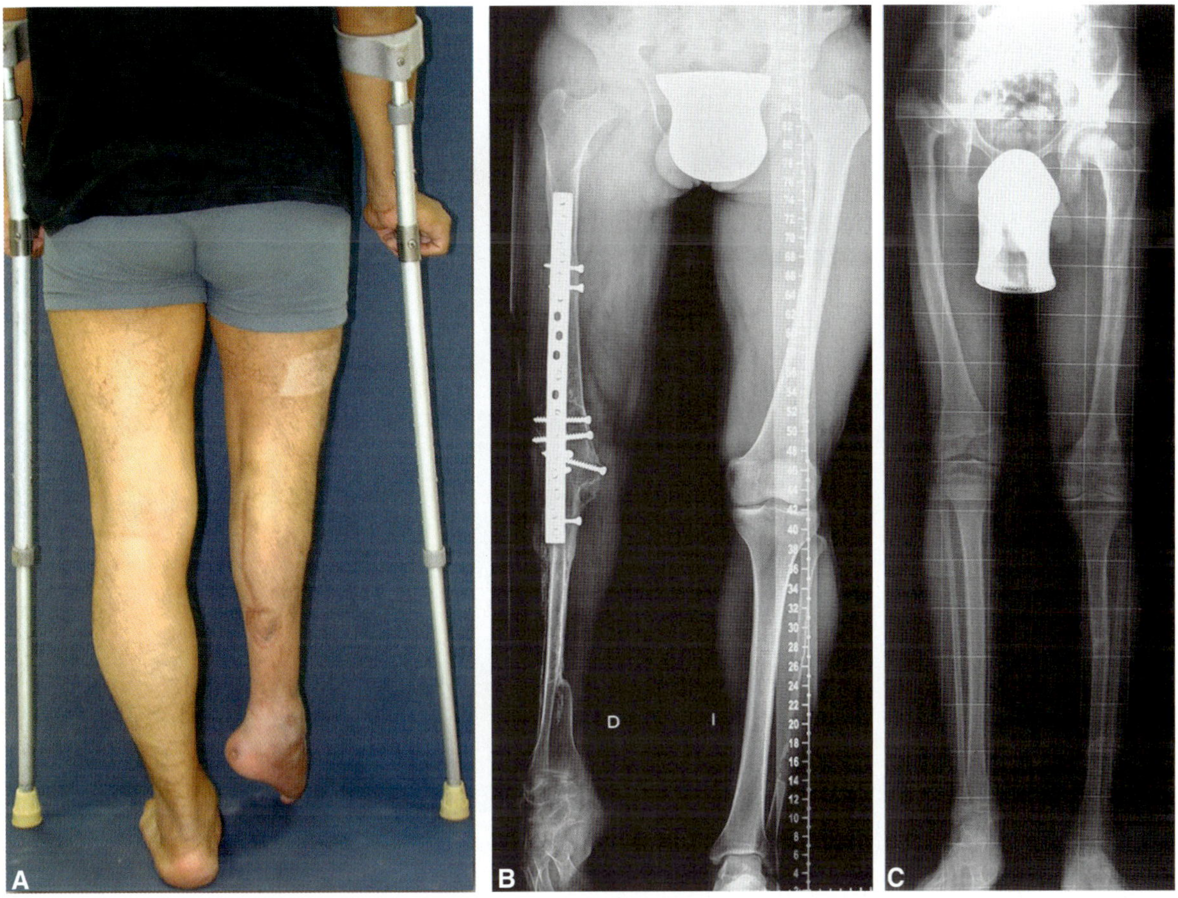

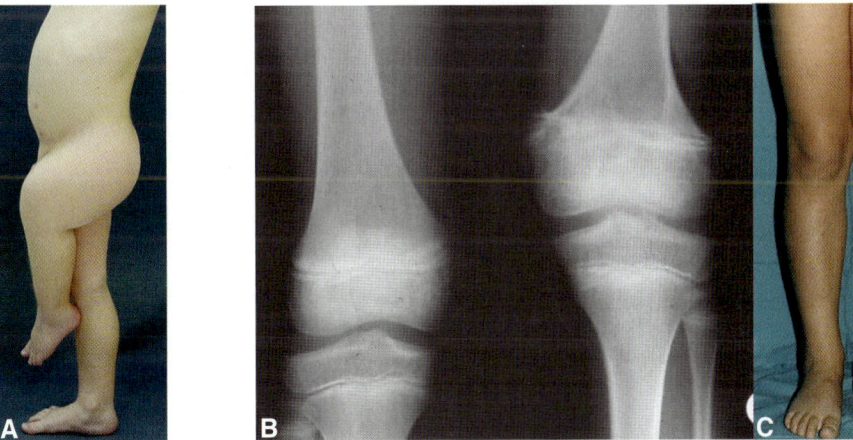

FIG. 19-1. A-C. Dismetrías verdaderas.

FIG. 19-2. A-C. En la gran mayoría de los casos, la dismetría se produce por el acortamiento de una extremidad.

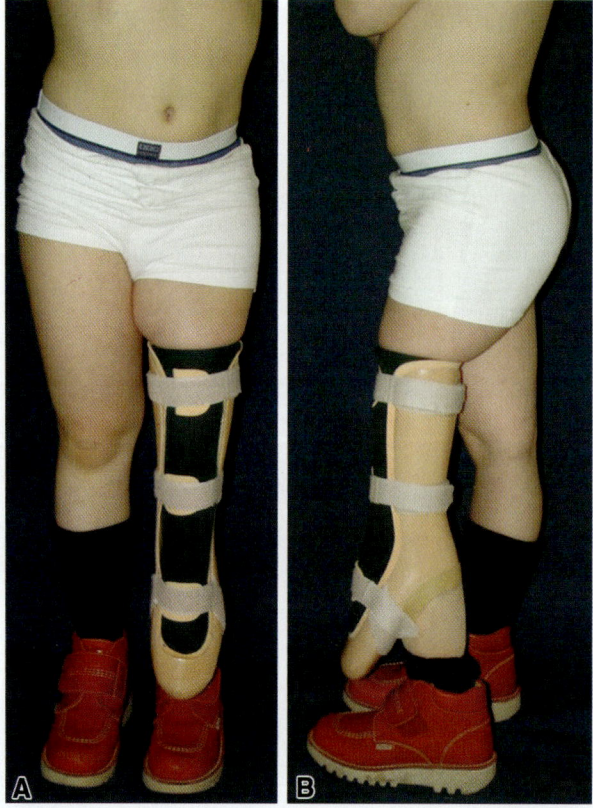

FIG. 19-6. Ortesis compensadoras de la dismetría. **A.** Frente. **B.** Perfil.

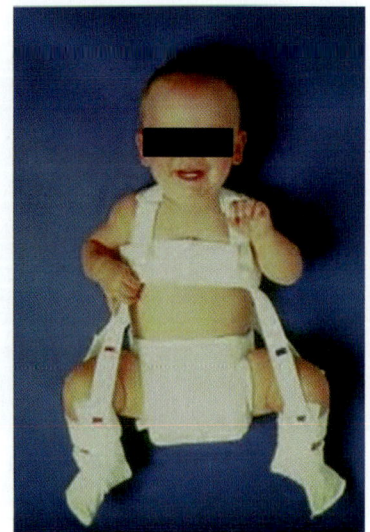

FIG. 22-3. Arnés de Pavlik.

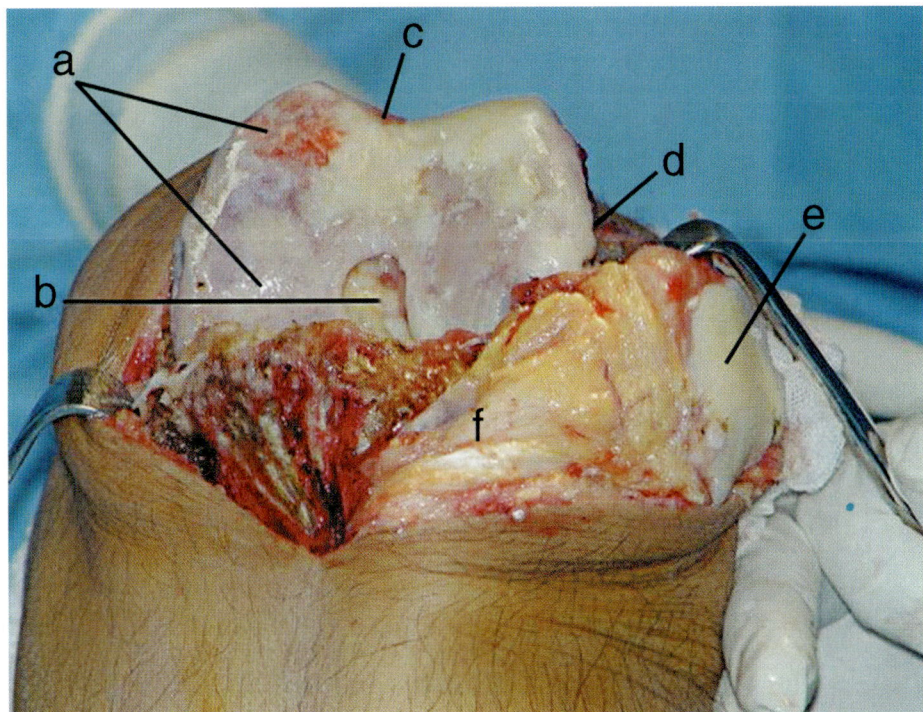

FIG. 25-1. Imagen intraoperatoria antes de la colocación de una prótesis total de rodilla (PTR) izquierda. a) Pérdida del cartílago con exposición de hueso subcondral. b) Surco intercondíleo con pérdida del LCA. c) Osteofito marginal. d) Cartílago de la rótula. e) Tendón rotuliano.

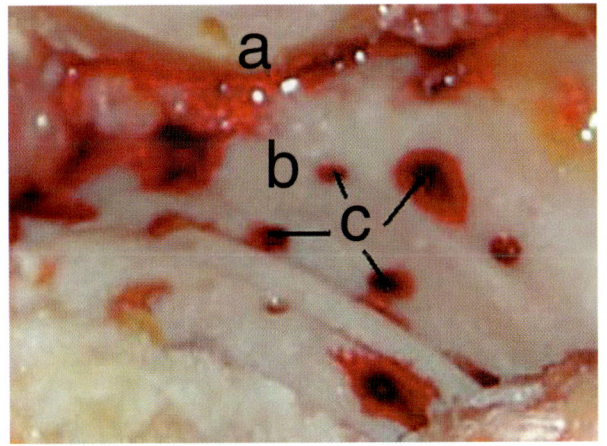

FIG. 25-7. Artrosis patelofemoral con microfracturas. a) Rótula (Patela). b) Surco troclear con deformidad y exposición ósea. c) Microfracturas.

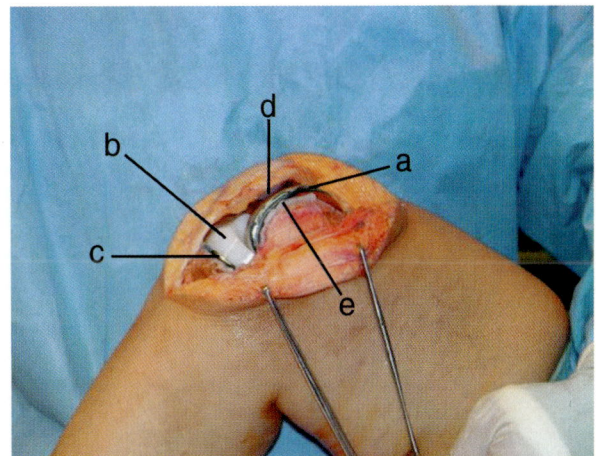

FIG. 25-9. Prótesis total de rodilla (PTR) derecha. a) Componente femoral. b) Inserto móvil. c) Componente tibial. d) Componente patelar. e) Cemento.

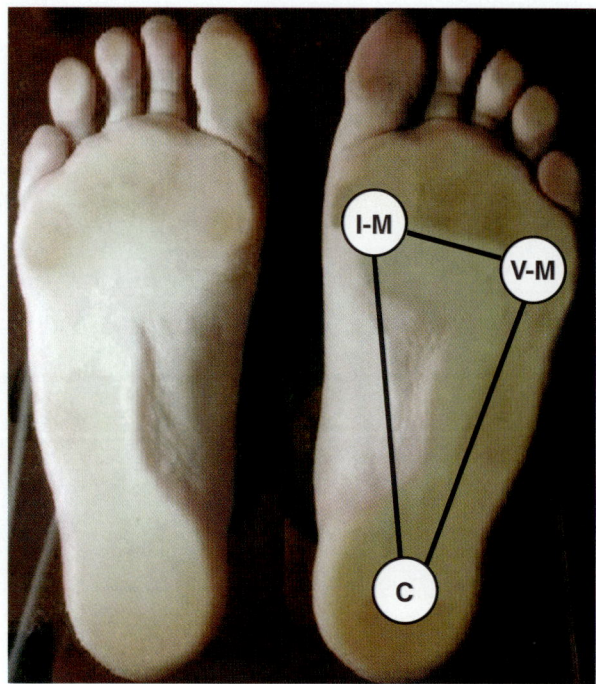

FIG. 26-4. Vista plantar del pie. Trípode de sustentación. I-M: primer metatarsiano; V-M: quinto metatarsiano; C: hueso calcáneo.

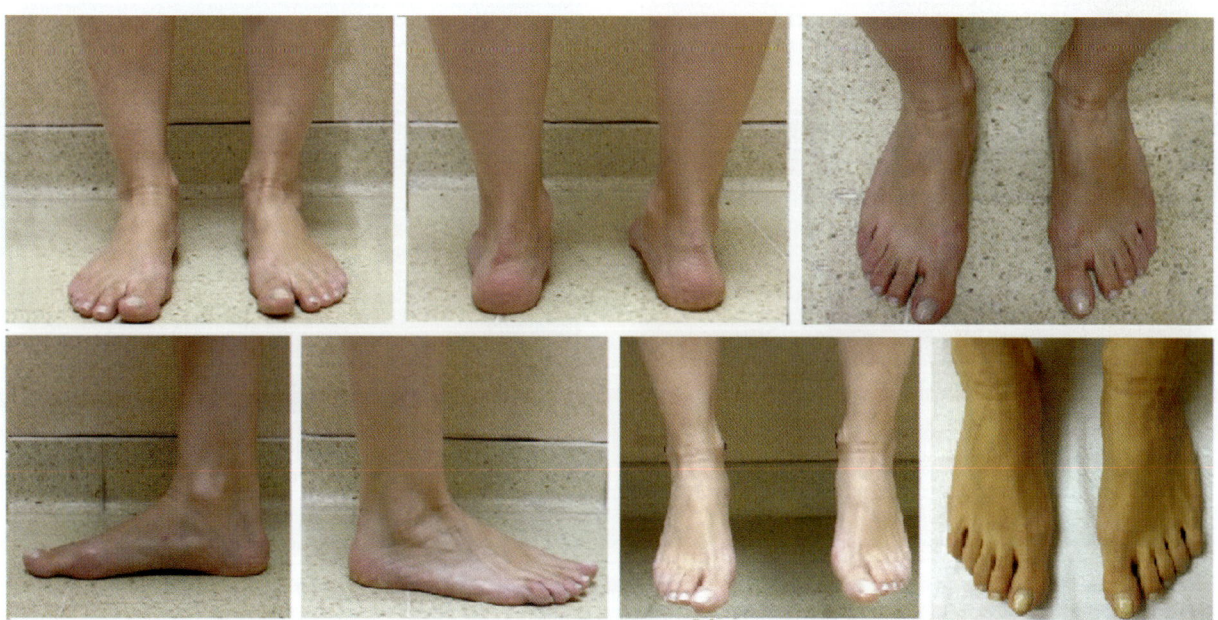

FIG. 26-5. Vistas del pie en el examen físico.

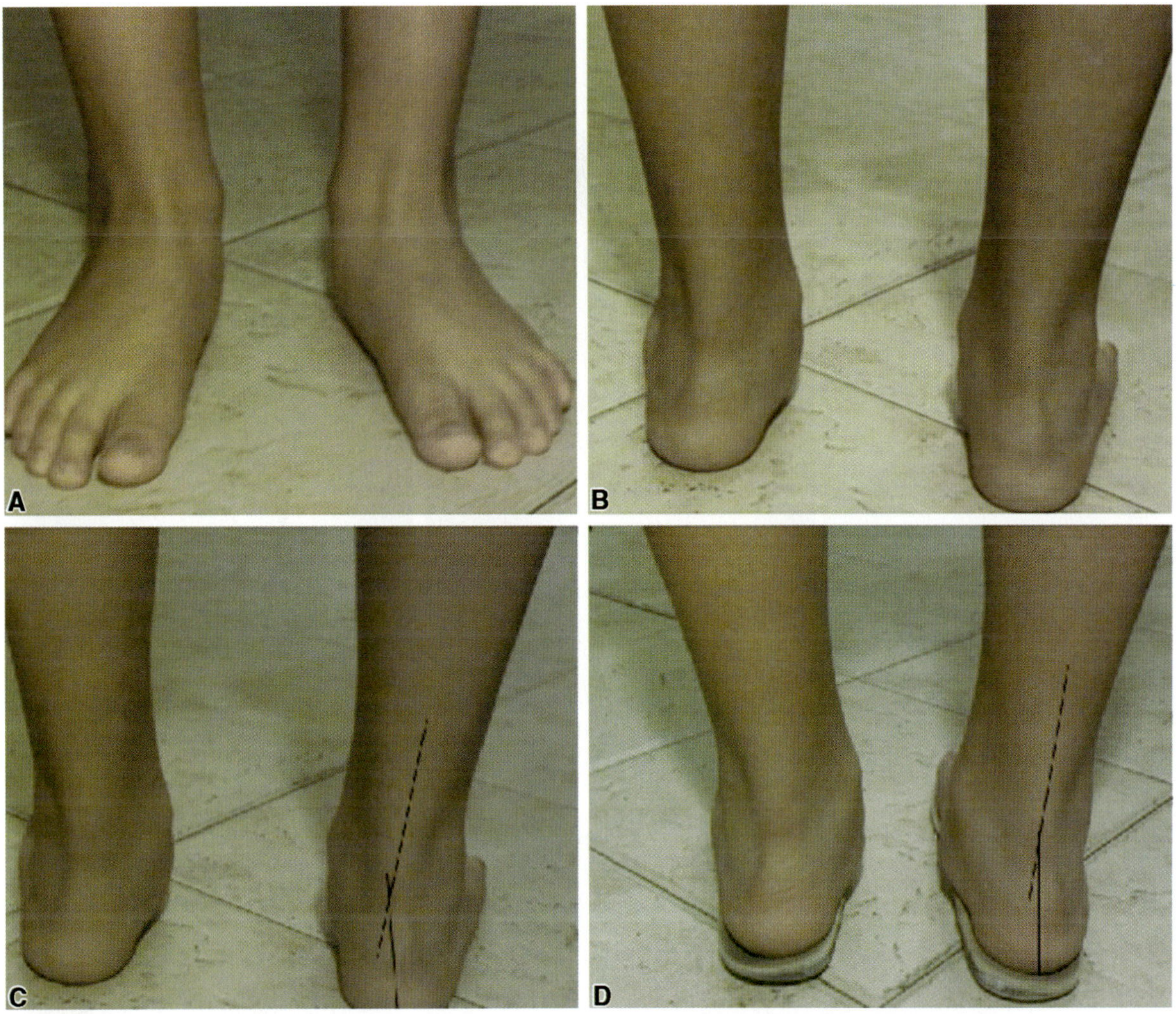

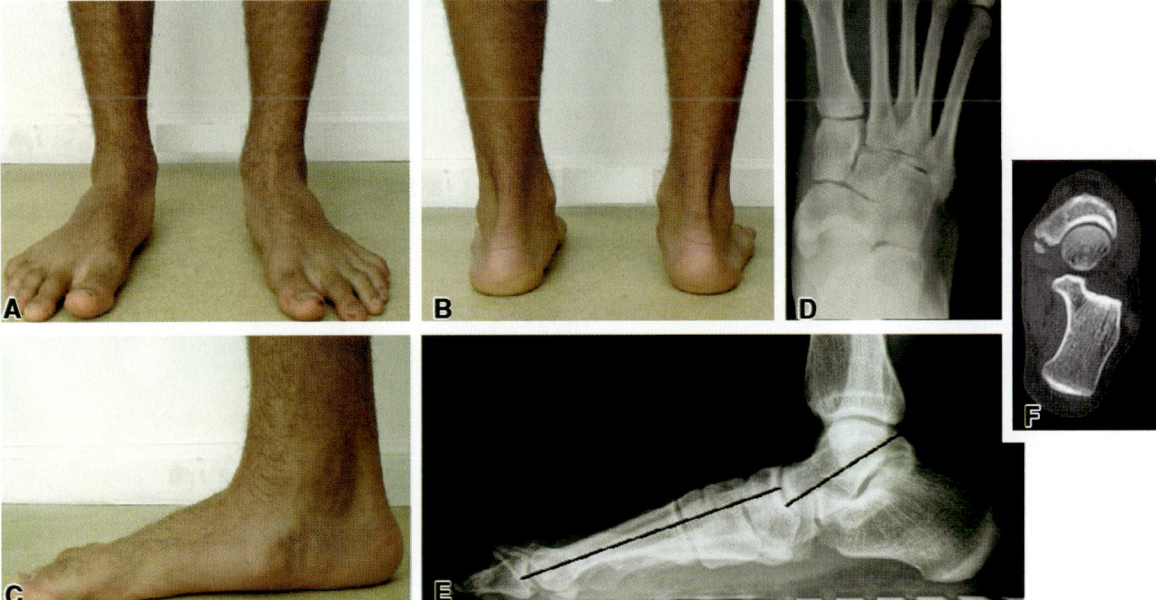

FIG. 26-6. Pie plano. **A.** Vista anterior. **B.** Vista posterior. **C.** Vista posterior, eversión del retropié. **D.** Eversión del retropié corregida con soporte plantar.

FIG. 26-7. Pie plano. Escafoides accesorio. **A, B** y **C.** Presentación clínica. **D** y **E.** Imágenes radiográficas (obsérvese en E la pérdida de la Línea de Méary). **F.** TC en la que se observa el escafoides accesorio.

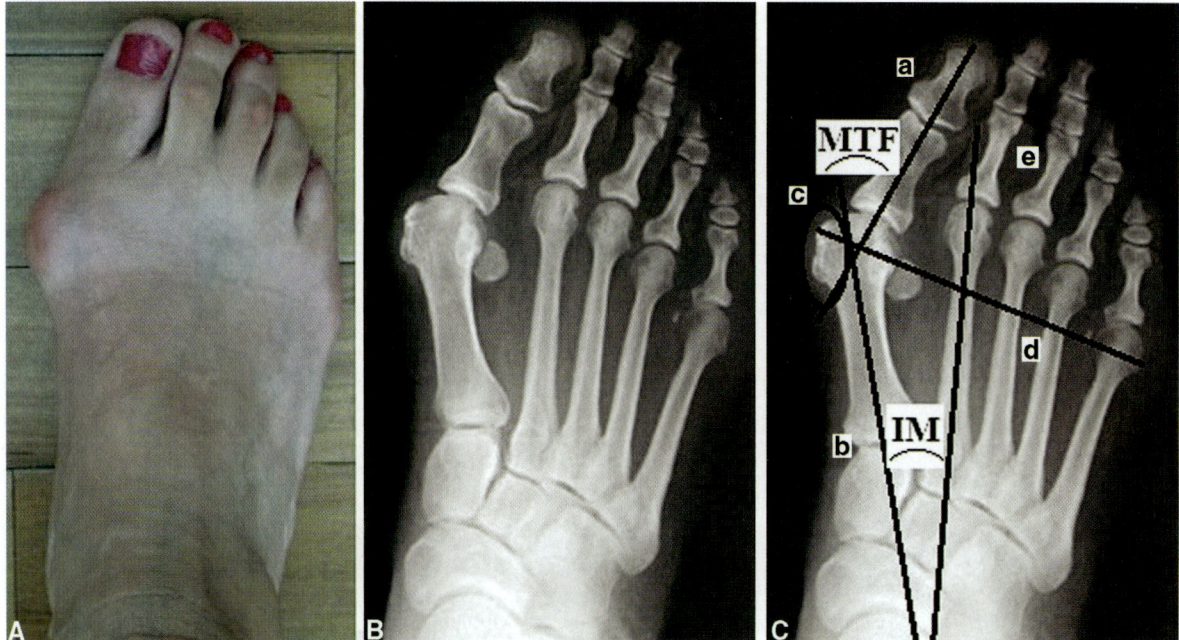

FIG. 26-9 *Hallux valgus* **(A-C)**. Componentes: valgo del *hallux* (desviación lateral del dedo gordo). a) Varo (desviación interna) del primer metatarsiano. b) Exostosis (bunio) de la cabeza del primer metatarsiano. c) Aplanamiento del arco anterior, aumento del ancho del pie. d) Hiperqueratosis (callosidades) plantares; metatarsalgia. e) Deformidad de los dedos menores (dedos en garra, en martillo o ambos). IM: ángulo intermetatarsiano; MTF: ángulo metatarsofalángico.

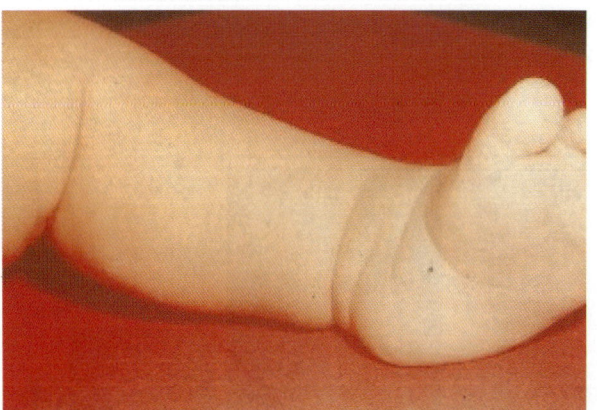

FIG. 27-1-1. Posición de flexión plantar, inversión-supinación y aducción, característica del "pie bot" o "pie equinovaro congénito" (PEVAC).

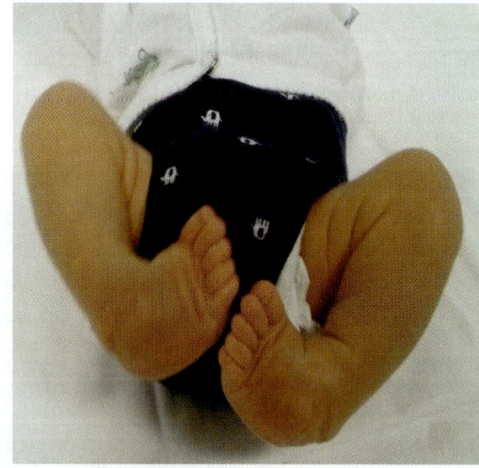

FIG. 27-2-1. Paciente de 1 mes de edad con severo equinovaro supinado bilateral (congénito).

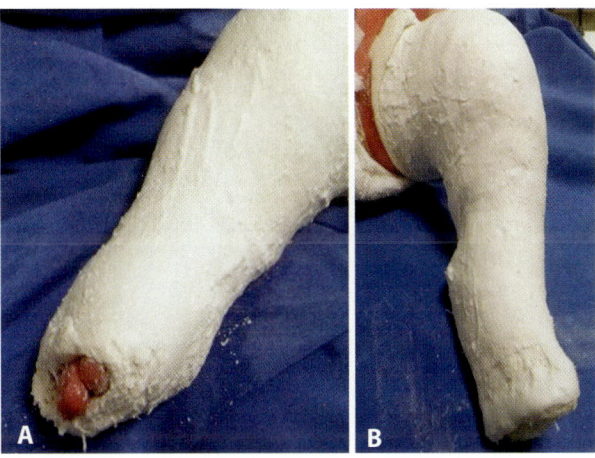

FIG. 27-2-3. A y **B.** Inicio de la manipulación y aplicación de yesos correctores del pie equinovaro congénito.

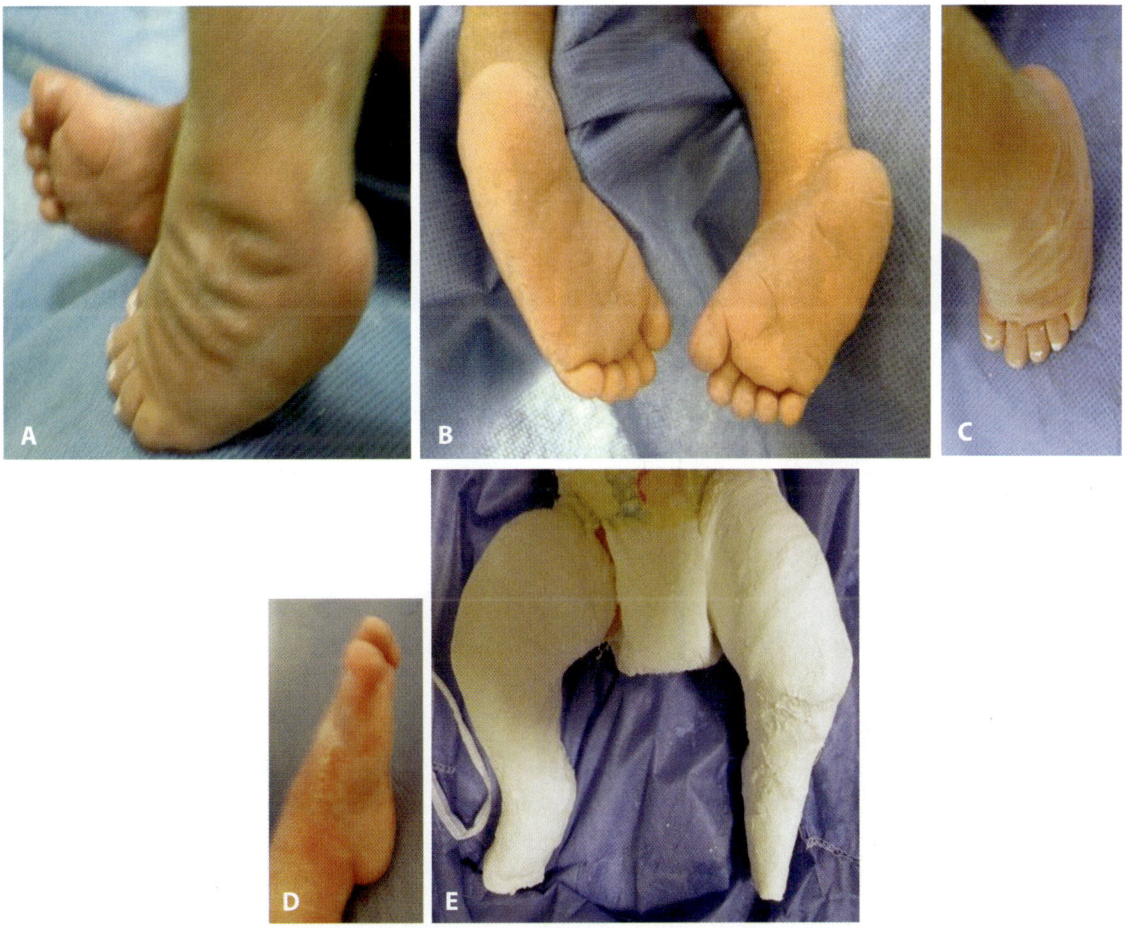

FIG. 27-2-4. A-E. Etapa intermedia (método de Ponseti). Nótese la mejoría en la actitud de ambos pies.

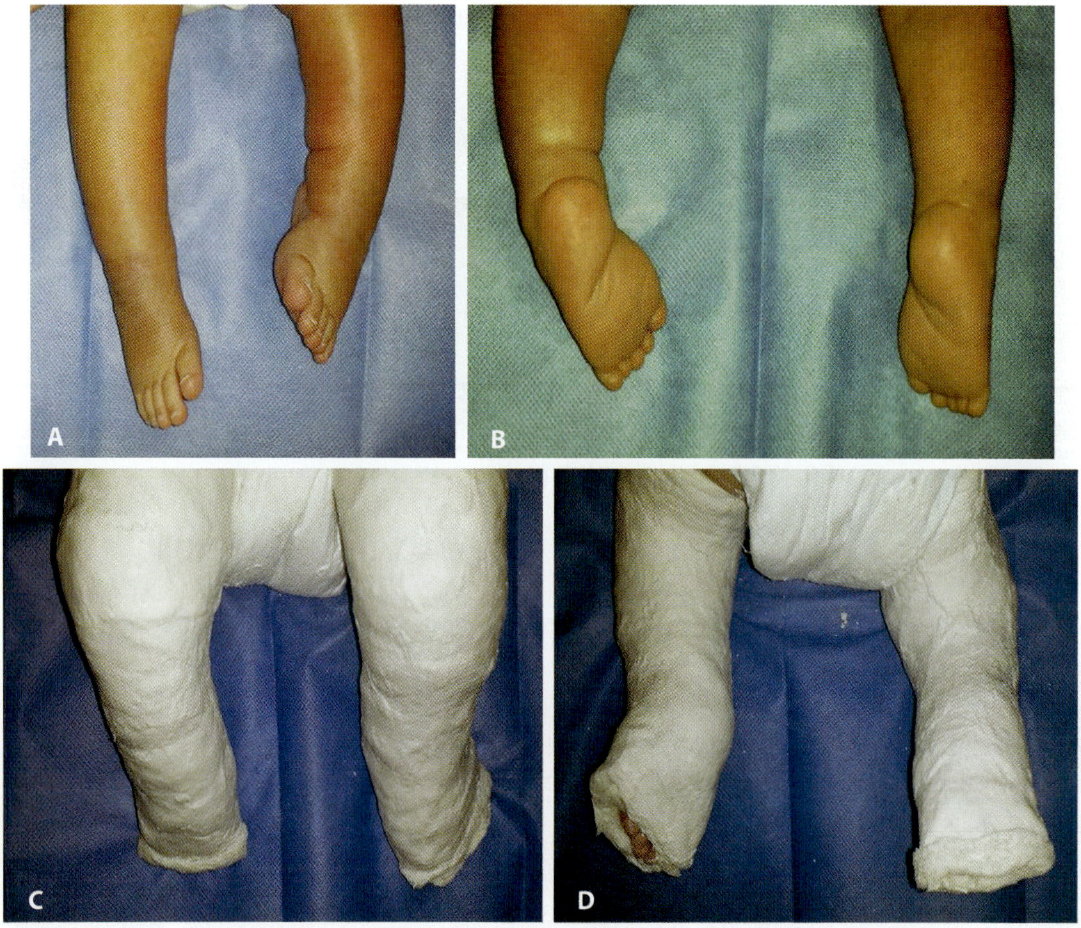

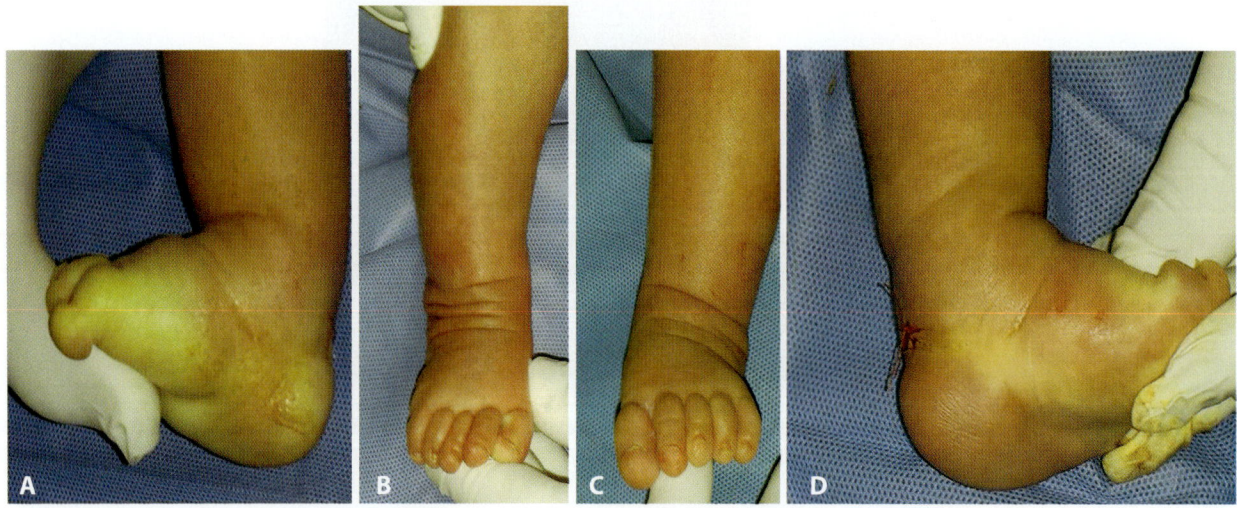

FIG. 27-2-5. A-D. Control enyesado.

FIG. 27-2-6. A-D. Tenotomía percutánea del Aquiles para corregir equinismo.

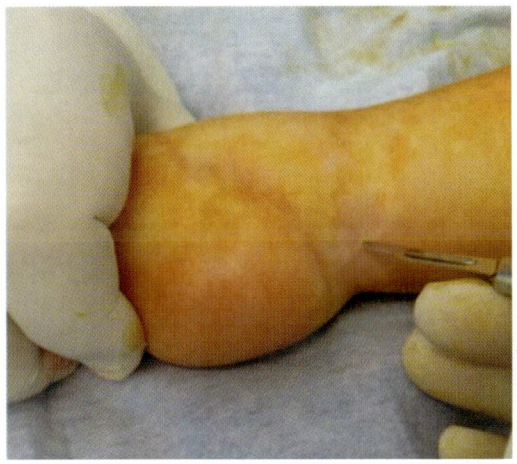

FIG. 27-2-7. Detalles de la técnica de tenotomía percutánea del Aquiles.

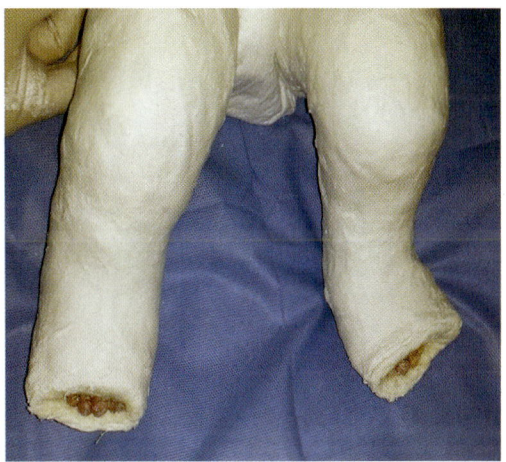

FIG. 27-2-8. Yesos posteriores a la tenotomía.

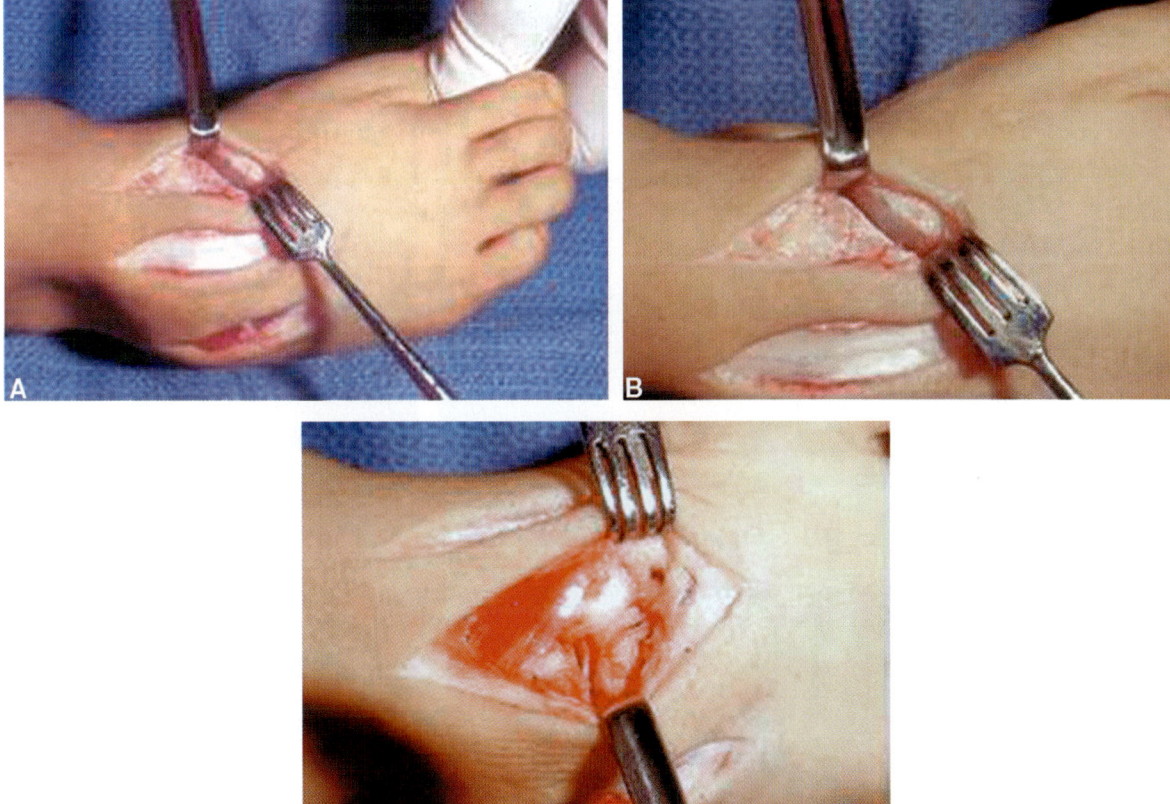

FIG. 28-4. A, **B** y **C**. Operación de Heyman-Herndon (para antepié aducto). El tratamiento quirúrgico debe realizarse antes de que el niño comience la deambulación.

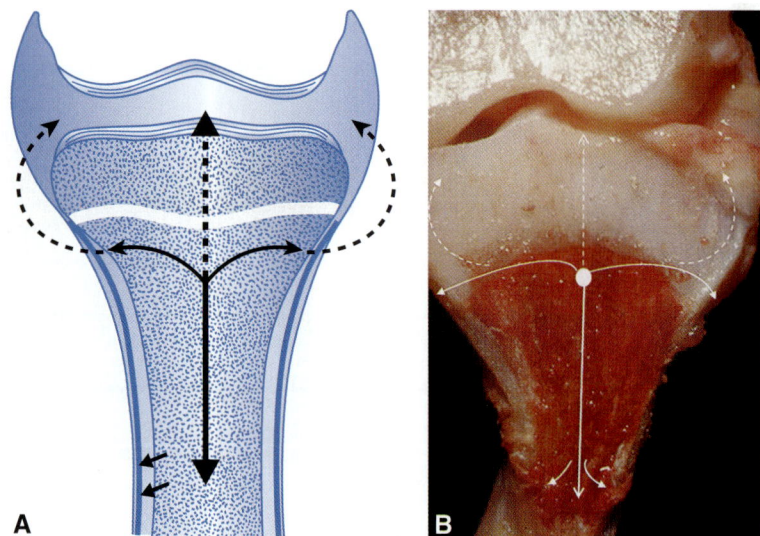

FIG. 29-1-1. A. Localización del émbolo séptico a nivel metafisario de la tibia proximal. **B.** Preparado anatómico que muestra las características de la tibia proximal. Nótese que la epífisis proximal aún no se halla osificada.

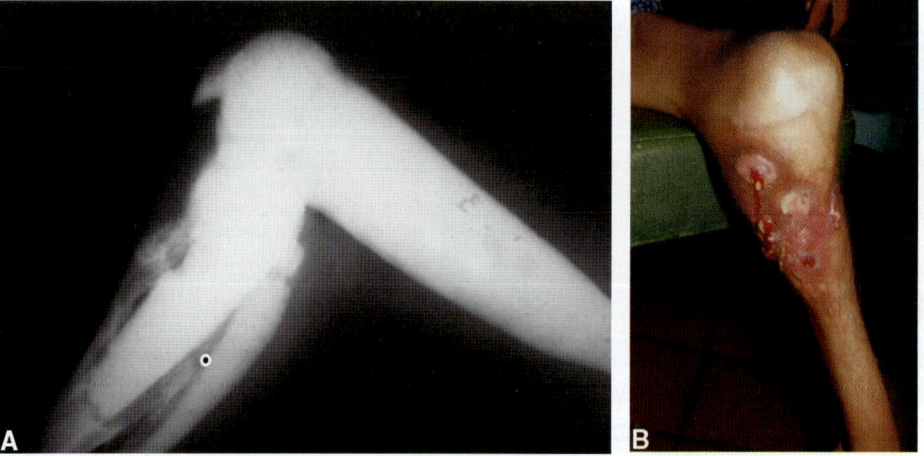

FIG. 29-1-4. Osteopetrosis. **A.** La radiografía muestra la afectación de la tibia proximal con un extenso secuestro. **B.** Trayectos fistulosos que acompañan el proceso óseo.

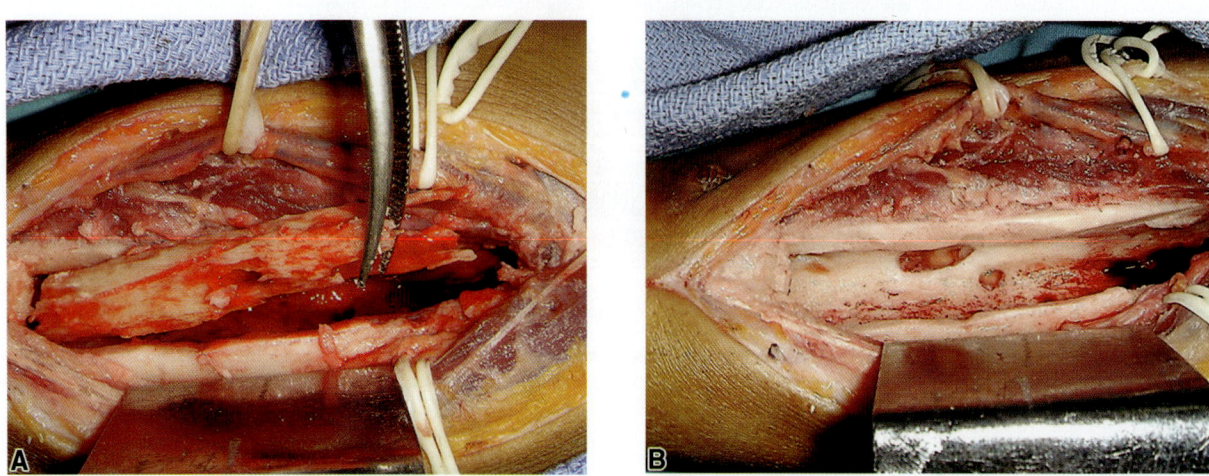

FIG. 29-1-6. A y **B.** Detalles de la resección del secuestro a través de una generosa ventana ósea.

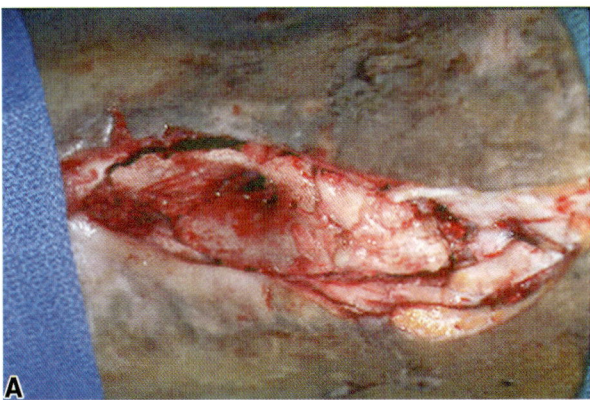
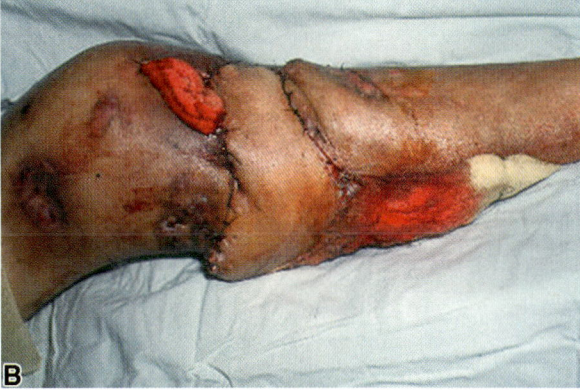

FIG. 29-1-7. A. Osteomielitis crónica en tercio proximal de pierna con fistulización. **B.** Colgajo rotatorio con función de cobertura y aporte de oxigenación local.

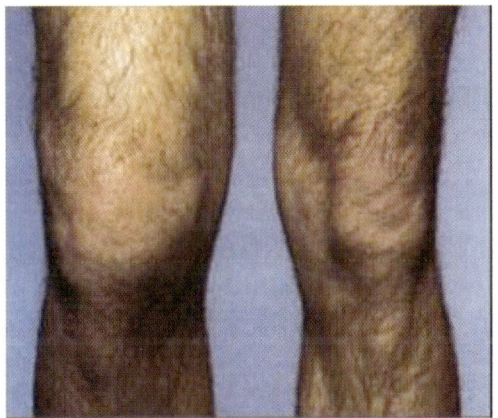

FIG. 31-1. Paciente de 35 años de edad que presenta dolor agudo e impotencia funcional en rodilla derecha. Obsérvese la asimetría en ambas rodillas por flogosis en la articulación derecha.

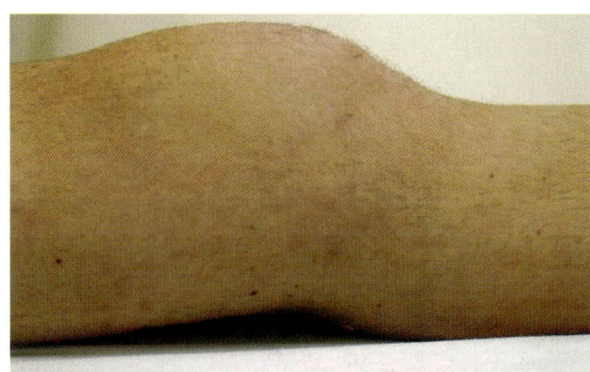

FIG. 31-2. Vista de perfil antes de la punción.

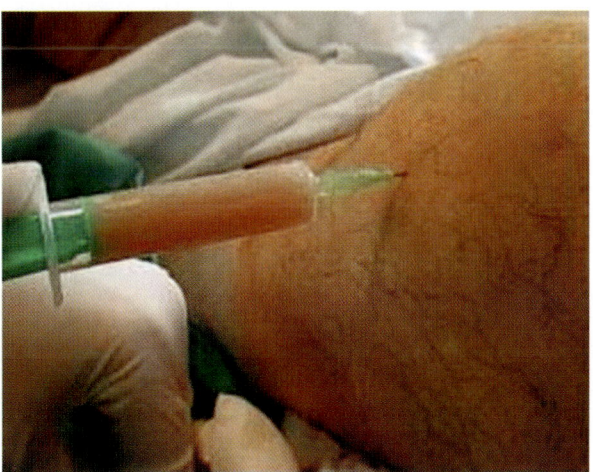

FIG. 31-3. Punción articular (rodilla) en la que se observa material purulento (cultivo: *S. aureus* sensible a la meticilina).

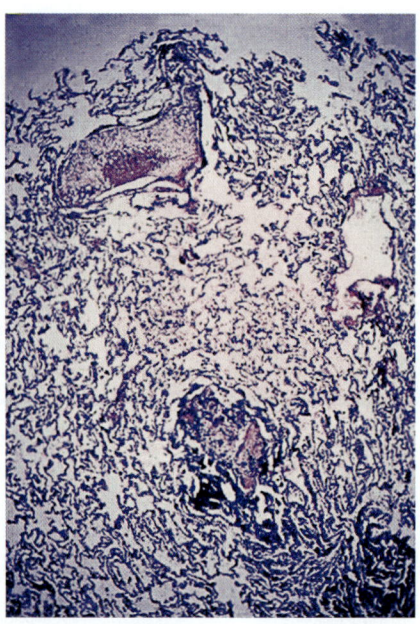

FIG. 33-3. Imagen histológica de metástasis en pulmón producida por un osteosarcoma.

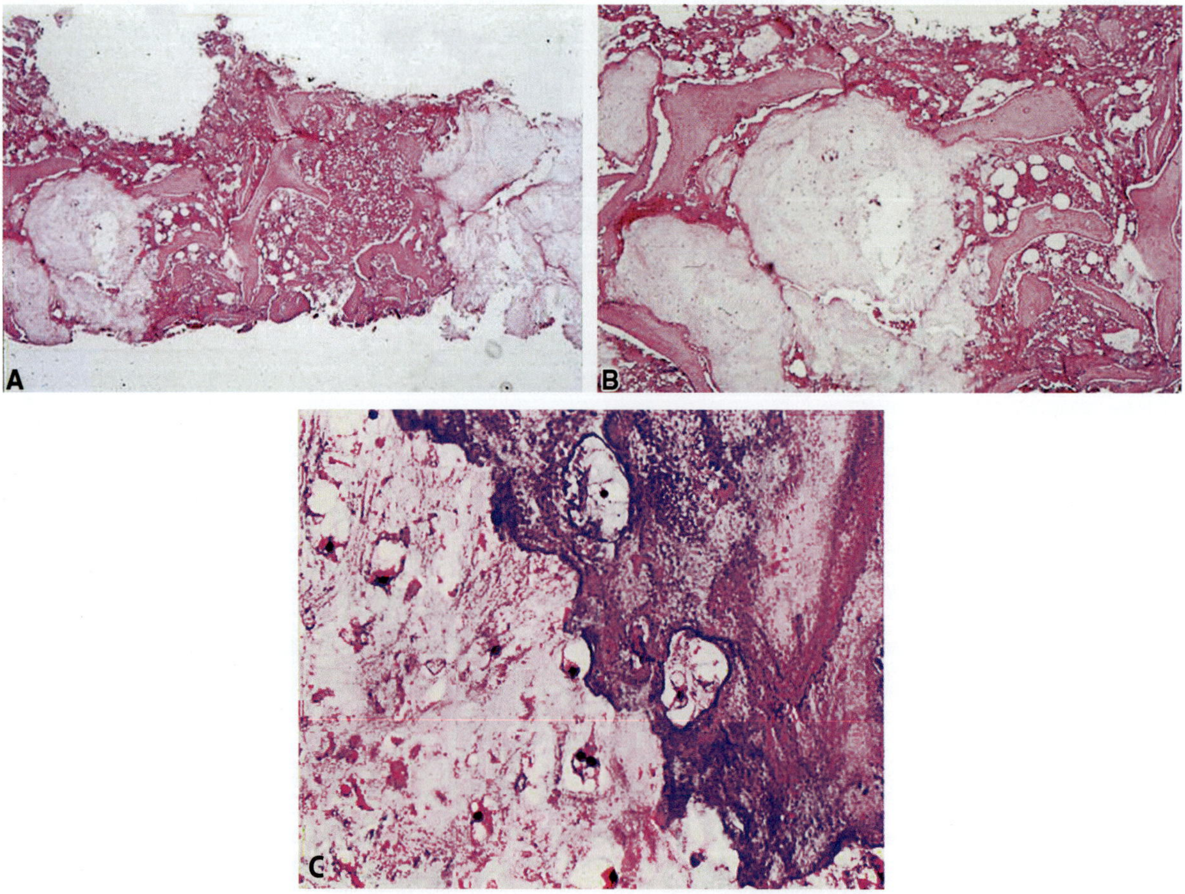

FIG. 33-6. Imagen histológica de un condroma. **A**, **B** y **C** corresponden a distintos aumentos.

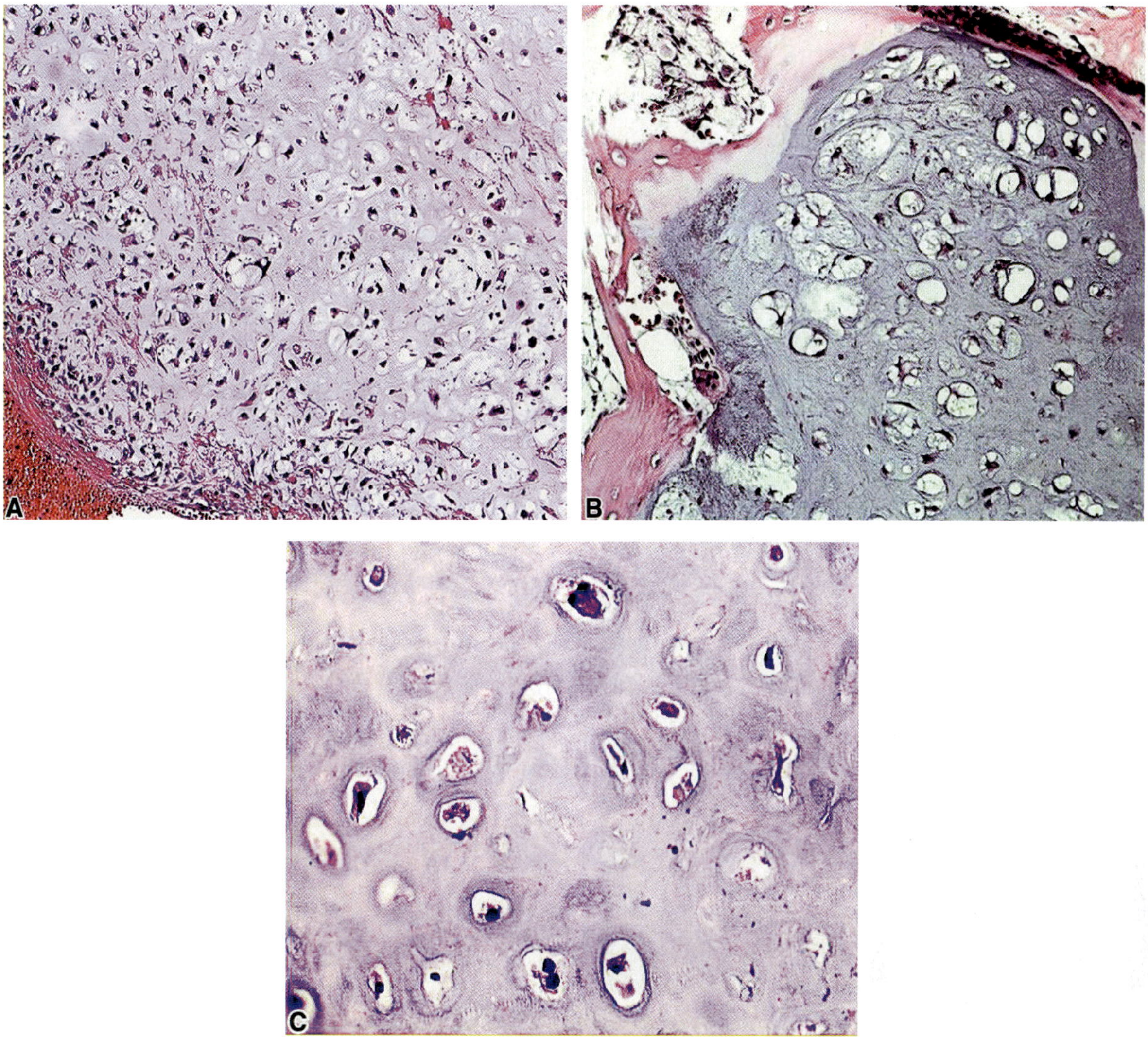

FIG. 33-9. Imagen histológica de un condrosarcoma. **A**, **B** y **C** corresponden a distintos aumentos.

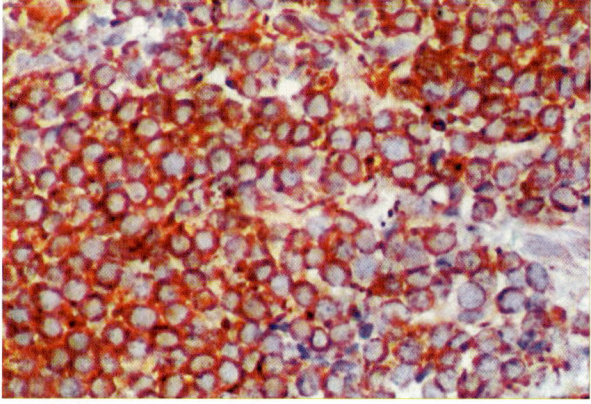

FIG. 33-12. Sarcoma de Ewing. Imagen histológica de elementos celulares característicos.

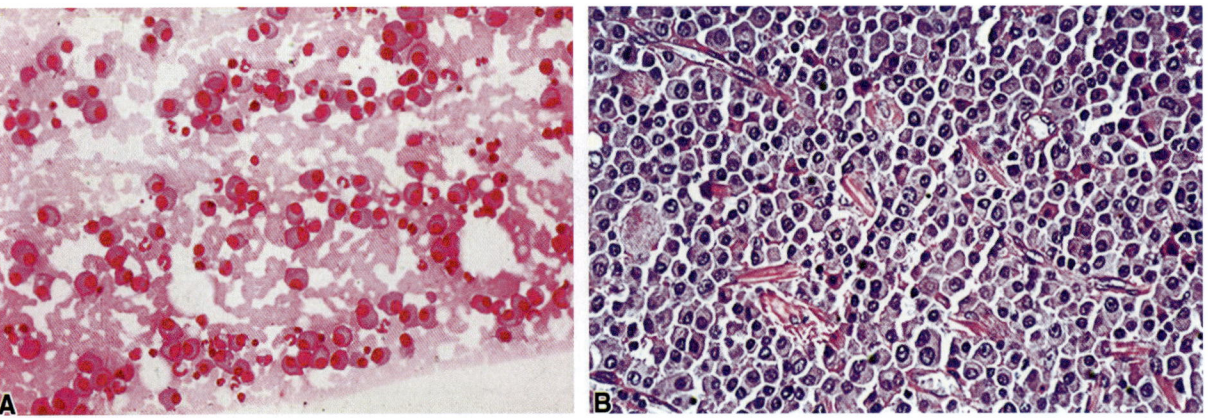

FIG. 33-14. Imágenes histológicas. **A.** Mieloma. Médula ósea con depósitos de amiloide. **B.** Mieloma. Infiltración de la médula ósea.

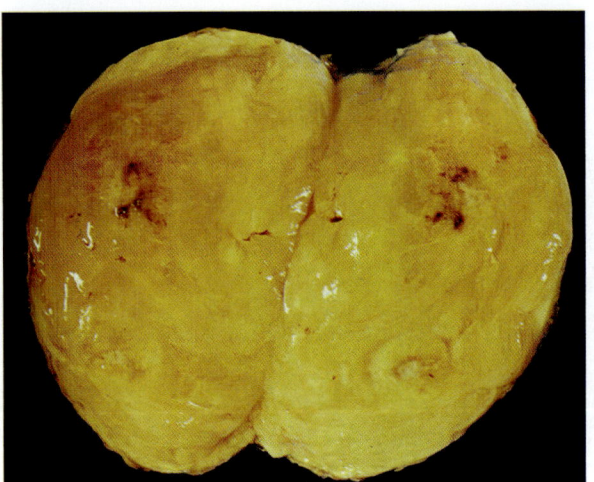

FIG. 35-2. Lipoma. Se observa una masa tumoral bien delimitada, con superficie de corte amarillenta.

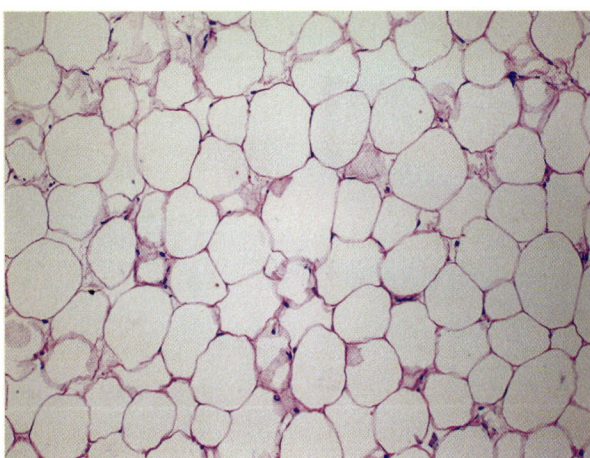

Fig. 35-3. Lipoma. Proliferación uniforme de adipocitos.

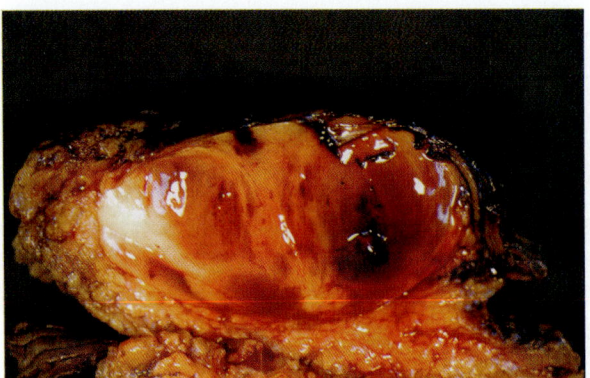

FIG. 35-4. Liposarcoma mixoide "redondocelular". La imagen macroscópica muestra una superficie de corte de aspecto gelatinoso.

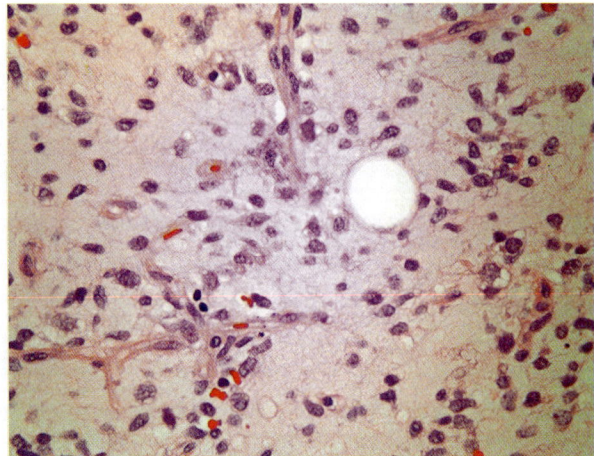

FIG. 35-5. Liposarcoma mixoide "redondocelular". La imagen microscópica muestra un fondo mixoide acelular, vascularización plexiforme y lipoblastos.

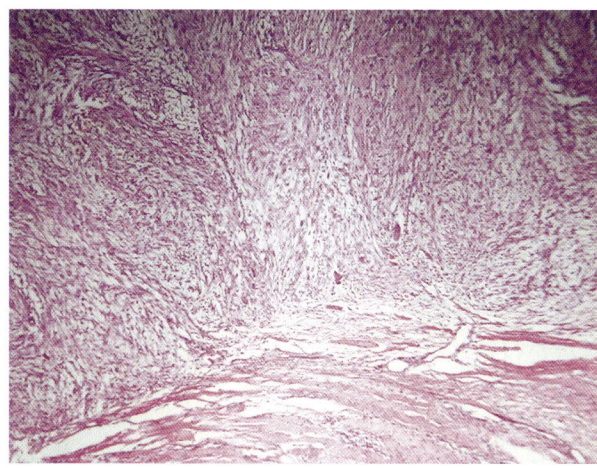

FIG. 35-6. Fascitis nodular. La imagen microscópica muestra una proliferación fusocelular benigna.

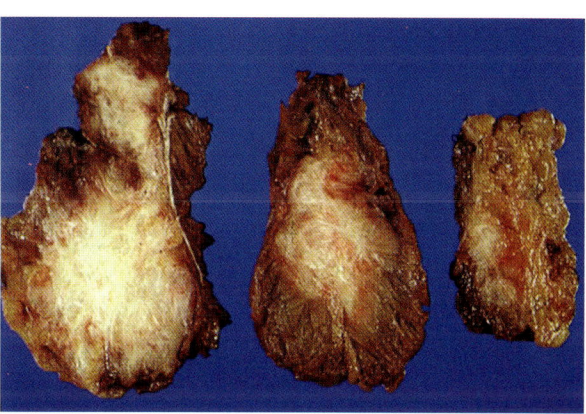

FIG. 35-7. Fibromatosis agresiva. La pieza macroscópica muestra bordes infiltrativos de color blanquecino, de tipo escirro.

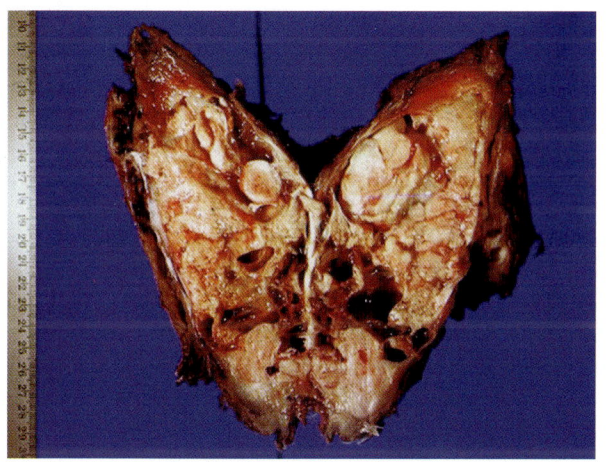

FIG. 35-9. Fibrohistiocitoma maligno. Masa tumoral de grandes dimensiones y heterogénea, con focos de hemorragia y necrosis.

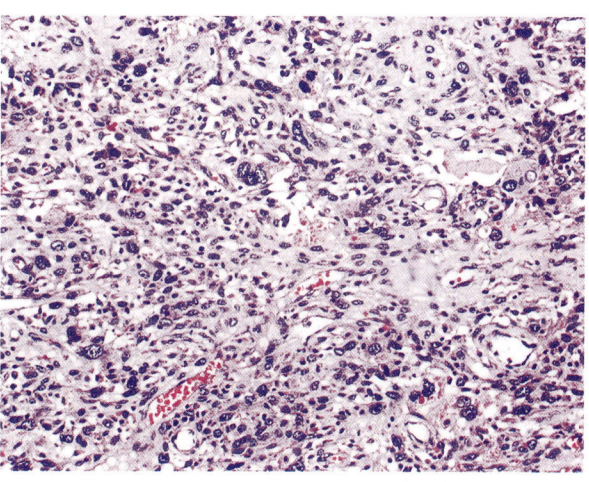

FIG. 35-10. Fibrohistiocitoma maligno. Microscopia que muestra un sarcoma pleomorfo indiferenciado de alto grado.

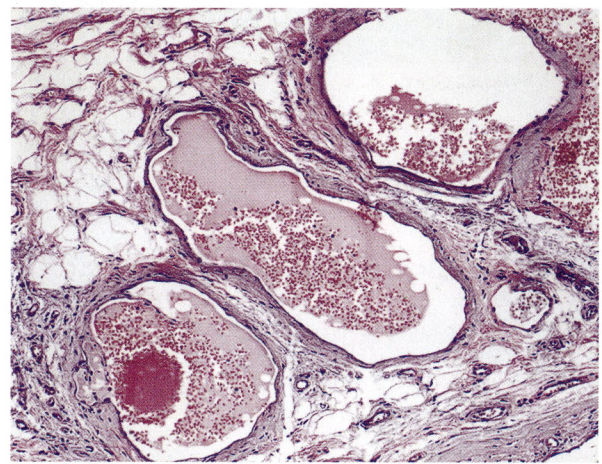

FIG. 35-11. Hemangioma. La imagen microscópica muestra una proliferación de luces vasculares dilatadas.

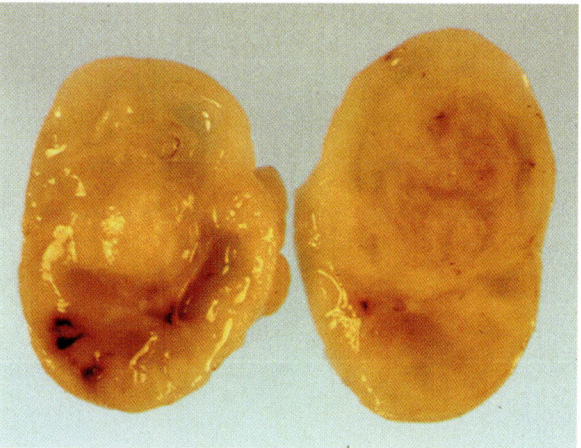

FIG. 35-13. Schwannoma. La macroscopia corresponde a una lesión pequeña, bien delimitada.

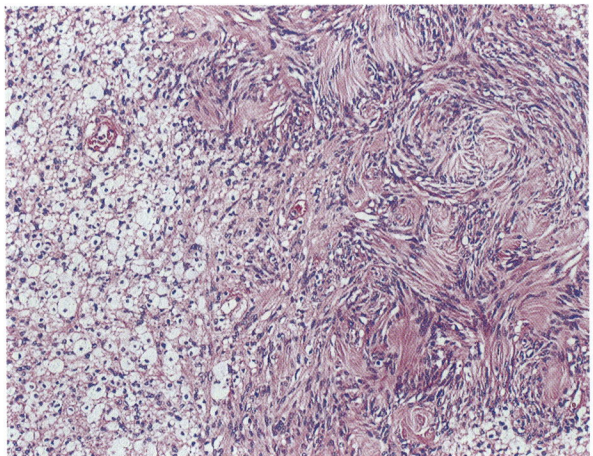

FIG. 35-14. Schwannoma. La microscopia muestra áreas de tipos Antoni A (derecha) y Antoni B (izquierda).

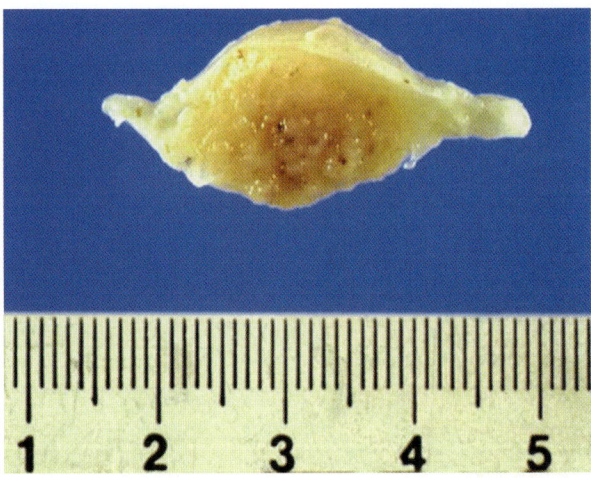

FIG. 35-15. Neurofibroma. La macroscopia muestra una formación tumoral bien delimitada en un trayecto nervioso.

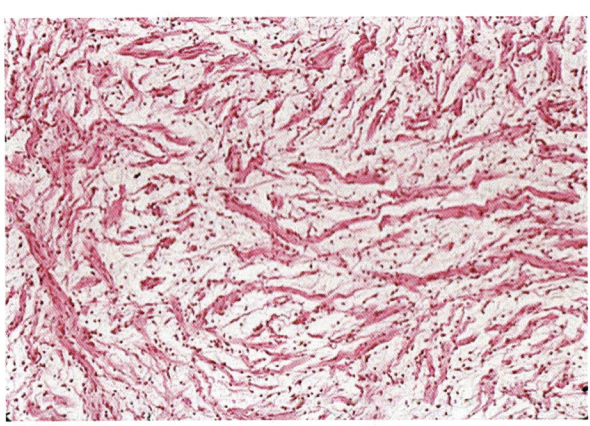

FIG. 35-16. Neurofibroma. La microscopia muestra células nucleadas y citoplasma "serpenteante" con fondo mixoide.

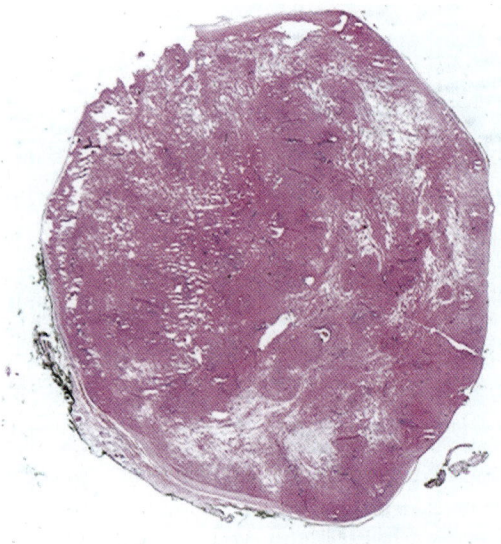

FIG. 35-17. Angioleiomioma. Tumor benigno de estirpe muscular lisa, bien delimitado.

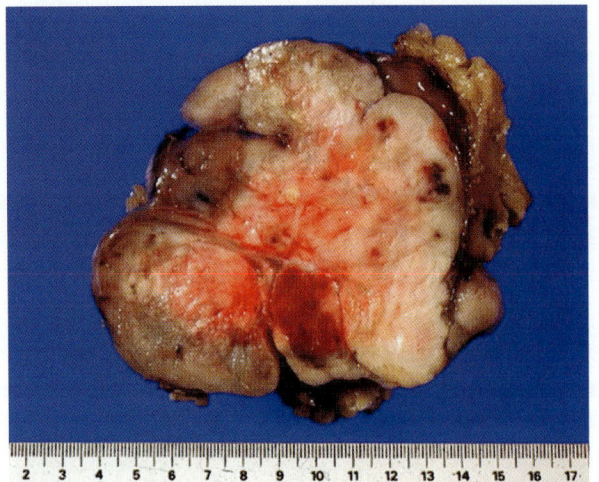

FIG. 35-19. Leiomiosarcoma. Pieza macroscópica con superficie de corte blanquecina y focos de hemorragia.

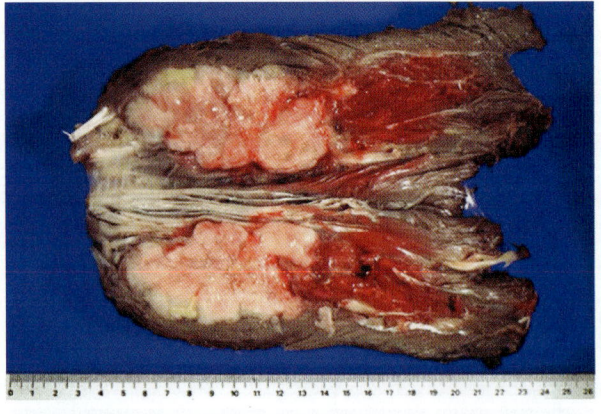

FIG. 35-21. Sarcoma sinovial. La macroscopia muestra íntimo contacto de la masa tumoral con las estructuras tendinosas. La superficie de corte tiene aspecto de "carne de pescado", en relación con una estructura tendinosa.

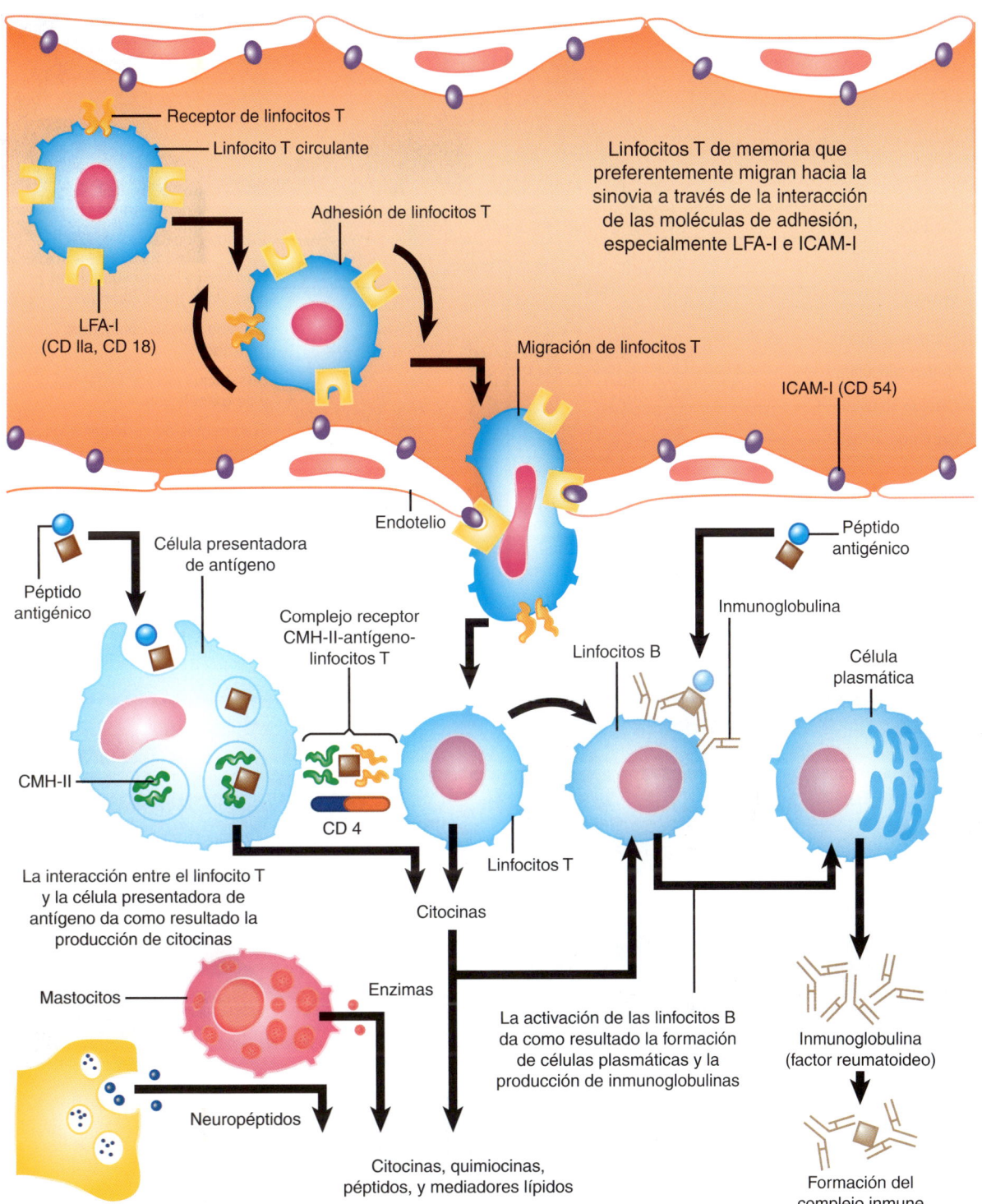

FIG. 39-1. Mecanismo celular del desarrollo de un tejido sinovial hiperplásico denominado *pannus*.

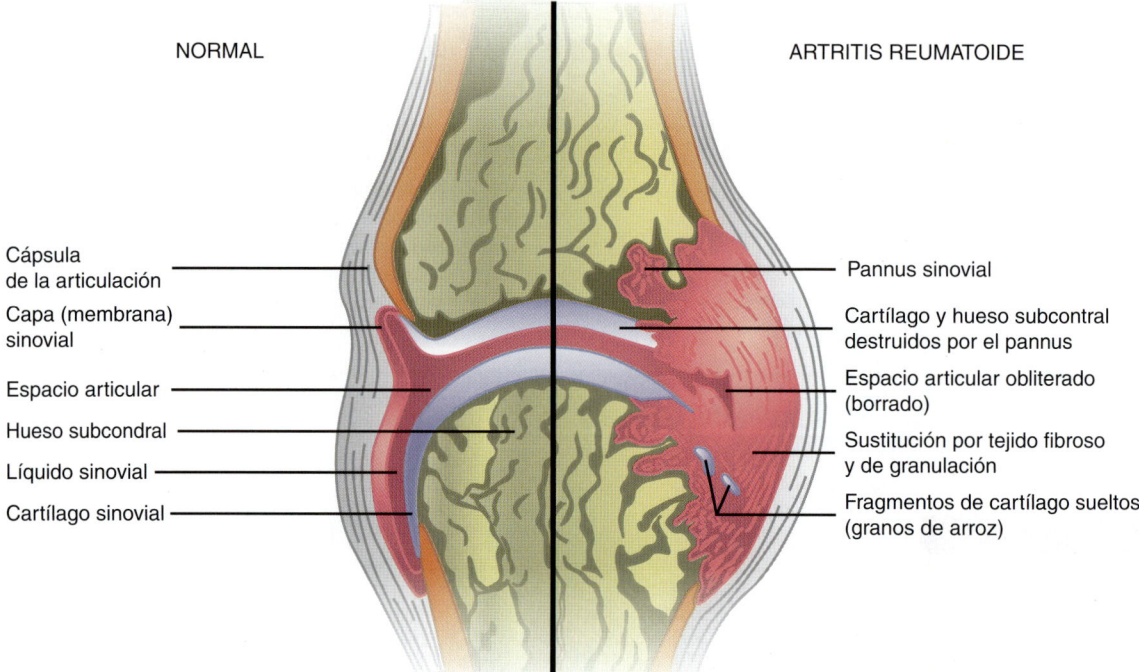

NORMAL   ARTRITIS REUMATOIDE

Cápsula
de la articulación

Capa (membrana)
sinovial

Espacio articular

Hueso subcondral

Líquido sinovial

Cartílago sinovial

Pannus sinovial

Cartílago y hueso subcontral
destruidos por el pannus

Espacio articular obliterado
(borrado)

Sustitución por tejido fibroso
y de granulación

Fragmentos de cartílago sueltos
(granos de arroz)

FIG. 39-2. Esquema comparativo de elementos en una articulación normal y las manifestaciones articulares en la AR.

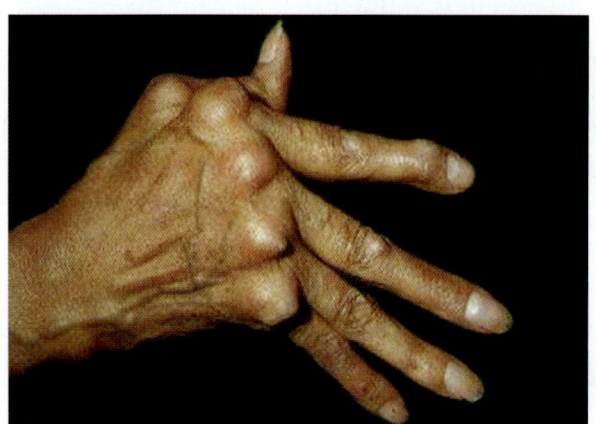

FIG. 39-3. Típica desviación cubital de MCF o *coup de vent* o "manos en ráfaga".

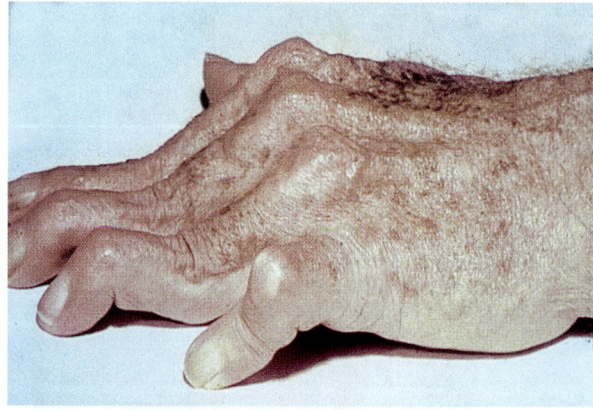

FIG. 39-4. Dedos "en cuello de cisne" por la hiperflexión de la IFD y la hiperextensión de la IFP.

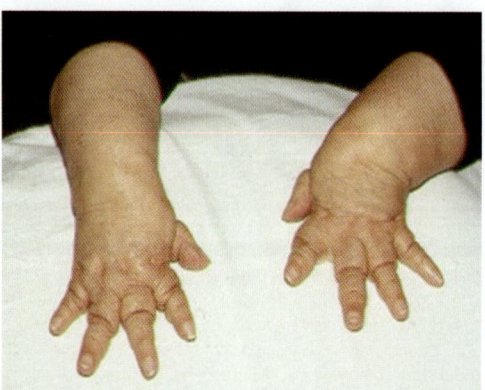

FIG. 39-6. Los dedos se alargan como si fueran un telescopio.

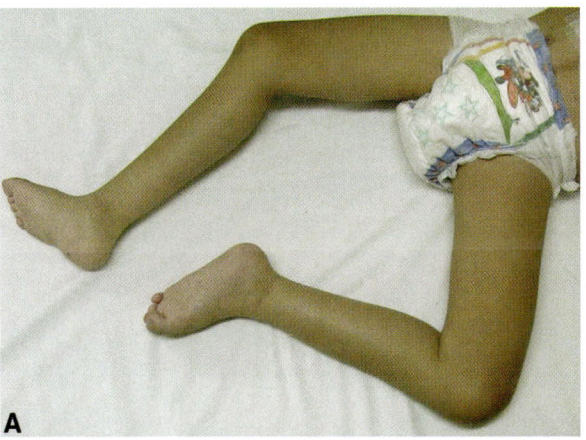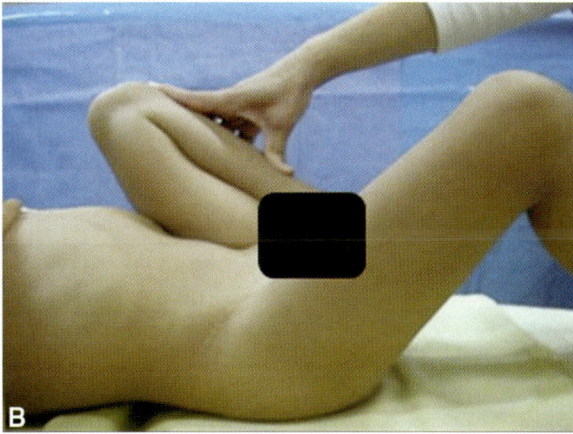

FIG. 41-2. A y **B.** Deformidades de la cadera.

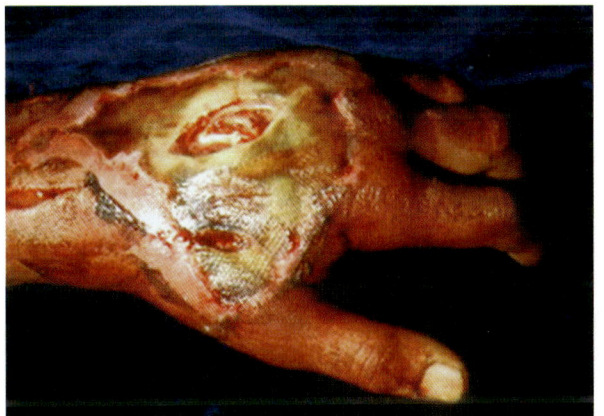

FIG. 46-1. Compresión provocada por yeso. Nótese que los fenómenos isquémicos han sido tan importantes y sostenidos que han provocado una extensa necrosis que incluye piel, subcutáneo y estructuras tendinomusculares.

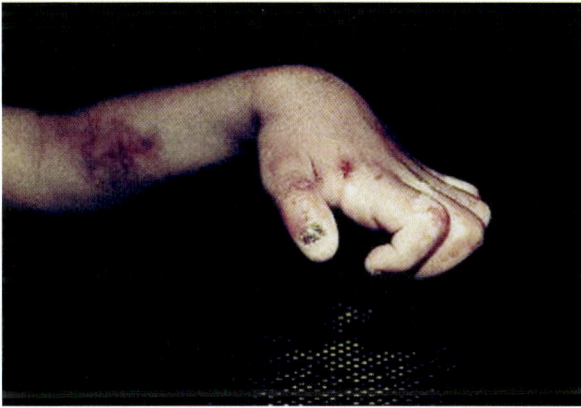

FIG. 46-3. Secuela de síndrome isquémico de Volkmann. Nótese una pequeña fasciotomía en antebrazo (insuficiente). Antebrazo en pronación, muñeca en flexión, cuatro últimos dedos en garra, pulgar aducto, hipoestesia grave en la mano.

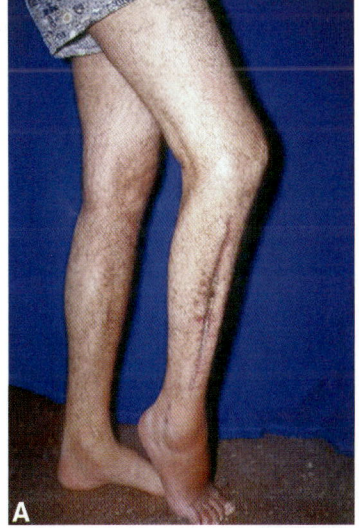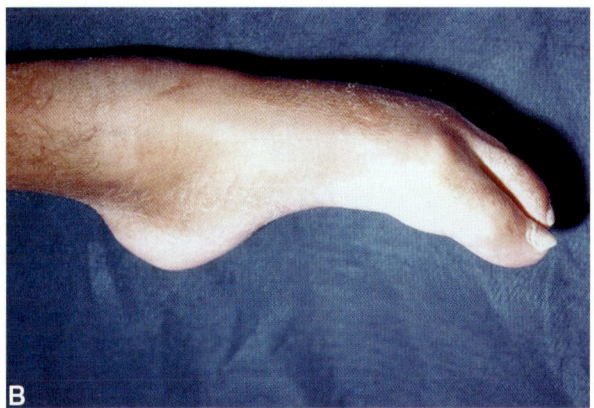

FIG. 46-6. Secuela de síndrome isquémico en miembro inferior. **A.** Fasciotomía efectuada tardíamente. **B.** Nótese el pie equinocavo con retracción de los músculos flexores largos de los dedos del pie.

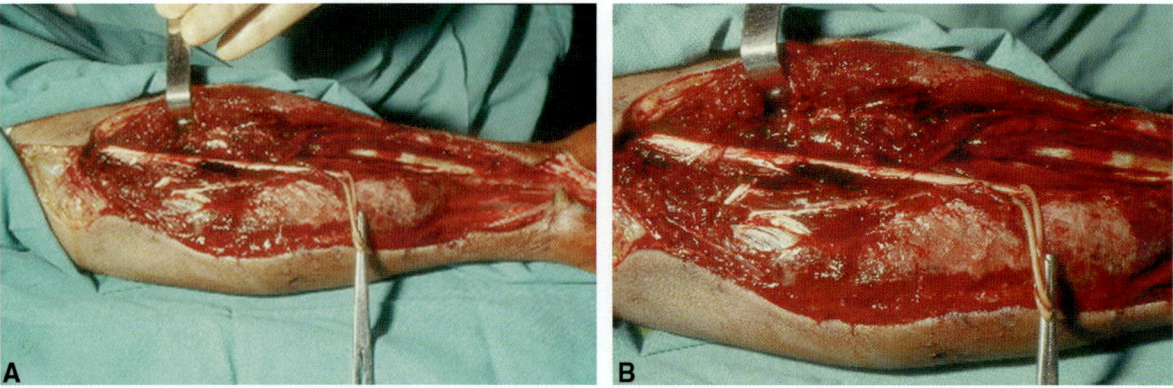

FIG. 46-7. Paciente con contractura isquémica reintervenido por fasciotomía insuficiente. **A.** Nótese que la necrosis afecta principalmente el tercio proximal del antebrazo (plano flexor) a las estructuras profundas. **B.** Puede advertirse con mayor detalle, además, la liberación del nervio mediano entre los orígenes del músculo pronador redondo.

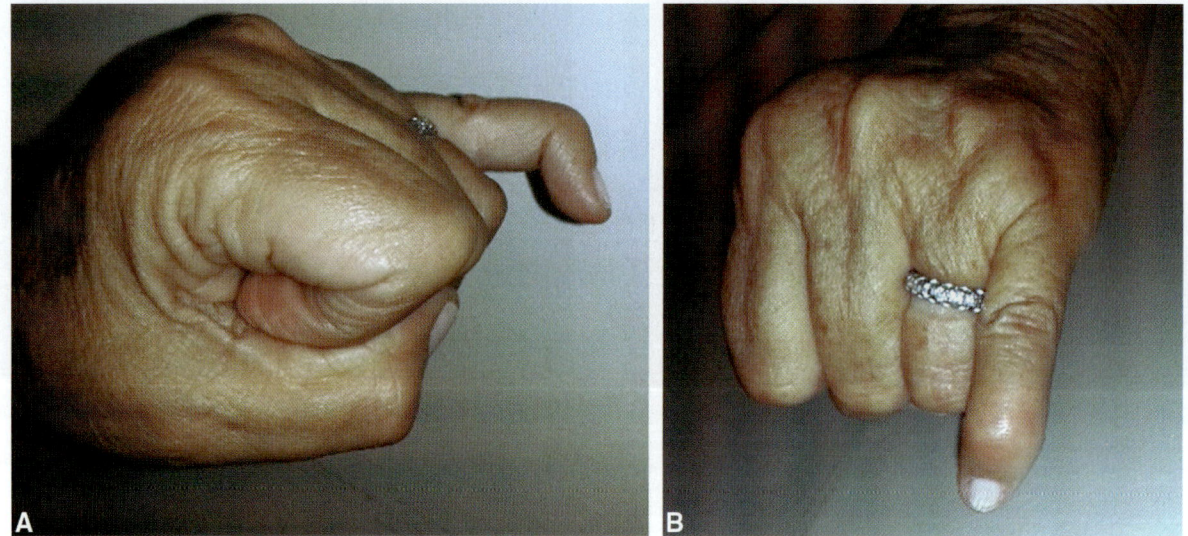

FIG. 57-1. A y **B.** Aspecto clínico de un dedo en martillo (*mallet finger*).

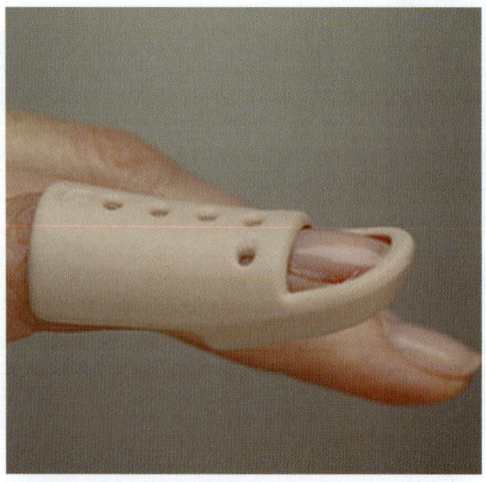

FIG. 57-3. Férula para inmovilización nocturna.

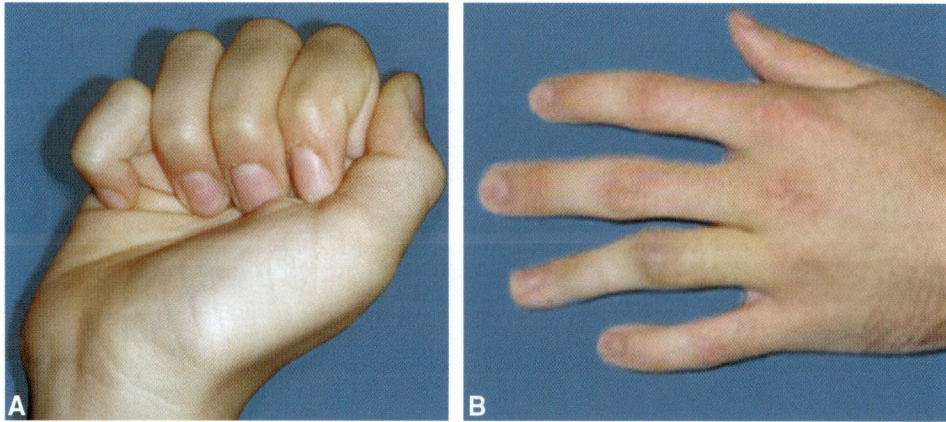

FIG. 57-15. A y **B.** Rotación de los dedos. Nótese el defecto de alineación del cuarto rayo.

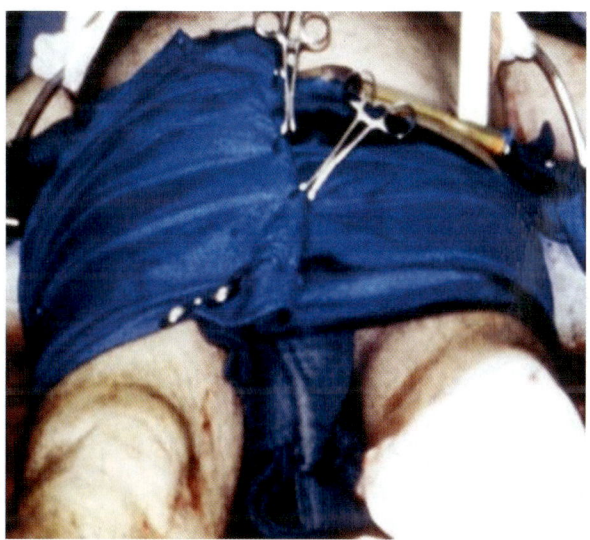

FIG. 58-9. Férula pélvica. Paciente politraumatizado con lesión pélvica por compresión anteroposterior o "en libro abierto" manejado inicialmente con una cincha pélvica confeccionada con una sábana doblada colocada a nivel de los trocánteres mayores ajustada sobre la línea media y sujetada con pinzas.

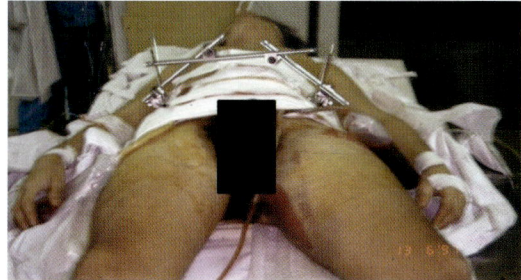

FIG. 58-10. Tutor externo en la pelvis.

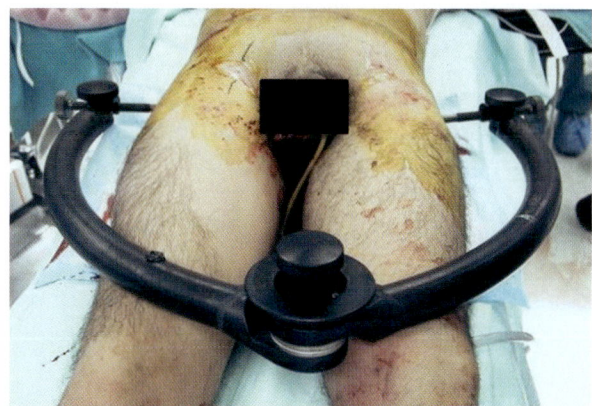

FIG. 58-11. Colocación en la sala de emergencias de un *clamp* pélvico a un politraumatizado con lesión del anillo pélvico.

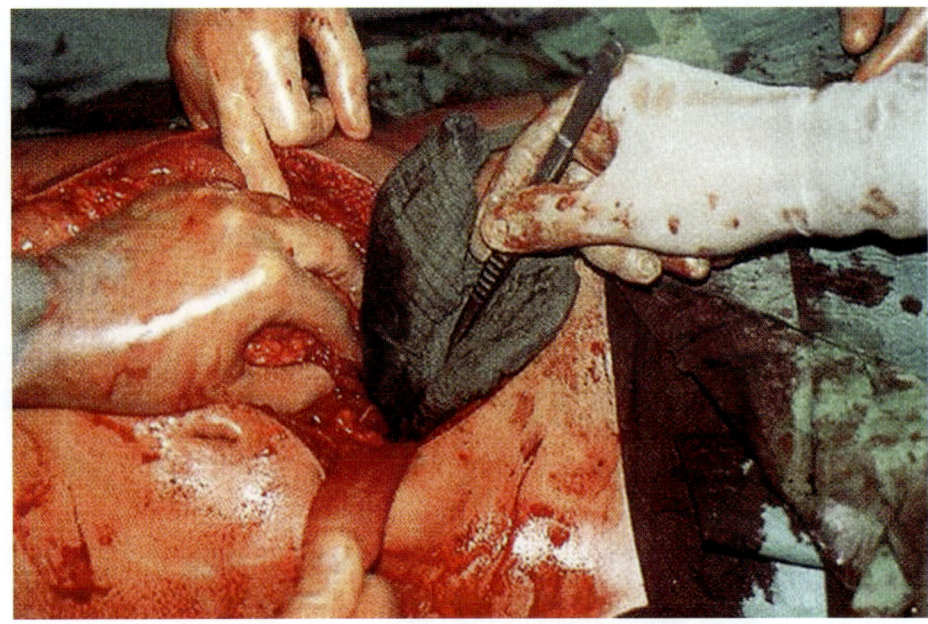

FIG. 58-14. *Packing* o "empaquetamiento" pélvico. Paciente con traumatismo cerrado de abdomen y pelvis que requirió laparotomía con técnica de *packing* para control del sangrado. Nótese la introducción de compresas en la pelvis verdadera, más específicamente en los espacios presacro y prevesical.

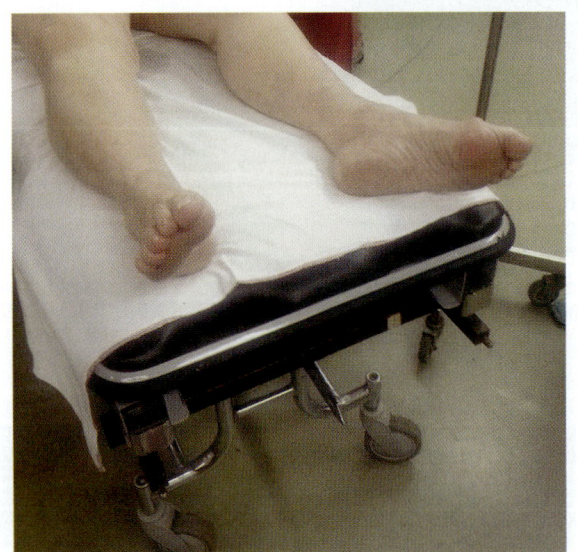

FIG. 60-7. Paciente añosa con una fractura de la cadera izquierda. Obsérvense el acortamiento y la rotación externa del miembro inferior izquierdo.

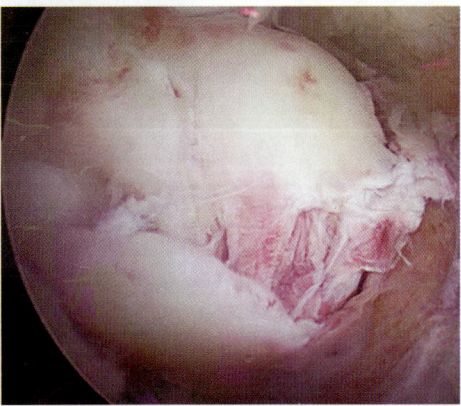

FIG. 62-18. Mamelón de ligamento cruzado anterior roto previo al desbridamiento.

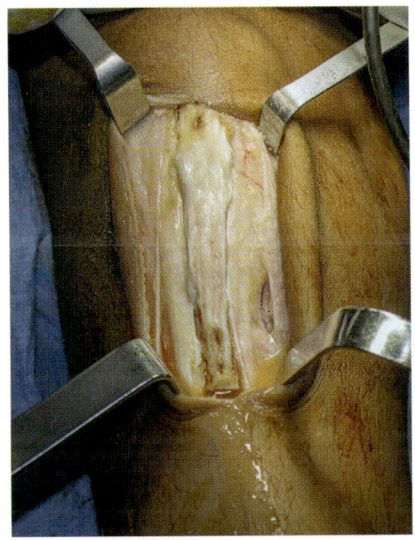

FIG. 62-19. Toma de injerto de hueso-tendón-hueso.

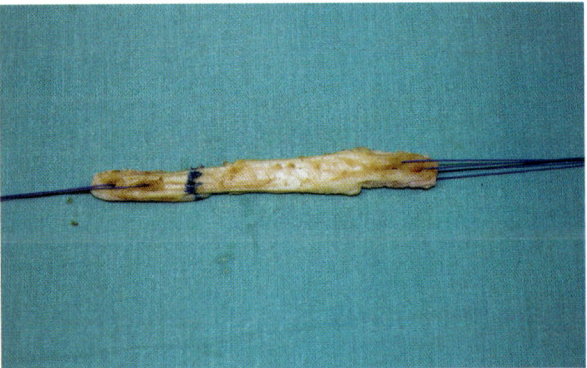

FIG. 62-20. Injerto de hueso-tendón-hueso previo a la colocación.

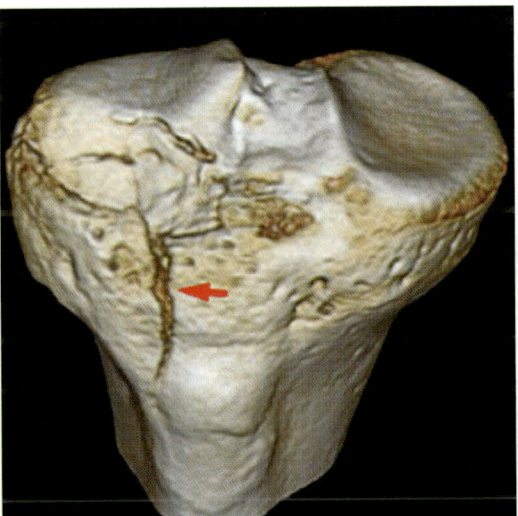

FIG. 63-1-1. Aspecto anatómico de una tibia proximal fracturada (flecha).

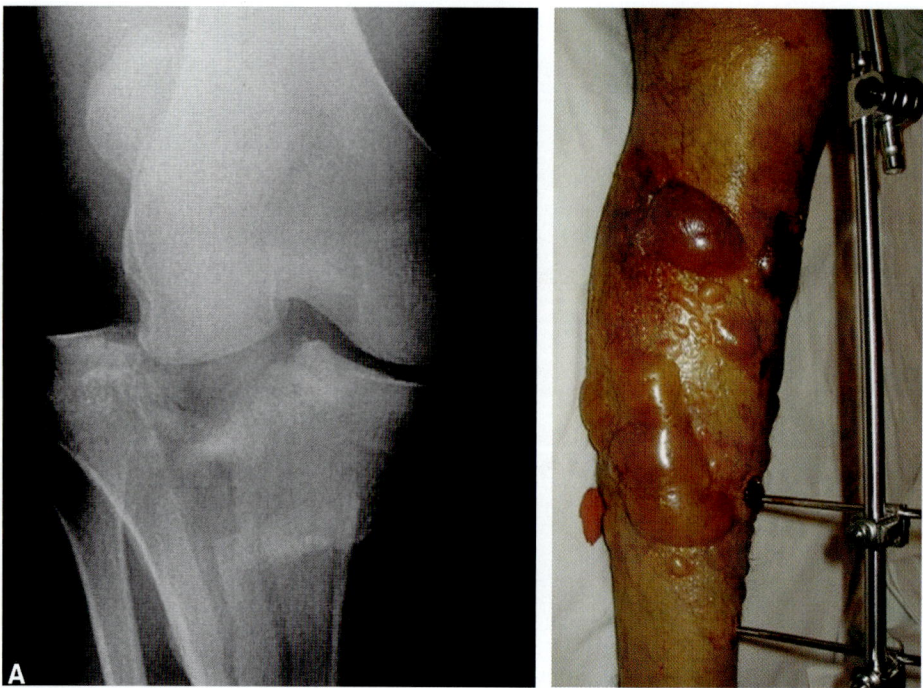

FIG. 63-1-3. A. Fractura de la tibia proximal por alta energía. **B.** Fractura de la tibia proximal por alta energía y lesión de partes blandas

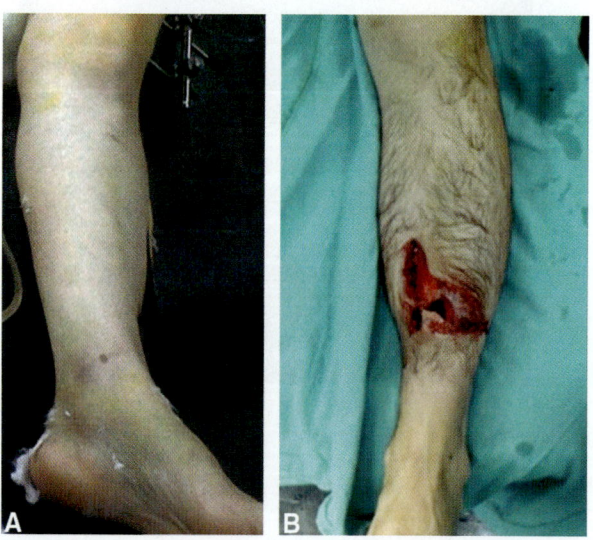

FIG. 63-2-1. Fracturas diafisarias de tibia según su integridad. **A.** Cerrada. **B.** Abierta (expuesta).

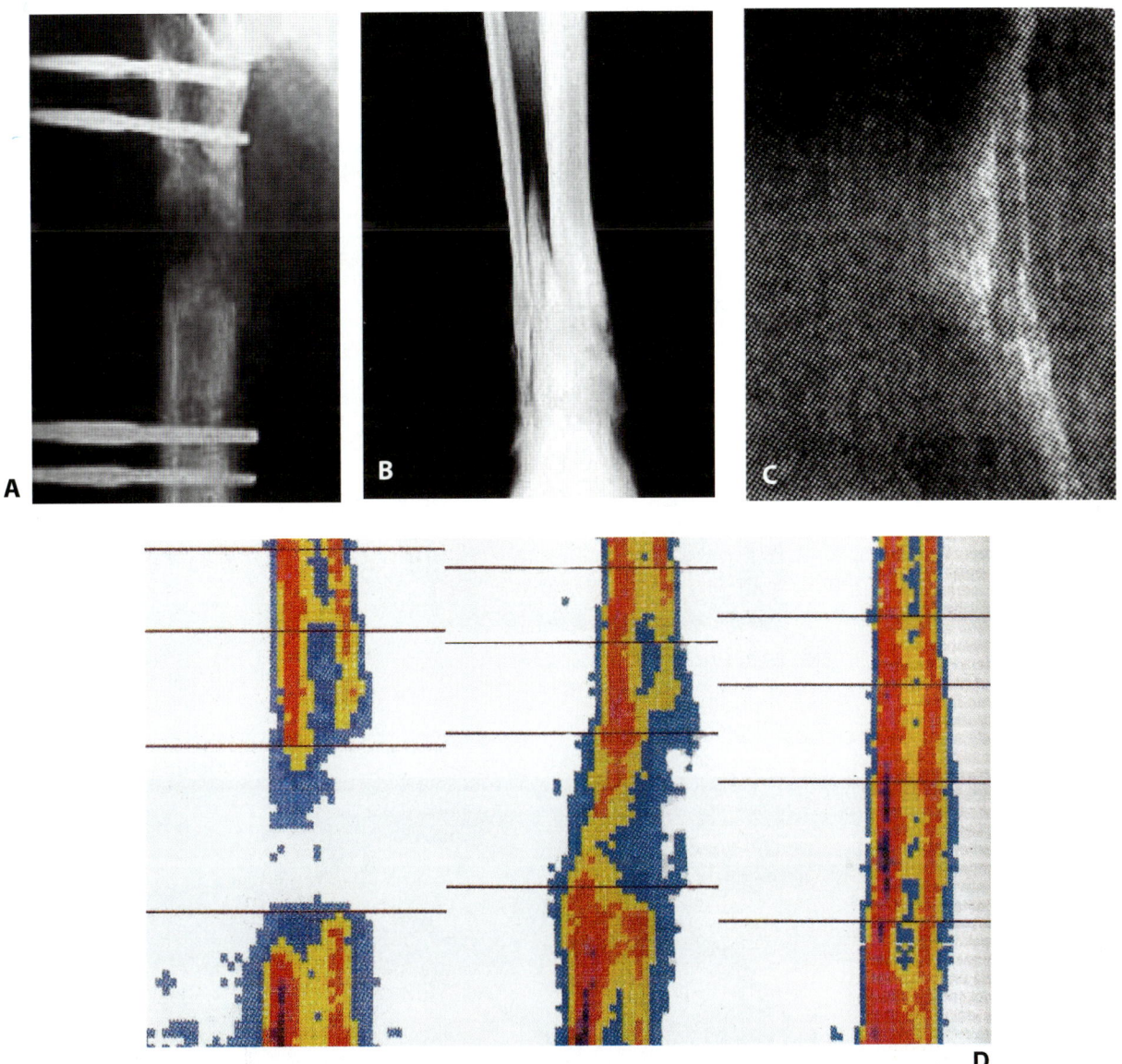

FIG. 67-12 Métodos para la evaluación y seguimiento de la formación del callo óseo. **A.** Radiografía simple. **B.** Tomografía lineal para evaluar la formación del callo en callotasis o transporte óseo. **C.** Ecografía. **D.** Densitometría ósea.

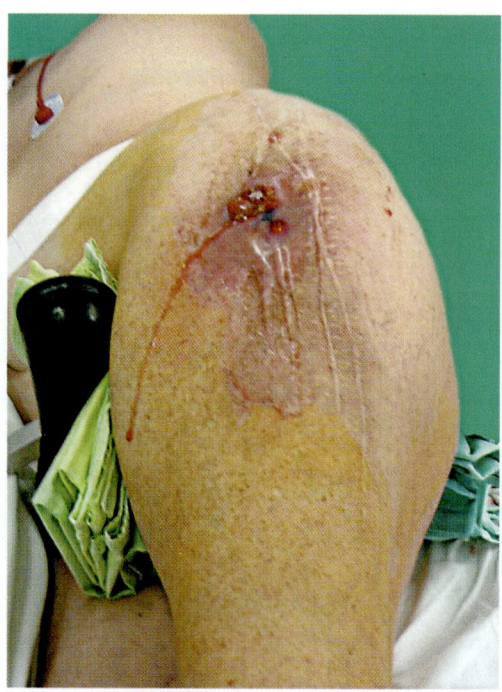

FIG. 69-1. Fístula con secreción crónica. Obsérvense las múltiples cicatrices debidas a repetidas cirugías.

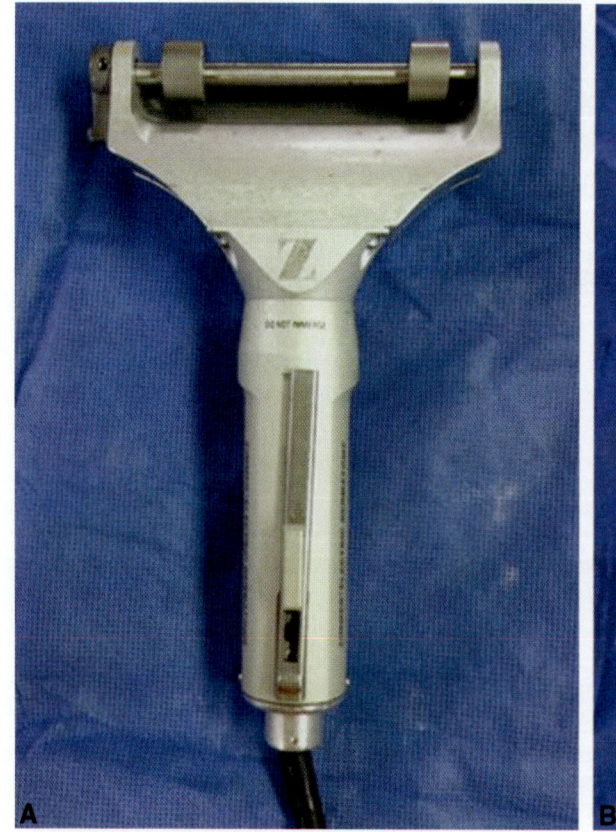

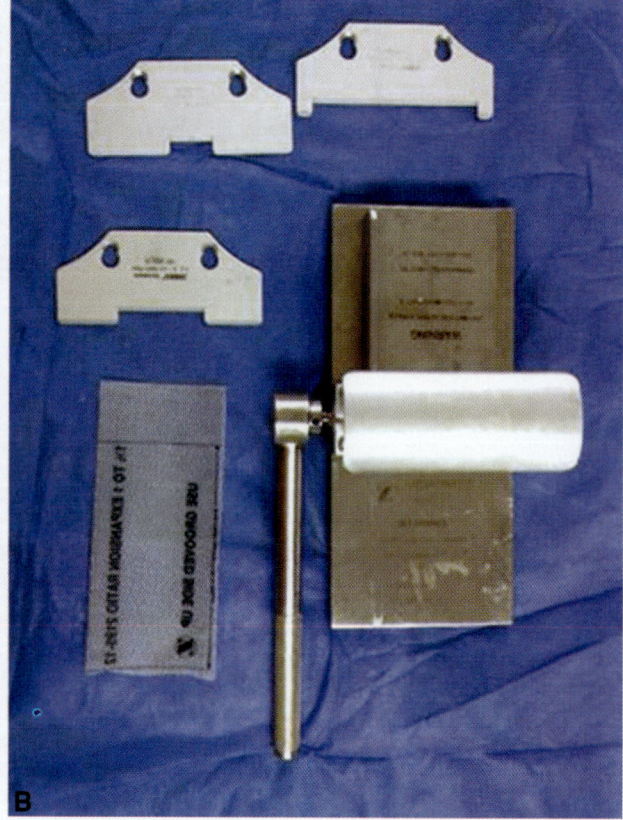

FIG. 70-1. Instrumental para toma de injertos. **A.** Dermátomo eléctrico con expansor de injerto. **B.** Distintas hojas del equipo.

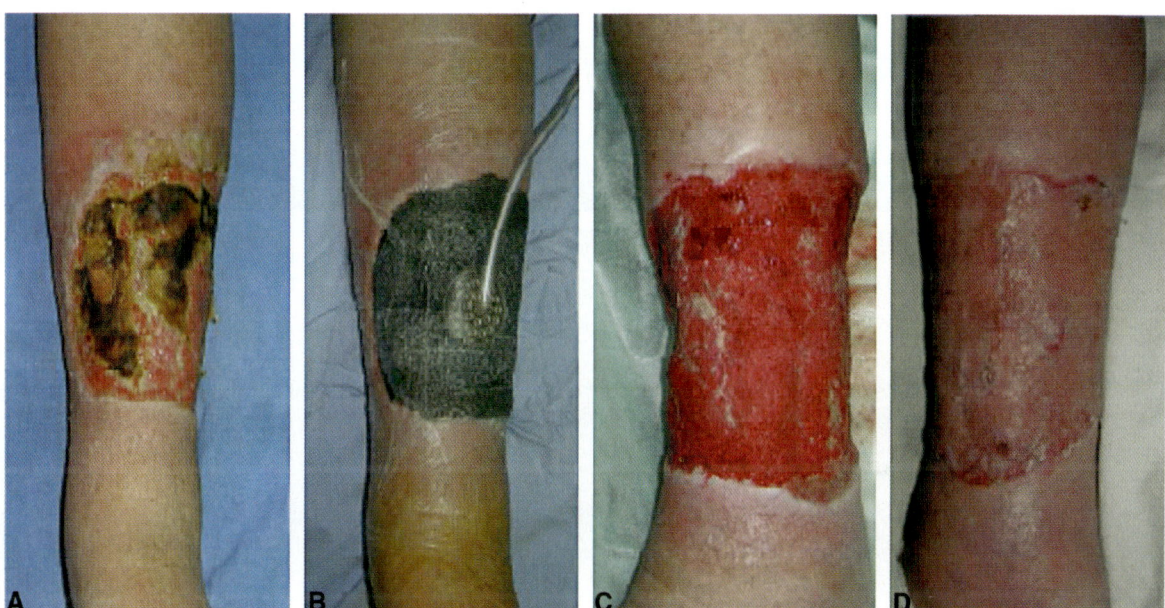

FIG. 70-2. A. Paciente con úlcera postraumática con alteración en la cicatrización. **B.** Se realizó desbridamiento de tejido necrótico. **C.** Colocación de sistema de presión negativa. **D.** Injerto cutáneo fino para cobertura final.

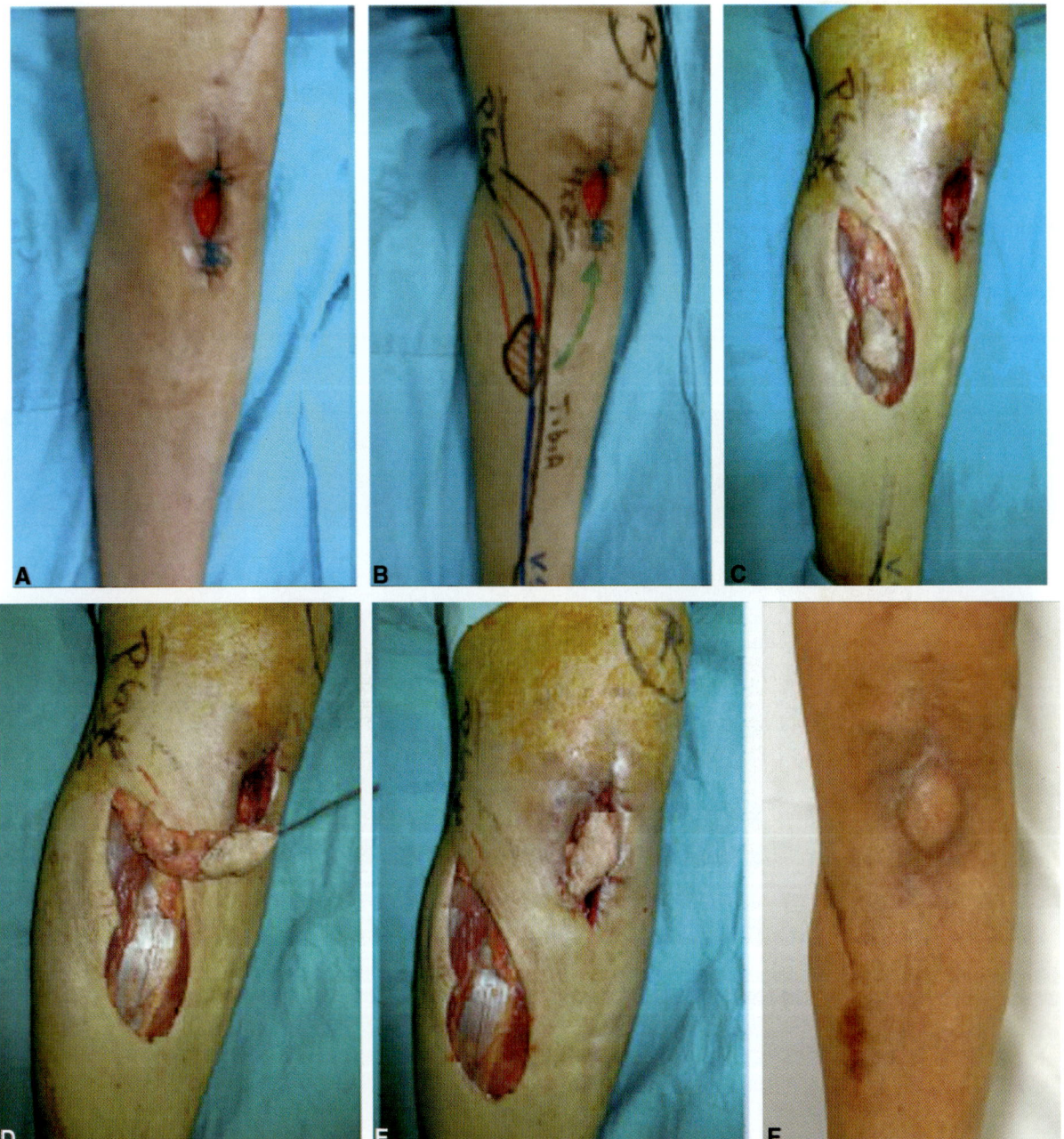

FIG. 70-3. A-F. Progresión de colgajo fasciocutáneo. Safeno interno en isla para cobertura de defecto tibial alto.

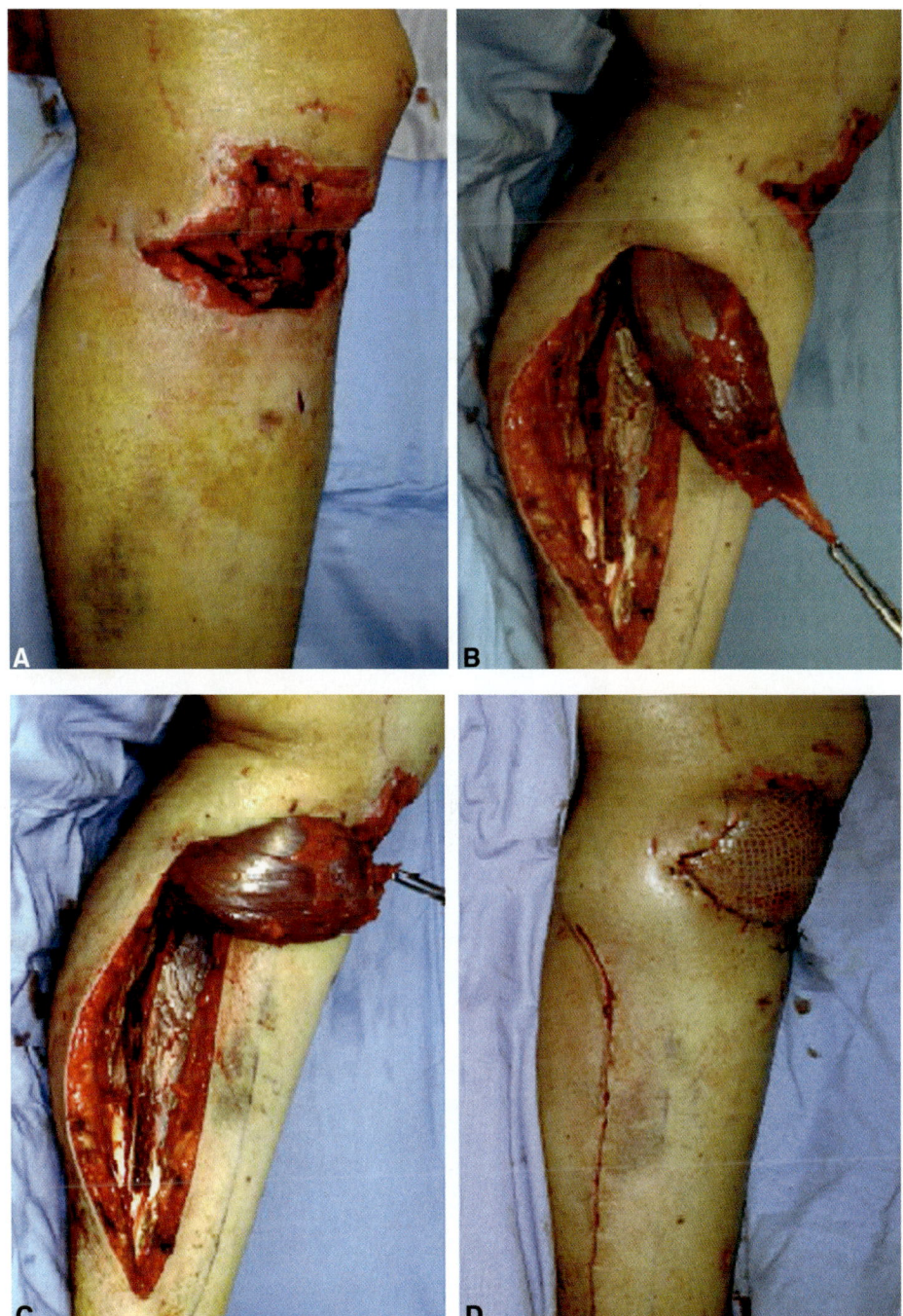

FIG. 70-4. A-D. Progresión de reconstrucción de defecto de rodilla con colgajo muscular pediculado de gemelo medial tunelizado e injertado con malla (*mesh*) de piel fina.

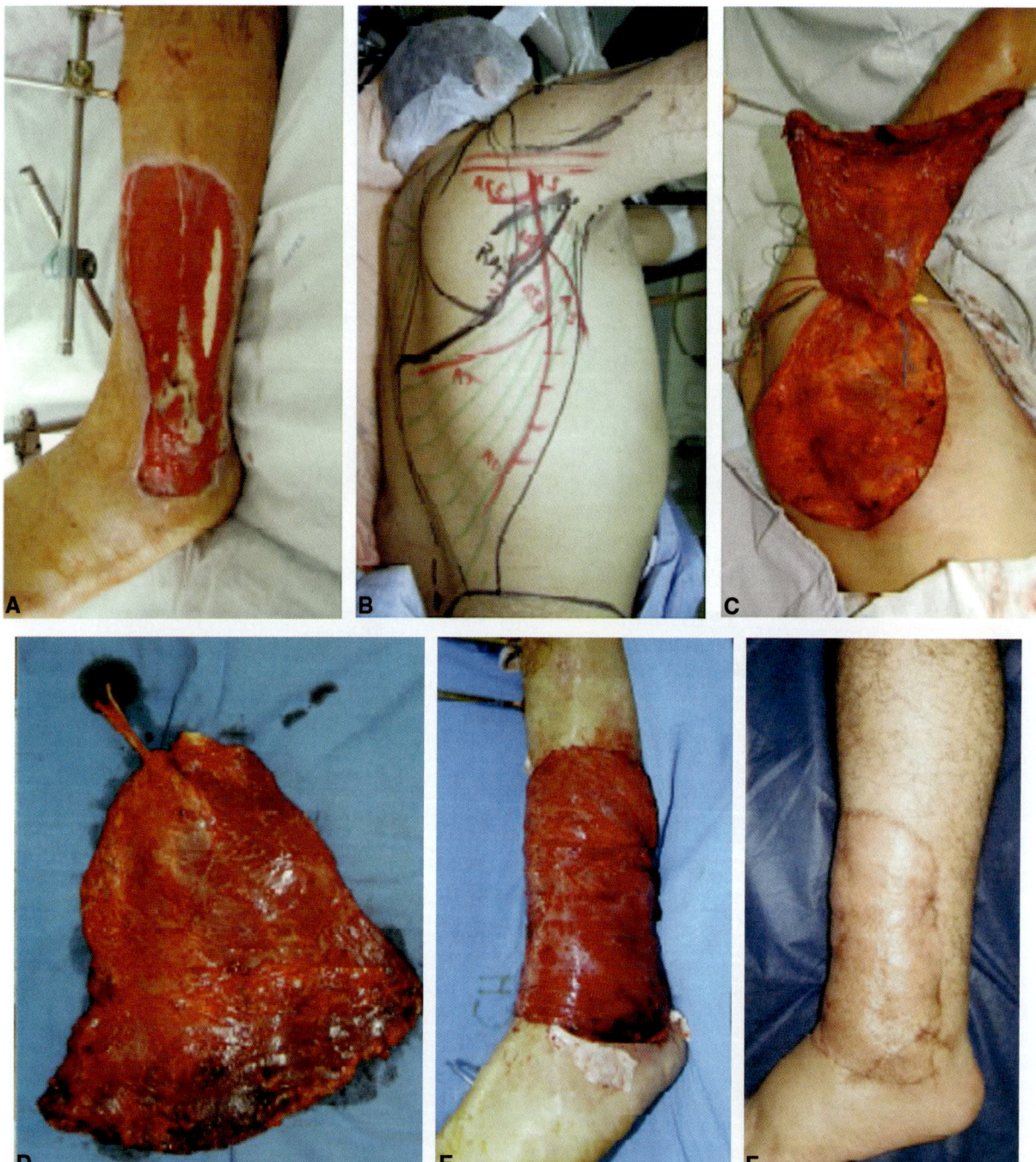

FIG. 70-5. A. Defecto severo en tercio inferior de pierna por fractura expuesta de tibia y peroné con necrosis cutánea por infección asociada. **B-H.** Progresión de reconstrucción de partes blandas con colgajo muscular libre de dorsal ancho asociado a injerto cutáneo fino de muslo.

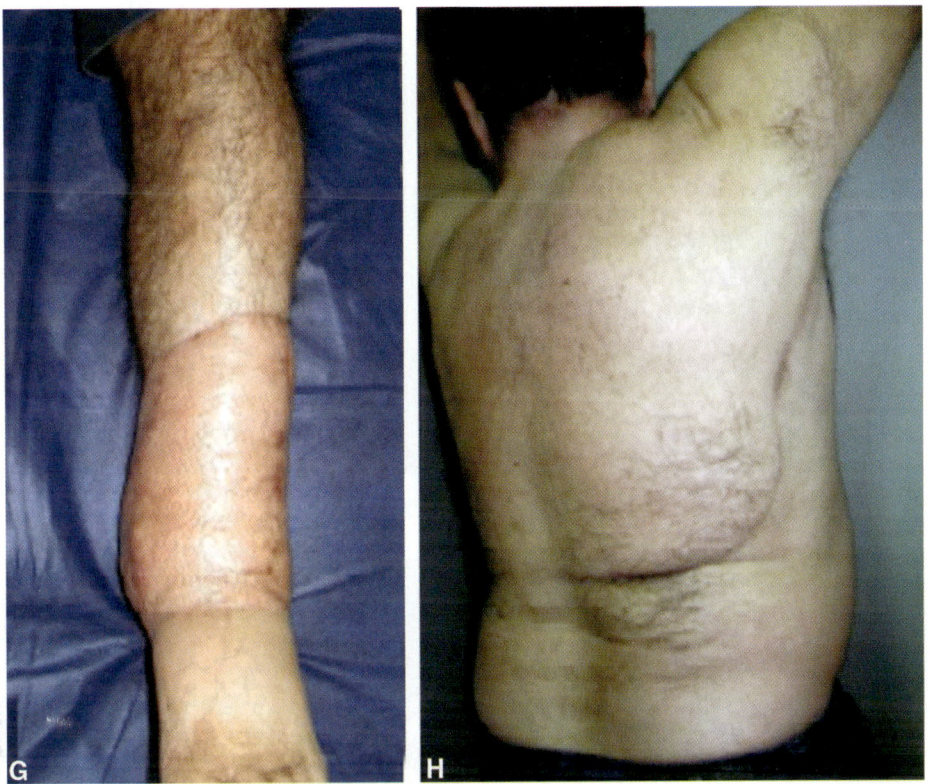

FIG. 70-5. (*Continuación*)

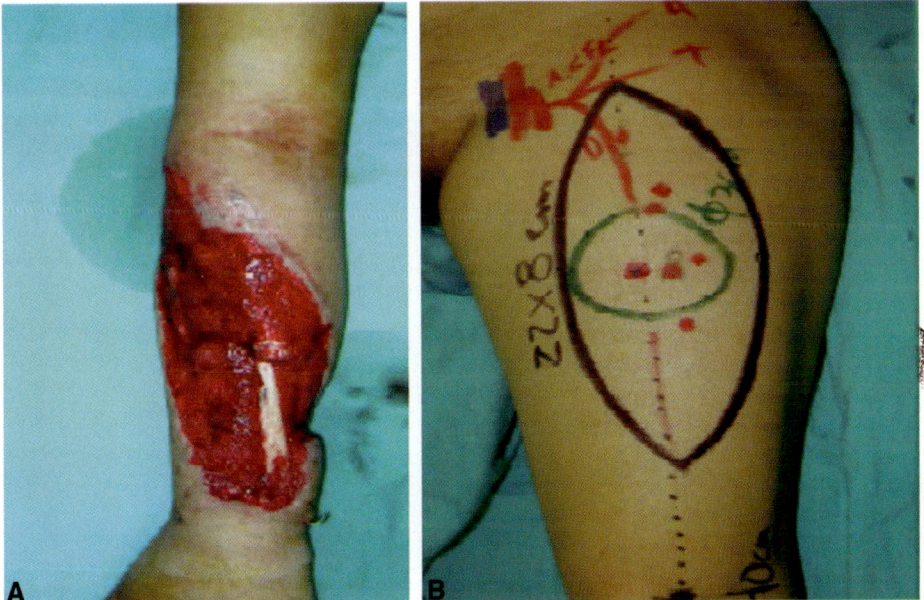

FIG. 70-6. A. Lesión grave de miembro superior. **B-D.** Progresión de reconstrucción con colgajo perforante libre anterolateral de muslo anastomosado a los vasos cubitales.

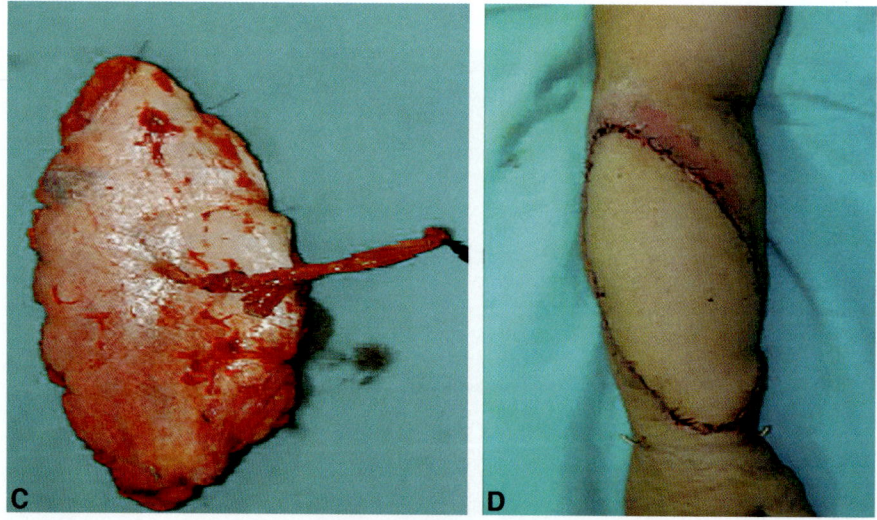

FIG. 70-6. (*Continuación*).

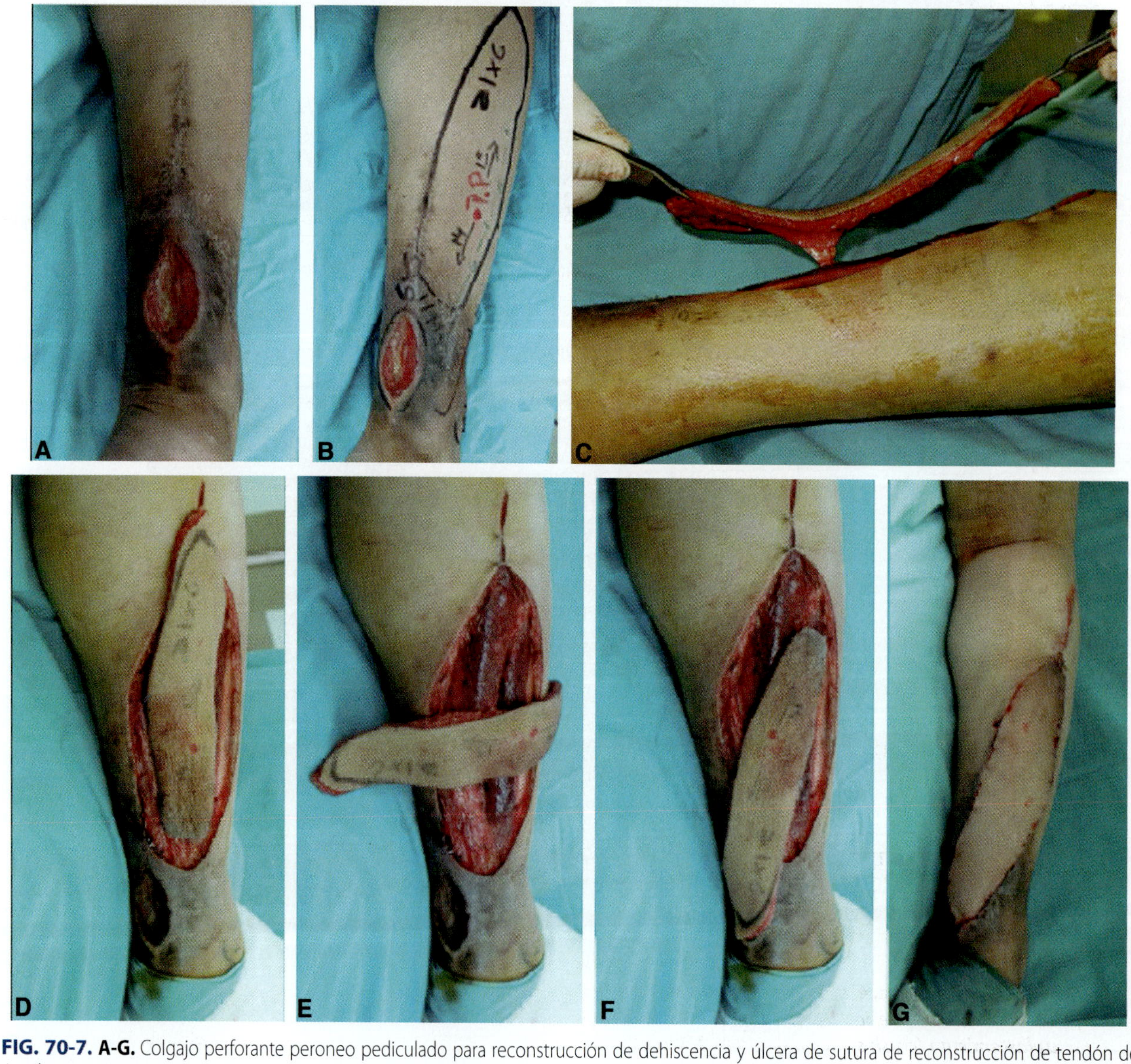

FIG. 70-7. A-G. Colgajo perforante peroneo pediculado para reconstrucción de dehiscencia y úlcera de sutura de reconstrucción de tendón de Aquiles.

Índice analítico

Los números de página seguidos de una "c" indican un cuadro y los seguidos de una "f" una figura.